Für Lena und Samira

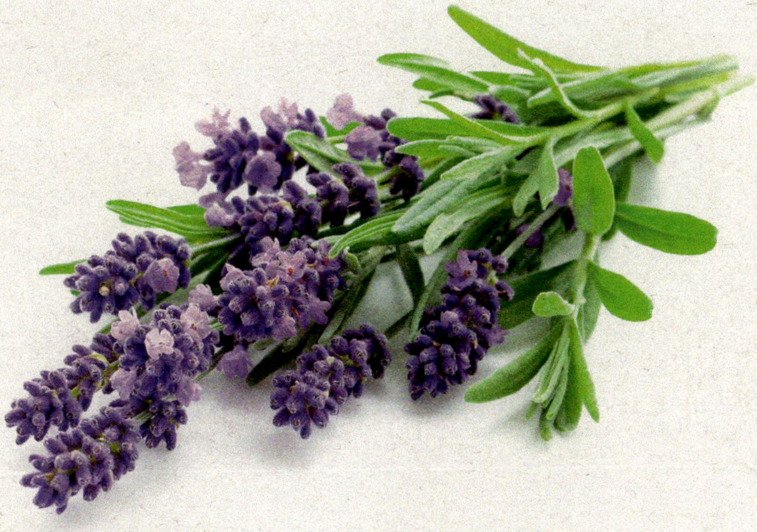

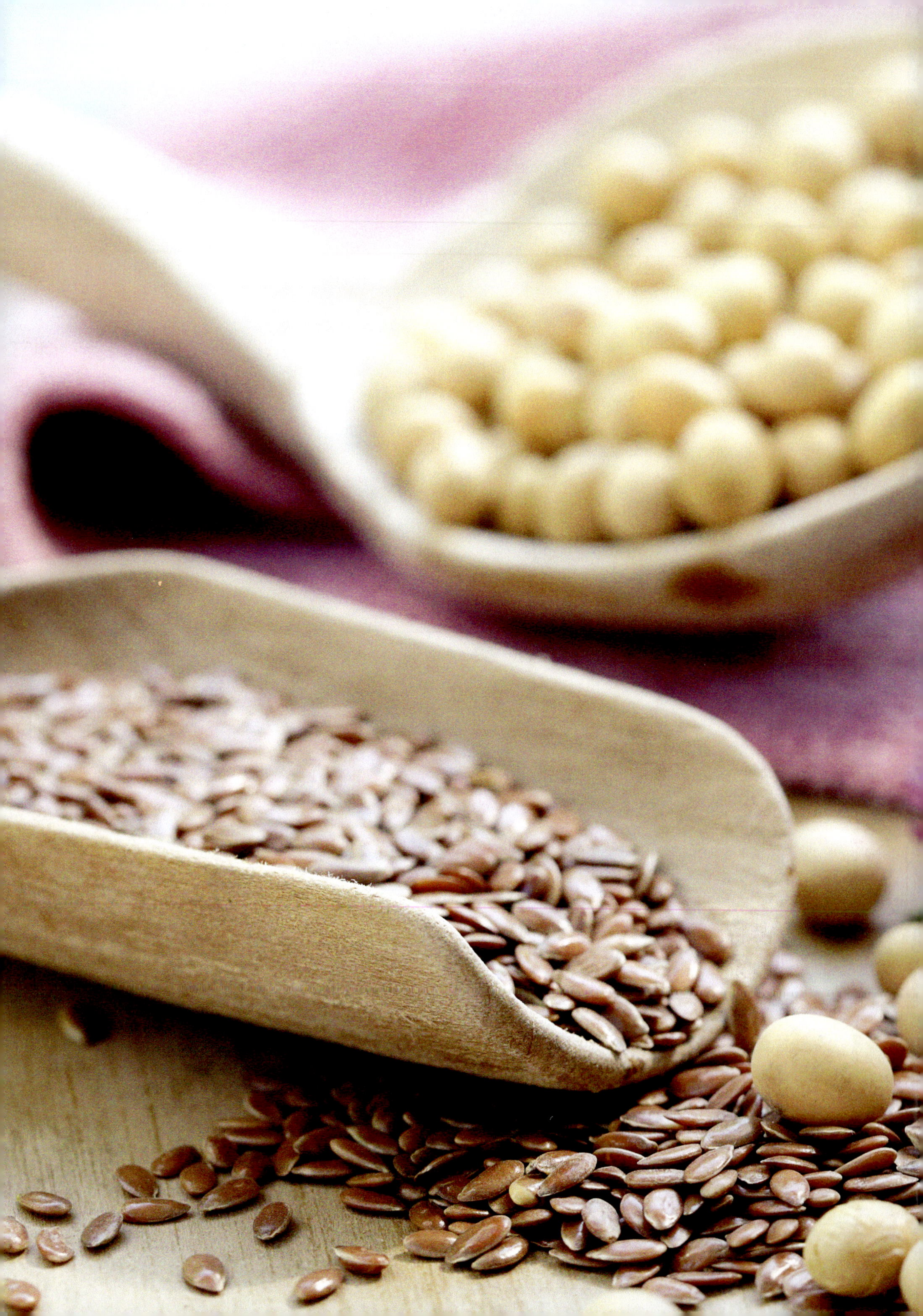

Helga Ell-Beiser

ulmer

NATUR-HEILKUNDE FÜR FRAUEN

Ganzheitliche Gesundheit mit Heilpflanzen und Hausmitteln

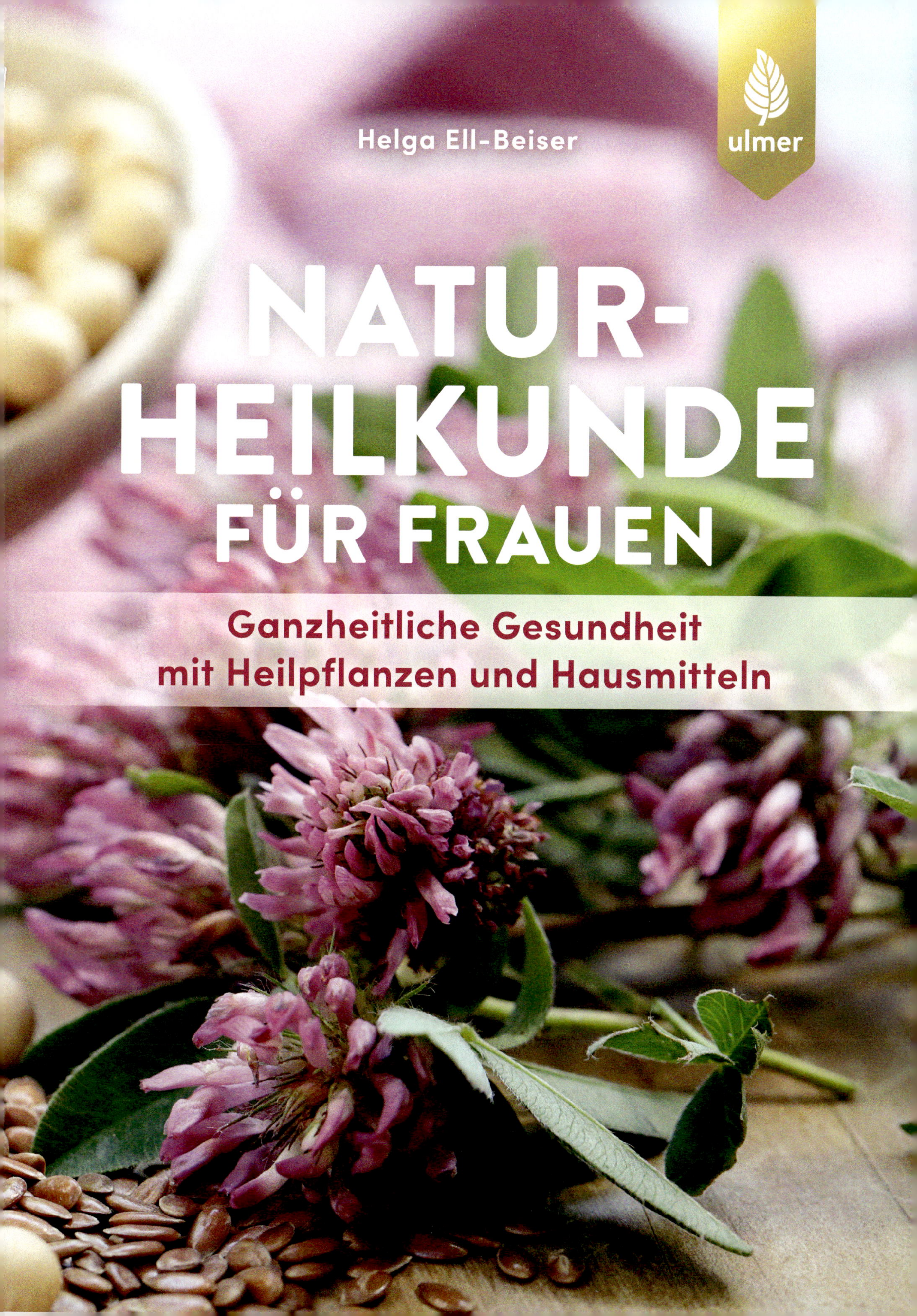

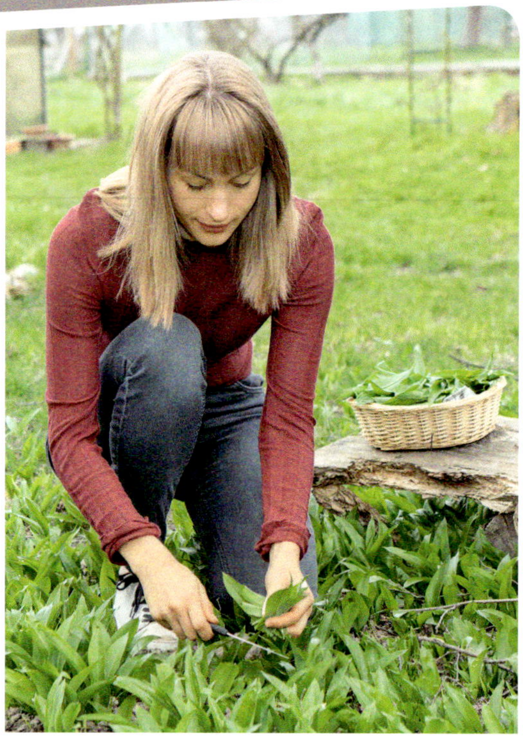

KUREN

HEILPFLANZEN IM KURZPORTRÄT

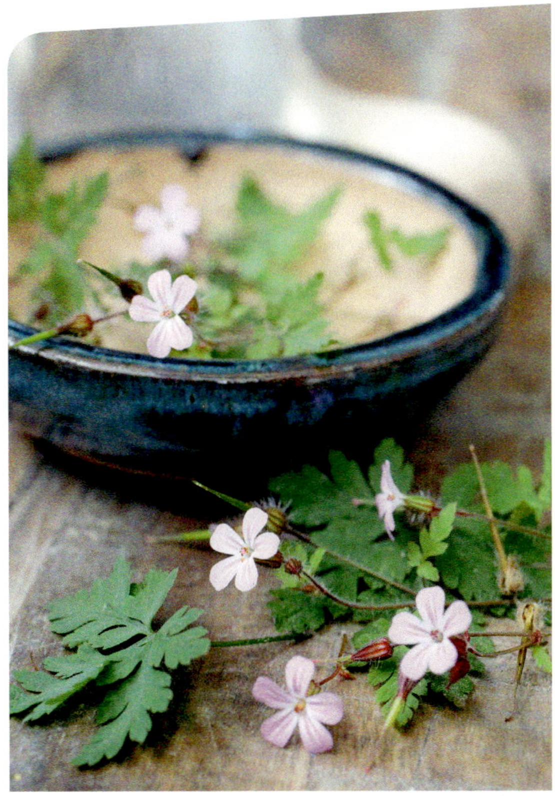

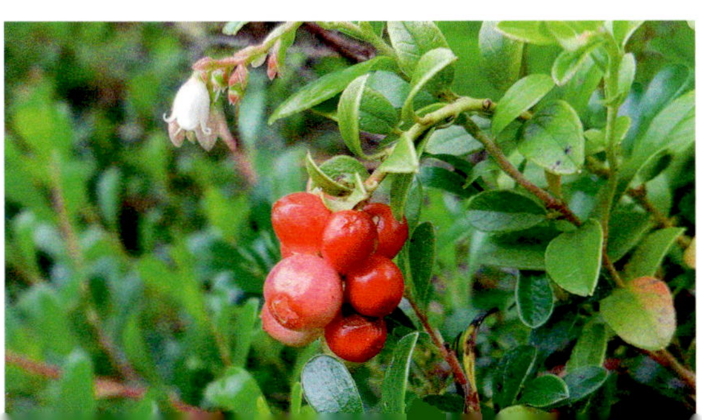

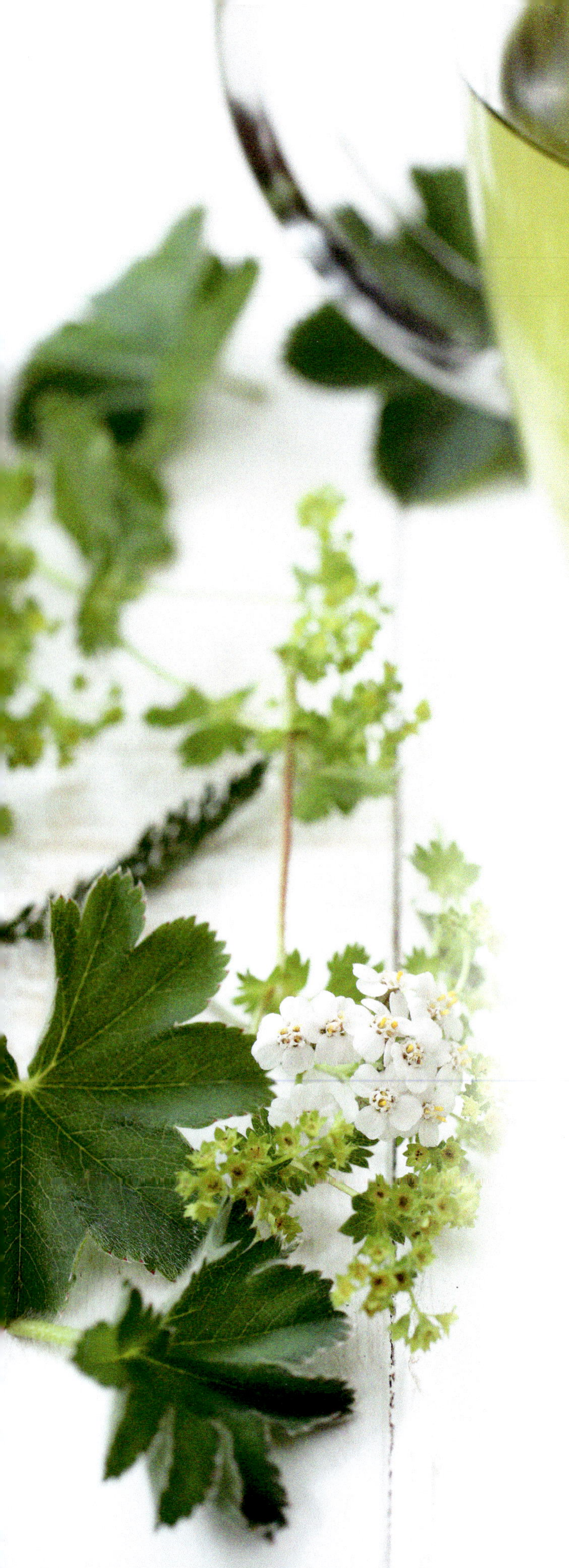

Vorwort

„Nichts ist so beständig wie der Wandel."

Diese Aussage stammt von dem Philosophen Heraklit von Ephesos.

Betrachten wir die Hormone im Leben der Frau, so können wir auch hier viele natürliche Prozesse der Wandlung in den verschiedenen Lebensphasen erkennen. Deutlich werden diese mit dem Beginn der Pubertät, der Steuerung des monatlichen Zyklus, dem Verlauf von Schwangerschaft und Stillzeit sowie in den Wechseljahren. Diese verschiedenen Phasen gehen spürbar mit seelischen und körperlichen Veränderungen einher. Kommt es dadurch zu Beschwerden, dann wünschen sich Frauen meist eine sanfte natürliche Medizin, die möglichst frei von Nebenwirkungen ist. Hier kann die Heilpflanzenkunde wunderbar helfen. Sie bietet eine Fülle an Möglichkeiten, und das Gute daran ist, dass Sie selbst aktiv werden können. Doch damit nicht genug, bieten Heilpflanzen darüber hinaus vielerlei Möglichkeiten, aktive Gesundheitsvorsorge zu betreiben.

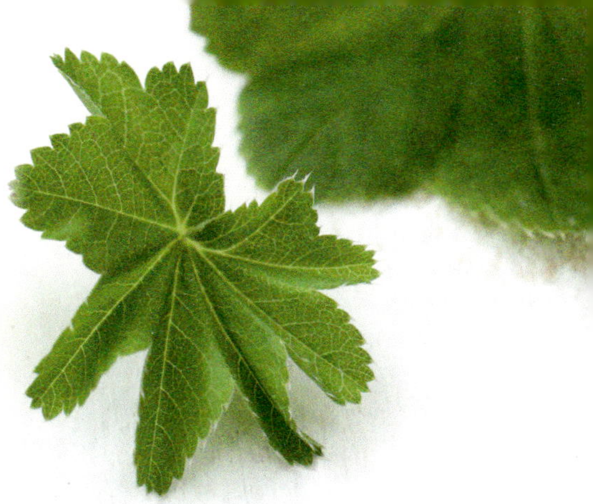

Mit diesem Frauenheilkundebuch möchte ich Ihnen Informationen und Hilfestellung anbieten, um Beschwerden, Erkrankungen und deren Ursachen besser verstehen zu können.

Sie werden viele Heilpflanzen, naturheilkundliche Methoden und Hausmittel kennenlernen, mit denen ich in der Praxis gute Erfahrungen sammeln konnte. Vor allem aber werden Sie erprobte Rezepturen finden, die Sie selbst anwenden können.

Das Buch soll jedoch keineswegs den Gang zum Heilpraktiker, Arzt oder Gynäkologen ersetzen. Vielmehr ist es mir ein Anliegen, dass Sie gut informiert sind und Ihre Beschwerden verstehen. So können Sie mit den medizinischen Fachkräften besser ins Gespräch kommen, um eine Behandlung mit naturheilkundlichen Mitteln zu erarbeiten oder eine schulmedizinische Behandlung sinnvoll zu unterstützen.

In meiner 20-jährigen Praxistätigkeit konnte ich erleben, wie aus Kindern selbst Mütter wurden, während deren Mütter wiederum ihre ersten Erfahrungen mit Hitzewallungen sammelten. Das Schöne dabei: In fast allen Situationen fanden sich helfende und lindernde Heilpflanzen.

In meiner Praxisarbeit orientiere ich mich an dem fast 3000 Jahre alten Motto der griechischen Tempelmedizin, welches Asklepios, dem Gott der Heilkunde, zugeschrieben wird: „Zuerst heile mit dem Wort, dann mit der Pflanze und zuletzt mit dem Messer." Das heißt, am Anfang steht stets ein ausführliches Gespräch. Anschließend kommen in der Regel naturheilkundliche Maßnahmen zum Einsatz, allen voran die Phytotherapie. Und erst wenn das nicht hilft, ist gegebenenfalls ein chirurgischer Eingriff nötig. Heutzutage erleichtern außerdem die moderne Labordiagnostik und Medizintechnik die Arbeit.

Dieses Buch zu schreiben war mir seit langem ein Herzenswunsch, wenn auch eine Herausforderung zwischen den alltäglichen Arbeiten wie Praxisbetrieb und Seminaren sowie einem Familienleben und Garten. Doch es war mir ein großes Anliegen, all meine Erfahrungen und mein Wissen aus Praxis- und Seminartätigkeit in einem Guss zusammenzubringen. Denn in all den Jahren konnte ich immer wieder die Theorie in der Praxis überprüfen, und umgekehrt fließt die Praxiserfahrung wieder in die Theorie meiner Seminartätigkeit ein. Dieses wechselseitige Verhältnis ist eine wunderbare Arbeit, die ich nicht missen möchte.

So entstand dieses Werk, welches über Jahre gereift ist, letztlich in einer Zeit eigener hormoneller Umbrüche, sodass auch ich die Kraft und Komplexität der Hormone erfahren durfte. Doch habe ich den „Tanz der Hormone" gerne angenommen. Gehören doch die lebenszyklischen Veränderungen zum Frausein dazu. Und darin liegen nicht zuletzt auch unsere Besonderheiten und Stärken.

Ich wünsche Ihnen viel Freude beim Lesen und jede Menge Inspirationen und Anregungen.

Ihre

Helga Ell-Beiser

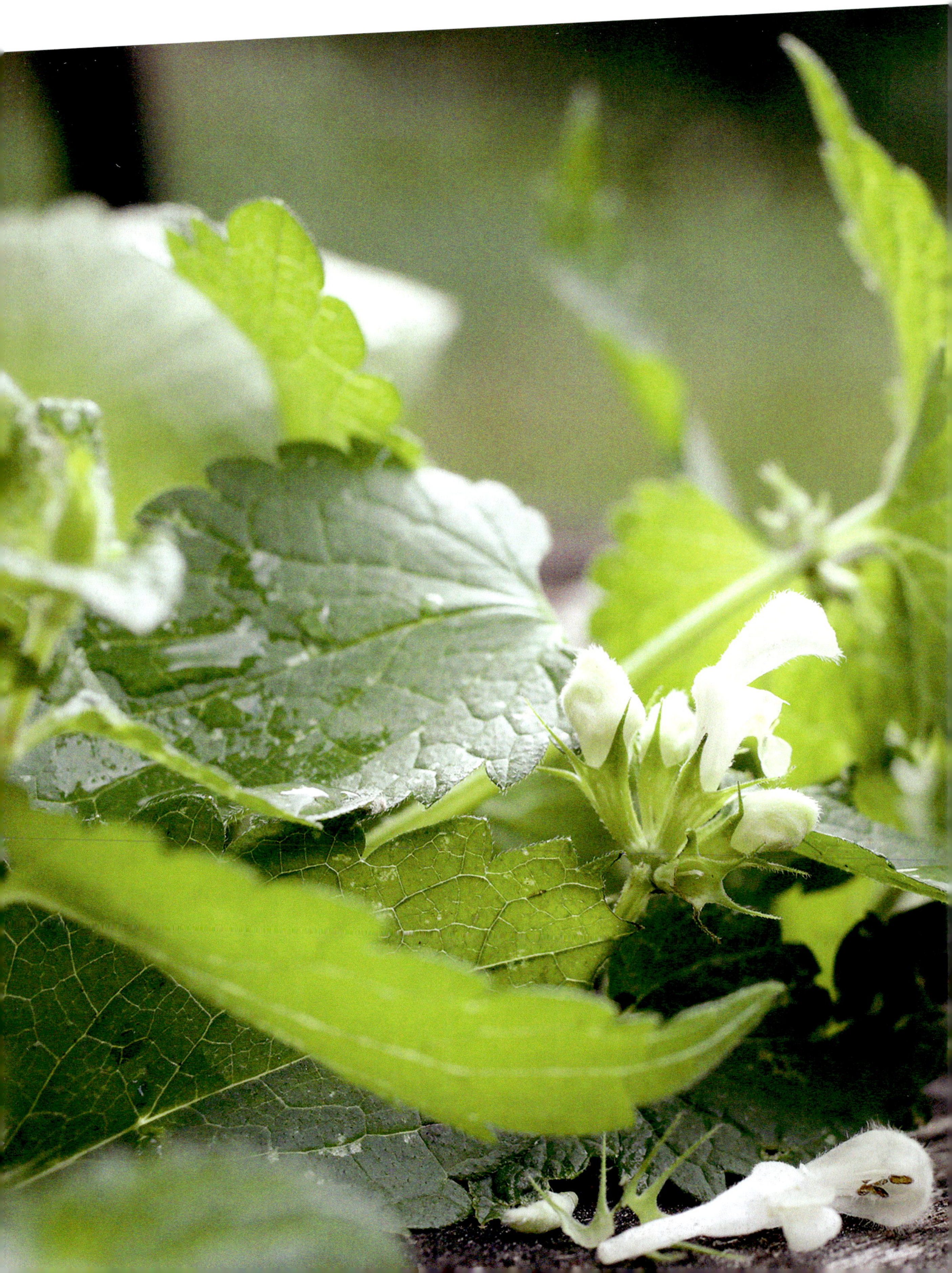

HEIL-PFLANZEN
FÜR FRAUEN

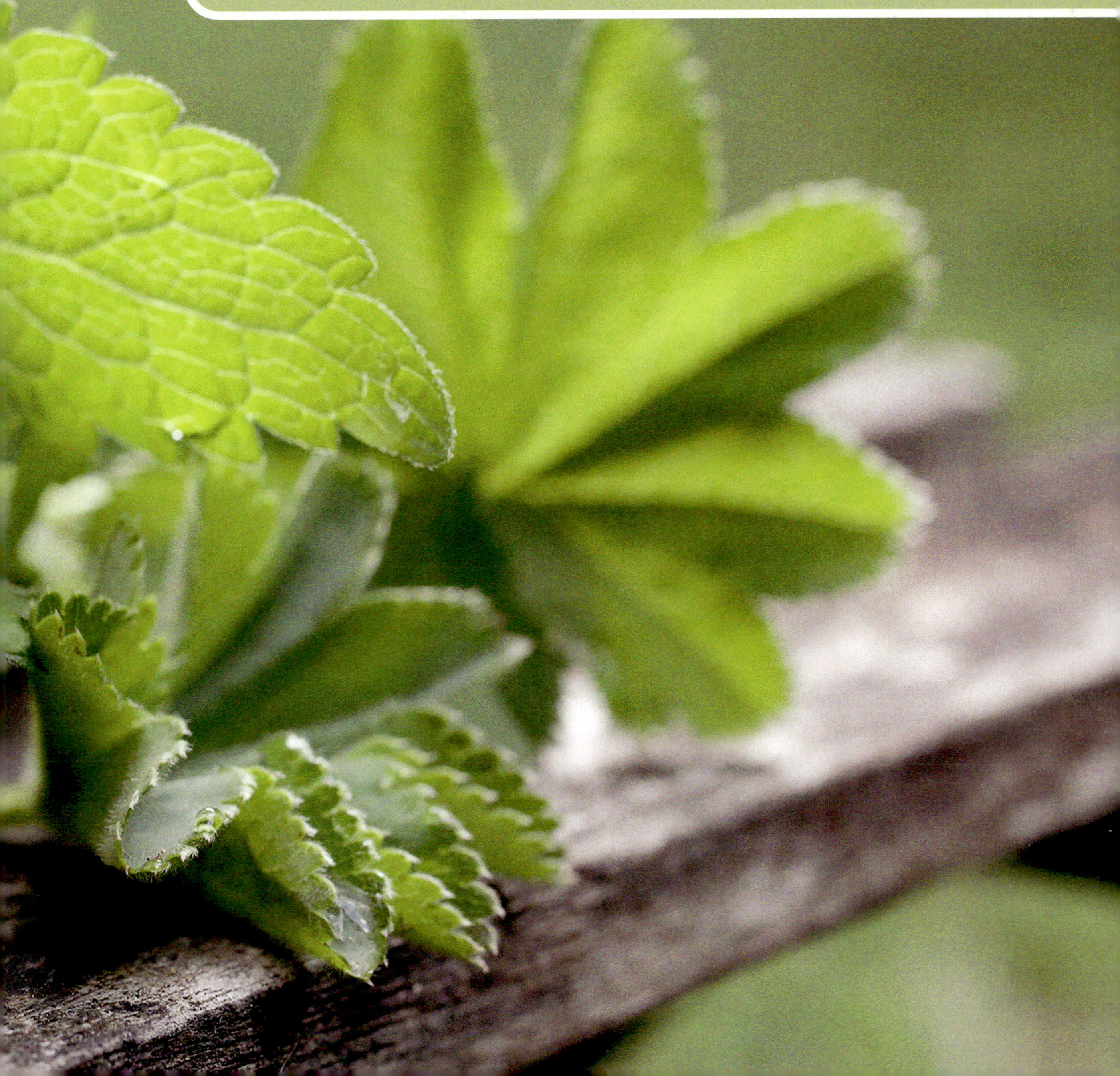

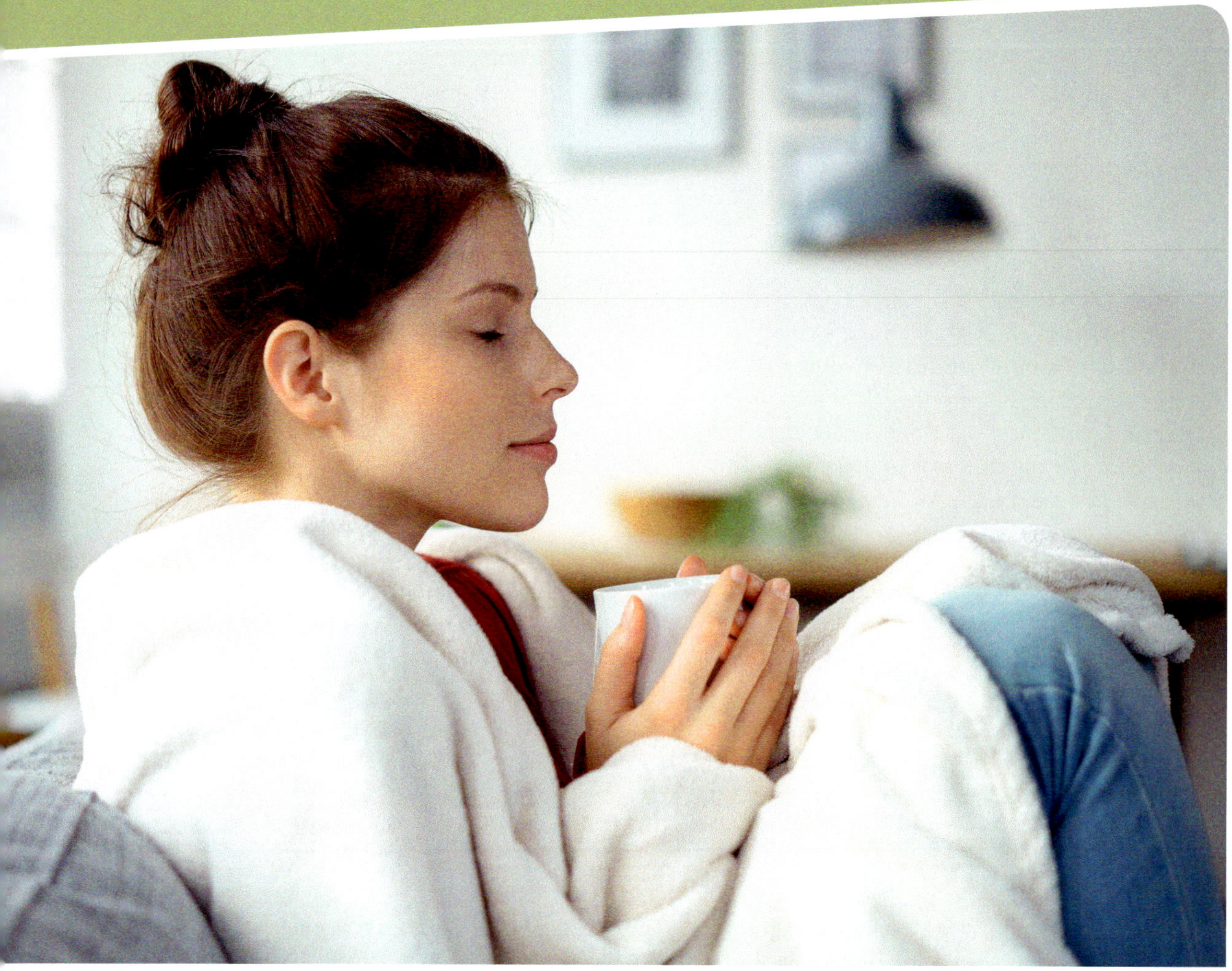

„Wenn du nicht die Krankheiten der Frauen auf eine andere Wurzel zurückführst als die der Männer, und wenn du nicht weißt, dass es zwei Gruppen von Heilmitteln gibt, deren eine für die Männer, deren andere für die Frauen bestimmt ist, kannst du kein Arzt sein, sondern nur ein Scharlatan."

Kaum zu glauben, wie deutlich der Arzt Paracelsus (1494–1541) bereits vor über 500 Jahren die medizinrelevanten Unterschiede zwischen Männern und Frauen erkannt hatte. Die Ausprägung der Unterschiede führte er vor allem auf die Gebärmutter der Frau zurück. Seine revolutionäre Forderung nach einer sich am Geschlecht orientierenden Medizin blieb jedoch ungehört. Noch jahrhundertelang wurde die spezifisch weibliche Biologie nicht berücksichtigt. Die Medizin orientierte sich ausschließlich am Mann und wurde eins zu eins auf die Frau übertragen.

GENDER-MEDIZIN

Inzwischen ist es klar, dass die Frau hormonbedingt tatsächlich anders tickt als der Mann und dass dies Konsequenzen auf die Medizin haben muss. Diesem Thema der geschlechtsspezifischen Unterschiede widmet sich die sogenannte Gender-Medizin, die auch soziale und psychologische Unterschiede zu berücksichtigen versucht.

Frauen und Männer unterscheiden sich nicht nur durch Geschlechtsmerkmale, Körpergröße und Körperbau, sondern auch durch eine unterschiedliche Ausprägung von Krankheiten und Symptomen. So leiden Frauen beispielsweise viel häufiger an Depressionen und Essstörungen. Sie nehmen Schmerzen anders wahr als Männer, klagen öfters über den sogenannten „Reizdarm" und sind viel häufiger von Erkrankungen der Schilddrüse betroffen. Der Körper der Frau reagiert anders und wird anders krank. Auch reagieren Frauen sensibler auf psychosoziale Faktoren, etwa Belastungen in der Familie oder Stress am Arbeitsplatz. Es werden also andere Heilmittel und andere Dosierungen benötigt.

Der vermutlich wichtigste Unterschied zwischen Frau und Mann aber sind die zyklischen hormonellen Abläufe, die uns Frauen Monat für Monat begleiten. Wir durchlaufen unterschiedliche Lebensphasen, die sowohl mit körperlichen als auch seelischen Veränderungen einhergehen. Diese zyklischen Abläufe machen das „Frausein" aus.

Bei der geschlechtsspezifischen Betrachtung sollten auch gesellschaftliche Verhältnisse herangezogen werden: So sind zum Beispiel Wechseljahrbeschwerden lediglich in den westlichen Industriestaaten ein großes Thema, und es stellt sich die Frage, warum Frauen bei uns mehr darunter leiden als in Asien oder Afrika.

FRAUEN UND (HEIL-)PFLANZEN

Frauen benötigen also eine eigene Medizin, die ihre hormonellen Regelkreisläufe unterstützt, Krankheiten aus weiblicher Sicht betrachtet und allen lebenszyklischen Veränderungen gerecht wird. Naturheilverfahren und insbesondere Heilpflanzen eignen sich hierfür besonders gut. Sie sind in der Regel nebenwirkungsfrei und sanft wirkend. Die Mutter Erde schenkt uns zahlreiche solcher typischer Frauen-Heilpflanzen.

Die Nutzung von Heilpflanzen ist auch aus kulturgeschichtlicher Sicht uns Frauen gleichsam „in die Wiege gelegt", war doch die Heilpflanzenkunde traditionell immer schon Frauensache und in Frauenhand → Geschichte der Frauenheilkunde, Seite 15.

Doch nicht nur im Hinblick auf die Heilkunde sind Pflanzen für Frauen wichtig. Wir freuen uns ebenso über einen Blumenstrauß auf dem Tisch oder am Krankenbett. Wir schmücken bei Festen wie zum Beispiel Hochzeiten das Haar mit Blüten und binden mit dem Grün von Pflanzen Kränze und Gestecke. Ebenso mögen wir den aromatischen Duft von Kräutern beim Wandern im Süden oder den betörenden Duft der Rose im eigenen Garten. Und über die ätherischen Öle in den Pflanzen freuen wir uns in Kosmetika oder gar im Parfüm.

Haben Sie einen eigenen Garten oder einen Balkon? Dann können Sie die meisten der im Buch beschriebenen Pflanzen in Ihren Garten holen und teilweise sogar auf dem Balkon in Töpfen kultivieren. Vielleicht kennen Sie auch das befriedigende Gefühl, das beim Gärtnern entsteht. Ich möchte es bewusst nicht Arbeiten nennen, wenngleich ich auch aus eigener Erfahrung weiß, wie anstrengend manche Tätigkeiten sein können. Doch hat das Pflanzen, Pflegen und Ernten durchaus etwas mit Muße und Meditation zu tun und lässt uns den Alltag abstreifen.

Sie haben weder Garten noch Balkon? Kein Problem. Viele Pflanzen gibt es auch in der freien Natur. Gönnen Sie sich beim Sammeln eine Auszeit aus dem Alltag. Das kann alleine sein, um zur Ruhe zu kommen, oder Sie verbinden es mit einem Ausflug mit Ihren Liebsten. Egal ob beim Selbergärtnern oder draußen in der Natur, die Bewegung an der frischen Luft hält uns fit und gesund – manchmal kann dies genauso heilsam sein wie eine Tasse Kräutertee.

Selbstverständlich geht es auch ohne Selbsttun, denn glücklicherweise gibt es Teekräuter in guter Qualität zu kaufen → Bezugsquellen, Seite 439. Dann können Sie quasi die Teeproduktion „outsourcen", ganz nach dem Motto: Abwarten (bis die Ernte eingefahren ist) und Tee trinken.

INDIVIDUELLE WEGE GEHEN

Ein Frauenleben ist geprägt von Rhythmus und kontinuierlichem Wandel. Wir durchleben ab der ersten Monatsblutung einen Rhythmus körperlicher und seelischer Veränderung mit dem Ziel der Fruchtbarkeit, auch wenn wir uns entscheiden sollten, keine Kinder zu bekommen oder es uns nicht möglich ist. Wir wandeln uns vom Mädchen zur jungen Frau und erreichen mit den Wechseljahren das Ende der weiblichen Fruchtbarkeit. So sind auch die Beschwerden des Monatszyklus und die komplexen hormonellen Regelkreisläufe ein Teil unseres Lebens.

Um damit souverän umzugehen, ist es hilfreich zu verstehen, was genau in unserem Körper vor sich geht. Unser Körper wie auch unsere Seele haben die wunderbare Möglichkeit, sich den wandelnden Lebensumständen anzupassen. Insbesondere die Anpassungsleistungen des weiblichen Organismus sind wahrhaft erstaunlich. Wir können auf unsere Heilkräfte vertrauen und wir haben viele Heilpflanzen an der Hand, die uns auf diesem Weg unterstützen können. Hierbei ist es sinnvoll, den individuell passenden Weg für eine jede Frau zu finden – entweder allein oder in Zusammenarbeit mit einer Fachkraft. Denn so unterschiedlich wir Frauen sind, so individuell sollte auch das Behandlungskonzept auf die jeweiligen Beschwerden und die Situation der Frau abgestimmt werden. Gut zu wissen ist, dass es manchmal etwas Geduld braucht, der Weg sich aber allemal lohnt. Beobachten Sie sich also, spüren Sie in sich hinein und freuen Sie sich bereits über kleine Veränderungen in Richtung Heilung.

In diesem Zusammenhang möchte ich auf die Salutogenese aufmerksam machen. Die **Salutogenese** definiert Gesundheit nicht als die Abwesenheit von Krankheit, sondern sie sieht zwischen den beiden Polen ein Kraftfeld, in dem wir uns „in Gesundheit“ befinden. Wir verfügen über ein hohes Maß an Selbstregulation, um diesen Zustand zu erhalten → Basistherapien, Seite 300. Dazu gehören etwa Bewegung, eine gute Ernährung, die Pflege von sozialen Kontakten sowie das Wissen beziehungsweise das Gefühl, in ein großes Ganzes eingebunden zu sein.

Bereits die alten Medizinsysteme, wie die Traditionelle Chinesische Medizin, gingen von einer engen Verbindung von Körper, Geist und Seele aus. Das Gleichgewicht von Körper und Seele hielt man für die Basis der Gesundheit. Hildegard von Bingen formulierte es vor 900 Jahren so: „Leib und Seele sollen ein gute Ehe miteinander führen.“

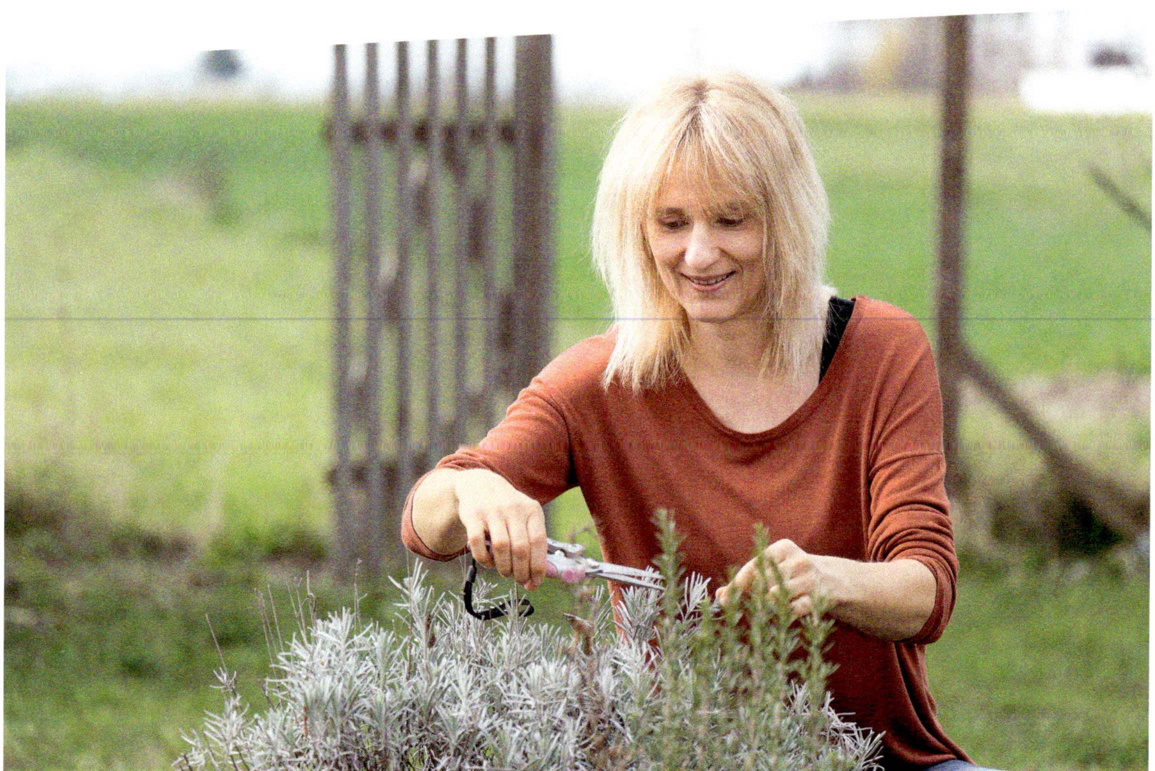

Es tut gut, Heilpflanzen selbst zu sammeln oder im Garten zu kultivieren.

Die Geschichte der (Frauen-)Heilkunde

Auf den ersten Blick scheint die Medizingeschichte ausgesprochen männerdominiert zu sein. Nur sehr selten taucht darin der Name einer Frau auf. Dabei muss man nur weit genug in der Geschichte zurückblicken ...

DIE HEILKUNDE DER URZEIT

Viele Jahrtausende lang war die Heilkunde – und vor allem die Frauenheilkunde – ausschließlich Frauensache. Heilkunde wurde schon in der Steinzeit betrieben, als die Menschen noch in kleinen Gruppen als Jäger und Sammler durch die Wälder und Savannen streiften. Das Wissen über heilkräftige Pflanzen entdeckten die Frauen, deren Aufgabe es war, essbare Kräuter, Wurzeln und Beeren zu sammeln, während die Männer auf die Jagd gingen. In der gesamten Urzeit waren es weibliche Schamaninnen, die sich um die Krankheiten und die Geburten kümmerten. Dabei nutzten sie nicht nur wirksame Pflanzenmedizin, sondern nach schamanischer Tradition auch die Hilfe aus der Welt der Götter und Geister. Der Götterhimmel der Urzeit war weiblich. Muttergottheiten galten als Schöpferinnen der Erde, der Menschen, der Tiere und der Pflanzenwelt. Heilen war göttliches Wirken, und dementsprechend wurden sakrale und heilende Tätigkeiten ausschließlich von Frauen ausgeübt.

FRAUEN VERSCHWINDEN AUS DER MEDIZIN

Vor ungefähr 4000 Jahren kam es zu gesellschaftlichen Umbrüchen, die sich im Götterhimmel mit dem Erscheinen männlicher Sturm-, Donner- und Kriegsgötter ankündigten. Weibliche Gottheiten verloren bedeutend an Macht, und im gleichen Zuge verschwanden die Frauen allmählich aus den Heilberufen. Das Amt der Priesterin und Heilerin wurde nunmehr von Männern übernommen. Diese Entwicklung verlief nicht überall einheitlich. Während es bei den alten Griechen und Römern den Frauen verboten war, die Heilkunst auszuüben, lag diese bei vielen germanischen und keltischen Stämmen noch lange in der Hand einer weiblichen Schamanin.

Lediglich die Geburtshilfe blieb in allen Kulturen zunächst in Frauenhand – mit Ausnahme des Stadtstaats Athen. Dort war den Frauen zeitweise sogar dieses versagt, wie es uns in der Geschichte der griechischen Ärztin **Agnodike** überliefert ist, die etwa 300 v. Chr. gelebt haben soll. Sie verkleidete sich als Mann, um den Arztberuf erlernen zu können. Später war sie in Athen so erfolgreich, dass alle schwangeren Bürgerinnen nur noch bei ihr gebären wollten. Neidische Ärzte zeigten den vermeintlichen Kollegen an, mit dem Vorwurf, er würde seine Patientinnen verführen. Vor Gericht offenbarte sich Agnodike als Frau, was sie zwar vom obigen Vorwurf freisprach, aber letztendlich ein noch größeres Verbrechen darstellte. Die Todesstrafe wurde lediglich dadurch verhindert, dass die Frauen Athens vor Gericht erschienen und damit drohten, ihren Männern „die Gunst zu verweigern".

Von der Geburtshilfe einmal abgesehen war die Medizingeschichte der klassischen Antike durchwegs von männlichen Ärzten geprägt. Die berühmtesten waren Hippokrates (460–375 v. Chr.), Dioskurides (etwa 50 n. Chr.) und nicht zuletzt Galenos (129–200 n. Chr.).

MEDIZINERINNEN IM MITTELALTER

Im Mittelalter war die Heilkunde in der Hand der Klöster und des aufstrebenden Ärztestandes. Nur die Geburtshilfe blieb bei den Hebammen, auch wenn diese von Ärzteschaft und Kirche kritisch beäugt und reglementiert wurden. In abgelegenen dörflichen Siedlungen waren sie aber nach wie vor die „Ärztinnen des Volkes". Die meisten Menschen lebten damals im ländlichen Umfeld und vertrauten sich bei Krankheit den Kräuterfrauen an.

Gesellschaftlich war die mittelalterliche Frau untergeordnet und geringgeschätzt. Aus Sicht der Kirche wurde sie deshalb als minderwertig erachtet, weil sie laut Bibel aus einer Rippe des Mannes (Adam) geschaffen worden sei und weil sie ja schließlich die Schuld an der Vertreibung aus dem Paradies trage. Lediglich in einer kurzen Phase des Hochmittelalters (etwa 1000–1300) war es adeligen Frauen möglich, sich zu bilden und gewisse Freiheiten zu erlangen. In diese Zeit fallen zwei Frauenpersönlichkeiten, die sich als „Medizinerinnen" einen Namen machten.

Trota von Salerno (etwa um 1050) ist die erste große Medizinerin des Mittelalters. Sie praktizierte und lehrte in der berühmten Ärzteschule von Salerno (Italien). Das von ihr verfasste Lehrbuch über die Geburtshilfe („Trotula major") war jahrhundertelang das Standardwerk an Universitäten. Darin schrieb sie unter anderem über Kaiserschnitt und Dammriss, äußerte sich über die Notwendigkeit der Hygiene und verschrieb Bäder mit antiseptischer Wirkung. Weil ihr Werk so fundiert und bedeutend war, gab es noch im 20. Jahrhundert Medizinhistoriker, die ihre Autorenschaft in Frage stellten, „weil es unmöglich sei, dass eine Frau über so viel Wissen verfüge".

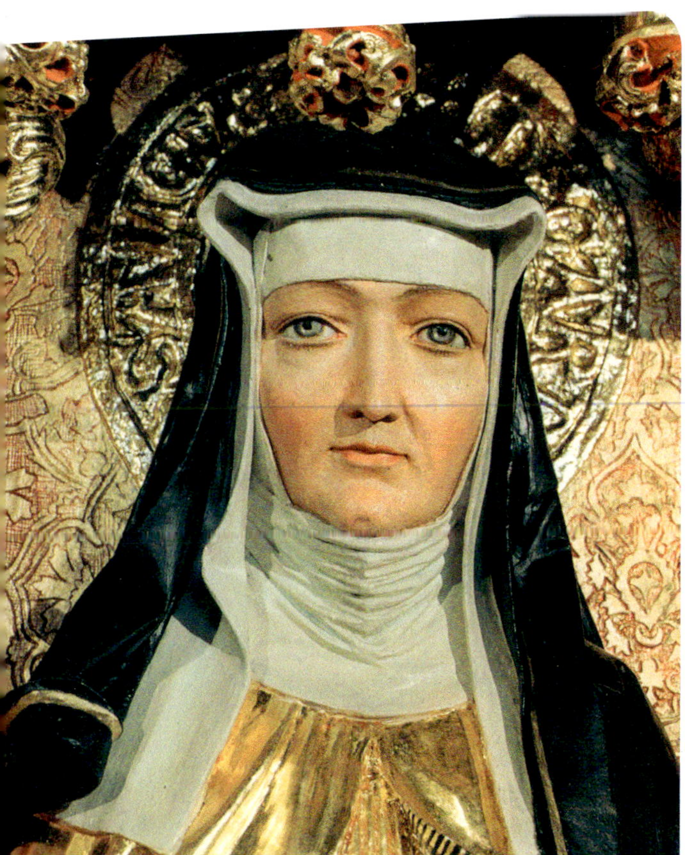

Hildegard von Bingen gehört zu den wenigen Frauen, die in die Medizingeschichte eingegangen sind.

Fast zur gleichen Zeit lebte die Äbtissin **Hildegard von Bingen** (1098–1179), die ebenfalls einige medizinische Abhandlungen („Causae et curae") verfasste. Sie beschrieb über 400 Heilpflanzen, hatte jedoch auch zahlreiche magische Rezepturen in ihrem Repertoire. Hätte sie 300 Jahre später gelebt, wäre sie damit möglicherweise ins Visier der Hexenjäger geraten.

Der Vollständigkeit halber sei hier aber auch ein berühmter männlicher Heilkundiger jener Zeit erwähnt, dessen Schriften auch Hildegard von Bingen kannte: der persische Arzt **Avicenna** (980–1037). Mit seinem medizinischen Handbuch („Canon medicinae") war er 700 Jahre lang an allen Universitäten eine unbestrittene Autorität. Er beschrieb darin beispielsweise Rezepte von Verhütungsmitteln in Form von Vaginalzäpfchen.

VON HEXEN UND WEISEN FRAUEN

Ab dem 14. Jahrhundert wurde es für Frauen, die sich mit Heilkunde beschäftigten, gefährlich. Denn die Heilkunde des Volkes war trotz Christianisierung eng mit Magie verbunden geblieben. Zum Heilen gehörten nicht nur Kräuter, sondern auch Beschwörungen, Zaubersprüche und Amulette. Das Tun der „weisen Frauen" galt zunehmend als Hexenwerk.

Eine Klimakatastrophe begünstigte auch noch den Hexenwahn: Die sogenannte kleine Eiszeit brachte im 16. und 17. Jahrhundert sehr viel Not über die Menschen. Die vermeintlichen Hexen wurden zu Sündenböcken gemacht für all die Missstände jener Zeit, Seuchen, Unwetter, Missernten, Viehsterben, aber auch Unfruchtbarkeit und Impotenz. So lag es nahe, dass man ihnen einen Pakt mit dem Teufel unterstellte. Mithilfe der grausamen Folter wurde ihnen jedes gewünschte Geständnis abgezwungen. Der Autor des berüchtigten Hexenhammers, ein Dominikanermönch namens Heinrich Krämer, behauptete gar, dass niemand dem katholischen Glauben mehr schade als die Hebammen. Er warf ihnen unter anderem vor, Kinder den Dämonen zu opfern. Und so landeten in jener düsteren Zeit Zehntausende Frauen, die nur helfen wollten, auf dem Scheiterhaufen. Die letzte Hinrichtung fand 1782 in der Schweiz statt.

Ein sehr bekannter Fall der Hexenverfolgung drehte sich um die Mutter des berühmten kaiserlichen Astronomen und Mathematikers Johannes Kepler (1571–1630). Die 73-Jährige verdiente ihren Lebensunterhalt, indem sie Kranke pflegte. Eine Nachbarin beschuldigte sie, von ihrem bitteren Kräutertrank krank geworden zu sein, weshalb sie als Hexe verhaftet wurde. Sie lag 14 Monate in Ketten, bevor sie durch die Hilfe ihres einflussreichen Sohnes freigesprochen wurde. Solche Freisprüche aber waren eine große Seltenheit.

Zur Zeit der Hexenverfolgungen lebte auch der berühmte Arzt und Alchemist **Paracelsus** (1493–1541), der, wenngleich in vieler Hinsicht ein aufgeschlossener Wissenschaftler, doch ebenfalls an Hexen glaubte, und das, obwohl ihm selbst zu Lebzeiten mehrfach Hexerei und Zauberei nachgesagt wurden und er vor drohenden Gerichtsverfahren fliehen musste.

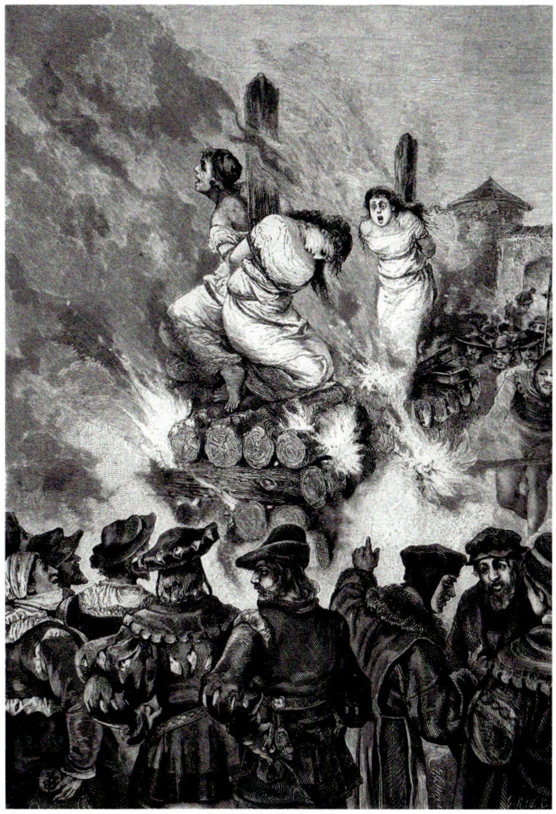

Viele Kräuterfrauen wurden im Mittelalter als Hexen verfolgt.

FRAUEN ALS ÄRZTINNEN?

In den folgenden Jahrhunderten wurden die Frauen mehr und mehr aus der Frauenheilkunde verdrängt. Trotzdem lag die Geburtshilfe noch bis ins 17. Jahrhundert überwiegend in Frauenhand, das heißt in der Obhut von Hebammen. Die Ärzteschaft war jedoch ausschließlich männlich, denn Frauen waren vom Arztberuf konsequent ausgeschlossen.

Noch 1898 weigerte sich der Deutsche Ärztetag, Frauen zu einem Medizinstudium zuzulassen. Die erste in Deutschland zugelassene Ärztin, **Hope Bridges Adams Lehmann** (1855–1916), erwarb an der Universität Leipzig 1880 alle zur Prüfung erforderlichen Scheine, wurde aber dennoch nicht zum Staatsexamen zugelassen. Dies gelang ihr erst 23 Jahre später, im Jahre 1903! Sie verfasste einen ärztlichen Ratgeber für die Frau, ein Frauen-Aufklärungsbuch, das vor allem die gleichberechtigte Partnerschaft im Fokus hatte. Die Karlsruherin **Johanna Kappes** (1873–1933) erstritt sich 1900 als erste Frau das Recht auf Immatrikulation an der Universität Freiburg. 1904 promovierte sie und wurde Ärztin. Heute nehmen mehr Frauen als Männer ein Medizinstudium auf. Aber der Einbruch in die Männerdomäne funktioniert bis heute leider nur bis zu einer bestimmten Hierarchiestufe, denn Frauen als Professorinnen oder im Chefarztsessel sind immer noch die Ausnahme.

HEILPFLANZENWISSEN HEUTE

Doch das alte Pflanzenwissen, von unseren Urahninnen entdeckt, blieb über die ganzen Jahrtausende lebendig, mal mehr, mal weniger anerkannt. Heute ist dieses Wissen ein Teil der modernen Medizin geworden. Mehr als die Hälfte aller in Deutschland hergestellten Arzneimittel basieren auf Heilpflanzen oder deren Inhaltsstoffen!

Auch wenn in der Medizingeschichte nur wenige Frauennamen auftauchen, so gibt es doch zahlreiche Ärztinnen, Hebammen, Heilerinnen und Krankenschwestern, die in einer frauenfeindlichen Welt schier Unglaubliches geleistet haben. Sie lehnten sich auf und kämpften für ihre Sache. Einige davon sind mit ihrer Geschichte in dem spannenden Buch „Heilende Frauen“ → Serviceteil, Seite 438 vorgestellt.

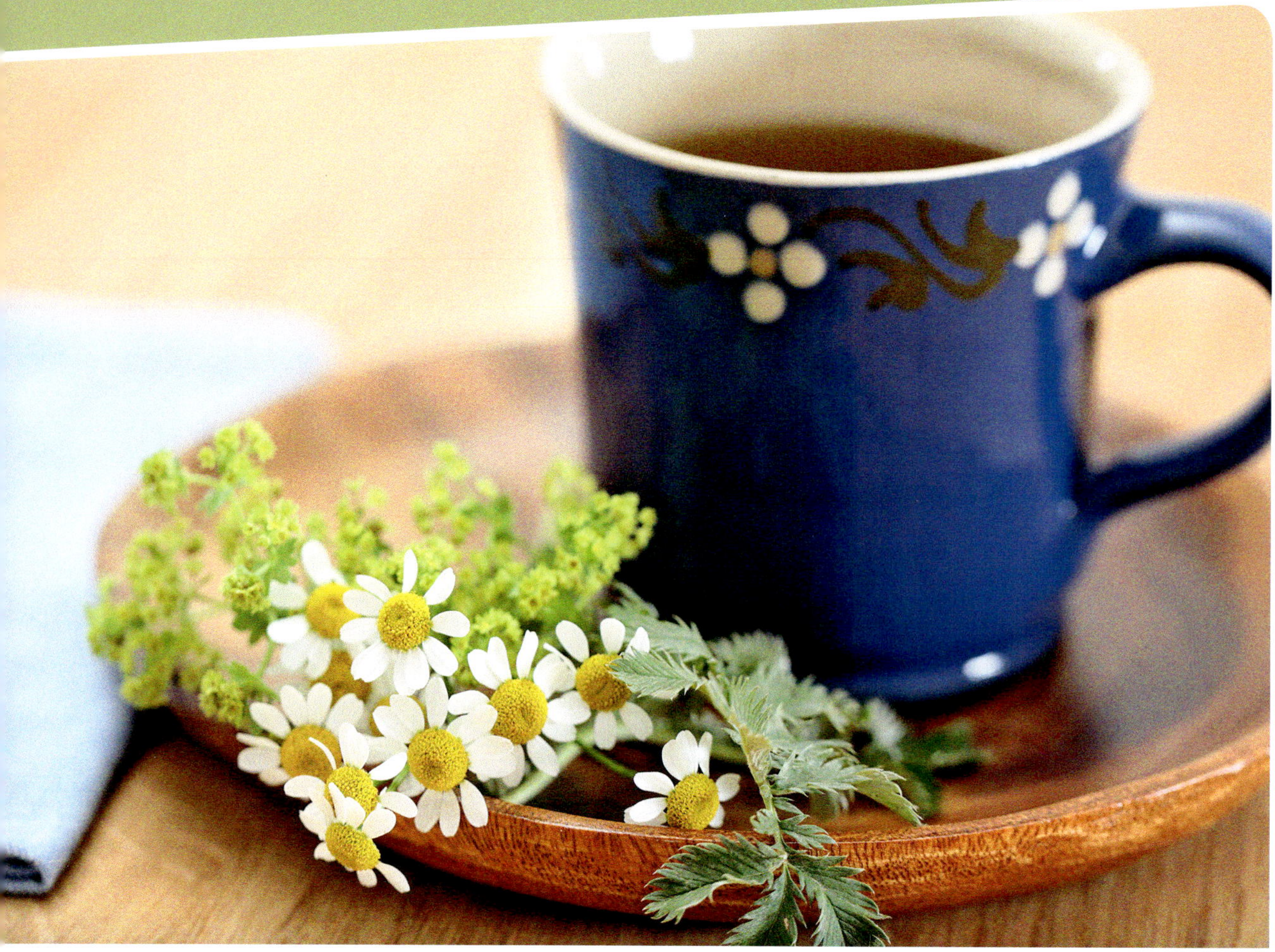

Pflanzeninhaltsstoffe

Die Pflanzen entwickeln spezielle Stoffe, um sich gegen Bedrohungen und Gefahren zu wehren, zum Beispiel gegen Pilze, Bakterien, Viren oder Fraßfeinde, aber auch zum Schutz vor Hitze und UV-Licht. Diese Stoffe nennt man **sekundäre Pflanzenstoffe**. Wir Menschen machen uns einige dieser Inhaltsstoffe medizinisch zunutze.

DIE GESAMTHEIT MACHT'S

Zu bedenken gilt es dabei jedoch immer, dass erst die Gesamtheit aller Inhaltsstoffe eine Pflanze und deren Heilwirkung ausmacht und nicht ein einzelner daraus isolierter Wirkstoff. Wie sagte bereits der Philosoph Aristoteles (384–322 v. Chr.)? „Das Ganze ist mehr als die Summe seiner Teile."

In diesem Kapitel werden die Pflanzeninhaltsstoffe wie Ätherische Öle, Arbutin, Bitterstoffe, Flavonoide, Gerbstoffe, Kieselsäure, Salicylate, Saponine, Schleimstoffe und die Senfölglykoside näher erklärt. Diese sind die für die Frauenheilkunde wichtigsten Inhaltsstoffe der Pflanzen und spielen folglich bei der Behandlung mit den im Buch beschriebenen Pflanzen eine ausschlaggebende Rolle.

WEITERE PFLANZENINHALTSSTOFFE

Doch in den Pflanzen steckt noch mehr. Weitere bekannte Pflanzeninhaltsstoffe wie zum Beispiel Alkaloide (unter anderem Pyrrolizidinalkaloide), Allantoin, Anthranoide, Cumarine (unter anderem Furanocumarine), Herzglykoside und viele andere sind zwar bekannte Substanzen, spielen aber speziell in der Frauenheilkunde keine so große Rolle. Das ist der Grund, weshalb sie hier nicht ausführlicher vorgestellt werden.

Interessant für die Frauenheilkunde und in den letzten Jahren immer mehr in den Fokus gerückt sind aber **hormonähnlich wirksame Inhaltsstoffe**. Sie entfalten im menschlichen Körper eine unseren körpereigenen Hormonen sehr ähnliche Wirkung. Bekannte Vertreter sind die Isoflavonoide, die zu der großen Gruppe der Flavonoide zählen → Seite 23, sowie die Lignane. Isoflavonoide (unter anderem Daidzein und Genistein) finden wir zum Beispiel in Rotklee und Soja. Lignane sind unter anderem im Leinsamen enthalten. Beide Gruppen gehören zu den „**SERMs**", den selektiven Östrogenrezeptor-Modulatoren → Seite 58.

Wortsalat

Der Begriff Phytohormone wird oftmals als Synonym verwendet für die hormonähnlich wirksamen Pflanzeninhaltsstoffe. Doch genau genommen handelt es sich dabei nicht um jene Inhaltsstoffe, die im Menschen hormonähnliche Wirkungen auslösen, wie etwa die Isoflavonoide oder Lignane, welche auch als Phytoöstrogene bezeichnet werden.

Phytohormone bewirken innerhalb der Pflanzen hormonähnliche Wirkungen. Sie werden auch als Wachstumsregulatoren bezeichnet, da sie nicht alle Kriterien von echten Hormonen erfüllen. In der Pflanze sind diese Phytohormone, wie es der Name vermuten lässt, für das Wachstum und die Entwicklung zuständig. Zu ihnen zählen unter anderem die Auxine und die Gibberelline. So regulieren zum Beispiel Auxine maßgeblich das Längenwachstum eines neuen Sprosses, während die Gibberelline die Geschwindigkeit seines Wachstums steuern.

Ätherische Öle

Ätherische Öle kommen in den Aromapflanzen, den sogenannten Aromatika, vor. Das Kennzeichen dieser Pflanzen ist ihr Duft, der manchmal erst zutage tritt, wenn man an den Blättern reibt. Die darin enthaltenen leicht flüchtigen Öle duften intensiv und unverwechselbar. In der Regel empfinden wir den aromatischen Duft als angenehm. Sie kennen bestimmt solche feinen Gerüche, zum Beispiel von Rosen, Pfefferminze, Thymian oder Fenchel. Beim Holunder oder beim Stinkenden Storchschnabel gehen die Meinungen über den Wohlgeruch allerdings auseinander.

So wirken sie → Ätherische Öle sind komplexe Stoffgemische. Im ätherischen Öl einer Pflanze sind oft weit mehr als 100 Einzelsubstanzen vorhanden. Die Wirkungen sind daher sehr vielfältig und je nach Zusammensetzung des Öls ganz unterschiedlich:

- antibakteriell, antiviral, antimykotisch: z. B. Kamille, Majoran, Salbei, Schafgarbe, Thymian
- appetitanregend und verdauungsfördernd: z. B. Basilikum, Beifuß, Hopfen, Wermut
- auswurfsfördernd: z. B. Fenchel, Thymian
- beruhigend: z. B. Hopfen, Lavendel, Melisse
- durchblutungsfördernd: z. B. Rosmarin, Wacholder
- entblähend: z. B. Fenchel, Engelwurz, Kümmel
- entzündungshemmend: z. B. Kamille, Lavendel, Rose, Schafgarbe
- galleanregend: z. B. Pfefferminze
- harntreibend: z. B. Wacholder
- krampflösend: z. B. Kamille, Pfefferminze
- menstruationsfördernd: z. B. Rosmarin

So finden sie Anwendung → Als Phytobiotika, bei Appetitlosigkeit, Verdauungsstörungen, Blähungen, Gallenerkrankungen, verschleimtem Husten, Nervosität, Schlafstörungen, Wunden und Menstruationsbeschwerden

Was beachten? → Möglich sind allergische Reaktionen – oft innerhalb der Familie der Korbblütler. Aufgrund des großen Wirkspektrums gilt es ansonsten jede Pflanze genau anzuschauen auf eventuelle Nebenwirkungen. Hinweise finden Sie gegebenenfalls bei den jeweiligen Heilpflanzenporträts.

Tee-Tuning

Möchten Sie Ihren Heilpflanzentee in der Wirkung verstärken, können Sie einige Tropfen Tinktur der entsprechenden Pflanze hinzugeben.

Aromatherapie

Pflanzen mit ätherischen Ölen werden oft mit den reinen ätherischen Ölen verwechselt beziehungsweise gleichgesetzt. In den Aromapflanzen befindet sich prozentual aber nur sehr wenig ätherisches Öl.

Reine ätherische Öle gewinnt man mittels Wasserdampfdestillation aus den Pflanzen. Bekannt sind diese Öle für die Duftlampe, um ein angenehmes Raumklima zu schaffen. Sie können jedoch weitaus mehr und werden in der Aromatherapie zur Behandlung und Linderung von Krankheiten verwendet. Doch Vorsicht, da es sich hierbei um hochkonzentriertes ätherisches Öl handelt, sollten Sie dies nur in geringer Dosierung verwenden und (mit wenigen Ausnahmen) nie direkt auf die Haut auftragen. Denn Sie könnten Hautreizungen und allergische Reaktionen davontragen. Deshalb werden ätherische Öle mit fetten Ölen wie zum Beispiel Olivenöl gemischt.

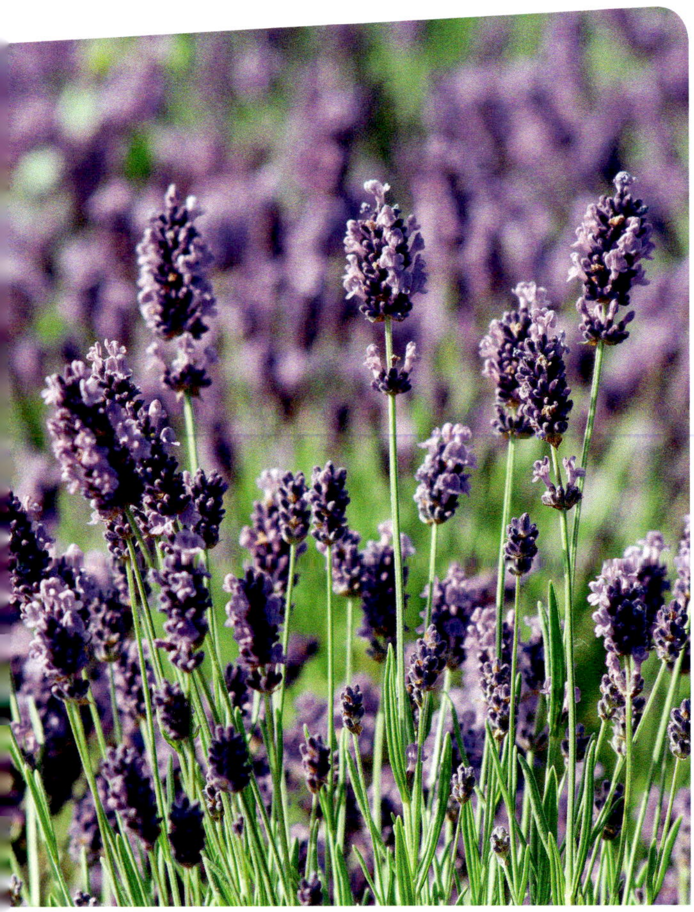

Der Duft des Lavendels ist bekannt für seine beruhigende Wirkung.

In welcher Form? → Ätherische Öle gelangen über den Mund, die Nase und die Haut in den Körper. Löslich sind sie gut in fettem Öl, Honig, Sahne und Alkohol – und weniger gut in Wasser. Dementsprechend vielseitig sind die Darreichungsformen: als Tee, Tinktur, Inhalation, Bad, Kräuterkissen, Wickel und Auflagen, Salbe, Creme oder Ölauszug. Tipp: Da die Löslichkeit der ätherischen Öle im Wasser nicht so gut ist, beachten Sie die Kniffs und Tricks bei der Teezubereitung → Seite 38.

Darin sind sie zu finden → Basilikum (Kraut), Beifuß (Kraut), Engelwurz (Wurzel), Fenchel (Frucht), Hopfen (Zapfen), Kamille (Blüte), Kümmel (Frucht), Lavendel (Blüte), Majoran (Kraut), Melisse (Blatt), Pfefferminze (Blatt), Rose (Blüte), Rosmarin (Blatt), Salbei (Blatt), Schafgarbe (Kraut, Blüte), Thymian (Kraut), Wacholder (Beere), Wermut (Kraut)

Arbutin

Das Hydrochinon-Glykosid Arbutin liegt in der Pflanze als sogenanntes Prodrug vor. Bei der Einnahme von arbutinhaltigen Pflanzen gelangt es in den Dünndarm und wird dort (durch Bakterien) in Zucker und Hydrochinon gespalten. Schlussendlich entfaltet das Hydrochinon im Urin bei vorhandenen Bakterien seine antibakterielle Wirkung.

So wirkt es → Hydrochinon wirkt antibakteriell, also harnwegsdesinfizierend.

So findet es Anwendung → Bei entzündlichen Erkrankungen der ableitenden Harnwege. In der Frauenheilkunde kommt es vor allem bei Blasenentzündung zum Einsatz.

Was beachten? → Nicht anwenden sollten Sie arbutinhaltige Pflanzen während der Schwangerschaft, in der Stillzeit, bei Kindern unter 12 Jahren und bei Nierenproblemen. Vermutlich besitzt Arbutin in höherer Dosierung eine leberschädigende Wirkung. Deshalb sollten Sie Pflanzen mit Arbutin nur begrenzt einsetzen. Bärentraubenblätter werden zum Beispiel nicht länger als eine Woche und nicht häufiger als fünfmal im Jahr eingesetzt.

Gut zu wissen → Arbutinhaltige Pflanzen, insbesondere die Bärentraube → Heilpflanzenporträt, Seite 347, weisen einen hohen Gehalt an Gerbstoffen auf, was zu Magenreizungen führen kann.

In welcher Form? → Als Tee, Tinktur und Fertigarzneimittel

Darin ist es zu finden → Bärentraube (Blatt), Bergenie (Blatt), Birne (Blatt), Damiana (Blatt), Preiselbeere (Blatt)

Kalt oder heiß?

Um möglichst wenig Gerbstoffe im Bärentraubenblättertee zu haben, bereiten Sie ihn als Kaltauszug (Mazerat) zu → Seite 40. Sollten Sie ihn in Teemischungen einarbeiten, können Sie aber auch ein Infus, einen heißen Aufguss, herstellen.

Bitterstoffe

Bitterstoffe erkennt jeder leicht an ihrem bitteren Geschmack. In der medizinischen Fachsprache heißen sie „Amara" (von lateinisch: bitter), ein sehr viel einschmeichelnderes Wort als das deutsche „bitter". In ihrer chemischen Struktur sind Bitterstoffe sehr unterschiedlich, gemeinsam ist ihnen jedoch allen der bittere Geschmack.

So wirken sie → Bitterstoffe sind eine wahre Universalmedizin. Sie wirken verdauungsanregend (indem sie die Produktion sämtlicher Verdauungssäfte ankurbeln), appetitanregend und entblähend. Zudem sorgen sie für eine verbesserte Resorption von Nährstoffen, stimulieren die Darmperistaltik und verbessern das Darmmilieu. Außerdem unterstützen sie teilweise die Blutbildung und das Abwehrsystem, wirken fiebersenkend und herzstärkend sowie tonisierend (kräftigend) auf Körper und Psyche.

Gut zu wissen → Die Wirkstärke wird als **Bitterwert** angegeben. Ein Bitterwert von 1000 bedeutet, dass 1 g Droge in 1000 ml Wasser für unsere Zunge noch bitter schmeckt. Eine eher schwache Bitterstoffpflanze ist zum Beispiel Löwenzahn mit einem Bitterwert von 100, und eine starke Bitterstoffpflanze der Wermut mit nicht weniger als 15 000.

So finden sie Anwendung → Im Vordergrund steht meist die Wirkung auf den Verdauungstrakt. So werden sie eingesetzt bei Appetitlosigkeit, Blähungen, Völlegefühl, Verstopfung, Dyspepsie und Gallenbeschwerden. Sie können aber auch zur Verbesserung der Resorption sowie zur Darmsanierung herangezogen werden. Außerdem nutzt man sie zur allgemeinen Stärkung, bei Schwäche- und depressiven Verstimmungszuständen, in der Rekonvaleszenz, zur Abwehrstärkung und bei Fieber (zum Beispiel Fieberklee).

Was beachten? → Bitterstoffpflanzen mit einem Bitterwert über 10 000 sollten Sie nicht anwenden bei Sodbrennen, einem Magen- und Zwölffingerdarmgeschwür sowie bei Gallensteinen, da hier ein Mehr an Verdauungssäften nicht gewünscht ist. In seltenen Fällen kann eine zu hohe Dosierung gegenteilige Effekte hervorrufen, das heißt, die Bildung von Verdauungssäften wird womöglich gehemmt.

In welcher Form? → Als Tee, Tinktur, „Schwedenbitter", Wein, Aperitif, Digestiv und in der Ernährung (zum Beispiel Löwenzahnsalat oder als Gewürz)

Verschiedene Bitterstoffarten

Bittermittel kann man wie folgt einteilen (in Klammern jeweils der Bitterwert):

- **Amara tonica:** Die Bitterstoffwirkung steht alleine im Vordergrund. Zu finden bei Afrikanischer Teufelskralle (10 000), Artischocke (10 000), Benediktenkraut (800), Gelbem Enzian (10 000), Fieberklee (4000), Löwenzahn (100), Tausendgüldenkraut (2000), Wegwarte (800) und Wermut (15 000)
- **Amara aromatica:** Bittermittel mit ätherischen Ölen, wie etwa im Andorn (3000), Beifuß, Eberraute, Hopfen, Kalmus, der Pomeranze (bis 2500) und der Schafgarbe (bis 5000)
- **Amara acria:** Bittermittel mit Scharfstoffen, wie sie vorkommen in Ingwer, Galgant und Gelbwurz
- **Amara mucilaginosa:** Bittermittel mit Schleimstoffen, etwa im Isländischen Moos (700)

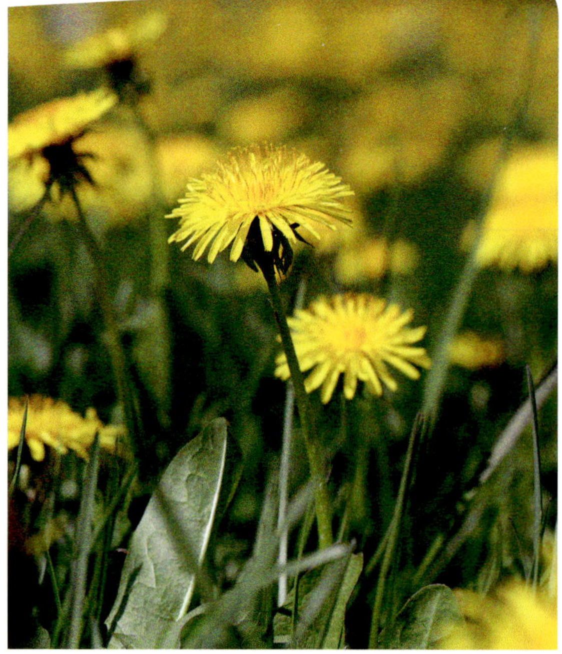

Löwenzahn ist eine Bitterstoffpflanze, die überall in unserer heimischen Natur zu finden ist.

Noch ein paar Tipps ...

- Um möglichst viele Bitterstoffe im Tee zu haben, bereiten Sie ihn als Infus zu → Seite 39. Keinesfalls sollten Sie Bitterstoffpflanzen zu lange kochen, da die Bitterstoffe hitzeempfindlich sind.
- Nehmen Sie Bitterstoffe bei Appetitlosigkeit 15–30 Minuten vor dem Essen und bei Verdauungsstörungen 30 Minuten nach dem Essen ein.
- Zubereitungen aus Bitterstoffen sollten Sie nicht süßen, da dies die Wirkung herabsetzt. Wenn Sie die Wirkung verstärken wollen, belassen Sie die Zubereitung vor jedem Schlucken 1–2 Minuten im Mund, da hier bereits die Wirkung beginnt.
- Wollen Sie Ihrem Kind Bitterstoffe verabreichen, dann bevorzugen Sie milde (schwache) Bitterstoffpflanzen, etwa Löwenzahn oder Wegwarte. Kinder reagieren sehr viel empfindlicher auf Bitteres als Erwachsene.

Darin sind sie zu finden → Afrikanische Teufelskralle (Wurzel), Andorn (Kraut), Artischocke (Blatt), Beifuß (Kraut), Benediktenkraut (Kraut), Eberraute (Kraut), Fieberklee (Blatt), Galgant (Wurzelstock), Gelber Enzian (Wurzel), Gelbwurz (Wurzelstock), Hopfen (Zapfen), Ingwer (Wurzelstock), Isländisch Moos (Flechte), Kalmus (Wurzelstock), Löwenzahn (Wurzel, Blatt), Pomeranze (Schale), Schafgarbe (Kraut, Blüte), Tausendgüldenkraut (Kraut), Wegwarte (Wurzel) und Wermut (Kraut)

Flavonoide

Bei den Flavonoiden handelt es sich um Pflanzenfarbstoffe. Der Name Flavonoide kommt vom lateinischen Begriff *flavus*, gelb, da sie oft an der gelben Färbung der Blüten beteiligt sind. Man verwendete einige dieser Pflanzen, zum Beispiel die Färberkamille, früher tatsächlich zum Gelbfärben von Stoffen.

Nach der Namensgebung stellte man allerdings fest, dass Flavonoide auch andere Farben aufweisen können, etwa weiß (zu finden in den weißen Zungenblüten der Kamille – für die gelben Röhrenblüten sind Carotinoide verantwortlich) oder auch blaurot bis violett (zum Beispiel in den Heidelbeeren). Diese violetten Farbstoffe heißen Anthocyane – und gehören eben auch zu den Flavonoiden.

So wirken sie → Unter dem Sammelbegriff der Flavonoide werden über 6500 chemische Verbindungen zusammengefasst. Sie sind in Untergruppen aufgeschlüsselt. Zu ihnen gehören zum Beispiel auch die Isoflavone, die in der Frauenheilkunde eine Rolle spielen. Die Flavonoide haben zwar eine ähnliche chemische Grundstruktur, aber viele unterschiedliche Wirkungen. Früher wurden sie auch Vitamin P genannt, da sie die Gefäßpermeabilität (Gefäßdurchlässigkeit) beeinflussen.

Unspezifische Wirkungen:

- antioxidativ, zellschützend: alle Flavonoidpflanzen (Heilpflanzen und auch Lebensmittel!)

Spezifische Wirkungen:

- beruhigend, stimmungsaufhellend, angstlösend: Johanniskraut, Passionsblume
- durchblutungsfördernd (vor allem der kleinen Blutgefäße), nervenschützend: Ginkgo
- entzündungshemmend: Arnika, Kamille, Ringelblume
- gefäßabdichtend (Venen), ödemprotektiv (vor Ödemen schützend): Buchweizen, Rosskastanie, Weinlaub
- harntreibend: Ackerschachtelhalm, Birke, Goldrute
- herzstärkend: Weißdorn
- krampflösend: Kamille, Süßholz
- leberschützend (antihepatotoxisch): Artischocke, Gelbwurz, Mariendistel
- östrogenähnlich: Rotklee, Soja
- schweißtreibend: Holunder, Linde

So finden sie Anwendung → Die entsprechenden Flavonoidpflanzen mit ihrer spezifischen Wirkung können Sie einsetzen bei:

- depressiven Verstimmungen und Ängsten
- arteriellen Durchblutungsstörungen
- Wunden, Ekzemen, Scheidenentzündungen
- Venenbeschwerden
- Durchspülung der Nieren bei Harnwegsinfekten, Ausleitungskuren
- Prophylaxe und Therapie von Herz-Kreislauf-Erkrankungen (Herzschwäche, Hypertonie, Hypotonie)
- Wechseljahrbeschwerden
- Magenbeschwerden
- Prophylaxe und Therapie bei Lebererkrankungen
- Erkältungen, Atemwegsinfekten, Fieber

Was beachten? → Dies ist von der jeweiligen Pflanze abhängig. Hinweise finden Sie gegebenenfalls bei den Heilpflanzenporträts oder bei den Indikationskapiteln.

Gut zu wissen → Aufgrund der guten Verträglichkeit sind in der Regel keine Nebenwirkungen zu befürchten. Dies ist von Bedeutung, da zu therapeutischen Zwecken einige der Pflanzen (zum Beispiel Ginkgo, Mariendistel und Weißdorn) über einen längeren Zeitraum eingenommen werden müssen.

In welcher Form? → Flavonoide sind sehr hitzestabil und bleiben deshalb beim Kochen weitgehend erhalten. Außerdem sind sie gut zu lösen in Wasser und Alkohol. Folglich sind sie zu finden in Tees und Tinkturen, aber auch in Fertigarzneimitteln, Auflagen, Bädern und als Nahrung.

Darin sind sie zu finden → Flavonoide schützen die Pflanzen zum Beispiel vor der Sonneneinstrahlung und locken Insekten zur Bestäubung an. Deshalb sind sie vor allem in den Pflanzenteilen über der Erde zu finden. Eine der wenigen Ausnahmen ist das Süßholz mit seinen gelblichen, flavonoidhaltigen Wurzeln.
Ackerschachtelhalm (Kraut), Arnika (Blüte), Artischocke (Blatt), Birke (Blatt), Buchweizen (Kraut), Gelbwurz (Wurzelstock), Ginkgo (Blatt), Goldrute (Kraut), Holunder (Blüte), Johanniskraut (Kraut), Kamille (Blüte), Linde (Blüte), Mariendistel (Frucht), Passionsblume (Kraut), Ringelblume (Blüte), Rosskastanie (Samen), Rotklee (Blüte), Soja (Bohnen), Süßholz (Wurzel), Weinlaub (Blatt), Weißdorn (Blatt mit Blüte)

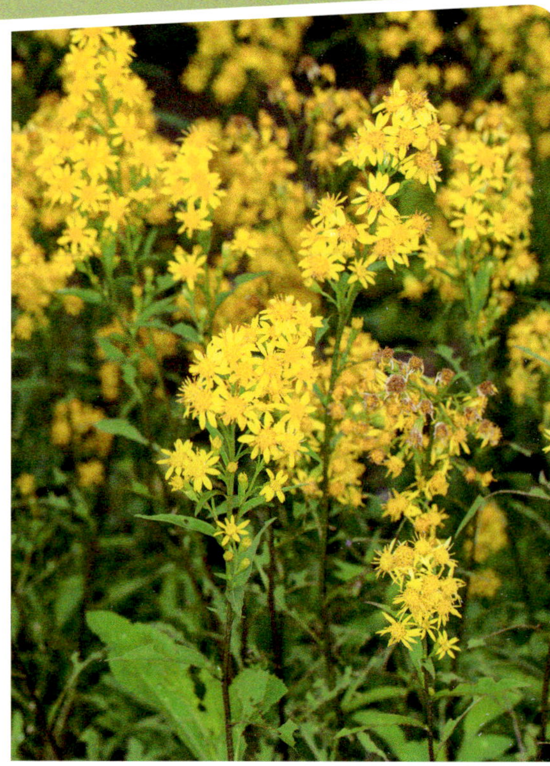

Goldrute ist reich an Flavonoiden.

Beispiele für Flavonoide in Lebensmitteln

Anthocyane (Heidelbeeren, Kirschen, Trauben), Flavanole (Dunkle Schokolade, Grüner und Schwarzer Tee, Rotwein), Flavanone (Grapefruit, Orange, Zitrone), Flavone (Brokkoli, Paprika, Pfeffer), Flavonole (Zwiebel, Apfel, Bohnen), Isoflavone (Kichererbsen, Linsen, Sojabohnen)

Essen Sie sich gesund!

Zahlreiche pflanzliche Lebensmittel → Darin sind sie zu finden enthalten Flavonoide. Da diese antioxidativ wirken – also Ihre Zellen schützen – können die genannten Lebensmittel eine Krebsprophylaxe sein.

Gerbstoffe

Die Gerbstoffe aus den Pflanzen binden Eiweißstoffe von Haut und Schleimhaut und überführen sie somit in eine feste, widerstandsfähige Oberfläche. In Gerbereien wurden sie früher zum Gerben von Tierhäuten eingesetzt. Tierische Haut wurde damit zu Leder verarbeitet. Man nutzte dazu in erster Linie Eichenrinde, aber auch Fichtenrinde und Kastanienholz.

Brauner Tassenrand

Bereiten Sie Gerbstofftee immer frisch zu und trinken Sie ihn zeitnah. Denn bei langem Stehen „purzeln" die Gerbstoffe aus dem Tee heraus. Sie lagern sich dann als brauner Rand in der Tasse oder der Teekanne ab.

So wirken sie → Durch das Gerben, also das Vernetzen von Eiweißen der Haut und der Schleimhaut, wirken Gerbstoffe zusammenziehend (adstringierend). Infolgedessen wirken sie auch austrocknend, stopfend, blutstillend, schmerz- und juckreizstillend, schleimhautschützend, schleimhautabdichtend, entzündungshemmend und keimhemmend.

So finden sie Anwendung → Gerbstoffe können vielseitig eingesetzt werden. Sie wirken äußerlich auf der Haut sowie bei innerlicher Anwendung auf der Schleimhaut. Vom Blut werden sie aber in der Regel nicht resorbiert (aufgenommen).

Innerliche Anwendung:

- Das klassische Anwendungsgebiet für Gerbstoffe ist der Durchfall (Blutwurz, Gänsefingerkraut, Heidelbeere), und zwar in Form von Tees.

Äußerliche Anwendung:

- bei nässenden Ekzemen (Eiche, Walnuss, Zistrose) als Auflage
- bei Angina (Zistrose), Mund-, Rachen- und Zahnfleischentzündungen (Salbei) zum Gurgeln und Spülen
- bei Wunden (Zaubernuss), Dammschnitten und Rissverletzungen nach Geburten (Eiche) als Auflage und Bad
- bei entzündeter Schleimhaut im Vaginal- und Vulvabereich (Frauenmantel, Rose) als Spülung und Zäpfchen
- bei Hämorrhoiden (Zaubernuss) als Sitzbad und Zäpfchen
- bei übermäßigem Schwitzen, zum Beispiel in den Wechseljahren (Salbei), als Waschungen und Deo
- bei Lippenherpes (Melisse, Storchschnabel) durch Auftupfen des Frischpflanzensaftes oder der Tinktur

Was beachten? → Nicht anwenden sollten Sie die austrocknenden Gerbstoffe bei trockenen Ekzemen und trockenen Schleimhäuten sowie bei Verstopfung.

Bei längerfristiger Anwendung kommt es zum Austrocknen der Haut und der Schleimhaut. Vor allem können sie zu Magenschleimhautreizungen bis hin zum Brechreiz führen.

Des Weiteren können Gerbstoffe andere Medikamente binden und so deren Aufnahme und Wirkung verhindern.

Kurz oder lang?

Je länger Sie Ihren Schwarztee ziehen lassen, desto mehr Gerbstoffe werden freigesetzt, und das anregende Alkaloid Koffein (früher Teein genannt) wird gebunden. Für den Genuss empfehle ich Ihnen deshalb kurze Ziehzeiten (von 3–5 Minuten). Möchten Sie aber die Gerbstoffe medizinisch nutzen, dann lassen Sie den Tee möglichst lange (bis zu 20 Minuten) ziehen.

In welcher Form? → Gerbstoffe lösen sich gut in heißem Wasser und in Alkohol, aber schwer in kaltem Wasser und fetten Ölen. Sie kommen deshalb folgendermaßen zum Einsatz:

- **Innerlich:** als Tee und Tinktur
- **Äußerlich:** als Auflage, Bad, Frischpflanzensaft, Gurgelmittel, Spülung, Waschung und Zäpfchen

Darin sind sie zu finden → Blutwurz (Wurzelstock), Brombeere (Blatt), Eiche (Rinde), Frauenmantel (Kraut), Gänsefingerkraut (Kraut), Gundermann (Kraut), Heidelbeere (Frucht), Himbeere (Blatt), Johanniskraut (Kraut), Melisse (Blatt), Pfefferminze (Blatt), Rose (Blüte), Rosmarin (Blatt), Salbei (Blatt), Stinkender Storchschnabel (Kraut), Teestrauch (Blatt), Walnuss (Blatt), Zaubernuss (Blatt, Rinde), Zistrose (Kraut)

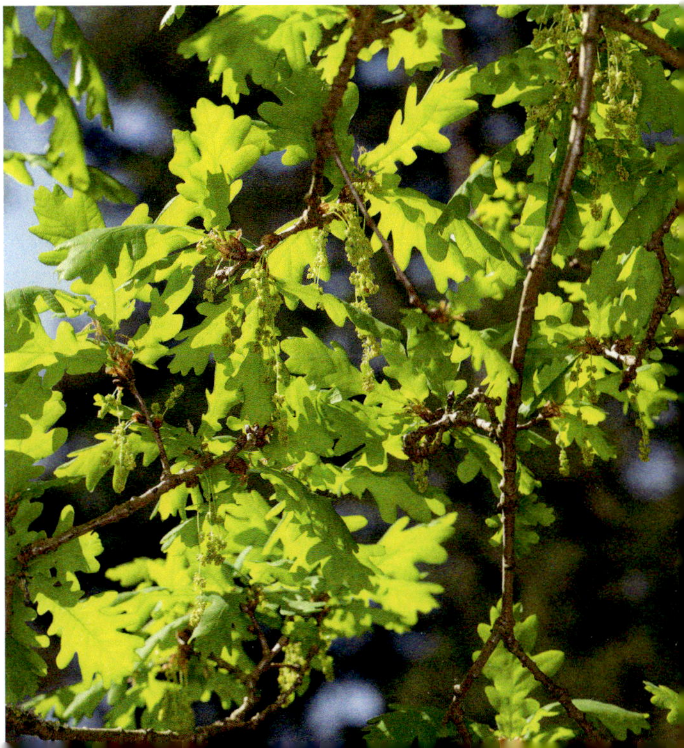

Die Rinde der Eiche enthält sehr viele Gerbstoffe.

Kieselsäure

Kieselsäure ist wichtig für unseren Zellstoffwechsel und Zellaufbau. Sie stärkt das Bindegewebe und strafft die Haut. Außerdem wirkt sie stärkend auf das Immunsystem, hält die Blutgefäße elastisch, wirkt regenerierend auf die Knorpel und ist sogar am Aufbau der Knochen beteiligt. Kieselsäure verleiht somit nicht nur der Pflanze Halt und Festigkeit, sondern auch uns.

So wirkt sie → In der Frauenheilkunde spielt Kieselsäure eine große Rolle, da sie für Haut, Haare, Nägel und Bindegewebe unentbehrlich ist. Genau gesagt wirkt sie bindegewebskräftigend, den Zellstoffwechsel aktivierend, sie hilft beim Knochenaufbau, verhindert Hautfalten und hemmt den Alterungsprozess. Außerdem regt Kieselsäure die Wundheilung an und stärkt das Lungengewebe.

So findet sie Anwendung → Bei schwachem Bindegewebe, Cellulite, stumpfem und dünnem Haar, bei weichen und brüchigen Nägeln. Außerdem wird Kieselsäure eingesetzt zur unterstützenden Behandlung oder noch besser zur Vorbeugung von Osteoporose. Früher spielten kieselsäurehaltige Pflanzen eine Rolle bei der Behandlung von Lungenerkrankungen.

Was beachten? → Nichts, da die Kieselsäure gut verträglich ist.

In welcher Form? → Als Tee, Tinktur, Umschläge oder Fertigarzneimittel (Kapseln, Gel, Mineralerde)

Langsam zubereiten

Um beim Ackerschachtelhalm möglichst viel Kieselsäure zu lösen, bereiten Sie einen Ackerschachtelhalmtee als **Mazerationsdekokt** zu → Seite 40. Der Grund ist folgender: Kieselsäure ist in Wasser sehr schlecht und nur langsam löslich. Deshalb wird der Schachtelhalm zuerst 12 Stunden (am besten über Nacht) in kaltem Wasser ausgezogen, damit sich die Zellwände öffnen, und anschließend über einen längeren Zeitraum gekocht (etwa 20–30 Minuten).

Darin ist sie zu finden → Pflanzen aus der Familie der Gräser (etwa Hafer, Hirse, Quecke) und der Raublattgewächse (etwa Beinwell, Lungenkraut) sowie die Schachtelhalme nehmen viel Kieselsäure aus dem Boden auf und lagern sie in den Zellmembranen oder der Zellsubstanz ein. In der Pflanzenheilkunde wird vor allem die Kieselsäurepflanze Nr. 1, der Ackerschachtelhalm (Kraut) → Porträt, Seite 344, verwendet. In der Volksmedizin spielen auch Vogelknöterich (Kraut) und Hohlzahn (Kraut) eine Rolle.

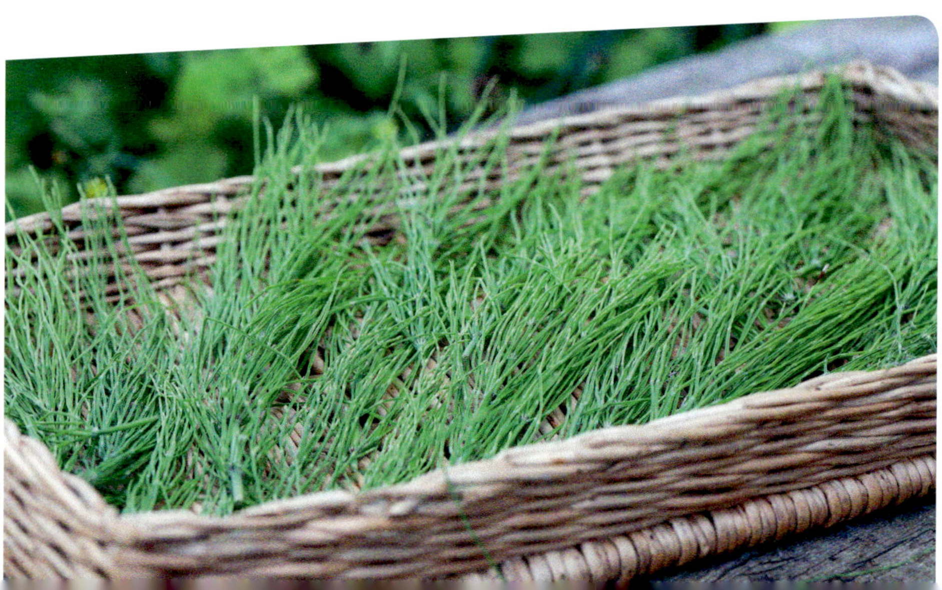

Ackerschachtelhalm ist die Kieselsäurepflanze schlechthin.

Salicylate

Zu den Salicylaten gehören Salicin (das zum Beispiel in der Weide vorkommt), Salicylaldehyd und Methylsalicylat (beide Wirkstoffe sind im Mädesüß vorhanden).

Salicin ist vom lateinischen Wort *salix* für Weide abgeleitet. Im Jahre 1828 wurde es erstmals vom Apotheker Johann Andreas Buchner aus der Weidenrinde isoliert. Für die Entwicklung des heutigen Aspirins standen Weide und Mädesüß Pate. Der Name Aspirin setzt sich zusammen aus **A** für Acetylsalicylsäure und **Spirin**, abgeleitet von *Spiraea ulmaria*, die Spierstaude (Mädesüß). Salicylate in den Pflanzen liegen als sogenanntes Prodrug vor und werden erst in der Leber zur Salicylsäure umgewandelt. Beim Salicin (aus der Weide) dauert dieser Vorgang rund 2–3 Stunden. Dafür hält die Wirkung dann aber bis zu 12 Stunden an und kann somit bei einer regelmäßigen Einnahme alle 12 Stunden zu einem schmerzstillenden „Rund-um-die-Uhr-Effekt" führen.

So wirken sie → Salicylate beziehungsweise die Salicylsäure wirken schmerzlindernd, entzündungshemmend und fiebersenkend.

Gut zu wissen → Die Salicylsäure wirkt nicht wie die Acetylsalicylsäure (Aspirin) blutverdünnend. Sie kann also nicht zur Blutverdünnung eingesetzt werden, um einem Schlaganfall oder Herzinfarkt vorzubeugen!

So finden sie Anwendung → Rheumatische Beschwerden, Kopf-, Menstruations- und Rückenschmerzen sowie fieberhafte Infekte

Was beachten? → Nicht anwenden bei einer Überempfindlichkeit auf Salicylate. Außerdem kann es zu Magenschleimhautreizungen kommen, allerdings wesentlich seltener als bei der Acetylsalicylsäure (Aspirin).
Bei der gleichzeitigen Einnahme mit blutverdünnenden Medikamenten wie zum Beispiel Thrombozytenaggregationshemmern (ASS) oder Antikoagulantien vom Cumarin-Typ (Marcumar) kann es, gewissermaßen als Wechselwirkung, eventuell zu einer erhöhten Blutungsneigung kommen.

In welcher Form? → Als Tee, Tinktur und Fertigarzneimittel

Darin sind sie zu finden → Pflanzen mit Salicylaten wachsen oft an feuchten Standorten. Typische Salicylat-Pflanzen sind Mädesüß (Blüte, Kraut), Pappel (Rinde, Blatt), Stiefmütterchen (Kraut), Weide (Rinde). Übrigens entstehen auch die damit behandelten Krankheiten in Verbindung mit Nässe und Kälte (Rheuma, Erkältungen).

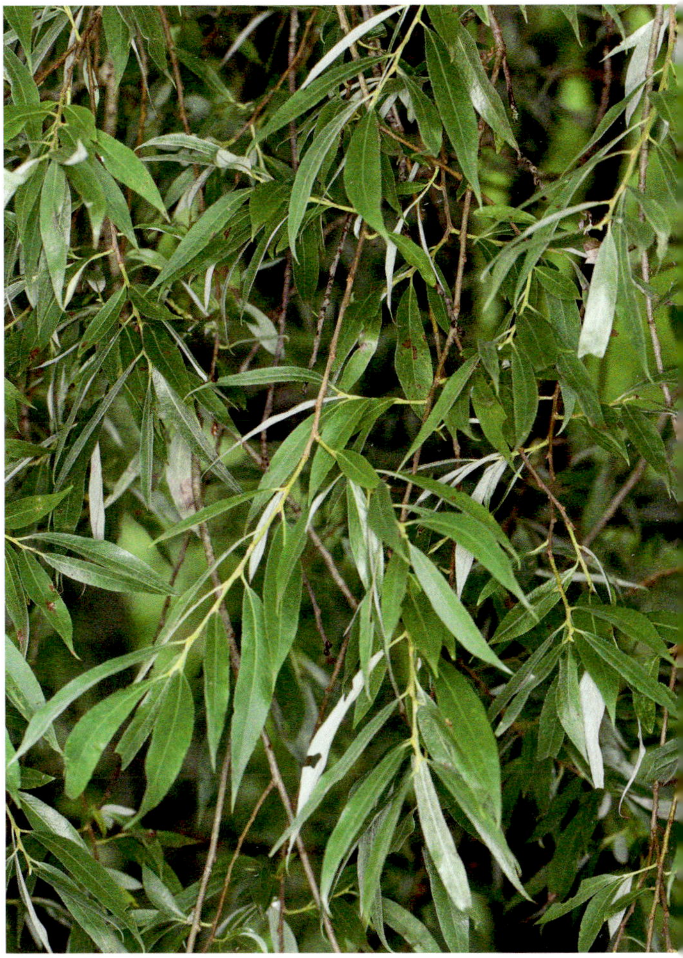

Die Silberweide enthält in ihrer Rinde viel Salicin.

Saponine

Der Name Saponine kommt vom lateinischen Wort *sapo* und heißt Seife. Es handelt sich also um Seifenstoffe. Früher wurde mit saponinhaltigen Pflanzen wie zum Beispiel der Rosskastanie und dem Efeu gewaschen. Heute ist die Indische Waschnuss dafür bekannt. Allen gemeinsam ist, dass sie in Verbindung mit Wasser eine schäumende und reinigende Lösung (Waschmittel) bilden.

So wirken sie → Die Saponine weisen eine sehr unterschiedliche chemische Struktur auf, und dementsprechend vielfältig sind ihre Wirkungen. Sie wirken …

- adaptogen, tonisierend: zum Beispiel Ginseng, Jiaogulan, Taigawurzel
- antibakteriell, antiviral: zum Beispiel Efeu, Süßholz
- antiexsudativ (ödemhemmend und venentonisierend): etwa Mäusedorn, Rosskastanie
- auswurfsfördernd und schleimlösend: zum Beispiel Efeu, Königskerze, Süßholz, Schlüsselblume, Seifenkraut
- entzündungshemmend, cortisonähnlich, antiulzerogen (magengeschwürhemmend): Süßholz
- harntreibend: zum Beispiel Birke, Goldrute
- stoffwechselanregend: etwa Gänseblümchen

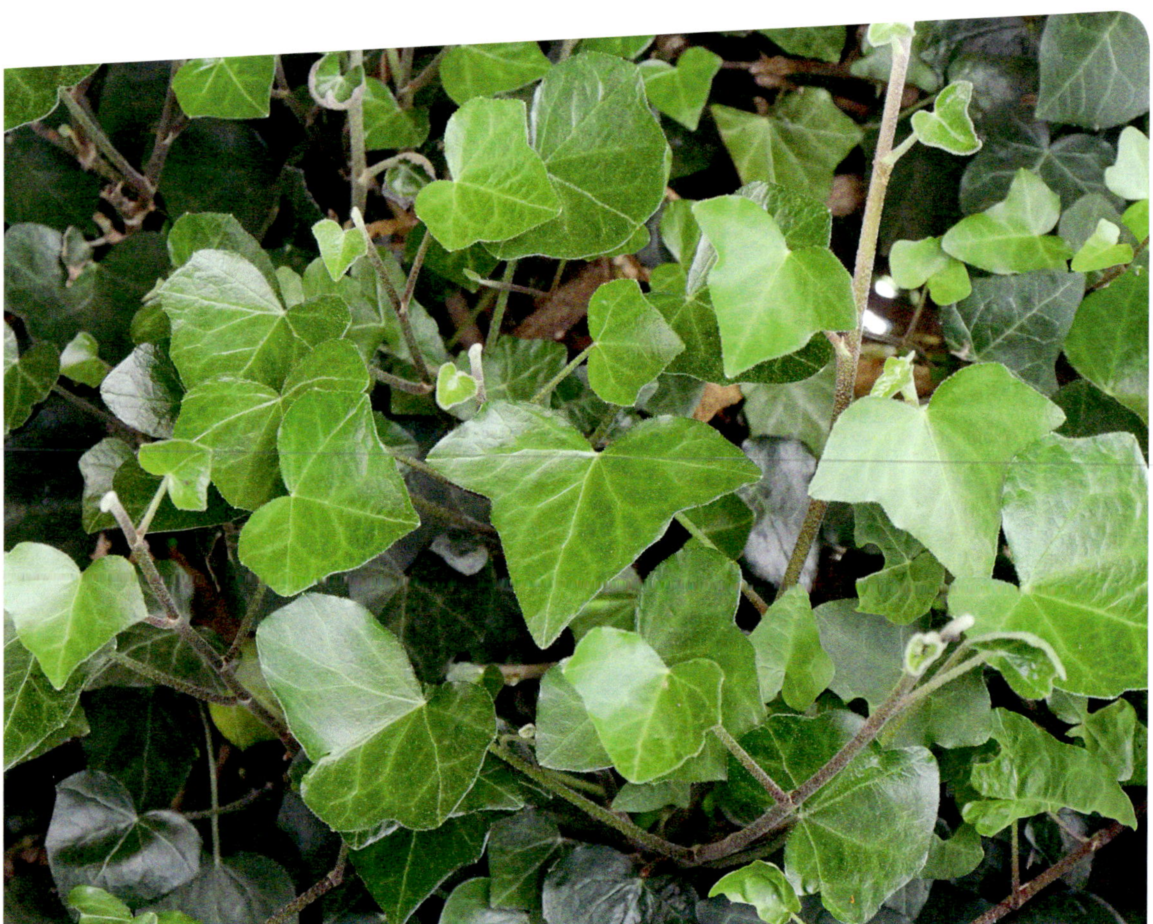

Efeu enthält eine besonders große Menge Saponine.

So finden sie Anwendung → So vielseitig wie die Wirkungen sind auch die Anwendungsgebiete:

- nachlassende Konzentrations- und Leistungsfähigkeit, Erschöpfung
- Venenschwäche
- verschleimter und festsitzender Husten
- Magengeschwüre
- Blasenentzündungen
- rheumatische Beschwerden, Hauterkrankungen und zur Frühjahrskur

Was beachten? → Nicht anwenden sollten Sie saponinhaltige Pflanzen bei Magen- und Darmschleimhaut-Entzündungen sowie beim Reizmagen und Reizdarm.
Saponine sind nicht ganz unproblematisch, da sie bei zu hoher Dosierung einen Brechreiz auslösen, die Magen-Darm-Schleimhaut reizen und die Wand der roten Blutkörperchen schädigen können (Hämolyse). Halten Sie deshalb immer die angegebenen Dosierungen ein!

In welcher Form? → Als Tee, Tinktur und Fertigarzneimittel.
Außerdem in der (Wildkräuter-)Küche, wo sie zum Beispiel in Feldsalat, Ehrenpreis, Gänseblümchen, Gänsefuß, Melde, Taubnessel oder Vogelmiere stecken. Auch viele Getreidearten (Hafer, Quinoa) und Gemüse (Spargel, Spinat) enthalten Saponine.

Darin sind sie zu finden → Birke (Blatt), Efeu (Blatt), Gänseblümchen (Blüte), Ginseng (Wurzel), Goldrute (Kraut), Jiaogulan (Blatt), Königskerze (Blüte), Mäusedorn (Wurzel), Rosskastanie (Samen), Schlüsselblume (Blüte, Wurzel), Seifenkraut (Wurzel), Süßholz (Wurzel), Taigawurzel (Wurzel)

Wirksamkeit verbessern

Als Nahrungsbestandteil verbessern Saponine die Aufnahme von anderen Inhaltsstoffen. Verarbeiten Sie also möglichst oft auch saponinhaltige Kräuter → oben in Ihren Salat oder Ihr Smoothie.

Schleimstoffe

Schleime sind kohlenhydrathaltige Stoffe und werden in zwei Gruppen eingeteilt: Zum einen **Schleimstoffdrogen** (auch Mucilaginosa genannt), zum Beispiel Eibisch, Huflattich, Isländisches Moos, Königskerze, Linde, Malve, Spitzwegerich und Taubnessel. Zum anderen **Füll- und Quellstoffdrogen**, zum Beispiel Flohsamen und Lein.

So wirken sie → Schleimstoffe legen sich als feine Schutzschicht auf die Haut und die Schleimhäute der Atem- und Verdauungswege. Somit wirken sie reizlindernd und/oder schützen vor reizenden Stoffen. Man könnte sie auch als feuchtigkeitsgebendes Wundpflaster bezeichnen, welches reiz-, schmerz- und juckreizlindernd sowie entzündungshemmend wirkt.
Die Füll- und Quellstoffdrogen können viel Wasser binden, wodurch sie aufquellen. Zusammen mit genügend Wasser eingenommen, lösen sie bei Verstopfung einen Dehnungsreiz an der Darmwand aus, der die Darmbewegung anregt und somit für eine beschleunigte Darmpassage sorgt.
Beim Durchfall kann die wasserbindende Fähigkeit der Quellstoffe genutzt werden, wenn man wenig bis keine zusätzliche Flüssigkeit einnimmt. So wird der Durchfall gefestigt, und Bakteriengifte werden gebunden.

So finden sie Anwendung → Schleimstoffe lindern Reizhusten, Magenschleimhaut-, Mund-, Rachen- und Scheidenentzündungen. Außerdem werden sie bei trockenen Ekzemen eingesetzt und als Säurepuffer bei Sodbrennen.

Die Füll- und Quellstoffdrogen kommen gleichermaßen bei Verstopfung wie bei Durchfall zum Einsatz.

Was beachten? → Bei Darmverschluss (Ileus) oder Verengungen (Stenosen) in der Speiseröhre, im Magen oder im Darm müssen Sie auf die Anwendung von Leinsamen und Flohsamen verzichten. Durch die Bindungsfähigkeit der Schleimstoffe ist eine verminderte Resorption von Medikamenten (Marcumar, Herzmedikamenten et cetera) möglich. Die Einnahme von Medikamenten sollte daher erst nach einem Zeitraum von 30 Minuten, besser noch nach 60 Minuten erfolgen.

In welcher Form?

- Als Tinkturen, Lutschpastillen, Auflagen oder Sitzbäder
- Als Tee: Schleimstoffe sind gut wasserlöslich und können als Tee verabreicht werden. Dies ist möglich in Form eines Infus oder Mazerats → Seite 39–40.
- Als Samen: Bei der Einnahme von Leinsamen und Flohsamen bei Verstopfung ist unbedingt auf eine ausreichende Flüssigkeitszufuhr zu achten.

Darin sind sie zu finden → Eibisch (Blatt, Wurzel), Flohsamen (Samen), Huflattich (Blatt), Isländisches Moos (Flechte), Königskerze (Blüte), Lein (Samen), Linde (Blüte), Malve (Blatt, Blüte), Spitzwegerich (Blatt), Taubnessel (Blüte, Kraut)

Senfölglykoside

Die Senfölglykoside werden auch Glucosinolate genannt. Sie selbst sind erst einmal nicht wirksam. Erst beim Verletzen der Pflanzenzellen durch Kauen, Reiben oder Schneiden entstehen durch einen enzymatischen Prozess die wirksamen Senföle. Sie zeichnen sich durch einen scharfen Geschmack aus, den Sie vermutlich schon einmal bei Senf oder Meerrettich kennengelernt haben.

So wirken sie → **Innerlich angewandt** werden die Senföle über die Lunge und die Nieren ausgeschieden und wirken dort auch antibakteriell. Außerdem wirken Sie abwehrstärkend und besitzen antikarzinogenes Potenzial. Als Lebensmittel haben sie einen positiven Einfluss auf die Verdauung, indem sie die Darmmotorik und die Sekretion der Verdauungssäfte anregen.
Äußerlich angewandt wirken Senföle hautreizend, gefäßerweiternd und somit durchblutungsfördernd.

So finden sie Anwendung → **Innerlich** als Phytobiotika (pflanzliche Antibiotika, auf die keine Resistenzen gebildet werden; vor allem Meerrettich und Kapuzinerkresse) bei Erkrankungen der Atemwege (z. B. Bronchitis) und der Harnwege (z. B. Blasenentzündung); in der Ernährung zur Krebsprophylaxe
Äußerlich bei Arthrose und Muskelverspannungen (lokale Meerrettichkompressen), bei Nasennebenhöhlenentzündung (Meerrettichkompresse im Nacken bewirkt reflektorisch eine vermehrte Durchblutung und lässt das Sekret besser abfließen) und bei kalten Füßen (Senfmehlfußbad).

Achtung, scharf!

Als Vorsichtsmaßnahme sollte bei Auflagen und Kompressen mit den scharfen Senfölen immer eine betreuende Person anwesend sein. Achten Sie bei der Zubereitung (etwa beim Meerrettichraspeln) auf Ihre Augen, da die Dämpfe reizen können.

Was beachten? → **Innerlich:** Bei Überdosierung kann es zu Magen-Darm-Beschwerden und Nierenreizung kommen. Deshalb dürfen Sie senfölglykosidhaltige Pflanzen auch nicht anwenden bei Magen-Darm-Geschwüren und bei Nierenerkrankungen. Außerdem auch nicht bei Babys und Kleinkindern.

Hinweis: Aufgrund der möglichen Schleimhautreizung sollte die Einnahme stets nach den Mahlzeiten erfolgen und nicht länger als 6 Wochen andauern.

Äußerlich: Nicht anwenden bei Kindern unter 6 Jahren und Menschen mit Sensibilitätsstörungen. Denn bei unsachgemäßer und/oder zu langer Anwendung (maximal 5–15 Minuten) kann es zu Haut- und Nervenschäden bis hin zu irreversibler Schädigung des Gewebes und letztendlich zur Nekrose (Absterben des Gewebes) kommen.

Rohkost bevorzugt

Weil sich die Senfölglykoside beim Erhitzen zersetzen, sollten Sie senfölhaltiges Gemüse nicht nur kochen, sondern immer mal wieder roh knabbern.

In welcher Form? → **Innerlich** als Tinktur, Fertigarzneimittel und in der Küche

Hinweis: Senfölglykoside sind nicht hitzestabil, weshalb ein Tee nicht zu empfehlen ist. Sie können allerdings aus der frischen Pflanze eine Tinktur herstellen → Seite 41–42.

Äußerlich als Auflage, Kompresse und Fußbad

Hinweis: Bei den (Senfmehl-)Auflagen gilt zu beachten, dass mäßige Wärme die Senfölabspaltung fördert und eine Erhitzung über 45 °C sie hemmt oder gar verhindert.

Darin sind sie zu finden → Kapuzinerkresse (Kraut), Meerrettich (Wurzel), Schwarzrettich (Wurzel), Senf (Samen)

Außerdem sind in der Küche beliebt: Kohl in sämtlichen Variationen, als Rot-, Grün-, Weiß-, Rosen-, Blumen-, Chinakohl, Kohlrabi, Brokkoli und Brokkolisprossen. Darüber hinaus Kresse, Rukola, Brunnenkresse, Radieschen und Rettich.

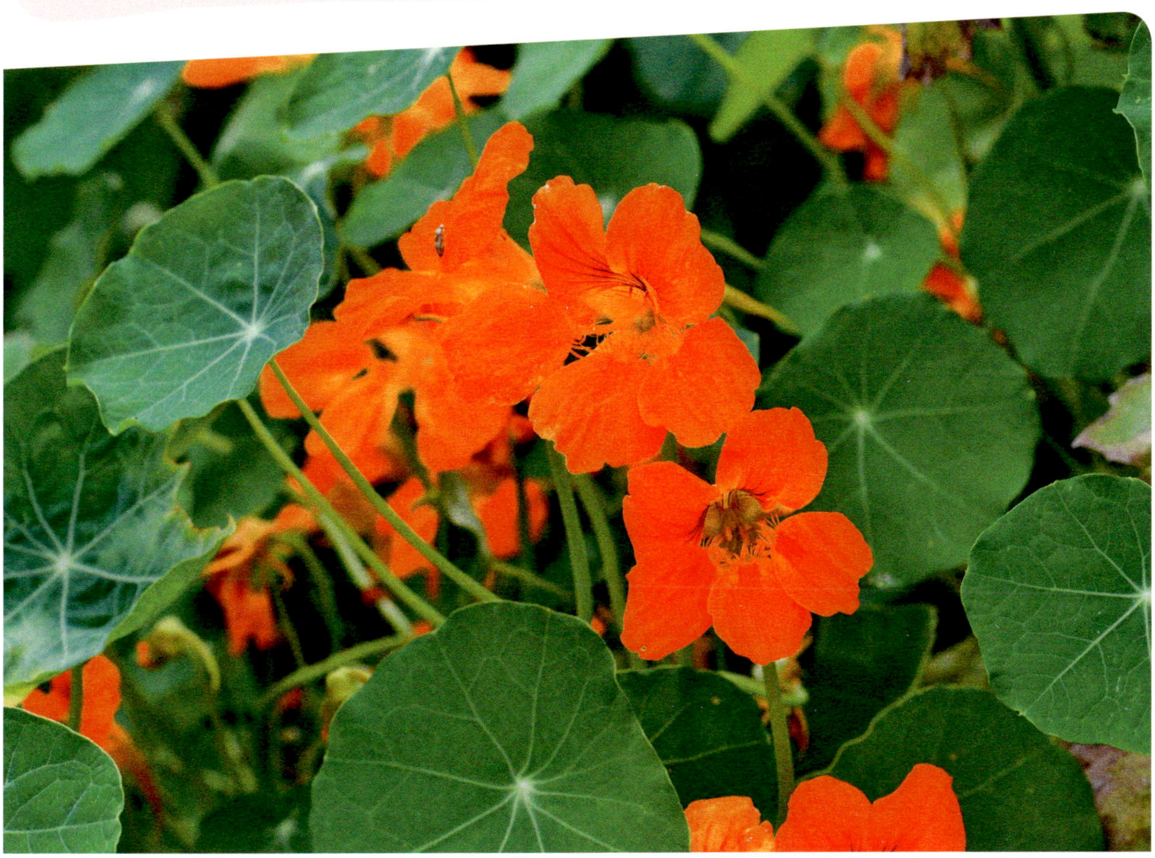

Kapuzinerkresse ist wegen ihrer Senfölglykoside ein klassisches Phytobiotikum.

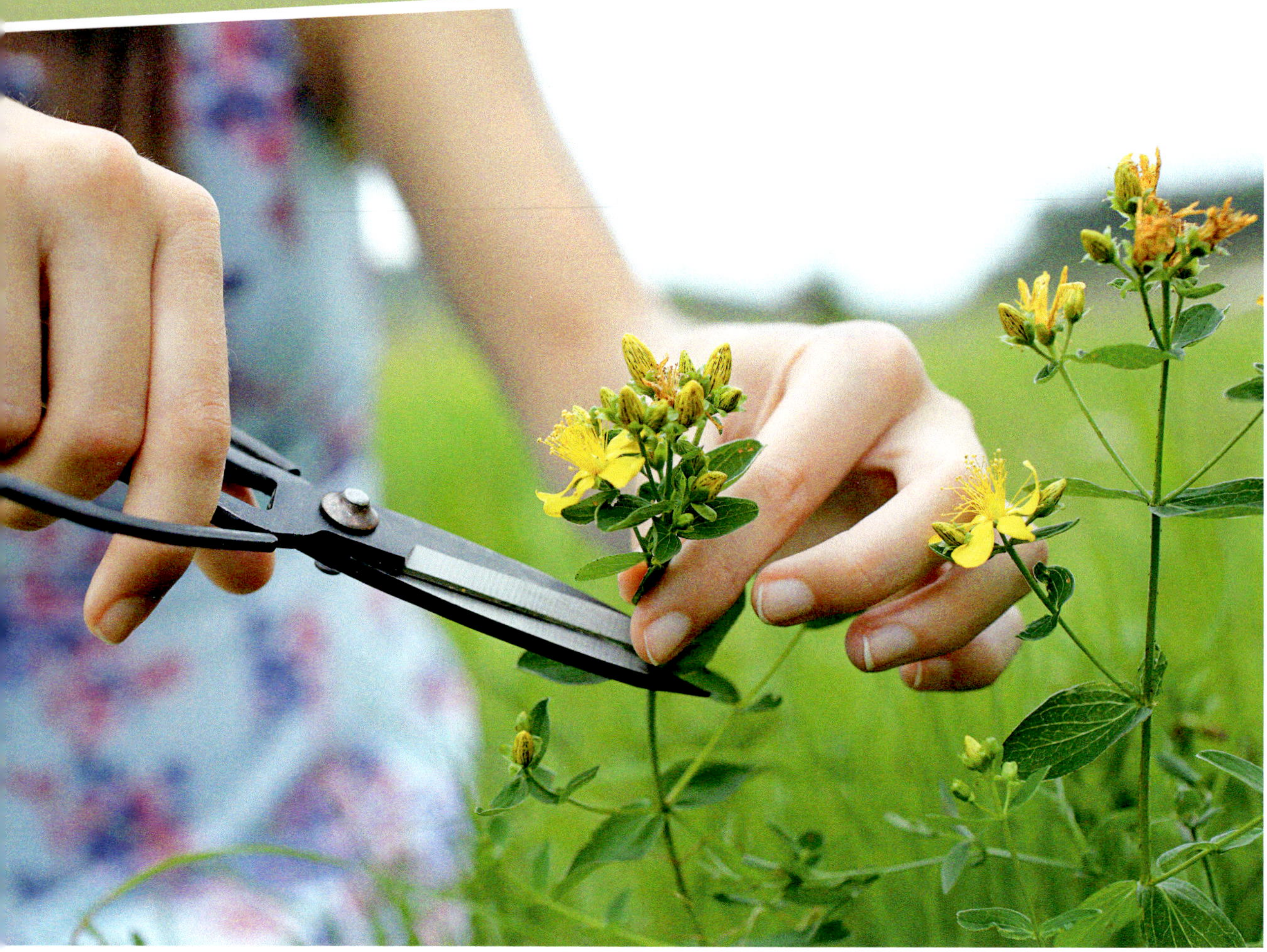

Heilpflanzen selber sammeln

Das Sammeln von Heilkräutern lag jahrtausendelang in der Hand der Frauen, denn in der Frühgeschichte der Menschheit war die Heilkunde eine weibliche Tradition. Es gab keine Heiltees in der Apotheke zu kaufen, man ging vielmehr in die Natur und suchte nach heilkräftigen Pflanzen. Welche Pflanzen gegen welche Krankheit gut sind, lernte die Tochter von der Mutter, und diese hatte es von ihrer Mutter gelernt.

Vielleicht wollen Sie an diese uralte Tradition des Heilkräutersammelns anknüpfen und die in diesem Buch vorgestellten Pflanzen → ab Seite 342 selbst sammeln oder gar in Ihrem Garten anbauen und ernten.

QUALITÄT AUS DER NATUR

So einiges spricht dafür. Zum einen macht Selbersammeln Spaß. Draußen in der Natur zu sein ist Erholung pur für Körper und Seele. Zum anderen sind selbst gesammelte Heilkräuter von unschlagbarer Qualität. Wenn Sie es richtig machen, sind die eigenen „persönlichen Kräuter“ voller Wirkstoffe und besser als die meisten gekauften Produkte. Sofern Sie die nachfolgenden Tipps beachten, kann gar nichts schiefgehen.

Basics des Kräutersammelns

Auch wenn Sie noch nie Kräuter selber gesammelt haben, werden Sie rasch merken, dass es gar nicht so schwer ist. Doch einige Punkte sind dabei unbedingt zu berücksichtigen:

- Sammeln Sie so, dass der Lebensraum der Pflanzen nicht zerstört wird. Achten Sie darauf, dass immer genügend Pflanzen stehen bleiben, um den Fortbestand zu sichern. Das gilt vor allem für das Ernten von Wurzeln.
- Sammeln Sie nur solche Pflanzen, die Sie sicher erkennen oder bestimmen können, denn manche Heilpflanzen haben giftige Doppelgänger. Ein gutes Bestimmungsbuch ist dabei sehr hilfreich → Service, Seite 437. Und wenn Sie sich nicht **ganz** sicher sind – lassen Sie die Pflanze stehen!
- Transportieren Sie die geernteten Heilpflanzen offen in einem flachen Körbchen. Darin können Sie die Kräuter locker einschichten, sodass sie keine Druckstellen bekommen. In Sammelbehältern, die nicht atmungsaktiv sind, beginnen die Kräuter zu schwitzen und sich zu zersetzen.
- Einige Heilpflanzen sind sehr empfindlich gegenüber Druck- und Verletzungsstellen. Wenn Sie behutsam ernten, ohne Quetschen und Drücken, gehen kaum Wirkstoffe verloren, und Sie können sich über ein hochwertiges Heilmittel freuen.
- Die Heilkräuter werden vor dem Trocknen, mit Ausnahme von Wurzeln, nicht gewaschen. Deshalb sammeln Sie nur gesunde und saubere Pflanzenteile. Schmutzige, angeknabberte oder kranke Pflanzen kommen erst gar nicht ins Körbchen.

WO SAMMELN?

Laut Naturschutzgesetz dürfen Sie Wildpflanzen überall sammeln, solange es pro Person nicht mehr als ein Handstrauß oder ein kleines Körbchen wird. Sammeln Sie sich Ihre Heilkräuter auf möglichst unbelasteten Naturflächen. Es gibt allerdings einige wenige Heilpflanzen, die unter Naturschutz stehen (z. B. Arnika und Enzian). Diese dürfen auf keinen Fall gesammelt werden, es sei denn, Sie haben sie im eigenen Garten angebaut. Auskunft über gefährdete Pflanzenarten gibt die aktuelle Rote Liste, welche bei den Naturschutzbehörden zu erhalten ist.

An folgenden Stellen ist das Sammeln grundsätzlich tabu:

- In Naturschutzgebieten dürfen Sie nichts ernten, auch keine Allerweltspflanzen wie Brennnesseln oder Löwenzahn.
- Halten Sie Abstand zu gespritzten Feldern, viel befahrenen Straßen und Bahndämmen. Meiden Sie ebenso Industriegebiete und Wiesen, auf denen Tiere weiden. Heilpflanzen sollen heilsam sein. Deshalb haben Verunreinigungen, Abgase und chemische Spritzmittel darauf nichts verloren.
- Auch die klassischen Gassi-Wege oder städtische Parkanlagen mit „Hundewiesen“ gehören nicht auf die Sammelroute.

DIE BESTE SAMMELZEIT?

Vermutlich würden Sie keine grünen Tomaten essen, denn ihnen fehlt das typische fruchtige Aroma. Heilkräuter werden zwar nicht rot und fruchtig wie Tomaten, aber sie haben trotzdem einen Zeitpunkt, an dem die gewünschten Heilstoffe in großer Zahl vorhanden sind. Das ist der optimale Erntezeitpunkt, an dem Sie das entsprechende Kraut sammeln sollten. Bei den Pflanzenporträts finden Sie im Abschnitt „Selber sammeln oder kaufen“ immer auch Hinweise für das richtige Ernten zur richtigen Zeit.

Die Frage „Wann sind Heilpflanzen reif?“ lässt sich nicht pauschal beantworten, da jede Pflanze ihren eigenen Rhythmus hat. Auch hängt der richtige Erntezeitpunkt davon ab, welcher Wirkstoff oder welcher Teil der Pflanze (Blatt, Blüte, Kraut oder Wurzel) benötigt wird.

Was ist Kraut?

Bei vielen Pflanzen wird das Kraut verwendet. Gemeint ist damit das blühende Kraut, also der ganze obere Teil der Pflanze mitsamt Blüten, Blättern und Stängeln.

Tee aus frischen oder getrockneten Kräutern?

Klare Antwort: Wenn möglich, aus frischen!

Im Sommer können Sie Ihren Tee mit frischen Kräutern aufbrühen, am besten gleich nach dem Sammeln. Frische Kräuter enthalten mehr Wirkstoffe, denn beim Trocknen geht immer etwas verloren. Außerdem kann das Teewasser die frischen Pflanzenzellen besser durchdringen und sehr schnell viele Wirkstoffe herauslösen. Aus diesem Grund benötigen Tees aus frischen Kräutern nur **kurze Ziehzeiten** von etwa 3–4 Minuten.

Allerdings sollten Sie **frische Kräuter höher dosieren als getrocknete**, denn in ihren Zellen ist ja noch sehr viel Wasser enthalten. Sie benötigen daher von frischen Kräutern etwa die dreifache Menge. Einfacher gesagt: Sind im Rezept 1 TL getrocknete Kräuter angegeben, dann nehmen Sie 1 EL frische.

Die richtigen Erntezeitpunkte orientieren sich am sichtbaren Entwicklungsstand der Pflanze. So sammelt man zum Beispiel Frauenmantel während der Büte, dann sind alle seine gewünschten Heilstoffe in bester Qualität vorhanden. Je nach Klima, Wetterlage und Standort kann dieser Zeitpunkt um mehrere Wochen differieren. Deshalb orientieren Sie sich beim Sammeln ganz einfach an der Blütenöffnung.

Klein ist gut

Sowohl frische als auch getrocknete Kräuter geben besonders viel Wirkstoffe ins Teewasser ab, wenn sie kurz vor dem Aufgießen stark zerkleinert werden. Frische Heilpflanzen werden dazu klein geschnitten, getrocknete Heilpflanzen im Mörser oder zwischen den Handflächen klein gerieben.

Sammeln während der Blüte

Die allermeisten Heilkräuter haben ihre optimale Sammelzeit, sobald sie zu blühen beginnen. Sie machen also nichts falsch, wenn Sie Johanniskraut, Schafgarbe, Salbei oder Thymian während der Blütezeit ernten. In dieser Zeitspanne ist in der ganzen Pflanze, also auch in den Blättern, die beste Wirkstoffqualität zu erwarten. Doch keine Regel ohne Ausnahme. Es gibt auch einige wenige Pflanzen, die besonders viele Wirkstoffe bereithalten schon bevor sie blühen. Sobald die Blüte beginnt, verlieren diese Pflanzen leider einen Großteil ihrer Heilwirkung. Dazu gehört beispielsweise die Melisse.

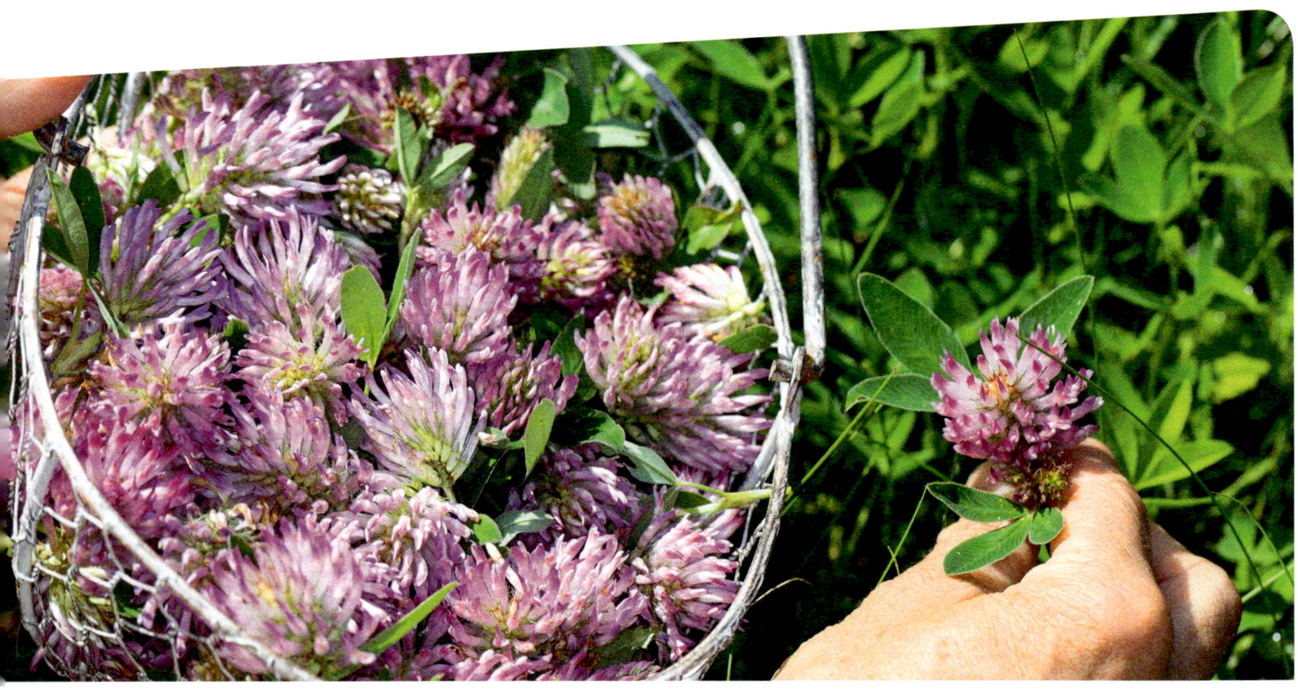

Heilpflanzen, hier Rotkleeblüten, sammelt man am besten in einem luftigen Korb.

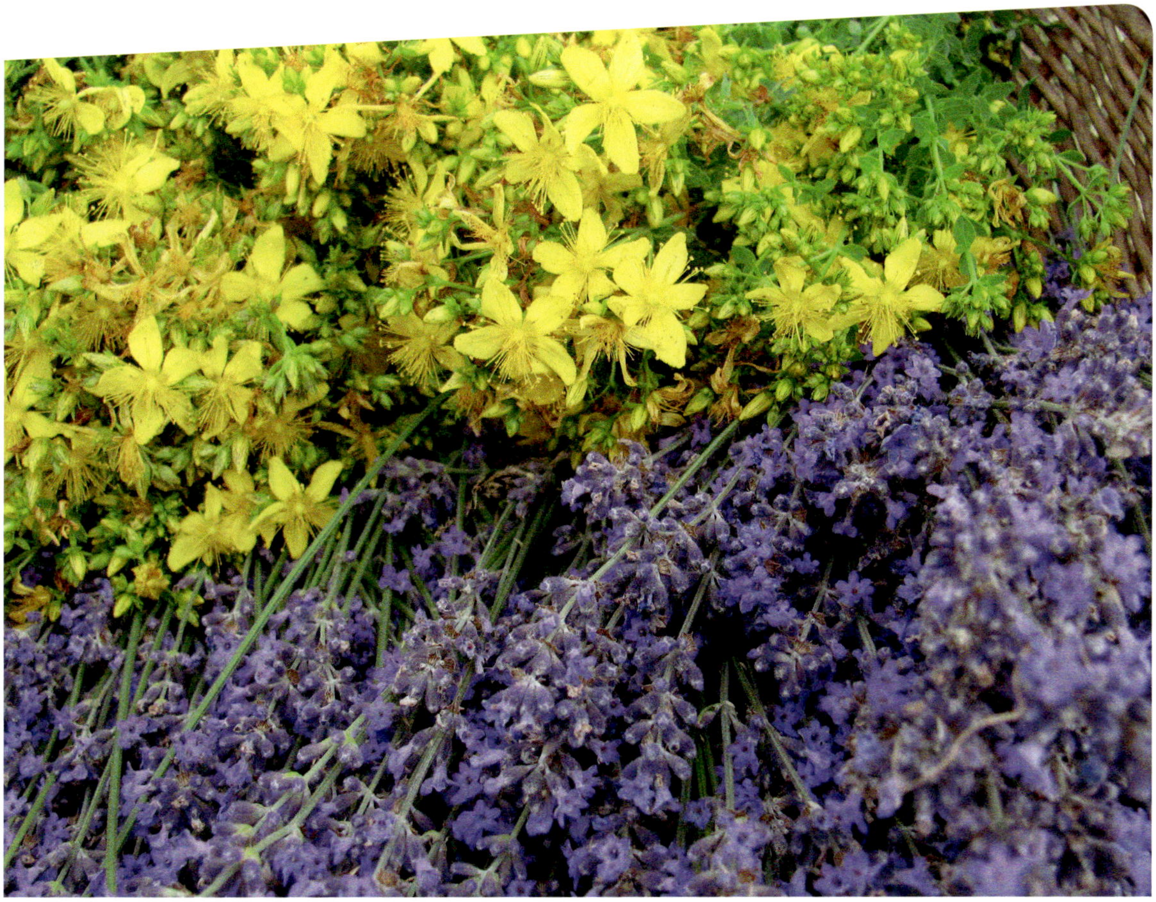

Johanniskraut und Lavendel ernten Sie an sonnigen, aber nicht zu heißen Tagen.

Und noch eine Ausnahme: Wurzeln wie Baldrian oder Eibisch sollten Sie erst ausgraben, wenn sich die Heilpflanze im Herbst in den Boden zurückzieht. Dann sind ihre Wurzeln besonders gehaltvoll. Und jetzt noch eine Ausnahme von der Ausnahme: Die bitterstoffhaltigen Wurzeln des Enzians, Löwenzahns und der Wegwarte sind nicht im Herbst, sondern im Frühjahr (März / April) besonders wirksam. Samen und Früchte, zum Beispiel Fenchel oder Hagebutten, werden natürlich erst geerntet, wenn sie reif sind.

Die beste Tageszeit

Jede Heilpflanze enthält mehrere Hundert Wirkstoffe, die wir Menschen in der Pflanzenheilkunde benötigen. Man nennt diese Stoffe auch sekundäre Pflanzenstoffe oder Phytochemicals. Die Stoffwechselvorgänge im pflanzlichen „Chemielabor" sorgen dafür, dass sich der Wirkstoffgehalt während des Tages in den Pflanzen beständig verändert. Es gibt also auch eine optimale Tageszeit zum Ernten. Zum Glück sind die meisten Pflanzen Langschläfer. Wenn Sie **zwischen 10 und 16 Uhr** (Sommerzeit) auf Sammeltour gehen, können Sie nichts falsch machen. Gegen Abend nehmen die Wirkstoffgehalte wieder ab. Von dieser Regel gibt es nur einige wenige Ausnahmen: Blüten, die sich bereits frühmorgens öffnen (zum Beispiel Königskerzen- und Klatschmohnblüten), werden schon um 9 Uhr gepflückt, denn mittags werden sie schlaff oder fallen sogar ab.

Das richtige Wetter

Beim Kräutersammeln brauchen Sie keinen Regenschirm, denn Heilkräuter sind Sonnenanbeter. Gutes Wetter ist also die Garantie für gute Heilpflanzen! Bei Regenwetter produzieren sie wesentlich weniger Wirkstoffe. Doch zu heiße Tage sind auch nicht optimal. Denn wenn die Sonne richtig brennt, dann verdunsten die ätherischen Öle zunehmend aus den Pflanzen. Diese Duftstoffe sind aber wichtige Heilstoffe. Nutzen Sie deshalb Tage, die nicht allzu heiß sind.

Heilkräuter trocknen

Gleich nach dem Sammeln werden die geernteten Heilkräuter zum Trocknen ausgelegt. Um eine besonders gute Teequalität zu bekommen, werden die Kräuter jedoch nicht zerkleinert, sondern Blätter und Blüten kommen als Ganzes in die Trocknung. Denn an jeder Schnitt- oder Bruchstelle gehen während der Trocknung und während der anschließenden Lagerung sehr viele Duft- und Heilstoffe verloren. Unzerkleinerte Blätter und ganze Blüten verhalten sich während der Lagerung wie eine Konserve: Die Wirkstoffe werden so lange bewahrt, bis sie gebraucht werden. Erst wenn Sie daraus einen Tee zubereiten, dürfen Sie wieder ans Zerkleinern denken. Denn dann sollen die Wirkstoffe ja möglichst zahlreich ins Wasser übergehen.

Streifen Sie also die Blätter vorsichtig von oben nach unten vom Stängel, um sie dann in die Trocknung zu geben. Bei Pflanzen mit nur kleinen Blättchen, etwa Thymian oder Quendel, können Sie auch ganze Zweigstückchen (rund 10 cm lang) trocknen.

Kräutersträußchen

Bei Zweigware ist es auch möglich, kleine luftige Kräutersträußchen zu binden, um diese an einem warmen, aber schattigen Platz aufzuhängen.

Richtiges Trocknen: warm, aber schattig

Für die Kräutertrocknung gibt es im Handel verschiedenste elektrisch betriebene Haushaltsgeräte. Sie eignen sich besonders für Kräuter, die schwer trocknen, wie Wurzeln, Rinden oder dickere Blätter.

Sie können aber die meisten Kräuter ganz natürlich ohne Warmluftzufuhr trocknen lassen. Legen Sie sie an einem warmen und schattigen – und windgeschützten! – Ort aus. Direktes Sonnenlicht bleicht die Kräuter aus und verringert somit ihre Wirkstoffe. Breiten Sie die Blüten, Blätter oder ganzen Zweigchen am besten auf sauberen Oberflächen oder auf einem Trockenrahmen aus. Solche Trockenrahmen können Sie sich selbst herstellen. Als Bespannungsmaterial eignet sich dünner Baumwollstoff oder Fliegengaze. Sie können auch einen großen Korb oder eine Kiste mit einem Tuch auslegen und die Pflanzen darauf ausbreiten. Oder Sie legen ein dünnes Baumwoll- oder Seidentuch über einen Wäscheständer und breiten darauf Ihre gesammelten Kräuter aus.

Damit überall Luft dran kommt und die Feuchtigkeit gut verdunsten kann, werden die Heilpflanzen locker ausgelegt, am besten Blatt an Blatt oder Blüte an Blüte, sodass die Pflanzenteile nicht dicht übereinanderliegen. Es ist auch hilfreich, die Kräuter während der Trocknungszeit öfters zu wenden.

Wurzeln und Rinden benötigen zum Trocknen eine künstliche Wärmequelle. Da sie überwiegend im Spätherbst geerntet werden, können Sie hierbei die Wärme Ihrer Heizung oder des Kachelofens nutzen. Dazu schneiden Sie die gewaschenen Wurzeln längs auf oder in Scheibchen.

Rasch trocknen

Damit die Kräuter sich während der Trocknung nicht zersetzen, ist schnelles Trocknen wünschenswert. Ideal sind 3–4 Tage. Sollten Ihre Teekräuter nach 10 Tagen immer noch nicht trocken sein, dann ist es dringend nötig, künstlich nachzutrocknen. Dazu können Sie auch den Backofen verwenden. Das geht dann sehr schnell, weil die Kräuter ja schon vorgetrocknet sind. Lassen Sie die Temperatur dabei nicht über 40 °C ansteigen. Um sicher zu gehen, können Sie zur Kontrolle ein Thermometer dazulegen. Lassen Sie die Tür des Backofens einen Spalt geöffnet, damit etwas Wärme, vor allem aber die Feuchtigkeit aus dem Ofen entweichen kann.

Vor dem Abfüllen kontrollieren

Perfekt getrocknet sind die Pflanzen, sobald sich die Blätter zwischen den Handflächen zerbröseln lassen. Oder führen Sie die „Stängelprobe“ durch, denn der Stiel eines Blattes oder eines Blütenköpfchens braucht am längsten zum Trocknen: Wenn er knackend bricht und nicht mehr biegsam ist, dann können Sie die Trocknungsphase beenden.

Ist die Trocknung optimal verlaufen, dann haben die Pflanzen ihre Farbe behalten. Graue, braune oder gar schwarze Blattkräuter sind ein Anzeichen für Qualitätsverluste. Sie wurden zu warm oder zu lange getrocknet und haben dadurch einen Teil ihres Aromas und ihrer Inhaltsstoffe verloren. Optimal getrocknete Blätter und Blüten zeigen sich in schönen, bunten oder gar leuchtenden Farben.

Gut aufbewahren: Dunkel, trocken und kühl

Sobald die Heilkräuter richtig trocken sind, werden sie unzerkleinert (!) abgefüllt. Bestens geeignet dafür sind Schraubgläser mit dichtem Verschluss. Darin sind die Pflanzen gleichermaßen vor Lebensmittelmotten wie vor Luftfeuchtigkeit geschützt. Einige Heilpflanzen, etwa Königskerzenblüten oder Eibischwurzeln, neigen dazu, Luftfeuchtigkeit wie ein Schwamm aufzusaugen. Hier sollten Sie ab und an nachkontrollieren und gegebenenfalls nachtrocknen.

Sie haben keine Braun- oder Violettgläser? Kein Problem, dann bewahren Sie die getrockneten Pflanzen in hellen Gläsern im dunklen Schrank auf. Denn auch bei der Lagerung mindert Licht die Qualität. Auch gilt: Je kühler der Lagerort, desto besser die Haltbarkeit.

Korrekt gelagert, können Sie Ihre selbst gesammelten, unzerkleinerten Kräuter 2–3 Jahre aufbewahren. Klein geschnittene Tees, die Sie käuflich erworben haben, sollten Sie allerdings innerhalb eines Jahres aufbrauchen, denn sie verlieren durch die Zerkleinerung beständig an Wirkstoffen.

Damit Sie über den Inhalt der Gläser Bescheid wissen, sollten Sie sie nach dem Abfüllen nicht nur mit dem Pflanzennamen, sondern auch mit dem Erntedatum versehen.

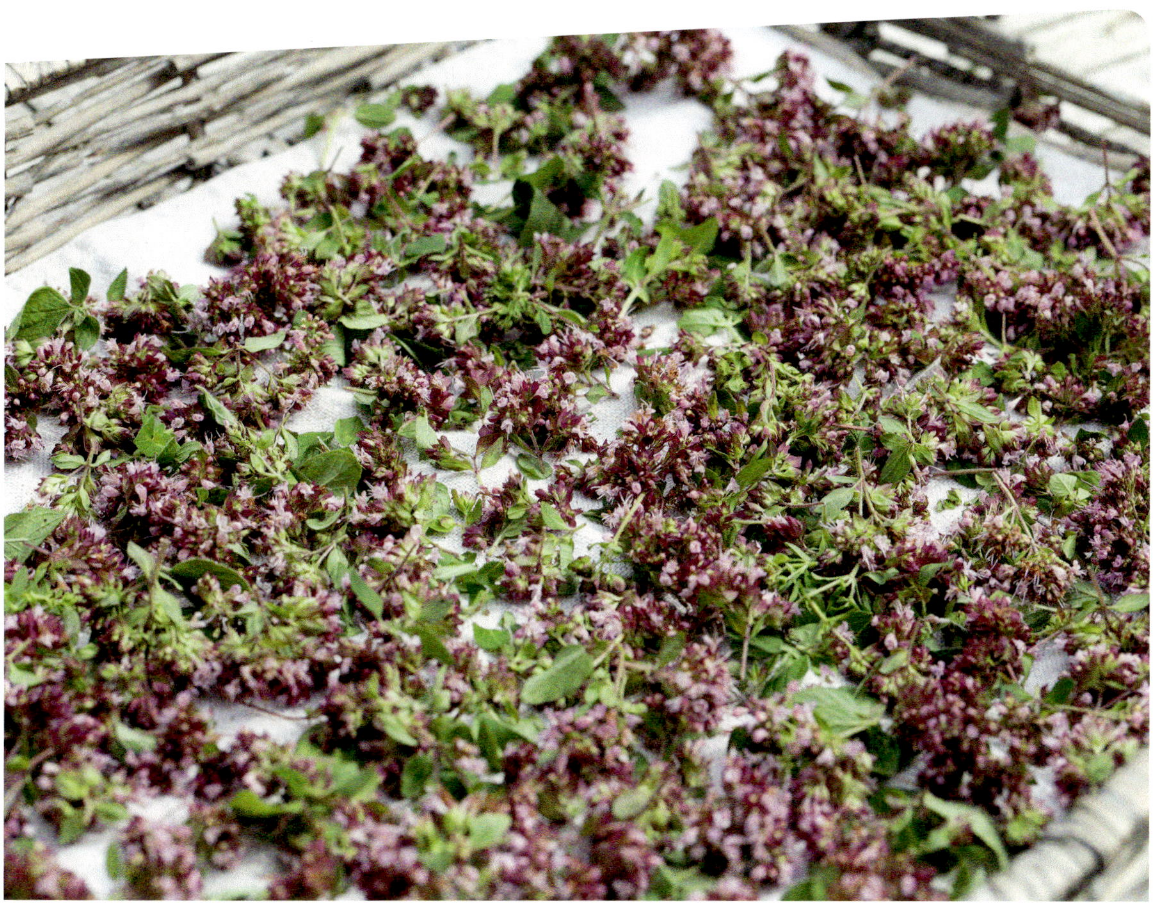

Blüten und Blätter werden als Ganzes getrocknet.

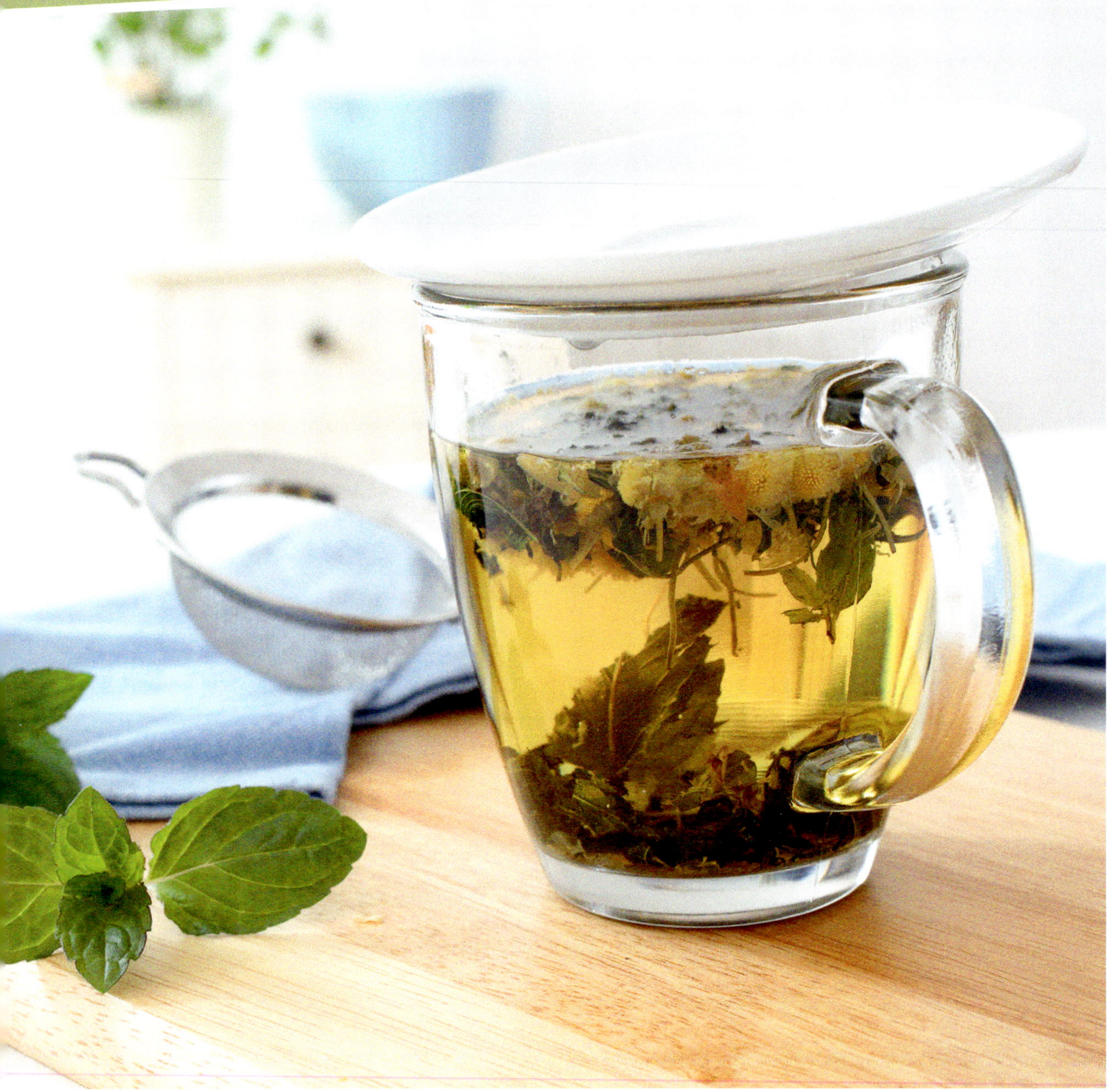

Tee- und Tinkturenzubereitungen

Abwarten und Tee trinken... Diese Redewendung weist uns daraufhin, dass wir zum Genesungsprozess neben einem gut wirksamen Tee auch eine Portion Geduld aufbringen sollten. Vielleicht wollen Sie sich dies zu Herzen nehmen und in aller Ruhe die Kunst der richtigen Teezubereitung zelebrieren, denn nicht jede Pflanze benötigt die gleiche Zubereitungsart. Außerdem kann es durchaus wirkungsverstärkend sein, wenn man sich schon bei der Zubereitung vorstellt, wie hilfreich und heilsam der Tee doch sein wird. Durch solche Visualisierungen können die Selbstheilungskräfte angeregt werden.

Gute Ausgangsware

Bei vielen Dingen im Leben kennen wir es: Um am Schluss eines Herstellungsverfahrens ein gutes Ergebnis zu bekommen, braucht es hochqualitative Ausgangswaren. Nicht anders ist es beim Tee.

- Teeblätter und Blüten sollten gut getrocknet und möglichst unzerkleinert sein (Ganzblattware). Dann sind sie besonders wirksam. Sie bekommen diese außergewöhnlich gute Qualität, wenn Sie die Pflanzen selbst sammeln und trocknen → Seite 32–37.
- Falls Sie die Heilkräuter nicht selbst sammeln, achten Sie beim Kauf darauf, dass die Kräuter möglichst aus biologischem Anbau stammen. Außerdem sollten sie nicht oder kaum zerkleinert sein. Auch intensive Farben der getrockneten Blätter und Blüten sind ein Indiz für eine gute Qualität. Es gibt einige kleine Kräuterbetriebe, die sehr qualitätsbewusst arbeiten und sogenannte Ganzblattware anbieten. Im Serviceteil → Seite 439 finden Sie Bezugsadressen.
- Selbstverständlich können Sie auch ganz frisch gepflückte Kräuter verwenden, die Sie direkt aus dem Garten oder von der Wiese holen.
- In der Apotheke bekommen Sie Drogen → unten in Arzneibuchqualität. Sie sind leider zerkleinert, aber enthalten den pharmakologisch vorgeschriebenen Mindestgehalt an Wirkstoffen. Falls Sie also nicht selber sammeln und trocknen können, sind diese klein geschnittenen Arzneidrogen aus der Apotheke eine gute Alternative.
- Außerdem können Sie in der Apotheke Teebeutel kaufen, die direkt nach der Zerkleinerung aromageschützt verpackt wurden und den Richtlinien des Deutschen Arzneibuchs (DAB) entsprechen. Diese können Sie ebenfalls sehr gut für den medizinischen Gebrauch nutzen.
- Teebeutel aus Lebensmittelgeschäften sind gut zum Genießen oder Durstlöschen, nicht aber für die Therapie. Denn sie garantieren keinen Mindestgehalt an pharmakologischen Wirkstoffen. Das Pflanzenmaterial ist meist stark zerkleinert, nicht aromageschützt und dadurch wirkstoffärmer. Oft sind sogar Pflanzenteile, zum Beispiel Stängel, darunter, die in medizinischer Hinsicht wertlos sind.

Wie zubereiten?

Genauso wichtig wie eine gute Qualität der Pflanzen ist die richtige Zubereitungsart des Tees. Nur dann ist gewährleistet, dass die gewünschten Inhaltsstoffe in hoher Konzentration im Tee zu finden sind.

Meist verwendet man getrocknete Heilpflanzen. Diese werden als **Drogen** bezeichnet. Sie können aber auch die frische Pflanze verwenden, dann aber deutlich mehr davon nehmen:
1 TL getrocknetes Kraut entspricht 1 EL frischem Kraut → Kasten Seite 34.
Eines jedenfalls gilt für alle Heilpflanzentees: Bereiten Sie jede Tasse möglichst **immer** frisch zu, also nicht den Tee auf Vorrat kochen für den ganzen Tag und in die Thermoskanne abfüllen.

INFUS (HEISSER AUFGUSS)

Der Infus ist die bekannteste Art der Teezubereitung. Die Pflanzen werden hierbei **mit kochendem** oder **heißem Wasser** übergossen und **ziehen gelassen**. Ein Infus eignet sich vor allem für zarte Pflanzenteile wie Blüten, Blätter, fein zerkleinerte Wurzeln und Rinden oder auch für Früchte (z. B. Fenchel).

Und so geht's: Kochen Sie das Wasser einmal kurz auf und übergießen Sie damit die Teekräuter. Unmittelbar vor der Zubereitung sollten Sie die Kräuter zerkleinern und die Früchte (etwa Fenchel) gut anmörsern. Anschließend den Deckel auf die Kanne setzen oder das Teeglas mit einem kleinen

Tellerchen abdecken. 3–10 Minuten ziehen lassen und danach den Tee durch ein Sieb abgießen.

Wenn die Teekräuter allerdings vor allem **ätherische Öle** enthalten, dann übergießen Sie den Tee bitte nur mit **heißem Wasser** (90 °C). Ansonsten gehen die wirksamen ätherischen Öle verloren. Einfach das frisch aufgekochte Wasser rund 3 Minuten stehen lassen. Nun den Tee überbrühen und sofort den Deckel drauf, damit die leicht flüchtigen ätherischen Öle nicht mit dem Wasserdampf entschwinden oder „verduften“. Den Kannendeckel nach dem Ziehenlassen abklopfen, damit die ätherischen Öle, die dort konzentriert in den kondensierten Tropfen sitzen, wieder in den Tee zurückgelangen.

DEKOKT (ABKOCHUNG)

Rinden (z. B. Eiche) oder Wurzeln (z. B. Blutwurz oder Yamswurzel) sind meist sehr hart und holzig. Sie besitzen robuste Zellwände, und die enthaltenen Wirkstoffe lösen sich nicht so einfach durch kurzes Überbrühen heraus. Die Inhaltsstoffe werden nur unter großer Hitze und bei längerem Köcheln ins Wasser freigegeben. Solche Pflanzenteile müssen Sie zunächst **gut zerkleinern**, dann **mit kaltem Wasser ansetzen**, zum Sieden bringen und **5–20 Minuten köcheln** lassen. Danach noch kurz stehen lassen und schließlich abfiltrieren.

Sonderform: Mazerationsdekokt

Bei manchen Pflanzen, beispielsweise beim Ackerschachtelhalm, reicht das Aufkochen alleine nicht aus, um ein Optimum bestimmter Inhaltsstoffe (in seinem Fall die Kieselsäure) auszuziehen. In so einem Fall weichen Sie die Pflanzenteile über Nacht in Wasser ein. So werden die Pflanzenstrukturen weicher und durchlässiger. Am nächsten Tag werden die Pflanzenteile dann im Einweichwasser aufgekocht – und der Tee wird wesentlich wirkstoffreicher.

MAZERAT (KALTAUSZUG)

Bei einem Mazerat legen Sie die **gut zerkleinerten Pflanzen** in **kaltes Wasser** und lassen sie **1–5 Stunden** unter gelegentlichem Umrühren ziehen. Zum Trinken kann man die abgeseihte Flüssigkeit leicht erwärmen.

Diese Zubereitung wurde früher vor allem für schleimhaltige Drogen (z. B. Malvenblüten) empfohlen, damit die Schleimstoffe nicht zerstört werden. Heute weiß man, dass sie auch im Infus erhalten bleiben. Generell werden Schleimstoffzubereitungen schluckweise getrunken, damit die gereizten Schleimhäute immer wieder neu mit Schleimstoffen benetzt werden.

Teezubereitungen auf einen Blick

	WELCHE PFLANZEN?	WASSER	ZEITEN	BESONDERHEITEN
Infus (heißer Aufguss)	zarte, weiche Blüten und Blätter · gut zerkleinerte Rinden · gut zerkleinerte Wurzeln · Früchte (mörsern)	kochend oder 90 °C (bei Pflanzen mit ätherischen Ölen)	Ziehzeit 3–10 Minuten	bedeckt ziehen lassen, Deckel abklopfen
Dekokt (Abkochung)	harte Rinden harte Wurzeln	Ansatz kalt → köcheln	Kochzeit 5–20 Minuten	
Mazerat (Kaltauszug)	Pflanzen mit: Schleimstoffen, unerwünschten Inhaltsstoffen, z. B. Bärentraubenblätter, Mistelkraut	Ansatz kalt → „ausziehen“	Ziehzeit 1–5 Stunden	Keimbelastung, eventuell erwärmen, schluckweise trinken

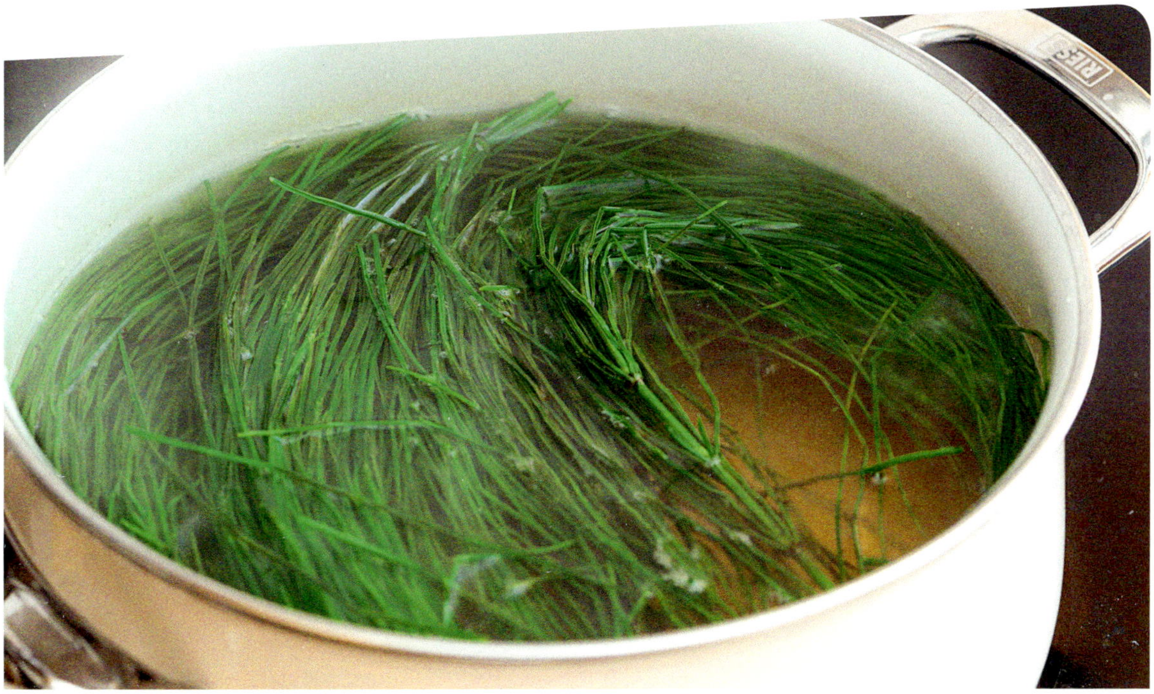

Mit einem Mazerationsdekokt löst man die Kieselsäure optimal aus dem Ackerschachtelhalm.

Es gibt auch noch einige andere Drogen, bei denen das Mazerat zur Teezubereitung bevorzugt wird. Zum Beispiel wenn es darum geht, unerwünschte Inhaltsstoffe aus dem Teewasser herauszuhalten, etwa Gerbstoffe in Bärentraubenblättern oder Viscotoxine in Mistelkraut.

Ein Nachteil des Mazerats ist die relativ hohe Keimbelastung. Daher sollten Sie nach dieser Methode **keinen Tee auf Vorrat** herstellen.

Hinweis: Der Begriff „Mazeration" wird auch für Kaltauszüge mit Alkohol, Wein oder fetten Ölen verwendet. Das Wort kommt aus dem Lateinischen und bedeutet nichts anderes als „einweichen".

EIN WORT ZUM SÜSSEN

Das Thema Süßen ist in der Frauenheilkunde kurz gesagt: Normalerweise werden medizinische Tees ungesüßt getrunken. Punkt.

Lediglich eine kleine Ausnahme gibt es: Bei Schlaf-Tees können Sie gerne mit dem Naturprodukt Honig süßen.

Außerhalb der Frauenheilkunde setzen sich die Ausnahmen noch ein wenig fort: Auch bei Tees gegen Husten und gegen Erkältungen kann Honig mit in die Tasse – hier verstärkt er sogar die Wirkung. Ihrem Baby sollten Sie einen mit Honig gesüßten Tee allerdings erst ab dem ersten Lebensjahr verabreichen. Der Grund ist, dass im Honig eventuell Botulismusbakterien vorhanden sein können. Da Säuglinge noch keine ausgereifte Darmflora besitzen, können sie sich gegen diese Krankheitskeime nicht zur Wehr setzen, und es besteht im Gegensatz zu größeren Kindern und Erwachsenen Lebensgefahr.

ZUM THEMA TINKTUR

Tinkturen sind **alkoholisch-wässrige Auszüge**, das heißt, sie nutzen Alkohol und Wasser als Lösungsmittel für die pflanzlichen Wirkstoffe. Beide Stoffe haben wir beispielsweise in einem 70%igen Alkohol, der zu 70 % aus Ethanol und zu 30 % aus Wasser besteht. **Ethanol** ist der chemische Stoff, den wir umgangssprachlich als Alkohol bezeichnen. Der Alkoholgehalt eines Getränks ist also genau genommen sein Ethanolgehalt.

Alkoholkonzentration und Ansatzverhältnis

Grundsätzlich können Sie Tinkturen aus getrockneten und aus frischen Pflanzen herstellen. Bei den meisten Tinktur-Rezepten in diesem Buch werden getrocknete Pflanzen verwendet, die in der Regel mit 40%igem Alkohol angesetzt werden. Selbstverständlich können Sie alternativ immer auch frische Pflanzen einsetzen. Dann verdoppeln Sie einfach die Pflanzenmenge und nehmen 70%igen Alkohol.

Eine gute und gehaltvolle Tinktur wird bei frischen Pflanzen im Pflanzen-Extraktionsmittel-Verhältnis 1 zu 2,5 angesetzt (Beispiel: 10 g Pflanzen und 25 ml Alkohol 70% vol.), während bei getrockneten Pflanzen das Verhältnis 1 zu 5 beträgt (Beispiel: 10 g Pflanzen und 50 ml Alkohol 40% vol.). Die Pflanzenteile verarbeiten Sie mit dem Alkohol in einem Mörser zu einem flüssigen Pflanzenbrei. Falls der Brei zu dickflüssig ist, können Sie noch etwas Alkohol dazugeben. Dann füllen Sie das Ganze in ein geeignetes Auszugsglas → unten. Nach 2 Wochen wird die fertige Tinktur durch einen Tee- oder Kaffeefilter abgefiltert.

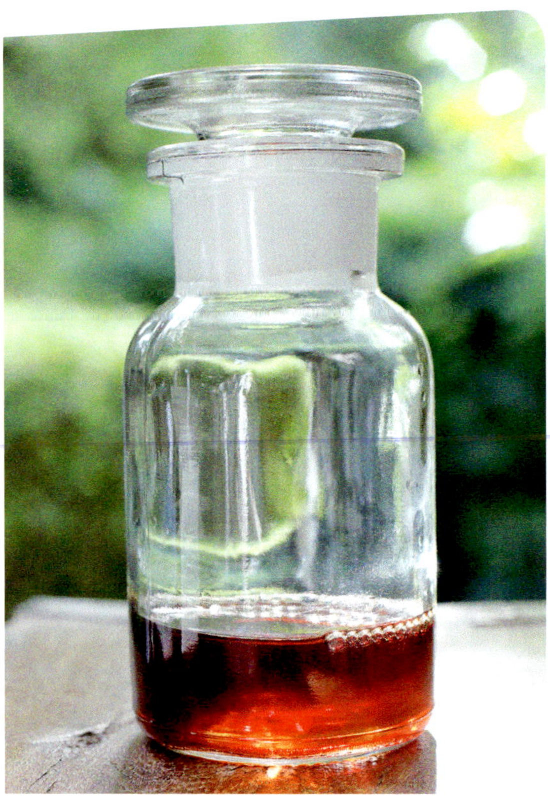

Optimal für die Herstellung von Tinkturen eignen sich Apothekergläser mit Glasstopfen.

Sie können in der Apotheke oder im Internet 40%iges oder 70%iges Ethanol kaufen. Sie können sich aber auch 96%iges Ethanol besorgen und es mit Wasser auf die gewünschte Konzentration verdünnen. Das geht ganz einfach mithilfe von Ethanol-Mischungsrechnern, wie sie im Netz zu finden sind (www.ptaheute.de/laborrezeptur/ethanolrechner).

Im Folgenden zwei Beispiele:

- Wenn Sie 100 ml 40%igen Alkohol wünschen, brauchen Sie 41,67 ml 96%igen Ethanol und 61,16 ml Wasser.
- Wenn Sie 100 ml 70%igen Alkohol wünschen, brauchen Sie 72,92 ml 96%igen Ethanol und 29,68 ml Wasser.

Weil sich diese auf hundertstel Milliliter genauen Angaben zwar leicht ausrechnen lassen, aber mit haushaltsüblichen Gerätschaften nicht exakt umsetzbar sind, steht in den Tinktur-Rezepten immer „etwa“ vor den Ethanol-Konzentrationen. Auf ein Prozent mehr oder weniger kommt es bei Ihrer Tinktur nicht an.

Eine weitere Möglichkeit, schnell an ca. 40%igen Alkohol zu kommen, ist die Verwendung von handelsüblichen Spirituosen wie zum Beispiel Obstschnaps, Korn, Wodka oder Whisky – all diese Getränke haben einen Ethanolgehalt von 38–40 %.

Welches Auszugsglas?

Bei der Herstellung von Tinkturen lohnt sich ein Blick auf das Auszugsglas und dessen Verschluss. Gerne werden Schraubgläser verwendet. Deren Schraubdeckel sind aber meist mit einer Kunststoffdichtung beschichtet, die oftmals nicht chemikalienbeständig ist. Wenn hochprozentiges Ethanol längere Zeit darauf einwirkt, können sich Weichmacher und andere Verbindungen aus der Dichtung lösen und in der Tinktur landen. Die optimale Lösung sind sogenannte Apothekergläser mit einem dicht schließenden, gläsernen Schliffstopfen → Bezugsadressen, Seite 439. Mit etwas Vorsicht können Sie aber trotzdem Schraubgläser verwenden. Wichtig ist dann nur, dass der Alkohol nicht mit der Dichtung in Berührung kommt. Wenn Sie die Tinktur während des Auszugs umrühren statt zu schütteln, kommt der Deckel nicht mit dem Ethanol in Kontakt und es kann sich nichts aus der Dichtung herauslösen.

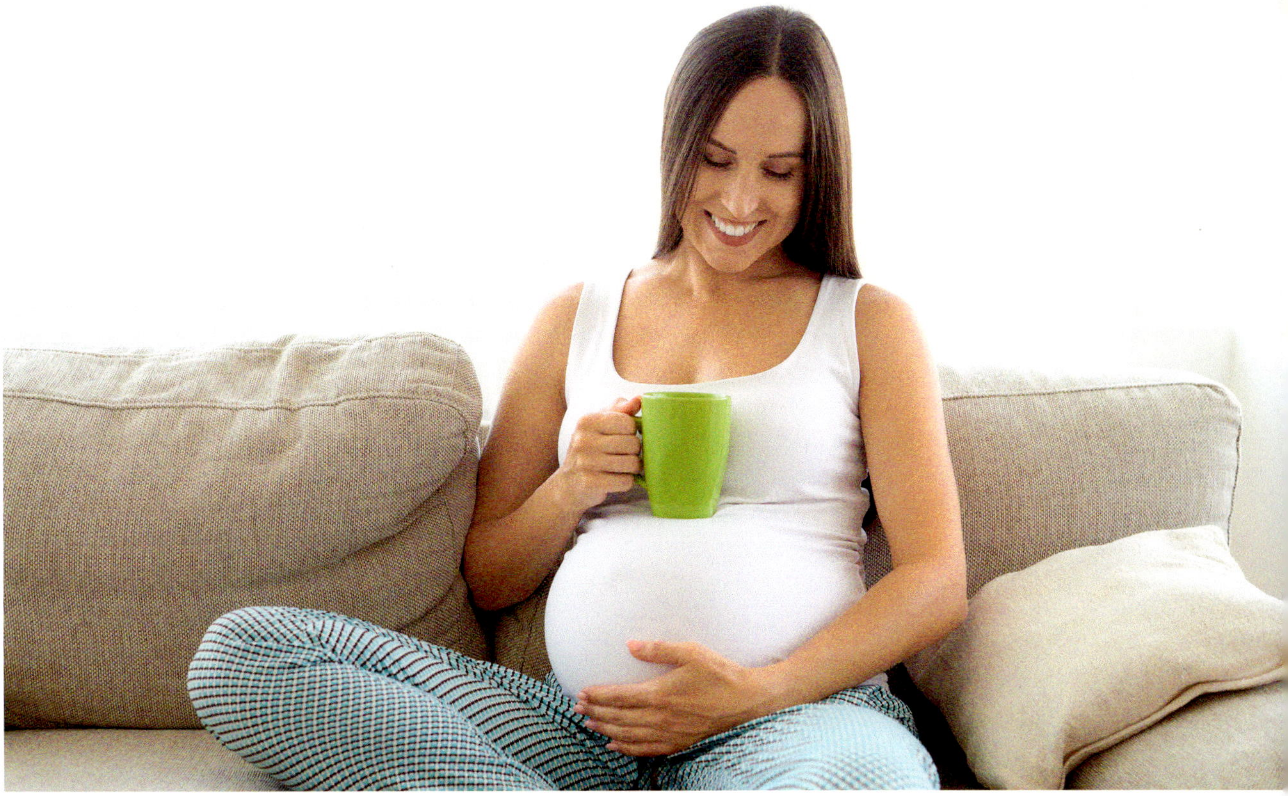

Heilpflanzen und Schwangerschaft?

Die Pflanzenheilkunde gehört zu den ältesten medizinischen Therapien. Und für so manche Beschwerden ist ein hilfreiches Kraut gewachsen – auch für Beschwerden in der Schwangerschaft. Die am häufigsten vorkommenden Beschwerden und deren Behandlung finden Sie ausführlich beschrieben in den Kapiteln „Schwangerschaft" sowie „Geburt, Wochenbett und Stillzeit" → ab Seite 274 und Seite 290. Außerdem finden Sie eine Tabelle mit einer Zusammenfassung bewährter Heilpflanzen, die in dieser Zeit zur Anwendung kommen → Seite 276–277.

VERUNSICHERUNG DURCH DIE STUDIENLAGE

Vielleicht haben Sie schon einmal einen Beipackzettel von pflanzlichen Arzneimitteln genauer unter die Lupe genommen? In der Regel finden Sie darin einen allgemeinen Warnhinweis, dass diese Arznei für Schwangere nicht genügend erforscht wurde oder dass von deren Einnahme gar abzuraten sei.

Bei ausführlichen Pflanzenbeschreibungen, wie sie auch in diesem Buch zu finden sind → ab Seite 342, werden Sie oft folgenden Hinweis lesen: „Zur Anwendung während der Schwangerschaft und Stillzeit liegen noch keine Untersuchungen zur Unbedenklichkeit vor" beziehungsweise „Nicht anwenden in der Schwangerschaft und Stillzeit." Dies hat folgenden Hintergrund: Für Schwangere, Stillende und Kleinkinder liegen tatsächlich (fast) keine klinischen Studien vor. Das hat ethische Gründe, da an dieser Personengruppe prinzipiell keine klinischen Studien durchgeführt werden (dürfen).

Die Hersteller von (pflanzlichen) Präparaten sichern sich mit einer solchen Aussage rechtlich ab. Das heißt allerdings nicht, dass Sie solche Heilpflanzen auf gar keinen Fall anwenden dürfen. Es gibt darunter Pflanzen, die dosisabhängig durchaus eingenommen werden können, aber auch solche Pflanzen, die Sie in der Schwangerschaft unbedingt meiden sollten.

GENERELLE HINWEISE

Ganz generell gelten bei Schwangerschaft folgende Empfehlungen:

- Halten Sie die von Ihrer Hebamme oder Ihrem Therapeuten empfohlenen Dosierungen unbedingt ein.
- Bitte kein maßloses Trinken von Teezubereitungen. Um Ihren täglichen Flüssigkeitsbedarf von 2–3 l zu stillen, greifen Sie am besten zu Wasser.
- Arzneimitteln in Form von nicht-alkoholischen Zubereitungen (z. B. Tee, Frischpflanzenpresssaft, Sitzbad) sollten Sie den Vorzug geben.

WELCHE HEILPFLANZEN SIND BEDENKLICH?

- Pflanzen, die Sie bedenkenlos anwenden können, finden Sie in den Kapiteln „Schwangerschaft" sowie „Geburt, Wochenbett und Stillzeit" → ab Seite 274 und Seite 290.
- Im Kapitel „Kinderwunsch" → ab Seite 265 und „Sexuelle Lustlosigkeit" → ab Seite 215 sind Pflanzen beschrieben, die blutungsauslösend (emmenagog) wirken können, wie zum Beispiel Beifuß, Eisenkraut, Engelwurz, Ingwer und Rosmarin. **Außerhalb der Schwangerschaft** können diese Pflanzen jedoch sinnvoll eingesetzt werden, denn **wohldosiert** wirken sie tonisierend, erwärmen den Bauchraum, sodass die Eierstöcke besser arbeiten können. Infolgedessen kommt es zum Eisprung. Durch die erwärmenden Eigenschaften wirken sie darüber hinaus aphrodisierend. Sobald Sie wissen, dass Sie schwanger sind, sollten Sie jedoch solch einen fruchtbarkeitsfördernden Tee absetzen.
- Es gibt Heilpflanzen, die Sie **in der Schwangerschaft grundsätzlich meiden** sollten. Durch Untersuchungen wurden bei einigen der folgenden Pflanzen festgestellt, dass sie abortiv (fehl- oder frühgeburtsauslösend), embryotoxisch (fruchtschädigend), emmenagog (blutflussanregend), hepatotoxisch (leberschädigend), karzinogen (krebserzeugend), mutagen (erbgutschädigend) und / oder teratogen (Fehlbildungen beim Embryo hervorrufend) wirken können. Ergänzt wird die Auflistung durch Pflanzen, für die es aus der Erfahrung Hinweise auf unerwünschte Wirkungen gibt.

In der Schwangerschaft nicht anwenden sollten Sie …

Aloe (Extrakt), Bärentraube, Basilikum, Beifuß, Bergenie, Chinarinde, Damiana, Eberraute, Eisenkraut, Engelwurz, Faulbaum, Herzgespann, Hirtentäschel, Huflattich, Ingwer (in hoher Dosierung), Kava-Kava, Kreuzdorn, Lebensbaum (Thuja), Liebstöckel, Medizinal-Rhabarber, Mönchspfeffer, Muskatellersalbei, Mutterkorn, Mutterkraut, Papain (Wirkstoff aus Papayafrüchten), Pestwurz, Petersilie, Poleiminze, Rainfarn, Rauwolfia, Rizinusöl, Rosmarin, Rosskastanie (innerliche Einnahme), Salbei, Schafgarbe, Schöllkraut, Sennes, Steinklee, Süßholz, Traubensilberkerze, Wacholder, Weinraute, Wermut und Zimt. Manche davon werden heute nicht mehr verordnet. Bei einigen dieser Pflanzen gilt zu bedenken, dass Menge und Dauer der Anwendung eine entscheidende Rolle spielen. Wie sagte bereits Paracelsus? „Alle Dinge sind ein Gift und nichts ist ohne Gift, nur die Dosis bewirkt, dass ein Ding kein Gift ist."

- Das bedeutet nun nicht, dass Sie Gewürze wie Basilikum und Petersilie gleich aus Ihrer Küche verbannen müssen. Es geht bei den Gewürz-Pflanzen um die regelmäßige Einnahme als Tee, Tinktur oder (hochdosiertes) Fertigarzneimittel.
- Pflanzen wie Salbei, der gerne zum Reduzieren der Muttermilch, bei hormonellen Schweißausbrüchen oder zum Gurgeln bei Zahnfleischentzündungen verabreicht wird, können Sie als Tee anwenden, nicht aber als Tinktur. In der Tinktur ist wesentlich mehr ätherisches Öl (unter anderem Thujon) enthalten, welches sich schädigend auf das Kind auswirken könnte. Gleiches gilt für die Schafgarbe. Sie enthält zwar nochmals deutlich weniger Thujon als der Salbei, aber trotzdem gelten die gleichen Vorsichtsmaßnahmen, das heißt, während der Schwangerschaft sollten Sie auf alkoholische Zubereitungen (Tinktur) verzichten – Tees hingegen sind unbedenklich.
- Wacholder und Süßholzwurzeln haben erst bei höheren Dosen eine unerwünschte Wirkung.
- Bei manchen Pflanzen ist eine einmalige Anwendung sicherlich noch unproblematisch. Eine entscheidende Rolle spielt die Dauer und die Dosis. Dennoch kann im individuellen Fall schon bei einmaliger Anwendung eine schädigende Wir-

kung auf das Kind nicht ausgeschlossen werden. Deshalb sollten Sie diese unsicheren Pflanzen vorsichtshalber meiden. Die Pflanzen-Apotheke bietet dafür eine Fülle guter Alternativen.

- Von den oben aufgeführten Pflanzen werden mittlerweile einige schon gar nicht mehr verordnet. Es sind darunter aber einige Pflanzen, die außerhalb der Schwangerschaft mit großem Erfolg Anwendung finden. Für den schnellen Überblick finden Sie diese in der Tabelle unten.

Vorsicht mit ätherischen Ölen

Einen besonderen Umgang erfordern ätherische Öle. Auf Campher sollten Sie in der Schwangerschaft ganz verzichtet, ebenso auf stark wirksame ätherische Öle wie zum Beispiel Eukalyptus, Fenchel, Ingwer, Nelke, Salbei und Zimt. Einige der ätherischen Öle werden in der Aromatherapie am Ende der Schwangerschaft zur Wehenförderung eingesetzt.

Arzneipflanzen, von denen in der Schwangerschaft unbedingt abzuraten ist

PFLANZEN	ANWENDUNGSGEBIETE	NEBENWIRKUNGEN, HINWEISE
Aloe (Extrakt)	Verstopfung	evtl. abortiv (durch Auslösung von Uteruskontraktionen)
Bärentraube (Blatt)	Blasenentzündung	evtl. toxisch, vor allem embryotoxisch
Chinarinde (Rinde)	dyspeptische Beschwerden, Appetitlosigkeit	evtl. embryotoxisch und teratogen
Faulbaum (Rinde)	Verstopfung	evtl. abortiv (durch Auslösung von Uteruskontraktionen)
Herzgespann (Kraut)	nervöse Herzbeschwerden	evtl. Steigerung der Uteruskontraktion
Huflattich (Blatt)	Husten	durch evtl. vorhandene Pyrrolizidinalkaloide hepatotoxisch; kann beim Säugling zu Intoxikationen führen
Kava-Kava (Wurzelstock)	Angst-, Spannungs-, Unruhezustände	evtl. toxisch, vor allem embryotoxisch
Kreuzdorn (Frucht)	Verstopfung	evtl. abortiv (durch Auslösung von Uteruskontraktionen)
Medizinal-Rhabarber (Wurzel)	Verstopfung	evtl. abortiv (durch Auslösung von Uteruskontraktionen)
Mönchspfeffer (Frucht)	Menstruationsbeschwerden, Mastodynie, Förderung der Milchmenge	evtl. Steigerung der Uteruskontraktion
Petersilie (Kraut, Wurzel)	Durchspülung bei Erkrankung der ableitenden Harnwege	evtl. Steigerung der Uteruskontraktion
Rauwolfia (Wurzel)	Hypertonie, leichte	evtl. mutagen (kann evtl. beim Embryo Genmutationen herbeiführen, also das Erbgut verändern)
Sennes (Blatt, Frucht)	Verstopfung	evtl. abortiv (durch Auslösung von Uteruskontraktionen)
Süßholz (Wurzel)	Sodbrennen, Magen- und Zwölffingerdarmgeschwür, Husten	hormonelle Störung bei hoher Dosierung (mehr als 100 mg Glycyrrhicinsäure)
Wacholder (Beere und ätherisches Öl)	dyspeptische Beschwerden, Durchspülung bei Erkrankung der ableitenden Harnwege	evtl. abortiv bei hoher Dosierung (mehr als 200 mg ätherisches Öl/Tag)

Die Liste erhebt keinen Anspruch auf Vollständigkeit.

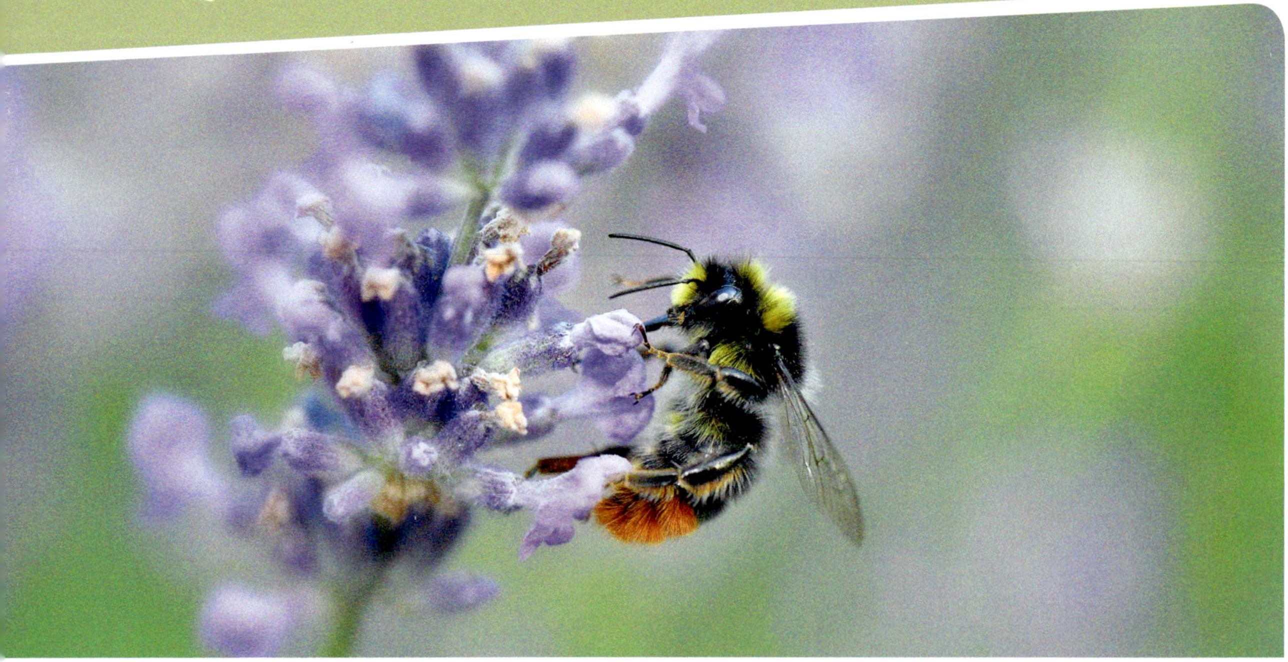

Zum Gebrauch des Buches

Um sich in diesem Buch gut zurechtzufinden, erhalten Sie hier einen Wegweiser sowie weitere hilfreiche Informationen. Sie finden nachfolgend zunächst eine Einführung in die Thematik der Hormone, die für das Verstehen des weiblichen Organismus so wichtig sind. Dann folgt ein großer Buchteil über Beschwerden und Krankheiten, die vorrangig uns Frauen betreffen. Ich habe diese in drei große Gebiete eingeteilt:

- **Hormonelle Balance:** Menstruationsbeschwerden, Wechseljahrbeschwerden und allgemeine hormonell bedingte Beschwerden
- **Rund um die Organe:** Vaginal- und Blasengesundheit, Gebärmutter, Brust, Nebennieren, Schilddrüse, Herz, Kreislauf und Gefäße
- **Rund ums Kind:** Kinderwunsch, Schwangerschaft, Geburt, Wochenbett und Stillzeit

Im Anschluss daran finden Sie Informationen zu **Basistherapien** wie etwa **Ausleitungskuren**, **Darmsanierung** und **Ernährung** (Säure-Basen-Balance) sowie **Heilpflanzenporträts** und zu guter Letzt einen **Serviceteil** mit einer langen Liste von Fachbegriffen, die kurz und verständlich erklärt werden, einem ausführlichen Register sowie hilfreichen Adressen und Empfehlungen.

KAPITELAUFBAU „BESCHWERDEN UND KRANKHEITEN“

- Als Erstes erkläre ich Ihnen die **Erkrankung** und ihre **Symptome**, damit Sie beurteilen können, ob dies die Krankheit ist, unter der Sie leiden.
- Es folgen die **Ursachen**, also Auslöser und Gründe, welche für die Erkrankung vorliegen können.
- Wichtig ist die Rubrik **„Wann zum Arzt“**, damit Sie schnell und sicher entscheiden können, ob sich diese Erkrankung auch wirklich zur Selbstbehandlung eignet. Denn es gibt durchaus Krankheiten und Notsituationen, in denen die Naturheilkunde an ihre Grenzen stößt. Eine verantwortungsbewusste Frauenheilkunde vereint die naturheilkundliche Erfahrungsmedizin mit dem Wissen der heutigen wissenschaftlichen Phytotherapie und Schulmedizin.
- Unter **„Therapie“** finden Sie allgemeine und naturheilkundliche Vorschläge zur Behandlung, ergänzt durch weiterführende Informationen.
- Unter **„Heilpflanzen“** stelle ich Ihnen die Grundlagen der Behandlung mit Heilpflanzen vor. Anschließend folgen vielfach erprobte, praxisnahe **Rezepte** wie Teemischungen, Tinkturen, Heilöle und -weine, Smoothies, Wickel

und vieles mehr. Bei diesen Rezepten finden Sie auch immer die entsprechenden Dosierungen. Bei den im Buch vorgestellten **Teemischungen** wird von getrockneten Pflanzen – also von Drogen – ausgegangen. Sie können jedoch auch frische Pflanzen verwenden. In der Regel entspricht 1 TL getrocknetes Kraut 1 EL frischem Kraut. Bei den **Tinktur-Rezepten** können Sie in der Regel sowohl frische als auch getrocknete Pflanzen verwenden. Die Rezepte sind, wie bei den Tees, mit den getrockneten Pflanzen berechnet. Falls Sie frische Pflanzen verwenden wollen, verdoppeln Sie die Pflanzenmenge und nehmen Sie statt 40%igen einen 70%igen Alkohol → Seite 41. Bei manchen Tinkturen ist es besser, nur die frischen Pflanzen zu verwenden. In diesem Fall finden Sie einen entsprechenden Hinweis, zum Beispiel „Kapuzinerkressekraut (frisch)". Außerdem finden Sie hier kurze Porträts von Heilpflanzen, die ganz speziell für das entsprechende Kapitel von Bedeutung sind.

- Unter dem Punkt **„Aus der Apotheke"** empfehle ich Ihnen einige Präparate, welche sich in meiner Praxis bewährt haben. Es handelt sich hierbei lediglich um eine persönliche Auswahl und nicht um sämtliche im Handel verfügbaren Präparate.

HEILPFLANZEN IM PORTRÄT

In diesem Kapitel stelle ich Ihnen die wichtigsten Heilpflanzen in der Frauenheilkunde vor. Nach einem kurzen Einstieg, meist mit Erklärungen zur Bedeutung der Namen, zuweilen auch mal mit spannenden historischen Vorkommnissen oder mit interessanten botanischen Details, finden Sie zu jeder Pflanze folgende Informationen:

- **„Das steckt drin"** zählt die wichtigsten Inhaltsstoffe auf. Eine ausführliche Beschreibung zu den Inhaltsstoffen selbst finden Sie → ab Seite 18.
- **„Wie wirkt die Pflanze"** und **„Wo findet sie Anwendung"** beschreibt die spezifische Wirkung und Anwendung der Pflanze in der Frauenheilkunde, aber auch bei allgemeinen Beschwerden.
- Unter **„Was beachten"** finden Sie Angaben, wann Sie die Pflanze nicht einsetzen dürfen, und Hinweise zu Neben- und Wechselwirkungen.
- **Selber sammeln oder kaufen:** Falls Sie mögen, können Sie die meisten Pflanzen auch selbst sammeln. Den optimalen Erntezeitpunkt finden Sie hier. Zudem gibt es eine ausführliche Einführung in das Thema Sammeln, Trocknen und Aufbewahren → ab Seite 32.
- **„Noch mehr Wissenswertes"** liefert Ihnen Wissen rund um die vorgestellte Pflanze und wird abgerundet mit einem kleinen Rezept oder einer interessanten Anwendung.

WAS SIE NOCH WISSEN SOLLTEN

- **Für die bessere Lesbarkeit:** Die Fachkräfte wie Heilpraktiker oder Ärzte wurden in diesem Buch wegen der besseren Lesbarkeit meist nur in der männlichen Form aufgeführt. Selbstverständlich sind immer auch Heilpraktikerinnen, Ärztinnen und so weiter gemeint.
- **Die Östrogene:** Es gibt rund 20 verschiedene Östrogene. Die Hauptvertreter sind Östron (E1), Östradiol (E2) und Östriol (E3) → Seite 55. Wohlwissend, dass dem so ist, wird hier im Buch ausschließlich von „Östrogenen" gesprochen, da eine Differenzierung für die Behandlung mit Heilpflanzen keine große Rolle spielt.
- **Verwendeter Pflanzenteil:** Im Buch steht hinter den genannten Pflanzen der medizinisch verwendete Pflanzenteil, etwa Frauenmantel (Kraut).
- **Eigenverantwortlichkeit** bei der Selbstbehandlung: Informieren Sie sich über Gegenanzeigen und Wechselwirkungen in den jeweiligen Heilpflanzenporträts, ganz besonders während der Schwangerschaft → Seite 43. Die Eigenverantwortlichkeit für unsere Gesundheit schließt auch mit ein, sich in Situationen der Unsicherheit Hilfe bei professionellen Experten zu holen.
- **Fachinformationen:** In einigen Kapiteln finden Sie einen Info-Kasten mit dem Symbol ✪. Die dort genannten Präparate sind als Tipps für Kollegen gedacht. Sollten Sie nicht selbst zu diesem Kreis gehören, sprechen Sie Ihren Therapeuten darauf an, ob dies möglicherweise eine Therapie-Option für Sie wäre – aber probieren Sie es nicht eigenmächtig aus.
- **Wiederholungen:** Eine gewisse Wiederholung ist manchmal aus didaktischen Gründen nicht zu vermeiden. Wo es jedoch möglich war, finden Sie Querverweise zu den entsprechenden Kapiteln.

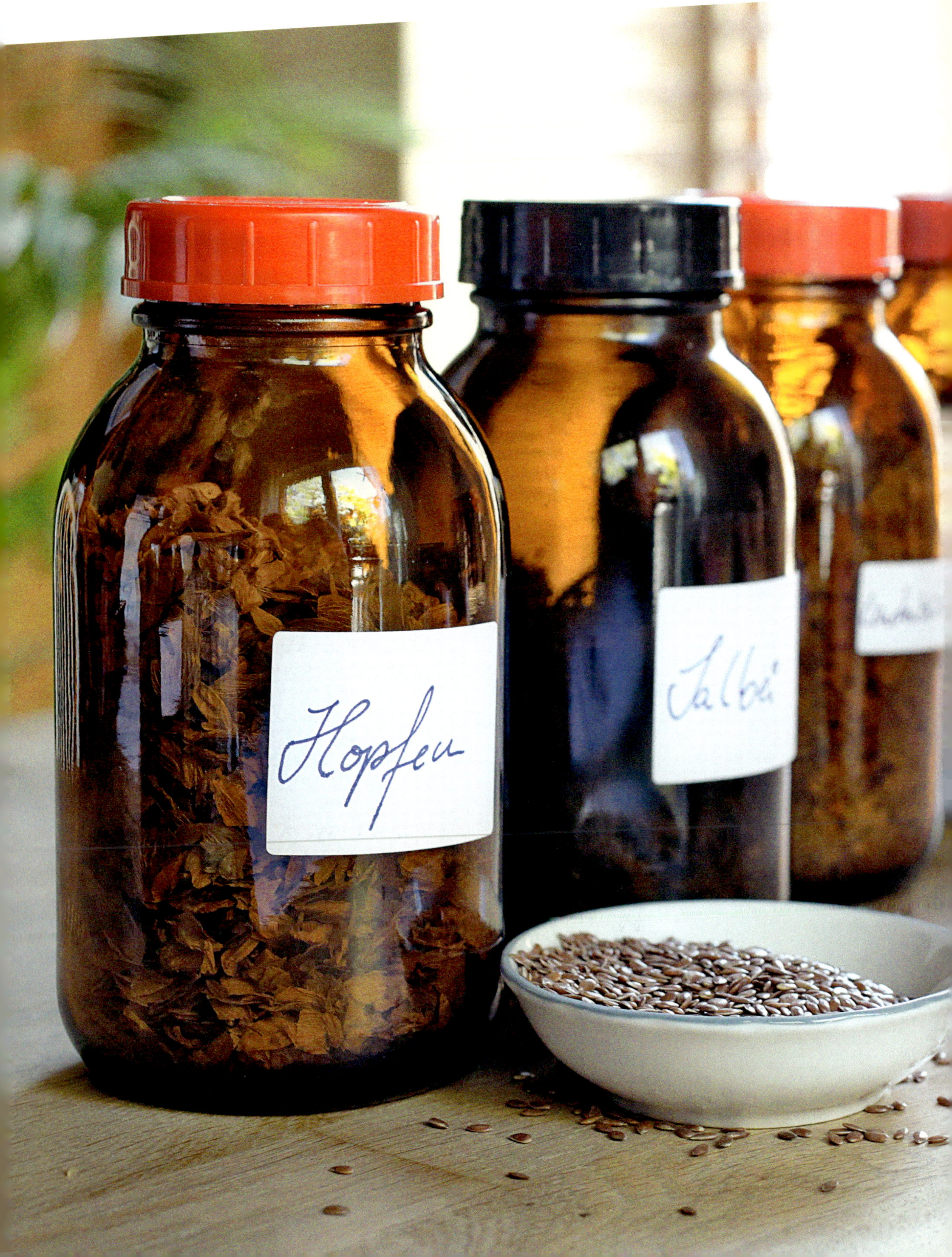
Hopfen
Salbei

DIE BASIS VON ALLEM: HORMONE

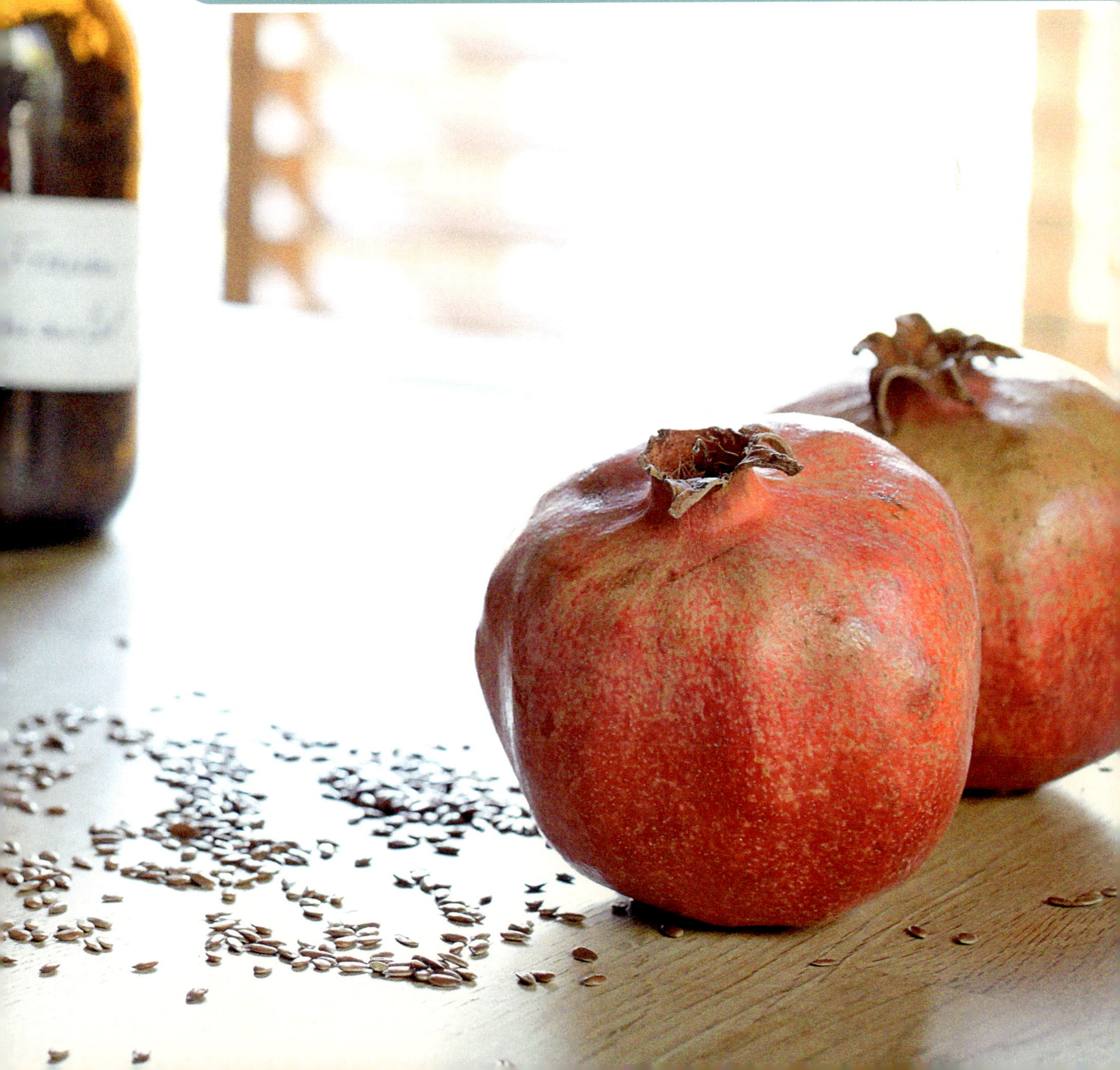

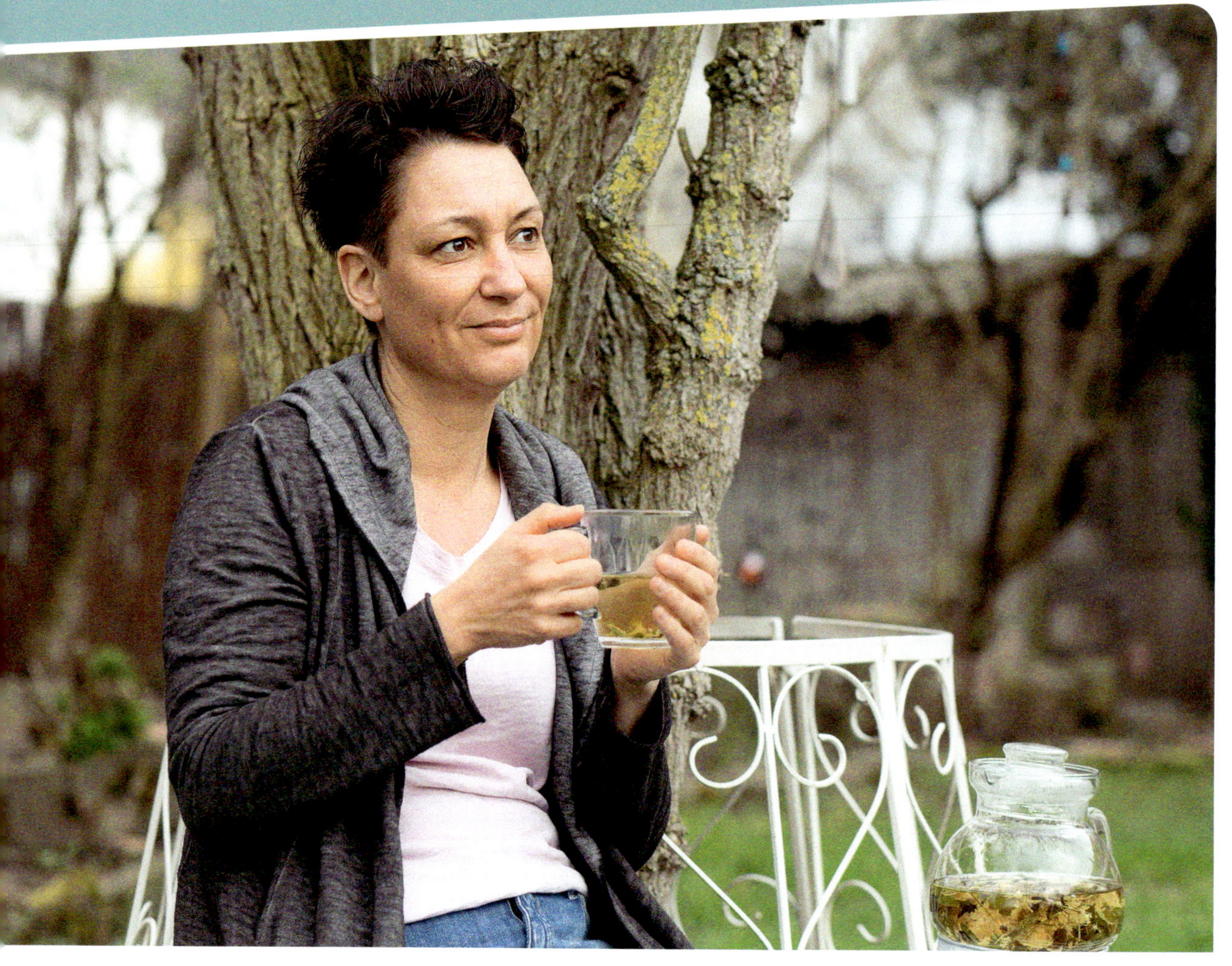

Hormone. In vieler Hinsicht sind sie es, die das Frausein ausmachen. Wenn Sie sich über das faszinierende und komplexe System der Hormone informieren wollen, können Sie im folgenden Abschnitt mehr darüber erfahren. Vielleicht hilft es Ihnen, die Vorgänge in Ihrem Körper besser zu verstehen.

In unserem Körper unterscheiden wir zwei Steuerungssysteme, und zwar zum einen das Nervensystem, zum anderen das Hormonsystem. Die beiden Systeme arbeiten eng zusammen und beeinflussen sich gegenseitig. Unser Nervensystem arbeitet mittels elektrischer Impulse, die rasch über die Nervenbahnen weitergeleitet werden. Das Hormonsystem arbeitet chemisch durch die Hormonabgabe ins Blut, wodurch seine Steuerimpulse etwas langsamer zu ihrem Zielort gelangen. Dort angekommen, beeinflussen sie aber bereits in sehr geringen Mengen den Zielort.

WAS SIND HORMONE?

Der Begriff Hormon stammt von dem altgriechischen Wort *horman* ab und bedeutet so viel wie antreiben oder anregen. So wie der griechische Götterbote Hermes als „Postbote" zwischen den Göttern des Olymp tätig war, handelt es sich bei den Hormonen um Botenstoffe, die von bestimmten Drüsen gebildet und in den Blutkreislauf abgegeben werden, damit sie an anderen Stellen des Körpers in biologische Prozesse des Organismus eingreifen und diese anregen beziehungsweise steuern.

AUFGABEN DER HORMONE

Die Hormone haben zahlreiche und lebenswichtige Aufgaben in unserem Körper. Hormone …

- regeln Stoffwechsel, Verdauung, Wasser- und Fetthaushalt sowie Blutzuckerspiegel
- regeln die Körpertemperatur
- fördern das körperliche Wachstum und die psychische Reifung und Entwicklung
- regeln Blutdruck und Herzfrequenz
- regeln die Muskelkraft
- helfen dem Körper bei der Leistungsanpassung in Stressreaktionen
- regulieren unseren Schlaf- und Wachrhythmus
- beeinflussen unsere Lust auf Sexualität, sind für die Fortpflanzung verantwortlich und steuern Schwangerschaft, Geburt und Stillzeit
- sind beteiligt an unserer Psyche und beeinflussen somit unsere Stimmung und das Gefühlsleben

WIRKUNGSWEISE DER HORMONE

Die vielen unterschiedlichen Aufgaben können im Körper nur durch eine große Anzahl verschiedener Hormone bewältigt werden.

Schlüssel-Schloss-Prinzip

Die Wirkungsweise all unserer Hormone ist eine spannende Einrichtung unseres Körpers. So unterschiedlich die Aufgaben der Hormone auch sind, arbeiten sie alle nach demselben Prinzip. Bildlich vorstellen kann man sich dieses ganz einfach durch ein Schlüssel-Schloss-Prinzip: Damit ein Hormon an einer Zielzelle bestimmte Reaktionen auslösen kann, muss diese Zielstelle über bestimmte Andockstellen, sogenannte Rezeptoren, verfügen.

Dabei müssen Hormon (= Schlüssel) und Rezeptor (= Schloss) genau zusammenpassen – eben wie Schlüssel und Schloss. Ist dies gegeben, wird die Zelle zu einer bestimmten Arbeit veranlasst, mitunter kann dies sogar die Produktion weiterer Hormone sein.

EINTEILUNG DER HORMONE

Nach ihrer chemischen Struktur lassen sich Hormone in drei Kategorien unterteilen:

- **Steroidhormone:** Unsere Sexual- beziehungsweise Geschlechtshormone sind Steroidhormone. Sie leiten sich allesamt vom Cholesterin ab → Hormonsyntheseweg, Seite 54. Zu ihnen gehören zum Beispiel Östrogen, Progesteron, Testosteron und Cortisol.
- **Amine:** Diese leiten sich in ihrer Synthese von Aminosäuren ab. Zu ihnen gehören unter anderem Schilddrüsenhormone und Adrenalin.
- **Peptidhormone:** Diese bestehen aus Eiweißen. Zu ihnen gehören etwa Insulin, Oxytocin und die Freisetzungs- und Hemmhormone des Hypothalamus sowie Hormone aus dem Hypophysenvorderlappen (zum Beispiel FSH, TSH, ACTH, LH, STH und Prolaktin).

Hormoneller Regelkreis

Hormone prägen das Leben der Frau ihr ganzes Leben lang, von der Pubertät, den fruchtbaren Jahren, Schwangerschaft und Stillzeit, den Wechseljahren bis hin ins Alter (Senium). Man könnte auch sagen, sie spielen lebenslang ein großes Konzert in uns, wobei sich das Zusammenspiel rhythmisch verändert. Mitunter tritt ein Spieler sogar dominierend hervor und spielt ein Solo. Dann allerdings muss er sich wieder zugunsten der anderen Mitspieler zurücknehmen. Der Dirigent des Hormonorchesters ist der Hypothalamus, wobei der Arm, der letztlich den Taktstock schwingt, die Hypophyse (Hirnanhangdrüse) ist. Die im Körper vorhandenen Hormone bewirken eine Rückkopplung zum Dirigenten, und so ergibt sich ein sich selbst regulierendes System.

Medizinisch ausgedrückt klingt das so: Unser Körper ist darauf angewiesen, dass die Hormone

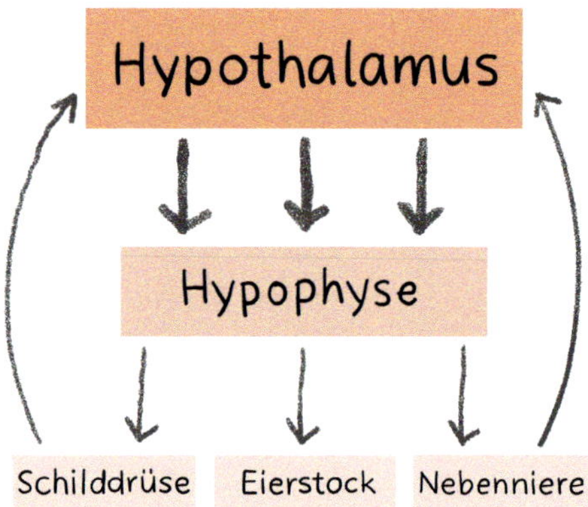

Einfaches Schema der Zusammenarbeit von Hypothalamus und Hypophyse.

im Blut beständig auf einem bestimmten Wert gehalten werden. Schon bei kleinsten Abweichungen können Beschwerden oder gar Erkrankungen auftreten. Damit dieser höchst komplizierte Regelungsprozess reibungslos ablaufen kann, übernimmt der Hypothalamus im Zwischenhirn die zentrale Steuerung (als „Dirigent") des ganzen Systems (des „Orchesters"). Hierbei arbeitet er eng mit der Hypophyse, dem zweiten Steuerungszentrum im Gehirn (dem „Taktgeber") zusammen. Mithilfe von Rückkopplungsmechanismen erfährt der Hypothalamus beständig den aktuellen Stand der peripheren Hormonproduktion und kann dementsprechend hemmende oder stimulierende Signale an die Hypophyse abgeben. Diese nur etwa erbsengroße, aber überaus wichtige Drüse an der Basis unseres Gehirns schüttet dann die entsprechenden Hormone aus, die auf die verschiedenen endokrinen Drüsen, etwa Schilddrüse, Eierstock oder Nebenniere, einwirken. Durch diesen hormonellen Regelkreis wird die bedarfsgerechte Hormonproduktion garantiert.

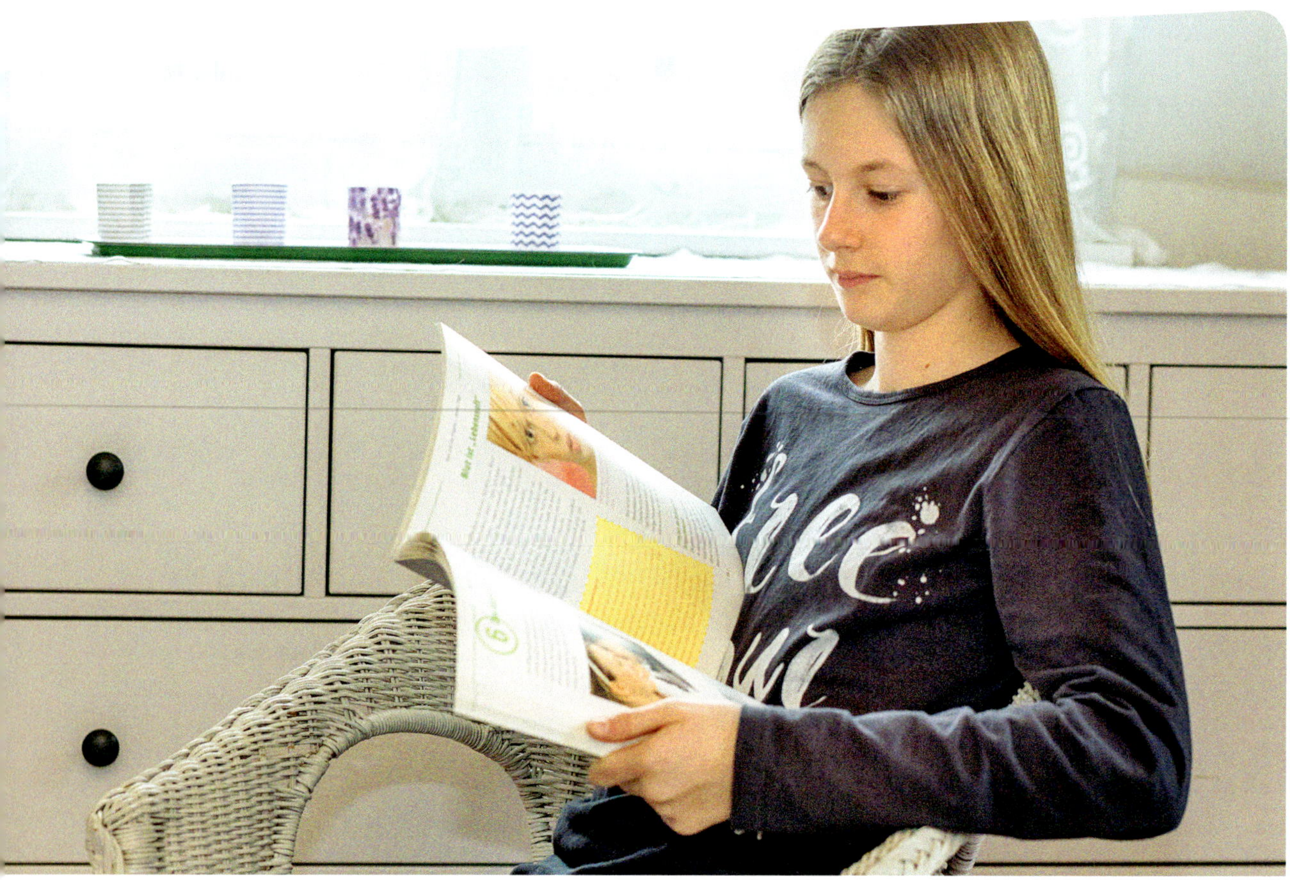

Hormone prägen den Wandel vom Mädchen zur Frau.

Doch damit nicht genug: Parallel zum hormonellen Geschehen laufen im Zwischenhirn zahlreiche nervale Informationen zusammen. Diese können sowohl von „außen“, zum Beispiel in Form von Gerüchen oder Licht, wie auch von „innen“, etwa durch Gefühle oder Wärmeempfinden, kommen. Auf derartige über Nervenleitungen geschickte Impulse kann der Hypothalamus dann ebenso mit hormonellen Signalen reagieren. Und damit es noch ein wenig komplizierter wird: Unsere Eierstöcke, die Nebennieren und die Schilddrüse beeinflussen sich darüber hinaus auch noch wechselseitig.

Mobile

Unser komplettes Hormonsystem kann mit einem Mobile verglichen werden.

Sobald ein Bereich zu schwer oder zu leicht ist oder angestoßen wird, hat dies Auswirkungen auf die anderen Bereiche.

PERFEKTE TEAMARBEIT

Um das Wunderwerk der Hormone und das nahezu perfekte Zusammenspiel der hormonellen Steuerungszentren und der endokrinen Drüsen noch besser verstehen zu können, betrachten wir das Ganze einmal am Beispiel des Menstruationszyklus.

Der Hypothalamus (Sie wissen schon, der „Dirigent“ im Zwischenhirn) sendet über das Gonadotropin-Releasing-Hormon (GnRH) der kleinen Hypophyse die Aufforderung, follikelstimulierende Hormone (FSH) auszuschütten. Sie kommt der Aufforderung nach, was zur Folge hat, dass die Reifung einer Eizelle sowie die Produktion von Östrogen in den Eierstöcken angeregt werden. Sobald das Östrogen im Blut eine bestimmte Konzentration erreicht hat, reagiert der Hypothalamus mit einem neuen Signal an die Hypophyse: „FSH-Ausschüttung sofort stoppen! Stattdessen nun Luteinisierendes Hormon (LH) produzieren!“ Daraufhin gehorcht die kleine Hypophyse sofort und beginnt mit der Produktion von LH, welches in den Eierstöcken den Eisprung auslöst und die Umwandlung des Follikels zum Gelbkörper einleitet. In der zweiten Zyklushälfte produziert besagter Gelbkörper dann das Hormon Progesteron, welches die Gebärmutterschleimhaut darauf vorbereitet, das befruchtete Ei aufzunehmen. Bleibt die Befruchtung aber aus, zerfällt der Gelbkörper, die Produktion von Progesteron wird folglich eingestellt und die Gebärmutterschleimhaut wird abgestoßen. Für den Hypothalamus ist dies das Zeichen zum Beginn eines neuen Menstruationszyklus → Ablauf Menstruationszyklus, Seite 64–65.

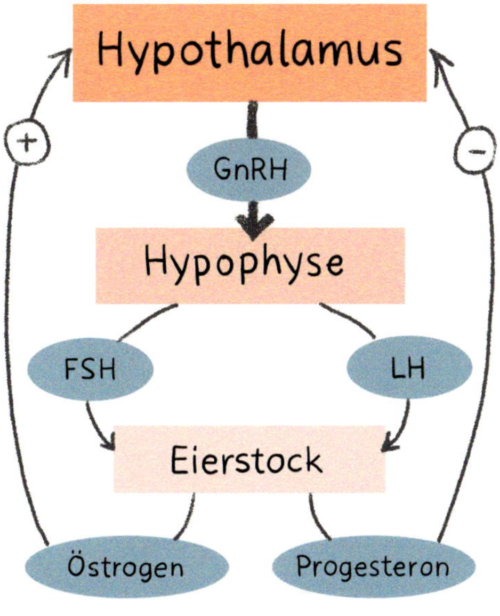

Schema des Zusammenspiels der hormonellen Steuerungszentren am Beispiel des Menstruationszyklus.

WIE GEHT ES IM FALLE EINER BEFRUCHTUNG WEITER?

Eine völlig andere hormonelle Folge findet dagegen statt, wenn es zur Befruchtung des Eies kam. Jetzt übernimmt die Plazenta das Sagen, sie produziert und steuert nun die zahlreichen Schwangerschaftshormone, sodass die Eierstöcke und die Hypophyse in dieser Zeit „pausieren“ können. Zum Zeitpunkt der Geburt ist dann allerdings wieder das Zwischenhirn gefordert. Mit der Ausschüttung von Oxytocin aus der Hypophyse kommt es zur Einleitung der Wehen und zum Einschießen der Milch in die Brust. Doch damit nicht genug. Die Hypophyse gibt auch noch das Hormon Prolaktin ab, welches für die weitere Milchproduktion verantwortlich ist.

In der Zeit, in welcher sich das Hormonsystem im Gleichgewicht befindet, nehmen wir die Arbeit der Hormone kaum war. Sobald das filigrane Gleichgewicht aber gestört wird beziehungsweise sich in mehr oder weniger starken hormonellen Umbruchphasen befindet, können Beschwerden auftreten. Besonders bekannt dafür ist die Zeit der Wechseljahre → ab Seite 90.

Kurze Lebenszeit

Nachdem die Hormone ihre Botschaft am Zielort übermittelt haben, werden die meisten von ihnen wieder abgebaut, wobei Leber und Niere eine wichtige Rolle spielen.

Diese relative kurze „Lebensspanne" von wenigen Sekunden bis maximal sechs Tagen ist erforderlich, damit es nicht zu Dauerreaktionen kommt und über die Rückkopplung eine präzise Steuerung möglich ist.

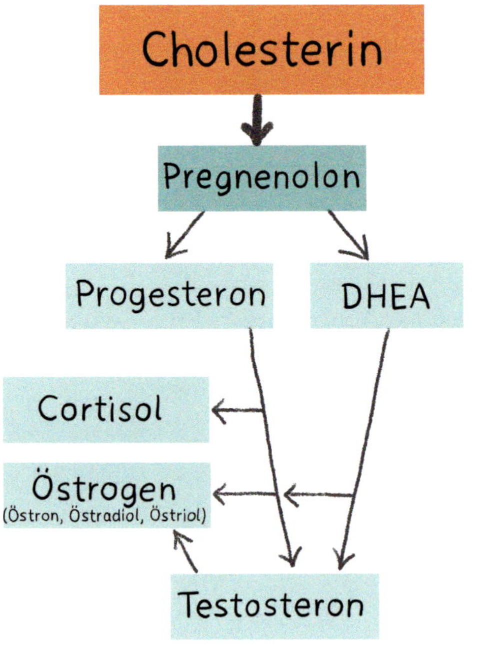

Stark vereinfachtes Schema des Hormonsynthese-Wegs.

HORMONSYNTHESE

Unsere Geschlechts- beziehungsweise Sexualhormone gehören allesamt zu den Steroidhormonen. Man unterscheidet dabei fünf Gruppen:

- **Gestagene** (Progesteron)
- **Glukokortikoide** (zum Beispiel Cortisol)
- **Mineralokortikoide** (zum Beispiel Aldosteron)
- **Androgene** (zum Beispiel Testosteron)
- **Östrogene** (zum Beispiel Östradiol und Östriol)

Sämtliche Steroidhormone leiten sich vom Cholesterin ab. Das Cholesterin ist somit ihre Grundbausubstanz. Die Bildung unseres Cholesterins findet zu rund 75 % in der Leber statt, die restlichen 25 % werden über die Nahrung aufgenommen.

Die Verstoffwechselung der Steroidhormone erfolgt nun auf bestimmten Synthesewegen. Der erste Schritt ist die Umwandlung von Cholesterin zu Pregnenolon. Pregnenolon ist ein schwach wirksames Hormon mit progesteronähnlicher Wirkung. Daraus entstehen über mehrere Zwischenstufen die verschiedenen Steroidhormone → Grafik oben. So entsteht zum Beispiel aus dem Pregnenolon das Progesteron, welches wiederum ein Vorläufer von Cortisol sowie von Testosteron und von den Östrogenen ist. Die Synthese der Steroidhormone erfolgt in den Eierstöcken, den Hoden und in den Nebennieren. Diese Hormonproduktion wird ihrerseits durch Hypothalamus- und Hypophysenhormone gesteuert.

Kompliziert, nicht wahr? Muss man denn das alles so genau wissen, werden Sie nun fragen.

Nun, für die Therapie ist es von großer Bedeutung, dass wir das gesamte Gebilde im Blick behalten. Ist etwa das Cortisol erniedrigt → Nebennierenschwäche, Seite 206, hat dies Rückwirkungen auf das Progesteron. Auch ist es gut zu wissen, dass der Körper zwar aus Progesteron Östrogen herstellen kann, aber niemals umgekehrt.

WAS MACHEN DIE (STEROID-) HORMONE IM KÖRPER?

Progesteron

Das Progesteron hat im Hormonhaushalt der Frau eine herausragende Bedeutung. Es ist unter anderem für die Umwandlung der Gebärmutterschleimhaut verantwortlich, ebenso für die Erhöhung der

Körpertemperatur, und nicht zuletzt stellt es das wichtigste schwangerschaftserhaltende Hormon dar. Darüber hinaus ist es als Vorstufe für weitere Steroidhormone unverzichtbar und fungiert somit als Stoffwechselregulator.

Cortisol

Cortisol ist das Stresshormon unter den Steroidhormonen und ist für unser Überleben in stressigen Zeiten ungemein wichtig. Es setzt rasch Energie frei und hilft uns somit bei bevorstehendem Kampf oder bei Flucht → Seite 206. Biochemisch entsteht es aus Progesteron.

Östrogene

Es gibt in unserem Körper nicht etwa das Östrogen, sondern rund 20 verschiedene Östrogene. Die Hauptvertreter sind Östron (E1), Östradiol (E2) und Östriol (E3).

- **Östron** (E1) kann als die Vorratskammer für Östrogene bezeichnet werden. Es befindet sich im Unterhaut-Fettgewebe und bildet bei Bedarf Östradiol (E2) und Östriol (E3).
- **Östradiol** (E2) ist das am stärksten wirksame Östrogen in den fruchtbaren Jahren, weshalb es auch als Fruchtbarkeitshormon bezeichnet wird. Es ist wichtig für die weibliche Ausprägung und zugleich die Vorstufe für Östriol (E3).
- **Östriol** (E3) schließlich ist das Schleimhauthormon und sorgt dafür, dass alle Schleimhäute (in Scheide, Blase, Nase, Mund, Auge, in den Gelenken und so weiter) feucht und somit gesund bleiben.

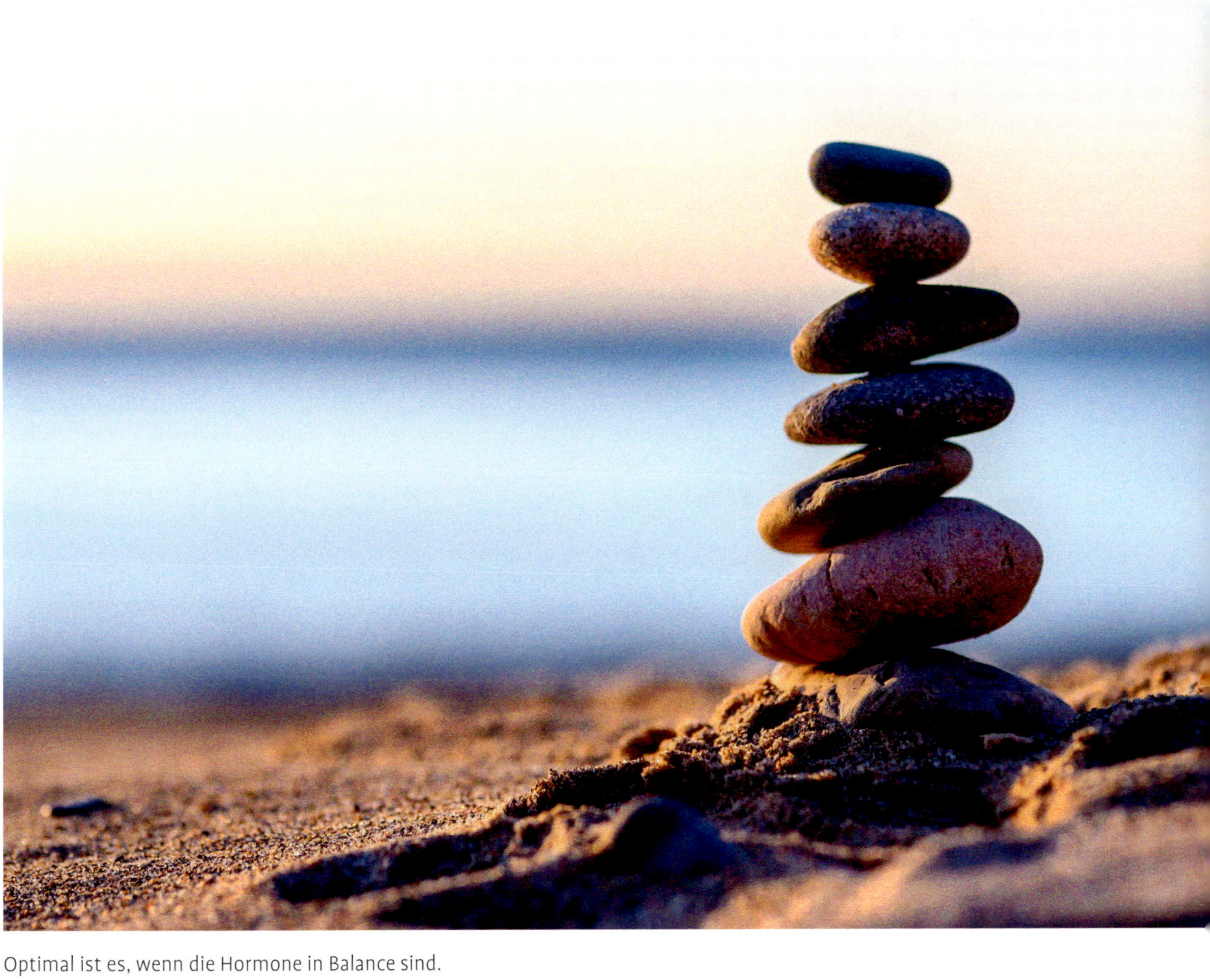

Optimal ist es, wenn die Hormone in Balance sind.

Testosteron

Sowohl der Mann als auch die Frau verfügen über Testosteron, allerdings in verschiedener Konzentration. Es „macht den Mann zum Mann", aber auch für Frauen ist es ein wichtiger Baustein im hormonellen Gleichgewicht. Bei beiden Geschlechtern sorgt es für Muskelkraft, Energie, Antrieb und Leistungsfähigkeit. Darüber hinaus steigert es das sexuelle Verlangen.

DHEA

Das Dehydroepiandrosteron (DHEA) ist ein stoffwechselaktivierendes Hormon. Ebenso wie das Progesteron stellt es in der Biosynthese eine Vorstufe für das Testosteron und die Östrogene dar. Darüber hinaus ist es verantwortlich für das Funktionieren unseres Immunsystems und dessen gute Abwehrfähigkeit.

Außerdem kann es stress- und altersbedingten Vitalitätsstörungen und Ermüdungserscheinungen des Körpers entgegenwirken und hat einen positiven Einfluss auf die psychische Verfassung sowie auf die Gesundheit von Herz und Kreislauf. DHEA ist der Gegenspieler des Cortisols und somit wichtig für eine ausreichende Stresstoleranz. In den letzten Jahren ist DHEA immer stärker in den Blick der Öffentlichkeit geraten und wurde als „Jungbrunnenhormon" bezeichnet.

Ein Wort zum Cholesterin

Zu viel Cholesterin kann zwar ein erhöhtes Risiko für Herz-Kreislauf-Erkrankungen darstellen, es hat jedoch auch viele wichtige Aufgaben im Körper.

Zum einen ist Cholesterin der Ausgangsstoff für unsere Steroidhormone und das Vitamin D. Ebenso wird es gebraucht zum Aufbau und zur Reparatur von Zellmembranen und zum Aufbau der Nervenschutzhüllen. Außerdem wird es zur Energiegewinnung jeder Zelle benötigt und ist Bestandteil der Gallenflüssigkeit.

Ein hoher Cholesterinwert kann mitunter ein Hinweis auf ein hormonelles Ungleichgewicht sein. Denn liegt zum Beispiel ein Mangel an Progesteron oder anderen Steroidhormonen vor, reagiert der Körper mit einer Mehrproduktion an Cholesterin, damit die entsprechenden Hormone gebildet werden können.

Wird ein hoher Cholesterinspiegel falsch interpretiert und es werden ausschließlich lipidsenkende Arzneimittel verabreicht, statt das eventuell vorhandene hormonelle Ungleichgewicht auszubalancieren, entsteht ein falscher Behandlungsansatz.

Steroidhormone im Überblick

HORMON	AUFGABE / FUNKTION	BILDUNGSORT
Progesteron	Zyklusregulation, wichtiges Vorstufenhormon	Eierstöcke, Hoden (Nebennieren, Plazenta)
Cortisol	*Das* Stresshormon	Nebennieren
Östrogene (E1, E2 und E3)	Weibliche Ausprägung	Eierstöcke (Nebennieren, Hoden)
Testosteron	Männliche Ausprägung	Hoden (Eierstöcke, Nebennieren)
DHEA	Immunsystem, „Jungbrunnenhormon"	Nebennieren

Natürliche Hormontherapie

Wenn es in unserem Körper zu einer hormonellen „Schieflage" gekommen ist, dann muss es das oberste Ziel sein, die hormonelle Balance wiederherzustellen. Hierbei sollten Sie immer das große Ganze im Blick haben. Denn wie aus dem Hormonsyntheseweg ersichtlich ist, beeinflussen sich die Hormone gegenseitig. Im Folgenden finden Sie ein kleines Grundgerüst für die Vorgehensweise:

- Betreiben Sie immer Ursachenforschung!
- Um langfristig Erfolg zu haben oder um den Körper in eine bessere Reaktionslage zu bringen, ist eine Grundregulierung sehr hilfreich → Seite 300. Zu einer Grundregulierung gehören je nach Beschwerden eine Darmsanierung sowie eine Ausleitungstherapie, um die Stoffwechselorgane (vor allem Niere und Leber) zu unterstützen. Die Leber spielt eine wichtige Rolle beim Verstoffwechseln der Hormone, die Niere bei deren Ausleitung. Außerdem sollte ein ausgeglichener Säure-Basen-Haushalt vorliegen. Ist die Darmflora beispielsweise nicht intakt, werden die gewünschten Wirkstoffe nicht ausreichend aufgenommen. Oder Östrogene, welche eigentlich ausgeschieden werden sollten, werden wieder aufgenommen.
- Bei der Regulierung von Hormonen gibt es viele Hilfen aus der Natur – vor allem aus dem großen Reich der Pflanzen → unten. In den letzten Jahren ist die Behandlung mit bioidentischen Hormonen sehr in das Interesse geraten → Bioidentische Hormone, Seite 59, weshalb sie im Anschluss kurz erklärt werden.

PFLANZEN UND HORMONE

Eine gute Möglichkeit zur natürlichen Hormonregulation sind Heilpflanzen, die durch bestimmte Inhaltsstoffe in unserem Körper hormonähnliche Wirkungen auslösen.

Dass es solche Pflanzen gibt, ist schon lange bekannt, und viele davon sind gut untersucht worden. Da synthetische Hormone oft Nebenwirkungen mit sich bringen, sind die Pflanzen in den letzten Jahren (wieder) in den Blickpunkt geraten.

- Wir kennen Pflanzen, die über verschiedene Wirkmechanismen die Symptome eines Progesteronmangels ausgleichen können und somit eine **progesteronähnliche Wirkung** entfalten. Hierzu zählen vor allem der Mönchspfeffer → Seite 396 und die Yamswurzel → Seite 98.
- Und wir kennen Pflanzen, die über verschiedene Wirkmechanismen die Symptome eines Östrogenmangels ausgleichen können und somit eine **östrogenähnliche Wirkung** entfalten. Hierzu zählen unter anderem Granatapfel → Seite 370, Hopfen → Seite 374, Leinsamen → Seite 389, Rhapontik-Rhabarber → Seite 431, Rotklee → Seite 412, Salbei → Seite 416 und Soja → Seite 415. Diese Pflanzen enthalten sogenannte Phytoöstrogene. Aber auch die Traubensilberkerze → Seite 428 spielt eine wichtige Rolle, obwohl sie nach dem heutigen wissenschaftlichen Stand keine Phytoöstrogene enthält.

PHYTOÖSTROGENE, WAS IST DAS?

Phytoöstrogene sind sekundäre Pflanzenstoffe, von denen einige auch als **Phyto-SERMs** (S = Selektive, E = Estrogen, R = Rezeptor, M = Modulatoren) bezeichnet werden. Zu den Phytoöstrogenen zählen vor allem die Isoflavone (unter anderem Genistein, Daidzein und Coumestrol), Lignane und Stilbene. Die bekanntesten Vertreter der isoflavonhaltigen Pflanzen sind Rotklee und Soja. Die bekannteste Pflanze mit vielen Lignanen ist der Leinsamen und bei den Stilbenen der Rhapontik-Rhabarber.

Weitere Quellen für Phytoöstrogene in unserer Nahrung sind Hülsenfrüchte (zum Beispiel Bohnen oder Linsen) und Getreide beziehungsweise ballaststoffreiche Lebensmittel (Vollkorn). In etwas geringerer Konzentration finden sie sich auch in vielen Gemüse- und Obstsorten sowie in Nüssen und Samen.

Wirkmechanismus

Phytoöstrogene sind keine Östrogene im chemischen Sinne, sondern haben nur eine strukturelle Ähnlichkeit mit ihnen. Diese Ähnlichkeit ermöglicht ihnen jedoch eine Bindung an Östrogenrezeptoren in unserem Körper, wodurch eine östrogene oder auch antiöstrogene Wirkung erzielt werden kann.

Um dies zu verstehen, müssen wir uns die Östrogenrezeptoren etwas genauer ansehen. Unser Organismus verfügt nicht nur über einen einzigen Östrogenrezeptor-Typ, sondern über mindestens zwei verschiedene Typen, nämlich die Beta- und die Alpha-Rezeptoren.

Beta-Rezeptoren finden sich hauptsächlich im Gehirn und im Kreislaufsystem sowie in den Knochen, während Alpha-Rezeptoren vor allem in den Fortpflanzungsorganen (zum Beispiel in der Gebärmutterschleimhaut, dem Endometrium) und im Brustgewebe angesiedelt sind. Die meisten Phytoöstrogene binden an Alpha- und Beta-Rezeptoren, bevorzugt jedoch an die Beta-Rezeptoren.

Selektive Östrogenrezeptor-Modulatoren (kurz: SERMs) können organspezifisch östrogenartig oder anti-östrogenartig wirken → Seite 55. Bei den Phyto-SERMs sind diese Wirkungen unter anderem abhängig vom Lebensstadium und dem vorhandenen natürlichen Östrogenspiegel im Körper.

Phytoöstrogene haben eine 100- bis zu 10 000-fach schwächere Wirkung als echte Östrogene.

Dennoch können sie eine spürbare Wirkung entfalten. Ist der körpereigene Östrogenspiegel niedrig, führen die Phytoöstrogene zu einer leichten östrogenen Stimulierung, ist der körpereigene Östrogenspiegel zu hoch, ist durch die Phytoöstrogene dessen Hemmung die Folge.

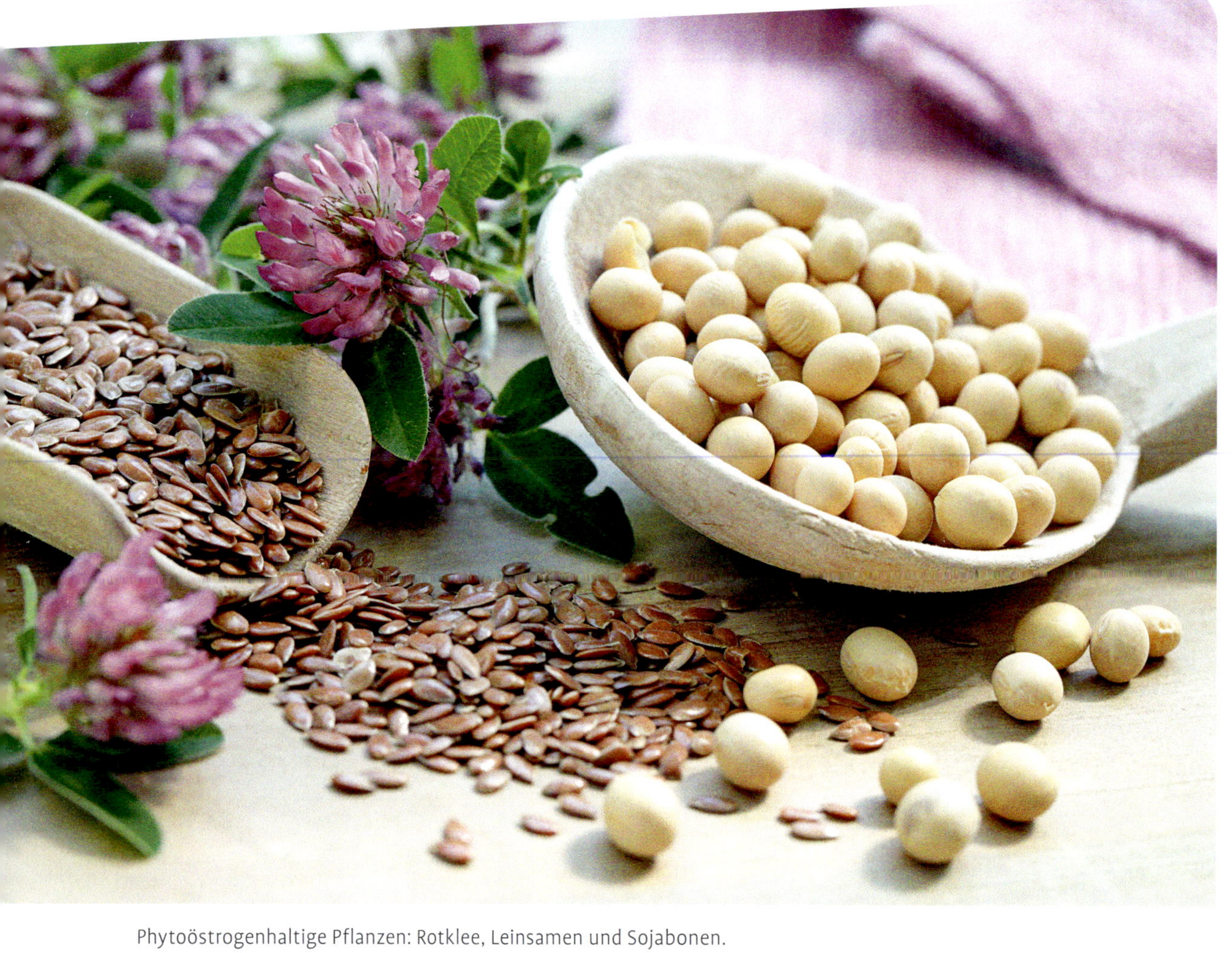

Phytoöstrogenhaltige Pflanzen: Rotklee, Leinsamen und Sojabonen.

Dosierung von Hormonen

Hormone sollten generell so niedrig und kurz wie möglich verabreicht werden.

Also stets nach dem Motto: So wenig wie möglich, so viel wie nötig.

Regulierende Wirkung

Pflanzen, die im menschlichen Körper eine hormonähnliche Wirkweise entfalten, sind allgemein nicht nur sehr viel schwächer als unsere körpereigenen Hormone, sondern auch schwächer als synthetische Hormone.

Wie aber können diese Pflanzen dennoch in unserem Körper wirken? Diese Frage lässt sich nicht pauschal beantworten. Doch eines ist klar: Heilpflanzen mit einer hormonähnlichen Wirkweise sollten nicht wie chemisch-synthetische Hormonpräparate als Ersatztherapie (Substitution) verstanden werden. Vielmehr kommt es bei ihrer Anwendung zu einer harmonisierenden Therapie, indem die Hormonschwankungen ausbalanciert werden. Zudem sind die Pflanzen ja immer sogenannte Vielstoffgemische. Es sind also stets noch weitere Inhaltsstoffe enthalten – und an der Wirkung beteiligt. Oftmals verstärken sich die Pflanzeninhaltsstoffe dabei gegenseitig, sodass es zu einem synergistischen Effekt kommen kann.

BIOIDENTISCHE HORMONE

Gleich vorneweg: Die bioidentischen Hormone (Synonym: naturidentische oder körperidentische Hormone) werden hier nur der Vollständigkeit halber beschrieben, da sie zunehmend an Interesse in der Behandlung gewinnen.

Was sind bioidentische Hormone?

Bei den bioidentischen Hormonen handelt es sich um Hormone, deren biochemische Strukturen zu 100 % identisch sind mit denen, die unser Körper selbst produziert. Sie werden jedoch synthetisch – das heißt, in einem Labor – hergestellt.

Welche Vorteile haben sie?

Der Vorteil liegt auf der Hand: Unser Organismus erkennt diese Hormongaben als körpereigen an und kann sie daher in optimaler Weise verwerten. Klar, dass dies die natürlichere Art zu behandeln ist als mit solchen Hormonen, die chemisch anders aufgebaut und somit nur bedingt körperidentisch sind, aber in die gleiche Richtung wirken.

Diagnose

Einer Behandlung mit bioidentischen Hormonen geht üblicherweise eine Bestimmung der momentan im Körper vorhandenen eigenen Hormone voraus. So eine Hormonbestimmung erfolgt in der Regel durch den Speichel → Adressen im Service, Seite 439 oder über das Blut. Im Speichel werden die freien, ungebundenen Hormone ersichtlich, im Blut die gebundenen. Möglich sind auch Messungen über den Urin. Durch eine gute Anamnese kann jedoch auch schon oft erkannt werden, wie es um die hormonelle Lage bestellt ist.

In welcher Form werden Hormone verabreicht?

Neben der Verwendung von verschreibungspflichtigen bioidentischen Hormonen bietet sich bei leichten hormonellen Dysbalancen die Behandlung mit homöopathisch potenzierten Hormonen (meist in der Potenzierungsstufe D4) an. Diese sind als Cremes oder Globuli erhältlich.

Keine Selbsttherapie!

Dennoch gilt zu sagen: Auch bei den bioidentischen Hormonen handelt es sich schlussendlich um eine Hormonersatztherapie, welche unbedingt in die Hand einer medizinischen Fachkraft gehört – denn nur mit der exakten Dosierung können die bioidentischen Hormone die Beschwerden der Frau lindern oder gar heilen.

Wenn schon, dann möglichst bioidentisch

Mit naturheilkundlichen Maßnahmen, insbesondere mit hormonell wirkenden Pflanzen, kommt man in der Behandlung hormoneller Dysbalancen sehr weit. Sollten Sie sich aus guten Gründen und nach sorgfältigem Abwägen mit Ihrer Therapeutin jedoch für eine Hormontherapie entscheiden, dann geben Sie, falls machbar, bioidentischen Hormonen den Vorrang. Sie sind immerhin das natürlichere Konzept einer Hormonersatztherapie.

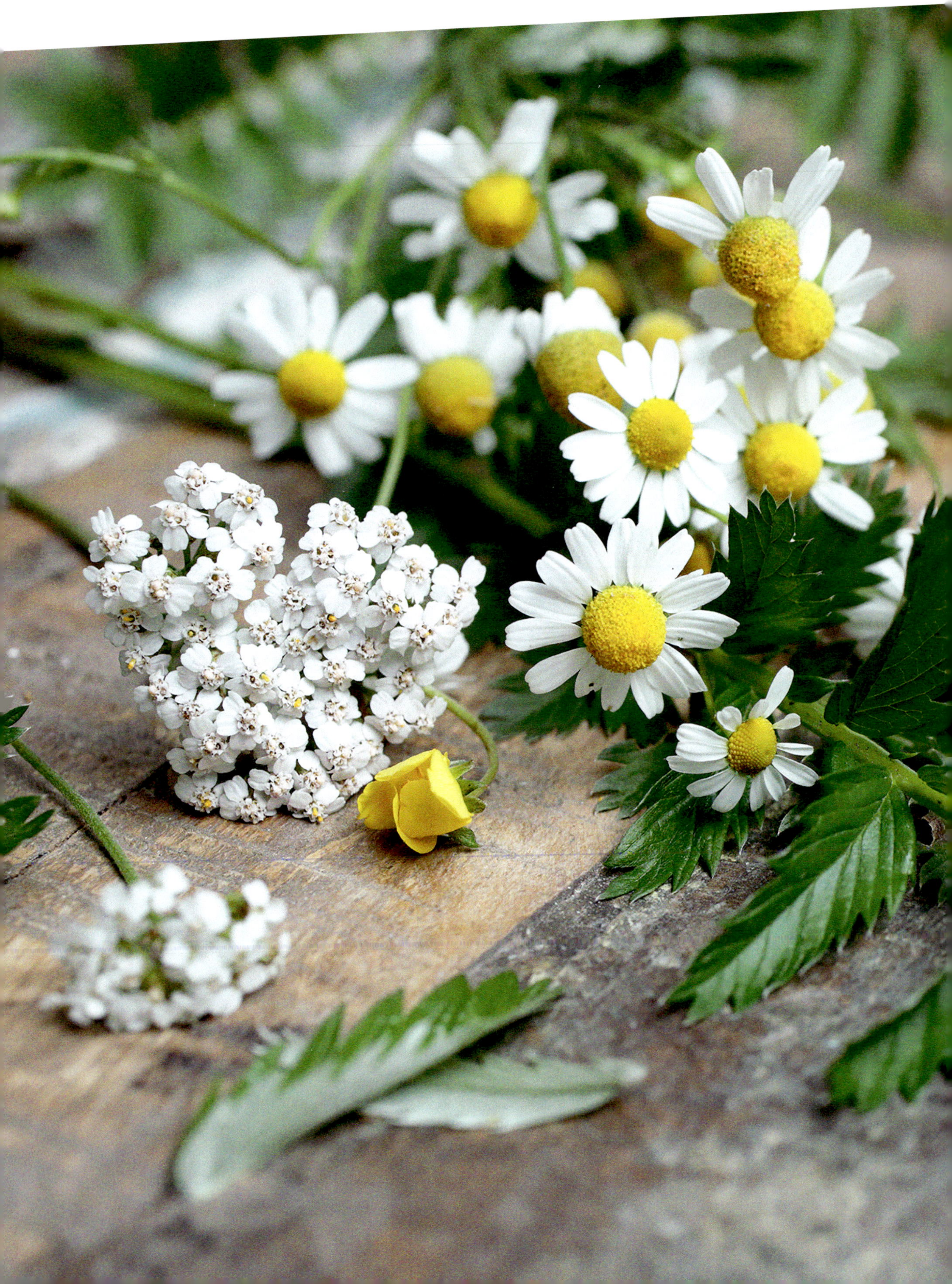

HORMONELLE BALANCE

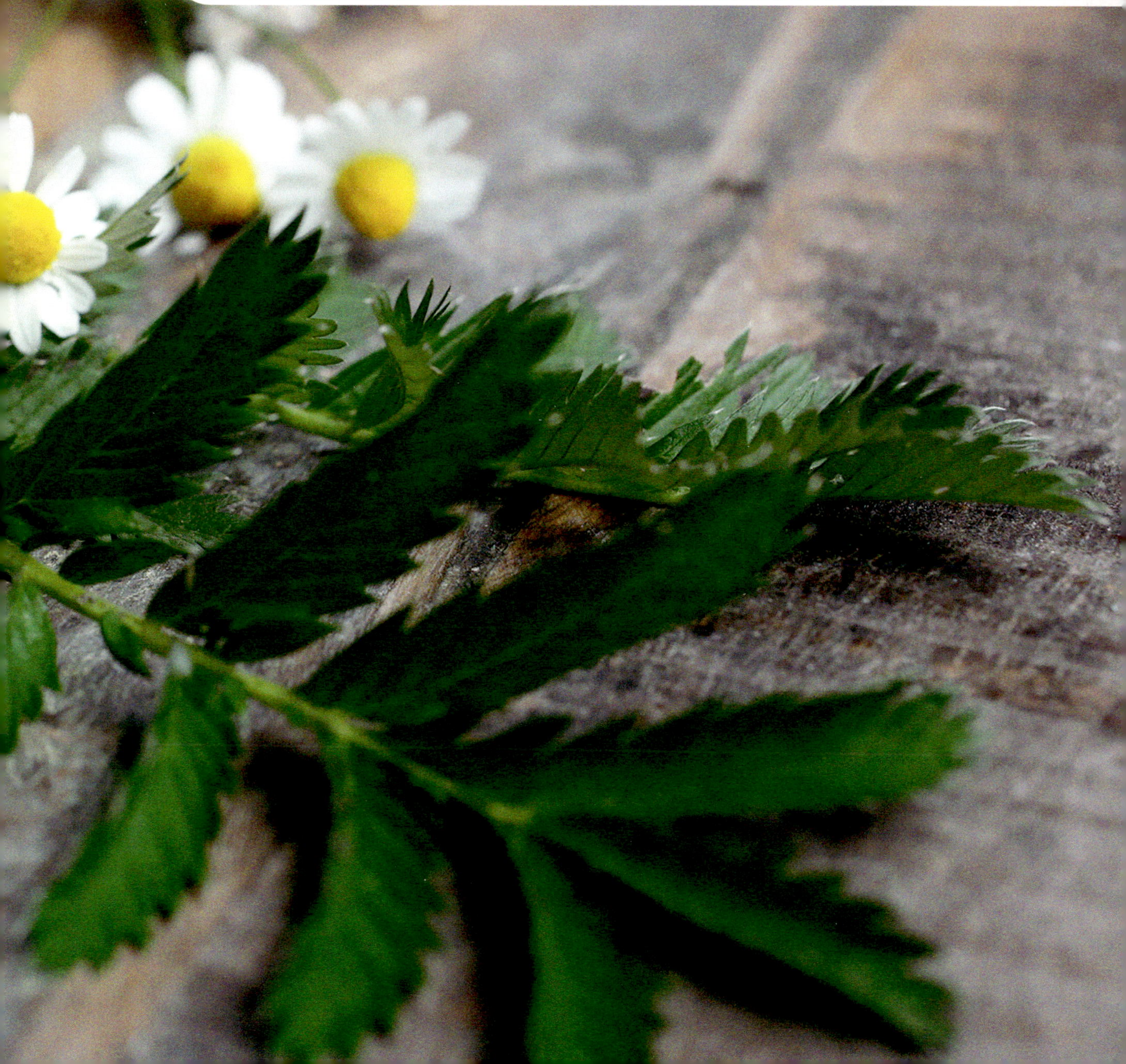

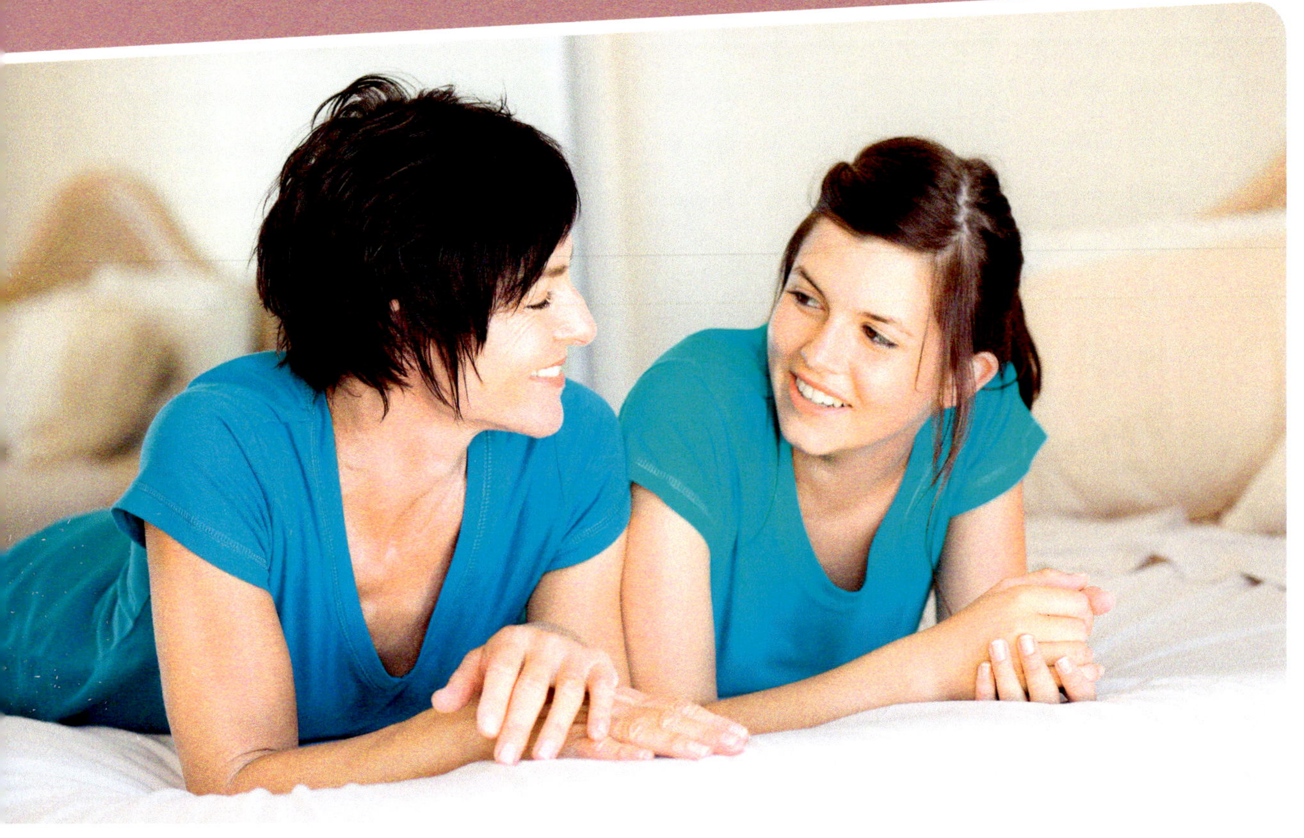

Das Leben einer Frau ist durch Hormone geprägt. Durch das genaue Hinschauen und Erkennen ihres Zusammenspiels können wir, falls nötig, gezielt in das Geschehen eingreifen und bei Beschwerden eine hormonelle Balance wiederherstellen. Das ist und bleibt das A & O beziehungsweise die Basis einer guten naturheilkundlichen Behandlung.

WECHSELSPIEL DER HORMONE

Jede Phase im Leben einer Frau hat ihre hormonelle Besonderheit.

Nach der Geburt haben kleine Mädchen einen fast genauso hohen Wert an Östrogenen und Progesteron wie die Mutter selbst – was sich jedoch rasch wieder verändert.

In der Präpubertät zwischen dem 8. und 12. Lebensjahr beginnen allmählich die Eierstöcke zu arbeiten, und ab dem 10. Lebensjahr ist meist eine Brustentwicklung zu beobachten.

In der Pubertät dann, also zwischen dem 12. und 15. Lebensjahr, steigen die Östrogene und die Androgene stark an. Nun entwickelt sich die Schambehaarung, und es kommt zum Wachstum der inneren Geschlechtsorgane. Die Periode setzt ein, und ab jetzt besteht die Möglichkeit einer Schwangerschaft.

Als Geschlechtsreife wird im Allgemeinen die Zeit zwischen dem 16. und 45. Lebensjahr bezeichnet, wobei die Fruchtbarkeit ab dem 30. bis 35. Lebensjahr schon wieder langsam abnimmt. Ein fein aufeinander abgestimmtes Zusammenspiel der Hormone sorgt in dieser Zeit für den Menstruationszyklus.

In den Wechseljahren → Seite 66 schließlich geht die Hormonproduktion wieder zurück. Zu Beginn sinkt das Progesteron und im späteren Verlauf auch das Östrogen.

AUS DEM GLEICHGEWICHT

Das Zusammenspiel der Hormone klappt leider nicht immer reibungslos. Gerät die hormonelle Balance einmal ins Wanken, kann es zu den verschiedensten Beschwerden kommen: Die bekanntesten davon sind Menstruationsbeschwerden und Wechseljahrbeschwerden. Es kann aber auch zu weiteren allgemein bedingten hormonellen Beschwerden kommen → ab Seite 90. Um dem Organismus mit naturheilkundlichen Maßnahmen gezielt helfen und ihn unterstützen zu können, bedarf es zuvor eines gründlichen Hinschauens und des Verstehens, was sich auf der Hormonebene gerade abspielt.

Menstruation

Die Menstruation ist die monatliche Regelblutung von Mädchen und Frauen im fruchtbaren Alter. Sie wird auch als Regel, Mens oder Periode bezeichnet. Monat für Monat reift im Menstruationszyklus einer Frau eine Eizelle heran, welche befruchtet werden kann. Damit sich das befruchtete Ei sicher in der Gebärmutter einnisten kann, wandelt sich die Gebärmutterschleimhaut während des Zyklus um, sie wird viel dicker und stärker durchblutet. Diese Prozesse verlaufen ganz automatisch und werden von Hormonen gesteuert.

In der Mitte des Zyklus findet ein Eisprung statt und eine Eizelle wird reif. Bleibt die Befruchtung dieser Eizelle aus, wird die extra dafür gebildete dicke und stark durchblutete Gebärmutterschleimhaut wieder abgestoßen, und es kommt zur Regelblutung. Dabei werden etwa 50–150 ml Blut sowie kleine Mengen an Gebärmuttergewebe abgestoßen.

Die meisten Mädchen bekommen in unserem Kulturkreis ihre erste Monatsblutung (medizinisch: die Menarche) im Alter von 10–16 Jahren. Das durchschnittliche Alter liegt bei 12,5 Jahren. Eine Frau hat insgesamt in ihrem Leben etwa 400–500 Regelblutungen.

In der Zeit zwischen dem 45. und dem 55. Lebensjahr wird der Zyklus immer unregelmäßiger, und die Blutung verläuft unterschiedlich stark. Dieser Zeitraum wird als Wechseljahre (medizinisch: das Klimakterium) bezeichnet. Die letzte Monatsblutung (Menopause) tritt im Durchschnitt mit 51 Jahren auf.

ZYKLUSDAUER

Als Menstruationszyklus gilt der Zeitraum zwischen dem ersten Tag der Regelblutung und dem letzten Tag vor der nächsten Regelblutung. Die Länge des Zyklus kann von Frau zu Frau stark variieren. Durchschnittlich geht man von einem „Musterzyklus“ von 28 Tagen aus. Zykluslängen von 25–35 Tagen gelten jedoch noch als vollkommen normal. Aber nicht nur die Zyklusdauer, sondern auch die Blutungsdauer und die Blutungsstärke können erheblich variieren.

Gerade bei jungen Mädchen kann der Zyklus zu Beginn noch sehr unregelmäßig ausfallen. Er wird sich jedoch im Laufe der Zeit einpendeln.

REGULATION

Die Regulation des Zyklus findet auf drei Ebenen statt:

- dem Hypothalamus: GnRH (Gonadotropine Releasing Hormone)
- der Hirnanhangdrüse: FSH (Follitropin, Follikel stimulierendes Hormon) sowie LH (Luteotropin, Luteinisierendes Hormon)
- den Eierstöcken: Östrogene und Progesteron (Gelbkörperhormon)

Sie alle stehen über Rückkopplungsprozesse miteinander in Verbindung. Zum besseren Verständnis dieses komplizierten Hormonsystems können Sie im Abschnitt „Perfekte Teamarbeit“ → Seite 53 weitere Informationen darüber finden.

Ablauf des Menstruationszyklus

Der Zyklus lässt sich in eine erste und eine zweite Zyklusphase einteilen. In der Zyklusmitte findet der Eisprung statt. Bei einem Zyklus von 28 Tagen sieht dies wie folgt aus:

DIE ERSTE ZYKLUSPHASE

- **Menstruation:** Der erste Tag der Menstruation ist der Beginn eines neuen Zyklus. Normalerweise dauert die Blutung zwischen drei und fünf (manchmal auch sieben) Tage. In dieser Menstruationsphase (Desquamationsphase) löst sich die oberste Schicht der Gebärmutterschleimhaut ab und wird dann, vermischt mit Blut, ausgeschieden. Die Gebärmutter unterstützt diesen Prozess durch Kontraktionen, was durch mehr oder weniger heftige Bauchkrämpfe spürbar ist. Am Ende dieser Blutungsphase beginnen bereits wieder die Aufbauprozesse im Eierstock.

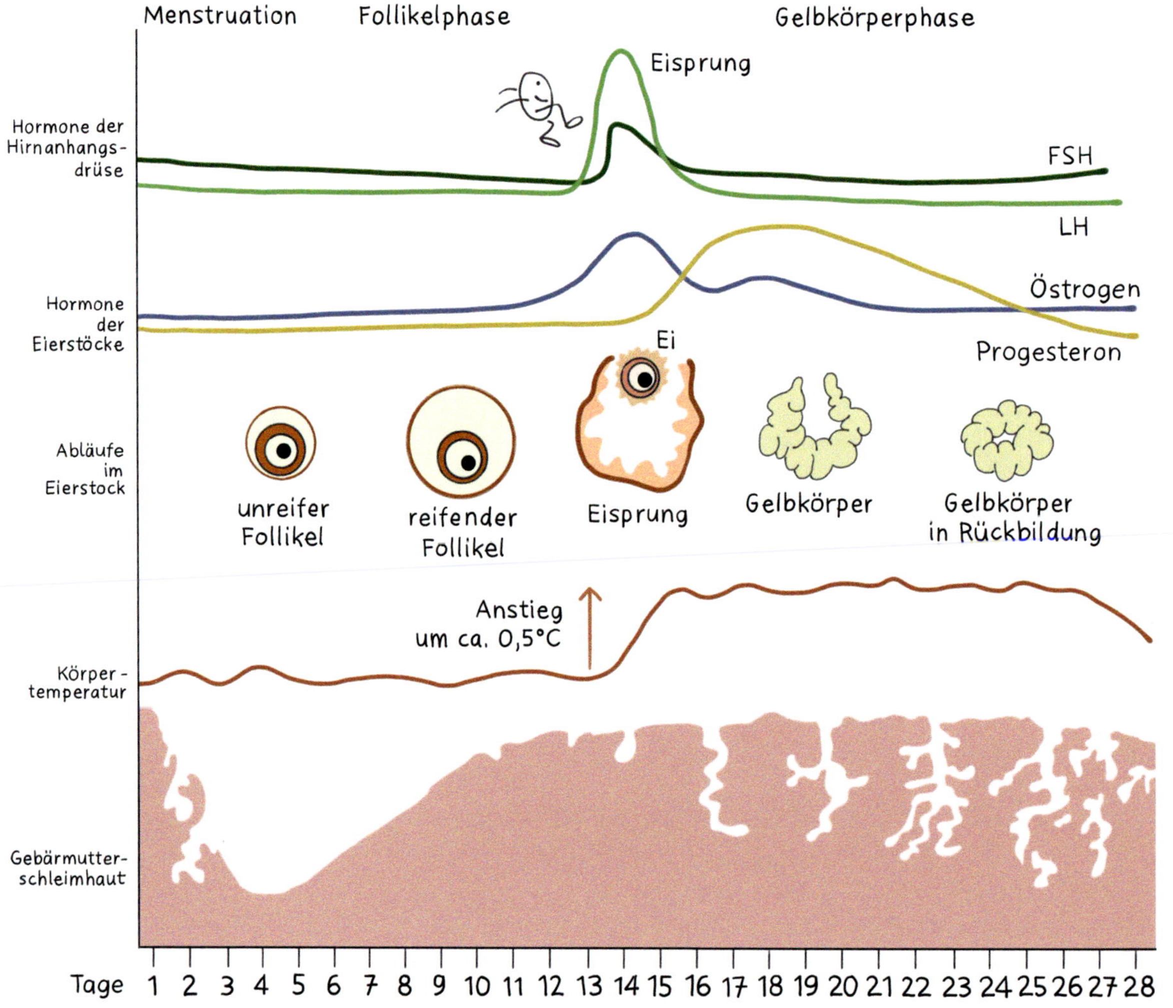

Schema des weiblichen Zyklus.

- **Follikelphase:** Die anschließende Follikelphase (Aufbauphase, Eireifungsphase, Proliferationsphase oder auch Östrogenphase genannt) dauert etwa vom fünften bis zum 14. Tag. In dieser Zeit wird die Gebärmutterschleimhaut wieder aufgebaut (daher der Name Proliferationsphase, ein Wort, das sich vom lateinischen *proles*, die Nachkommen, und *ferre*, tragen, herleitet), angeregt durch das Hormon Östrogen. Bildlich könnte man das Östrogen auch als die „Maurer" bezeichnen. Gleichzeitig reift im Eierstock, stimuliert durch das Follikelstimulierende Hormon (FSH) aus der Hypophyse, ein Follikel (Eibläschen) heran, daher der Name Follikelphase.

DIE ZYKLUSMITTE

- **Eisprung (Ovulation):** Kurz vor dem Eisprung (13.–14. Tag) wird durch den hohen Östrogenspiegel die Hypophyse zur Ausschüttung des Luteinisierenden Hormons (LH) angeregt. Dieses löst den Eisprung aus. In den folgenden 24 Stunden kann dann das Ei befruchtet werden.

DIE ZWEITE ZYKLUSPHASE

- **Gelbkörperphase:** In der anschließenden Gelbkörperphase (Sekretionsphase, Lutealphase), die vom 15. bis zum 28. Tag dauert und die zweite Zyklushälfte darstellt, entsteht ebenfalls durch LH aus dem Follikel der sogenannte Gelbkörper. Er produziert neben kleinen Mengen des Hormons Östrogen zunehmend das Gelbkörperhormon Progesteron. Das Progesteron „beherrscht" nun die zweite Zyklushälfte. Es sorgt für eine optimale Ausstattung der Gebärmutter, indem es die Gebärmutterschleimhaut weiter verdickt. Dies geschieht, indem viele kleine Blutgefäße in die oberste Schleimhautschicht einsprießen beziehungsweise sich verästeln und dort Nährstoffe eingelagert werden. Das Progesteron wird deshalb auch als „Klempner" bezeichnet, um beim Handwerkervergleich zu bleiben. Außerdem steigt durch das Progesteron die Körpertemperatur etwa um ein halbes Grad Celsius. Wenn es nicht zu einer Befruchtung und somit zu einer Schwangerschaft gekommen ist, bildet sich der Gelbkörper zurück. Damit sinkt der Progesteronspiegel und infolgedessen lösen sich die oberen Schichten der Gebärmutterschleimhaut ab – es kommt wieder zu einer neuen Menstruationsblutung. Ein neuer Zyklus beginnt.

Eine Befruchtung! Und wie weiter?

Sollte eine Befruchtung stattgefunden haben, dann produziert der Gelbkörper weiterhin Progesteron, bis schließlich die Plazenta im dritten Schwangerschaftsmonat diese Aufgabe übernimmt.

MENSTRUATIONSBESCHWERDEN

Ist der Hormonhaushalt gestört, treten Abweichungen vom regelmäßigen Zyklus, von der Blutungsstärke und/oder von der Blutungsdauer auf. Durch einen sinkenden Progesteronspiegel kann es auch zu prämenstruellen Beschwerden kommen.

Diese werden im anschließenden Kapitel Menstruationsbeschwerden → ab Seite 67 behandelt.

Wechseljahre

„Nichts ist so beständig wie der Wandel", sagte bereits der Philosoph Heraklit (etwa 500 v. Chr.). Vermutlich meinte er damit nicht die Wechseljahre. Doch auch hier sehen wir, dass sich in deren Verlauf ein Wandel einstellt und es dementsprechend zu hormonellen Verschiebungen kommt.

HORMONELLE SITUATION

In den Wechseljahren stellt sich allmählich das Ende der Fortpflanzung ein.

Das ist ein langer Prozess, und dieser wird in verschiedene Phasen eingeteilt. Dies sind Prämenopause, Menopause und Postmenopause ➔ Seite 91.

DOCH WIE KOMMT ES ÜBERHAUPT DAZU?

Betrachten wir uns einmal die hormonelle Situation etwas genauer, so wird ersichtlich, dass ab dem 35. Lebensjahr zunächst das Progesteron langsam abnimmt. Das Östrogen hingegen bleibt zu Beginn noch konstant.

Zwischen dem 45. und 50. Lebensjahr stellen die Eierstöcke langsam ihre Funktion ein. Die Zahl der Eibläschen nimmt ab und der Eisprung findet nicht mehr regelmäßig statt. Es kommt zum Absinken von Östrogen (und weiterhin auch von Progesteron), bis schließlich die Blutung ausbleibt.

Zuerst nimmt also das Progesteron und später auch das Östrogen ab. Dies ist der Grund, weshalb viele Frauen in der Prämenopause zwischen

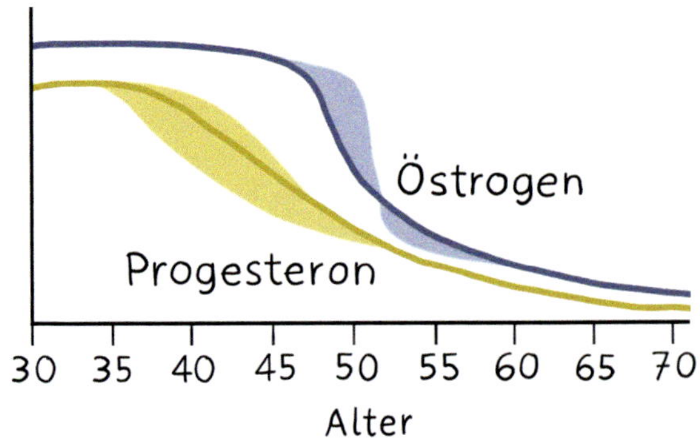

Änderung des Progesteron- und Östrogengehalts im Blut im Lauf der Jahre.

dem (40.-)45. und 50. Lebensjahr in der zweiten Zyklusphase von einer Östrogendominanz betroffen sind – gelegentlich auch schon ab dem 35. Lebensjahr.

WECHSELJAHRBESCHWERDEN

Wie in der Grafik oben gut zu sehen ist, sinken also das Progesteron und Östrogen innerhalb von 10–15 Jahren ab. Diese Abnahme geschieht jedoch nicht immer gleichmäßig, sondern manchmal auch sprunghaft mit vielen Auf- und Abwärtsbewegungen.

Gut zu wissen, dass unser Körper auf diese hormonelle Reise ausgerichtet ist. In den unterschiedlichen Phasen kann es jedoch durch die mehr oder weniger starken Turbulenzen zu Beschwerden kommen. Diese werden im Kapitel Wechseljahrbeschwerden ➔ ab Seite 90 beschrieben.

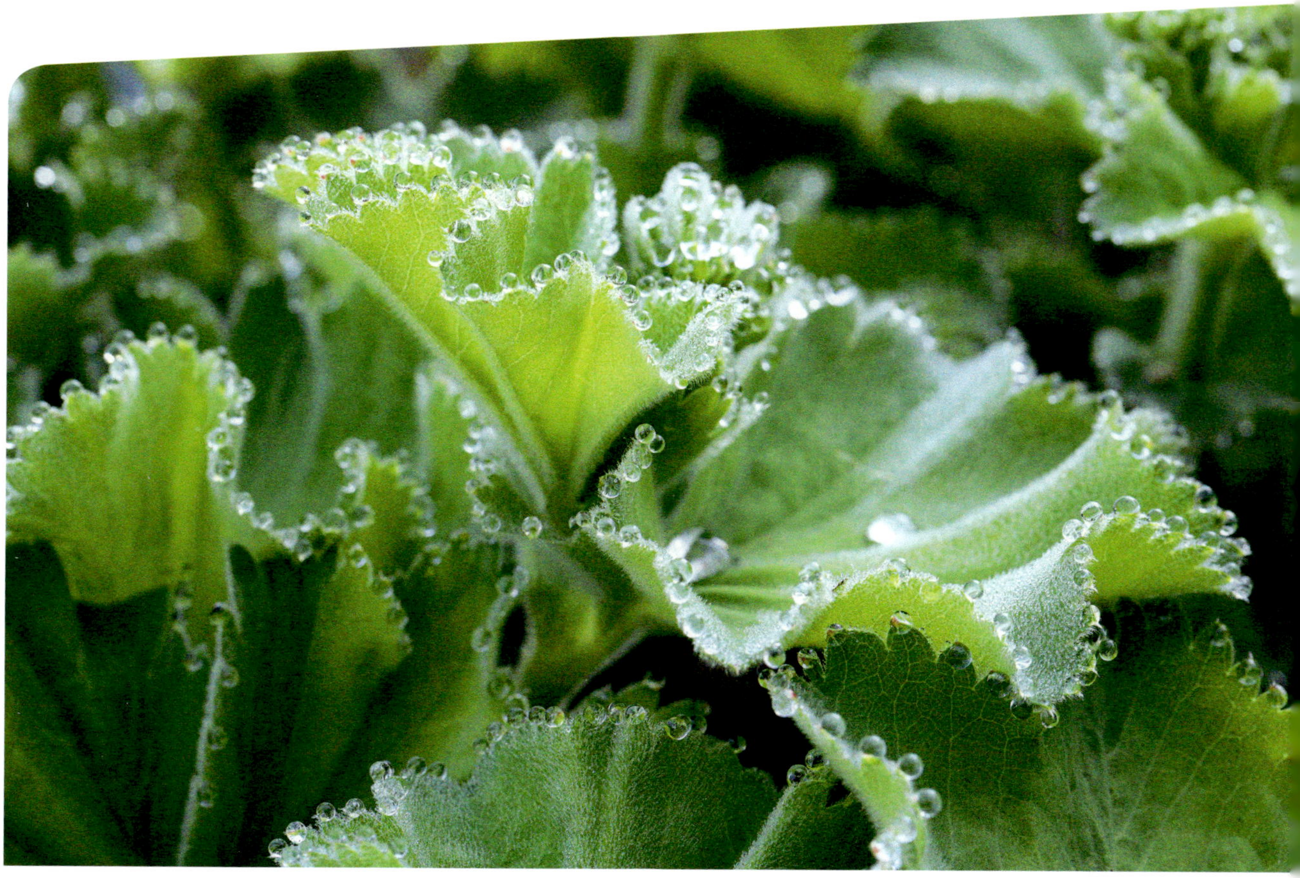

Menstruationsbeschwerden

Unter Menstruationsbeschwerden versteht man das Auftreten verschiedener Beschwerden, die bereits vor, aber auch während der Menstruation auftreten können. Zu den häufigsten zählen hierbei das prämenstruelle Syndrom (kurz PMS) und die schmerzhafte Regelblutung. Problematisch kann auch eine zu starke Regelblutung sein. Eher selten klagen Frauen über eine zu schwache Menstruation.

Die Ursachen für all diese Beschwerden sind vielfältig und können sowohl im körperlichen als auch im psychischen Bereich liegen.

Überhaupt ist der Umgang mit der Regelblutung sehr unterschiedlich. Während die einen sich freuen, dass auch sie endlich in den Kreis der „erwachsenen" jungen Frauen gehören, ist es anderen einfach nur lästig, Monat für Monat zu „bluten" und sich mit Tampons und Binden herumschlagen zu müssen. Die einen sind glücklich darüber, dass die Mens regelmäßig kommt und somit keine Schwangerschaft eingetreten ist, Frauen mit Kinderwunsch sind dagegen eher enttäuscht über die kommende Blutung.

Ein Blick in die Geschichte zeigt, dass den Frauen in patriarchalen Gesellschaften jahrtausendelang eine positive Einstellung zur Menstruation verwehrt war. In allen großen Weltreligionen wurden Frauen während dieser Zeit als unrein angesehen und es wurden ihnen zahlreiche Tabus auferlegt. So durften sie beispielsweise keine Gotteshäuser betreten oder mussten sich räumlich absondern. In manchen orthodoxen Gemeinschaften, in Teilen Indiens oder in islamischen Ländern gilt dies sogar heute noch! Darüber hinaus mussten sich die Frauen nach der Monatsblutung einem Reinigungsritual unterziehen, damit sie ihr Alltagsleben wieder aufnehmen durften.

In unserer modernen Gesellschaft ist diese Betrachtungsweise zwar weitgehend überwunden, aber stattdessen wird nun von der Frau erwartet, dass sie „ihren Mann steht“ und so tut, als sei auch während ihrer Monatsblutung alles normal. Nicht zu vergessen, dass auch heute noch Hausarbeit und Familie mehrheitlich auf den Frauen lastet. Es ist also nicht verwunderlich, dass gesellschaftliche Erwartungen sowie die emotionale und psychische Einstellung einer Frau gegenüber der Monatsblutung an dem Auftreten von Monatsbeschwerden beteiligt sind.

URSACHEN & SYMPTOME

Läuft der Zyklus so bilderbuchmäßig ab wie in der Grafik → Seite 64 dargestellt, fühlen wir Frauen uns wohl. Gerät jedoch die hormonelle Situation in eine Schieflage, beginnen die Beschwerden. Möglich sind Beschwerden vor den Tagen (PMS), verkürzte und ausbleibende Zyklen, starke Blutungen, Krämpfe während der Regelblutung, Stimmungsschwankungen, Migräne und vieles mehr.

Menstruationstassen

Menstruationstassen → Service, Seite 439 erfreuen sich immer größerer Beliebtheit und sind eine super Alternative zu Tampons und Binden. Probieren Sie es einmal aus. Bei der „Tasse“ handelt es sich um einen kleinen, weichen Becher aus Silikon, der in die Vagina eingeführt wird. Dort fängt sie das Blut auf. Anders als bei Tampon und Binde wird die Menstruationstasse allerdings nach dem Entnehmen nicht entsorgt, sondern entleert, ausgewaschen und anschließend wieder verwendet.

Die Vorteile: Das Blut wird nicht wie bei einem Tampon aufgesogen und trocknet somit die Vagina nicht aus. Die Menstruationstasse kann im Vergleich zu Tampons länger am Tag getragen werden. Außerdem verursacht sie weniger Müll und ist bei längerer Anwendung deutlich kostengünstiger.

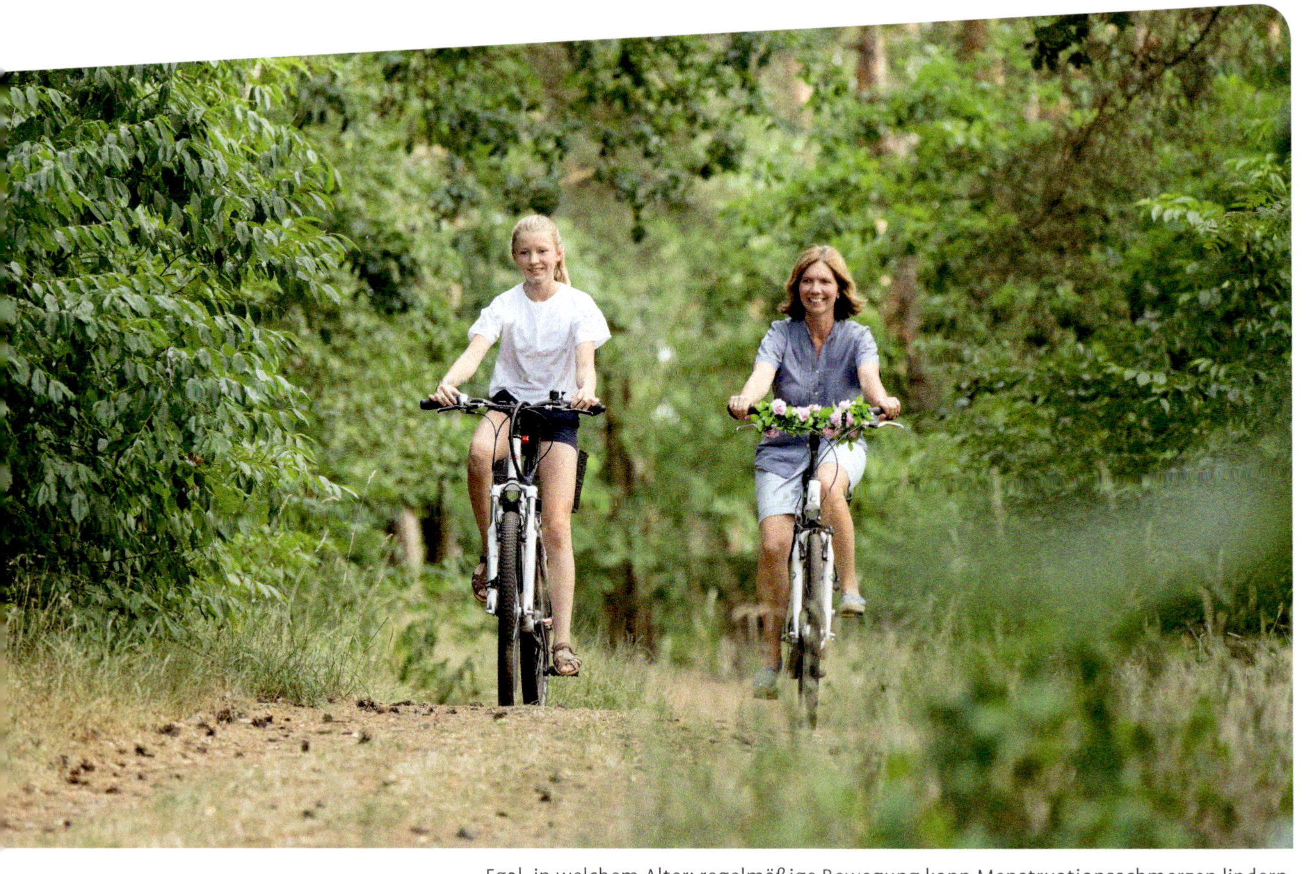

Egal, in welchem Alter: regelmäßige Bewegung kann Menstruationsschmerzen lindern.

Tipps für Mütter

„Mama, was geschieht mit mir?" Die Zeit der ersten Regelblutungen ist für Mädchen oft eine schmerzhafte, mehr noch eine verunsichernde Zeit. Sofern Ihre Tochter unter Menstruationsbeschwerden leidet, können Sie auch alle Anwendungen, wie sie hier beschrieben sind, für das Mädchen zum Einsatz bringen. Das durchschnittliche Alter der ersten Regelblutung liegt heute bei 12,5 Jahren. Meist genügen in diesen jungen Jahren ganz milde „Reize" – es müssen also nicht immer der Mönchspfeffer und schon gar nicht die starke Yamswurzel zur Hormonregulation sein.

Meines Erachtens liegt der Behandlungsansatz aber bereits einige Jahre zuvor. Bereiten Sie Ihre Tochter auf das „Frauwerden" vor. Wie das geht?

Unterstützen Sie Ihre Tochter auf dem Weg dahin mit Gesprächen oder Buchtipps → Seite 438. So lernt sie die Abläufe in ihrem Körper besser kennen und verstehen. Diese „Körperkompetenz" hilft ihr später dabei, mit eventuellen Beschwerden besser umzugehen.

Ein sehr empfehlenswerter Hinweis in diesem Zusammenhang ist das MFM-Projekt (Mädchen-Frauen-Meine Tage). Diese Einrichtung bietet altersgerechte und liebevolle Workshops für Mädchen und Jungen in der Pubertät an. Vielleicht mögen Sie solch ein Projekt auch in der Schule Ihrer Kinder anregen? Mehr dazu unter www.mfm-projekt.de.

Im Folgenden werden die häufigsten Menstruationsbeschwerden mit ihren Ursachen und Symptomen beschrieben.

WANN ZUM ARZT?

- Prinzipiell bei jeglicher Art von Unsicherheit und Sorge rund um die Menstruation
- Bei starken und immer wiederkehrenden Beschwerden vor der Menstruation
- Bei starken Schmerzen während der Blutung
- Wenn die Periode sehr stark oder sehr schwach ist
- Wenn es immer wieder zu Zwischenblutungen kommt
- Falls die Blutung sehr unregelmäßig ist oder längere Zeit ausbleibt
- Bei Blutungen nach der Menopause
- Mit Ihrer Tochter dann, wenn die Menstruation bis zum Alter von 16 Jahren noch nicht aufgetreten sein sollte
- Zur Vorsorgeuntersuchung einmal im Jahr

THERAPIE

Folgende Punkte sind hilfreich bei allen Menstruationsbeschwerden:

Zykluskalender: Zyklusbeobachtung mithilfe eines Zykluskalenders (im Internet zu finden) hilft Ihnen, die Beschwerden richtig einzuordnen. Gab es viel Stress, veränderte klimatische Bedingungen oder einen veränderten Schlaf-Wach-Rhythmus? Gab es einen Eisprung (ersichtlich an der Erhöhung der Temperatur) und bleibt die Temperatur oben → Grafik Seite 64? Falls die Temperatur nicht oben bleibt, ist dies ein Hinweis auf einen Progesteronmangel.

Rhythmus und Entspannung: So wie die Natur einen Rhythmus hat, der zum Beispiel ersichtlich wird am Tag-Nacht-Rhythmus, dem Mondrhythmus, den Gezeiten wie Ebbe und Flut und den Jahreszeiten, so hat auch jede Frau ihren eigenen Menstruationsrhythmus.

In der ersten Hälfte des normalerweise 28-tägigen Zyklus baut sich die Schleimhaut in der Gebärmutter auf. In der Zyklusmitte findet der Eisprung statt. Bis zur Menstruation wird die Schleimhaut weiter aufgebaut und verdichtet, um, falls nötig, das befruchtete Ei zu empfangen.

Man könnte sagen, Frauen sind rhythmische Wesen. Deshalb ist es auch wichtig, einen ganz eigenen Rhythmus im Leben zu finden. Achten Sie auf einen guten Schlaf-Wach-Rhythmus, regelmäßige Mahlzeiten und eine Balance zwischen Anspannung und Entspannung. Möglicherweise hilft Ihnen hierbei ein Entspannungsverfahren, etwa Yoga, progressive Muskelentspannung oder autogenes Training, um zur Ruhe zu kommen und einen anderen Umgang mit Stress zu finden oder diesen gar zu reduzieren.

MENSTRUATIONSBESCHWERDEN: THERAPIESCHEMA MIT DEN WICHTIGSTEN PFLANZEN

Prämenstruelles Syndrom – PMS

Pflanzen mit progesteronähnlicher Wirkung:	
Frauenmantel (Kraut) Mönchspfeffer (Frucht) Yamswurzel (Wurzelstock)	
PMS ist in der Regel alleine mit Heilpflanzen behandelbar. Wichtig ist eine Einnahmedauer von 3–6 Monaten (jeweils in der zweiten Zyklushälfte).	
WEITERE BEHANDLUNGSMÖGLICHKEITEN	
PMS allgemein	Johanniskraut, Nachtkerze
Leberstärkung (Östrogenabbau)	Artischocke, Gelbwurz, Granatapfel, Löwenzahn, Mariendistel, Schafgarbenwickel äußerlich
Migräne und Kopfschmerzen	Mutterkraut, Pestwurz, Pfefferminze
Ödembildung	Birke, Brennnessel, Goldrute
Schmierblutungen	Schafgarbe
seelisches Wohlbefinden	Johanniskraut, Lavendel, Melisse, Passionsblume, Rose

Blutungsbeschwerden

SCHMERZHAFTE BLUTUNG (DYSMENORRHÖ)	ZU STARKE BLUTUNG (HYPERMENORRHÖ)	ZU SCHWACHE BLUTUNG (HYPOMENORRHÖ)
Pflanzen mit progesteronähnlicher Wirkung: Frauenmantel (Kraut) Mönchspfeffer (Frucht) Yamswurzel (Wurzelstock)		
entkrampfende Pflanzen (Spasmolytika) Einnahme: bereits 3–5 Tage vor der Menstruation	**blutstillende Pflanzen (Phyto-Hämostyptika)** Einnahme: bereits 3–5 Tage vor der Menstruation	**menstruationsfördernde Pflanzen (Emmenagoga)** Wichtig: Nicht während der Schwangerschaft!
DIE KLASSIKER: Gänsefingerkraut (Kraut) Kamille (Blüte) Schafgarbe (Blüte, Kraut) WEITERE PFLANZEN: entkrampfend: Engelwurz, Fenchel, Majoran, Thymian schmerzstillend: Ingwer, Mädesüß, Mutterkraut beruhigend: Lavendel, Melisse, Rose	Hirtentäschel (Kraut) Schafgarbe (Blüte, Kraut)	Beifuß (Kraut) Engelwurz (Wurzel) Rosmarin (Blatt)

Bewegung und Sport: Menstruationsbeschwerden lassen sich durch regelmäßigen Sport nicht nur lindern, er hilft auch vorbeugend. Durch die Bewegung wird das Becken besser durchblutet und Verkrampfungen werden gelöst. Walking, Wandern, Fahrradfahren und Tanzen sind während der Blutung besonders gut geeignet. Vorsicht: Beim Leistungssport hört dieser Vorteil auf.

Heilpflanzen

- Bei den folgenden Beschwerden geht es meist darum, ein hormonelles Gleichgewicht wiederherzustellen. Viele Heilpflanzen (vor allem Mönchspfeffer und Frauenmantel) können hier regulierend bzw. ausgleichend wirken. Diese finden Sie jeweils im entsprechenden Kapitel beschrieben.
- Unterstützt werden diese in der akuten Phase durch spezifische Pflanzen, zum Beispiel zur Schmerzlinderung, Blutstillung und Durchblutungsförderung. (Diese finden Sie jeweils im entsprechenden Kapitel beschrieben).
- Bei einer größeren hormonellen Schieflage bzw. bei einer Östrogendominanz ist es hilfreich, die Ausleitungsorgane, insbesondere die Leber und den Darm in ihrer Funktion zu unterstützen → Basistherapie, Seite 301. Der Grund hierfür: Eine überlastete Leber hat Mühe, sich um Weiterverarbeitung von Hormonen zu kümmern und das überschüssige Östrogen abzubauen. Ein nicht optimal arbeitender Darm kann die Nährstoffe, die zu Herstellung von Hormonen benötigt werden, nur ungenügend aufnehmen.

Prämenstruelles Syndrom

In der gebärfähigen Zeit klagen 75 % aller Frauen Monat für Monat über prämenstruelle Beschwerden. Diese treten in der zweiten Zyklushälfte auf – deshalb der Name prämenstruell (also vor der Mens). Sie können die gesamte Zeit zwischen Eisprung und dem Beginn der Menstruation auftreten oder nur ein paar Tage vor Einsetzen der Blutung.

Das Gewicht geht hoch, und die Stimmung geht runter. Die Brust ist gespannt und der Bauch gebläht. All diese Beschwerden gehören mit anderen körperlichen und psychischen Beschwerden zum prämenstruellen Syndrom, oft einfach abgekürzt **PMS** genannt. Meist kann dieses auf hormonelle, in manchen Fällen aber auch auf neurovegetative Funktionsstörungen zurückgeführt werden.

? URSACHEN

Die Ursachen für PMS sind trotz jahrzehntelanger Forschung noch nicht vollständig geklärt.

Klar ist jedoch, dass es einen eindeutigen Zusammenhang mit der hormonellen Umstellung in der zweiten Zyklushälfte gibt. Hier kommt es meist zu einem **Progesteronmangel** beziehungsweise zu einem Östrogenübergewicht. Man spricht in diesem Zusammenhang auch von einer **Östrogendominanz**, das heißt, der Östrogenspiegel im Blut ist im Verhältnis zum Progesteron zu hoch.

Die Östrogendominanz wird außerdem noch verstärkt durch hormonwirksame Substanzen aus der Umwelt. Die Belastung resultiert vor allem aus Kunststoffverpackungen und Plastikgetränkeflaschen, aber auch Pestizide aus der Landwirtschaft sind beteiligt. Teilweise wurden diese Stoffe, die im Organismus wie Hormone wirken, sogar schon im Grund- und Trinkwasser nachgewiesen. Außerdem nehmen wir ständig Östrogene auf, indem wir Fleisch aus industrieller Tiermast essen. Auch einige Umweltgifte, wie zum Beispiel Weichmacher in Kunststoffen, besitzen eine östrogenähnliche Wirkung. Wenn zu viel Östrogen im Körper zirkuliert und die Leber es nicht mehr schafft, das überschüssige Östrogen abzubauen, wird die Östrogendominanz noch verstärkt.

Außerdem kommt es häufig zu einem **Anstieg des Hormons Prolaktin**. Dieses regt ein Aufschwellen der Brustdrüsen an, die sogenannte Mastodynie → Seite 201.

Weiter haben Wissenschaftler herausgefunden, dass ein **niedriger Serotoninspiegel** vorliegt, wenn PMS vorhanden ist. Das erklärt, warum man in den Tagen vor „den Tagen“ oft mit Heißhungerattacken und Lust auf Schokolade zu kämpfen hat. Auch die Schilddrüse und die Nebennieren können in diese Thematik mit hineinspielen. Begünstigt wird PMS weiter durch psychosoziale Einflüsse, falsche Ernährung, Stress und traumatische Erfahrungen.

Spannend

Statistische Untersuchungen aus den USA haben ergeben, dass über 80 % aller Gewalttaten von Frauen während der prämenstruellen Zeit verübt werden.

SYMPTOME

Die Palette an Befindlichkeitsstörungen umfasst mehr als 150 Symptome. Daher kann das Beschwerdebild nicht eindeutig definiert werden. Frauen berichten über eine oder mehrere der möglichen Beschwerden, die sich mit dem Einsetzen der Blutung in Luft auflösen. Zu den häufigsten Symptomen gehören:

- Reizbarkeit, Nervosität, Stimmungsschwankungen, depressive Verstimmungen → ab Seite 148
- Spannungsgefühl in den Brüsten → Seite 201–202
- kalte Hände und Füße
- Hautunreinheiten, Pickel, Akne → ab Seite 132
- Kopfschmerzen, Migräne → ab Seite 154
- sexuelle Lustlosigkeit → ab Seite 215
- Wassereinlagerungen ins Gewebe
- Heißhunger
- Unterleibs- und Kreuzschmerzen
- Verdauungsbeschwerden wie Völlegefühl, Bauchkrämpfe, Blähungen, Durchfall oder Verstopfung
- Schmierblutungen

Progesteron messen

Einen Progesteronmangel kann man am 20.–22. Zyklustag im Speichel oder Blut testen. Zuverlässig ist jedoch auch die rektale Messung der Aufwachtemperatur, die nach dem Eisprung mit der Bildung von Progesteron ansteigt → Grafik Seite 64.

THERAPIE

Passen Sie Ihren Lebensstil an den Tagen vor „den Tagen“ entsprechend an. Also keine wilden Partys oder beruflichen und privaten Höchstleistungen. Stattdessen eher Ruhe und Entspannung. Was auf jeden Fall auch helfen kann: Verständnis für die vorhandenen Beschwerden.

Ernährung

Bereits eine ausgewogene basenbetonte Ernährung → Seite 338 bewirkt mitunter eine Verbesserung der Beschwerden. Am besten, Sie essen eine salzarme Kost, denn dies verhindert östrogenbedingte Wassereinlagerungen. Vielen Frauen hilft es auch, wenn sie vor der einsetzenden Menstruation einen Reis- oder Obsttag zur Entwässerung einlegen. Ballaststoffreiche Ernährung (Vollkornprodukte, Leinsamen) und ein vermehrter Einsatz von Bitter-

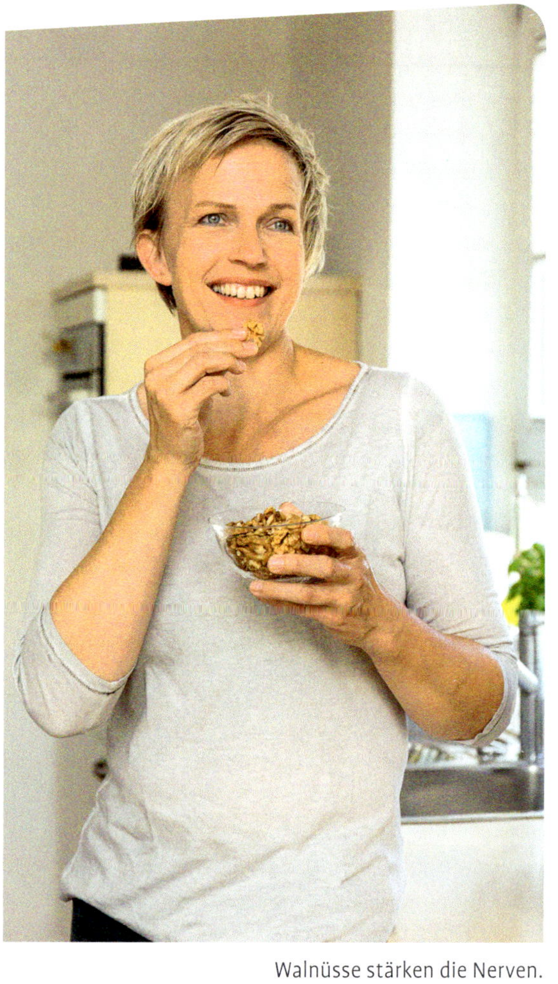

Walnüsse stärken die Nerven.

stoffen (z.B. Löwenzahnsalat, Radicchio, Endivie) vermindern die eventuell einhergehenden Verdauungsbeschwerden. Vitamin B6 (Hülsenfrüchte, Fisch, Nüsse, insbesondere Walnüsse) unterstützt den Nervenstoffwechsel. Vitamin E (Speiseöle und Avocado) begünstigt die Schleimhautregeneration und Zellerneuerung. Des Weiteren helfen bei der Hormonregulation Öle, welche besonders reich an Omega-3-Fettsäuren sind, wie etwa Leinöl, Borretschsamenöl und Nachtkerzenöl. Als Tipp: Quark-Leinöl-Müsli → Seite 98.

Heilpflanzen

Das PMS ist in der Regel gut mit Heilpflanzen zu behandeln. Wichtig ist dabei eine längere Einnahmedauer von etwa 3–6 Monaten.

- **Pflanzen mit progesteronähnlicher Wirkung:** Da es um ein Hormon-Ungleichgewicht zu Lasten des Progesterons geht, ist es wichtig, das Gleichgewicht zwischen Progesteron und Östrogen wiederherzustellen. Das ist sozusagen die Basistherapie bei PMS. Dazu eignen sich Pflanzen mit progesteronähnlicher Wirkung: Frauenmantel (Kraut), Mönchspfeffer (Frucht) und die Yamswurzel (Wurzelstock).

Welche Pflanzen helfen sonst noch?

- **Nachtkerze:** Viele Frauen machen gute Erfahrungen mit der Einnahme von Nachtkerzenöl, auch wenn dies von wissenschaftlicher Seite immer wieder kontrovers diskutiert wird (Dosierung einmal täglich 2 TL).
- **Johanniskraut:** In einer kleinen Studie erhielten gesunde Frauen mit PMS über zwei Menstruationszyklen ein Johanniskrautpräparat (300 mg). Nach dem ersten Zyklus kam es bereits zu einer Verbesserung der Symptomatik um 51 %. Dies bezog sich nicht nur, wie man vielleicht vermuten könnte, auf psychische Probleme wie Angst, Depressionen, Nervosität, Weinerlichkeit und Schlafstörungen, sondern auch auf körperliche Beschwerden wie Krämpfe, Kopfschmerzen und Wassereinlagerungen. Nach dem zweiten Zyklus litten nur noch 32 % der Frauen an PMS. Wenn wir daran denken, dass auch ein erniedrigter Serotoninspiegel ein Mosaikstein für PMS sein kann, ist das Ergebnis durchaus nachvollziehbar.
- **Leber-Pflanzen:** Sie unterstützen die Leber beim Östrogenabbau und sollten bei starken und/oder bereits länger bestehenden PMS-Beschwerden eingesetzt werden:
  Zur innerlichen Einnahme haben sich Artischocke (Blatt), Gelbwurz (Wurzelstock), Granatapfel (Frucht), Löwenzahn (Wurzel) und die Mariendistel (Frucht) bewährt.
  Äußerlich angewandt als Leber-Wickel ist die Schafgarbe (Blüte, Kraut) die Pflanze der Wahl. Führen Sie eine Leber-Kur → ab Seite 313 über 4–6 Wochen durch – auch Ihre Haut wird sich darüber freuen.

Progesteronähnlich wirkende Pflanzen

Zu ihnen gehören die Mönchspfefferfrüchte, die Yamswurzel und das Frauenmantelkraut.

Das Mittel der Wahl bei PMS ist und bleibt der Mönchspfeffer. Er hilft zuverlässig über verschiedene Wirkmechanismen, indem er zum Beispiel progesteronfördernd und prolaktinhemmend wirkt. Zum Einsatz kommt er als Fertigarzneimittel.

Der Frauenmantel ist eine sanfte hormonregulierende Pflanze. Auch diese können Sie kurmäßig in der zweiten Zyklushälfte einsetzen (als Tee 2–3 Tassen pro Tag oder Ceres Alchemilla 3-mal täglich 5 Tropfen). Auch mit der durchgängigen Einnahme gibt es gute Erfahrungen.

Die stark wirkende Yamswurzel kommt vor allem in der Prämenopause, wenn sich ab dem 35. Lebensjahr die PMS Beschwerden verstärken, zum Einsatz → Seite 91.

Wichtig: „Progesteronpflanzen“ wie den Mönchspfeffer und die Yamswurzel sollten Sie wirklich nur in der zweiten Zyklushälfte anwenden, das heißt zwischen dem Eisprung und der nächsten Monatsblutung. Während dieser Tage steigt normalerweise der Progesteronspiegel stark an. Ist dem nicht so – liegt also ein Progesteronmangel vor – können wir den Körper mit entsprechenden Pflanzen unterstützen.

Was kann ich sonst noch tun?

Je nachdem, unter welchen Symptomen Sie ansonsten noch leiden, erfahren Sie weitere Hilfen in den entsprechenden Kapiteln: Depressive Verstimmung → Seite 148, Akne → Seite 132, Kopfschmerzen und Migräne → Seite 154, sexuelle Lustlosigkeit → Seite 215, Spannungsgefühl in den Brüsten → Seite 201. Bei Verdauungsbeschwerden helfen Bitterstoffpflanzen → Seite 22, Tinkturen (als Fertigarzneimittel Iberogast oder eine selbst hergestellte → Seite 369, bei starken Blähungen Pflanzen wie Kümmel, Fenchel und/oder Anis als Tee → z.B. PMS-Tee bei Verdauungsbeschwerden, rechte Seite. Zur Verhinderung von Wassereinlagerung können Sie die Niere zur Ausleitung mit Birke, Brennnessel und Goldrute unterstützen → Seite 318.

Bei Schmierblutungen hilft Schafgarbe (als Tee oder Ceres Millefolium mehrmals täglich 3–5 Tropfen).

Ein paar Tage reichen

Egal für welchen PMS-Tee Sie sich entscheiden: Es genügt, wenn Sie ein paar Tage vor den zu erwartenden Beschwerden mit dem Trinken beginnen.

PMS-Tee – bei Verstimmungen

Für eine 100-g-Teemischung:

- 50 g Frauenmantelkraut
- 30 g Johanniskraut
- 20 g Melissenblätter

Übergießen Sie 2 TL der Teemischung mit 1 Tasse (150 ml) heißem, aber nicht mehr kochendem Wasser. Lassen Sie den Tee 7–10 Minuten bedeckt ziehen, bevor Sie ihn abgießen. Trinken Sie davon 3 Tassen über den Tag verteilt.

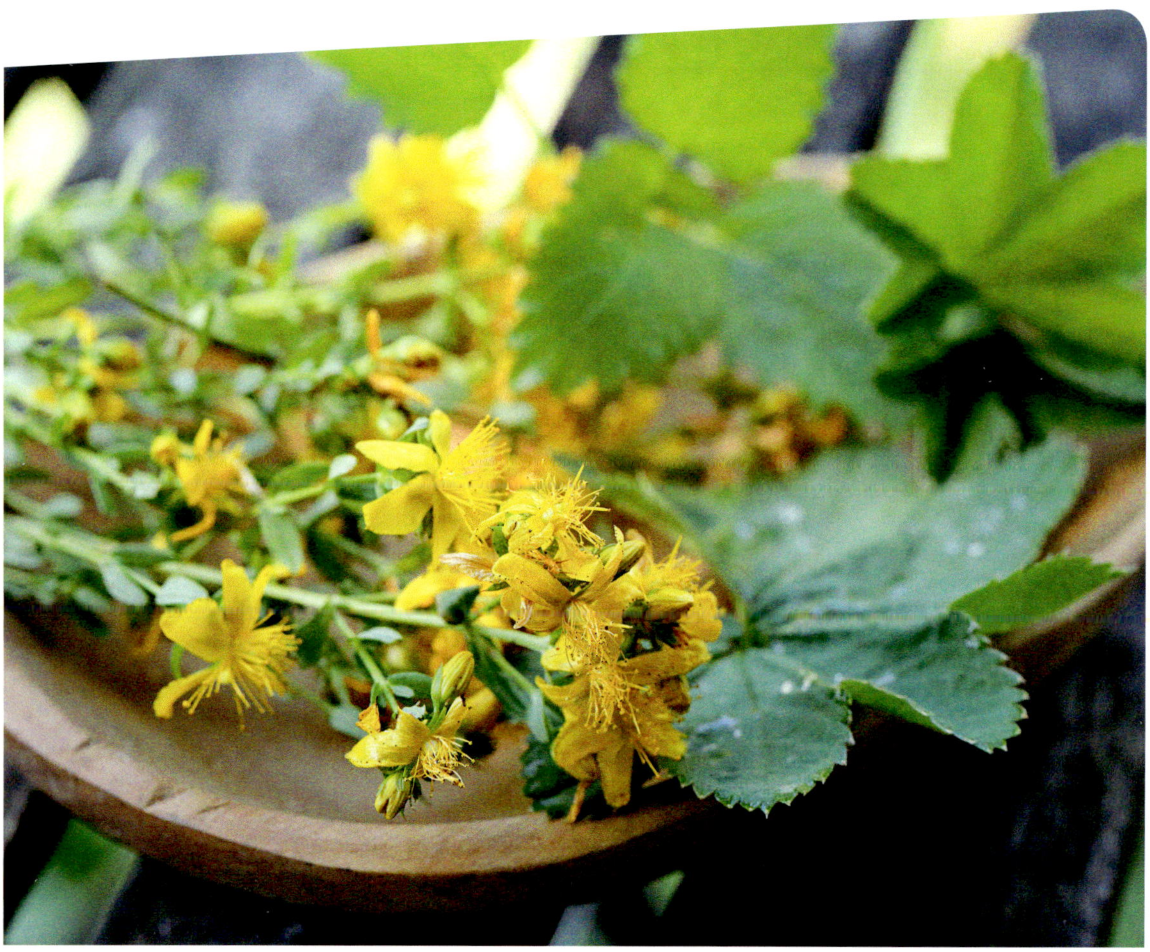

Johanniskraut, Frauenmantel und Melisse ergeben einen stimmungsausgleichenden PMS-Tee.

PMS-Tee – bei Verdauungsbeschwerden

Für eine 100-g-Teemischung:
- 50 g Frauenmantelkraut
- 40 g Schafgarbenblüten
- 10 g Fenchelfrüchte

Stoßen Sie die Fenchelfrüchte vor dem Aufgießen im Mörser etwas an. Übergießen Sie 2 TL der Teemischung mit 1 Tasse (150 ml) heißem, aber nicht mehr kochendem Wasser. Lassen Sie den Tee 7–10 Minuten bedeckt ziehen, bevor Sie ihn abgießen. Trinken Sie davon 3 Tassen am Tag, jeweils vor den Mahlzeiten.

Frauen-Rundum-Wohlfühl-Tee

Für eine 100-g-Teemischung:
- 50 g Frauenmantelkraut
- 10 g Brennnesselblätter
- 10 g Fenchelfrüchte
- 10 g Johanniskraut
- 10 g Melissenblätter
- 10 g Schafgarbenblüten

Stoßen Sie die Fenchelfrüchte vor dem Aufgießen im Mörser etwas an. Übergießen Sie 2 TL der Teemischung mit 1 Tasse (150 ml) heißem, aber nicht mehr kochendem Wasser. Lassen Sie den Tee 7–10 Minuten bedeckt ziehen, bevor Sie ihn abgießen. Trinken Sie davon 3 Tassen über den Tag verteilt.

Nussschnitte mit wertvollen Ölen

Das Nachtkerzenöl hat sich mittlerweile bei vielen Frauen einen festen Platz erobert, bei hormonellem Ungleichgewicht und auch bei Hautproblemen. Die darin enthaltene wertvolle Gamma-Linolensäure hat eine positive, ausgleichende Wirkung auf den Hormonhaushalt. Außerdem ist sie ein notwendiger Bestandteil der Hautzellen und hilft hervorragend bei trockener Haut. Die Lignane des Leinsamens wirken östrogenausgleichend, die Vanille sorgt für gute Laune. Wenn das nicht eine gesunde Nascherei ist!

Durch Rösten noch besser

Besonders nussig schmecken die Nussschnitten, wenn Sie die Walnüsse oder die Nussmischung vor dem Vermahlen in einer trockenen Pfanne etwas anrösten.

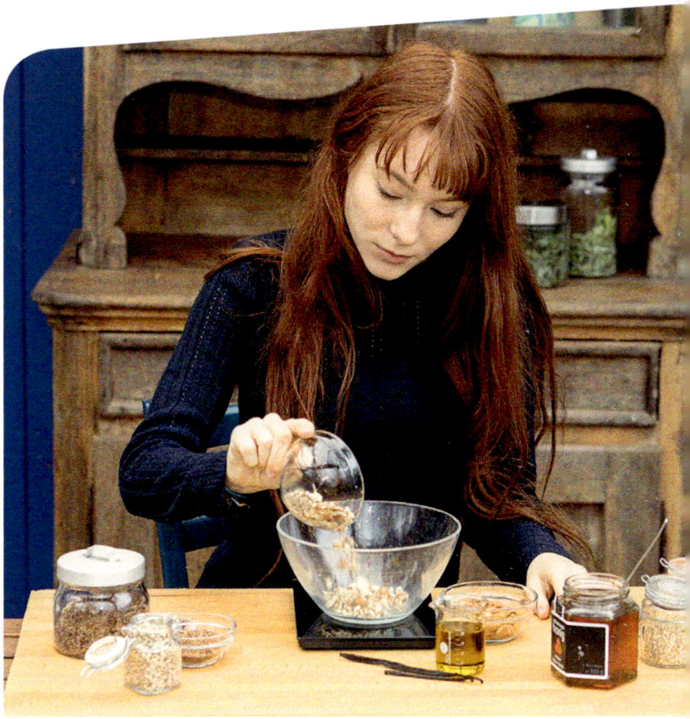

Selbst gemachte Nussschnitten mit Nachtkerzenöl – so lecker kann „Medizin“ sein.

Für 25 Nussschnitten:
- 50 g Walnüsse (können je nach Vorliebe auch gemischt werden mit Sonnenblumenkernen oder Sesam)
- 50 g Leinsamen
- 10 ml Nachtkerzenöl
- 3 EL Honig
- 3 Msp. Vanillepulver

Schroten Sie die Walnüsse (alternativ die Nussmischung) und den Leinsamen so fein wie möglich. Anschließend das Nachtkerzenöl und den Honig mit einem Mixer unterrühren. Nun drücken Sie die feste Masse 0,5 cm dick auf ein Backpapier. Glattstreichen und mit einem Messer in kleine Schnitten portionieren (ca. 3 × 3 cm). Vor dem Genuss einen Tag lang durchziehen lassen. Die Schnitten immer frisch für eine PMS-Phase herstellen und kühl lagern. Bei PMS-Beschwerden verzehren Sie täglich 4–5 Schnittchen. Hilfreich sind sie auch bei Neigung zu trockener Haut.

Aus der Apotheke

- **Frauenmantel:** Ceres Alchemilla Urtinktur
- **Mönchspfeffer:** Agnolyt Kapseln und Flüssigkeit, Agnuscaston Filmtabletten, Femicur N Kapseln
- **Johanniskraut:** Neuroplant 300 mg Novo Tabletten, Jarsin 300 mg Tabletten
- **Nachtkerzenöl:** Nachtkerzenöl Bio (Maienfelser Naturkosmetik)

Schmerzhafte Blutung – Dysmenorrhö

Die schmerzhafte Regelblutung wird medizinisch als Dysmenorrhö bezeichnet.

Viele Frauen kennen solche Schmerzen mehr oder weniger – doch für einige von ihnen werden sie zur monatlichen Qual. Zum Glück entwickeln sie sich nur selten so stark, dass frau komplett außer Gefecht gesetzt wird.

URSACHEN

Es wird unterschieden zwischen primärer und sekundärer Dysmenorrhö.

Primäre Dysmenorrhö: Die Schmerzen treten schon bei der ersten Regel (Menarche) auf und werden für die Frauen zum monatlichen Begleiter. Manchmal bessern sich die Beschwerden spontan nach einer Schwangerschaft. Mitunter können sie aber auch bis zu den Wechseljahren bestehen bleiben. Ihnen liegt keine körperliche Erkrankung zugrunde, dennoch haben rund 50 % der Frauen regelmäßig damit zu tun. Diskutiert wird auch hier (wie bei der PMS) eine gestörte Balance zwischen den Hormonen Östrogen und Progesteron sowie ein erhöhter Prostaglandinspiegel. Prostaglandine sind Botenstoffe, welche den Hormonen ähnlich sind. Sie bewirken ein Zusammenziehen der Gebärmuttermuskulatur. Dies ist auch wichtig, um die Schleimhaut abzustoßen. Bei einem erhöhten Prostaglandinspiegel kommt es allerdings zu den typischen Regelschmerzen.

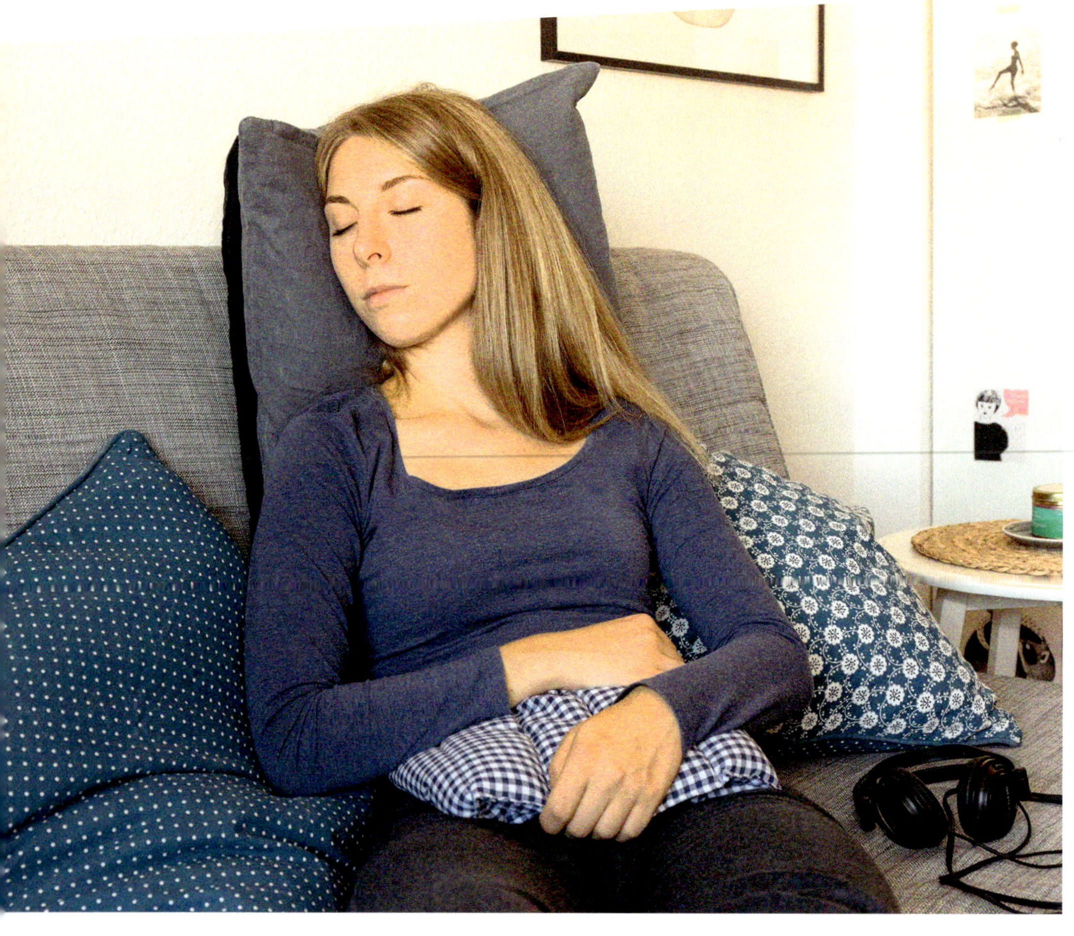

Typisch bei vielen Frauen sind die immer wiederkehrenden Unterleibsschmerzen zu Beginn der Blutung.

Auch psychische Faktoren sollten in Betracht gezogen werden, zumindest können sie die Beschwerden verstärken. Meist stehen sie in Zusammenhang mit dem „Frauwerden“. Hier kommt dem sozialen Umfeld eine wichtige Rolle zu, dahingehend ob ein junges Mädchen dieses Frauwerden als angenehm oder unangenehm empfindet.

Sekundäre Dysmenorrhö: Hier treten die Schmerzen erst nach einer Phase beschwerdefreier Zyklen ein, und zwar als Folge einer gynäkologischen Erkrankung. Dabei handelt es sich meistens um versprengte Schleimhaut, die sogenannte Endometriose → Seite 192. Aber auch Polypen, Myome → Seite 187, Zysten, Eileiterentzündungen und Verletzungen im Bereich der Gebärmutter sind mögliche Auslöser.

Wie bei der primären können auch bei der sekundären Dysmenorrhö psychische Faktoren eine Rolle spielen. Neben dem gesellschaftlich-kulturellen Umfeld und der damit verbundenen Rolle der Frau wirken sich manchmal individuelle Erlebnisse wie sexueller Missbrauch, Schwierigkeiten in der Partnerschaft oder ein unerfüllter Kinderwunsch auf die Regelschmerzen ungünstig aus.

SYMPTOME

Im Vordergrund stehen krampfartige Unterleibsschmerzen, die einige Stunden vor Blutungsbeginn oder am ersten Blutungstag eintreten und spätestens mit dem Ende der Mens wieder aufhören. Die Schmerzen können bis in den Rücken und die Oberschenkel ausstrahlen, wobei die höchste Schmerzintensität am ersten und zweiten Zyklustag ist.

Die Schmerzen gehen oft einher mit weiteren Symptomen wie …

- Abgeschlagenheit
- Übelkeit, Erbrechen
- Kopfschmerzen, bis hin zu Migräne
- Appetitlosigkeit
- Verstopfung, aber auch Durchfall

THERAPIE

Ein gut gemeinter Ratschlag ist es, sich zurückzuziehen, sich viel Ruhe und jede Menge Entspannung zu gönnen. Leider ist das im Alltag nicht immer so leicht möglich, wie frau es sich wünschen würde. Manchmal bringen aber auch bereits Wärme, Magnesium und/oder die ein oder andere Heilpflanzenzubereitung die gewünschte Linderung.

Wärmflasche richtig befüllen

Befüllen Sie die Wärmflasche mit etwa 60 °C warmem Wasser. Auf keinen Fall kochendes Wasser verwenden, denn der sich ausdehnende Wasserdampf kann die Wärmflasche zum Platzen bringen.

60 °C warmes Wasser bekommen Sie vom Wasserkocher. Entweder man kann das Gerät bereits so einstellen, oder Sie kochen das Wasser auf und lassen es 10 Minuten abkühlen. Oder aber sie entnehmen heißes Wasser direkt aus dem Wasserhahn. In den meisten Haushalten hat dieses etwa 60 °C.

Es empfiehlt sich, nach dem Einfüllen des Wassers die verbliebene Luft aus der Wärmflasche herauszudrücken, da auf diese Weise die Wärme länger gehalten wird. Wenn Sie die Wärmflasche nur zur Hälfte füllen, ist sie biegsamer und kann sich besser an Ihren Körper anschmiegen. Prüfen Sie die Wärmflasche vor dem Gebrauch auf ihre Dichtigkeit und wickeln Sie sie in einen Kissenbezug oder eine Decke ein, bevor Sie sich die Flasche auf den Bauch legen.

Wärme

Wärme tut immer gut und bewirkt oft wahre Wunder. Wärmen Sie also Ihren Bauch mit einer Wärmflasche oder einem Kirschkernsäckchen. Vielleicht können Sie sich auch Zeit nehmen für einen feuchtwarmen Wickel → Kamillenwickel, Seite 81 oder eine erwärmende Einreibung, zum Beispiel mit Ingwer → Rezept Ingweröl, Seite 80 oder mit Kupfer Salbe rot Wala. Falls Sie gerne baden, nehmen Sie ein warmes Bad, etwa ein Entspannungsbad mit Lavendel → Seite 212. Vor allem zu Beginn oder gar im Vorfeld der Mens sind diese Maßnahmen empfehlenswert, da sie zur Entspannung und Entkrampfung beitragen. Achten Sie allerdings auf eine angenehme Temperatur, damit Ihr Kreislauf stabil bleibt. In der Regel sollten bei medizinischen Bädern die Temperaturen 38 °C nicht übersteigen, und das Bad sollte nicht länger als 20 Minuten dauern. Bei einer schmerzhaften Menstruation in Verbindung mit einer starken Blutung kann diese durch die Wärme noch verstärkt werden. Ist das bei Ihnen der Fall, dann führen Sie statt einem Vollbad lieber ein warmes Fußbad durch. Entweder pur, das heißt einfach mit warmem Wasser, oder angereichert mit einem ihrer Lieblingsdüfte in Form eines zugefügten ätherischen Öls. Bei einer schmerzhaften Menstruation in Verbindung mit einer zu schwachen Blutung eignet sich ein Senfmehl-Fußbad → Seite 161. Zu guter Letzt wären auch noch Sitzbäder möglich, zum Beispiel ein Schafgarben-Sitzbad → Seite 83.

Magnesium

Magnesium ist im Körper für die Entspannung der Muskeln nach einer Kontraktion zuständig, deshalb kann ein Mangel an Magnesium zu krampfartigen Regelschmerzen führen. Um diesem vorzubeugen, sollten Sie sich gesund, das heißt basenbetont → Seite 338 ernähren. Durch eine jahrelange säurebetonte Ernährungs- und Lebensweise erschöpfen sich die Mineralstoffreserven des Körpers und somit auch das Magnesium.

Magnesium findet sich vor allem in Nüssen und Samen (zum Beispiel in Kürbiskernen, Mandeln, Sesam, Sonnenblumenkernen oder Walnüssen) sowie in Vollkorngetreide, Amaranth, Quinoa, Gemüse und Obst. Aber auch eine kurzfristige Einnahme von 300–600 mg Magnesium pro Tag in Form von Trinkgranulat oder Brausetabletten kann helfen, die Beschwerden zu lindern. In der Homöopathie kommt Magnesium phosphoricum als Komplexmittel (Spascupreel und Magnesium phosphoricum Pentarkan) zum Einsatz. Äußerst beliebt aus dem Bereich der Schüßler-Salze ist die sogenannte „heiße Sieben".

Die heiße Sieben

Magnesium phosphoricum bzw. das Schüßler Salz Nr. 7 ist zuverlässig hilfreich bei Menstruationskrämpfen. Die klassische Anwendung ist die „heiße Sieben". Hierzu werden zehn Tabletten des Schüßler-Salzes in heißem Wasser gelöst und täglich bis zu drei Tassen davon schluckweise getrunken. Behalten Sie die Lösung jeweils einige Zeit im Mund, damit das Magnesium phosphoricum bereits über die Schleimhäute aufgenommen werden kann.

Heilpflanzen

Heilpflanzen eignen sich bestens zur Behandlung bei Menstruationsschmerzen, und zwar mit etwas Geduld und Ausdauer auch als alleinige Maßnahme. Ausdauer braucht man, da Pflanzen mit progesteronähnlicher Wirkung, je nachdem wie stark die hormonelle Schieflage ist, über einen Zeitraum von 3–6 Monaten eingenommen werden sollten, und zwar immer in der zweiten Zyklushälfte. Als „alleinige Maßnahme" bedeutet, es bedarf keiner „Anti-Baby-Pille", und langfristig kommt man meist auch ohne konventionelle Schmerzmittel (wie zum Beispiel Ibuprofen oder Paracetamol) aus. Eine kurzzeitige Anwendung von Schmerzmitteln, also so lange, bis das Therapiekonzept richtig greift, finde ich jedoch vertretbar. Leider nehmen gerade junge Mädchen und Frauen aufgrund einer schmerzhaften Blutung oft die „Pille" ein. Diese hilft zwar meist zuverlässig, doch sollte sie eher die letzte Option und nicht die erste sein. Gerade bei jungen Mädchen braucht der Zyklus Zeit, um sich einzupendeln. Doch wohlgemerkt: wir sprechen hier über die „Pille", die ausschließlich im Zusammenhang mit einer schmerzhaften Mens eingenommen wird und nicht aus Gründen der Empfängnisverhütung! Die Herstellung der hormonellen Balance ist sozusagen das Ziel beziehungsweise die Basistherapie. Unterstützt wird dies vor allem durch entkrampfende und schmerzlindernde Pflanzen.

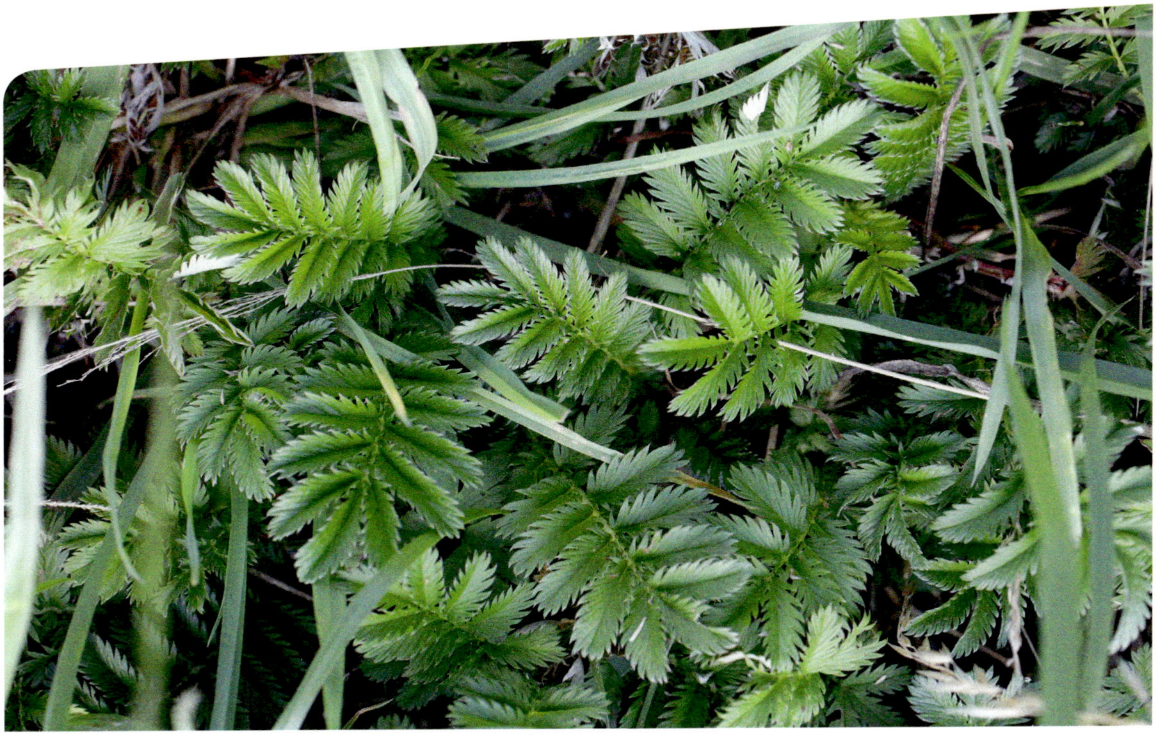

Gänsefingerkraut ist einer der Klassiker unter den krampflösenden Pflanzen.

- **Pflanzen mit progesteronähnlicher Wirkung:** Bei immer wiederkehrenden Menstruationsschmerzen sollten Sie Ihren Hormonhaushalt ausbalancieren. Bewährt haben sich hier vor allem Mönchspfeffer (Frucht), Frauenmantel (Kraut) und Yamswurzel (Wurzelstock).
- **Entkrampfende Pflanzen (Spasmolytika):** Die absoluten Klassiker sind Gänsefingerkraut (Kraut), Kamille (Blüte) und Schafgarbe (Blüte, Kraut). Aber auch Fenchel (Frucht), Engelwurz (Wurzel), Majoran (Kraut) und Thymian (Kraut) haben sich bewährt.
- **Schmerzlindernde Pflanzen (Analgetika):** Ingwer (Wurzelstock), Mädesüß (Blüte, Kraut) und Mutterkraut (Kraut)
- **Beruhigende Pflanzen (Sedativa):** Sie helfen bei der Entspannung: Lavendel (Blüte), Melisse (Blatt) und Rose (Blüte).

Innen + außen = gut

Kombinieren Sie bei Menstruationsschmerzen am besten innerliche und äußerliche Anwendungen miteinander, legen Sie also zum Beispiel eine Wärmflasche auf den Bauch oder machen Sie einen Kamillen-Bauchwickel und trinken Sie einen der empfohlenen Kräutertees.

Menstruations-Tee bei Schmerzen – klassisch

Dieser Tee ist seit vielen Jahren ein Klassiker in meiner Praxis. Er vereint krampflösende und hormonausgleichende Pflanzen und hilft somit zuverlässig.

Für eine 100-g-Teemischung:

- 25 g Frauenmantelkraut
- 25 g Gänsefingerkraut
- 25 g Kamillenblüten
- 25 g Schafgarbenblüten

Übergießen Sie 2 TL der Mischung mit 1 Tasse (150 ml) heißem, aber nicht mehr kochendem Wasser. Lassen Sie den Tee 7–10 Minuten bedeckt ziehen, bevor Sie ihn abgießen. Trinken Sie davon täglich 3 Tassen zwischen den Mahlzeiten.

Beginnen Sie damit 3–5 Tage vor der zu erwartenden Menstruation und trinken Sie den Tee während der Menstruation weiter.

Das richtige Timing

Bei einer schmerzhaften Menstruation ist es wichtig, rechtzeitig mit der Einnahme eines krampflösenden und/oder schmerzlindernden Mittels zu beginnen. Das Entspannen einer bereits verkrampften Gebärmutter gestaltet sich weitaus schwieriger, als schon im Vorfeld dafür zu sorgen, dass sie sich erst gar nicht so sehr verkrampft. Starten Sie also 3–5 Tage vor dem Einsetzen der Monatsblutung und setzen Sie die Behandlung einige Tage während der Menstruation fort. Bei sehr starken Regelbeschwerden können Sie die üblichen Dosierungen von 3 Tassen Tee (bis 5 Tassen täglich) und 3 Tinkturgaben (bis mehrmals täglich 10–20 Tropfen) erhöhen.

Menstruations-Tee bei Schmerzen – aromatisch-würzig

Der hormonausgleichende Frauenmantel wird mit weiteren Pflanzen kombiniert. Zugegeben, Majoran, Thymian und Engelwurz sind nicht die klassischen „Krampflöser“, doch wirken auch sie zuverlässig. Aufgrund der stark erwärmenden Eigenschaft auf den Bauchraum kommt die Mens gut ins Fließen, weshalb sich dieser Tee vor allem für Frauen eignet, die wegen einer zu schwachen Menstruation an Schmerzen leiden. Die Melisse bringt die notwendige Ruhe und Gelassenheit.

Für eine 100-g-Teemischung:

- 40 g Frauenmantelkraut
- 20 g Majorankraut (oder Fenchelfrüchte)
- 20 g Thymiankraut (oder Mädesüßblüten)
- 10 g Engelwurz-Wurzel
- 10 g Melissenblätter

Übergießen Sie 2 TL der Mischung mit 1 Tasse (150 ml) heißem, aber nicht mehr kochendem Wasser. Lassen Sie den Tee 7–10 Minuten bedeckt ziehen, bevor Sie ihn abgießen. Trinken Sie davon täglich 3 Tassen zwischen den Mahlzeiten.

Beginnen Sie damit 3–5 Tage vor der zu erwartenden Menstruation und trinken Sie den Tee während der Menstruation weiter.

Ingwer

Laut neuer Studien aus dem Iran und aus Indien scheint Ingwerpulver bei Frauen mit primärer Dysmenorrhö ähnlich stark zu wirken wie pharmazeutische Schmerzmittel. Die Frauen bekamen im Schnitt täglich zwischen 0,75 und 2 g Ingwerpulver in den ersten 3–4 Zyklustagen über zwei Zyklen hinweg. An der Wirkung sind vermutlich die Scharfstoffe Gingerole und Shoagole maßgeblich beteiligt.

Vielleicht mögen auch Sie den Ingwer testen? Möglichkeiten gibt es viele: als Tee, frisch gerieben in etwas Saft oder als Gewürz in der Küche. Manche Frauen berichten auch von guten Erfahrungen mit **Ingweröl als Baucheinreibung**.

Dazu frische Ingwerwurzel ganz fein reiben und durch ein feines Sieb oder Mulltuch abpressen. Den Ingwersaft mit Olivenöl im Verhältnis 1:5 verdünnen (als Beispiel: Sie haben 2 TL Ingwersaft abgepresst, dann vermischen Sie dies mit 10 TL Olivenöl). Mit dem Ingweröl dann sanft die schmerzhafte Region von Unterbauch und Kreuzbeingegend einreiben. Kühl aufbewahren und innerhalb von 2 Wochen verbrauchen.

Tipp: Auch kalte Füße lassen sich damit erwärmen.

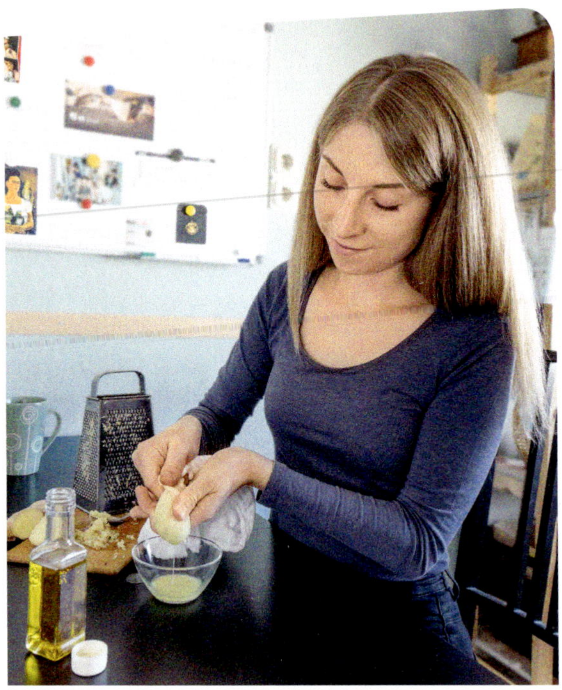

Ingweröl ist ganz einfach herzustellen und wärmt angenehm.

Mens-Öl

Das Öl hilft bei Menstruationskrämpfen und hüllt Sie zugleich in einen wunderbaren Duft ein, der zur allgemeinen Entspannung beiträgt.

- Kleine Glasflasche mit Verschluss
- 50 ml Mandelöl (oder Oliven- oder Johanniskrautöl)
- 4 Tropfen ätherisches Lavendelöl
- 3 Tropfen ätherisches Kamillenöl (oder Schafgarbenöl)
- 3 Tropfen ätherisches Thymianöl
- 1 Tropfen ätherisches Rosenöl (oder das preiswertere Rosengeranienöl)

Geben Sie alle Öle zusammen in eine kleine Glasflasche. Nun die Flasche verschließen und kurz schütteln, damit das fette Öl mit den ätherischen Ölen gut durchmischt wird. Anschließend das Fläschchen beschriften. Kühl und dunkel aufbewahrt ist das Mens-Öl 6–8 Monate haltbar. Mehrmals täglich damit den Unterbauch einreiben.

Tipp: Sie können auch das Melissenöl von Wala verwenden.

Gänsefingerkrauttinktur

Gänsefingerkraut ist der Klassiker bei Krämpfen und gehört unbedingt in Ihre Hausapotheke, falls Sie zu den Frauen mit schmerzhafter Blutung gehören.

- Auszugsglas
- 10 g Gänsefingerkraut
- 50 ml etwa 40%iger Alkohol
- kleine Tropffläschchen
- Kaffee- oder Teefilter

Zerreiben Sie das Gänsefingerkraut mit dem Alkohol in einem Mörser (mit aufgerauter Innenfläche), bis ein flüssiger Pflanzenbrei entsteht. Befüllen Sie damit das Auszugsglas und lassen Sie es 2 Wochen an einem warmen Ort stehen. Regelmäßig umrühren. Danach durch einen Kaffee- oder Teefilter abgießen und in kleine Tropffläschchen füllen.

Beginnen Sie mit der Einnahme 3–5 Tage vor dem zu erwartenden Einsetzen der Menstruation und nehmen Sie davon täglich dreimal 10–20 Tropfen, entweder pur oder verdünnt mit Wasser, Kamillen- oder Frauenmanteltee. Bei starken Beschwerden können Sie auch mehrmals täglich 10–20 Tropfen einnehmen.

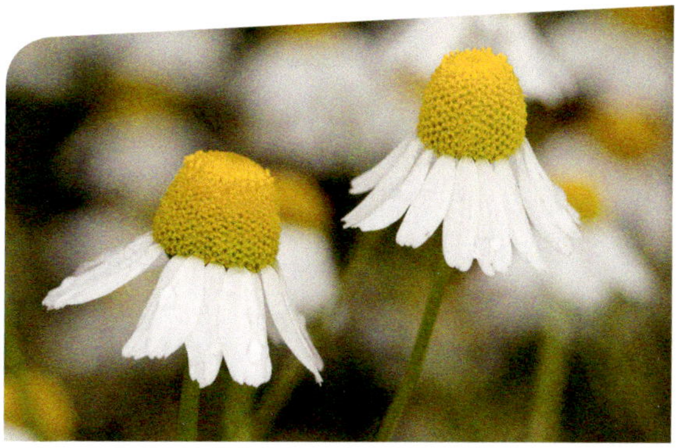

Die Kamille kann beinahe alles.

Kamillen-Bauchwickel

Die Kamille ist ein wahres Allround-Talent. So kommt sie auch bei krampfartigen Schmerzen im Bauchraum zum Einsatz und hilft bei der schmerzhaften Monatsblutung. Wen wundert es da, dass die botanische Bezeichnung der Kamille Matricaria ist, abgeleitet von lateinisch *mater*, die Mutter, beziehungsweise von *matrix*, die Gebärmutter?

- Kamillenblüten, getrocknet aus der Apotheke oder frisch aus dem Garten
- Wickelset aus drei Tüchern: Innen-, Zwischen- und Wolltuch
- Wärmflasche

Wärmen Sie Zwischen- und Wolltuch über einer Heizung oder mithilfe einer Wärmflasche an. Übergießen Sie 2 EL Kamillenblüten mit 250 ml heißem, aber nicht mehr kochendem Wasser und lassen Sie sie 10 Minuten bedeckt ziehen, bevor Sie den Tee abgießen. Falten Sie das Innentuch auf die gewünschte Größe (es sollte den ganzen Bauch bedecken) und übergießen Sie es in einer Schüssel mit dem Tee. Wringen Sie es so stark wie möglich aus. Bevor Sie es auf Ihrem Bauch platzieren, sollten Sie die Temperatur am Unterarm prüfen. Wenn Sie die Temperatur gut aushalten, legen Sie das feuchte Tuch auf Ihren Bauch und überdecken es zuerst mit dem Zwischentuch und anschließend noch mit dem Wolltuch. Achten Sie darauf, dass die Tücher fest am Körper anliegen. Damit der Wickel länger warm bleibt, können Sie noch eine Wärmflasche obendrauf packen. Das Ganze bleibt so lange liegen, wie es Ihnen angenehm ist. Dies sind in der Regel 10–20 Minuten. Danach das innere feuchte Tuch entfernen, sich nochmals warm einwickeln und nachruhen.

Tipp: Diesen Wickel können Sie auch mit dem Gänsefingerkraut durchführen.

Menstruations-Salbe

Drei besondere Heilkräuter: das krampflösende Gänsefingerkraut, die Kamille als Gebärmutter-Pflanze und Frauenmantel als universelle Heilerin bei Frauenleiden – wenn das nicht eine wunderbare balsamische Einreibung ergibt, welche die Krämpfe löst! Für die Seele packen wir dann noch einen Hauch Rose dazu.

Für ca. 90 ml Salbe:

- 3 g Gänsefingerkraut
- 3 g Kamillenblüten (oder Schafgarbenblüten)
- 3 g Frauenmantelkraut
- 3 Tropfen ätherisches Rosenöl (ersatzweise das preiswertere Rosengeranienöl oder Lavendelöl)
- 90 ml Olivenöl
- 9 g ungebleichtes Bienenwachs (als Plättchen in der Apotheke erhältlich)
- Schneidebrett und scharfes Messer, Herdplatte, 2 kleine Töpfe, Thermometer, Kochlöffel, Sieb, Gazetuch (oder dünnes Baumwolltuch)
- mehrere Salbendöschen

Geben Sie die sehr fein geschnittenen Pflanzen zusammen mit dem Olivenöl in den Topf. Erwärmen Sie das Ganze langsam auf etwa 60 °C (eventuell mit einem Thermometer überprüfen). Das Öl darf keinesfalls zu heiß werden, da ansonsten die Pflanzen frittiert und die Wirkstoffe zerstört werden. Lassen Sie den Ansatz etwa 30 Minuten lang ausziehen, wobei Sie immer wieder umrühren. Anschließend wird das Öl abgeseiht. Dazu legen Sie das Gazetuch in ein Sieb und gießen da durch das Öl in den zweiten sauberen Topf. Nun geben Sie das Bienenwachs zum Pflanzenöl dazu und bringen es auf der heißen Herdplatte unter Rühren zum Schmelzen. Anschließend nehmen Sie den Topf von der Herdplatte und rühren noch so lange weiter, bis sich am Topfrand ein Wachsrand bildet. Nun rühren Sie das ätherische Öl ein. Danach die noch heiße Salbe in die Salbendöschen gießen, abkühlen lassen, verschließen und das Herstellungsdatum darauf notieren. Die selbst gemachte Salbe hält sich im Kühlschrank ungefähr 1 Jahr.

Reiben Sie sich bei Menstruationsschmerzen damit mehrmals täglich den Unterbauch ein.

Alternativ: Majorana 10 % Salbe Weleda oder Mutterkrautcreme (St. Hildegard Posch)

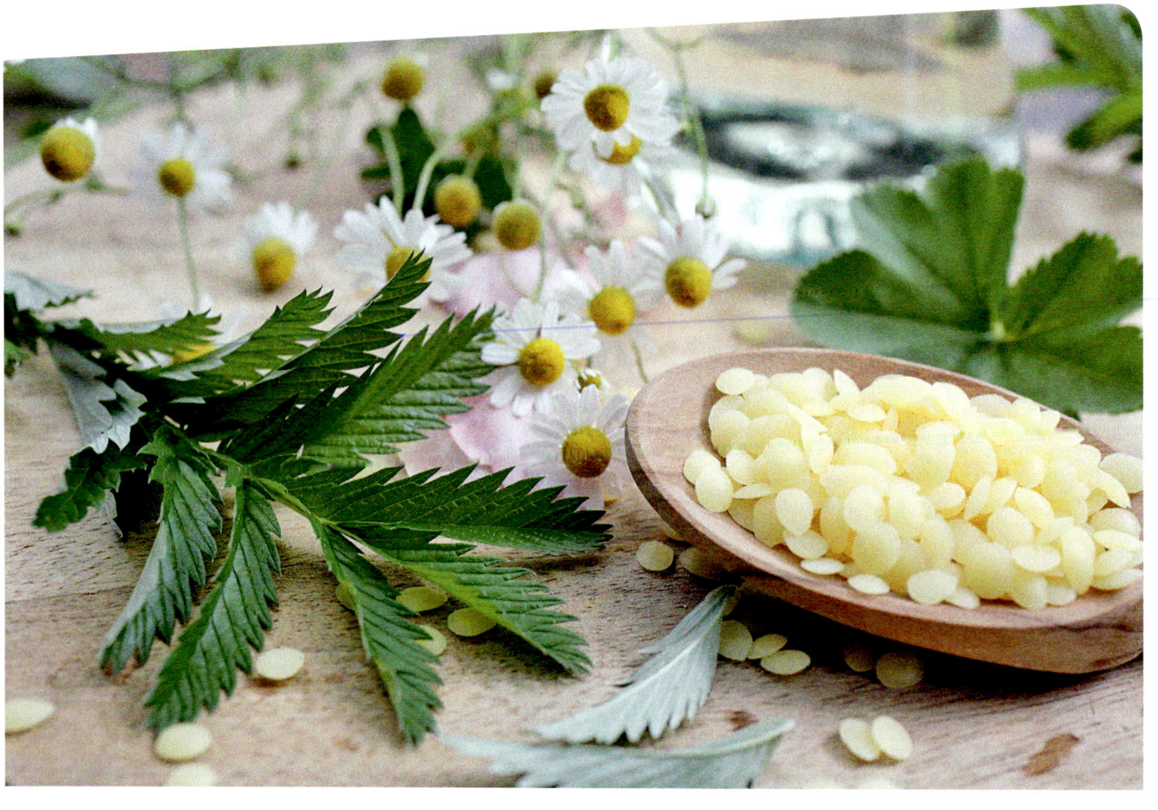

Zutaten für die krampflösende Menstruations-Salbe.

Schafgarbensitzbad

Bei Krämpfen im kleinen Becken ist ein Sitzbad mit der Schafgarbe einen Versuch wert. Das „Bauchwehkraut“ oder „Frauenkraut“ wirkt nicht nur krampflösend, sondern auch entzündungshemmend und antibakteriell. Spezielle Sitzbadewannen bekommen Sie im Handel. So ein Kauf ist aber nicht unbedingt nötig, Sie können ein Sitzbad auch in Ihrer Bade- oder Duschwanne durchführen. Bei einem Sitzbad ist lediglich der Bereich unterhalb des Bauchnabels mit dem Wasser in Kontakt.

- 100 g Schafgarbenkraut
- Topf

Geben Sie die Schafgarbe in einen Topf und übergießen Sie sie mit 2 l heißem, aber nicht mehr kochendem Wasser. Lassen Sie den Sud 20 Minuten bedeckt ziehen, bevor Sie ihn abgießen. Anschließend geben Sie ihn ins Sitzbad (mit ungefähr 15–20 l Wasser). Das Bad können Sie täglich 1- bis 2-mal durchführen. Den Zeitrahmen bestimmen Sie: eben solange es Ihnen angenehm ist – in der Regel sind das 10–20 Minuten.

Alternativ können Sie 15 ml Kamillan Flüssigkeit (Schafgarbe und Kamille) für ein Sitzbad verwenden.

Aus der Apotheke

- **Frauenmantel:** Ceres Alchemilla Urtinktur
- **Gänsefingerkraut:** Potentilla anserina Urtinktur DHU, Periodentropfen (Schafgarbe, Frauenmantel, Gänsefingerkraut aus der Limes-Apotheke)
- **Kamille:** Kamillan Flüssigkeit (zusätzlich mit Schafgarbe), Ceres Chamomilla Urtinktur
- **Majoran:** Melissenöl Wala (Kümmel, Fenchel, Melisse, Majoran), Majorana 10 % Salbe Weleda
- **Mönchspfeffer:** Agnolyt Kapseln und Flüssigkeit, Agnuscaston Filmtabletten, Femicur N Kapseln
- **Mutterkraut:** Mutterkraut-Tropfen (St. Hildegard Posch), Mutterkraut-Creme (St. Hildegard Posch), Mutterkraut-Saft (St. Hildegard Posch)
- **Schafgarbe:** Menodoron Dilution (Majoran, Eiche, Schafgarbe, Hirtentäschel, Brennnessel), Ceres Millefolium Urtinktur, Kamillan Flüssigkeit (Kamille, Schafgarbe)
- **Homöopathie:** Spascupreel Tabletten (unter anderem Magnesium phosphoricum D6 und Matricaria recutita D3), Cefaspasmon Tropfen (unter anderem Chamomilla recutita D1, Ammi visnaga Ø), Magnesium phosphoricum Pentarkan (unter anderem Magnesium phosphoricum D2, Chamomilla recutita D2, Potentilla anserina Ø)
- **Einreibung:** Kupfer Salbe rot Wala

Zu starke Blutung – Hypermenorrhö

Bei der Hypermenorrhö handelt es sich um eine verstärkte Monatsblutung. Frauen verlieren während einer Blutung normalerweise bis zu 150 ml Blut, das entspricht etwa einer Tasse voll. Bei einer verstärkten Blutung ist es deutlich mehr. Ein Hinweis darauf kann sein, wenn Frauen angeben, dass sich ein Tampon in weniger als zwei Stunden vollsaugt oder dass sie täglich mehr als fünf Binden verbrauchen.

Bei starken Blutungen über mehrere Tage fühlen sich die Frauen oft regelrecht ausgeblutet und völlig erschöpft, was die Lebensqualität deutlich beeinträchtigt.

URSACHEN

Eine Rolle spielt auch hier ein Progesteronuntergewicht. So tritt die Hypermenorrhö oft bei Frauen in den Wechseljahren (Prämenopause) auf, im Zusammenhang mit Zyklen, bei denen der Eisprung fehlt. Aufgrund der hormonellen Umstellung in der Prämenopause kommt es durch das Absinken des Progesterons zu einem Überwiegen des Östrogens und somit zu einer zu stark aufgebauten Schleimhaut. Bei der verstärkten Blutung kann es sich aber auch um ein Symptom einer gynäkologischen Grunderkrankung handeln. Zum Beispiel können ihr

Myome → Seite 187 zugrunde liegen, oder eine Endometriose → Seite 192, eine Gebärmutter- oder Eileiterentzündung, Polypen oder gar ein Karzinom. Erkrankungen wie Blutgerinnungsstörungen oder Schilddrüsenprobleme sowie psychische Belastungen und Stress kommen ebenso als Ursache in Betracht beziehungsweise können zur Verstärkung der Blutung beitragen.

SYMPTOME

Im Vordergrund steht eine verstärkte Blutung, die den Frauen den Alltag sehr erschwert. So berichten betroffene Frauen, dass sie ihre Lebensplanung nach der Mens ausrichten: So sollten zum Wechsel der Hygieneartikel immer Toiletten in erreichbarer Nähe sein. Längere Besuche in der Stadt und der Einkauf im Supermarkt werden genauso vermieden wie weiße Hosen. Selbst die Urlaubsplanung wird nach dem Zyklus ausgerichtet. Oft sind die Frauen ratlos, wie sie das viele Blut auffangen können.

Manchmal befinden sich im Blut auch größere Blut- und Gewebeklumpen, die beim Toilettengang beim Pressen zusammen mit dem Stuhl oder auch mit dem Urin abgehen.

Schmerzhafte Krämpfe und weitere typische Menstruationsbeschwerden können auftreten – müssen aber nicht. Wenn ab dem 35. Lebensjahr die Progesteronproduktion langsam abnimmt, kommt es bei manchen Frauen zu verkürzten Zyklen und verstärkten Blutungen. So haben sich die Frauen gerade von einer Blutung erholt, schon meldet sich die nächste Blutung an. Hier kommt es infolgedessen meist zu einer Blutarmut (Anämie) mit den typischen Symptomen wie Erschöpfung und Kreislaufschwäche.

THERAPIE

Die Therapie richtet sich nach der zugrundeliegenden Ursache, welche unbedingt immer abgeklärt werden sollte.

Entlastung

Frauen können bei Dauer- und Mehrfachbelastungen regelrecht ausbluten. Wenn sie beispielsweise zum Beruf, den Kindern, der Partnerschaft und all den Hürden, die das Leben sonst noch so bietet, den ganzen Haushalt bewältigen sollen. Früher oder später folgt eine Anämie, man hat noch weniger Energie, blutet weiterhin aus – und so beginnt ein Teufelskreis. Hier hilft nur eines: Werden Sie zur Familienmanagerin! Delegieren Sie kleinere und größere Aufgaben, binden Sie Familienmitglieder mit ein in die häuslichen Alltagsarbeiten. Vielleicht können Sie auch manche Aufgaben outsourcen, etwa Reinigung, Gartenarbeit oder Fahrdienste?

> **Tasse statt Tampon**
>
> Um das viele Blut aufzufangen, können Menstruationstassen → Seite 68 hilfreich sein, da sie mehr Blut aufnehmen als Tampons.

Heilpflanzen

Die Therapie bei einer zu starken Menstruationsblutung infolge eines hormonellen Ungleichgewichts ruht auf drei Säulen:

- **Pflanzen mit progesteronähnlicher Wirkung:** Um einen Progesteron-Impuls zu geben, eignen sich: Mönchspfeffer (Frucht), Frauenmantel (Kraut) und die Yamswurzel (Wurzelstock). Sie werden über einen Zeitraum von 3–6 Monatsblutungen jeweils in der zweiten Zyklushälfte verabreicht.
- **Blutstillende Pflanzen**, sogenannte Phyto-Hämostyptika: Hirtentäschel (Kraut) und Schafgarbe (Blüte, Kraut). Gute Erfahrung gibt es teilweise auch mit der Blutwurz (Wurzelstock). Eingenommen werden diese Pflanzen bereits 3–5 Tage vor der zu erwartenden starken Blutung und während der Blutung.
- **Blutbildende Pflanzen:** Es gibt einige **eisenhaltige Pflanzen**, dazu gehören Franzosenkraut, Sauerampfer, Vogelmiere, Brennnessel, Guter Heinrich, Weißer Gänsefuß und Holunderbeeren (nicht roh essen!). Unterstützend helfen Bitterstoffe, welche die Bildung der roten Blutkörperchen anregen und die Eisenaufnahme verbessern, zum Beispiel Enzian, Löwenzahn und Schafgarbe → Eisenmangel, Seite 127. Auch Vitamin-C-haltige Früchte fördern die Eisenresorption.

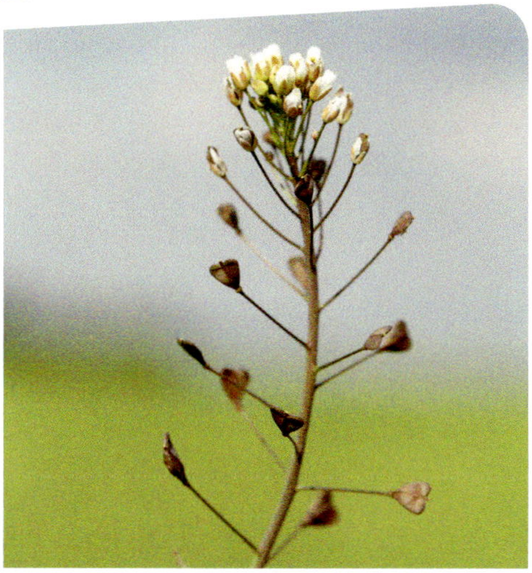

HIRTENTÄSCHEL: VERLÄSSLICHE BLUTSTILLUNG

Das Hirtentäschel (*Capsella bursa-pastoris*) gehört zur Familie der Kreuzblütengewächse (Brassicaceae). Es ist die wichtigste Pflanze zur Blutstillung. Bereits Hippokrates (460–377 v. Chr.) bezeichnete es als wichtigstes „Gebärmuttermittel".

Die aus den kleinen weißen Blüten des Krauts entstehenden Samen reifen in taschenförmigen Schötchen heran. Sie sollen den Umhängetaschen der Hirten im Mittelalter ähnlich sehen. Daher der Name.

Medizinisch verwendet wird das ganze Kraut der Pflanze. Dieses enthält Senfölglykoside, Flavonoide, Phenylcarbonsäuren, Polypeptide und Proteine. Es wirkt blutstillend, gebärmuttertonisierend und fördert die Rückbildung nach Geburten. Das Hirtentäschel wirkt verlässlich und ist deshalb eine unentbehrliche Pflanze, wenn es um die Behandlung von starken Menstruationsblutungen geht, sei es in Form von Tee, Tinktur oder Dragees. Aber auch zur Blutstillung von oberflächlich blutenden Hautverletzungen und Nasenbluten kommt es in Form von Umschlägen und Nasentamponaden zum Einsatz. Außerdem finden wir das Kraut in sogenannten Rückbildungstees → Seite 294.

Achtung: Nicht anwenden sollten Sie Hirtentäschelkraut in der Schwangerschaft, da es vorzeitige Wehen auslösen kann!

Hirtentäscheltee

- Hirtentäschelkraut

Übergießen Sie 1 EL Hirtentäschelkraut mit 1 Tasse (150 ml) kochendem Wasser. Lassen Sie den Tee 10–15 Minuten bedeckt ziehen, bevor Sie ihn abgießen. Beginnen Sie mit dem Trinken bereits 3–5 Tage vor der zu erwartenden Menstruation und trinken Sie weiter auch während der Blutung davon. Nehmen Sie täglich 2–4 Tassen zwischen den Mahlzeiten ein.

Tee bei starker Blutung

Dieser Tee konnte schon bei vielen Frauen die Blutung vermindern und ihnen somit das Leben erleichtern.

Er stellt eine gute Kombination dar aus blutstillenden Pflanzen (Hirtentäschel und Schafgarbe), dem hormonregulierenden Frauenmantel und der kräftigenden Brennnessel.

Für eine 100-g-Teemischung:

- 50 g Hirtentäschelkraut
- 15 g Schafgarbenblüten
- 15 g Frauenmantelkraut
- 20 g Brennnesselblätter

Übergießen Sie 2 TL der Mischung mit 1 Tasse (150 ml) heißem, aber nicht mehr kochendem Wasser. Lassen Sie den Tee 7–10 Minuten bedeckt ziehen, bevor Sie ihn abgießen.

Trinken Sie davon täglich 3 Tassen zwischen den Mahlzeiten. Beginnen Sie damit 3–5 Tage vor der zu erwartenden Menstruationsblutung und trinken Sie ihn weiter während der Menstruation.

Daran schon gedacht?

- Fühlen Sie sich bereits über längere Zeit erschöpft und ausgepowert, können Adaptogene → Seite 211 unterstützend helfen.
- Denken Sie daran, Ihren Eisenspeicher aufzufüllen → Seite 127.
- Brauchen Sie einen sehr starken Progesteron-Impuls, empfiehlt sich die Yamswurzel → Seite 98. Eine weitere Möglichkeit besteht in der Einnahme von Progesteron in Form von Bioidentischen Hormonen – bitte aber nicht im Selbstversuch! Holen Sie sich Unterstützung bei Ihrem Frauenarzt oder einem naturheilkundlich arbeitenden Therapeuten.

Aus der Apotheke

- **Blutwurz:** Tormentilla comp. Globuli (mehrmals täglich 5–10 Globuli einnehmen)
- **Frauenmantel:** Ceres Alchemilla Urtinktur
- **Hirtentäschel:** Styptysat plus Dragees (Hirtentäschel, Vitamin K), Ceres Bursa pastoris Urtinktur, Menodoron Dilution (Majoran, Eiche, Schafgarbe, Hirtentäschel, Brennnessel)
- **Mönchspfeffer:** Agnolyt Kapseln und Flüssigkeit, Agnuscaston Filmtabletten, Femicur N Kapseln
- **Schafgarbe:** Menodoron Dilution (Majoran, Eiche, Schafgarbe, Hirtentäschel, Brennnessel), Ceres Millefolium Urtinktur

Hirtentäscheltinktur

Das Hirtentäschelkraut ist der Klassiker zur Blutstillung und gehört unbedingt in Ihre Hausapotheke, falls Sie zu den Frauen mit einer starken Blutung gehören.

- Auszugsglas
- 20 g Hirtentäschelkraut (frisch)
- 50 ml etwa 40%iger Alkohol
- Kaffee- oder Teefilter
- kleine Tropffläschchen

Zerreiben Sie das Hirtentäschelkraut zusammen mit dem Alkohol in einem Mörser (mit aufgerauter Innenfläche), bis ein flüssiger Pflanzenbrei entsteht. Befüllen Sie damit das Auszugsglas und lassen Sie es 2 Wochen an einem warmen Ort stehen. Regelmäßig umrühren. Danach durch einen Kaffeefilter oder Teefilter abgießen und in kleine Tropffläschchen füllen.

Nehmen Sie davon mehrmals täglich jeweils 10–20 Tropfen in Wasser oder in Schafgarbentee ein. Beginnen Sie die Anwendung am besten schon einige Tage vor der zu erwartenden Blutung.

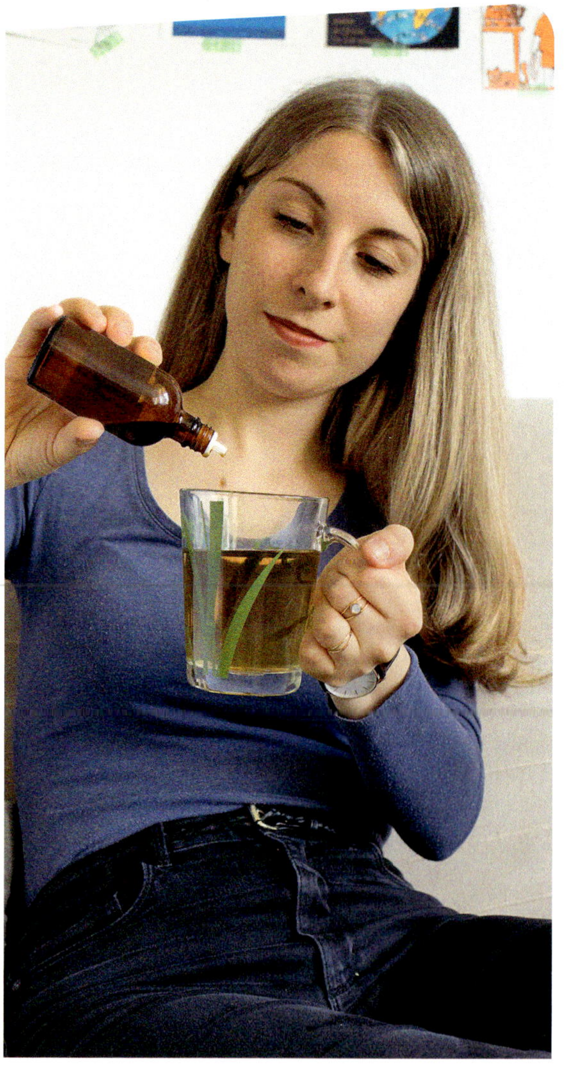

Die Tinktur mit Hirtentäschel hilft bei starker Blutung.

Zu schwache Blutung – Hypomenorrhö

Bei der Hypomenorrhö kommt es zu einer abgeschwächten Monatsblutung, wobei der Blutverlust weniger als 25 ml beträgt. Das klingt etwas abstrakt. Als Orientierung sollte genügen, dass Sie das Gefühl haben, Ihre Mens fließt nicht richtig.

URSACHEN

Meist ist die Hypomenorrhö ein Zeichen der nachlassenden Eierstockfunktion zur Zeit der Wechseljahre: Die Eierstöcke produzieren nun geringere Mengen an Östrogen. Infolgedessen wird die Gebärmutterschleimhaut nicht mehr so stark aufgebaut, sodass sie zur Zeit der Menstruation auch nur wenig abbluten kann.

Bei jungen Frauen kann es nach einer Gebärmutterschleimhaut-Entzündung dazu kommen, dass die Schleimhaut nur gering aufgebaut wird und die folgende Blutung dadurch abgeschwächt ist. Auch nach der Einnahme der Pille kann es zu einer zu schwachen Blutung kommen. Zuweilen bleibt die Blutung sogar ganz aus. Im Fachjargon wird dieses Phänomen als **„Post-Pill-Amenorrhö“** bezeichnet. Seelische Belastungen und Stress können ebenfalls Störfaktoren sein, die zu einer zu schwachen Monatsblutung führen. Wenn Sie dann einen Urlaub planen, ist das sicherlich ein guter Ansatz zum Stressabbau. Doch Achtung: Ein verändertes Klima im Urlaub kann auch eine Ursache für eine Hypomenorrhö sein.

SYMPTOME

Die Blutung ist schwach, häufig treten nur Schmierblutungen auf. Die Zyklusdauer ist in der Regel konstant. Meist kommt es zu keinen weiteren Beschwerden. Es gibt aber auch Frauen, die berichten, dass sie trotz sehr schwacher Blutung unter starken Regelschmerzen litten und dass diese erst aufhörten, als ihre Mens wieder ins Fließen kam.

THERAPIE

Die gute Nachricht: Eine schwache Blutung ist eher harmlos, den meisten Frauen ist sie sogar ganz recht. Solange es Ihnen also gut geht, muss die Hypomenorrhö nicht behandelt werden. Erst wenn Sie sich unwohl fühlen oder nicht gut genug „gereinigt“, können Sie aktiv werden.

Zum Problem wird eine Hypomenorrhö meist erst dann, wenn sich ein Kinderwunsch anbahnt. Hier geht es allerdings weniger um die zu schwache Blutung, sondern um die zu schwach aufgebaute Gebärmutterschleimhaut und um einen eventuell fehlenden Eisprung → Kinderwunsch, Seite 266.

Zyklusbeobachtung

Besteht ein Kinderwunsch, dann können Sie mithilfe eines Fieberthermometers und Zykluskalenders (im Internet erhältlich) aktiv werden. Messen Sie über mehrere Zyklen täglich Ihre **Basaltemperatur**. Das ist die Körpertemperatur kurz nach dem Aufwachen, aber noch vor dem Aufstehen. So können Sie feststellen, ob jeden Monat ein Eisprung stattfindet.

Becken-Durchblutung

Sorgen Sie für Bewegung, somit wird auch Ihr Becken besser durchblutet und die hormonelle Situation angekurbelt. Möglich sind dazu zum Beispiel Ausdauersport, Tanzen oder Yoga. Auf keinen Fall sollten Sie Leistungssport betreiben, denn dieser ist oft die Ursache einer sekundären Amenorrhö – also dem völligen Ausbleiben der Blutung.

Heilpflanzen

Aus dem Reich der Heilpflanzen kommen in erster Linie folgende Pflanzen zum Einsatz:

- **Pflanzen mit progesteronähnlicher Wirkung:** Auch hier können Pflanzen helfen, den Hormonhaushalt zu regulieren. Bei der Behandlung von Hypomenorrhö ist meine Lieblingspflanze der Frauenmantel. Bei der ausbleibenden Blutung, also der **Amenorrhö**, der Mönchspfeffer. Da hier keine zweite Zyklushälfte bestimmt werden kann, wird er meist für 3 Monate durchgehend eingenommen.

- **Emmenagoga:** Durch eine verstärkte (Becken-) Durchblutung wirken diese Pflanzen menstruationsfördernd. Hier helfen vor allem Basilikum (Kraut), Beifuß (Kraut), Engelwurz (Wurzel) und Rosmarin (Blatt).

Schwangerschaft unbedingt ausschließen

Emmenagoga, also menstruationsfördernde Pflanzen, dürfen nicht bei einer Schwangerschaft angewendet werden, da sie abortiv, also abtreibend wirken können.

Was hilft sonst noch?

- **Die blutungsregulierende Schafgarbe:** Sie hilft sowohl bei einer zu starken als auch bei einer zu schwachen Blutung.
- **Erwärmende Einreibungen:** Mit Rosmarin- oder Ingweröl
- **Warme Fußbäder:** Mit Rosmarin, Wacholder oder Senfmehl → Seite 320
- **Gewürze:** Schon Hippokrates sagte: „Eure Nahrungsmittel sollen eure Heilmittel sein." Bringen Sie Ihre Blutung durch das Würzen Ihrer Speisen ins Fließen. Auswahl gibt es reichlich: zum Beispiel Basilikum, Beifuß, Chili, Ingwer, Pfeffer, Rosmarin, Wacholder, Wermut (sehr bitter) und Zimt.

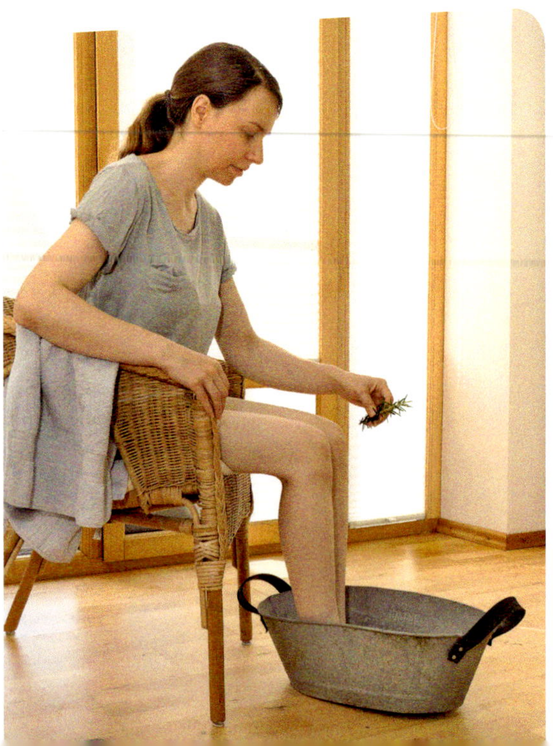

Ein Fußbad mit Rosmarin durchwärmt.

Beifußtee zur Menstruationsförderung

Der Beifuß ist eine traditionelle Frauenheilpflanze und wurde früher gerne zur Menstruationsförderung eingesetzt. Auch heute noch machen wir uns diese Eigenschaft zu Nutze, wenn zum Beispiel nach dem Absetzen der „Pille" die Menstruation ausbleibt oder auf Schmierblutungen reduziert ist.

- Beifußkraut

Übergießen Sie 2 TL Droge mit 1 Tasse (150 ml) heißem Wasser. Lassen Sie den Tee 10–15 Minuten bedeckt ziehen, bevor Sie ihn abgießen. Trinken Sie bis zu 4-mal täglich eine Tasse (bis zu 3 Monate lang).

Hinweis: Je länger Sie bereits auf die Menstruation warten, desto länger sollte der Tee getrunken werden. Aber es lohnt sich, denn selbst bei monatelangem Ausbleiben der Blutung kann der Beifuß sie wieder anregen.

Tipp: Wer keinen Tee mag, der kann auch auf eine Tinktur zurückgreifen oder einen Wein herstellen.

Wein zur Menstruationsförderung

Der Beifuß kann in Verbindung mit der aromatischen Engelwurz die Menstruation fördern oder bei ausbleibender Blutung diese anregen (nach Abklärung der Ursachen und Ausschluss einer Schwangerschaft!).

- 30 g frisches Beifußkraut (oder 15 g getrocknetes)
- 10 g frische Engelwurz-Wurzeln (oder 5 g getrocknete)
- 0,75 l Weißwein

Die Pflanzen klein schneiden und 3 Tage im Weißwein ausziehen lassen. Trinken Sie 1–2 Likörgläschen pro Tag. Den Wein kühl lagern und innerhalb von 10 Tagen verbrauchen.

Tipp: Statt Beifuß können Sie auch Basilikum verwenden. Wenn Sie süße Weine mögen, besteht die Möglichkeit mit 2 EL Akazienhonig zu süßen und das Aroma mit 1–2 Prisen Zimt abzurunden.

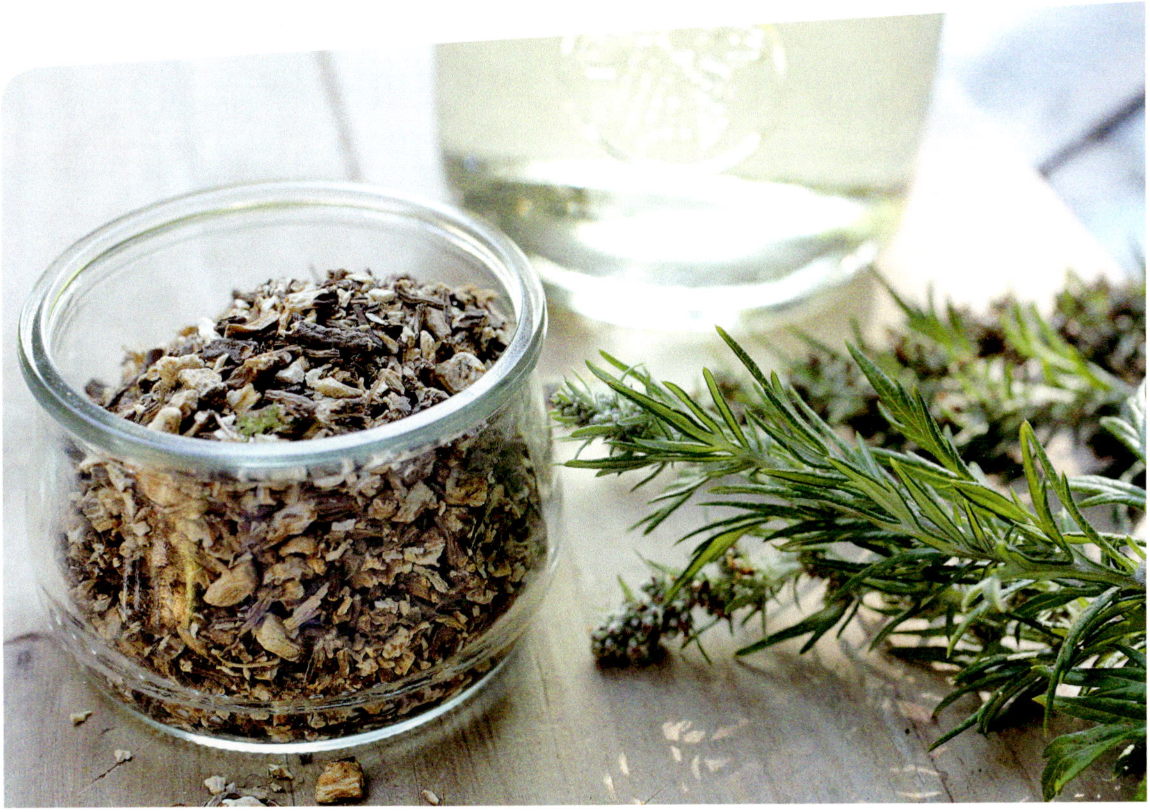

Kräuterwein mit Beifuß und Engelwurz.

Tee bei schwacher Blutung

Wenn die Blutung stets zu schwach ausfällt, können Sie ihr auf die Sprünge helfen mit dem hormonregulierenden Frauenmantel und den durchblutungsfördernden Heilkräutern Rosmarin, Engelwurz und Ingwer.

Für eine 100-g-Teemischung:

- 50 g Frauenmantelkraut
- 20 g Rosmarinblätter
- 10 g Basilikumkraut
- 10 g Engelwurz
- 10 g Ingwerwurzelstock

Übergießen Sie 2 TL der Mischung mit 1 Tasse (150 ml) heißem, aber nicht mehr kochendem Wasser. Lassen Sie den Tee 7–10 Minuten bedeckt ziehen, bevor Sie ihn abgießen. Trinken Sie über einige Wochen (bis zu 3 Zyklen lang) 3 Tassen täglich. Aufgrund der anregenden Wirkung vom Rosmarin sollten Sie die letzte Tasse des Tages bereits am Nachmittag zu sich nehmen.

Aus der Apotheke

- **Beifuß:** Ceres Artemisia vulgaris Urtinktur
- **Engelwurz:** Ceres Angelica archangelica Urtinktur
- **Frauenmantel:** Ceres Alchemilla Urtinktur
- **Mönchspfeffer:** Agnolyt Kapseln und Flüssigkeit, Agnuscaston Filmtabletten, Femicur N Kapseln
- **Rosmarin:** Ceres Rosmarinus Urtinktur
- **Schafgarbe:** Ceres Millefolium Urtinktur

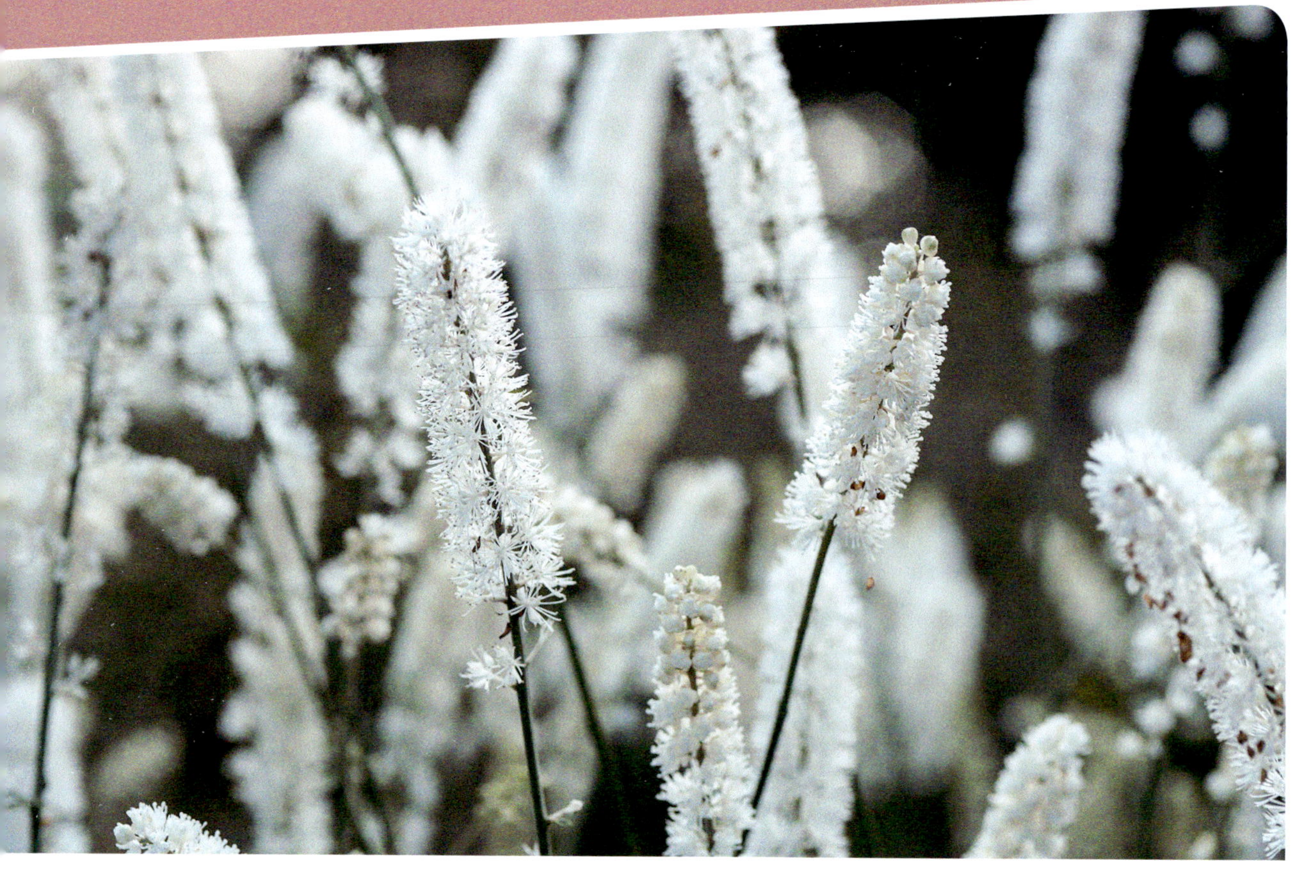

Wechseljahrbeschwerden

Der Begriff Wechseljahre wird in der Fachsprache der Ärzte als **Klimakterium** bezeichnet. Es handelt sich, wie bei der Pubertät, um eine völlig natürliche Entwicklungsphase im Leben einer Frau. Sie umfasst den Zeitraum, in welchem der weibliche Organismus langsam die biologische Fruchtbarkeit einstellt. Bereits im alten Griechenland war diese natürliche, stufenweise Veränderung der älter werdenden Frau bekannt und wurde als *klimax* (griechisch: Stufe, Treppe) bezeichnet.

Zum Glück empfinden bei uns immer mehr Frauen diese Phase als eine natürliche Entwicklung und nicht mehr als Mangel oder gar als Krankheit. In diesem Lebensabschnitt haben wir Frauen die Chance, unser Leben neu zu ordnen. Wir können uns die bis dahin gemachten Erfahrungen aus der Vogelperspektive anschauen, den roten Faden entdecken und eventuell neue Weichenstellungen vornehmen.

Vielleicht ist es uns danach, alte Strukturen und Gewohnheiten aufzubrechen und zu entrümpeln. Viele Frauen erleben diesen Abschnitt sogar wie eine zweite Geburt. Eine neue Freiheit sowie neue Möglichkeiten der Selbstverwirklichung stellen sich ein. Oft fällt diese Zeit damit zusammen, dass die Kinder aus dem Haus gehen. Es gilt, die neue Lebensphase als Chance zur Neuorientierung zu begreifen. Der neue Lebensabschnitt geht also einher mit seelischen Veränderungen, allerdings auch mit spürbaren körperlichen Veränderungen und Umstellungen. Viele Frauen erleben sich neu in ihrer weiblichen Rolle. So ist es selbstverständlich, dass es in der Übergangsphase zur Beeinträchtigung unseres Wohlbefindens kommen kann. Schließlich müssen sich Körper und Seele zunächst einmal mit den hormonellen Umstellungen arrangieren und langsam wieder in Balance kommen. Zum Glück gibt es viele Heilpflanzen, die uns Frauen hierbei hilfreich zur Seite stehen können.

EINTEILUNG

Wir unterscheiden bei den Wechseljahren verschiedene Phasen. Diese gehen mit typischen Beschwerden einher, was bereits gute Hinweise gibt für die Behandlung. Die wichtigsten Begriffe sind Prämenopause, Menopause, Perimenopause und schließlich Postmenopause.

Prämenopause

Die Prämenopause liegt in der Zeit zwischen dem (40.–)45. und etwa 50. Lebensjahr. In diesem Zeitraum reduzieren die Eierstöcke ihre Aktivität, und die Produktion von Progesteron nimmt langsam ab. Die ersten Anzeichen sind meist Zyklusveränderungen. Die Mens kommt mal später, mal früher, der Zyklus verkürzt sich und/oder die Blutungen werden stärker. Klassischerweise treten Beschwerden auf, die Ihnen vom prämenstruellen Syndrom (PMS) her bekannt vorkommen – oftmals leider sogar verstärkt. Kein Wunder, denn auch dem PMS liegt ein Progesteronmangel zugrunde. Durch die nun weniger werdenden Eisprünge wird der Mangel noch verstärkt. Prä bedeutet im Lateinischen „vor" und Prämenopause bedeutet folglich „vor der Menopause".

Menopause

Die eigentliche Menopause wird als die letzte Regelblutung definiert. Diese gilt als definitiv, wenn ein Jahr lang keine Menstruation mehr aufgetreten ist. Das heißt, der genaue Zeitpunkt der Menopause kann tatsächlich nur rückwirkend bestimmt werden. Das durchschnittliche Alter der Frauen beträgt heute 51 Jahre.

Perimenopause

Die Perimenopause liegt ein bis zwei Jahre vor und nach dem Zeitpunkt der eigentlichen Menopause – sozusagen drumherum beziehungsweise zwischen der Prä- und Postmenopause.

Postmenopause

Die Postmenopause beginnt ein Jahr nach der Menopause. Der Zeitraum liegt zwischen dem (45.–)52. und dem 65. Lebensjahr. In dieser Zeit nimmt auch die Östrogenproduktion ab. Erst nach dieser Zeit spricht man vom beginnenden Alter.

Bei jeder ist es anders

So wie jede Frau ein individuelles Wesen ist, können die verschiedenen Phasen unterschiedlich lange dauern. Die durchschnittliche Dauer der Wechseljahre beträgt etwa 10–15 Jahre.

Wird im allgemeinen Sprachgebrauch vom Klimakterium gesprochen, ist dabei meist die Peri- und Postmenopause gemeint.

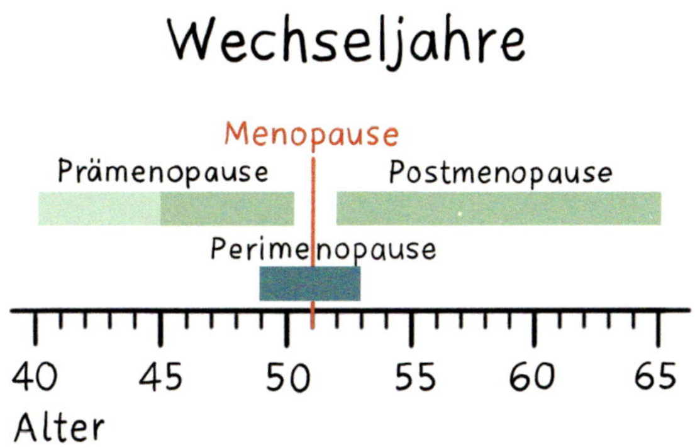

Zeitleiste rund um die Wechseljahre.

URSACHEN

Ursachen für diese Umstellungen in den Wechseljahren ist die sinkende Zahl der im Eierstock bereitstehenden Eibläschen (Follikel). Die Eibläschen werden bereits vor der Geburt im weiblichen Fötus angelegt. Da jeden Monat eines heranreift, nimmt ihre Zahl in den Eierstöcken logischerweise immer weiter ab. Da sie nicht neu gebildet werden können, leeren sich so die Eierstöcke mit den Jahren. Ab etwa dem 45. Lebensjahr sind sie bereits soweit reduziert, dass in den Eierstöcken die Produktion der Hormone ebenfalls sinkt. Zuerst nimmt das Progesteron ab, im späteren Verlauf auch das Östrogen. Dieser Prozess geht einher mit unregelmäßigen Blutungen, bis die Menstruation schließlich ganz aufhört und die Menopause erreicht ist.

Warum aber merkt man die Wechseljahre nicht nur an den unregelmäßigen Blutungen, sondern auch an vielen anderen Stellen im Organismus? Zu den vielen weiteren Beschwerden kommt es, weil Progesteron und Östrogen nicht nur für die Funktion der Eierstöcke zuständig sind, sondern auch an der Regulation vieler anderer Stoffwechselvorgänge im Körper beteiligt sind. Es ist wie bei einem Mobile: Berührt man einen Faden, so schwingt das ganze Gebilde mit. Im Falle unseres Körpers sind dies die Haut und Schleimhaut, die Gelenke, das vegetative Nervensystem, die Steuerung des Temperaturhaushalts, das Herz, die Knochendichte und nicht zuletzt die Psyche. Alles ist in Schwingung und braucht nun Zeit, um sich einzupendeln und sich an die neue Situation im Hormonhaushalt anzupassen.

SYMPTOME

Durch die hormonelle Umstellung in der Zeit des Wechsels können unterschiedliche Beschwerden auftreten. Die gute Nachricht: Durchaus nicht jede Frau leidet in dieser Zeit unter Beschwerden. Grob eingeteilt kann man sagen, ...

- ein Drittel der Frauen hat überhaupt keine oder nur sehr leichte Beschwerden,
- ein Drittel der Frauen hat leichte bis mittelschwere Beschwerden,
- ein Drittel der Frauen hat starke bis sehr starke Beschwerden.

Wie sehen die Beschwerden aus?

In der Prämenopause

Die Prämenopause ist gekennzeichnet durch eine Östrogendominanz, das heißt, infolge eines Progesteronmangels überwiegt nun das Östrogen. Folgende Beschwerden sind möglich, wobei viele schon bekannt sind vom prämenstruellen Syndrom:

- Reizbarkeit, Nervosität, Stimmungsschwankungen
- Spannungsgefühl in den Brüsten → Seite 201
- Kalte Hände und Füße
- Migräne, Kopfschmerzen → Seite 154: Sie beginnen meist vor der Blutung und bessern sich mit deren Einsetzen.
- Wassereinlagerungen, Gewichtszunahme
- sexuelle Lustlosigkeit → Seite 215
- Hautunreinheiten → Seite 132
- Schmierblutungen und verstärkte Regelblutungen sowie verkürzte Zyklen: Die starken Blutungen gehen wiederum mit einer Anämie → Seite 127 einher, inklusive deren typische Symptome wie Müdigkeit, Konzentrationsmangel und Leistungsminderung.
- Myome → Seite 187 und Zysten

In der Peri- und Postmenopause

In dieser Phase sinkt auch das Östrogen ab. In der Folge kann es zu typischen Beschwerden kommen wie:

- Schlafstörungen, welche durch die Hitzewallungen verstärkt werden können → Seite 142
- Hitzewallungen, Schweißausbrüche → Seite 101
- trockene Haut und Schleimhäute von Mund, Augen, Nase und Scheide → Seite 105
- Gelenkbeschwerden → Seite 119
- Herzbeschwerden: Herzklopfen, Herzrasen → Seite 235
- Konzentrationsschwäche, Vergesslichkeit, Leistungsabfall, Erschöpfungszustände → Seite 209
- Ängstlichkeit, depressive Verstimmungen → Seite 148
- Blasenschwäche (Inkontinenz) → Seite 182

Meiner Erfahrung nach sind Frauen am stärksten geplagt durch starke Blutungen und verkürzte Zyklen in der Prämenopause und durch Schlafstörungen und Hitzewallungen in der Peri- und Postmenopause. In dieser Zeit sollten Sie auch das Thema Knochengesundheit, sprich: die Osteoporose → Seite 114 präsent haben, denn bei einem starken Knochenabbau kommt es zu einer Verkrümmung der Wirbelsäule und das Risiko für Knochenbrüche erhöht sich.

Oftmals sind die Beschwerden nicht eindeutig zuweisbar, vor allem in der Perimenopause können sie auch mal wild hin- und her „switchen". Mit manchen Beschwerden, wie zum Beispiel Gewichtszunahme und Stimmungsschwankungen, haben Frauen sowohl in der Prä- als auch in der Postmenopause zu kämpfen.

In den meisten Fällen wissen die Frauen, aufgrund ihres Alters und der Art ihrer Beschwerden, in welcher Phase sie gerade stecken. Ist es nicht eindeutig und Sie möchten wissen, in welcher Phase Sie sich befinden, können Sie sich mithilfe der Temperaturmessung, eines Speichel- oder Bluttests Klarheit verschaffen.

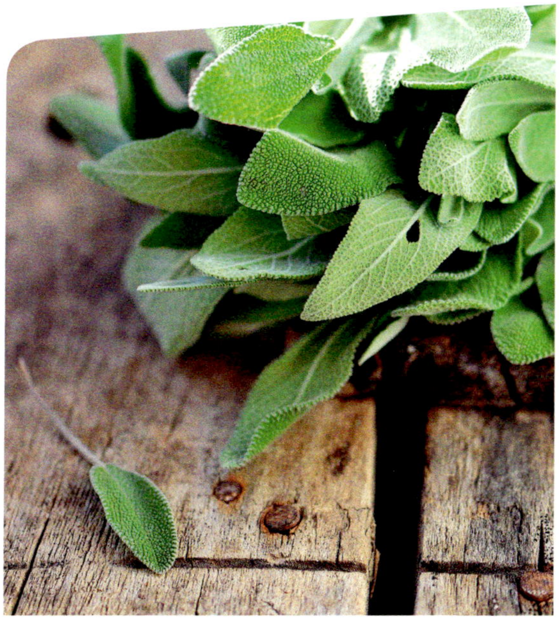

Salbei kann helfen, wenn die Hitzewallungen für allzu viele Schweißausbrüche sorgen.

Was frau wissen sollte

Beschwerden ernst nehmen

Nehmen Sie sich und Ihre Beschwerden ernst. Lassen Sie sich nicht abspeisen mit Aussagen wie „das sind eben die Wechseljahre“. Sie müssen nicht leiden! Zum einen gibt es wertvolle Hilfen aus dem Bereich der Naturheilkunde. Zum anderen sollten mögliche Erkrankungen, vor allem der Schilddrüse, ausgeschlossen werden. Gerade Symptome wie Gewichtszunahme, Zyklusstörungen, Wassereinlagerungen und depressive Verstimmungen könnten auch Hinweise auf eine Schilddrüsenunterfunktion sein. Es ist nämlich nicht selten, dass sich Schwankungen von Progesteron und Östrogen auf die Schilddrüse auswirken. Vor allem eine Östrogendominanz kann zu einer Schilddrüsenunterfunktion führen oder diese verstärken. In eher seltenen Fällen kann es aber auch zu einer Schilddrüsenüberfunktion oder zu einem Morbus Hashimoto kommen oder diese können „angekurbelt“ werden → Schilddrüse, ab Seite 232.

Verhütung

Es ist normal, dass die Blutungen in den Wechseljahren unregelmäßiger werden und nicht in jedem Zyklus ein Eisprung stattfindet. Trotzdem kann es noch zu einer Schwangerschaft kommen – ein einziger Eisprung mit ungeschütztem Verkehr kann ausreichen. Als Faustregel zum Thema Verhütung wird deshalb Frauen um die 50 Jahre empfohlen, die Verhütung erst ein Jahr, nachdem die Menstruationsblutungen endgültig ausgesetzt haben, einzustellen. Frauen, die deutlich jünger sind als 50 Jahre, sollten sogar noch länger verhüten.

Hormonersatztherapie (HET)

Die klassische Hormonersatztherapie (HET) kommt heute aufgrund der Nebenwirkungen nicht mehr prophylaktisch zur Anwendung, sondern nur noch bei Bedarf. Solch eine Ausnahme können sehr starke klimakterische Beschwerden sein, bei denen die Naturheilkunde schon mal an ihre Grenzen stoßen kann. Die Hormonbehandlung ist dann sozusagen das geringere Übel und kann die Lebensqualität wieder deutlich verbessern. Allerdings sollte die Behandlung an Sie persönlich angepasst sein. Das heißt die Dosierung so niedrig und die Einnahmedauer so kurz wie möglich – und, falls machbar, mit bioidentischen Hormonen → Seite 59.

WANN ZUM ARZT?

- Prinzipiell bei jeglicher Art von Unsicherheit und Sorge rund um die Wechseljahre
- Wenn Sie sich durch die Beschwerden in Ihrer Lebensqualität beeinträchtigt fühlen
- Falls die Menopause vor dem 45. Lebensjahr eintritt
- Bei Blutungen nach der Menopause
- Zur Vorsorgeuntersuchung einmal im Jahr – auch nach der Menopause
- Bei Fragen zur Verhütung

THERAPIE

Die Wechseljahre sind keine Krankheit. Wenn keine Beschwerden auftreten, ist auch keine Therapie nötig. Vielmehr handelt es sich bei den Wechseljahren um einen natürlichen Prozess, an dem wir reifen können. Wir können lernen, das Älterwerden anzunehmen, und haben viele Möglichkeiten, die Beschwerden naturheilkundlich zu behandeln beziehungsweise zu mildern.

Im Vorfeld gilt es, sich eine gute Ausgangslage zu verschaffen durch gute Ernährung und ausreichend Bewegung.

Ernährung

Ganz generell ist eine basenbetonte Ernährung → Seite 338 zu empfehlen. Den Speiseplan können Sie (bevorzugt in der Postmenopause) mit sogenannten Phytoöstrogenen → Seite 57–59 bereichern. Diese finden sich nicht nur in Heilpflanzen, sondern auch in Nahrungsmitteln wie zum Beispiel Sojabohnen und Sojaprodukten wie Tofu, Milch, Joghurt, Miso und Flocken. Aber auch in weiteren Hülsenfrüchten wie Bohnen, Kichererbsen und Linsen sowie im Leinsamen. Der Östrogenspiegel kann somit durch den täglichen Genuss von leckeren Zubereitungen wie Linsensuppe oder Tofu-Bratlingen ausgeglichen werden. Sehr empfehlenswert ist in diesem Zusammenhang das Budwig-Müsli → Seite 98. Zur Vorbeugung von Osteoporose ist eine kalziumreiche Ernährung empfehlenswert sowie eine ausreichende Versorgung mit Vitamin D → Seite 115.

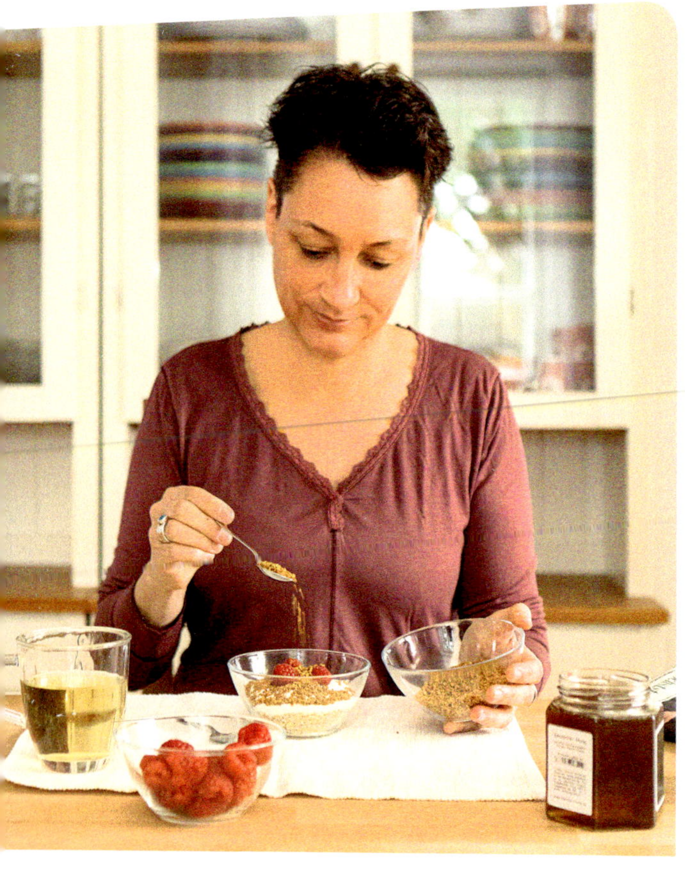

Ein Müsli mit Blütenpollen spendet Kraft und hilft bei Wechseljahrbeschwerden.

Bewegung

Fakt ist, dass Frauen, die regelmäßig Sport treiben, ein trainiertes Herz-Kreislauf-System und eine festere Knochenstruktur haben. Sie selbst haben bisher noch nie Sport gemacht? Kein Problem, damit können Sie auch noch in den Wechseljahren beginnen. Geeignet sind Wandern, Walking, Fahrradfahren, Schwimmen, Tanzen, Gymnastik und Yoga. Wählen Sie daraus aus, was Ihnen Freude bereitet, und fangen Sie langsam damit an.

Entwicklung

Eine positive Grundhaltung sich selbst und dem Alterungsprozess gegenüber hilft sehr, diesen spannenden Lebensabschnitt zu meistern. Verabschieden Sie sich von Ihrer biologischen Fruchtbarkeit und freuen Sie sich auf neue Möglichkeiten. Denken Sie wieder an sich selbst und schmieden Sie Zukunftspläne, verfestigen Sie Ihre sozialen Netzwerke und tauschen Sie sich mit anderen Frauen aus. Bei starken Verstimmungen sollten Sie sich nicht scheuen, professionelle Hilfe in Anspruch zu nehmen.

Bienenprodukte – tierisch gut!

Blütenpollen enthalten neben hochwertigen Eiweißen und Aminosäuren auch Mineralien, Spurenelemente, Enzyme, Vitamine sowie sekundäre Pflanzenstoffe. Es handelt sich um kleine Kraftpakete, weshalb sie seit Jahrzehnten als ein beliebtes Nahrungsmittel für unsere Gesundheit gelten. Bienenprodukte wurden bereits von den antiken Ägyptern, Sumerern und Chinesen zu Heilzwecken verwendet, und sogar die großen Ärzte der Antike, Hippokrates und Galen, hatten Honig, Propolis, Bienengift und zerriebene Bienen in ihren Rezepturen.

Heute liegen klinische Studien vor, die eine zuverlässige Wirkung von Blütenpollen bei Wechseljahrbeschwerden belegen. Selbst Honig scheint eine positive Wirkung zu haben. Bereichen Sie mit diesen Produkten also maßvoll Ihren Speiseplan. Es sind aber auch Nahrungsergänzungsmittel mit Blütenpollen erhältlich.

Die Kraft der Knospen

Das Heilen mit Knospen, die sogenannte **Gemmotherapie**, ist eine relativ junge Form der Phytotherapie. Ihr Begründer ist der belgische Arzt Pol Henry (1918–1988). Der Begriff Gemmotherapie kommt vom lateinischen *gemma*, was so viel bedeutet wie Knospe. Die Knospen werden feingeschnitten in einer Alkohol-Glycerin-Lösung eingelegt. Der entstandene Auszug wird filtriert und nochmals verdünnt. Aus der Gemmotherapie kennen wir vor allem zwei Pflanzen, die sich in der Frauenheilkunde etabliert haben:

- **Die Himbeere** (*Rubus idaeus*): Sie harmonisiert die Produktion von Östrogen und Progesteron und somit das weibliche Hormonsystem. Bewährt hat sich das Knospen-Mazerat vor allem bei prämenstruellen Beschwerden, die auch in der Prämenopause auftreten können, sowie bei Regelschmerzen.
- **Die Preiselbeere** (*Vaccinium vitis-idaea*): Sie hilft durch ihre östrogenähnliche Wirkung bei den typischen Beschwerden in der Postmenopause und hat sich besonders bei Hitzewallungen bewährt.

Auszüge aus den Knospen, sogenannte Gemmo-Glycerinmazerate, können Sie über Apotheken und Hersteller in Fläschchen mit Sprühkopf (oder als Tropfen) beziehen. Meist werden 2- bis 3-mal täglich 2–3 Sprühstöße direkt auf die Zunge oder in den Mundraum gegeben.

Heilpflanzen

Die Heilpflanzen bieten eine Fülle von Möglichkeiten zur Behandlung der Wechseljahre. Es geht in erster Linie darum, die hormonelle Situation zu unterstützen beziehungsweise eine Schieflage auszugleichen. Die Therapie richtet sich danach aus, in welcher Phase Sie sich befinden, und erstreckt sich über 3–6 Monate.

- Die Prämenopause ist geprägt von der Abnahme des Gelbkörperhormons Progesteron. Es eignen sich also Pflanzen mit progesteronähnlicher Wirkung. Wie beim prämenstruellen Syndrom (PMS) werden die Pflanzen in der zweiten Zyklushälfte verabreicht: Frauenmantel (Kraut), Mönchspfeffer (Frucht) und Yamswurzel (Wurzelstock).

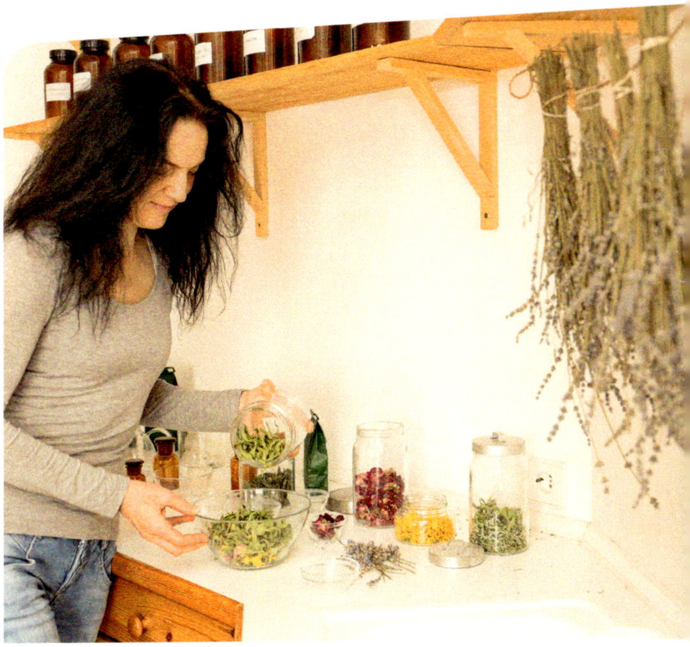

Mit Heilpflanzen können Sie sich in den Wechseljahren viel Gutes tun.

- In der Peri- und Postmenopause kommt es zu einem sinkenden Östrogenspiegel. Hier brauchen wir also Pflanzen mit östrogenähnlicher Wirkung: Granatapfel (Samen), Hopfen (Zapfen), Leinsamen (Samen), Rhapontik-Rhabarber (Wurzel), Rotklee (Blüte), Salbei (Blatt), Soja (Bohnen) und Traubensilberkerze (Wurzelstock).

Bei einer größeren hormonellen Schieflage beziehungsweise bei einer deutlichen Östrogendominanz ist es hilfreich, die Ausleitungsorgane, vor allem die Leber und den Darm in ihrer Funktion zu unterstützen → Basistherapie, Seite 313–322. Der Grund hierfür: Eine überlastete Leber hat Mühe, sich um die Weiterverarbeitung von Hormonen zu kümmern und/oder das überschüssige Östrogen abzubauen. Ein nicht optimal arbeitender Darm kann die Nährstoffe, die zu Herstellung von Hormonen benötigt werden, nur ungenügend aufnehmen.

Je nachdem, unter welchen Beschwerden Sie leiden, gibt es Pflanzen, die sich dafür besonders eignen:

- **Depressive Verstimmungen:** Johanniskraut
- **Hitzewallungen:** Salbei
- **Schlafstörungen:** Hopfen, Baldrian, Melisse, Lavendel, Passionsblume
- **Trockene Schleimhäute:** Granatapfel, Rotklee

Die hormonelle Situation

PRÄMENOPAUSE	PERI- UND POSTMENOPAUSE
Zeitraum zwischen dem (40.–)45. und 50. Lebensjahr	Zeitraum zwischen dem (45.–)51. und 65. Lebensjahr
Östrogendominanz Progesteron sinkt oft ab dem 35. Lebensjahr ab. Durch den **Progesteronmangel** wird das Östrogen dominant.	**Östrogenrückgang** In der Peri- und Postmenopause kommt es zur wellenförmigen Abnahme (Mangel bzw. Rückgang) von Östrogen.
MÖGLICHE BESCHWERDEN	
wie beim prämenstruellen Syndrom: • Reizbarkeit, Nervosität, Stimmungsschwankungen • Spannungsgefühl in den Brüsten • kalte Hände und Füße • Migräne, Kopfschmerzen • Wassereinlagerungen, Gewichtszunahme • sexuelle Lustlosigkeit • Hautunreinheiten außerdem: • verstärkte Regelblutungen, verkürzte Zyklen, Schmierblutungen • Myome, Zysten	• Schlafstörungen • Hitzewallungen, Schweißausbrüche • trockene Haut und Schleimhäute • Gelenkbeschwerden • Herzbeschwerden • Konzentrationsschwäche, Vergesslichkeit, Leistungsabfall, Erschöpfungszustände • Ängstlichkeit, depressive Verstimmungen • Blasenschwäche
PFLANZEN MIT PROGESTERONÄHNLICHER WIRKUNG	**PFLANZEN MIT ÖSTROGENÄHNLICHER WIRKUNG**
• Frauenmantel (Kraut) • Mönchspfeffer (Frucht) • Yamswurzel (Wurzelstock)	• Granatapfel (Samen) • Hopfen (Zapfen) • Leinsamen (Samen) • Rhapontik-Rhabarber (Wurzel) • Rotklee (Blüte) • Salbei (Blatt) • Soja (Bohnen) • Traubensilberkerze (Wurzelstock)
ANWENDUNG	
in der zweiten Zyklusphase	in der Regel durchgehend
WEITERE BEHANDLUNGSMÖGLICHKEITEN BZW. SPEZIFISCHE PFLANZEN	
• depressive Verstimmungen: Johanniskraut • Hitzewallungen: Salbei • Schlafstörungen: Baldrian, Hopfen, Lavendel, Melisse, Passionsblume • trockene Schleimhäute: Granatapfel, Rotklee	
Wichtig! Verhütung bis 1 Jahr nach der letzten Menstruation!	

Mönchspfeffer und Frauenmantel

Mönchspfeffer → Porträt, Seite 396 und Frauenmantel → Porträt, Seite 363 sind zuverlässige Helfer bei der Hormonregulation.

Vom Mönchspfeffer werden die pfeffrig schmeckenden Früchte verwendet. Allerdings weniger als Tee, sondern in Form von standardisierten Fertigpräparaten. Die Einnahme in der Prämenopause erfolgt in der zweiten Zyklushälfte über 3 Menstruationszyklen hinweg. Meiner Erfahrung nach wirkt der Mönchspfeffer stärker als der Frauenmantel.

Der Frauenmantel ist jedoch ein Multitalent, was Frauenbeschwerden anbelangt, hilft also auch in der Prämenopause, vor allem bei prämenstruellen Beschwerden. Meist findet er Anwendung in Form von Tees, hier kombiniert mit weiteren Pflanzen → Seite 74–75 oder als Tinktur.

Tee bei Schmierblutungen

Bei unangenehmen und lästigen Schmierblutungen helfen der hormonregulierende Frauenmantel, die blutstillende und ausgleichende Schafgarbe sowie das blutstillende Hirtentäschel.

Für eine 100-g-Teemischung:
- 50 g Frauenmantelkraut
- 40 g Schafgarbenkraut
- 10 g Hirtentäschelkraut

Übergießen Sie 2 TL der Mischung mit 1 Tasse (150 ml) heißem, aber nicht mehr kochendem Wasser. Lassen Sie den Tee 7–10 Minuten bedeckt ziehen, bevor Sie ihn abgießen.

Trinken Sie davon täglich 3 Tassen zwischen den Mahlzeiten. Beginnen Sie damit 3–5 Tage vor den zu erwartenden Schmierblutungen. Möglich ist hier aber auch zur Stabilisierung eine tägliche Einnahme über die Dauer von 2–3 Zyklen hinweg. Dann genügen allerdings 2 Tassen täglich.

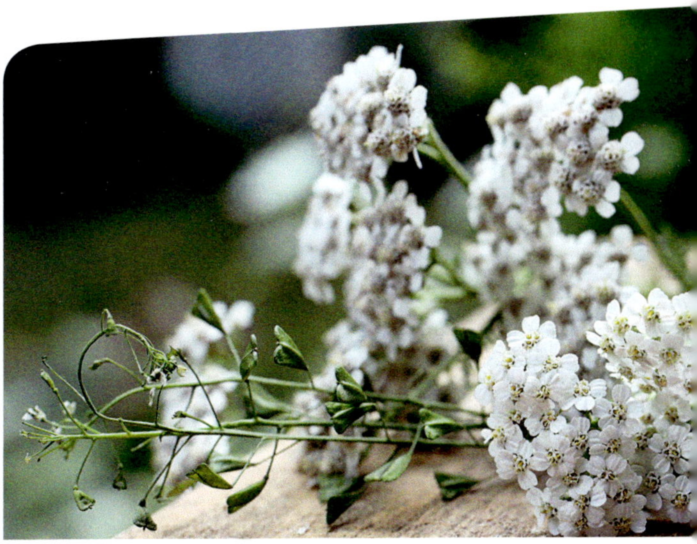

Hirtentäschel und Schafgarbe unterstützen bei Problemen mit Schmierblutungen.

Frauenmanteltinktur

Da es nur wenige Tinkturen mit Frauenmantel auf dem Markt zu kaufen gibt, lohnt es sich, für die Hausapotheke selbst eine herzustellen.

- Auszugsglas
- 20 g Frauenmantelkraut
- 100 ml etwa 40%iger Alkohol
- Kaffee- oder Teefilter
- kleine Tropffläschchen

Zerreiben Sie das Frauenmantelkraut zusammen mit dem Alkohol in einem Mörser (mit aufgerauter Innenfläche), bis ein flüssiger Pflanzenbrei entsteht. Befüllen Sie damit das Auszugsglas und lassen Sie es 2 Wochen an einem warmen Ort stehen. Regelmäßig umrühren. Danach durch einen Kaffeefilter oder Teefilter abgießen und die Tinktur in kleine Tropffläschchen füllen. Nehmen Sie davon 3 Monate lang täglich 40 Tropfen am Vormittag ein.

Yamswurzeltee

- Yamswurzel, geschnitten

Setzen Sie 2 TL Yamswurzel mit einer großen Tasse (200 ml) kaltem Wasser an. Zum Kochen bringen, mit geschlossenem Deckel 30 Minuten köcheln lassen und anschließend abseihen. In der Prämenopause oder bei starken PMS-Beschwerden trinken Sie davon täglich 3 Tassen, jeweils in der zweiten Zyklushälfte.

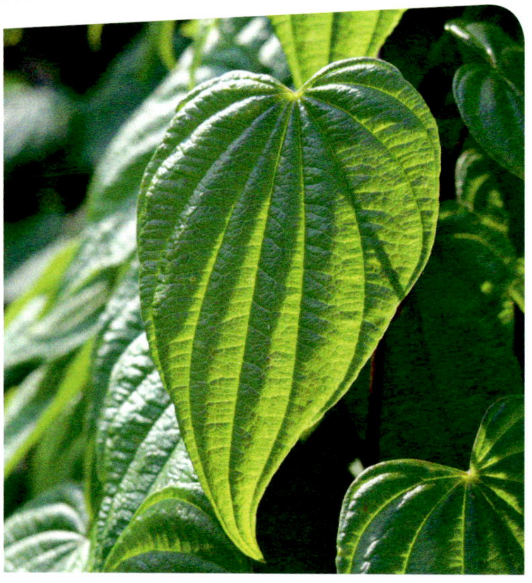

YAMSWURZEL: EIN STARKER PROGESTERONIMPULS

Die Yamswurzel oder Wilde Yams (*Dioscorea villosa*) ist die stärkste progesteronähnlich wirkende Pflanze und gehört zur Familie der Yamswurzelgewächse (Dioscoreaceae). Ihre Heimat ist Nordamerika, sie kann aber auch in unseren Breitengraden angebaut werden. Oftmals wird sie verwechselt mit *Dioscorea batatas*, der essbaren Lichtwurzel, die zwar medizinisch verwendet wird, aber nicht in der Frauenheilkunde. Der Wurzelstock, botanisch ausgedrückt das Rhizom, ist der Pflanzenteil, welcher medizinische Verwendung findet. Er enthält Steroidsaponine (Diosgenin), Alkaloide (Dioscorin), Gerbstoffe und Stärke. Das Diosgenin kann im Labor in mehreren Syntheseschritten zum Progesteron umgewandelt werden. Es diente früher deshalb als Ausgangsstoff für den Progesteronanteil der Verhütungspille.

Tatsächlich wirkt die Yamswurzel selbst auch progesteronähnlich, obwohl unser Körper Diosgenin nicht in Progesteron umwandeln kann. Außerdem wirkt sie hormonregulierend in den gesamten Wechseljahren sowie krampflösend, schmerzlindernd, antirheumatisch und cholesterinsenkend. Bevorzugt setzt man sie in der Prämenopause ein, wenn wir einen starken Progesteronimpuls benötigen.

Bei den Darreichungsformen haben wir verschiedene Möglichkeiten zur Auswahl: Teezubereitungen sind in Europa noch nicht gebräuchlich, aber durchaus möglich. Es gibt auf dem Markt jedoch Tinkturen und Kapseln (500–1000 mg / Tag). Weil die Wirkstoffe in der Leber aber herausgefiltert werden (first-pass-Effekt), werden sie dort zum Teil gleich wieder abgebaut. Eine äußerst empfehlenswerte Anwendung unter Umgehung des Magen-Darm-Trakts sind deshalb äußerliche Anwendungen in Form von Cremes. Diese werden auf der Oberschenkelinnenseite oder in den Armbeugen aufgetragen.

Achtung: Die Yamswurzel ist eine stark wirkende Pflanze! Am besten, Sie wenden sie in Zusammenarbeit mit einem Therapeuten an, und zwar während der Prämenopause jeweils in der zweiten Zyklushälfte.

Leinsamen

Der Lein → Seite 389 ist eine äußerst nützliche Pflanze. Die Lignane in seinen Samen wirken östrogenausgleichend. Auf die (Schleim-)Haut wirken sich Leinsamen außerdem positiv aus durch ihre wertvollen Fettsäuren und die hautberuhigenden Schleimstoffe. Die Kombination mit den schwefelhaltigen Aminosäuren des Quarks stammt von Dr. Johanna Budwig (1908–2003). Sie entwickelte die Öl-Eiweiß-Kost, die die Basis für eine gesunde Zellatmung und einen optimalen Zellstoffwechsel darstellt.

Quark-Leinöl-Müsli (Budwig-Müsli)

Dieses leckere Müsli eignet sich für Frauen in jedem Alter und kann täglich genossen werden.

- 1–2 EL Leinöl
- 2 EL frisch geschroteter Leinsamen
- 125 g Magerquark
- 1 EL Milch
- 1 TL Honig
- verschiedene Früchte, Nüsse und / oder Mandeln

Magerquark mit der Milch glattrühren, Leinöl hinzufügen und gut unterrühren, mit Honig süßen. Dann noch Leinsamen, Früchte und Nüsse dazugeben und unterrühren.

Müsli (vegan)

Bevorzugen Sie eine vegane Ernährung und möchten somit auf den Quark verzichten? Kein Problem, dann können Sie auf die schwefelhaltigen Aminosäuren in Amaranth, Buchweizen, Hirse oder Quinoa zurückgreifen.

- 3 EL Hirseflocken (oder Quinoaflocken)
- 150 ml Hafer- oder Mandelmilch
- 1 EL Leinöl
- 1 kleiner Apfel (geraffelt)
- 1 EL Korinthen
- 1 EL Leinsamen

Flocken, Apfel, Korinthen und Leinsamen in eine Schale geben. Hafer- oder Mandelmilch darübergießen. Anschließend das Leinöl unterrühren.

Traubensilberkerze und Rhapontik-Rhabarber

Bei den beiden Pflanzen handelt es sich um absolute Allroundtalente bei der Behandlung typischer Wechseljahrbeschwerden wie zum Beispiel Hitzewallungen, Schweißausbrüche, Schlafstörungen und psychische Beschwerden. Die Traubensilberkerze → Porträt, Seite 428 kommt ursprünglich aus Nordamerika. Den Rhapontik-Rhabarber (*Rheum rhaponticum*) sollten Sie weder mit dem Medizinal-Rhabarber (*Rheum officinale*) verwechseln, der bei Verstopfung eingesetzt wird, noch mit dem Gewöhnlichen Rhabarber (*Rheum rhabarbarum*), der kulinarisch genutzt wird, etwa als leckere Rhabarberschorle, als Kompott oder im Kuchen.

Ich verwende diese beiden östrogenähnlich wirksamen Pflanzen sehr gerne in meiner Praxis. Nach meinen Erfahrungen sind es die am stärksten wirksamen Pflanzen bei starken Beschwerden aufgrund eines Östrogenmangels. Verwendet werden Fertigarzneimittel in Form von Tinkturen oder Tabletten.

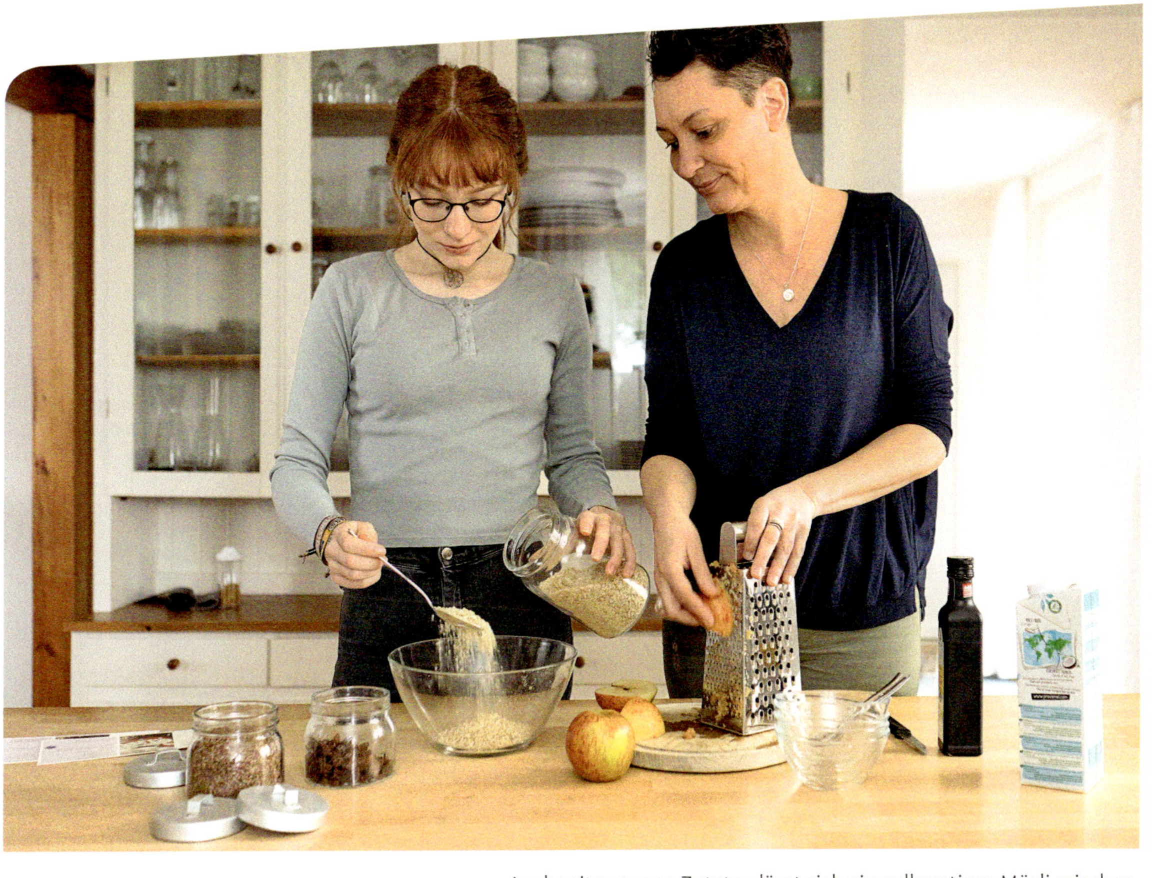

Auch mit veganen Zutaten lässt sich ein vollwertiges Müsli mischen, das sich positiv bei hormonellen Dysbalancen auswirkt.

Rotklee und Soja

Den meisten von uns sind diese beiden Pflanzen schon begegnet: der Rotklee auf der Wiese und die Sojabohne in der Küche. Beide Pflanzen enthalten Isoflavone und gehören zu den sogenannten Phytoöstrogenen. Das heißt, sie haben eine östrogenähnliche Wirkung und werden deshalb vor allem in der Postmenopause eingesetzt.

Empfehlenswert ist der Verzehr von Sojaprodukten und das Trinken von Rotkleetee → Rezept Wechseljahr-Tee. Bauen Sie also Soja in Ihren täglichen Speiseplan ein, egal ob als Tofu, Sojamilch, Sojajoghurt, Miso oder Sojamehl. Vielen Frauen hilft als alleinige Maßnahme täglich ein großes Glas Sojamilch oder 100 g Tofu. Von Asiatinnen, welche sich traditionell ernähren und somit regelmäßig Sojaprodukte verzehren, wissen wir, dass sie kaum unter Wechseljahrbeschwerden leiden. Es wird sogar berichtet, dass es dort keinen Begriff für Hitzewallungen gibt und Herzgefäßerkrankungen sowie Osteoporose seltener auftreten.

Die Einnahme von hochdosierten isolierten Isoflavonen aus Rotklee und Soja sollten Sie mit einer medizinischen Fachkraft besprechen → Porträt Rotklee, Seite 412.

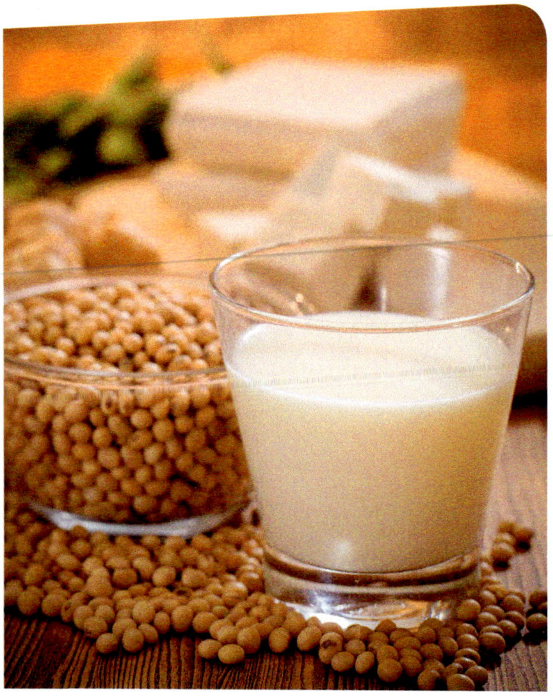

Aus Sojabohnen können zahlreiche Lebensmittel hergestellt werden.

Wechseljahr-Tee (Postmenopause)

Den Tee verordne ich bereits seit vielen Jahren in meiner Praxis. Er unterstützt den hormonellen Wechsel bei Hitzewallungen, Schlafstörungen und Herzrasen. Vielleicht mögen Sie auch hin und wieder eine Tasse gemeinsam mit einer Freundin trinken und dabei Ihre Gedanken (zum Wechsel) austauschen.

Für eine 100-g-Teemischung:

- 30 g Hopfenzapfen
- 30 g Salbeiblätter
- 20 g Weißdornblätter mit Blüten
- 10 g Herzgespannkraut
- 10 g Rotkleeblüten

Übergießen Sie 1–2 TL der Mischung mit 1 Tasse (150 ml) heißem, aber nicht mehr kochendem Wasser. Lassen Sie den Tee 7 Minuten bedeckt ziehen, bevor Sie ihn abgießen.

Trinken Sie davon täglich 3 Tassen zwischen den Mahlzeiten für eine Dauer von 2–3 Monaten. Bei starken Hitzewallungen den Tee vor dem Trinken etwas abkühlen lassen.

Aus der Apotheke

- **Blütenpollen:** Sérélys Tabletten (Pollen, Vitamin E), Melbrosia Kapseln (Pollen, Gelée royale)
- **Granatapfelkernöl:** Delima Kapseln, Apeiron Bio Granatapfelkernöl Kapseln
- **Hopfen:** Ceres Lupulus Urtinktur
- **Mönchspfeffer:** Agnolyt Kapseln und Flüssigkeit, Agnuscaston Filmtabletten, Femicur N Kapseln
- **Rhapontik-Rhabarber:** femi-loges Tabletten
- **Traubensilberkerze:** Klimadynon Uno Filmtabletten, Remifemin und Remifemin mono, Remifemin plus Dragees (mit Johanniskraut), Natu-fem Kapseln, Biokliman-Tropfen
- **Yamswurzel:** Wild Yam Creme Biovea, Yamswurzelcreme erhältlich über die Limes-Apotheke oder die Markt-Apotheke Greiff, Yamswurzel Kapseln Espara (300 mg Extrakt)
- **Gemmospray:** Rubus idaeus (Himbeere) Gemmo-Glycerinmazerat, Vaccinium vitis-idaea (Preiselbeere) Gemmo-Glycerinmazerat

Hitzewallungen

Unter Hitzewallungen leiden in den westlichen Kulturen etwa 70 % aller Frauen, die sich gerade in den Wechseljahren befinden. Die Hitze kommt unerwartet und sekundenschnell wie eine heiße Welle angerauscht und breitet sich unaufhaltsam über Gesicht, Hals und Oberkörper aus. Es versteht sich von selbst, dass ein hochroter Kopf und Schweißperlen auf der Stirn nicht immer gelegen kommen.

URSACHEN

Unsere Körpertemperatur wird vom Wärmeregulationszentrum des Hypothalamus, einem Teil des Zwischenhirns, gesteuert. Bedingt durch den Östrogenabfall wird dieses Regulationszentrum vorrübergehend mal mehr, mal weniger stark irritiert. Die Folge sind die typischen Hitzewallungen.

SYMPTOME

Hitzewallungen kommen plötzlich und breiten sich wellenartig über den Brustbereich, über Hals, Kopf und Oberarme aus. Deshalb werden sie auch **„fliegende Hitze“** genannt. Sie sind unvorhersehbar und werden oft von Schweißausbrüchen, Herzklopfen und Hautrötung begleitet. Anschließend kann ein Frösteln auftreten, bedingt durch den verdunstenden Schweiß. Häufigkeit, Dauer und Heftigkeit der Hitzewallungen sind von Frau zu Frau verschieden. Von wenigen Malen über den ganzen Tag verteilt bis mehrmals pro Stunde ist alles möglich. Sie können also Glück haben und die Beschwerden sind nur schwach ausgeprägt, aber es kann auch passieren, dass sich Hitzewallungen und Schweißausbrüche bis zu zwanzigmal am Tag wiederholen. Besonders beeinträchtigend und belastend sind sie in der Nacht, denn sie stören den Schlaf auf eine unangenehme Weise. Kein Wunder, wenn Sie sich dann am Morgen wie gerädert, gereizt oder übermüdet fühlen.

Auch wenn es im Moment der Hitze ein schwacher Trost sein mag: Es ist doch beruhigend zu wissen, dass die Wallungen wieder komplett verschwinden werden. Im Durchschnitt dauert die „heißeste Phase“ etwa ein Jahr lang, in seltenen Fällen kann sie aber auch mehrere Jahre fortbestehen. Ein weiterer kleiner Trost: Es gibt doch einige Tipps und Rezepte, die die Beschwerden erträglicher werden lassen.

Nicht nur Frauen

Auch wenn man Hitzewallungen gemeinhin mit den weiblichen Wechseljahren verbindet: Männer können ebenfalls darunter leiden! Bei ihnen werden sie durch das plötzliche Abfallen des Testosterons ausgelöst. Hitzewallungen sind also durchaus auch ein Männerproblem.

WANN ZUM ARZT?

- Bei belastenden und starken Hitzewallungen

THERAPIE

Nicht nur mit Heilpflanzen, sondern auch mit unterschiedlichen Maßnahmen im Alltag können Sie Ihre Hitzewallungen dämpfen.

Einstellung

Es ist hilfreich, eine positive Einstellung zu Ihren Hitzewallungen zu entwickeln. Wie wäre es, sie als Ausdruck der kraftvollen Energie anzunehmen, über die Sie in Ihrem neuen Lebensabschnitt verfügen können? Vielleicht hilft Ihnen auch das Bild, dass sich der Körper nun über die Haut reinigt, nachdem es ihm über die Regelblutung nicht mehr möglich ist – zumindest so lange, bis sich die hormonellen Turbulenzen wieder beruhigt haben.

Kleidung und Bettwäsche

Wenn Sie längere Zeit außer Haus sind, ist eine Bekleidung nach dem sogenannten „Zwiebelsystem“ von Vorteil, das heißt, mehrere dünne Schichten übereinander anzuziehen, sodass Sie bei Bedarf problemlos etwas ablegen können. Oft ist es auch sinnvoll, Ersatzkleidung oder wenigstens Ersatzunterwäsche dabeizuhaben. Nutzen Sie am besten atmungsaktive Kleidungsstücke aus naturbelassenen Materialien.

Im Bett kann eine zusätzliche Unterlage-Schicht günstig sein, um nach einem heftigen nächtlichen Schweißausbruch nicht das ganze Bett neu beziehen zu müssen. Legen Sie außerdem einen Ersatzpyjama, eine Ersatzdecke und ein Handtuch bereit, um nachts nicht lange suchen zu müssen, denn solche Aktivitäten könnten Sie noch mehr in Wallung bringen.

Sport

Studien belegen, dass regelmäßiger Sport vorbeugend wirkt. Sportlich aktive Frauen leiden seltener unter Hitzewallungen als Sportmuffel.

Fächer

Eine große Hilfe bei glühender Hitze sind Fächer. Machen Sie es wie die Frauen in südlichen Ländern und wedeln Sie sich mit dem Handfächer Luft zu. Ich kann aus eigener Erfahrung nur sagen: Es fühlt sich sehr angenehm an. Und so ein dekorativer Fächer passt in jede Handtasche und findet auf jedem Schreibtisch Platz.

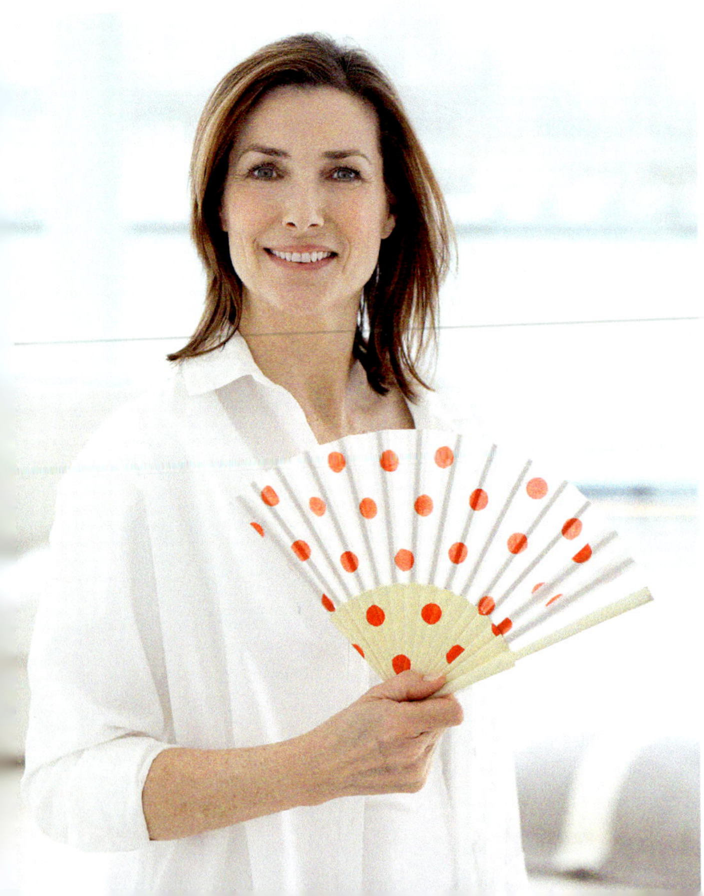

Ein Fächer kann eine große Hilfe sein.

Ernährung

Meiden Sie anregende Getränke wie etwa Kaffee, Schwarz- oder Grüntee. Wohlgemerkt: Sie müssen nicht unbedingt ganz darauf verzichten, aber Sie sollten wissen, dass dadurch Ihre Hitzewallungen verstärkt werden können. Manche Frauen reagieren auch auf Alkohol mit Wallungen. Ebenso auf scharfe Gewürze wie Pfeffer, Chili oder Ingwer – diese also besser vorsichtig dosieren. Manchmal reichen schon alleine heiße Speisen. In diesem Fall hilft es, stattdessen eine leckere Salatplatte zu genießen. Überhaupt berichten Frauen, dass eine basische Ernährung ihre Wallungen deutlich mindert.

Gut zu wissen ist es auch, dass eiskalte Getränke den Körper ins Schwitzen bringen, denn der Körper produziert zusätzliche Wärme, um die kalte Flüssigkeit auf verträgliche Temperaturen zu bringen.

Heilpflanzen

- **Pflanzen mit östrogenähnlicher Wirkung:** Wegen des Absinken des Östrogenspiegels im Organismus kommen folgende Heilpflanzen zum Einsatz: Granatapfel (Samen), Hopfen (Zapfen), Leinsamen (Samen), Rhapontik-Rhabarber (Wurzel), Rotklee (Blüte), Salbei (Blatt), Soja (Bohnen) und Traubensilberkerze (Wurzelstock).
  Der Klassiker ist der schweißhemmende Salbei (Blatt), sehr gut wirken auch Rhapontik-Rhabarber (Wurzel) und Traubensilberkerze (Wurzelstock). Mit Soja(-produkten) und Leinsamen können Sie Ihren Speiseplan gut aufpeppen. Der Hopfen eignet sich vor allem in Teemischungen am Abend, bei Hitzewallungen im Zusammenhang mit Schlafstörungen.

Tipp: Kombinieren Sie am besten innere und äußere Anwendungen.

Erfrischung

Aus der Aromatherapie kennen wir eine Reihe von ätherischen Ölen, die eine kühlende beziehungsweise erfrischende Wirkung besitzen, zum Beispiel Bergamotte, Eukalyptus, Limette, Mandarine, Nanaminze, Pfefferminze, Rosmarin, Spearmint oder Zitrone. Setzen Sie diese Öle nur stark verdünnt in Deodorants, Sprays und Waschungen ein → Rezepte.

Salbei – der Klassiker

Es gibt Frauen, die eigentlich recht gut durch den Wechsel kommen – wenn da bloß nicht diese „fliegenden Hitzen“ und die lästigen „Schwitzattacken“ wären. Hier kann Salbei → Porträt, Seite 416 sehr gut helfen! Er besitzt eine optimal schweißhemmende Wirkung. Seine sogenannte antihidrotische Wirkung ist seit der Antike bekannt und wird heute durch die moderne Wissenschaft bestätigt. Studien mit einem Extrakt belegen, dass unter der Einnahme von Salbei in 66 % der Fälle die Hitzewallungen verschwinden und bei weiteren 25 % deutlich weniger werden. Die Wirkung entfaltet sich innerhalb weniger Stunden. Möglichkeiten der Anwendung gibt es viele: innerlich in Form von Tees, Frischpflanzenpresssaft und Fertigarzneimitteln, äußerlich in Form von Waschungen, Deodorant und Sprays.

Hitzewallungs-Spray

- ½ TL Salz
- 9 Tropfen ätherisches Öl (z. B. 3 Tropfen Salbei, 3 Tropfen Pfefferminze, 3 Tropfen Zitrone)
- 45 ml Wasser (gutes Quellwasser oder destilliertes Wasser)
- 50-ml-Flasche mit Sprühkopf

Geben Sie ½ TL Salz in eine 50-ml-Sprühflasche. Danach tropfen Sie die ätherischen Öle in die Flasche, füllen diese mit dem Wasser auf und schütteln einmal kräftig durch – fertig! Damit können Sie den Raum aromatisieren oder Ihren Körper einsprühen. Das Spray ist etwa 1 Monat haltbar.

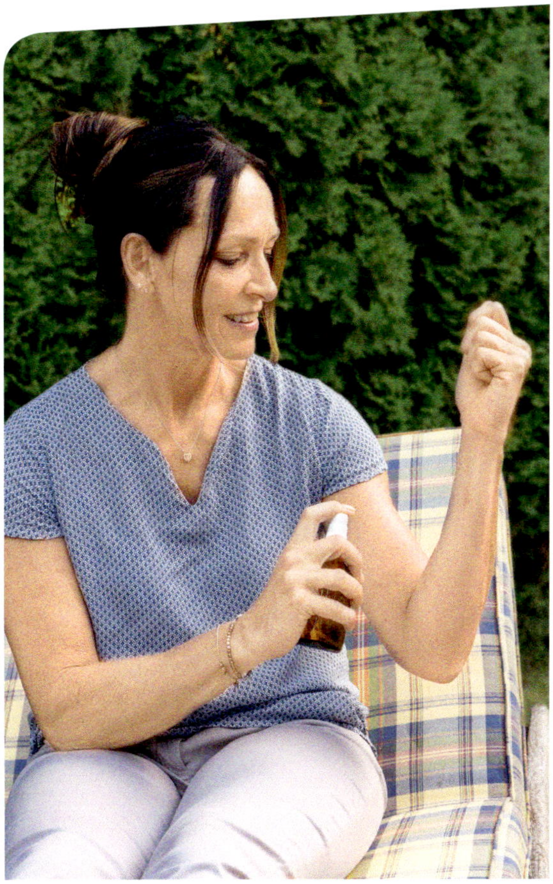

Ein Spray ist angenehm, wenn mal wieder eine Hitzewelle anrollt. Sprühen Sie es auf Hals und Dekolleté, wahlweise auch auf die Arme.

Salbei-Deodorant

Machen Sie sich die desodorierenden und schweißhemmenden Kräfte des Salbeis in einem Deodorant zunutze.

- 35 ml Salbeihydrolat
- 10 Tropfen ätherisches Öl nach Geschmack (z. B. Zitrone, Rose, Grapefruit)
- 10 ml etwa 70%iger Alkohol
- 50-ml-Flasche mit Sprühkopf

Befüllen Sie die Flasche mit dem Hydrolat und mit dem Alkohol. Tropfen Sie die ätherischen Öle Ihrer Wahl dazu. Nun die Flasche verschließen und gut durchschütteln.

Tipp: Sie können das Salbeihydrolat pur in eine Sprühflasche füllen und als „Körperspray“ verwenden. Oder Sie stellen sich ein spezielles Hitzewallungsspray her → links.

Schweißhemmender Tee für Tag und Nacht

Hier kommt der schweißhemmende Salbei zum Einsatz. Er wird unterstützt durch die Pfefferminze, der man eine kühlende und erfrischende Wirkung nachsagt.

Für eine 100-g-Teemischung:
- 50 g Salbeiblätter
- 50 g Pfefferminzblätter

Übergießen Sie 1 EL der Mischung mit 1 Tasse (150 ml) heißem, aber nicht mehr kochendem Wasser. Lassen Sie den Tee 7 Minuten bedeckt ziehen, bevor Sie ihn abgießen.

Anschließend lassen Sie den Tee abkühlen und trinken davon täglich 3 Tassen zwischen den Mahlzeiten. Falls Sie mögen, können Sie mit Zitronensaft die Wirkung noch verstärken.

Tipp: Führen Sie mit dem abgekühlten Tee Waschungen durch.

Schweißhemmender Tee für die hitzige Nacht

Wird die Nacht durch die Hitze zur Qual und werden Sie dauernd aus dem Schlaf gerissen? Dann helfen Salbei und der schlaffördernde Hopfen.

Für eine 100-g-Teemischung:
- 50 g Salbeiblätter
- 50 g Hopfenzapfen

Übergießen Sie 1 EL der Mischung mit 1 Tasse (150 ml) heißem, aber nicht mehr kochendem Wasser. Lassen Sie den Tee 7 Minuten bedeckt ziehen, bevor Sie ihn abgießen. Anschließend lassen Sie den Tee abkühlen und trinken Sie davon 2 Tassen am Abend.

Traubensilberkerze und Rhapontik-Rhabarber

Die Traubensilberkerze (*Cimicifuga racemosa*) → Porträt, Seite 428 und der Rhapontik-Rhabarber (*Rheum rhaponticum*) sind fast so etwas wie ein Rundum-Sorglos-Paket für Wechseljahrbeschwerden – auch bei Hitzewallungen. So konnten klinische Studien dem Rhaponik-Rhabarber bezüglich Hitzewallungen eine gleiche Wirkstärke wie eine niedrig dosierte Hormonersatztherapie belegen. Ähnlich zuverlässig wirken Cimicifuga-Zubereitungen bei Hitzewallungen und Schweißausbrüchen. Hier konnten Studien belegen, dass die Häufigkeit der Hitzewallungen um mehr als 50 % sank, teilweise sogar bis zu 80 %.

Zum Einsatz kommen diese beiden Pflanzen als Fertigarzneimittel. Bis zum Wirkungseintritt dauert es allerdings rund 2 Wochen.

Kühlende Düfte

Gönnen Sie sich hin und wieder eine kühle Brise – unterwegs oder am Schreibtisch.

- Baumwolltüchlein
- 3 Tropfen ätherisches Zitronenöl (oder 2 Tropfen ätherisches Pfefferminzöl)

Geben Sie das ätherische Öl auf das Baumwolltüchlein und schnuppern Sie daran, wann immer Sie möchten. Die feinen Duftmoleküle wirken auf das zentrale Nervensystem. Schon nach wenigen Atemzügen fühlen Sie sich erfrischt.

Tipp: Sie können auch den Pfefferminzroller → Seite 158 dazu verwenden und sich damit bei Bedarf Nacken oder Stirn einreiben.

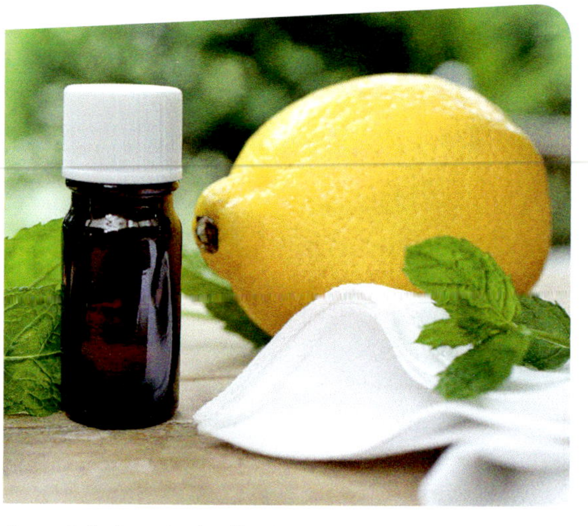

Ganz einfach und schnell geht die Abkühlung mit ätherischem Zitronen- oder Pfefferminzöl.

Erfrischende Zitronenwaschung

Das ätherische Öl verleiht in Verbindung mit Meersalz einen Hauch kühler Meeresfrische.

- 1,5 l lauwarmes Wasser
- 4 Tropfen ätherisches Zitronenöl
- 2 TL Meersalz

Geben Sie das ätherische Öl auf das Salz und lösen Sie beides im Wasser auf. Sie können damit Waschungen oder, falls Sie mögen, auch Teilbäder für Unterarme und Füße durchführen.

Aus der Apotheke

- **Rhapontik-Rhabarber:** femi-loges Tabletten
- **Salbei:** Salvysat Bürger Filmtabletten und Flüssigkeit, Ceres Salvia Urtinktur, Schoenenberger Heilpflanzensaft Salbei, Sweatosan Tabletten, Salbei Curarina Tropfen, Salus Salbei-Kräuter-Tropfen, Menosan Salvia Tabletten
- **Traubensilberkerze:** Klimadynon Uno Filmtabletten, Remifemin und Remifemin mono, Remifemin plus Dragees (mit Johanniskraut), Natu-fem Kapseln, Biokliman-Tropfen

Trockene (Schleim-)Haut und Haare

In den Wechseljahren kommt es, bedingt durch die veränderte hormonelle Situation, zu Schleimhautveränderungen, vor allem der Scheide, aber auch von Augen, Nase und Mund. Und es kommt außerdem, mal mehr, mal weniger, zu trockener Haut und Problemen mit den Haaren. Bei vielen Frauen rufen diese Beschwerden zusätzliche seelische Belastungen hervor. Zum Glück gibt es einige starke Helfer und Unterstützer aus der Natur. Mittlerweile geht die Tendenz zum „Happy-Aging".

?! URSACHEN & SYMPTOME

Trockene Haut

An der Bildung von Kollagen sind Östrogene beteiligt. Diese Kollagenfasern haben die Aufgabe, in der Haut Wasser zu speichern. Die Haut wirkt prall, glatt und lässt uns somit jugendlich frisch aussehen. Mit dem sinkenden Östrogenspiegel in der Postmenopause und dem zunehmenden Alter bekommen wir Falten. Ein kleiner Trost dabei ist, dass wir nun nicht schneller altern als bisher, sondern das Älterwerden nur deutlicher zu sehen ist. Die Haut verliert an Elastizität, wird trocken und dünn, weshalb sie oft spannt oder gar juckt. Außerdem kann es zu feinsten Rissen kommen oder gar zu leichten Entzündungen.

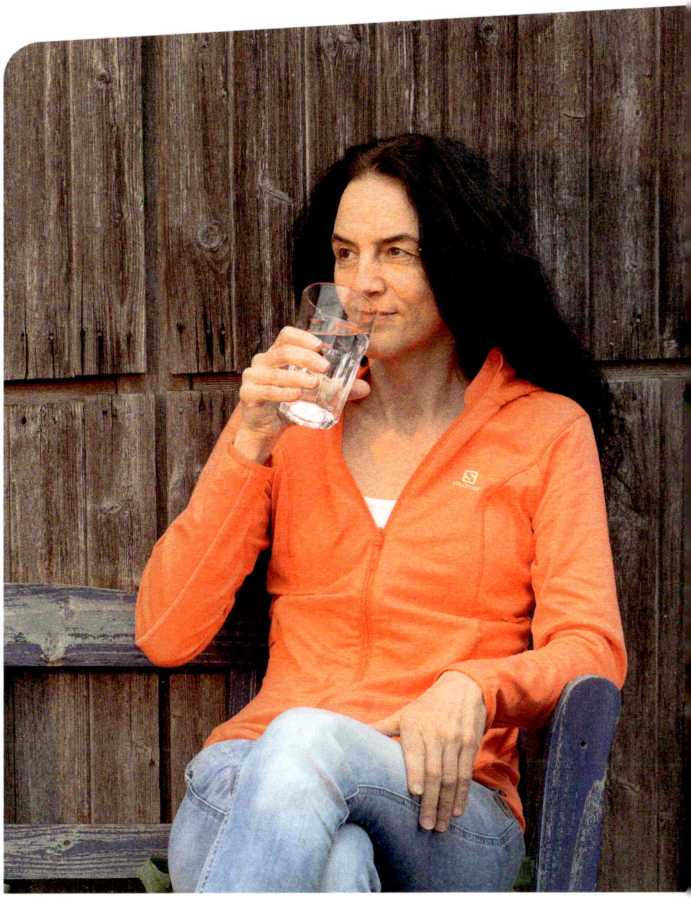

Gegen trockene Haut ist reichlich Wasser von innen das A und O.

Trockene Schleimhäute der Scheide

Aber nicht nur die Haut, sondern auch die Schleimhäute der Scheide verändern sich, denn sie besitzen besonders viele Östrogenrezeptoren. Durch den Rückgang der Östrogenproduktion (hier geht es vor allem um das „Schleimhautöstrogen" Estriol) wird weniger Sekret, also Scheidenflüssigkeit produziert. Gleichzeitig wird der gesamte Vaginalbereich nicht mehr so gut durchblutet und die Zellerneuerung ist verlangsamt. Die Scheidenschleimhaut wird feiner, empfindlicher, trockener und beim Sex trotz vorhandener Libido langsamer feucht. Dadurch kann es zu Schmerzen beim Liebesakt kommen. Doch keine Sorge: Ein Orgasmus ist weiterhin möglich, und es ändert sich auch nichts an dessen Intensität.

Bedingt durch die Trockenheit im Scheidenbereich verändert sich die Scheidenflora. Infolgedessen kann es häufiger zu Scheiden- und Blasenentzündungen kommen → Seite 166–181. Neben den Wechseljahren können noch weitere Faktoren zu Scheidentrockenheit führen: Diabetes, Alter, Stress, traumatische Erlebnisse, Schwangerschaft, Stillzeit, Enthaarungscremes, Menshygiene (Tampons), eine Chemotherapie oder die Einnahme von Medikamenten wie etwa Antibabypille oder Diuretika.

Trockene Schleimhäute von Auge, Nase, Mund und Rachen

Trockene Schleimhäute in den Wechseljahren wirken sich auch auf Augen, Nase, Mund und Rachen, mehr oder weniger sogar auf den gesamten Magen-Darm-Trakt aus.

- Vor allem das **„Trockene Auge"** ist eine Erscheinung, welche oft auftritt. Bedingt durch eine verminderte Tränenproduktion kommt es zu geröteten Augen, Juckreiz, Brennen und gelegentlich sogar zur Bindehautentzündung. Manchmal entsteht das Gefühl, als ob sich ein Sandkorn im Auge befände. Viele Frauen neigen dazu, sich vergeblich die Augen zu reiben – und diese dadurch noch mehr zu reizen.
- Eine **trockene Nasenschleimhaut** macht sich bemerkbar durch Juckreiz, Brennen oder eine verkrustete Nase.
- Die **trockene Mund- und Rachenschleimhaut** führt zu einem verminderten Speichelfluss und kann die Mundflora verändern. So kann es zu Entzündungen von Mund- und Rachenschleimhaut kommen. Eine weitere Ursache von Mundtrockenheit können Medikamente (zum Beispiel Antidepressiva oder Diuretika) sein.

Haarprobleme

Wie bei der Haut, so kommt es auch bei den Haaren zu Veränderungen. Bedingt durch den sinkenden Östrogenspiegel geht die Durchblutung und somit die Versorgung mit Sauerstoff und Nährstoffen zurück. Es gehen Haarwurzeln verloren, das Haar wird dünner, lichter und wächst langsamer.

Aber Achtung, Haarausfall ist nicht gleich Haarausfall! Es gibt auch weitere Ursachen dafür, etwa Stress, eine Anämie → Seite 127 oder Schilddrüsenstörungen → Seite 225, 229. Das sollten Sie unbedingt durch einen Arzt abklären lassen.

Doch damit nicht genug: Durch das Absinken der weiblichen Hormone kann sich der Einfluss des männlichen Hormons Testosteron verstärken. In geringen Mengen wird dies nämlich auch vom weiblichen Körper hergestellt. In der Postmenopause kann es zu einem relativen Übergewicht der männlichen Hormone kommen. Das Resultat ist die Zunahme von männlicher Behaarung. Unter anderem äußert sich dies in einem leichten Oberlippenbart (Damenbart) oder durch einzelne Haare am Kinn und an den Wangen. Auch Akne → Seite 132 kann als Folge der hormonellen Veränderungen in dieser Zeit wieder auftreten.

WANN ZUM ARZT?

- Wenn Sie trotz aller Bemühungen unter einer trockenen Haut oder Schleimhaut leiden
- Sobald die Trockenheit der Haut stark zunimmt oder Hautentzündungen auftreten
- Wenn eine Augenentzündung sich nicht innerhalb von zwei Tagen bessert
- Bei starkem oder plötzlichem Haarausfall
- Bei Veränderungen auf der Kopfhaut, etwa Schuppen, Nässen, Jucken und Rötung

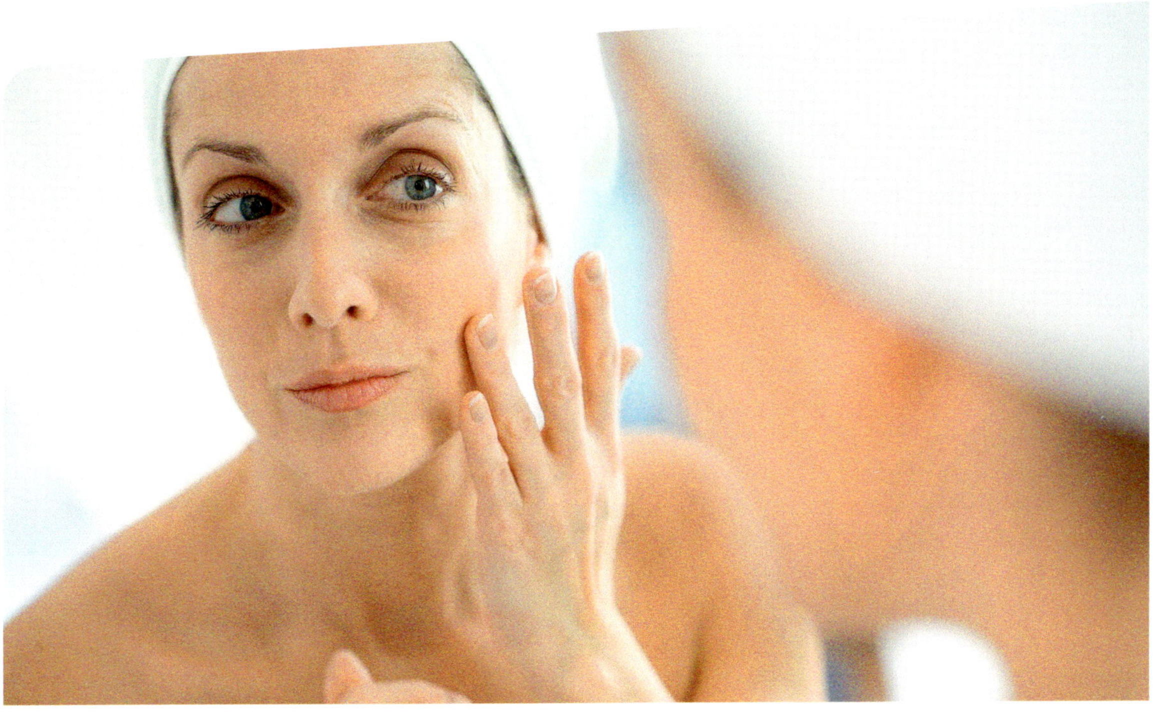

Eine intensive Hautpflege ist in den Wechseljahren besonders wichtig und wohltuend.

THERAPIE

Während die typischen Wechseljahrbeschwerden wie zum Beispiel Hitzewallungen und Schlafstörungen sich nach den Wechseljahren, genauer gesagt nach der Postmenopause, wieder beruhigen, bleibt das Thema trockene Haut und Schleimhaut weiterhin bestehen. Deshalb benötigt die Haut künftig eine intensivere und noch reichhaltigere Pflege als in jungen Jahren – von außen und von innen.

Generelle Hilfe für trockene Haut und Schleimhäute

- **Trinken:** Trinken Sie viel Wasser! Das klingt einfach und ist es auch. Leider gerät es im Alltag immer wieder in Vergessenheit, dass wir am Tag 1,5–2 l Flüssigkeit benötigen. Bei sehr starker (Schleim-)Hauttrockenheit darf es sogar mal 0,5 l mehr am Tag sein.
- **Raumklima:** Ganz gleich, ob trockene Heizungsluft oder ein kalter Wind, immer wenn es draußen kalt und drinnen warm ist, trocknet die Haut schnell aus. Erhöhen Sie in der kalten Jahreszeit die Luftfeuchtigkeit in Ihren Räumen durch feuchte Tücher auf dem Heizkörper oder mithilfe eines Luftbefeuchters.
- **Ernährung:** Eine basenbetonte Ernährung und Pflanzenöle mit wertvollen ungesättigten Fettsäuren wirken sich positiv auf Haut und Schleimhaut aus. Leinöl → Porträt Lein, Seite 389 besitzt einen besonders hohen Gehalt an Omega-3-Fettsäuren. Hanföl hingegen bietet ein ideales Verhältnis von Omega-6- zu Omega-3-Fettsäuren. Wertvoll sind des Weiteren Walnuss-, Raps- und Olivenöl. Kostbare Öle sind außerdem Borretsch-, Nachtkerzen- oder Granatapfelkernöl. Sie werden sowohl innerlich als auch äußerlich → Seite 108 angewandt. Es gibt Hersteller, die diese Öle ihren Speiseölen beimengen (wie zum Beispiel Dr. Budwig Omega-3 Woman).

Hilfe für die trockene Haut

- **Schutz:** Meiden Sie eine starke direkte Sonneneinstrahlung, denn sie schädigt die Haut durch Bildung freier Radikale und trocknet sie noch mehr aus. Denken Sie an Sonnenschutzcreme und Kopfbedeckung, etwa in Form eines pfiffigen Sonnenhuts. Bei Arbeiten im Garten und beim Putzen im Haus helfen Handschuhe, zarte Hände zu behalten.

- **Pflege:** Eine regelmäßige und vermehrte Hautpflege mit hochwertigen feuchtigkeits- und fetthaltigen Körperpflegeprodukten ist nun empfehlenswert (zum Beispiel Weleda Pflegeserien mit Granatapfel und Nachtkerze). Den natürlichen Alterungsprozess können wir dadurch zwar nicht aufhalten, aber zumindest etwas verlangsamen. Und Sie werden sich mit dieser Pflege in Ihrer Haut viel wohler fühlen. Vielleicht mögen Sie es wie die ägyptische Pharaonin Cleopatra halten? Sie soll sich die Schönheit ihrer Haut durch das Baden in Eselsmilch und Honig erhalten haben. Gönnen Sie sich also luxuriöse Bäder. Es muss ja nicht unbedingt Eselsmilch sein. Im Handel finden Sie zahlreiche rückfettende Badezusätze, empfehlenswert sind auch Molkebäder. Und gönnen Sie sich auch eine gute Handcreme, um die Hautbarriere der beanspruchten Hände zu erhalten.
- **Durchblutung:** Fördern Sie die Durchblutung der Haut durch Kneippsche Anwendungen und/oder durch regelmäßige Besuche in der Sauna.

Hilfe für die Scheidenschleimhaut

- **Pflege:** Für die meisten von uns ist es eine Selbstverständlichkeit, Gesicht und Körper einzucremen. Erweitern Sie dieses „Programm" spätestens in der Prämenopause auf den Intimbereich. Ihre Harnröhre und Blase werden dadurch ebenso stabilisiert und werden es Ihnen danken. Vielleicht mögen Sie Ihre Pflegeprodukte selbst herstellen. Es gibt eine Reihe qualitativ hochwertiger Rohstoffe wie Kokosöl, Kakao- oder Sheabutter und kostbare Pflanzenöle wie zum Beispiel Granatapfel-, Nachtkerzen-, Sanddornfruchtfleisch-, Mandel- oder Jojobaöl → Zäpfchen und Vaginalkugeln, Seite 111, mit denen Sie sich verwöhnen können.
- **Mit der Zeit kommt die Lust:** Für viele Frauen wird der Sex zum belastenden Problem. Durch die mangelnde Feuchtigkeit kommt es zu Schmerzen, und die Liebeslust geht verloren. Doch das muss nicht sein. Trauen Sie sich, mit Ihrem Partner über die neue Situation zu sprechen. Lassen Sie sich mehr Zeit für ein verlängertes Vorspiel, um feucht zu werden. Oft berichten Frauen, dass sie die Sexualität auf diese Weise neu entdeckt haben und nun noch mehr Freude an ihr haben. Äußerst hilfreich sind Gleitmittel, die Sie auch bereits in das Vorspiel einbauen können.
- **Gleitmittel:** Sie machen den Sex einfach reibungsloser. Es gibt unglaublich viel Auswahl, zum Beispiel Gleitmittel auf Wasser-, Öl- oder Silikonbasis, Gleitmittel mit Milchsäurebakterien, mit Aloe vera (Multi-Gyn LiquiGel) oder mit Kiwi (Sylk: aus dem Saft der Kiwipflanze). Wichtig zu wissen: Öle und Fette greifen Latex an! Kondome werden somit durchlässig und bieten keinen zuverlässigen Schutz mehr! Können Sie auf die Schutzwirkung verzichten, dann sind Pflanzenöle allerdings klasse, denn sie sind Gleitmittel und Pflege zugleich. Gleichgültig, ob Sie sich für ein Basisöl wie Mandel-, Weizenkeim-, Jojoba- oder Granatapfelkernöl entscheiden oder ob Sie Fertigmischungen bevorzugen wie zum Beispiel das Damm-Massageöl Weleda (es enthält unter anderem ätherisches Muskatellersalbeiöl mit dem östrogenwirksamen Sclareol) oder aber das wohlduftende Wildrosenöl Weleda. Schlussendlich ist es egal, welches Öl Sie nehmen, achten Sie aber darauf, dass die Produkte keine synthetischen Duftstoffe, Konservierungsmittel und Farbstoffe enthalten.
- **Durchblutung:** Auch die Scheidenschleimhäute freuen sich über eine verbesserte Durchblutung. Möglichkeiten gibt es viele, zum Beispiel Yoga, Pilates, Tanzen (Salsa, Bauchtanz), die klassische Beckenbodengymnastik oder Dammmassagen.

Hilfe für die Augen

- **Schutz:** Vermeiden Sie Zugluft und Gebläse. Zum Schutz vor Wind und Sonne helfen Sonnen- oder Fahrradbrillen. Seien Sie sparsam mit Kosmetika im Augenbereich.
- **Pausen:** Bei länger andauernder Bildschirmarbeit sollten Sie jede Stunde eine Pause von 5 Minuten einlegen und auf einen Abstand von 50–80 cm zwischen Auge und Bildschirm achten. Auch häufiges Blinzeln hilft, da durch den Lidschlag der Tränenfilm erneuert wird.
- **Augentropfen und -creme:** Befeuchtungsmittel auf der Basis von Hyaluronsäure bieten eine gute Möglichkeit. Sie beruhigen das Auge und helfen bei der Produktion von Tränenflüssigkeit oder können diese ersetzen. Mit dem homöopathisch potenzierten bioidentischen Hormon

Estriol gibt es für den äußerlichen Gebrauch eine Augencreme: Estriol D4 Augengelcreme (Marktapotheke Greiff).

Hilfe für die Nase

- **Isotonische Kochsalzlösung:** Sie kann als Nasentropfen oder noch besser als Spülung eingesetzt werden. Der Salzgehalt der Lösung (0,9 %) entspricht dem der Körperflüssigkeiten, weshalb sie so salzig wie Tränen schmeckt. Sie hilft bei der Befeuchtung der Nasenschleimhaut. Die isotonische Lösung kann entweder selbst hergestellt → Kasten oder über die Apotheke bezogen werden (zum Beispiel Emser Nasenspray). Die Spülungen gelingen am besten mit Nasenduschen, die Sie in der Apotheke (zum Beispiel Emser Nasenspülsalz oder Emser Nasendusche) oder aber im Drogeriemarkt erhalten. Von einer solchen isotonischen Lösung träufeln Sie sich mit einer Pipette mehrmals täglich 5 Tropfen in die Nase (dabei den Kopf zurücklegen und die Flüssigkeit hochschniefen) oder Sie führen Spülungen mit einer Nasendusche durch.

Isotonische Kochsalzlösung

Zur Herstellung einer isotonischen Kochsalzlösung geben Sie 1 gestrichenen TL Salz (4,5 g) auf 500 ml Wasser, kochen die Salzlösung kurz auf und füllen sogleich einen Teil davon in ein kleines, sauberes Fläschchen ab. Die Lösung sollte alle 3 Tage erneuert werden, um zu gewährleisten, dass sie auch wirklich steril ist.

Hilfe für den Mund

- Meiden Sie Alkohol und Kaffee, da beide die Mundschleimhaut austrocknen.
- Das Lutschen gefrorener Ananasstücke hingegen ist sehr hilfreich, weil die darin enthaltenen Enzyme die Speichelproduktion anregen.
- Auch Kaugummis oder frische Zitrusfrüchte (Zitronen, Orangen) fördern die Speichelproduktion.
- Manchmal reicht schon der appetitanregende Geruch einer Zitrone aus, damit der Speichel fließt. Halten Sie es wie der französische Herrscher Louis XIV., der gerne Orangen oder Zitronen bei sich trug, um daran genussvoll zu schnuppern.
- Außerdem helfen GeloRevoice Lutschtabletten sowie Saseem Mundspray.

Heilpflanzen

Für trockene Haut und Schleimhäute im Allgemeinen

- **Phytoöstrogene:** Die innerliche Einnahme von Phytoöstrogenen ist eine gute Unterstützung für all diese trockenen Unannehmlichkeiten. Sie helfen dem Körper, sich an die neuen hormonellen Verhältnisse zu gewöhnen → Seite 57. Besonders geeignet sind im Zusammenhang mit Haut und Schleimhaut der Granatapfel, Leinsamen und Rotklee.
- **Mehrfach ungesättigte Fettsäuren:** Sie beruhigen und nähren trockene sowie irritierte (Schleim-)Haut und wirken außerdem zellregenerierend. Nachtkerzenöl und Granatapfelkernöl kommen innerlich zum Einsatz. Sie bekommen beide Öle als Kapseln oder auch „pur“ → Nussschnitten, Seite 75. Das Leinöl kann kalten Speisen beigegeben werden → z. B. Budwig-Müsli, Seite 98.

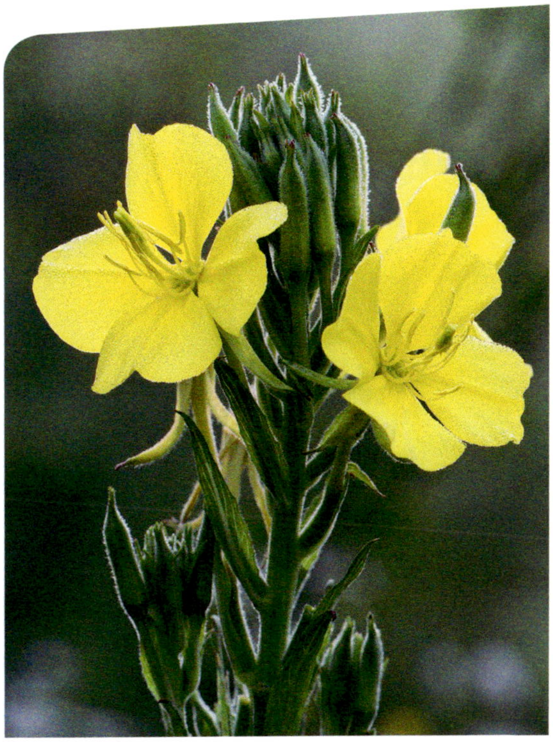

Das Öl aus den Samen der Nachtkerze ist eine besonders reichhaltige Hautpflege.

Für trockene Haut und trockene Schleimhaut der Scheide

- **Phytoöstrogene für die Scheide:** Sie sind die pflanzliche Variante zur lokalen Östrogentherapie (vor allem Estriolcremes und -zäpfchen), um die Schleimhaut der Scheide aufzubauen. Zum Einsatz kommen dabei Granatapfel, Hopfen, Rotklee und Rhapontik-Rhabarber in Form von Creme, Gel → Rotkleegel-Rezept, Seite 415 und Zäpfchen.
- **Haut- und schleimhautpflegende Pflanzen:** Hier nimmt man vor allem Aloe vera (Gel), Ringelblume (Blüte), Rose (Blüte), Johanniskrautöl, Nachtkerzenöl, Sanddornfruchtfleischöl sowie Zaubernuss (Hydrolat). All diese Zutaten befinden sich in vielen Pflegeprodukten zur äußerlichen Handhabung → Rezept Scheiden-Pflegeöl, Seite 112. Das orangerote Sanddornfruchtfleischöl eignet sich auch sehr gut zur innerlichen Einnahme → Aus der Apotheke, Seite 113.
- **Was gibt es sonst noch:** Gute Erfahrungen gibt es bei trockener Haut beispielsweise mit der kurmäßigen Einnahme von Brennnessel-Frischpflanzenpresssaft. Aus der anthroposophischen Medizin kennen wir das Rosmarinus/Prunus comp. Gelatum zur Anregung der Regeneration und aus der „Ecke" der Schüßler-Salze empfiehlt sich die kurmäßige Einnahme über 8–12 Wochen von Natrium chloratum D6 (Schüßler-Salz Nr. 8), und zwar 3-mal 3 Tabletten pro Tag.

Dünner werdendes Haar und Haarausfall

- **Haarwasser:** Eine Kopfmassage mit einem Haarwasser ist äußerst wohltuend. Es regt die Durchblutung der Kopfhaut an und gewährleistet eine gute Versorgung der Haarwurzeln. Bewährte Pflanzen sind Brennnessel (Blatt, Kraut), Birke (Blatt) und Rosmarin (Blatt). Sie können daraus einen Tee oder ein Haarwasser → Rezept, Seite 113 herstellen. Aber auch im Handel finden Sie viele hilfreiche Präparate, zum Beispiel Belebendes Haar-Tonikum Weleda (unter anderem mit Rosmarin) und CIMI Haartonikum (Cimicifuga-Extrakt, Aloe vera, Brennnessel, Vitaminkomplex), welches bei hormonell bedingtem Haarausfall nachgewiesenermaßen den Haarwuchs fördert.

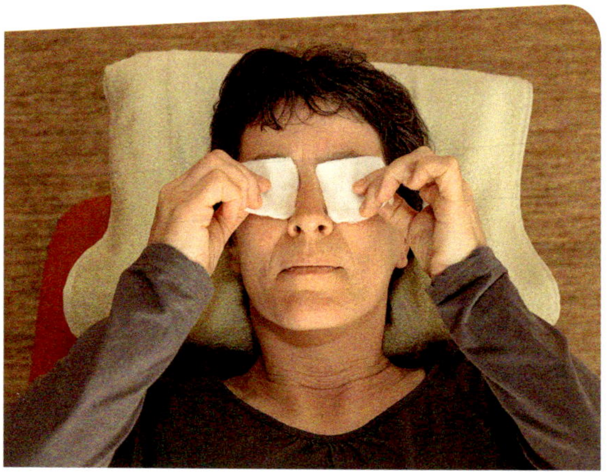

Auflagen beruhigen trockene Augen und bringen gleich eine Pause mit sich.

Trockene Augen

- **Auflagen:** Legen Sie lauwarme Kompressen mit Augentrost-, Ringelblumen- oder Fencheltee für einige Minuten auf die geschlossenen Augen auf. Hilfreich sind auch warme Leinsamenauflagen (Leinsamen mit Wasser zum Kochen bringen, den heißen, zähflüssigen Brei auf zwei Papiertaschentücher verteilen und daraus kleine Päckchen machen). Es gibt auch Frauen, die Kompressen mit kaltem Leinsamenschleim bevorzugen. Probieren Sie einfach aus, was Ihnen guttut.
- **Augentropfen:** Aus der anthroposophischen Medizin kennen wir verschiedenste Augentropfen → Aus der Apotheke, Seite 113: Malve und homöopathische Zubereitungen aus Schöllkraut (*Chelidonium*) beim trockenen gereizten Auge, Augentrost (*Euphrasia*) bevorzugt bei der Bindehautentzündung mit vermehrtem Tränenfluss.

Trockener Mund und Rachen

Zur Anregung der Speichelproduktion:

- **Bitterstoffdrogen (Amara):** Artischocke (Blatt), Beifuß (Kraut), Gelber Enzian (Wurzel), Hopfen (Zapfen), Löwenzahn (Wurzel, Blatt), Pomeranze (Schale), Schafgarbe (Blüte, Kraut), Tausendgüldenkraut (Kraut), Wermut (Kraut). Sie regen allesamt die Speichelproduktion an. Zur Anwendung kommen Sie als Tinktur, Tee, Frischpflanzenpresssaft oder in der Ernährung → Basics, Seite 306.
- **Zitrusfrüchte:** insbesondere Zitrone, aber auch Orange

Bei Entzündungen von Mund- und Rachenschleimhaut, die infolge einer veränderten Mundflora durch verminderten Speichelfluss entstehen können:

- **Schleimstoffdrogen (Mucilaginosa):** Eibisch (Wurzel, Blatt), Isländisch Moos (Flechte) und Malve (Blüte, Blatt). Sie alle legen sich wie ein Wundpflaster auf die gereizten Schleimhäute. Man wendet diese Pflanzen an als Tee oder als Lutschpastillen (Isla Moos Pastillen).
- **Gerbstoffdrogen (Adstringentien):** Blutwurz (Wurzelstock), Brombeere (Blatt), Ratanhia (Wurzel) und Salbei (Blatt). Sie wirken zusammenziehend, entzündungshemmend und antibakteriell. Zur Anwendung kommen Tinkturen (½ TL auf 1 Glas Wasser oder Bepinseln mit unverdünnter Myrrhetinktur), Tee (zum Spülen und Gurgeln) oder Salbeigel (Aperisan Gel). Vorsicht: Gerbstoffe trocknen aus, daher nur bei Entzündungen verwenden und nicht bei trockenem Mund und Rachen.
- **Ätherisch-Öl-Drogen (Aromatika):** Gewürznelke, Kamille (Blüte), Salbei (Blatt) und Thymian (Kraut). Sie wirken entzündungshemmend und antibakteriell. Zur Anwendung kommen sie als Tinktur (Salviathymol) oder als Tee (zum Spülen und Gugeln).
- **Sanddornfruchtfleischöl:** Das Öl belegt die Mundschleimhaut mit einem schützenden Film und unterstützt die Schleimhautregeneration (1 EL Olivenöl mit 5 Tropfen Sanddornfruchtfleischöl sowie 4 Tropfen ätherischem Zitronenöl mischen und davon 5 Tropfen auf die Mundschleimhaut geben).

Kugeln statt Zäpfchen

Wenn Sie keine Zäpfchenformen verwenden mögen, können Sie statt Zäpfchen auch Vaginalkugeln herstellen. Dazu lassen Sie die fertige Fettmasse solange abkühlen, bis sie sich gut kneten lässt, und formen dann daraus haselnussgroße Kugeln (etwa 2 g). Bewahren Sie die Kugeln bis zum Gebrauch im Kühlschrank auf.

Granatapfel-Vaginalzäpfchen

Der Granatapfel → Seite 370 beziehungsweise das Granatapfelkernöl gehört zu den wichtigsten Ölen, wenn es um die Pflege der Schleimhaut geht. Es enthält viele Phytoöstrogene, die innerlich eingenommen ebenso wie äußerlich auf Haut und Schleimhaut aufgetragen ausgleichend und regenerierend wirken.

- 55 g Hartfett (Adeps solidus)
- 5 ml Granatapfelkernöl
- 5 Tropfen ätherisches Rosenöl
- 2-g-Zäpfchen-Formen (30 Stück)

Geben Sie das Hartfett in ein Becherglas und erwärmen Sie es im Wasserbad, bis es schmilzt. Nun Granatapfelkernöl und ätherisches Rosenöl darunterrühren. Anschließend die flüssige Masse in 2-g-Zäpfchen-Formen gießen (ergibt 30 Zäpfchen). Lassen Sie die Zäpfchen zunächst rund 30 Minuten an der Luft aushärten und stellen Sie sie dann über Nacht in den Kühlschrank. Lagern Sie die Zäpfchen kühl und trocken. Die Zäpfchen sind 1 Jahr haltbar.

Anwendung und Dosierung: Bei beständig trockener Scheide an jedem Abend vor dem Schlafengehen über 2–3 Wochen. Zur Pflege des Scheidenmilieus 2- bis 3-mal wöchentlich vor dem Schlafen. Bei Bedarf sind die Zäpfchen auch als Gleitmittel einsetzbar, dann 15 Minuten vor dem Sex einbringen. (Achtung: Nicht anwenden, wenn Sie auf die Schutzwirkung von Kondomen angewiesen sind!)

Granatapfel-Vaginalzäpfchen (mit Kakao- und Sheabutter)

- 40 g Kakaobutter
- 15 g Sheabutter (oder Kokosfett)
- 5 ml Granatapfelkernöl (oder 5 ml Frauenmantel- oder Rotkleetinktur)
- 5 Tropfen ätherisches Rosenöl (oder 10 Tropfen ätherisches Rosengeranienöl)
- 2-g-Zäpfchen-Formen (30 Stück)

Zubereitung und Anwendung wie beim vorherigen Rezept! Nur, dass Sie hier anstelle von Hartfett Kakaobutter und Sheabutter verwenden. Haltbarkeit: 3 Monate im Kühlschrank.

Was ist Hartfett?

Hartfett ist die gebräuchlichste Ausgangssubstanz für Zäpfchen. Sein Schmelzbereich liegt 1–2 °C unter der menschlichen Körpertemperatur – sinnvollerweise, wenn man seinen Einsatzort bedenkt.

Es besteht aus einem halbsynthetischen Gemisch von Mono-, Di- und Triglyceriden. Im Gegensatz zur früher verwendeten Kakaobutter wird es (wesentlich) langsamer ranzig, mit anderen Worten, es ist viel länger haltbar. In meinen Kursen verwende ich gerne das Rezept ➔ Seite 111 oben für Vaginalzäpfchen mit Hartfett, da die Zäpfchen „fester" bleiben und so auf dem Nachhauseweg im warmen Auto nicht schmelzen. Selbstverständlich können Sie Ihre Vaginalzäpfchen auch mit einer Kakaobutter-Sheabutter-Mischung oder als Kokosfett-Variante herstellen, wie im Rezept ➔ Seite 111 unten beschrieben. Diese Fette haben einen niedrigeren Schmelzpunkt.

Granatapfeltinktur

Die äußerliche Pflege der Haut und Schleimhaut können Sie mit der innerlichen Einnahme einer Tinktur oder mit Fertigarzneimitteln aus der Apotheke ➔ rechts verstärken.

- Auszugsglas
- 20 g Granatapfelsamen
- 100 ml etwa 40%iger Alkohol
- Kaffee- oder Teefilter
- kleine Tropffläschchen

Zur Herstellung können Sie getrocknete Granatapfelsamen verwenden oder die Samen, die anfallen, wenn Sie einen Granatapfel frisch entsaften. Zerkleinern Sie die Granatapfelsamen zusammen mit dem Alkohol in einem Mixer, bis ein dünnflüssiger Pflanzenbrei entstanden ist. Befüllen Sie damit das Auszugsglas und lassen Sie es 2 Wochen an einem warmen Ort stehen. Regelmäßig umrühren. Danach durch einen Kaffeefilter oder Teefilter abgießen und die Tinktur in kleine Tropffläschchen füllen. Nehmen Sie die Tinktur über einige Wochen hinweg ein, 3-mal 20 Tropfen am Tag.

Öl zur Regeneration von (Schleim-)Haut

Das Öl ist aufgrund der Punicinsäure und Phytoöstrogene ein ideales Hautpflegeöl, wirkt regenerierend und reduziert eine vorzeitige Hautalterung.

- 15 g Granatapfelsamen
- Schraubglas
- Braunglasflasche
- 50 ml Basisöl (Mandel- oder Jojobaöl)
- nach Belieben 1–3 Tropfen ätherisches Rosenöl

Entfernen Sie von den Granatapfelsamen sorgfältig das Fruchtfleisch und legen Sie die Samen einige Stunden zum Trocknen aus. Dann die Granatapfelsamen mithilfe eines Mixers zusammen mit dem Basisöl gut zerkleinern und anschließend in ein sauberes Schraubglas füllen. Das Glas 2 Wochen lang an einen warmen Ort stellen und täglich bewegen. Achten Sie darauf, dass die Kerne stets mit Öl bedeckt sind. Anschließend durch ein dünnes Baumwolltuch abseihen. Zur Aufbewahrung in eine braune Flasche abfüllen und beschriften. Das Öl ist etwa 6–12 Monate haltbar. Falls Sie mögen, können Sie das Öl mit 1–3 Tropfen ätherischem Rosenöl verfeinern.

Anwendung: Mit dem Öl können Sie sich Gesicht, Hals und Dekolleté sowie die Scheidenschleimhäute sanft massieren.

Tipp: Sie können dem Granatapfelkernöl auch 5 ml Sanddornfruchtfleischöl beimischen. Es unterstützt den (schleim-)hautregenerierenden Effekt. Vorsicht: es färbt!

Scheidenpflegeöl

- 80 ml Johanniskrautöl
- 20 ml Sanddornfruchtfleischöl
- nach Belieben 5–8 Tropfen ätherisches Öl (z. B. Rose, Rosengeranie oder Lavendel)
- Braunglasflasche

Mischen Sie alles zusammen und verwenden Sie das Öl für die tägliche Pflege und gegen Juckreiz. Bei starken Beschwerden können Sie die äußerliche Anwendung mit einer innerlichen Einnahme von Sanddornfruchtfleischöl kombinieren ➔ Aus der Apotheke, rechts, oder Sie nehmen täglich 3-mal 5–10 Tropfen des Öls in Saft oder Joghurt ein. Vorsicht: Sanddornfruchtfleischöl färbt, ist aber unglaublich wirkungsvoll haut- und schleimhautregenerierend.

Haarwasser

Bei ständig dünner werdendem Haar oder Haarausfall freut sich Ihre Kopfhaut auf Unterstützung mit einem Haarwasser aus durchblutungsfördernden Pflanzen.

- 10 g Brennnesselblätter
- 10 g Rosmarinblätter
- 10 g Birkenblätter
- 100 ml etwa 40%iger Alkohol
- 50 ml Glycerin
- Auszugsglas
- Kaffee- oder Teefilter
- 4 Tropfen ätherisches Rosmarinöl
- 100 ml Rosmarinwasser (Hydrolat)
- mehrere Pipettenflaschen

Zerreiben Sie die Pflanzen zusammen mit dem Alkohol und dem Glycerin in einem Mörser (mit aufgerauter Innenfläche), bis ein flüssiger Pflanzenbrei entstanden ist. Befüllen Sie damit das Auszugsglas und lassen Sie es 2 Wochen an einem warmen Ort stehen. Regelmäßig umrühren. Danach durch einen Kaffeefilter oder Teefilter abgießen. Anschließend das Hydrolat sowie das ätherische Öl untermischen und in die Pipettenflaschen füllen.

Massieren Sie morgens und abends etwas davon in die Kopfhaut ein. Das Haarwasser sollte innerhalb von 4 Monaten aufgebraucht werden.

Rosmarin für mehr Haare

Beunruhigt Sie Haarausfall? Mischen Sie 10–15 Tropfen ätherisches Rosmarinöl in ein neutrales Haarshampoo. Das regt die Durchblutung der Kopfhaut an und fördert den Haarwuchs.

Aus der Apotheke

- **Granatapfelkernöl:** Delima feminin Vaginalovula, Delima Kapseln, Apeiron Bio Granatapfelkernöl Kapseln
- **Hopfen:** Gynomunal Vaginalgel (Hopfenextrakt, Hyaluronsäure, Liposomen und Vitamin E)
- **Nachtkerze:** Epogam 1000 mg Kapseln
- **Rhapontik-Rhabarber:** Weleda Rheum Rhaponticum D2 (nur in der Schweiz erhältlich)
- **Rotklee:** Rotklee-Gel (Limes-Apotheke)
- **Sanddorn:** Femisanit Kapseln und Intimcreme
- **Zaubernuss:** Remifemin Feuchtcreme (Milchsäure, Zaubernuss)
- **Augentropfen:**
  Bei trockenen gereizten Augen:
  Visiodoron Malva Weleda, Chelidonium comp. Augentropfen Wala, Chelidonium D4 Augentropfen Weleda
  Bei Bindehautentzündung:
  Euphrasia D3 Weleda, Euphrasia Augentropfen Wala, Vidisan Augentropfen (Augentrost)

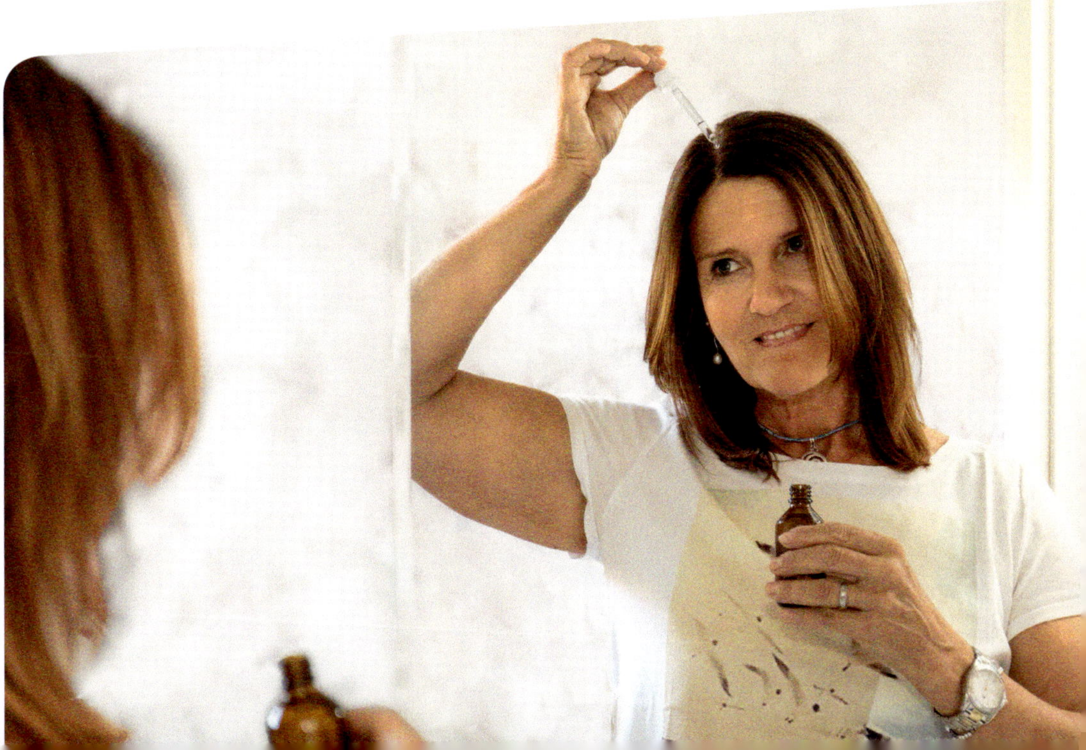

Hilfreich ist Haarwasser aus durchblutungsfördernden Pflanzen.

Osteoporose

Die Osteoporose wird im Volksmund als „Knochenschwund“ bezeichnet und heißt wörtlich übersetzt „löchriger Knochen“ (griechisch *osteo*, der Knochen, und *poros*, löchrig). Somit kann man sich gut vorstellen, was mit unseren Knochen dabei passiert: Die Struktur des Knochengewebes wird löchrig beziehungsweise porös – oder medizinisch ausgedrückt, es kommt zu einer mengenmäßigen Verminderung des Knochengewebes bei erhalten bleibender Knochenstruktur. Die Verminderung des Knochengewebes beruht auf einem verminderten Knochenaufbau und/oder auf einem vermehrten Knochenabbau. Infolgedessen kommt es vermehrt zu Knochenbrüchen. In Zahlen ausgedrückt sieht es so aus: Ab dem 50. Lebensjahr erleidet eine von zwei Frauen einen Knochenbruch aufgrund von Osteoporose. Zwischen dem 50. und 60. Lebensjahr leiden 15 % aller Frauen an Osteoporose, bei den über 70-Jährigen sind es rund 45 %.

URSACHEN (RISIKOFAKTOREN)

Die **Risikofaktoren** für Osteoporose sind bekannt. Die gute Nachricht ist, dass Sie zumindest einige davon selbst beeinflussen können.

- **Lebensalter:** Bis zum 30. Lebensjahr überwiegt der Knochenaufbau und die maximale Masse und höchste Mineralstoffdichte ist erreicht. 10–20 Jahre lang wird dieser Stand mehr oder weniger aufrechterhalten. Im Rahmen des natürlichen Alterungsprozesses beginnt anschließend der Abbau der Knochenmasse.
- **Hormonelle Einflüsse:** Frauen sind nach der Menopause öfter von Osteoporose betroffen als Männer, da der sinkende Östrogenspiegel im Körper mitverantwortlich ist für das „Dünnerwerden“ der Knochen. Das Östrogen hemmt den natürlichen Knochenabbau, Progesteron hingegen

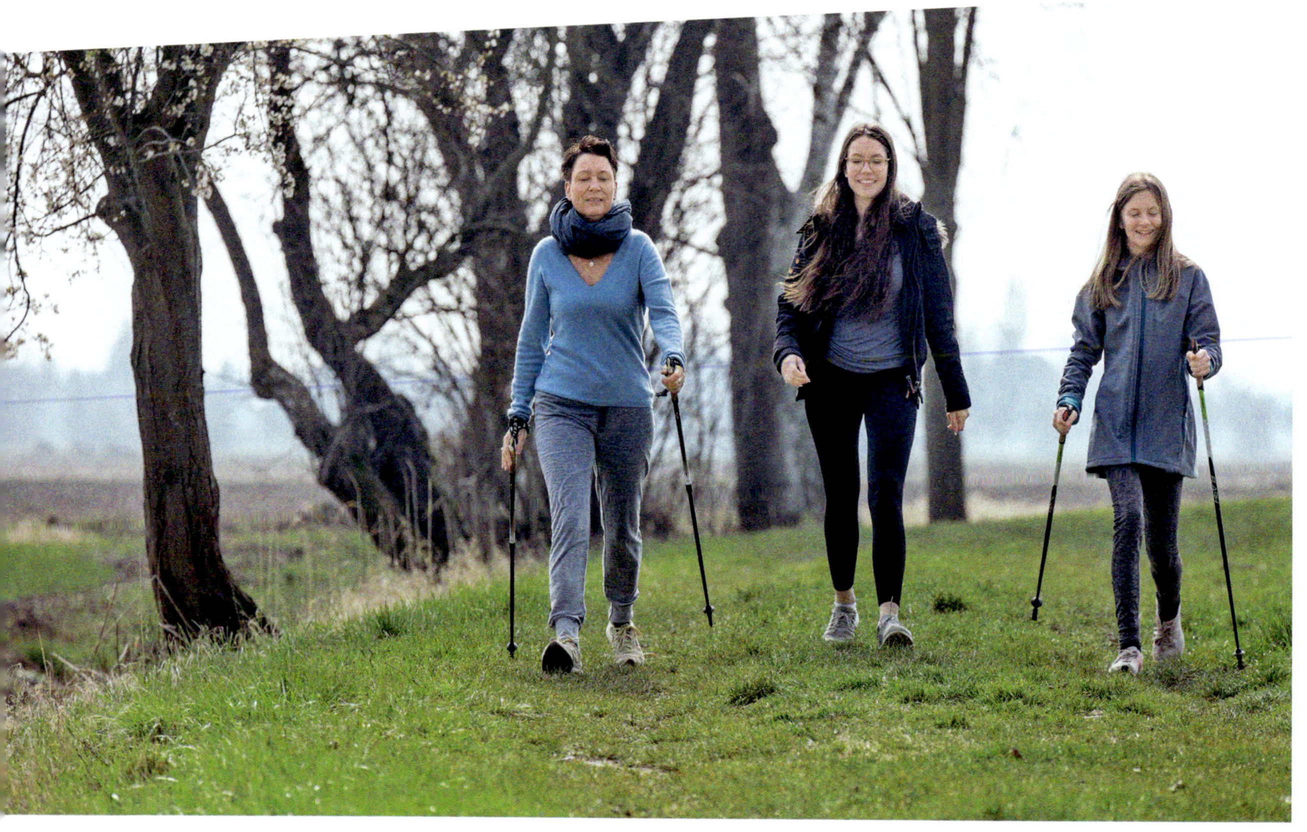

Immer wieder Bewegung: Sie tut, regelmäßig durchgeführt, auch den Knochen gut.

fördert (in den Jahren vor der Menopause) den Knochenaufbau. Deshalb weiß man heute, dass folgende Frauen stärker gefährdet sind:

- Frauen, deren Menstruation insgesamt in weniger als 30 Lebensjahren stattfand. Dies kann durch eine späte erste Regelblutung oder eine frühe letzte Blutung durchaus gegeben sein. Oder aber durch einen längeren Ausfall der Blutung aufgrund von Magersucht oder Leistungssport.
- Frauen, denen vor dem 40. Lebensjahr die Eierstöcke entfernt wurden oder die bereits vor dem 45. Lebensjahr in die Menopause kamen.
- Frauen mit viel Stress. Die dabei ausgeschütteten Hormone fördern möglicherweise den Knochenabbau.
- Aber auch Frauen mit einer Schilddrüsenüberfunktion sind betroffen, da die vermehrten Schilddrüsenhormone den Knochenstoffwechsel beschleunigen und es langfristig somit zum Knochenabbau kommt.

- Wichtig sind auch gesunde Nebenschilddrüsen: Sie produzieren die Hormone Parathormon und Kalzitonin, die den Kalziumspiegel im Blut konstant halten.
- **Genetische Veranlagung:** Es deutet einiges darauf hin, dass in einigen Familien die Osteoporose gehäuft auftritt.
- **Geringes Körpergewicht:** Dieser Zusammenhang erklärt sich dadurch, dass im Fettgewebe auch nach den Wechseljahren noch Östrogene gebildet werden.
- **Medikamente:** Diese können als Nebenwirkung Einfluss auf den Knochenstoffwechsel nehmen und somit eine Osteoporose begünstigen, so zum Beispiel Cortison, Säureblocker, Antiepileptika, Östrogensenker (die etwa bei Endometriose oder Brustkrebs verordnet werden).

Risikofaktoren, die Sie selbst gut beeinflussen können:

- **Bewegungsmangel**
- **Ernährung:** zu wenig Kalzium oder Vitamin D, einseitige Ernährung, Diäten, Essstörungen, säurehaltige Ernährung
- **Sonne:** Durch fehlenden Aufenthalt im Freien kann es zu einem Vitamin-D-Mangel kommen.
- **Rauchen und zu viel Alkohol:** Beides behindert die Nährstoffzufuhr in die Knochen.

SYMPTOME

Die Osteoporose nennt man auch die „stille Krankheit“, denn sie bleibt im Anfangsstadium oft unbemerkt, da sie so gut wie keine Beschwerden macht. Erst im weiteren Verlauf kommt es zu Rückenschmerzen und später sogar zu Knochenbrüchen. Aufgrund der löchrigen Struktur der Knochen können die Brüche bereits bei banalen Stürzen ohne große Krafteinwirkung auftreten. Im Prinzip kann es alle Knochen betreffen. Gehäuft kommen sie jedoch am Oberschenkelhals- oder Unterarmgelenksknochen vor, außerdem betrifft es oft die Wirbelkörper im Rücken. Wenn diese einbrechen, verkrümmt sich der Rücken und man spricht vom sogenannten „Witwenbuckel“.

WANN ZUM ARZT?

- Wenn mehrere Risikofaktoren auf Sie zutreffen, dann sollten Sie Ihren Arzt bei einem Ihrer regelmäßigen Gesundheits-Checks darauf ansprechen. Gegebenenfalls wird er Ihnen zu einer Knochendichtemessung raten.
- Sobald Sie häufig unter Rückenschmerzen leiden
- Wenn Sie an Körpergröße verlieren
- Falls die Menopause vor dem 45. Lebensjahr eintritt

THERAPIE

Damit Ihre Knochen lange elastisch und zugleich fest bleiben, brauchen sie vor allem **Bewegung, Kalzium und Vitamin D** sowie einen ausgeglichenen **Säure-Basen-Haushalt** → Seite 335 – und zwar ein Leben lang.

Sie können selber für Ihre Knochengesundheit präventiv viel tun. Es geht darum, in Ihrer Jugend zunächst ein großes Kapital an Knochen aufzubauen und dieses später dann zu erhalten beziehungsweise den natürlichen Abbau so gering wie möglich zu halten.

Bewegung

Für die Knochengesundheit ist regelmäßige Bewegung unabdingbar. Damit diese Ihnen auch Spaß bereitet, wählen Sie unbedingt eine zu Ihnen passende Sportart aus. Möglichkeiten gibt es viele, zum Beispiel Joggen, Walking, Radfahren, leichtes Kraft- und Gerätetraining, Gymnastik, Ballsport oder Tanzen. Durch die an den Knochen arbeitenden Muskeln werden bei den aufbauenden Knochenzellen Wachstumsimpulse gesetzt.

Kalzium, Vitamin D & Co.

- Kalzium ist ein wichtiger Baustoff für die Knochen. Darum verwundert es kaum, dass sich rund 90 % des im Körper verteilten Kalziums in den Knochen befindet. Achten Sie deshalb verstärkt auf eine kalziumreiche Ernährung. Eine bekannte Kalziumquelle ist die Milch, welche allerdings oft schlecht vertragen und in Bezug auf die Osteoporose kontrovers diskutiert wird. Bevorzugen Sie, wenn Ihnen Milch nicht gut bekommt, lieber fermentierte Milchprodukte wie Käse, Quark oder Joghurt. Es gibt jedoch auch jede Menge pflanzliche Kalzium-Lieferanten, zum Beispiel Mohn, Sesam, Mandeln, Haselnüsse, Haferflocken, Amaranth, Leinsamen, Feigen – allesamt klassische Müslizutaten. Aber auch in Gemüse, etwa in Grünkohl, Brokkoli, Kohlrabi, grünen Bohnen und Sauerkraut, ist der wichtige Mineralstoff zu finden. Empfehlenswert sind auch kalziumreiche Mineralwässer.

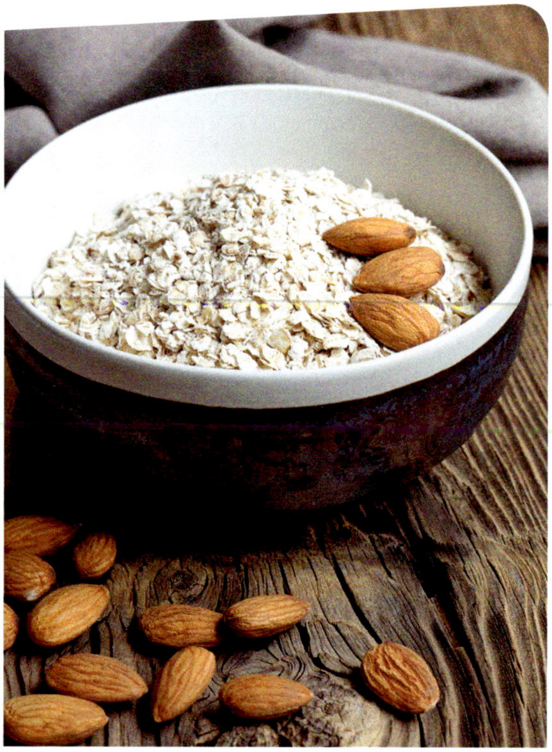

Haferflocken und Mandeln liefern Kalzium in pflanzlicher Form.

Käse liefert Kalzium

Jeder Käse enthält den wertvollen Mineralstoff, aber nicht jeder gleich viel davon. Es gilt die Faustregel: Je härter der Käse, desto mehr Kalzium steckt drin. Ganz oben in der Liste steht also Parmesan, gefolgt von den klassischen Hartkäsen, und zuletzt kommen die sogenannten Weichkäse.

- **Vitamin D:** Der Körper benötigt Vitamin D, damit die Aufnahme und Einlagerung von Kalzium in die Knochen stattfinden kann. Deshalb wird es als das „Knochenvitamin“ bezeichnet. Das Faszinierende ist, dass wir aus körpereigenem Cholesterin unter der Einwirkung von Sonnenlicht selbst das Provitamin D_3 (Cholecalciferol) herstellen können. Damit es dann seine Wirkung entfalten kann, wird es von der Leber und den Nieren zu Calcitriol, der physiologisch aktiven Form, umgebaut. Doch Vitamin D_3 stärkt nicht nur unsere Knochen, es kann noch weitaus mehr. Es hilft bei Winterdepressionen, steigert die Leistungsfähigkeit und stärkt das Immunsystem. Bewegen Sie sich also viel an der frischen Luft und gehen Sie wenn möglich täglich bei blauem Himmel für mindestens 30 Minuten raus. Im Sommer gerne mit freien Armen und Beinen, denn die Sonnenstrahlung sollte möglichst viel Hautfläche erreichen. Es gibt aber auch Nahrungsmittel, mit denen man, vor allem im Winter, einen Vitamin-D-Mangel ausgleichen kann. Dazu zählen fette Seefische wie Hering, Lachs oder Makrele, außerdem Eigelb, Sahne und Butter. Spitzenreiter bei den pflanzlichen Lebensmitteln sind in dieser Hinsicht Avocado und Champignons. Oft ist der Vitamin-D-Spiegel durch unsere modernen Lebensgewohnheiten, also überwiegender Aufenthalt in geschlossenen Räumen und Vermeidung direkter Sonnenbestrahlung, zu niedrig. Hinzu kommt, dass in unseren Breiten in den Monaten von Oktober bis April grundsätzlich zu wenig Sonnenlicht vorhanden ist und dass die Fähigkeit, Vitamin D_3 zu bilden, im Alter abnimmt. Lassen Sie deshalb Ihren Vitamin-D_3-Spiegel bei einem Check-up überprüfen und nehmen Sie gegebenenfalls ein entsprechend dosiertes Präparat ein.

- **Magnesium:** Da es sich beim Knochenstoffwechsel um ein komplexes Geschehen handelt, braucht der Organismus außer Kalzium und Vitamin D auch noch die Vitamine C, B_6 und K. Außerdem Kieselsäure, einen ausgeglichenen Hormonhaushalt – und vor allem den Mineralstoff Magnesium. Er wird zur Bildung von Vitamin D_3 benötigt und sichert die Knochensubstanz. Darüber hinaus sorgt Magnesium für eine bessere Beweglichkeit, da es zu einer gelockerten Muskulatur beiträgt.

Säure-Basen-Haushalt

Achten Sie auf einen ausgeglichenen Säure-Basen-Haushalt → Seite 335. Ihre Knochen werden es Ihnen danken. Der Körper versucht sich nämlich stets vor Übersäuerung zu schützen. Um die überschüssigen Säuren zu neutralisieren, greift er unter anderem auf seine basischen Kalzium- und Magnesiumvorräte zurück, auch die aus den Knochen. Dadurch werden die Knochen buchstäblich entmineralisiert.

Heilpflanzen

Zur Vorbeugung und unterstützenden Behandlung können folgende Heilpflanzen helfen:

- **Mineralstoffreiche Pflanzen (insbesondere kieselsäurereiche):** allen voran der Ackerschachtelhalm (Kraut), in geringeren Mengen auch Brennnessel (Kraut, Blatt), Frauenmantel (Kraut), Hohlzahn (Kraut), Quecke (Wurzelstock) und Vogelknöterich (Kraut)
- **Hormonregulierende Pflanzen:** Frauenmantel (Kraut), Rotklee (Blüte), Traubensilberkerze (Wurzelstock)
- **Bitterstoff-Pflanzen:** Bitterstoffe, wie zum Beispiel in Wermut, Ingwer oder Gelbwurz, regen die Verdauung an und sorgen für eine gute Resorption von Stoffen, die für die Knochen wichtig sind. Auch Küchengewürze wie Thymian, Basilikum, Dill und Oregano sind dabei hilfreich.
- **Unterstützung von Darm, Leber und Nieren** → Seite 313, damit die Aufnahme von Mineralstoffen und Vitamin D sowie dessen Umwandlung in der Leber gut vonstatten gehen kann.

Tee zur Kräftigung von Knochen und Gelenken

Ackerschachtelhalm enthält reichlich Kieselsäure, und Brennnessel liefert Mineralstoffe (unter anderem Kalzium). Schon die stabile, verschachtelte Form des Schachtelhalms ist ein wahres Ebenbild der Wirbelsäule und lässt Rückschlüsse auf die Heilwirkung zu. Der Frauenmantel sorgt für den hormonellen Ausgleich und enthält auch Spuren von Kieselsäure.

Für eine 100-g-Teemischung:

- 50 g Ackerschachtelhalmkraut

und separat:

- 25 g Brennnesselkraut
- 25 g Frauenmantelkraut

Übergießen Sie 3 EL Ackerschachtelhalmkraut mit 3 großen Tassen (750 ml) kaltem Wasser und lassen Sie es anschließend 20–30 Minuten leise köcheln, um die Kieselsäure herauszulösen. Noch besser löst sich die Kieselsäure, wenn Sie den Ansatz zuvor 12 Stunden lang im kalten Wasser ausziehen lassen. Nun geben Sie 3 TL der separaten Brennnessel-Frauenmantel-Mischung hinzu und lassen das Ganze noch 10 Minuten ziehen, bevor Sie den Tee abgießen.

Trinken Sie davon 4–6 Wochen lang täglich 3 Tassen – insgesamt zweimal im Jahr (am besten schon vor Beginn der Menopause).

Tipp: Trinken Sie den Tee auch nach Knochenbrüchen oder bei Bänder- und Sehnenproblemen – es fördert den Heilungsprozess.

Und noch ein Tipp: Vielleicht haben Sie auch Lust, sich ein Pulver aus allen drei Pflanzen herzustellen? Es geht ganz einfach: Reiben Sie die getrockneten Pflanzen so lange in einem Mörser, bis sie fein pulverisiert sind oder verwenden Sie dazu einen Mixer. Durch das Pulverisieren können die Inhaltsstoffe leichter vom Körper resorbiert werden. Zum Einnehmen streuen Sie das Pulver einfach wie ein Gewürz über das Essen oder rühren es in Joghurt ein.

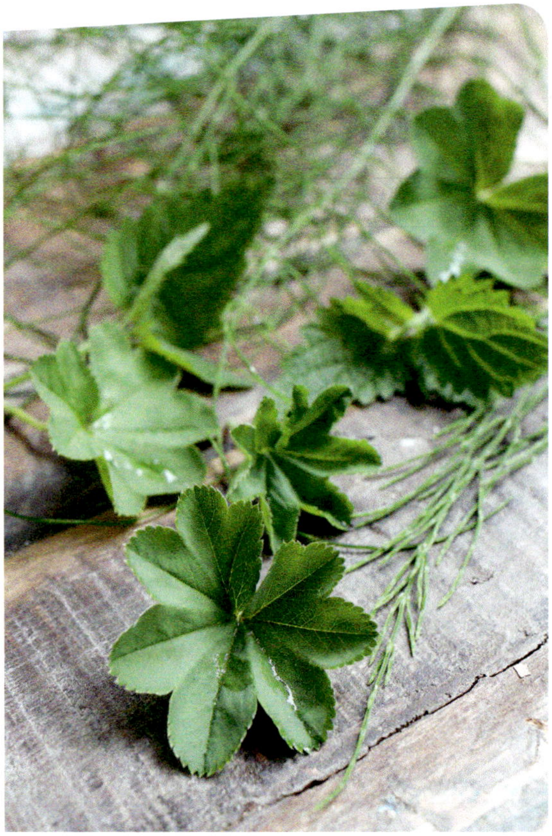

Ackerschachtelhalm, Brennnessel und Frauenmantel sind gut für die Knochengesundheit.

Traubensilberkerze

Eine der bekanntesten Pflanzen bei Wechseljahrbeschwerden ist die Traubensilberkerze. Weniger bekannt ist jedoch, dass sie eine knochenschützende (osteoprotektive) Wirkung besitzt. Diese positive Wirkung auf den Knochenstoffwechsel konnte mittlerweile sowohl in Laborversuchen als auch in ersten klinischen Studien belegt werden. Für die Arzneimittelherstellung wird der Wurzelstock der Pflanze verwendet. Diese Zubereitungen bekommen Sie in Form von Tropfen oder Tabletten in der Apotheke → rechts. Am besten, Sie besprechen diese Anwendung mit einer medizinischen Fachkraft.

Ernährung mit Bitterstoffen und Wildkräutern

Unser Körper besitzt ein erstaunliches Regenerationsvermögen und kann durch eine gute, vitalstoffreiche Ernährung Knochenmasse wieder aufbauen. Eine Möglichkeit ist folgende Zwischenmahlzeit:

- 150 g Naturjoghurt
- 1 TL Schnittlauch (kalziumreich)
- 1 TL Petersilie (kalziumreich)
- 1 TL Brennnesselblätter (mineralstoffreich)
- 1 TL Löwenzahnblätter oder Schafgarbenkraut (reich an Bitterstoffen)
- 1 EL Sesamsamen (kalziumreich)

Schneiden Sie die Kräuter (vor allem die Brennnessel, damit sie nicht mehr piksen kann) sehr klein, am besten mit einem Wiegemesser. Anschließend rühren Sie sie in den Joghurt ein und bestreuen das Ganze mit Sesamsamen.

Tipp: Wenn Sie die Sesamsamen zuvor in einer trockenen Pfanne anrösten, schmecken sie besonders lecker.

Knochengesunder Smoothie

Smoothies → Seite 309 sind wahre Powerpakete. Zur Stärkung der Knochen eignen sich kalziumreiche (Grünkohl, Spinat, Feigen, Haferflocken), mineralstoffhaltige (Brennnessel) und Vitamin-D-reiche (Avocado) Zutaten. Außerdem enthalten Mandeln, Haferflocken, Spinat und Bananen Magnesium. Selbstverständlich können Sie je nach persönlichem Geschmack mehr Früchte oder Grünes hinzugeben.

- 1 Handvoll Grünkohl ohne Strunk (oder wahlweise Spinat)
- 1 Handvoll frische Brennnesselblätter
- 7 Feigen
- 1 Avocado (ohne Stein und Schale)
- 1 EL Haferflocken
- 5 10 Mandeln
- 1 Banane (für den fruchtigen Geschmack)
- Wasser (optional Hafer- oder Reis-Kokos-Milch)

Pürieren Sie alle Zutaten im Mixer und füllen Sie das Püree je nach gewünschter Konsistenz soweit mit Wasser auf, bis Sie 0,5–1 l Smoothie erhalten. Dabei handelt es sich um den gesamten Tagesbedarf. Füllen Sie ihn in eine verschließbare Glasflasche und trinken Sie ihn über den Tag verteilt.

Aufbewahrung: Wenn Sie sich morgens Ihren Tagesbedarf gemixt haben, können Sie ihn bei Raumtemperatur bis zum Abend stehen lassen. Möchten Sie einen Teil noch am nächsten Tag trinken, stellen Sie ihn in den Kühlschrank.

Mögen Sie Kurkuma?

Dann bauen Sie dieses gelbe Gewürz, auch bekannt als Gelbwurz und Bestandteil des Currys, in Ihre Ernährung ein. Gelbwurz wirkt leberschützend, gallefördernd, antioxidativ und entzündungshemmend. Mittlerweile gibt es sogar Hinweise darauf, dass Kurkuma bei Osteoporose helfen kann. Der enthaltene Farbstoff Curcumin hemmt die Entwicklung von Osteoklasten, das sind Zellen, die Knochensubstanz abbauen.

Aus der Apotheke

- **Ackerschachtelhalm:** Ceres Equisetum arvense Urtinktur
- **Traubensilberkerze:** Klimadynon Uno Filmtabletten, Remifemin und Remifemin mono, Remifemin plus Dragees (mit Johanniskraut), Natu-fem Kapseln, Biokliman-Tropfen
- **Kalzium und Vitamin D_3:** Salus Knochen-Aktiv Kalzium-Magnesium-Tonikum, Salus Knochen-Aktiv Kautabletten, Vitagamma D_3 Duo, Calcivitan Pascoe
- **Homöopathische Komplexmittel:** Steirocall Tropfen (Calcium carbonicum D12, Calcium phos. D12, Acidum silicicum D12, Acorus calamus D6, Ilex aquifolium D6, Symphytum officinale D6, Alchemilla vulgaris D6, Equisetum arvense D6), Osteoplex Tropfen (Acidum silicicum D12, Calcium carbonicum D12, Calcium phosphoricum D12, Symphytum officinale D8), Ranocalcin Tabletten (Acidum silicicum D2, Calcium carbonicum D1, Calcium fluoratum D4, Calcium phos. D1, Ferrum phos. D2, Zincum metallicum D10)
- **Anthroposophische Medizin:** Aufbaukalk 1 und Aufbaukalk 2: Das homöopathisch aufbereitete Mineralstoffgemisch dient nicht der Nahrungsergänzung, sondern verbessert die Kalziumaufnahme aus der Nahrung. Aufbaukalk 1 wird morgens und Aufbaukalk 2 abends eingenommen.

Gelenkbeschwerden

Gelenkbeschwerden treten insbesondere ab dem 50. Lebensjahr auf. Frauen sind häufiger betroffen als Männer. Somit liegt es nahe, dass auch hier hormonelle Turbulenzen eine Rolle spielen können.

URSACHEN

Die Ursache ist meist eine **Arthrose**, also eine degenerative Erkrankung. Sie ist oft Folge jahrelanger starker Beanspruchung der Gelenke. Ein weiterer Grund ist jedoch ein Östrogenmangel (vor allem Estriol). Das Hormon Estriol ist beteiligt am Erhalt und am Aufbau aller Schleimhäute im Körper, wozu auch die Gelenkinnenhaut gehört. Die Gelenkinnenhaut ist von Blutgefäßen durchzogen und hat die Aufgabe, Gelenkschmiere zu produzieren. Fehlt diese Gelenkflüssigkeit, werden die Gelenke bei der Bewegung nicht mehr in optimaler Weise geschmiert und es kommt zu Schmerzen. Aufgrund der Schmerzen nimmt man automatisch eine Schonhaltung ein, was die Gelenke zusätzlich falsch belastet. Dies verschlimmert wiederum die Schmerzen – und schon steckt man mittendrin in einem Teufelskreis.

SYMPTOME

Oft klagen Frauen über Schmerzen in den Gelenken oder über Gelenksteifigkeit. Die Schmerzen sind am Morgen am stärksten und bessern sich während des Tages. Sie können von Gelenk zu Gelenk wandern, weshalb unterschiedliche Gelenke betroffen sein können. Am häufigsten sind es Knie und Hüfte, aber auch an Händen, Fingern, Zehen und der Schulter können die verflixten Schmerzen auftauchen.

Es versteht sich von selbst, dass Sie nicht alle Gelenkbeschwerden auf die Wechseljahre zurückführen können. Schließlich gibt es zahlreiche rheumatische Erkrankungen mit ähnlichen Symptomen, zum Beispiel die chronische Polyarthritis. Solche rheumatische Erkrankungen bedürfen professioneller Hilfe, sie können jedoch ergänzend durch naturheilkundliche Maßnahmen gemildert werden.

WANN ZUM ARZT?

- Wenn die Schmerzen in Zusammenhang mit Unwohlsein und/oder Fieber einhergehen
- Sobald die Gelenke schmerzhaft anschwellen beziehungsweise sich entzündet anfühlen
- Wenn Gelenkschmerzen oder gar Bewegungseinschränkungen immer wieder auftreten

THERAPIE

Ernährung

Sie bildet die Basis der naturheilkundlichen Behandlung von Gelenkschmerzen. Empfehlenswert ist eine vollwertige, basische Ernährung → Seite 338 mit einem hohen Anteil an Omega-3-Fettsäuren. Eine solche Ernährung kann zur Hemmung der Entzündungsvorgänge beitragen. Omega-3-Fettsäuren stecken vor allem in Pflanzenölen wie Lein-, Hanf- und Walnussöl sowie in Fischen wie Lachs, Sardellen und Hering.

Bewegung

Wie schon bei der Knochengesundheit ist auch für die Gesundung der Gelenke Bewegung und Sport eine wichtige Säule. Denn nur wenn das Gelenk ausreichend bewegt wird, ist es gut durchblutet und bildet genügend Gelenkschmiere. Als mögliche Sportarten sind zum Beispiel Walking, Radfahren, Schwimmen und Tanzen empfehlenswert. Vorsichtig sollten Sie jedoch bei Sportarten sein, welche die Gelenke zu sehr belasten, etwa Badminton oder Squash. Bei Gelenkschmerzen in Fingern und Händen können Sie es auch einmal mit Fingergymnastik probieren. Es sieht auf den ersten Blick vielleicht etwas albern aus, bringt aber spürbare Besserung, da es die Motorik fördert und die Verspannungen in Ihren Händen lockert.

Körpergewicht

Vermeiden Sie Übergewicht, denn jedes Kilo zu viel belastet die Gelenke unnötig. Eine Möglichkeit, den Stoffwechsel anzukurbeln, kann zum Beispiel eine Frühjahrskur → Seite 307 sein.

Heilpflanzen

Die Behandlung von Gelenkbeschwerden in den Wechseljahren beruht auf den folgenden vier Säulen. Leiden Sie unabhängig von den Wechseljahren an Gelenkschmerzen, lassen Sie einfach die Pflanzen mit östrogenähnlicher Wirkung weg. Ist es Ihnen zu viel, gleich alle vier Säulen in einen Behandlungsplan zu integrieren, können Sie auch vorab erst einmal mit einer Stoffwechselanregung beziehungsweise Entgiftung beginnen.

Bei der Einnahme von pflanzlichen Antirheumatika dürfen Sie keine Sofortwirkung erwarten. Bis zum spürbaren Wirkeintritt können bis zu 3 Wochen vergehen. Halten Sie aber durch, es lohnt sich. Mit der Anwendung von äußerlichen Antirheumatika geht es dafür schneller. Hier spüren Sie meist schon nach einer Stunde Linderung.

- **Stoffwechselanregung und Entgiftung:** Zur Bindegewebsentlastung und zur Verhinderung von Einlagerungen sogenannter Schlacken- und Giftstoffe in den Gelenkschleimhäuten eignen sich Ausleitungskuren über Darm, Leber, Niere und Haut mit den entsprechenden Heilpflanzen → Seite 301 für 3–6 Wochen. Am besten führen Sie diese im Frühjahr und eventuell nochmals im Herbst durch.
- **Pflanzen mit östrogenähnlicher Wirkung:** Sind die Gelenkbeschwerden auf einen Östrogenmangel in den Wechseljahren zurückzuführen, dann eignen sich: Granatapfel (Samen), Hopfen (Zapfen), Lein (Samen), Rhapontik-Rhabarber (Wurzel), Rotklee (Blüte), Salbei (Blatt), Soja (Bohnen) und Traubensilberkerze (Wurzelstock).
- **Pflanzliche Antirheumatika (innerlich):** Sie wirken entzündungshemmend und schmerzlindernd. Allerdings entfalten sie ihre Wirkung erst nach etwa 3 Wochen und sollten darüber hinaus lange eingenommen werden: Brennnessel (Kraut, Blatt), Hagebutte (Frucht), Mädesüß (Blüte, Kraut), Teufelskralle (Wurzel) und Weide

Rheuma ist nicht gleich Rheuma

Lassen Sie sich nicht von dem Begriff Rheuma irritieren. Rheuma bedeutet lediglich, dass es sich um Beschwerden am Stütz- und Bewegungsapparat mit fließenden Schmerzen handelt. Es ist ein Oberbegriff für über 400 Krankheitsbilder mit unterschiedlichen Ausprägungen und Verläufen.

(Rinde). Gute Erfahrungen gibt es auch mit der Yamswurzel, die auch Rheumawurzel genannt wird → Seite 98 sowie mit Granatapfelsaft → Seite 371.

- **Pflanzliche Antirheumatika (äußerlich):** Sie wirken rasch entzündungshemmend und schmerzlindernd: Arnika (Blüte), Beinwell (Wurzel, Kraut, Blatt), Brennnessel (Kraut, Blatt), Johanniskraut (Kraut) und Rosmarin (ätherisches Öl).

Wichtig: Bei akuten Entzündungen der Gelenke keine Wärmeanwendungen durchführen!

Weiden-Schmerz-Tinktur

Damit Sie jederzeit ein schmerzlinderndes Mittel zur Hand haben, ist es vorteilhaft, eine Tinktur selbst herzustellen. Das Salicin in der Weide wird vom Körper innerhalb von 2–3 Stunden in wirksame Salicylsäure umgewandelt. Die Weide ist eine wichtige Pflanze bei der Behandlung von Schmerzen und wird zu Recht als die „Biegsame" bezeichnet.

- Auszugsglas
- 15 g Weidenrinde
- 75 ml etwa 40%iger Alkohol
- Kaffee- oder Teefilter
- kleine Tropffläschchen

Zerreiben Sie die Weidenrinde zusammen mit dem Alkohol in einem Mörser (mit aufgerauter Innenfläche), bis ein flüssiger Pflanzenbrei entsteht. Füllen Sie diesen in das Auszugsglas und lassen Sie den Ansatz 2 Wochen an einem warmen Ort stehen. Regelmäßig umrühren. Danach durch einen Kaffeefilter oder Teefilter abgießen und in kleine Tropffläschchen füllen. Nehmen Sie davon 3-mal täglich je 20 Tropfen ein, bei akuten Beschwerden bis zu 5-mal täglich 20 Tropfen.

Hinweis: Nicht anwenden sollten Sie die Tinktur bei einer Überempfindlichkeit auf Salicylate.

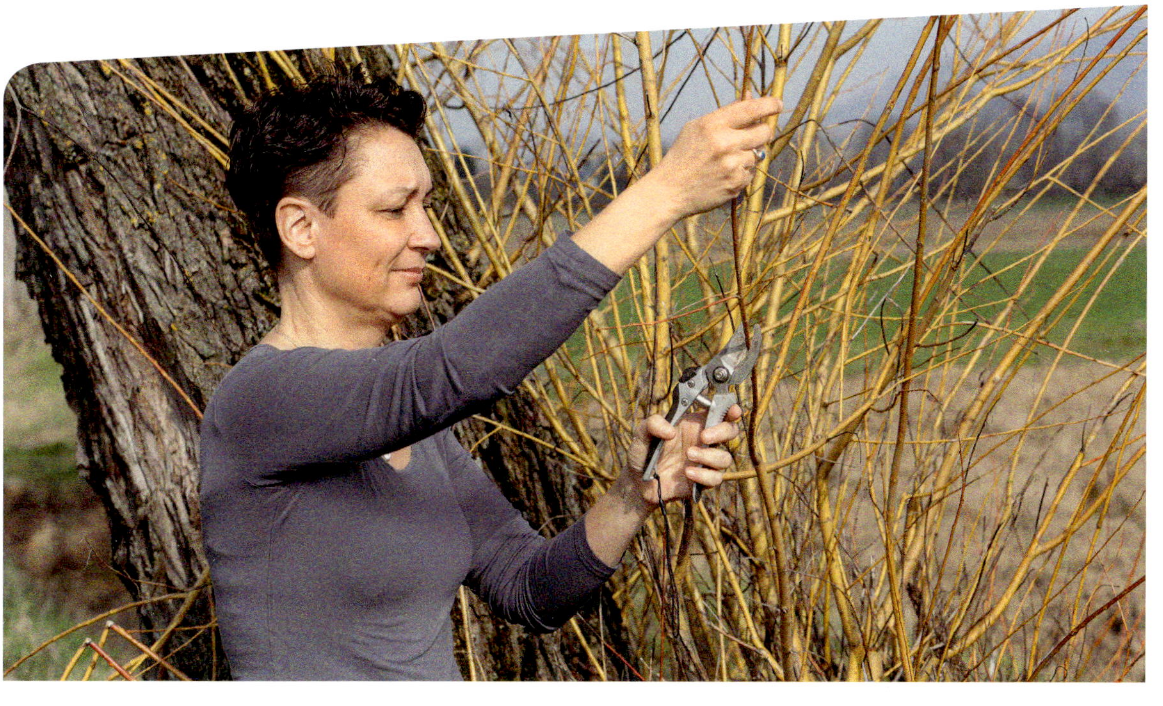

Weidenrinde können Sie leicht selber ernten, indem Sie im Frühjahr Weidenzweige schneiden und schälen.

Pflanzliches Schmerzmittel

Schon vor fast 200 Jahren wurde entdeckt, dass in der Weide ebenso wie im Mädesüß ein Stoff steckt, der zur Schmerzlinderung taugt. Er wurde zum Vorbild für die Herstellung von Aspirin → Salicylate, Seite 27.

Tee bei Gelenkschmerzen

Eine Teemischung aus Pflanzen, die in unseren Breitengraden zu Hause sind: Die schmerzlindernde und entzündungshemmende Weide können Sie nicht nur als Tinktur → Seite 121, sondern auch als Tee einnehmen. Brennnessel und Hagebutte unterstützen die Wirkung.

Für eine 100-g-Teemischung:
- 50 g Weidenrinde
- 30 g Brennnesselkraut
- 20 g Hagebuttenfrüchte (geschnitten)

Übergießen Sie 2 TL der Mischung mit 1 Tasse (150 ml) kochendem Wasser. Lassen Sie den Tee 10–15 Minuten ziehen, bevor Sie ihn abgießen. Trinken Sie 3-mal täglich eine Tasse davon über einen längeren Zeitraum hinweg.

Afrikanische Teufelskralle

Falls Sie zu den Afrika-Liebhaberinnen gehören, können Sie auch auf die Afrikanische Teufelskralle (*Harpagophytum procumbens*) setzen. Sie wächst in den Savannen Südafrikas und Namibias und eignet sich vor allem bei chronischen Gelenkerkrankungen, aber ebenso bei Verdauungsbeschwerden.

- Teufelskrallenwurzel

Übergießen Sie 1 TL mit 1 Tasse (150 ml) kochendem Wasser. Lassen Sie den Tee bei Raumtemperatur 8 Stunden ziehen, bevor Sie ihn abgießen. Trinken Sie 3-mal täglich eine Tasse davon. Dazu können Sie den Tee, falls erwünscht, nochmals leicht erwärmen.

Der Tee schmeckt aufgrund der wirksamkeitsbestimmenden Inhaltstoffe (unter anderem Harpagosid) ziemlich bitter. Falls Sie das nicht mögen, können Sie auch auf zahlreiche (nicht bittere) Fertigarzneimittel zurückgreifen.

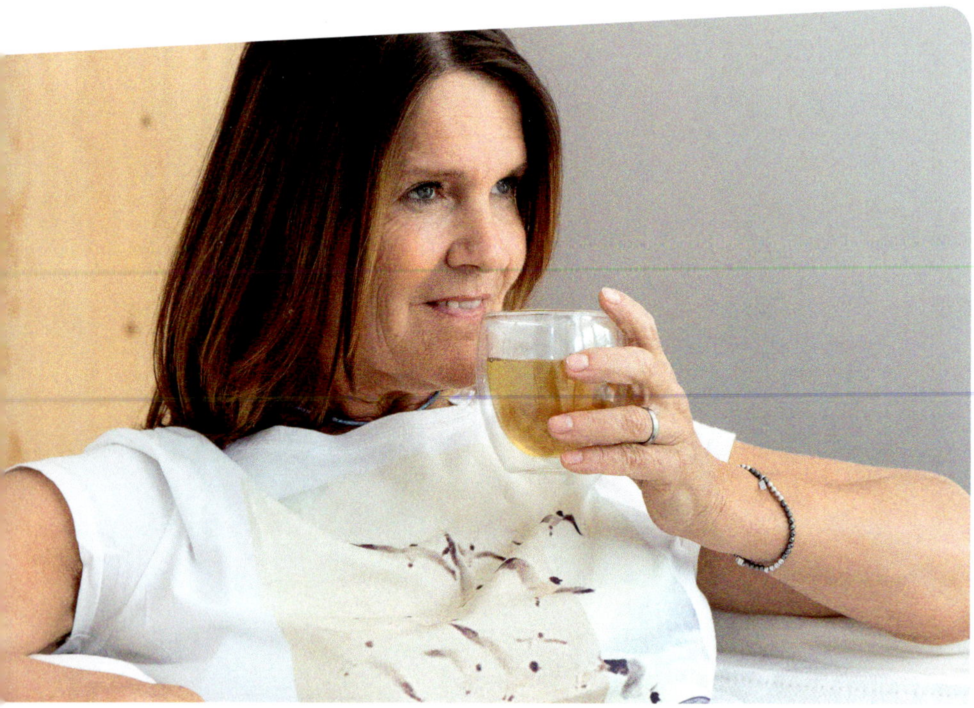

Bestimmte Teemischungen können bei Gelenkbeschwerden die Schmerzen lindern.

Hagebuttenmus (Hägemark)

Die Herstellung eines traditionellen Hägemarks erfordert mehrere Arbeitsschritte, aber das Ergebnis lohnt sich, sowohl aus kulinarischer wie auch aus gesundheitlicher Sicht. Denn das Hägemark wirkt bei Arthrose entzündungshemmend und schmerzlindernd.

- 1,5 kg Hagebutten
- 1 l Wasser
- Apfelsaft oder Orangensaft
- Zitronensaft von einer halben Zitrone
- 500 g Gelierzucker 2:1
- sterile Schraubdeckelgläser

Entfernen Sie zunächst Stiele und Blütenansätze (Kelchreste) von den Hagebutten. Dann übergießen Sie die Hagebutten mit dem Wasser, und zwar so, dass sie gerade bedeckt sind. Mit geschlossenem Deckel langsam weich kochen (das dauert rund 30 Minuten) und dabei immer wieder umrühren. Danach werden die weichen Hagebutten etwas zerquetscht und durch ein sehr feines Sieb oder Passiergerät gestrichen, damit die Kernchen mit den unangenehm kratzenden Härchen zurückbleiben.

Füllen Sie nun das passierte Mus mit Apfelsaft oder Orangensaft auf die Gesamtmenge von 1 l auf. Dann geben Sie den Zitronensaft und den Gelierzucker 2:1 dazu. Unter ständigem Rühren zum Kochen bringen und 5 Minuten kochen lassen. Die Masse in sterile Schraubgläser füllen und diese sofort verschließen.

Das Hägemark eignet sich nicht nur als Brotaufstrich, sondern auch unters Müsli, für Desserts und Smoothies.

Tipps: Damit sich die gesammelten Hagebutten besser weich kochen lassen, können Sie sie vor der Verarbeitung 48 Stunden im Gefrierschrank durchfrieren lassen. Man kann die Hagebutten auch halbieren und die Kerne herausschaben. Das ist zwar aufwendig, aber es verkürzt die Kochzeit und vereinfacht das Passieren. Sie können in diesem Fall anstatt des Passiergerätes auch den Mixer benutzen.

Rosmarineinreibung

Rosmarin bringt nicht nur Ihren Kreislauf in Schwung, er wirkt äußerlich auch durchblutungsfördernd und wird deshalb gerne unterstützend bei rheumatischen Erkrankungen eingesetzt.

- 40 Tropfen ätherisches Rosmarinöl
- 100 ml fettes Öl (zum Beispiel Oliven-, Mandel- oder Sesamöl)
- Fläschchen

Geben Sie die Öle zusammen in das Fläschchen und schütteln Sie sie gut durch. Reiben Sie sich damit mehrmals täglich die schmerzenden Gelenke ein.

Wichtig: Nicht anwenden bei hohem Blutdruck!

Arnika-Quark-Auflage

Wenn Sie geschwollene, schmerzhafte Gelenke haben und Ihnen Kühle angenehm ist, dann eignet sich eine Arnika-Quark-Auflage. Arnika und Quark wirken beide entzündungshemmend und schmerzlindernd.

- Arnikatinktur (aus der Apotheke)
- 90 g Magerquark
- Baumwolltuch, Zwischentuch, Außentuch

Mischen Sie 1 EL (10 ml) Arnikatinktur mit 3 EL (90 g) Magerquark. Bereiten Sie mithilfe des Baumwolltuchs daraus ein Päckchen zu und legen Sie dieses direkt auf das betroffene Gelenk. Legen Sie ein Zwischentuch darüber und fixieren Sie die Auflage mit einem Außentuch oder einer elastischen Binde. Die Auflage muss erneuert werden, sobald sie warm geworden ist, darf aber mehrmals hintereinander wiederholt werden.

Tipp: Wenn es mal schnell gehen soll, können Sie auch einfach eine Arnikasalbe oder ein Arnikagel aus der Apotheke verwenden.

Beinwellsalbe

„Knochenheiler“ – so wird der Beinwell auch genannt. Der Name kommt aus dem Althochdeutschen: „Bein“ = Gebeine, Knochen und „well“ = wallen, zusammenwachsen. Klassischerweise wird Beinwell bei Prellungen, Zerrungen und Verstauchungen eingesetzt. Aber eben auch bei Knochenbrüchen, Muskelkater, Sehnen-, Sehnenscheiden- und Schleimbeutelentzündung, Arthrose und entzündlich-rheumatischen Gelenkerkrankungen. Sie können seine Blätter mit der Flasche walzen, bis Saft austritt, und dann direkt auf die Gelenke auflegen. Oder Sie verwenden eine Beinwellsalbe aus der Apotheke → rechts. Vielleicht mögen Sie sich aber auch eine Salbe selbst herstellen?

Für ungefähr 100 ml Salbe:

- 10 g Beinwellwurzeln (frisch)
- 100 ml Olivenöl
- 10 g ungebleichtes Bienenwachs (als Plättchen in der Apotheke erhältlich)
- optional: 10 Tropfen ätherisches Rosmarinöl
- Schneidebrett und scharfes Messer, Herdplatte, 2 kleine Töpfe, Thermometer, Kochlöffel, Sieb, Gazetuch (oder dünnes Baumwolltuch)
- Salbendöschen

Geben Sie die sehr fein geschnittenen Beinwellwurzeln zusammen mit dem Olivenöl in den Topf. Erwärmen Sie das Ganze langsam auf etwa 70 °C (am besten mit einem Thermometer überprüfen). Das Öl darf nicht zu heiß werden, ansonsten werden die Wirkstoffe zerstört. Lassen Sie den Ansatz etwa 30 Minuten lang ausziehen, wobei Sie immer wieder umrühren. Anschließend wird das Öl abgeseiht. Dazu legen Sie das Gazetuch in ein Sieb und gießen dadurch das Öl in den zweiten sauberen Topf. Nun geben Sie das Bienenwachs zum Beinwellöl dazu und bringen es auf der heißen Herdplatte unter Rühren zum Schmelzen. Anschließend nehmen Sie den Topf von der Herdplatte, tropfen, falls erwünscht, das ätherische Öl ein und rühren so lange, bis sich am Topf ein Wachsrand bildet. Danach in die Salbendöschen gießen, abkühlen lassen, verschließen und beschriften. Die Salbe hält sich im Kühlschrank 1 Jahr.

Wichtig: Wegen der darin enthaltenen lebertoxischen Pyrrolizidinalkaloide dürfen Sie die Salbe nicht länger als 4–6 Wochen anwenden.

Schmerzöl

Dieses Öl duftet angenehm und ist wohltuend bei Gelenk- und Muskelbeschwerden, Verspannungen und Zerrungen. Sie können es aber ebenso zur Massage verkrampfter und verhärteter Muskeln anwenden sowie zur Vorbeugung gegen Muskelkater und bei Überlastungsbeschwerden.

Für rund 100 ml Öl:

- 80 ml Johanniskrautöl (aus der Apotheke oder selbst hergestellt nach dem Rezept → Seite 380
- 20 ml Arnikaöl (aus der Apotheke)
- 15 Tropfen ätherisches Thymianöl
- 15 Tropfen ätherisches Eukalyptusöl
- 10 Tropfen ätherisches Lavendelöl
- Fläschchen

Geben Sie die Öle zusammen in das Fläschchen und schütteln Sie sie gut durch. Massieren Sie das Öl behutsam auf den betroffenen Stellen ein.

Bäder

Baden Sie gerne? Zumindest kann ein wärmendes, durchblutungsförderndes Bad mit entsprechenden Zusätzen Ihren schmerzenden Gelenken Linderung verschaffen. Sie haben hierfür die Wahl zwischen Rosmarin, Thymian und Ingwer.

Für ein Vollbad:

- 50 g Rosmarinblätter oder 50 g Thymiankraut oder eine frisch geriebene Ingwerknolle

Übergießen Sie die Kräuter beziehungsweise den Ingwer mit 1,5 l heißem Wasser. Lassen Sie den Sud 15 Minuten ziehen, bevor Sie ihn abgießen und dem Badewasser hinzugeben.

Wie bei jedem medizinischen Bad sollte die Badedauer nicht länger als 20 Minuten betragen bei 35–38 °C. Und planen Sie eine Nachruhe ein. Bei akuten Entzündungen werden keine Bäder angewendet.

Hinweis: Ein Rosmarinbad sollten Sie nicht bei Bluthochdruck durchführen und daran denken, dass es eher munter macht – also nicht vor dem Schlafengehen baden.

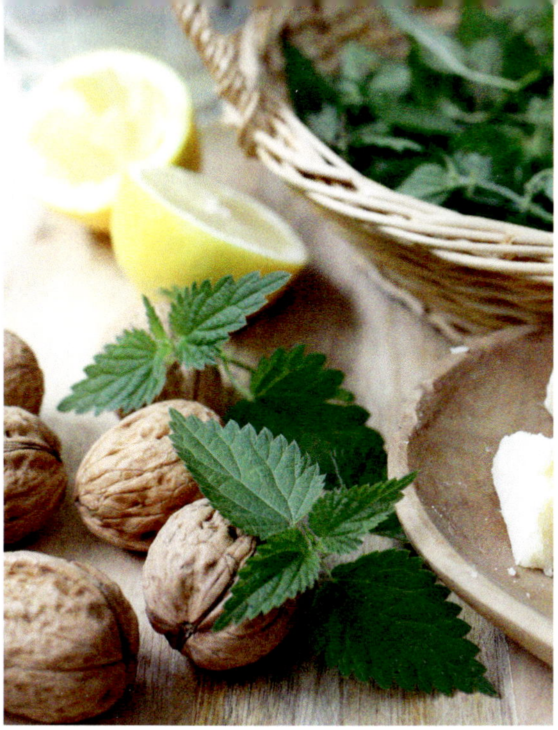

Brennnesseln werden in Form von Pesto zu einem gesunden Genuss.

Brennnessel-Pesto

In einer Studie konnte gezeigt werden, dass bei einer täglichen Einnahme von 50 g Brennnesselmus (kurz gedämpfte Brennnesseln) das Schmerzmittel Diclofenac von 200 mg auf 50 mg gesenkt werden konnte. Essen Sie also täglich Ihre Portion Brennnesseln! Am einfachsten geht das, wenn Sie sich diese in großen Mengen zubereiten und portionsweise einfrieren. Eine abgewandelte Variante aus der Küchenapotheke wäre der tägliche Verzehr von Brennnessel-Pesto. Vielleicht nicht ganz so wirksam, dafür aber äußerst lecker.

- 130 g frische Brennnesseln (junge Triebspitzen)
- 150 ml bestes Olivenöl
- 1 EL Zitronensaft
- 30 g Nüsse (etwa Walnüsse, Sonnenblumenkerne)
- 30 g Hartkäse (zum Beispiel Pecorino, Parmesan)
- 1 TL Salz

Die Brennnesseln kurz blanchieren, abtropfen lassen und ganz fein schneiden. Nüsse anrösten und mit dem Wiegemesser oder einer Nussreibe etwas zerkleinern. Käse fein reiben. Nun alle Zutaten vermischen. Alternativ können Sie alles in einem Mixer zerkleinern. Schmeckt vorzüglich zu Pasta, in Salatsoßen oder als Brotaufstrich. In Gläser gefüllt, mit etwas Öl bedeckt und im Kühlschrank gelagert, hält das Pesto mindestens 3 Monate. Wenn Sie Käse und Nüsse zunächst noch weglassen, verdoppelt sich die Haltbarkeit.

Urtikation

Die Brennnessel ist aufgrund ihrer brennenden Eigenschaft oft unbeliebt. Aber gerade diese Eigenschaft können Sie bei einer Arthrose therapeutisch nutzen. Es handelt sich um eine traditionelle Anwendung, die zugegebenermaßen etwas Mut voraussetzt und Überwindung kostet.

- einige Zweige frische Brennnesseln
- bei Bedarf Handschuhe

Fassen Sie die Zweige zu einem kleinen Bund und schlagen Sie damit auf das schmerzende Gelenk, sodass es dort zu einer Rötung kommt. Schützen Sie dabei die schlagende Hand mit einem Handschuh vor den Brennhaaren. Nach Abklingen des Brennens werden Sie am betroffenen Gelenk eine angenehme Besserung verspüren. Während der Behandlung den betroffenen Bereich nicht waschen, weil sonst das Wärmegefühl wieder zu einem unangenehmen Brennen wird. Wenden Sie die Urtikation an drei aufeinanderfolgenden Tagen einmal täglich jeweils mit frischen Brennnesseln an. Nach drei Tagen Pause können Sie das Ganze wiederholen.

Wichtig: Nicht bei akut entzündeten Gelenken anwenden.

Aus der Apotheke

- **Arnika:** Wala Arnika Essenz, Weleda Arnika-Salbe 30 %, Weleda Arnika-Gelee, Kneipp Arnika Salbe
- **Beinwell:** Kytta Schmerzsalbe, Traumaplant Creme
- **Brennnessel:** Natu-lind Tabletten, Schoenenberger Heilpflanzensaft Brennnessel
- **Hagebutte:** LITOZIN Hagebuttenpulver oder Kapseln, Caelo Hagebuttenpulver
- **Johanniskraut:** Weleda Hypericum Flos 25 % Öl, Dolo-Cyl Öl (u. a. Johanniskraut)
- **Rosmarin:** Weleda Rosmarin-Salbe 10 %, Retterspitz äußerlich (u. a. Rosmarin- und Zitronenöl, Thymol, Arnika), Weleda Rosmarin Aktivierungsbad, Top Sabona Creme (Rosmarin-, Pfefferminz- und Eukalyptusöl)
- **Teufelskralle:** Doloteffin Filmtabletten, Teufelskralle-Loges Filmtabletten
- **Phytodolor:** Auszüge aus Eschenrinde, Zitterpappelrinde und -blätter, Echtes Goldrutenkraut

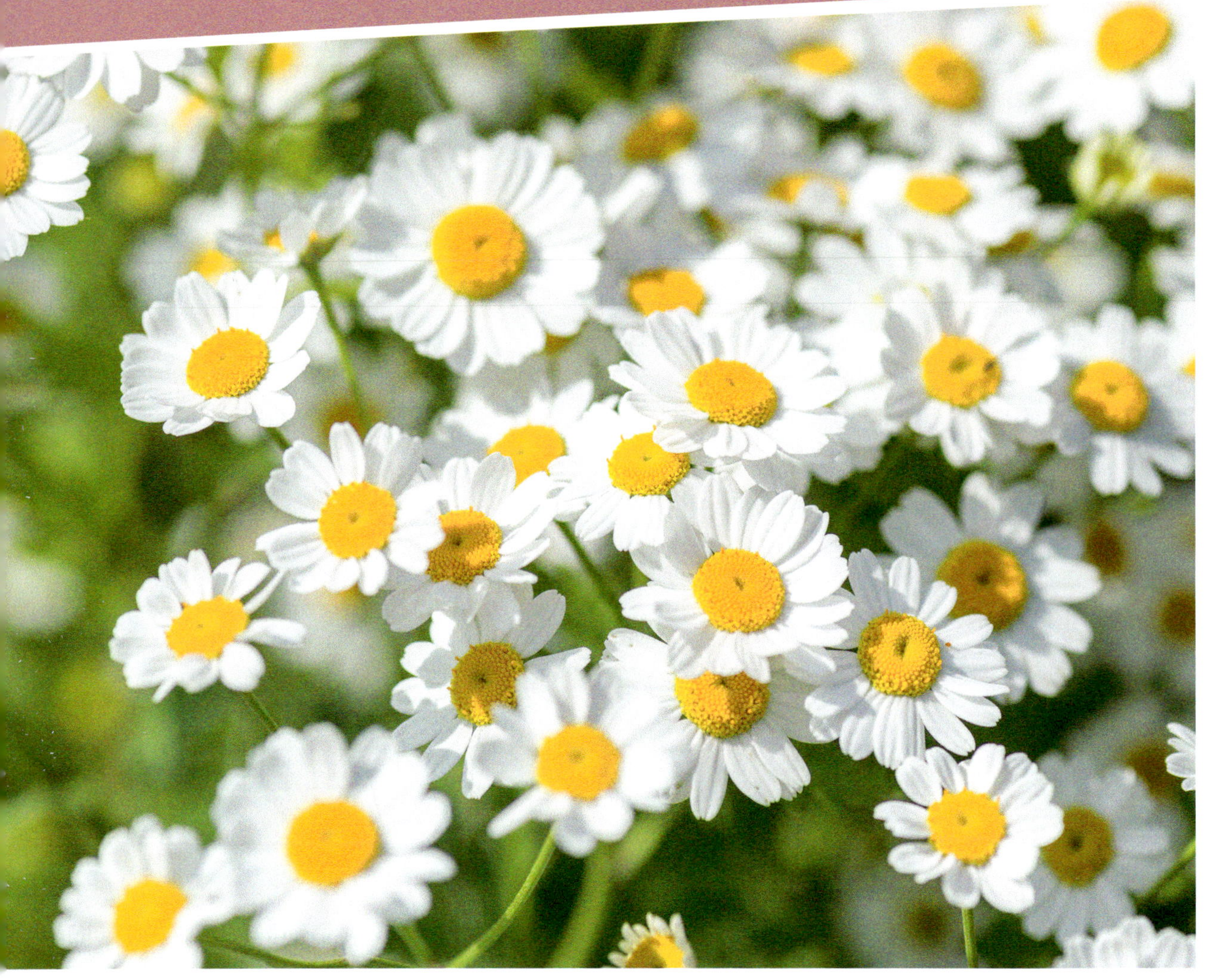

Allgemeine hormonell bedingte Beschwerden

Neben den klassischen Menstruationsbeschwerden und Wechseljahrbeschwerden gibt es noch eine weitere Reihe von Beschwerden, die in dieser Zeit durch die Hormonschwankungen auftreten können. Gemeint sind zum Beispiel Eisenmangel, Akne, Zellulite, Schlafstörungen, depressive Verstimmungen, Kopfschmerzen und Migräne.

Nicht immer müssen jedoch die Hormone schuld sein. Es gibt auch viele weitere Gründe für diese Art von Beschwerden. All die Ursachen sowie naturheilkundliche Behandlungsmöglichkeiten finden Sie im folgenden Kapitel.

Eisenmangel

Beim Eisenmangel beziehungsweise der „Blutarmut" handelt es sich im medizinischen Sprachgebrauch um eine **Anämie**. Eisen ist das häufigste Spurenelement in unserem Körper und Baustoff des roten Blutfarbstoffs Hämoglobin. Dieser bindet den Sauerstoff aus der Lunge im Blut und transportiert ihn zu den Organen. Die Organe wiederum benötigen den Sauerstoff, um effizient arbeiten zu können. Die beiden größten Verbraucher sind Herz und Gehirn.

URSACHEN

Die möglichen Ursachen eines Eisenmangels sind vielfältig. Sie reichen über Verdauungsstörungen, Darmentzündungen, Stoffwechselstörungen, bestimmte Medikamente (etwa Magensäurepuffer oder Lipidsenker), innere Blutungen (zum Beispiel in Magen oder Darm) und blutende Hämorrhoiden bis hin zu Erkrankungen von Leber und Nieren.

Auch ein Vitamin-C-Mangel (Vitamin C fördert die Eisenaufnahme aus der Nahrung) oder eine anderweitige Mangel- und Fehlernährung können dafür verantwortlich sein.

Einen weiteren großen Einfluss haben hormonelle Veränderungen wie …

- **Pubertät:** Insbesondere während des Wachstums besteht ein erhöhter Eisenbedarf. Gerade bei Mädchen kann sich ein Eisenmangel nach Einsetzen der Menstruation einstellen.
- **Menstruation:** Bei einer „normalen" Regelblutung verlieren Frauen jeden Monat rund 15 mg Eisen. Bei einer besonders langen oder starken Blutung kann es entsprechend mehr sein.
- **Schwangerschaft, Geburt und Stillzeit:** Während einer Schwangerschaft wird reichlich Eisen benötigt, um Mutter und Kind optimal zu versorgen. Durch den gesteigerten Bedarf und bei eventuell starken Blutungen während der Geburt ist die Eisenreserve der Mutter im Anschluss oft aufgebraucht.
- Auch zu Beginn der **Wechseljahre** (starke Mensblutungen) und bei **Schilddrüsenfehlfunktionen** kann es zu einem Eisenmangel kommen.

SYMPTOME

Ebenso wie ein Eisenmangel verschiedene Ursachen haben kann, kann er sich auch durch vielerlei Symptome äußern:

- Müdigkeit, Schwäche und Leistungsabfall, Konzentrationsstörungen und Kopfschmerzen bis hin zu Schlafstörungen und depressiven Verstimmungen
- Haut blass, rau und rissig, vor allem am Mundwinkel; auch brüchige Nägel, Ringe um die Augen und Haarausfall können auf Eisenmangel hinweisen
- Infektanfälligkeit, häufiges Frösteln
- Herzklopfen, schneller Puls, Atemnot, Schwindel und Ohrensausen

WANN ZUM ARZT?

Bei einem begründeten Verdacht sollten Sie eine Blutuntersuchung durchführen lassen.

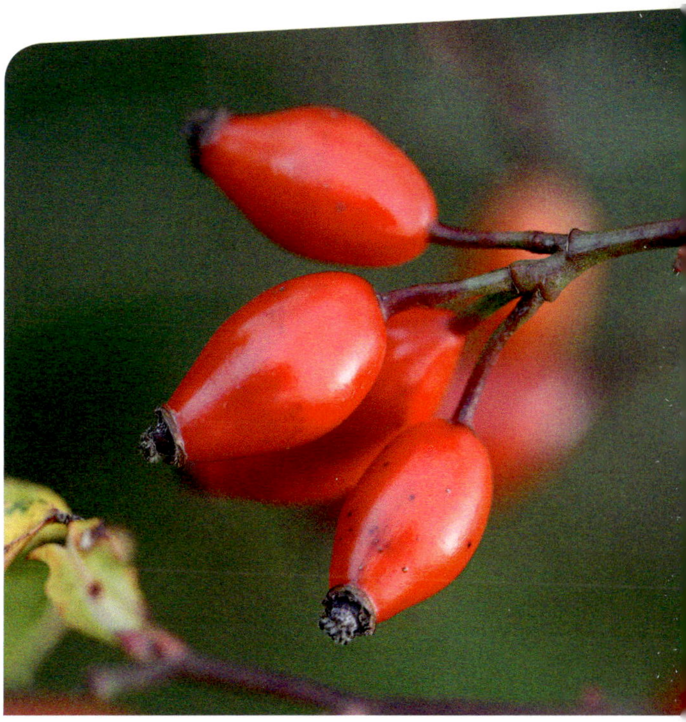

Die Eisenaufnahme wird durch Vitamin C begünstigt. Hagebutten enthalten reichlich davon.

THERAPIE

Die Therapie richtet sich nach der zugrundeliegenden Ursache und besteht in der Substitution von Eisen.

Eisensubstitution

Bei einem deutlich gewordenen Eisenmangel wird Ihr Arzt die Einnahme eines Arzneimittels empfehlen. Zur Anwendung kommt meist zweiwertiges Eisen. Die Einnahme erfolgt möglichst nüchtern in 1–3 Einzeldosen. Der Stuhl färbt sich hierdurch meist dunkel.

Häufig kommt auch dreiwertiges Eisen zur Anwendung, das weniger Magen-Darm-Beschwerden verursacht, allerding schlechter aufgenommen wird.

Die beste Therapie ist jedoch, wie so oft, die Vorbeugung durch eine gute Ernährung.

Ernährung

Die richtige Ernährung ist ein entscheidender Faktor bei der Behandlung und Vorbeugung einer Anämie. Mit einer ausgewogenen und abwechslungsreichen Ernährung führen Sie Ihrem Körper die notwendigen Nährstoffe zur Stärkung zu.

Die Resorption des Eisens erfolgt in unserem Körper stets als zweiwertiges Eisen. Dies finden wir vor allem in Fleisch, Fisch und Meeresfrüchten. Aus pflanzlichen Lebensmitteln beziehen wir dreiwertiges Eisen. Dieses muss im Körper zunächst zu zweiwertigem Eisen umgebaut werden. Daher wird es verzögert und nur zu einem geringeren Anteil aufgenommen. Zu den besten pflanzlichen Lieferanten gehören Sesam, Weizenkeime, Hirse, Sojabohnen, Sonnenblumensamen, Linsen, weiße Bohnen, Kichererbsen, Haferflocken, Mandeln und Spinat.

Aus den Ergebnissen verschiedener Untersuchungen wissen wir, dass pflanzliche Eisenlieferanten trotz der schlechteren Eisenverwertung durch den Körper aus gesundheitlichen Aspekten empfehlenswerter sind als tierische Lebensmittel.

Bestimmte Nahrungsmittel können, auch das weiß man inzwischen, die Eisenaufnahme im Darm verringern, indem sie das Eisen binden. Dies betrifft vor allem den übermäßigen Konsum von Milch, Schwarztee und Kaffee, aber auch oxalsäurehaltige Lebensmittel wie Rhabarber.

Gefördert hingegen wird die Resorption von Eisen durch die Einnahme von Vitamin C (zum Beispiel in Form von Orangensaft). Die Früchte mit dem höchsten Vitamin-C-Gehalt finden Sie unter den Wildfrüchten. Es sind Hagebutte und Sanddorn.

Heilpflanzen

Das Reich der Heil- und Wildpflanzen bietet uns zur Vorbeugung und bei einem leichten Eisenmangel zahlreiche Hilfen an.

- **Wildkräuter und -früchte:** Viele Heilpflanzen sind gute Eisenlieferanten. Dazu gehören Franzosenkraut, Sauerampfer, Vogelmiere, Brennnessel, Guter Heinrich und Weißer Gänsefuß. Es lohnt sich auf jeden Fall, den Speiseplan mit den gehaltvollen Wildkräutern aufzupeppen. Die Wildfrüchte mit den höchsten Eisengehalten sind Holunder- und Vogelbeere, welche aber nur zum Verzehr geeignet sind, wenn sie zuvor erhitzt wurden.
- **Bitterstoffe:** Pflanzenbitterstoffe regen die Bildung der roten Blutkörperchen an und verbessern die Eisenaufnahme. Wir finden sie zum Beispiel in Engelwurz, Enzian, Wermut und auch in Schafgarbe.
- **Heilpflanzenkuren:** Zur allgemeinen Stärkung des Stoffwechsels und zur besseren Resorption über den Darm können Sie regelmäßig Heilpflanzenkuren → Seite 298 durchführen.

Anämie-Tee

Engelwurz und Schafgarbe wecken durch ihre Bitterstoffe die Lebensgeister, sorgen für eine verbesserte Eisenaufnahme und Bildung von roten Blutkörperchen. Die Brennnessel liefert das Eisen dazu.

Die Schafgabe hilft außerdem, eine eventuell zu starke Menstruation zu regulieren. Bei einer starken Menstruationsblutung ersetzen Sie die das Becken erwärmende Engelwurz durch den hormonregulierenden Frauenmantel.

Für eine 100-g-Teemischung:

- 50 g Brennnesselblätter
- 25 g Schafgarbenblüten
- 25 g Engelwurz-Wurzeln (bei einer starken Blutung durch Frauenmantelkraut ersetzen)

Übergießen Sie 1 TL der Mischung mit 1 Tasse (150 ml) kochendem Wasser. Lassen Sie den Tee bedeckt 10 Minuten ziehen, bevor Sie ihn abgießen. Trinken Sie davon kurmäßig über 4–6 Wochen täglich 3 Tassen davon.

Tipp: Einen höheren Eisengehalt als im Tee erhalten Sie, wenn die Brennnesselblätter komplett verwertet werden, zum Beispiel in einem Smoothie → Rezept unten.

Wildkräuter-Smoothie

Smoothies → Seite 309 sind geniale Kraftpakete für unsere Gesundheit. Verwenden Sie dazu frische Kräuter und Obst der Saison. Im Falle von Eisenmangel kommen eisenhaltige Wildkräuter zum Einsatz. Das Vitamin C aus der Zitrone ist ein Turbolader für die Eisenaufnahme.

- 2 Handvoll Wildkräuter (z. B. Brennnessel, Franzosenkraut, Vogelmiere)
- 5 getrocknete Datteln
- 2 Bananen
- 2 EL Zitronensaft
- Wasser (alternativ Hafer- oder Reis-Kokos-Milch) nach Bedarf

Pürieren Sie alle Zutaten im Mixer und füllen Sie den Brei, je nach gewünschter Konsistenz, soweit mit Wasser (oder nach Geschmack auch mit Hafer- oder Reis-Kokos-Milch) auf, bis Sie 0,5–1 l Smoothie erhalten. Dabei handelt es sich um den gesamten Tagesbedarf. Füllen Sie ihn in eine verschließbare Glasflasche und trinken Sie ihn über den Tag verteilt.

Aufbewahrung: Wenn Sie sich morgens Ihren Tagesbedarf gemixt haben, können Sie ihn bei Raumtemperatur bis zum Abend stehen lassen. Möchten Sie einen Teil noch am nächsten Tag trinken, sollten Sie ihn in den Kühlschrank stellen.

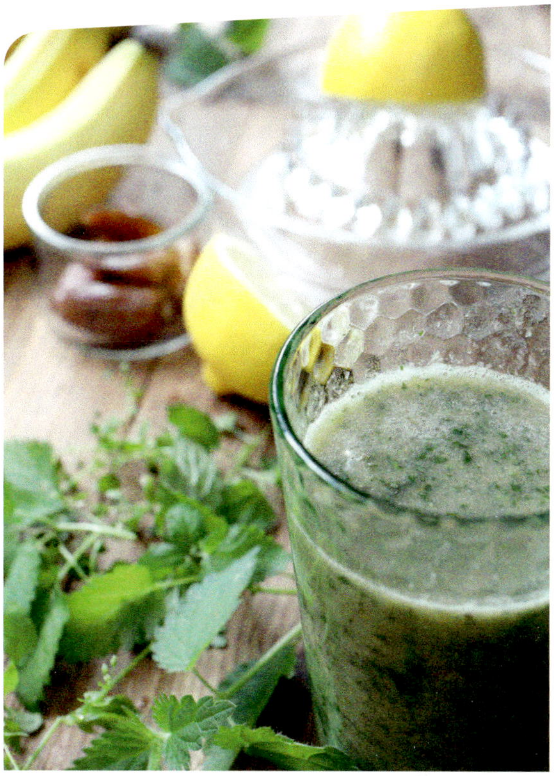

Bananen bringen feine Süße in den genial gesunden Wildkräuter-Smoothie.

Eisen-Smoothie (mit Brennnessel und Matcha)

Brennnesselblätter liefern Eisen und der proteinreiche Brennnesselsamen bringt die nötige Power und Energie. Beim Matcha handelt es sich um Grünteepulver, welches unglaublich viel Eisen enthält.

- 1 Handvoll junge Brennnesselblätter
- 1 EL Brennnesselsamen
- 5 getrocknete Feigen
- 1 Banane
- 1 Apfel
- 1–2 Messerspitzen Matcha
- 1 EL Honig
- Wasser (wahlweise Hafer- oder Reis-Kokos-Milch) nach Bedarf

Zubereitung, Dosierung und Aufbewahrung siehe Wildkräuter-Smoothie → linke Spalte.

Tipp: Wie Sie Brennnesselblätter ernten können, ohne gepikst zu werden, lesen Sie auf Seite 359.

Brennnessel-Chips

Brennnesseln können Sie natürlich auch als Gemüse, also wie Spinat zubereiten. Doch es geht noch raffinierter: Eine tolle Leckerei und ein würziger Snack für Zwischendurch sind die grünen Blätter als Chips. Aber Vorsicht: Es ist gut möglich, dass frau süchtig danach wird.

VARIANTE 1: Bepinseln Sie frische Blätter mit einer Mischung aus 2 EL Shoyu (eine japanische Sojasauce), 2 EL Mandelmus, 1 EL Gomasio. Dann bei 160 °C im Backofen knusprig backen (etwa 5 Minuten) oder bei 40 °C im Dörrgerät trocknen (rund 2 Tage).

VARIANTE 2: Bepinseln Sie frische Blätter mit einer Mischung aus 2 EL Olivenöl und etwas Chilipulver. Dann auf dem Backblech auslegen und mit Gomasio bestreuen. Bei 160 °C knusprig backen oder bei 40 °C im Dörrgerät trocknen (2 Tage).

VARIANTE 3: Die Blätter in Butter oder Öl in der Pfanne knusprig ausbacken (dauert maximal 1 Minute) und mit Gomasio → Rezept, rechte Spalte bestreuen.

VARIANTE 4: Die Brennnesselblätter in Pfannkuchenteig tauchen und in der Pfanne ausbacken.

Gomasio

Das japanische Gewürz Gomasio heißt übersetzt schlicht Sesam-Salz. Die Herstellung ist einfach. Das leckere Gewürz ist reich an Proteinen und Mineralstoffen. Vor allem Eisen und Kalzium sind darin außerordentlich stark vertreten.

- 100 g Sesamsamen
- 10 g Meersalz
- 1 Pfanne
- 1 Schraubglas

Geben Sie zunächst das Salz in eine trockene Pfanne und rösten Sie es leicht an, sodass die Restfeuchte daraus entweicht. Danach bräunen Sie den ungeschälten Sesam ebenfalls ohne Fett in der Pfanne. Damit die Samen gleichmäßig geröstet werden, rühren Sie beständig um. Ein Anbrennen sollten Sie unbedingt vermeiden. Wenn die Sesamkörnchen „knallen" und „springen", ist es bald soweit. Dann werden Sesam und Salz in einen Mörser mit rauer Innenfläche gegeben und grob zerrieben. Es geht auch mit einem Mixer. Nun noch abkühlen lassen und in ein Schraubglas abfüllen.

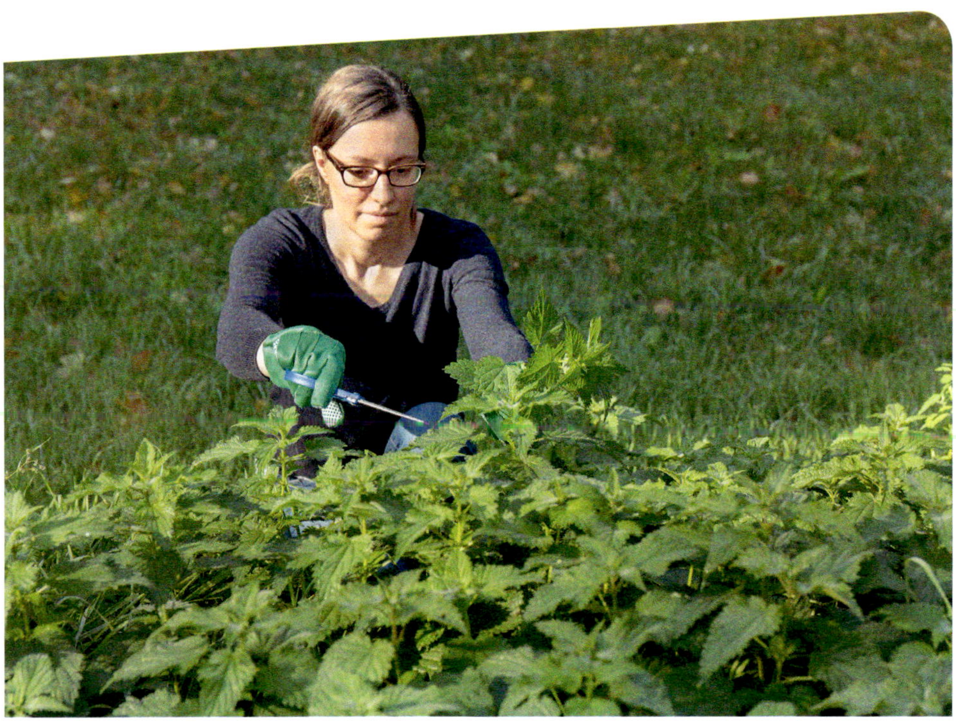

Brennnesseln sind vielseitige Eisenspender und wachsen fast überall.

Honig-Brennnessel-Mix

Sie mögen keine würzigen beziehungsweise salzigen Chips? Kein Problem, denn es gibt auch eine süße Variante, um die eisenhaltigen Brennnesseln zu verarbeiten. Die Brennnesselsamen bringen Energie und der Sesam zusätzlich Eisen.

- 1 EL Brennnesselblätter, getrocknet
- 2 EL Brennnesselsamen
- 2 EL Sesamsamen
- 250 ml flüssiger Honig

Pulverisieren Sie die getrockneten Brennnesselblätter und mischen Sie diese zusammen mit den Brennnesselsamen und dem Sesam unter den Honig. Besonders gut schmeckt der Honig, wenn Brennnesselsamen und Sesam zuvor in einer trockenen Pfanne 2–3 Minuten angeröstet werden. Dann noch kurz im Mörser etwas anstoßen. Täglich mehrmals 1 TL des Honigs einnehmen und möglichst innerhalb von 2 Monaten verbrauchen.

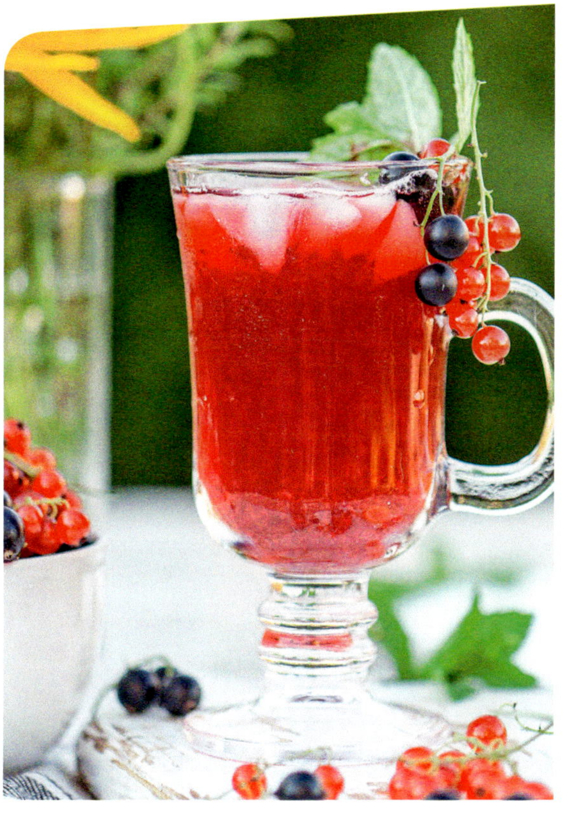

Beeren schmecken nicht nur lecker, sie enthalten auch Eisen und Vitamin C.

Rote, blaue und schwarze Früchte

Trinken Sie Säfte von Beeren! Egal ob Holunder-, Brombeer-, Himbeer- oder Johannisbeersaft. Allesamt enthalten Eisen und liefern das nötige Vitamin C zu dessen besserer Resorption gleich mit.

Hinweis: Holunderbeeren nur im gekochten Zustand (wie das beim Saft ja auch der Fall ist) verzehren. Die rohen Beeren sind schwach giftig und können zum Erbrechen führen.

Übrigens: Der Saft aus der Roten Bete enthält zwar auch Eisen, aber nicht ganz so viel, wie er rein optisch vermuten lässt. Sein Eisengehalt ist vergleichbar mit dem von Brombeeren und Himbeeren.

Aus der Apotheke

- **Brennnessel:** naturreiner Heilpflanzensaft von Schoenenberger oder Herbaria
- **Bitterstofftinkturen:** Ceres Urtinkturen (Millefolium, Absinthium, Angelica archangelica oder Gentiana) oder als Mischungen: Amara Pascoe und Amara Tropfen Weleda
- **Eisensubstitution**
  - Bei erhöhtem Eisenbedarf:
    Kräuterblut Floradix mit Eisen, Tonikum (mit organisch gebundenem Eisen, Fruchtsäften und Arzneikräutern), eisen & vitamin C complex GSE (NEM mit Curryblatt- und Amlafruchtextrakt), Blutquick Herbaria (Eisen und Vitamine), LOMAVITAL Eisen+Zink flüssig
  - Bei deutlichem Eisenmangel:
    Floradix Eisen 100 mg forte Filmtabletten, Ferrogamma Wörwag
- **Anthroposophische Medizin:** Anaemodoron Weleda (Dosierung: 3-mal 10–20 Tropfen vor den Mahlzeiten), Ferrum silicicum comp. Globuli velati Wala (Dosierung: 3-mal 5–10 Globuli), Levico comp. Globuli Wala (Dosierung: 3-mal 5–10 Globuli / in schweren Fällen Levico comp. Injektion: 3- bis 4-mal wöchentlich subcutan), Urtica dioica Ferro culta D3 Dilution

Akne

Akne und Pickel kennen die meisten von uns aus der Pubertät. Hierbei handelt es sich um die „gewöhnliche“ Akne, die sogenannte Akne vulgaris. Tritt diese auch darüber hinaus auf, handelt es sich um die Spätakne, die sogenannte Akne tarda.

Beiden gemeinsam ist, dass der Hormonhaushalt verrücktspielt und sich das unangenehme Gefühl einschleicht, nicht attraktiv zu sein.

GEWÖHNLICHE AKNE (AKNE VULGARIS)

Diese Form der Akne zählt zu den häufigsten Hautkrankheiten. Etwa 70–90 % aller Jugendlichen leiden an ihr – in einer mehr oder weniger starken Ausprägung. Meist tritt die Erkrankung zu Beginn der Pubertät, um das 12. Lebensjahr herum, auf und verschwindet bei den meisten Betroffenen spätestens mit dem 20. Lebensjahr. Sie wird deshalb auch als Pubertätsakne bezeichnet. Betroffen sind Mädchen wie Jungen gleichermaßen. Bei den Jungs ist der Verlauf oftmals jedoch schwerer.

URSACHEN

Es liegt eine Erkrankung der Talgdrüsen und Ausführungsgänge vor. Meist ist eine genetische Veranlagung für die vermehrte Talgproduktion (Seborrhö) vorhanden. Verstärkt wird diese durch männliche Geschlechtshormone (Androgene). Die Androgene haben während der Pubertät einen besonders starken Einfluss auf die talgproduzierenden Zellen, weshalb die Aktivität der Talgdrüsen steigt und sich die Talgdrüsen vergrößern.

Männliche Geschlechtshormone werden aber nicht nur von Jungs, sondern auch von Mädchen in der Pubertät verstärkt gebildet. Und wie immer sind Östrogene ihre Gegenspieler. Somit wird zum einen klar, weshalb Akne insbesondere in der Pubertät auftritt, und zum anderen, warum es durch die hormonellen Einflüsse bei den Mädchen vor allem vor und während der Menstruation zu einer Verschlechterung kommt.

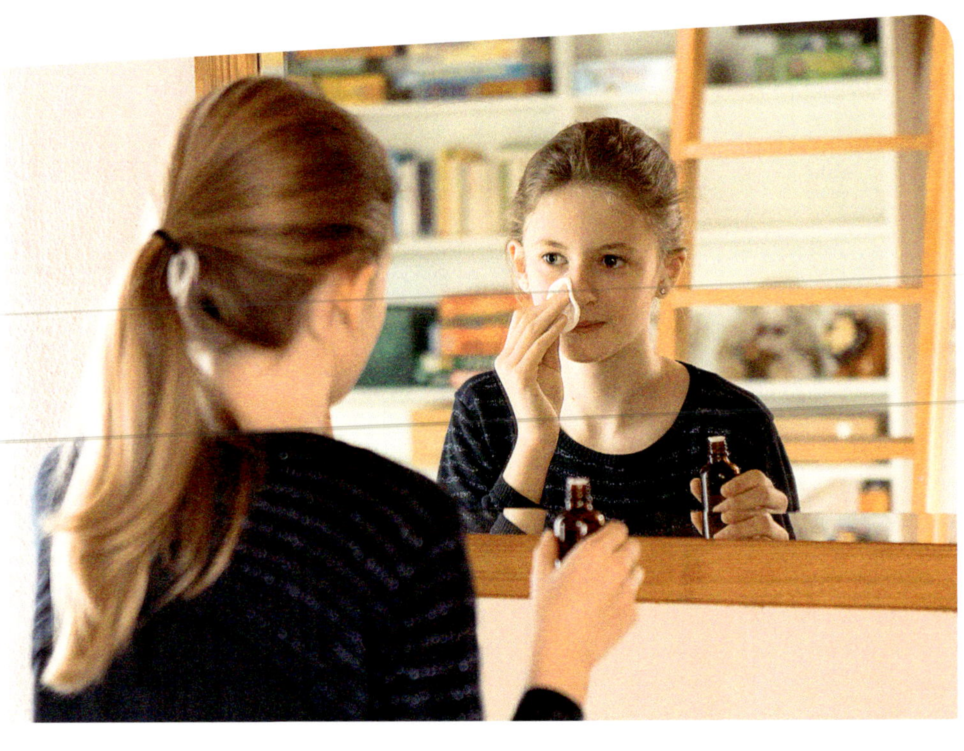

Gesichtswasser mit Heilpflanzen selbst herstellen bereitet Freude und hilft bei Hautunreinheiten.

SYMPTOME

Betroffen sind das Gesicht, der Rücken, die Brust und das Dekolleté.

Habe ich Mitesser oder Pickel?

Wenn Sie unter Akne leiden, können Sie beides haben. Es handelt sich bei Akne um eine Sammelbezeichnung für Erkrankungen des Talgdrüsenapparates und der Haarfollikel mit unterschiedlich starken Ausprägungen. Zuerst entstehen Mitesser (Komedonen) und im späteren, dann schon entzündlichen Stadium entstehen Pickel (Pusteln und Papeln) sowie Knoten (Nodi).

Doch wie kommt es dazu?

Aufgrund einer verstärkten Talgproduktion (Seborrhö) und einer Verhornungsstörung im Ausgang des Talgdrüsenfollikels können die Talgdrüsen verstopfen. Dadurch bilden sich Mitesser, welche offen oder geschlossen sein können. Entsprechend zeigen sich gelbe oder kleine schwarze Punkte. Die dunkle Farbe wird durch den eingelagerten Farbstoff Melanin verursacht, der in Verbindung mit dem Sauerstoff oxidiert.

Das aufgestaute Talgdrüsensekret ist nun ein idealer Nährboden für Bakterien, vor allem für das Akne-Bakterium (*Propionibacterium acnes*). Dieses befindet sich natürlicherweise auf der Haut und ist im Normalfall auch harmlos. In den Komedonen vermehrt es sich jedoch sehr schnell, und es kommt zu Entzündungen und zur Entstehung von Pickeln. Bei besonders schweren Formen kommt es weiterhin zu entzündlichen Knoten.

SPÄTAKNE (AKNE TARDA)

Diese Form tritt bei 25 % der Erwachsenen auf, meist bei Frauen zwischen dem 25. und 45. Lebensjahr. Betroffen sind Frauen in den Tagen des prämenstruellen Syndroms → PMS, Seite 71 sowie während der Prämenopause → Seite 91. Aber auch nach dem Absetzen der Pille oder in besonders stressigen Zeiten kann diese Form der Akne vermehrt auftreten.

URSACHEN

Die Ursachen für Spätakne konnten bis heute nicht vollständig geklärt werden. Es liegt aber auf der Hand, dass auch hier hormonelle Einflüsse eine Rolle spielen. Nach dem Absetzen der Pille kann es zu einem Überschuss an männlichen Hormonen kommen. Die Folge ist die gleiche wie bei jungen Mädchen. Durch die Überempfindlichkeit der Talgdrüsen gegenüber den Hormonen wird vermehrt Talg produziert, wodurch es zu Akne kommen kann.

Eine weitere Rolle spielen Stress und psychische Belastungen. Im Fall von Stress oder einer daraus resultierenden Nebennierenschwäche → Seite 206 werden ebenso vermehrt männliche Hormone produziert. Eine weitere Erklärung für die Androgen-Überproduktion ist ein Progesteron-Mangel aufgrund einer eingeschränkten Eierstockfunktion. Ebenso können bestimmte Medikamente (zum Beispiel Cortison oder Antidepressiva) und eine nicht ausgewogene Ernährung die Akne begünstigen.

SYMPTOME

Typisch für diese Akneform ist, dass sie im Gegensatz zur gewöhnlichen Akne meist nur im Gesicht, bevorzugt an den seitlichen Kinn- und Wangenpartien, am Hals und um den Mund herum auftritt.

WANN ZUM ARZT?

- Wenn Sie unter starker Akne leiden
- Wenn sich, trotz 3-monatiger konsequenter naturheilkundlicher Behandlung, keine Besserung der Haut einstellt. Der Arzt kann diverse äußerliche Anwendungen (zum Beispiel Benzoylperoxid) verordnen. Jungen Frauen wird je nach Ursache gerne eine anti-androgen wirkende („hautfreundliche“) Pille verschrieben. Bei sehr schweren Akneformen kommen auch innerliche Anwendungen, etwa Antibiotika oder Vitamin-A-Säure-Präparate zum Einsatz. Letztere führen zu einer Verkleinerung der Talgdrüsen.

THERAPIE

Die Therapie richtet sich nach der zugrundeliegenden Ursache und braucht viel Geduld.

Pflege

Bitte nicht mit scharfen Seifen waschen! Folgende Pflege hat sich bei unreiner und fetter Haut bewährt:

- **Am Morgen:** Reinigung der Haut, zum Beispiel mit einem seifenfreien Waschstück mit einem pH-Wert von 5,5, mit einem Waschgel oder einer Reinigungsmilch. Mit warmem Wasser nachspülen und sanft trocken tupfen. Anschließend tragen Sie eine milde Gesichtscreme auf.
- **Am Abend:** Reinigung der Haut (ebenso wie am Morgen). Mit warmem Wasser nachspülen und sanft trocken tupfen. Anschließend ein desinfizierendes Hydrolat oder ein Gesichtswasser mit einem Wattepad auftragen oder mit einer Sprayflasche aufsprühen. Zuletzt tragen Sie ein leichtes Gesichtsöl (wie Jojoba, Sanddorn oder Nachtkerze) auf.
- **Intensivpflege:** Gesichtsdampfbad und Masken 1- bis 2-mal pro Woche, Peeling einmal pro Woche.

Sie können sich Naturkosmetika selbst herstellen → Seite 136. Es gibt aber auch eine große Auswahl in Naturkostläden und Drogerien (zum Beispiel Dr. Hauschka) oder über das Internet auf der Seite www.velanskincare.com (Reine Haut Akut-Gel und Wasch-Lotion).

Ernährung

Eine basenbetonte Ernährung mit viel Obst und Gemüse, wenig tierischem Fett und wenig raffinierten Nahrungsmitteln ist empfehlenswert. Nahrungsmittel mit einem hohen glykämischen Index (Zucker und Kohlenhydrate) sollten vermieden werden. Sie erhöhen den Blutzuckerspiegel und infolgedessen kommt es über hormonelle Wechselwirkungen zu einer Verstärkung der Akne. Histaminreiche Nahrungsmittel und scharfe Gewürze können zu Gefäßerweiterungen und verstärkter Schweiß- und Talgproduktion führen, was die Akne zusätzlich ungünstig beeinflussen kann. Achten Sie auch auf eine ausreichende Trinkmenge von 1,5–2 l pro Tag.

Heilpflanzen

Es gibt viele Pflanzen, die eine Linderung möglich machen. Am besten, Sie kombinieren innerliche und äußerliche Anwendungen miteinander.

Zur innerlichen Anwendung:

- Entzündungshemmende und hautklärende Pflanzen: Rose (Blüte), Walnuss (Blatt) und Zistrose (Kraut)
- Spezifische hautstoffwechsel-anregende Pflanzen: Gänseblümchen (Blüte) und Stiefmütterchen (Kraut)
- Allgemein stoffwechselanregende und entgiftende Pflanzen zur Entlastung der Haut (vor allem auch der Leber, die mithilft, den Hormonhaushalt auszugleichen): Birke (Blatt), Brennnessel (Kraut, Blatt), Löwenzahn (Wurzel, Blatt) und Schafgarbe (Kraut, Blüte) → Ausleitungskuren, Seite 301
- Hormonausgleichende Pflanzen, vor allem bei der Spätakne: Frauenmantel (Kraut) und Mönchspfeffer (Frucht)
- Gute Erfahrungen gibt es mit einer parallelen Behandlung des Darms → Dysbiose, Seite 323. Gut bewährt haben sich außerdem Perenterol Hartkapseln.
- Im Falle der Spätakne sollten Sie auch an die Behandlung der Nebennieren denken → Seite 206.

Zur äußerlichen Anwendung:

- Entzündungshemmende und antibakterielle Pflanzen: Gänseblümchen (Blüte), Kamille (Blüte), Ringelblume (Blüte), Rose (Blüte), Salbei (Blatt), Stiefmütterchen (Kraut), Thymian (Kraut), Walnuss (Blatt), Zaubernuss (Blatt, Rinde) und Zistrose (Kraut)

Mönchspfeffer

Durch die progesteronähnliche Wirkung haben sich die Früchte des Mönchspfeffers bei zyklusabhängigen Hautausschlägen oder Akne bewährt. Dosierung: 1 Tablette beziehungsweise Kapsel morgens in der zweiten Zyklushälfte.

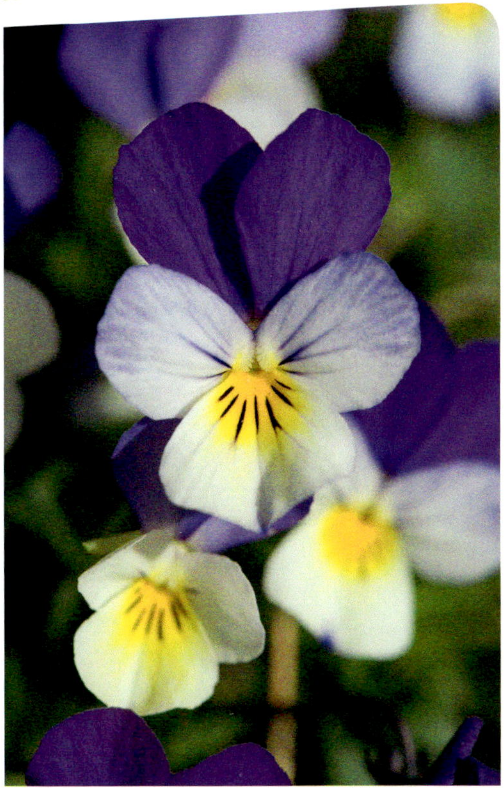

STIEFMÜTTERCHEN: EINE WICHTIGE HAUTPFLANZE

Das Wilde Stiefmütterchen (*Viola tricolor*) ist eine bewährte Hautpflanze und gehört zur Familie der Veilchengewächse (Violaceae). Doch was hat die Pflanze, deren Kraut medizinisch verwendet wird, mit der Stiefmutter zu tun? Die Erklärung finden wir in der Botanik, wobei auf die Blütenfarbe und die Kelchblätter Bezug genommen wird. Die Stiefmutter (unteres Blütenblatt) sitzt auf zwei Stühlen beziehungsweise zwei Kelchblättern und ist durch die strahlenförmigen Nektarmale prächtig gekleidet, die beiden leiblichen Töchter sitzen auf je einem Stuhl, also einem Kelchblatt, und haben ebenfalls verzierte Kleider. Die beiden Stieftöchter (obere Blütenblätter) müssen sich hingegen einen Stuhl teilen und sind meist nur einfarbig violett gekleidet.

Als wirksame Inhaltsstoffe finden sich in der kleinen Pflanze Flavonoide, Schleimstoffe und Methylsalicylat. Diese wirken entzündungshemmend, cortisonähnlich und (haut-)stoffwechselfördernd. Aufgrund dessen wird das Stiefmütterchen bei praktisch allen Hautproblemen wie zum Beispiel Akne, Ekzeme, Seborrhö (fettiger Haut), Impetigo (Borkenflechte), Milchschorf und Windeldermatitis eingesetzt. Das Wunderbare daran ist, dass keine Nebenwirkungen und Wechselwirkungen bekannt sind. Möglich ist die innerliche Anwendung als Tinktur und Tee sowie die äußerliche Anwendung von Tee für Umschläge, Waschungen, Gesichtswasser oder als Badezusatz.

Beliebt bei Hauterkrankungen von Säuglingen ist die Verwendung von Stiefmütterchentee anstelle von Wasser zur Nahrungszubereitung.

Das Ackerstiefmütterchen (*Viola arvensis*) wird genauso verwendet.

Akne-Tee

Der Tee ist eine Rundum-Kombination aus hormonregulierenden, hautstoffwechsel-anregenden, hautklärenden und entgiftenden Pflanzen. Er bildet eine gute Basis, kombiniert mit äußeren Anwendungen.

Für eine 100-g-Teemischung:

- 30 g Frauenmantelkraut
- 20 g Stiefmütterchenkraut
- 20 g Gänseblümchenblüten
- 20 g Brennnesselblätter
- 10 g Rosenblüten

Übergießen Sie 1 TL der Mischung mit 1 Tasse (150 ml) heißem, aber nicht mehr kochendem Wasser. Lassen Sie den Tee bedeckt 10 Minuten ziehen, bevor Sie ihn abgießen. Trinken Sie davon kurmäßig über 6–8 Wochen täglich 3 Tassen.

Waschgel

Ringelblume und Hamamelis (Zaubernuss) wirken entzündungshemmend und hautberuhigend. Thymian wirkt stark antibakteriell, vor allem bei Bakterien, die maßgeblich bei der Entstehung von Akne beteiligt sind. Somit haben Sie eine geniale Kombination zur Reinigung der fetten und unreinen Haut.

- 5 ml Ringelblumentinktur
- 4 Tropfen ätherisches Thymianöl
- 0,5 g (½ TL) Xanthan (Apotheke)
- 40 ml Hamamelishydrolat
- 1 TL Mandelöl
- Salbendose

Ringelblumentinktur, ätherisches Thymianöl und Xanthan in der Salbendose mit einem Glasstab verrühren und ein paar Minuten quellen lassen. Das Hamamelishydrolat dazurühren und zuletzt noch das Mandelöl einrühren. Verschließen Sie nun die Dose und schütteln Sie diese kräftig. Die Haltbarkeit des Waschgels beträgt etwa 8 Wochen.

Pflanzenhydrolate

Pflanzenwässer, sogenannte Hydrolate, entstehen bei der Wasserdampfdestillation von Pflanzen. Es handelt sich um eine Art sanfte Aromatherapie, da der Gehalt an ätherischem Öl unter 1 % liegt. Außerdem befinden sich in diesen Wässern weitere wasserlösliche Inhaltsstoffe der Pflanzen.

Bei fettiger und unreiner Haut können Sie die Hydrolate als Gesichtswasser aufsprühen.

Sie können wählen zwischen Hamamelis-, Lavendel-, Pfefferminz-, Rosen- und Rosmarinwasser. Entscheiden Sie einfach nach Geschmack und Geruch.

Mit oder ohne Alkohol?

Gesichtswässer mit Alkohol (Tinkturen) kühlen und entfetten die Haut, ziehen die Poren zusammen und eignen sich somit für unreine und fettige Haut.

Bei trockener Haut oder bei Couperose darf das Gesichtswasser hingegen nicht mehr als 5 % Alkohol enthalten.

Gesichtswasser

Das Gesichtswasser erfrischt die Haut und kann Verunreinigungen aus den Poren entfernen. Außerdem wirkt der Alkohol zusammen mit den Heilpflanzen desinfizierend und entzündungshemmend. Der Essig reguliert den Säureschutzmantel der Haut und somit die Hautfunktion.

- 1 TL Stiefmütterchenkraut, getrocknet (oder 1 EL frisch)
- 1 TL Salbeiblätter, getrocknet (oder 1 EL frisch)
- 6 Kapuzinerkresseblüten (frisch)
- Glasschüssel
- 120 ml Rosenhydrolat
- 30 ml Thymiantinktur
- 30 ml Ringelblumentinktur
- 1 EL Apfelessig
- Tropffläschchen oder Sprayflasche

Schneiden Sie die Pflanzen klein und befüllen Sie damit eine Glasschüssel. Anschließend Alkohol (Tinktur), Hydrolat und Essig darübergießen und das Ganze 12 Stunden ziehen lassen. Danach abgießen und in eine Tropfflasche füllen. Dosierung: 2-mal täglich mit einem Wattebausch unverdünnt auftragen und in die Haut einziehen lassen. Alternativ eine Sprayflasche damit befüllen, das Gesichtswasser nach der Reinigung aufs Gesicht sprühen, trocknen lassen.

Rosenessig

Essig auf der Haut ist zwar etwas ungewöhnlich, hilft dafür aber gut gegen Hautunreinheiten!

- Frische, duftende Rosenblüten, zum Beispiel die Hundertblättrige Rose, die Damaszenerrose oder die Essig- beziehungsweise Apothekerrose → Porträt, Seite 404
- Apfelessig
- saubere, verschließbare Flasche

Legen Sie 25 g frische Rosenblüten für 2 Wochen in 250 ml Apfelessig ein. Danach abgießen und in eine Flasche umfüllen. Der Rosenessig ist 1 Jahr lang haltbar. Verwenden Sie den Essig zum Desinfizieren und zum Zusammenziehen beziehungsweise zum Verkleinern der Hautporen, indem Sie ihn mit einem Wattebausch auf die Haut auftupfen.

Tipp: Der rötlich verfärbte Essig eignet sich auch wunderbar für Salate.

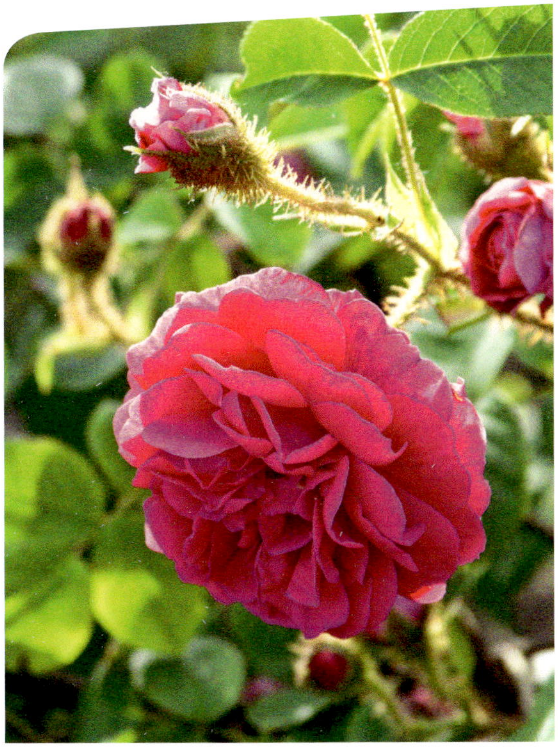

Die Rose ist nicht nur ein Sinnbild für Schönheit, sie hilft auch bei Hautunreinheiten.

Gesichtsdampfbad

Dieses Dampfbad wirkt reinigend, hautberuhigend, entzündungshemmend und antibakteriell. Außerdem riecht es unglaublich gut.

- Rosenblüten
- Kamillenblüten
- 1 Schüssel
- 1 Handtuch

Geben Sie 1 EL getrocknete Rosenblüten und 1 EL getrocknete Kamillenblüten in eine Schüssel. Übergießen Sie die Pflanzen mit 1 l heißem, aber nicht mehr kochendem Wasser. Dann setzen Sie sich so vor die Schüssel, dass Sie Ihren Kopf darüberhalten können, und breiten das Handtuch über Kopf und Schüssel aus. Genießen Sie das duftende Dampfbad 1- bis 2-mal pro Woche für 10 Minuten.

Tipps: Selbstverständlich können Sie auch frische Pflanzen verwenden. Dabei nehmen Sie dann 1 Handvoll Rosenblüten und 2 EL Kamillenblüten. Sie können das Dampfbad auch mit 15–20 Tropfen Thymiantinktur „aufpeppen".

Heilerde-Maske mit Kamille

Zur Hautreinigung bei Akne und unreiner Haut ist Heilerde sehr gut geeignet. Die gute Wirksamkeit bei Akne konnte im Rahmen einer Anwendungsbeobachtung durch die Abteilung Naturheilkunde der Berliner Charité bestätigt werden. Die Heilerde nimmt überschüssigen Hauttalg auf und befreit die Haut gründlich von Unreinheiten. Außerdem wirkt sie entzündungshemmend, was die Kamille noch unterstützt.

- 7 TL Heilerde
- 2 TL Wasser
- 1 TL Kamillentinktur

Rühren Sie mit der Heilerde, dem Wasser und der Tinktur eine cremige Paste an. Tragen Sie diese im Gesicht auf. Sparen Sie dabei die Lippen und Augenpartien aus. Nach etwa 20–30 Minuten ist die Gesichtsmaske getrocknet. Abnehmen können Sie die Heilerde-Maske entweder mit lauwarmem Wasser oder wie bei einem Peeling durch behutsames „Abrubbeln".

Bei sehr fettiger Haut können Sie die Gesichtsmaske zu Beginn 2- bis 3-mal wöchentlich anwenden, später genügt eine Maske pro Woche. Bei Bedarf kann die Heilerde-Maske natürlich auch auf weitere Hautpartien, zum Beispiel die Schultern, aufgetragen werden.

Die Anwendung mit der Heilerde wirkt stark austrocknend. Bitte nicht nachfetten, sondern allenfalls eine Feuchtigkeitscreme auftragen. Bei einem sehr unangenehmen Spannungsgefühl sind auch Pflanzenöle wie Jojobaöl oder Nachtkerzenöl möglich.

Aus der Apotheke

- **Anthroposophische Medizin:** Akne Gesichtsdampfbad, Gesichtsmaske, Kapseln und Wasser von Wala
- **Heilerde:** Luvos Heilerde hautfein, Luvos Heilerde Gesichtsmaske mit Jojobaöl
- **Hydrolate/Pflanzenwässer:** von Maienfelser, Primavera oder Farfalla
- **Mönchspfeffer:** Agnuscaston Filmtabletten, Femicur Kapseln
- **Stiefmütterchen:** Ceres Viola tricolor Urtinktur (Dosierung: 3-mal 3 Tropfen über 3 Monate)

Zellulite

Über 80 % der Frauen sind mehr oder weniger von Zellulite betroffen, die ihrer Optik wegen auch **Orangenhaut** genannt wird. Es handelt sich hierbei zwar lediglich um ein kosmetisches Problem, dennoch wird es, vor allem bei starker Ausprägung, als belastend empfunden. Warum Frauen im Gegensatz zu Männern überhaupt eine Zellulite bekommen, liegt am unterschiedlichen Aufbau des Unterhautfettgewebes.

URSACHEN

Wie so oft gibt es nicht nur eine Ursache, sondern es ist ein Zusammenspiel von vielen verschiedenen Faktoren und Einflüssen. Dazu gehören die lieben Hormone, allen voran die Östrogene. Unter deren Einfluss ist das Bindegewebe nicht ganz so engmaschig. Dies ist eine sinnvolle Einrichtung der Natur, denn das Bindegewebe wird damit dehnbarer und kann sich so bei einer Schwangerschaft der Größe des Babys im Bauch anpassen. Durch den Einfluss der Östrogene kann die Zellulite bereits in der Pubertät auftreten – vor allem bei schnellem Wachstum.

Zellulite-Test

Wie weit die Zellulite fortgeschritten ist, können Sie ganz leicht selbst mit dem Kneiftest feststellen: Schieben Sie die Oberschenkelhaut mit Daumen und Zeigefinger zusammen und lassen gleich darauf wieder los.

- Zeigen sich lediglich leichte Dellen, die nach wenigen Sekunden von selbst wieder verschwinden, ist die Zellulite erst im Frühstadium.
- Bleiben die Dellen länger sichtbar oder sind sogar ohne Kneifen an den ausgestreckten Beinen zu erkennen, ist die Bindegewebsveränderung bereits weiter fortgeschritten.
- Schmerzt die Haut beim Kneifen und sind die Dellen bereits im Sitzen vorhanden, liegt eine ausgeprägte Zellulite vor.

Eine weitere entscheidende Rolle ist die genetische Veranlagung. Hierbei spielen die Verteilung des Fettgewebes, die Hormonsensitivität der entsprechenden Zellen sowie eine Veranlagung für eine Gefäßschwäche und der daraus resultierenden schlechteren Durchblutung des Bindegewebes eine Rolle.

Aber auch fehlende Bewegung und eine schlechte Ernährung mit den Folgen einer Übersäuerung können dazu beitragen.

Zum Thema Übergewicht sei gesagt, dass die Zellulite nicht unbedingt davon abhängig ist, wenngleich ein Zuviel auf der Waage diese Erscheinungen begünstigt. Aber auch schlanke Frauen können betroffen sein, wenn eine Veranlagung vorliegt.

SYMPTOME

Bei der Zellulite kommt es zu Dehnungsstreifen und Dellen, die an die Oberfläche einer Orange erinnern. Die Dellen bilden sich bevorzugt am Po und den Oberschenkeln aus. Bei den Dehnungsstreifen handelt es sich um Risse im Bindegewebe der Haut. Zu Beginn sind sie meist rötlich blau gefärbt und fallen somit störend auf. Nach einer gewissen Zeit nehmen Sie aber die Farbe der Haut an und fallen damit weniger auf.

WANN ZUM ARZT?

- Wenn Sie unsicher sind, ob es sich um Zellulite handelt

THERAPIE

Den vielen Ursachen und Einflüssen entsprechend besteht auch die Therapie der Zellulite aus mehreren Behandlungsansätzen. Die gute Nachricht ist, dass Sie tatsächlich Einiges tun können, um das Erscheinungsbild Ihrer Haut zu verbessern. Die weniger gute Nachricht: Es braucht Zeit und Geduld. Wichtig ist jedoch, dass Sie Ihren Fokus nicht allzu sehr auf diese „Äußerlichkeiten“ lenken.

Wusste doch bereits die Mode-Ikone Coco Chanel: „Schönheitspflege muss im Herzen beginnen, sonst nützen alle Kosmetika nichts.“

Ernährung

Reduzieren Sie bei Übergewicht langsam Ihr Gewicht. Sorgen Sie für einen ausgeglichenen Säure-Basen-Haushalt → Seite 335 und essen Sie möglichst basenreich. Basenbildende Lebensmittel sind zum Beispiel Salate, Gemüse, Obst und Kartoffeln.

Außerdem freut sich Ihr Körper über Kieselsäure. Sie sorgt für straffe Haut, kräftige Haare und stützt das Bindegewebe. Besonders hohe Kieselsäuregehalte finden sich in Hafer, Hirse und Kartoffeln mit Schale.

Um sogenannte Schlacken zu lösen und abzutransportieren, sollten Sie täglich mindestens 1,5–2 l Wasser trinken.

Bewegung und Sport

Durch Bewegung und Sport fördern Sie die Durchblutung. Am besten eignen sich Schwimmen, Radfahren, Joggen, Walken oder Wandern. Achten Sie beim Sitzen darauf, Ihre Beine nicht übereinanderzuschlagen. Dies hemmt die Durchblutung und den Lymphfluss und kann die Zellulite verstärken.

Pflege und Bindegewebsbehandlung

Beständige Pflege, etwa durch Peelings → Rezept, Seite 141 oder Massageöle → Rezepte, Seite 140–141, kann die Durchblutung fördern. Den Stoffwechsel von Bindegewebe an Oberschenkel und Po können Sie ankurbeln durch Trockenbürstenmassagen → Seite 241 und Wechselduschen (von den Füßen aufwärts Richtung Herz).

Heilpflanzen

Am besten, Sie kombinieren eine innerliche mit einer äußerlichen Anwendung. Möglichkeiten gibt es viele. Folgende Heilpflanzen kommen gegen Zellulite zum Einsatz:

Innerlich:

- Kieselsäurehaltige Pflanzen, um das Bindegewebe zu stärken, allen voran der Ackerschachtelhalm (Kraut). In geringeren Mengen Brennnessel (Kraut, Blatt), Frauenmantel (Kraut), Hohlzahn (Kraut), Quecke (Wurzelstock) und Vogelknöterich (Kraut)
- Der Frauenmantel wirkt hormonregulierend
- Außerdem Pflanzen, die innerlich den Stoffwechsel und die Ausleitung über die Nieren, aber auch über Leber und Lymphe anregen → Ausleitung, Seite 301

Äußerlich:

- Eine traditionelle Pflanze bei Zellulite ist der Efeu (Blatt). Er wird äußerlich angewandt und kurbelt mit seinen Saponinen den Hautstoffwechsel an.
- Durchblutungsfördernde Pflanzen wie Rosmarin (Blatt), Ingwer (Wurzelstock) oder Wacholder (Beere)

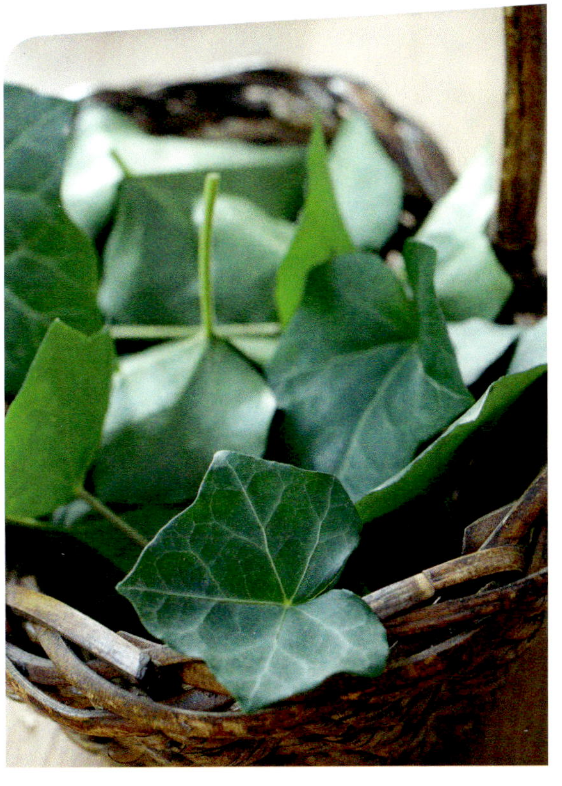

Die Saponine des Efeus wirken sich als Einreibung positiv auf den Stoffwechsel der Haut aus.

Auch die Aromatherapie bietet bei Bindegewebsschwäche Hilfe mit ätherischen Ölen wie zum Beispiel Bitterorange, Clementine, Fenchel, Grapefruit, Immortelle, Limette, Mandarine, Orange, Rosengeranie, Rosmarin, Wacholder und Zitrone → Rezept, Seite 141.

Ackerschachtelhalmtee für ein gutes Bindegewebe

Kieselsäure stärkt und stützt das Bindegewebe. Sie sorgt somit für schöne Haare, straffe Haut und starke Nägel. Um das Optimum an Kieselsäure aus der Pflanze zu lösen ist in diesem Falle ein Mazerationsdekokt empfehlenswert. Dies ist zwar etwas aufwendiger, dafür freut sich Ihre Haut umso mehr.

- Ackerschachtelhalmkraut

Übergießen Sie 3 EL der Droge mit 3 großen Tassen (750 ml) kaltem Wasser. Lassen Sie den Ansatz 12 Stunden (am besten über Nacht) stehen. Danach 20–30 Minuten leise köcheln und anschließend abgießen. Trinken Sie kurmäßig über 6–8 Wochen täglich 3 Tassen zwischen den Mahlzeiten.

Wenn es mal schnell gehen muss, können Sie den Kaltauszug über Nacht entfallen lassen: Übergießen Sie dann 1 EL der Droge mit 1 großen Tasse (250 ml) kaltem Wasser. Bringen Sie den Tee zum Kochen und lassen ihn 20–30 Minuten köcheln, bevor Sie ihn abgießen.

Tipp: Kombinieren Sie die innerliche Teekur mit einer äußerlichen Anwendung: Einfach den Teesud dem Badewasser beigeben.

Falls Sie möchten, können Sie sich nach dem Bad mit einem Zellulite-Öl (egal ob gekauft oder selbst hergestellt) einölen.

Zellulite-Tee

Hier finden Sie eine Kombination aus kieselsäurehaltigen, ausleitenden und stärkenden Heilpflanzen.

Für eine 100-g-Teemischung:

- 40 g Brennnesselblätter
- 30 g Frauenmantelkraut
- 10 g Schafgarbenblüten
- 10 g Queckenwurzelstock
- 10 g Löwenzahnwurzeln

Übergießen Sie 1 TL der Mischung mit 1 Tasse (150 ml) kochendem Wasser. Lassen Sie den Tee bedeckt 10 Minuten ziehen, bevor Sie ihn abgießen. Trinken Sie davon kurmäßig über 6–8 Wochen täglich 3 Tassen.

Zellulite-Öl mit Heilpflanzen

Sie können sich ganz einfach ein Massageöl für Ihre Problemzonen selbst herstellen:

- 200 ml Jojobaöl
- 15 g frische Efeublätter
- 5 g getrocknete Rosmarinblätter
- 5 g getrocknete Wacholderbeeren
- 5 g frischer Ingwer
- 200-ml-Fläschchen
- Mörser
- Schraubglas
- Kaffee- oder Teefilter
- dunkle Flasche

Schneiden Sie die Efeublätter und den Ingwer sehr klein und mörsern Sie Rosmarin und Wacholder. Nun alle Pflanzen in ein Schraubglas geben und mit dem Jojobaöl übergießen. Stellen Sie das Glas offen, aber mit Gaze bedeckt für 3 Tage an einen warmen Ort, sodass der Wasseranteil aus den frischen Pflanzen entweichen kann. Anschließend verschließen Sie das Glas und lassen die Inhaltsstoffe bei Raumtemperatur 1 Woche ausziehen. Rühren Sie täglich um. Zum Schluss filtern Sie den Inhalt ab und bewahren Sie das Öl in einer dunklen Flasche auf. In gut verschlossenen Flaschen ist das Öl etwa 1 Jahr haltbar.

Massieren Sie täglich Ihre Problemzonen mit dem Öl in kreisenden Bewegungen, und zwar über mehrere Wochen hinweg.

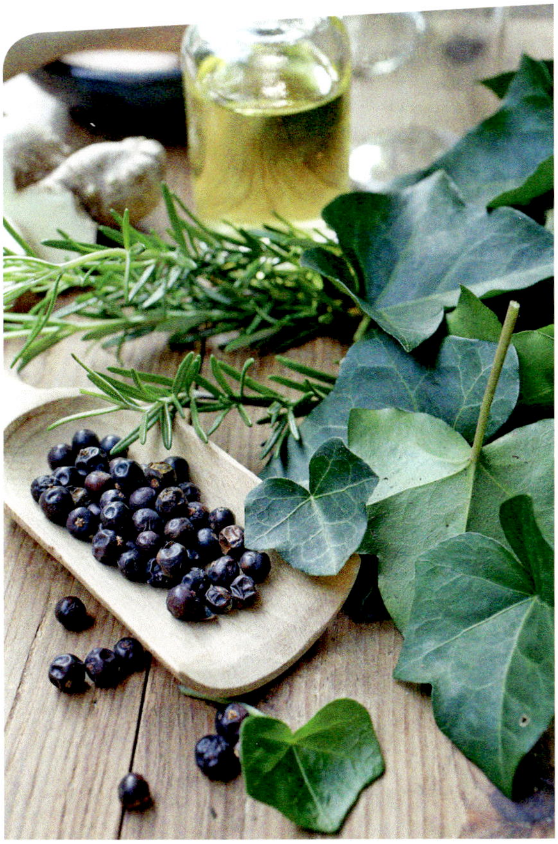

Efeu, Rosmarin und Wacholderbeeren unterstützen schwaches Bindegewebe.

Zellulite-Öl mit ätherischen Ölen

Noch einfacher herzustellen und vor allem herrlich duftend ist folgendes Massageöl:

- 100 ml Jojobaöl
- 5 Tropfen ätherisches Orangenöl
- 5 Tropfen ätherisches Rosmarinöl
- 5 Tropfen ätherisches Rosengeranienöl
- 5 Tropfen ätherisches Zitronenöl
- Fläschchen

Geben Sie die ätherischen Öle zusammen mit dem fetten Öl (Jojobaöl) in die Flasche. Gut durchschütteln, anschließend beschriften und kühl lagern. So ist es 1 Jahr haltbar.

Massieren Sie täglich Ihre Problemzonen mit dem Öl in kreisenden Bewegungen, und zwar über mehrere Wochen hinweg. Dies führt zu einer sichtbaren Verbesserung der Hautstruktur.

Zitronen-Salz-Peeling

Dieses Peeling strafft das Bindegewebe und riecht zugleich unheimlich gut. Sie werden sich wie neugeboren fühlen.

- 100 g körniges Speisesalz
- 10 ml Mandelöl (oder Jojobaöl)
- 10 Tropfen ätherisches Zitronenöl

Vermischen Sie alle Zutaten und lassen Sie sie für einige Minuten durchziehen.

Reiben Sie sich damit Busen, Bauch, Oberschenkel und Po in kreisenden Bewegungen ein. Am besten geht das unter der Dusche. Das Salz können Sie danach einfach mit Wasser (ohne Seife!) wieder abspülen, wobei das Öl pflegend auf der Haut zurückbleibt.

Aus der Apotheke

- **Birken Cellulite-Öl Weleda** (Heilpflanzen: Birke, Rosmarin und Mäusedorn / Pflanzenöle: Jojoba-, Weizenkeim- und Aprikosenkernöl)
- **Schwangerschafts-Pflegeöl Weleda** beugt Dehnungsstreifen vor (Mandel-, Jojoba-, Weizenkeimöl, Arnikablütenöl, ätherische Öle)
- **Ackerschachtelhalm:** Ceres Equisetum arvense Urtinktur
- **Frauenmantel:** Ceres Alchemilla Urtinktur
- **Mantra First Lady:** Kieselerde-Phytokomplex (aus Schachtelhalm, Vogelmiere, Brennnessel, Löwenzahnblätter, Hafergrün), Soja-Extrakt, Vitamine und Spurenelemente
- **Schüßler-Salze:** DHU Silicea Pentarkan
- **Kieselerde:** als Kapsel, Pulver oder Gel

Schlafstörungen

Der erholsame Schlaf ist ein wesentlicher Faktor für unser Wohlbefinden und unsere Gesundheit. Erschreckend ist, dass in unserer Kultur 40 % der Menschen unter Schlafstörungen leiden, wobei Frauen häufiger betroffen sind als Männer.

Entscheidend für die körperliche und psychische Regeneration ist die Qualität des Schlafes, also der Tiefschlafanteil, und nicht die Schlafdauer.

Vorsicht mit Schlafmitteln!

Seien Sie vorsichtig mit synthetischen Schlafmitteln und nehmen Sie diese nie ohne ärztlichen Rat ein. Viele davon beeinträchtigen den Schlafrhythmus oder können zur Abhängigkeit führen. Bitte verändern Sie die Dosis dieser Medikamente nicht in Eigenregie.

Im Tiefschlaf wird das Wachstumshormon produziert, das die Zellerneuerung anregt. Dies ist zur Regenerierung von Haut und Haaren, für die Wundheilung, die Muskelkraft und das Knochenwachstum von großer Bedeutung. Kommt es über einen längeren Zeitraum zu einem Schlafmangel, wird die Haut dünner und die Falten tiefer. Der Begriff „Schönheitsschlaf“ bekommt somit eine entsprechende Bedeutung.

Durch einen erholsamen Schlaf regeneriert sich aber auch das Immunsystem. Bei einem Schlafmangel wird der Körper folglich infektanfälliger. Außerdem ist ein tiefer Schlaf wichtig für die Psyche, denn während der Nachtruhe werden die Erlebnisse vom Tage aufgearbeitet. Schlafmangel reduziert die Arbeitsleistung am Tage um 25 %. Und nicht nur das. Kommt es über einen längeren Zeitraum zu einem Schlafdefizit, steigt das Risiko für Depressionen, Bluthochdruck und weitere Herz-Kreislauf-Erkrankungen.

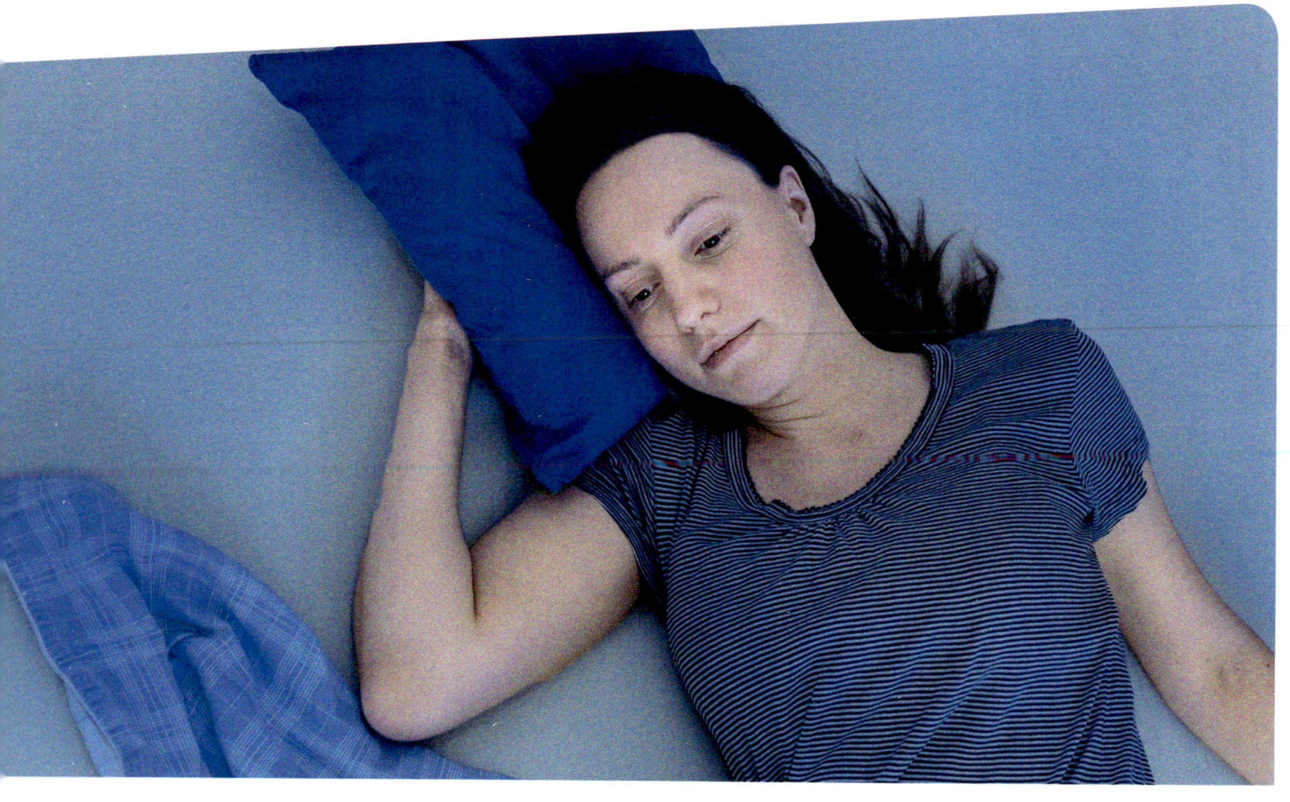

Schlafstörungen können auf die Dauer zermürben.

Wie viel Schlaf ist normal?

Diese Frage kann nicht pauschal beantwortet werden. Das Schlafbedürfnis ist sehr individuell. Der Durchschnitt liegt knapp über 7 Stunden pro Nacht. Aber auch eine tägliche Schlafdauer zwischen 5 und 9 Stunden gilt als durchaus normal.

Statistisch gesehen gibt es bei den Schlafgewohnheiten Unterschiede zwischen Mann und Frau. Frauen gehen in der Regel etwas früher ins Bett als Männer und brauchen länger zum Einschlafen. Nachts wachen sie häufiger auf und sie haben einen leichteren Schlaf. Insgesamt benötigen Frauen etwas mehr Schlaf als Männer.

URSACHEN

Die Ursachen von Schlafstörungen sind vielfältig. Einige davon können durch Schwankungen im Hormonhaushalt bedingt sein.

- **Menstruationszyklus:** Progesteron wird vor allem in der zweiten Zyklushälfte gebildet. Es bereitet nicht nur die Gebärmutter auf eine Schwangerschaft vor, sondern wirkt auch schlaffördernd. Kommt es nun vor der Regel zu einem Progesteronmangel, kann dies zu einem unruhigen Schlaf führen. Aber auch beim Absinken des Progesterons mit der beginnenden Menstruation kann dessen schlafunterstützende Wirkung nachlassen und die Schlafqualität gemindert werden.
- **Schwangerschaft:** Hormonelle Veränderungen sind, wie wir wissen, auch in der Schwangerschaft zu verzeichnen. Tatsächlich zeigen auch Schlafuntersuchungen einen Zusammenhang mit der Schwangerschaft: Während im ersten Drittel das Schlafbedürfnis erhöht ist, kommt es danach vermehrt zu Einschlaf- oder Durchschlafstörungen.
- **Klimakterium:** Schlafstörungen und Hitzewallungen gehören mit zu den häufigsten Beschwerden in der Peri- und Postmenopause. Durch die Hitze und Feuchte am Körper und im Bett leidet die Qualität des Schlafs. Außerdem werden manche Frauen durch die Hitzewallungen mehrere Male pro Nacht wach.

Ein weiterer wichtiger Faktor, bei dem die Hormone eine Rolle spielen, sind Schilddrüsenerkrankungen und Stress → Nebennierenschwäche, Seite 206. Der Stress erklärt sich meist durch Doppelbelastungen wie Familie und Beruf oder auch durch zu hohe Ansprüche an sich selbst. Bei jüngeren Frauen spielen Schulstress, Leistungsdruck im Studium sowie Prüfungsangst eine Rolle. Auch das ständige „Erreichbarsein" über die sozialen Medien kann das wichtige Abschalten für einen erholsamen Schlaf verhindern.

Doch nicht immer sind die Hormone schuld. Auch ein gestörter Schlafrhythmus, wie er bei jungen Müttern oder bei Schichtarbeiterinnen vorkommt, kann über kurz oder lang zu chronischen Schlafstörungen führen. Außerdem ein zu hoher Koffein- oder Alkoholkonsum, falsche Ernährung, Eisenmangel, Bewegungsmangel, Schmerzen und Krankheiten wie etwa das Restless-Legs-Syndrom („unruhige Beine"), Herzerkrankungen oder Depressionen. Schlafstörungen zwischen 1.00 und 3.00 Uhr können, laut Traditioneller Chinesischer Medizin, Hinweise auf eine Überlastung der Leber sein.

Weitere Ursachen können psychische Belastungen sein, zum Beispiel Ärger, Sorgen, Scheidung oder der Tod des Partners. Aber auch Medikamente (etwa Appetitzügler, Betablocker, Bronchodilatatoren, Kontrazeptiva, Kortikosteroide, trizyklische Antidepressiva oder Zytostatika) sowie eine mangelnde Schlafhygiene → Seite 144 kommen in Betracht.

SYMPTOME

- Einschlafstörungen
- Durchschlafstörungen (treten häufiger auf als Einschlafstörungen)
- Mangelnde Erholung
- Übermüdungsanzeichen tagsüber, etwa Konzentrationsstörungen und Gereiztheit

WANN ZUM ARZT?

- Sobald Sie unter dem mangelnden Schlaf leiden, vor allem wenn Ihre Leistung, Konzentration und Lebensqualität tagsüber betroffen sind
- Wenn Sie den Verdacht auf eine der oben aufgeführten Ursachen haben

THERAPIE

Die Therapie von Schlafstörungen richtet sich nach deren zugrundeliegender Ursache. Liegt diese nicht klar auf der Hand, muss sie deshalb zunächst akribisch erforscht werden.

Behandlungsbedürftig sind Schlafstörungen dann, wenn sie über mehr als 1 Monat regelmäßig 3–4 Nächte pro Woche auftreten und zu Tagesbeeinträchtigungen führen.

Das können Sie selbst tun, um Ihren Schlaf zu verbessern:

Rhythmus

Schlafen Sie zu regelmäßigen Zeiten und halten Sie Ihren Wach- und Schlafrhythmus nach Möglichkeit auch am Wochenende und im Urlaub ein.

Rituale

Führen Sie Rituale ein. Vielleicht lesen Sie jeden Abend eine halbe Stunde, hören Musik, lassen sich ein Bad ein, trinken einen Tee oder machen einen Spaziergang. Hilfreich kann es auch sein, das Tagesgeschehen nochmals in Gedanken durchzugehen und den „Film" vor Augen mit einem Abspann zu beenden, auf dem „The End" zu lesen steht.

Schlafhygiene

Achten Sie auf ein gutes Schlafklima, das heißt einen gut durchlüfteten Raum und keine hohen Temperaturen. Außerdem sollte das Schlafzimmer dunkel, leise und ohne Elektrosmog oder geopathische Störfelder sein.

Auch sollten Sie alles aus dem Schlafzimmer fernhalten, was Sie an Ihren Alltag und unerledigte Arbeit erinnert, zum Beispiel überfüllte Wäschekörbe, Bügelbrett oder Laptop. Verzichten Sie am Abend auf Kaffee, Alkohol und schwer verdauliche Speisen. Und sorgen Sie für warme Füße → Rezept Ansteigendes Fußbad, rechte Spalte.

Entspannung

Lernen Sie ein Entspannungsverfahren Ihrer Wahl. Denkbar sind z. B. autogenes Training, Meditation, Yoga oder progressive Muskelentspannung.

Sport und Bewegung

Für einen erholsamen Schlaf sorgen auch regelmäßige Bewegung und Sport, falls möglich draußen in der Natur.

Ansteigendes Fußbad und Bettsocken

Viele Frauen haben kalte Füße. Leider lässt es sich damit schwer einschlafen. Ein ansteigendes Fußbad → Seite 176, 30 Minuten vor dem Zubettgehen, kann hier für Abhilfe sorgen. Das Bad führt zur besseren Durchblutung und Erwärmung der Füße – und macht so richtig schön müde. Anschließend reiben Sie die Füße trocken und ziehen warme Bettsocken an. Das mit den Socken wussten schon unsere Großmütter. Vielleicht haben Sie Lust, an alte Traditionen anzuknüpfen und sich selbst welche zu stricken? Auch dieses Hobby könnten Sie zum Abendritual werden lassen.

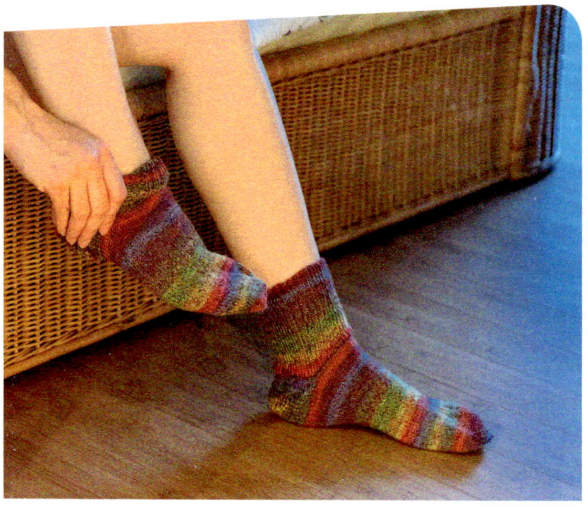

Selbst gestrickte Socken sitzen schön locker und sind ideale Bettsocken.

Schüßler-Salze – Heiße Sieben

Schüßler Salz Nr. 7 oder auch Magnesium phosphoricum gehört zu den 12 wichtigsten Schüßler-Salzen. Es ist das Salz der Nerven und Muskeln und wichtig für den Ausgleich von Antrieb und Entspannung. Somit hilft es gegen (Menstruations-)Krämpfe und Schmerzen ebenso sowie bei Schlafstörungen und Nervosität. Die klassische Anwendung ist die „heiße Sieben". Hierzu werden 10 Tabletten des Schüßler-Salzes in heißem Wasser gelöst und schluckweise am Abend getrunken.

Heilpflanzen

Je nach Beschwerden und Ursachen gibt es aus dem großen Reich der Heilpflanzen folgende Therapieoptionen:

- Bewährt haben sich vor allem **beruhigende Pflanzen** (pflanzliche Sedativa): Baldrian (Wurzel), Hopfen (Zapfen), Lavendel (Blüte), Melisse (Blatt) und Passionsblume (Kraut).
- In der **Volksheilkunde** werden darüber hinaus zur Beruhigung und Schlafförderung Hafer (Kraut), Kalifornischer Mohn (Kraut), Kamille (Blüte), Linde (Blüte) und Rose (Blüte) verwendet.
- Die hormonellen Turbulenzen können Sie mit **hormonausgleichenden Pflanzen** behandeln → Seite 57.

Ruhiger werden rund um die Uhr

Beruhigende Pflanzen, sogenannte pflanzliche Sedativa, helfen bei Schlafstörungen, aber auch bei Nervosität und Unruhe am Tage. Zu beachten gilt, dass Sie bei pflanzlichen Sedativa im Gegensatz zu synthetischen Schlafmitteln keine Sofortwirkung erwarten können. Doch bereits nach einigen Tagen werden Sie ruhiger und finden dadurch leichter in den Schlaf. Die volle Wirksamkeit der Pflanzenmedizin entfaltet sich nach 1–3 Wochen. Bleiben Sie also unbedingt am Ball.

Ein bedeutender Vorteil der pflanzlichen Sedativa ist ihre gute Verträglichkeit. Sie haben im Vergleich zu synthetischen Schlafmitteln keine betäubende Wirkung. Da sie jedoch beruhigend wirken, erhöhen Sie die Schlafbereitschaft, und es kommt zu einem tiefen und erholsamen Schlaf. So wachen Sie am Morgen erholt auf und fühlen sich tagsüber „frisch". Leiden Sie an Nervosität und Unruhe, dann können Sie diese pflanzlichen Sedativa auch am Tage einsetzen. Das klingt zunächst paradox, aber sie beruhigen eben, ohne müde zu machen. Das große Plus dieser Pflanzen ist: Sie besitzen kein Abhängigkeitspotenzial und beeinträchtigen nicht den gesunden Schlafrhythmus.

Aber auch pflanzliche Schlafmittel sollten Sie nicht als Dauertherapie anwenden. Gehen Sie immer den Ursachen auf den Grund.

Basistee bei Schlafstörungen und Nervosität

Dieser Tee eignet sich sowohl als Gute-Nacht-Tee als auch für starke Nerven am Tag. Er enthält eine wohltuende Kombination aus beruhigenden Pflanzen, mit denen Sie am Tage die nötige Portion Gelassenheit bekommen und am Abend entspannt in den Schlaf finden.

Für eine 100-g-Teemischung:

- 40 g Melissenblätter
- 30 g Baldrianwurzel
- 20 g Passionsblumenkraut
- 10 g Lavendelblüten

Übergießen Sie 1–2 TL der Mischung mit 1 Tasse (150 ml) heißem Wasser. Lassen Sie den Tee bedeckt 10 Minuten ziehen, bevor Sie ihn abgießen. Trinken Sie davon kurmäßig über 4–6 Wochen

- bei Nervosität und Unruhe am Tage täglich 3 Tassen,
- bei Schlafstörungen 1–2 Tassen am Abend.

Tipp: Sie können aus der Teemischung auch eine Tinktur herstellen → Gute-Nacht-Tinktur, Seite 146.

Tee bei Schlafstörungen und PMS

Dieser Tee eignet sich ganz besonders für Mädchen und junge Frauen mit Schlafstörungen und Unruhe in Verbindung mit PMS oder in der Prämenopause. Frauenmantel sorgt für den nötigen Hormonausgleich, Melisse, Lavendel und Kamille wirken beruhigend. Außerdem hilft die Kamille bei eventuell vorhandenen Menstruationskrämpfen.

Für eine 100-g-Teemischung:

- 40 g Melissenblätter
- 30 g Frauenmantelkraut
- 20 g Kamillenblüten
- 10 g Lavendelblüten

Übergießen Sie 1–2 TL der Mischung mit 1 Tasse (150 ml) heißem Wasser. Lassen Sie den Tee bedeckt 10 Minuten ziehen, bevor Sie ihn abgießen. Trinken Sie davon

- bei Nervosität und Unruhe am Tage täglich 3 Tassen,
- bei Schlafstörungen 1–2 Tassen am Abend.

Ein Bierchen in Ehren …

Viele Frauen berichten augenzwinkernd von guten Erfahrungen mit dem „Hopfentee". Gemeint ist das Bier! Schließlich hat Hopfen unzweifelhaft eine beruhigende Wirkung.

Hin und wieder ein Bier zu trinken, kann sehr genussvoll sein. Wollen Sie dies jedoch regelmäßig in Ihren „Therapieplan" einbauen, ist unbedingt alkoholfreies Bier vorzuziehen. Hinzu kommt, dass Alkohol zwar gut einschlafen lässt, in der zweiten Nachthälfte jedoch durch seine Abbauprodukte zu Schlafstörungen führen kann.

Tee bei Schlafstörungen und Wechseljahrbeschwerden

Schlafstörungen sind eine der häufigsten Beschwerden in den Wechseljahren. Dieser Tee kann helfen. Hopfen wirkt östrogenähnlich und zugleich beruhigend. In Kombination mit dem Baldrian kommt es zu synergistischen Effekten, und beide Pflanzen ergänzen sich somit optimal. Weißdorn stärkt das Herz, Salbei wirkt auch östrogenähnlich und vermindert die Hitzewallungen, welche für nächtliche Unruhe sorgen. Melisse schließlich bringt die notwendige Ruhe.

Für eine 100-g-Teemischung:

- 40 g Hopfenzapfen
- 30 g Baldrianwurzel
- 10 g Weißdornblätter mit -blüten
- 10 g Salbeiblätter
- 10 g Melissenblätter

Übergießen Sie 1–2 TL der Mischung mit 1 Tasse (150 ml) heißem Wasser. Lassen Sie den Tee bedeckt 10 Minuten ziehen, bevor Sie ihn abgießen. Trinken Sie davon

- bei Nervosität und Unruhe am Tage täglich 3 Tassen,
- bei Schlafstörungen 1–2 Tassen am Abend.

Gute-Nacht-Tinktur

Sie mögen keinen Kräutertee? Kein Problem, Sie können aus den gleichen Pflanzen wie im „Basistee bei Schlafstörungen" → Seite 145 auch eine Tinktur herstellen.

- Auszugsglas
- 5 g Melissenblätter
- 5 g Baldrianwurzel
- 2,5 g Passionsblumenkraut
- 2,5 g Lavendelblüten
- 75 ml etwa 40%iger Alkohol
- Kaffee- oder Teefilter
- kleine Tropffläschchen

Zerreiben Sie die Pflanzen zusammen mit dem Alkohol in einem Mörser (mit aufgerauter Innenfläche), bis ein flüssiger Pflanzenbrei entsteht. Befüllen Sie damit das Auszugsglas und lassen Sie es 2 Wochen an einem warmen Ort stehen. Regelmäßig umrühren. Danach durch einen Kaffeefilter oder Teefilter abgießen und die Tinktur in kleine Tropffläschchen füllen. Nehmen Sie davon in etwas Wasser oder Tee

- bei Unruhe und Nervosität am Tage 3-mal täglich 15 Tropfen,
- bei Schlafproblemen 40 Tropfen 30 Minuten vor dem Zubettgehen ein.

Düfte

Eine sich gegenseitig verstärkende Maßnahme ist die innerliche Einnahme von Tee oder Tinktur in Kombination mit einer äußerlichen Anwendung. Angenehme Pflanzendüfte können uns dabei wunderbar zur Ruhe bringen.

Möglichkeiten gibt es viele, die Düfte zur Anwendung zu bringen, zum Beispiel Bäder → Rosenbad, Seite 222 und Lavendelbad, Seite 212, Kompressen → Rosen-Lavendel-Kompresse, Seite 152 und Kräuterkissen → rechte Seite.

Wirksam sind hier die ätherischen Öle der Pflanzen, welche über die Haut und Nase von unserem Körper aufgenommen werden. Und dann ist hier natürlich auch noch der Wohlfühlfaktor, der sein Übriges dazu beisteuert.

Kräuter-Schlafkissen

Kräuterkissen haben eine lange Tradition. Sie sind sozusagen die Aromatherapie vergangener Tage.

Die Pflanzen entlassen im warmen Bett an ihren Schnitt- oder Bruchstellen ihre ätherischen Öle. Die Wirkung erfolgt somit über den Geruchssinn und lässt Sie ins Reich der Träume eintauchen.

Je nach Geschmack, Lust und Laune können die Kissen mit einzelnen Kräutern befüllt werden oder mit einer Kräutermischung.

Für eine Kissenhülle von 15 × 15 cm:

- 50–150 g Kräuter (z. B. Hopfen, Kamille, Lavendel, Linde, Melisse, Rose)
- Baumwollwatte
- Baumwollstoff (ungefähr 20 × 40 cm)

Nähen Sie aus dem Baumwollstoff eine Kissenhülle (ungefähr 15 × 15 cm), an der Sie die vierte Seite zunächst offen lassen. Mischen Sie die Kräuter Ihrer Wahl und füllen Sie sie zwischen zwei dünnen Lagen Baumwollwatte in das Kissen. Nähen Sie nun auch die letzte Seite des Kissens zu. Die „Haltbarkeit" des Duftkissens beträgt 6–12 Monate, denn danach sind die ätherischen Öle verduftet. Sie können das Kissen danach aber natürlich wieder neu bestücken.

Selbstverständlich können Sie auch von der klassischen viereckigen Form abweichen. Wenn Sie mögen, nähen Sie sich doch ein Kissen in Herz-, Schäfchen-, Blumen- oder Mondform mit dem entsprechend farbigen Stoff.

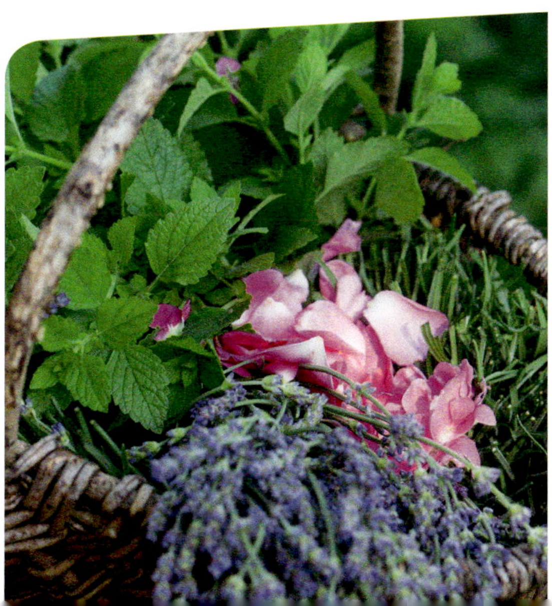

Melisse, Rose und Lavendel wirken sanft gegen Nervosität und Schlafstörungen.

Einschlafduft für Eilige

Sie können als Einschlafhilfe auch gekaufte ätherische Öle zum Einsatz bringen. Entweder indem Sie direkt 1–2 Tropfen ätherisches Öl auf Ihr Kopfkissen geben (das geht auch gut auf Reisen) – oder noch besser in die Duftlampe neben Ihrem Bett.

Wie beim Kräuterkissen haben Sie auch hier die Möglichkeit, den Duft einer einzelnen Pflanze (etwa Jasmin, Kamille, Lavendel, Neroli, Rose, Vanille oder Zedernholz) zu genießen oder eine Mischung zusammenzustellen. Mittlerweile sind solch entspannende und beruhigende Mischungen auch im Handel erhältlich.

Aus der Apotheke

- **Baldrian:** Schoenenberger Heilpflanzensaft Baldrian, Euvegal 320 / 160 mg (mit Melisse), Sedonium Tabletten
- **Hafer:** Schoenenberger Heilpflanzensaft Hafer, Ceres Avena sativa Urtinktur
- **Hopfen:** Ceres Lupulus Urtinktur, Allunapret Filmtabletten (mit Baldrian), Ardeysedon Nacht Tabletten (mit Baldrian), Sedacur forte Beruhigungsdragees (Hopfen, Baldrian, Melisse)
- **Lavendel:** Ceres Lavandula Urtinktur, Lavendel Entspannungsbad Weleda, Lavendelöl 10 % Weleda
- **Melisse:** Ceres Melissa officinalis Urtinktur, Melissenöl-Bad (Bade-Essenz Entspannung Pur von Kneipp), Sedariston Tropfen für die Nacht (mit Baldrian)
- **Passionsblume:** Passiflora Nerventonikum Wala (mit Weißdorn, Baldrian, Hopfen, Johanniskraut D2, Weide D2), Pascoflair Tabletten, Ceres Passiflora incarnata Urtinktur
- **Homöopathie:** Calmedoron Streukügelchen Weleda und Calmedoron Mischung Tropfen (Hafer, Hopfen, Passionsblume, Baldrian, Coffea D60)

Depressive Verstimmung

Unter einer schwarzen Wolke zu leben, während rundherum die Sonne scheint, und keine Hoffnung zu sehen, dass sich daran etwas ändert. So in etwa fühlt es sich für eine Person an, die an Depressionen leidet. Etwa 20 % der Erwachsenen in Deutschland sind einmal im Leben davon betroffen, Frauen in den Statistiken etwa 2- bis 3-mal häufiger als Männer. Dies liegt aber vermutlich daran, dass sich eine Depression bei Männern ganz anders äußert. Bei ihnen sind Depressionen meist schwerer erkennbar, weil die körperlichen Symptome im Vordergrund stehen, während Verzweiflung und Traurigkeit bewusst verschwiegen werden. Frauen sprechen dagegen meist viel offener über ihre Verstimmungen, Minderwertigkeitsgefühle und Ängste. So ist es nicht verwunderlich, dass sie deshalb auch häufiger als depressiv eingestuft werden. Es ist also fraglich, ob eine Depression bei Männern tatsächlich seltener vorkommt. Besorgniserregend ist, dass zunehmend Kinder und Jugendliche davon betroffen sind.

URSACHEN

Die Ursachen für das Auftreten einer Depression sind vielfältig. Es ist meist ein Zusammenwirken mehrerer Faktoren. Hierzu zählen Veranlagung, Erfahrungen in der Kindheit und Jugend, psychisch belastende Situationen (wie Scheidung, Arbeitsplatzverlust, Umzug), Überforderung, Mehrfachbelastungen (Kinder, Haushalt, Job) und Stress sowie Medikamente, ein Lichtmangel im Winter, schwere und chronische körperliche Erkrankungen – gelegentlich aber auch die Folge eines eigentlich harmlosen zu niedrigen Blutdrucks. Des Weiteren spielen auch hier die Hormone eine Rolle. So sind Frauen vor der Menstruation (prämenstruelles Syndrom) oder nach einer Geburt („Baby-Blues“) anfälliger für depressive Verstimmungen. Ob dies auch für die Wechseljahre und in der Zeit danach gilt, ist noch nicht vollständig geklärt.

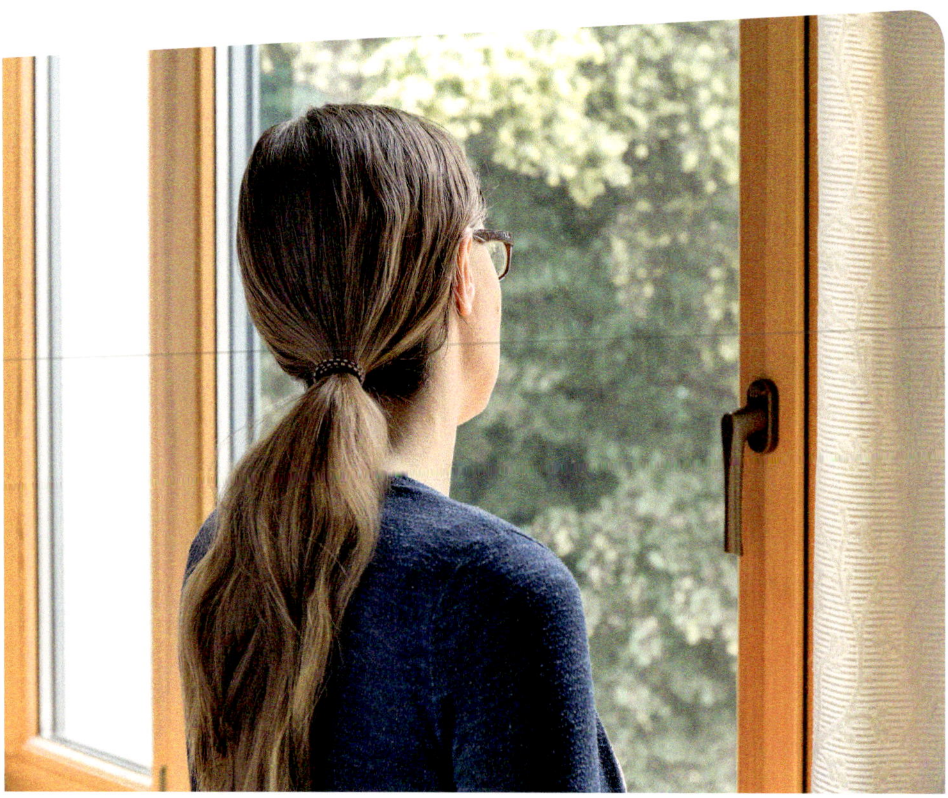

Depressive Verstimmung kann in jedem Alter vorkommen.

Sicherlich spielt hier die gesellschaftliche Stellung der Frau eine Rolle. Aber auch Veränderungen, die in diesem Lebensabschnitt eintreten, wie der Auszug der Kinder oder das Sich-Kümmern-Müssen um die pflegebedürftigen Eltern.

SYMPTOME

So unterschiedlich, wie wir Frauen sind, so vielfältig sind auch die Symptome von Depressionen. Hinzu kommt, dass es leichte, mittlere und schwere Formen von depressiven Verstimmungen gibt. Normal ist, dass wir alle einmal traurig beziehungsweise niedergedrückt gestimmt sind. Dies sind „gesunde" Reaktionen auf belastende Lebensumstände, etwa den Verlust eines geliebten Menschen oder Beziehungskonflikte. Erst, wenn diese Phase zu lange andauert, gilt es, hellhörig zu werden.

Wichtig zu wissen ist, dass eine depressive Verstimmung sich nicht nur seelisch äußert, sondern auch mit körperlichen Symptomen einhergehen kann.

Typische Symptome sind zum Beispiel:
- **Seelisch:** Innere Leere, traurige, gedrückte, pessimistische Stimmung, Entscheidungsschwäche, Verzweiflung, sinkendes Selbstwertgefühl, Schuldgefühle, Ängste, Gefühls-, Antriebs- und Hoffnungslosigkeit, verlangsamtes Denken, Grübeln, Vernachlässigung der eigenen Person und/oder der Familie; bei sehr starken Depressionen auch Selbsttötungsgedanken
- **Körperlich:** Appetitlosigkeit, Magen-Darm-Probleme, Schlafstörungen, Unruhe, Konzentrationsstörungen, Erschöpfung, Beklemmung, Herzrasen und ein verstärktes Schmerzempfinden

WANN ZUM ARZT?

Kurze Stimmungsschwankungen und depressive Verstimmungen sind vielen Menschen bekannt. Sie dauern meist nur Stunden oder wenige Tage. Von einer Depression im Sinne einer psychischen Erkrankung spricht man, wenn die Symptome länger anhalten oder stärker ausgeprägt sind. In diesem Fall ist professionelle Hilfe erforderlich.

Gehen Sie also zum Arzt, ...
- wenn die Beschwerden länger als 2 Wochen andauern.
- wenn sich Ihre Beschwerden über einen gewissen Zeitraum verstärken und sich immer stärker auf Ihr Allgemeinbefinden auswirken.
- wenn sich Angehörige oder Freunde Sorgen um Sie machen.
- wenn Sie vermehrt ans Sterben oder gar an Selbstmord denken.

THERAPIE

Die Therapie einer Depression richtet sich stets nach der zugrundeliegenden Ursache. Zwei wichtige Säulen sind hierbei die Psychotherapie und eine medikamentöse Behandlung.

Die gute Nachricht ist, dass es sich in 80 % der Fälle um leichte bis mittelschwere Depressionen handelt, welche gut auf pflanzliche Arzneimittel ansprechen. Bei schweren Depressionen dürfen Sie diese jedoch nicht einnehmen. In diesem Fall brauchen Sie professionelle Hilfe und eine medikamentöse Behandlung mit synthetischen Antidepressiva, eventuell kombiniert mit einem Klinikaufenthalt.

Mit einer ganzen Reihe von Verhaltensmaßnahmen können Sie selbst dazu beitragen, gegen Ihre depressive Verstimmung anzugehen.

Schlaf

Sorgen Sie für ausreichend Schlaf, denn Schlafmangel kann zu Depressionen führen. Depressionen wiederum können aber auch Schlafstörungen mit sich bringen. Hilfe finden Sie im Kapitel Schlafstörungen → Seite 142.

Ernährung

Eine regelmäßige vollwertige Ernährung, am besten im Kreise der Familie oder von Freunden, wirkt sich positiv aus. Studien bestätigen unter anderem die Stimmungsaufhellung durch Omega-3-Fettsäuren → Budwig-Müsli, Seite 98. Dies lässt sich vermutlich durch eine Wechselwirkung mit dem Serotonin erklären.

Sport und Bewegung

Machen Sie regelmäßig Sport, am besten in einer Gruppe. Bewegung regt die Ausschüttung von sogenannten Glückshormonen an. Seien Sie aber geduldig mit sich und erwarten Sie nicht gleich Höchstleistungen. Das gesellige Beisammensein erleichtert die Wiederaufnahme von Kontakten und Anteil am Leben.

Licht

Bei der Winterdepression spielt das Licht eine große Rolle. Unternehmen Sie regelmäßige Spaziergänge für 1–2 Stunden an der frischen Luft, und das bei jedem Wetter. Denn auch bei einem bewölkten Himmel bekommen Sie noch ausreichend Licht ab. Das Sonnenlicht wirkt sich positiv auf Ihren Vitamin-D-Spiegel aus. Die Natur mit ihren jahreszeitlichen Rhythmen, Farben und Gerüchen tut ein Übriges.

Entspannung

Bei Anspannung und Stress helfen Entspannungstechniken wie Yoga, autogenes Training und progressive Muskelentspannung. Melden Sie sich zu einem Kurs in einer Gruppe an.

Kommunikation

Bei leichten depressiven Verstimmungen reicht es Frauen oft schon aus, sich mit dem Partner oder mit Freunden und Freundinnen auszutauschen. Ansonsten scheuen Sie sich nicht, professionelle Hilfe in Anspruch zu nehmen. Oftmals hilft es auch, sich zu erinnern, was Ihnen früher bereits in solch einer Lage gutgetan hat. Wiederholen Sie dies. Vielleicht mögen Sie auch ein Glückstagebuch führen, um Ihren Fokus auf freudige Dinge zu lenken. Außerdem sollten Sie sich selbst loben für Aufgaben, die Ihnen gelungen sind, und geduldig mit sich sein, wenn nicht alles gleich klappt.

Pflege von Körper und Geist

Gute Stimmung kommt auch auf, wenn Sie sich in Ihrem Körper und Ihrer Haut wohlfühlen. Vielleicht mögen Sie zur Vorbeugung Ausleitungskuren → Seite 301 durchführen. Oder Sie verwöhnen sich mit einem Saunabesuch, mit Bürstenmassagen → Seite 241, guter Kosmetik oder einem entspannenden Bad → Seite 212, mit einer guten Lektüre oder Musik.

Hinweis für Familie und Freundinnen

Das Beste, was Sie zunächst tun können, ist Zuhören. Beim Zuhören braucht es eine große Portion an Geduld, da sich die Aussagen oft wiederholen.

Versuchen Sie zurückhaltend zu sein mit Formulierungen wie „Reiß dich endlich mal zusammen!“ oder „Das wird schon wieder.“ Diese gut gemeinten Ratschläge helfen leider nicht weiter. Die betroffene Person fühlt sich dadurch meist nur unverstanden. Bedingt durch die Krankheit ist ihr gerade das „Zusammenreißen“ oder das gelassene Abwarten nicht möglich.

Bieten Sie stattdessen der betroffenen Person an, sie zu einem Arzt oder professionellen Berater zu begleiten. Vor allem aber seien Sie hellhörig, wenn Selbstmordgedanken geäußert werden.

Heilpflanzen

Wichtig: Immer zuerst die Ursache behandeln und professionelle Hilfe in Anspruch nehmen.

Heilpflanzen eignen sich gut zur Behandlung von depressiven Verstimmungen im Rahmen von Trauerreaktionen und hormonellen Dysbalancen, Winterdepressionen und leichten bis mittelschweren Depressionen, **nicht jedoch bei schweren Depressionen**.

Je nach Ursache kommen folgende Heilpflanzen zum Einsatz:

- **Pflanzliche Antidepressiva:** Der Klassiker ist das Johanniskraut (Kraut). Aber auch der Engelwurz (Wurzel) wird eine leichte antidepressive Wirkung zugesprochen.
- **Angstlösende Pflanzen:** Johanniskraut (Kraut), Baldrian (Wurzel), Hopfen (Zapfen), Lavendel (ätherisches Öl), Passionsblume (Kraut)
- **Bitterstoffpflanzen**, um die Lebenslust zu wecken: Engelwurz (Wurzel)
- **Hormonausgleichende Pflanzen:** Hormonelle Turbulenzen können Sie mit hormonausgleichenden Pflanzen behandeln → Seite 57. In den Wechseljahren hat sich vor allem die Traubensilberkerze (Wurzelstock) bewährt. Beim PMS und in der Prämenopause hilft unter anderem der Frauenmantel (Kraut).

- Bei körperlicher Erschöpfung kommen zur Unterstützung **Adaptogene** zum Einsatz → Seite 211, etwa Ginseng (Wurzel), Rosenwurz (Wurzel) und Taigawurzel (Wurzel).
- Immer wieder kann beobachtet werden, dass es einen Zusammenhang zwischen Depressionen und Leberfunktionsstörungen gibt. Da die **Leber** an der Bildung von Hormonen beteiligt ist, scheint dies auch plausibel. Unterstützen Sie also gegebenenfalls die Leber → Seite 313.
- Gleiches gilt für den **Darm**. Auch hier ist bekannt, dass sich Hormonsystem und Darmfunktion wechselseitig beeinflussen. Der Darm produziert immerhin 95 % des Serotonins, des sogenannten Glückshormons. Führen Sie deshalb bei Bedarf eine Darmsanierung durch → Seite 323.

Johanniskraut

Johanniskraut → Porträt, Seite 377 ist die wichtigste und bestens untersuchte Pflanze bei der Behandlung von leichten bis mittelschweren Depressionen. Die stimmungsaufhellende Wirkung kommt zustande, indem den Nervenzellen bestimmte Botenstoffe wie zum Beispiel Serotonin, Noradrenalin, Dopamin und Gamma-Aminobuttersäure (GABA) länger zur Verfügung stehen.

Bei vorübergehenden Verstimmungen haben Sie die Möglichkeit, Johanniskraut als Tee oder noch besser als Tinktur einzunehmen. Bei beiden Formen können Sie die Pflanze alleine oder aber auch kombiniert mit anderen Pflanzen einnehmen. Bei leichten bis mittelschweren Beschwerden eignen sich hochdosierte Extrakte in Form von standardisierten Fertigarzneimitteln. Bei schweren Depressionen dürfen Sie Johanniskraut allerdings nicht einnehmen. Besprechen Sie die Einnahme immer mit Ihrem Arzt, denn es kann bei hochdosierten Präparaten zu Wechselwirkungen mit anderen Medikamenten und zu Nebenwirkungen durch intensive UV-Bestrahlung der Haut kommen.

Wichtig: Erwarten Sie keine Sofortwirkung! Die Wirkung setzt normalerweise nach 2–3 Wochen ein – dafür dann aber zuverlässig.

Stimmungsaufhellender Tee

Johanniskraut lässt die Sonne wieder scheinen. Engelwurz weckt den Lebenshunger. Rosenblüten öffnen das Herz. Thymian verleiht eine Portion Mut fürs Leben. Na, wenn's dann nicht wieder rund läuft!

Für eine 100-g-Teemischung:

- 40 g Johanniskraut
- 30 g Engelwurz-Wurzeln
- 20 g Rosenblüten
- 10 g Thymiankraut

Übergießen Sie 1 TL der Mischung mit 1 Tasse (150 ml) heißem Wasser. Lassen Sie den Tee bedeckt 10 Minuten ziehen, bevor Sie ihn abgießen. Trinken Sie ihn kurmäßig über 6–12 Wochen, und zwar täglich 3 Tassen.

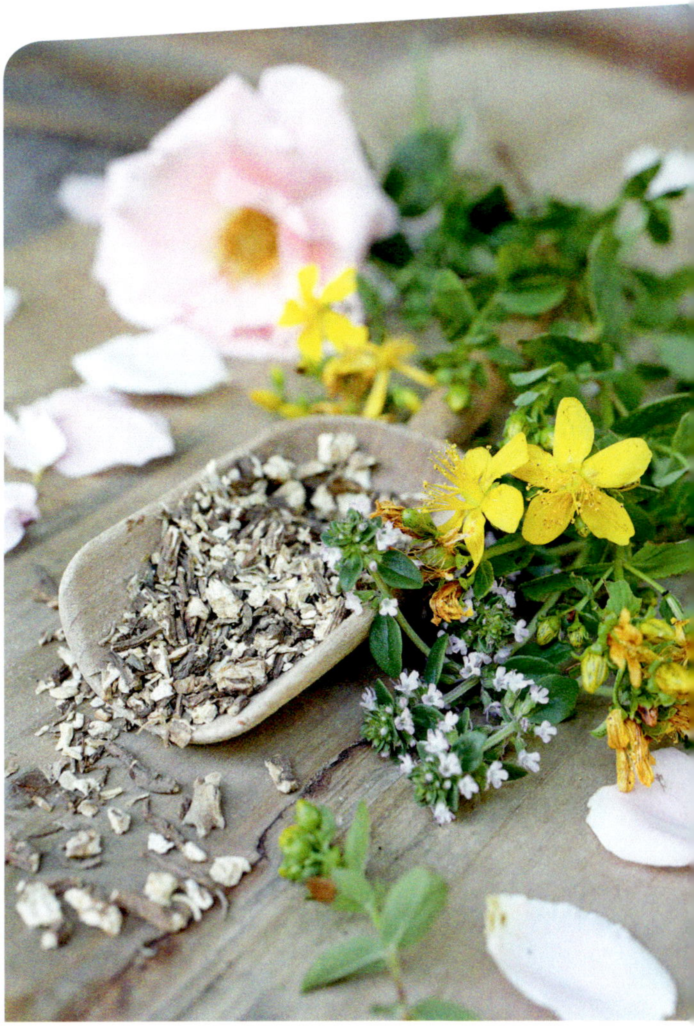

Eine kräftigende Heilpflanzenmischung für den stimmungsaufhellenden Tee.

Tee bei hormonellen Turbulenzen

Johanniskraut ist für die gute Stimmung. Frauenmantel, Hopfen und Salbei sorgen für den hormonellen Ausgleich. Melisse und Hopfen bringen Gelassenheit. Schafgarbe und Artischocke unterstützen die Leber. Weißdorn stärkt das Herz. Zwei fantastische Mischungen, abgestimmt auf die jeweilige Lebensphase!

Bei jungen Frauen:
Für eine 100-g-Teemischung:

- 40 g Johanniskraut
- 30 g Frauenmantelkraut
- 20 g Melissenblätter
- 10 g Schafgarbenkraut

In den Wechseljahren (Postmenopause):
Für eine 100-g-Teemischung:

- 40 g Johanniskraut
- 20 g Hopfenzapfen
- 20 g Salbeiblätter
- 10 g Artischockenblätter
- 10 g Weißdornblätter mit -blüten

Übergießen Sie 1 TL der Mischung mit 1 Tasse (150 ml) heißem Wasser. Lassen Sie den Tee bedeckt 10 Minuten ziehen, bevor Sie ihn abgießen. Trinken Sie ihn kurmäßig über 6–12 Wochen, und zwar täglich 3 Tassen.

Neuer-Schwung-Tinkturen

Sind Sie in einem Stimmungstief und fühlen sich gestresst, antriebslos, niedergeschlagen oder ängstlich? Dann können Sie sich in der Pflanzenwelt Unterstützung holen. Möglich ist eine Einzeltinktur aus Johanniskraut oder eine Kombination mit Baldrian und Passionsblume. Passionsblume verstärkt nachweislich die Wirkung des Johanniskrauts, und Baldrian bringt die notwendige Ruhe – eine wunderbare Synergie.

Johanniskrauttinktur

- Auszugsglas
- 30 g blühendes Johanniskraut (frisch)
- 75 ml etwa 70%iger Alkohol
- Kaffee- oder Teefilter
- kleine Tropffläschchen

Zerreiben Sie das frisch geerntete Johanniskraut zusammen mit dem Alkohol in einem Mörser (mit aufgerauter Innenfläche), bis ein flüssiger Pflanzenbrei entsteht. Befüllen Sie damit das Auszugsglas und lassen Sie es 2 Wochen an einem warmen Ort stehen. Regelmäßig umrühren. Danach durch einen Kaffeefilter oder Teefilter abgießen und die Tinktur in kleine Tropffläschchen füllen. Nehmen Sie von der Tinktur 3-mal täglich 20 Tropfen kurmäßig ein.

Rosen-Lavendel-Kompresse

Bei Ängsten und Anspannungen kann das ätherische Öl von Rose und Lavendel helfen. Die Rose wirkt beruhigend und stimmungsaufhellend. Lavendel wirkt ebenfalls beruhigend und angstlösend. Egal ob bei Schlafstörungen, nervöser Unruhe, Stress, schlechter Stimmung oder Ängsten – die Kompresse sorgt zuverlässig für Entspannung.

- 15 Tropfen ätherisches Rosenöl (Rose türkisch 10 %)
- 10 Tropfen ätherisches Lavendelöl
- 50 ml Mandelöl
- Baumwolltuch, etwa 10 × 10 cm
- Waschhandschuh
- Unterhemd

Mischen Sie die ätherischen Öle mit dem Mandelöl und geben Sie davon 50 Tropfen (2,5 ml) auf das kleine Baumwolltuch. Legen Sie das Öltüchlein dann direkt auf Ihre Brust. Bereits durch die Körperwärme entfalten die ätherischen Öle ihre wohltuende Wirkung. Noch intensiver ist die Wirkung, wenn Sie das Öltüchlein erwärmen. Packen Sie es dazu in Butterbrotpapier und legen es einige Minuten zwischen zwei wohltemperierte Wärmflaschen. Gleichzeitig wärmen Sie den Waschhandschuh mit an. Nachdem Sie das Öltüchlein auf die Brust gelegt haben, folgt der warme Waschhandschuh. Dann fixieren Sie das Ganze mit Ihrem eng anliegenden Unterhemd. Schön ist es, die Kompresse abends im Bett anzulegen. Sie kann ohne Weiteres bis zum nächsten Morgen auf der Brust liegen bleiben. Im Idealfall wird sie einmal täglich angewendet. Tagsüber bleibt die Kompresse so lange am Körper, wie es Ihnen angenehm ist, von 30 Minuten bis zu mehreren Stunden.

Tipp, wenn's schnell gehen soll: Geben Sie 5 ml Weleda Wildrosenöl auf eine Kompresse (10 × 10 cm) und legen Sie sich diese leicht erwärmt auf die Brust. Der darin enthaltene Duft der Damaszener-Rose entspannt ungemein!

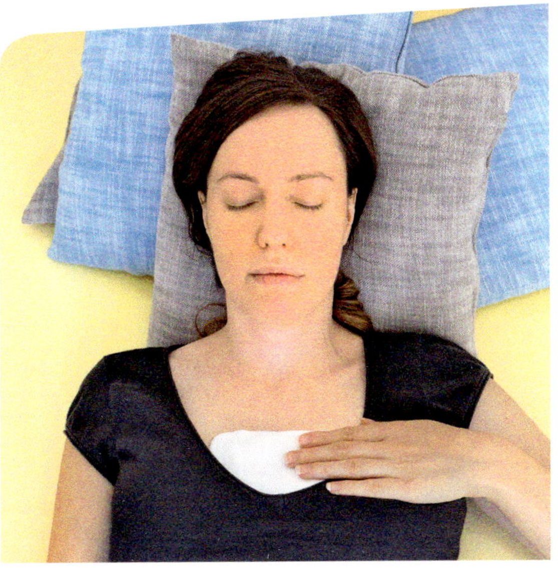

Die Rosen-Lavendel-Kompresse wirkt entspannend.

Gute-Laune-Tropfen

- Auszugsglas
- 20 g blühendes Johanniskraut (frisch)
- 10 g Passionsblumenkraut
- 10 g Baldrianwurzel
- 150 ml etwa 40%iger Alkohol
- Kaffee- oder Teefilter
- kleine Tropffläschchen

Die Zubereitung und Dosierung ist die gleiche wie bei der Johanniskrauttinktur. Mit Ausnahme, dass Sie hier noch das Passionsblumenkraut und die Baldrianwurzel mitmörsern und einen weniger konzentrierten Alkohol verwenden.

Feel-Good-Bad

Gönnen Sie sich eine Auszeit. Dieses Bad macht glücklich und lässt Sie zumindest für eine kurze Zeit die trüben Gedanken vergessen.

- 3 Tropfen ätherisches Orangenöl
- 2 Tropfen ätherisches Benzoe- oder Vanilleöl
- 1 Tropfen ätherisches Rosenöl (Rose türkisch 10 %)
- 20 ml Sahne

Vermischen Sie die ätherischen Öle mit der Sahne und geben Sie diese wohlduftende Mischung dann in die mit warmem Wasser gefüllte Badewanne.

Aroma-Roller „Lebensfreude“

Stellen Sie sich einen Aroma-Roller her. Somit können Sie Ihrer Stimmung auch unterwegs ganz einfach auf die Sprünge helfen.

- 7 Tropfen ätherisches Orangenöl
- 3 Tropfen ätherisches Grapefruitöl (oder Limette oder Mandarine)
- 10 ml Jojobaöl (oder Mandelöl)
- 1 Roll-on-Fläschchen 10 ml

Geben Sie die Zutaten in die Roll-on-Flasche und schütteln Sie diese kräftig. Tragen Sie das Aromaöl, wann immer Sie das Bedürfnis haben, mit dem Roller an Stirn und Schläfen oder am Handgelenk auf und nehmen einen tiefen Atemzug.

Sprayen statt rollen

Anstatt eines Aroma-Rollers können Sie auch ein Aroma-Spray herstellen. Dazu geben Sie ½ TL Salz in eine 30 ml Sprühflasche. Danach tropfen Sie die gleichen ätherischen Öle wie beim Roller in die Flasche, füllen diese mit Wasser auf und schütteln sie einmal kräftig durch – fertig! Damit können Sie den Raum oder auch sich selbst beduften.

Aus der Apotheke

- **Johanniskraut:** Ceres Hypericum Urtinktur, Laif 900 Balance, Neuroplant 300 mg Nova, Neuroplant Aktiv
- **Lavendel:** Lasea Kapseln (mit Lavendelöl)
- **Engelwurz:** Ceres Angelica archangelica Urtinktur
- **Passionsblume:** Neurapas balance (mit Johanniskraut, Baldrian und Passionsblume)
- **Traubensilberkerze:** Remifemin plus Filmtabletten (mit Johanniskraut)

Kopfschmerzen und Migräne

Kopfschmerzen gehören zu den häufigsten gesundheitlichen Beschwerden. Nur wenige Menschen bleiben im Laufe ihres Lebens ganz davon verschont. In Deutschland leiden 5 % der Menschen täglich darunter, und 70 % klagen über anfallsartige oder immer wiederkehrende Kopfschmerzen. Es gibt weit über 200 verschiedene Arten von Kopfschmerz. Zu den häufigsten zählen Spannungskopfschmerzen und Migräne. Frauen sind häufiger betroffen als Männer. Somit liegt die Vermutung auf der Hand, dass hier hormonelle Einflüsse eine Rolle spielen.

URSACHEN

Spannungskopfschmerzen

Man geht von mehreren Faktoren aus, die im Zusammenspiel zu Spannungskopfschmerzen führen können. Dazu gehören Muskelverspannungen im Schulter-Nacken-Bereich sowie Stress, Depressionen und Angststörungen. In vielen Fällen sind psychosomatische Ursachen zu finden.

Weitere Ursachen für Kopfschmerzen können Medikamente, Atemwegsinfekte, Nikotin und Alkohol, zu wenig Schlaf, Überanstrengung der Augen, ein Wetterwechsel, Eisenmangel → Seite 127, niedriger Blutdruck → Seite 239 und hormonelle Einflüsse sein.

Migräne

Migräne tritt bei 10 % der Bevölkerung auf, wobei Frauen dreimal häufiger betroffen sind als Männer. Lange Zeit wurde die Migräne belächelt und damit abgetan, dass sie nur eine Ausrede sei, weil man keine Lust auf Sex oder Arbeit habe. Mittlerweile wurde jedoch viel geforscht, und die Wissenschaft kann das Krankheitsbild deutlich besser verstehen, wenn auch die genauen Ursachen immer noch nicht endgültig geklärt sind. Neben vaskulären und neurogenen Ursachen scheinen genetische Faktoren eine Rolle zu spielen. So kommt die Migräne familiär gehäuft vor. Klar ist jedoch, dass neben den Ursachen sogenannte Triggerfaktoren (Auslöser)

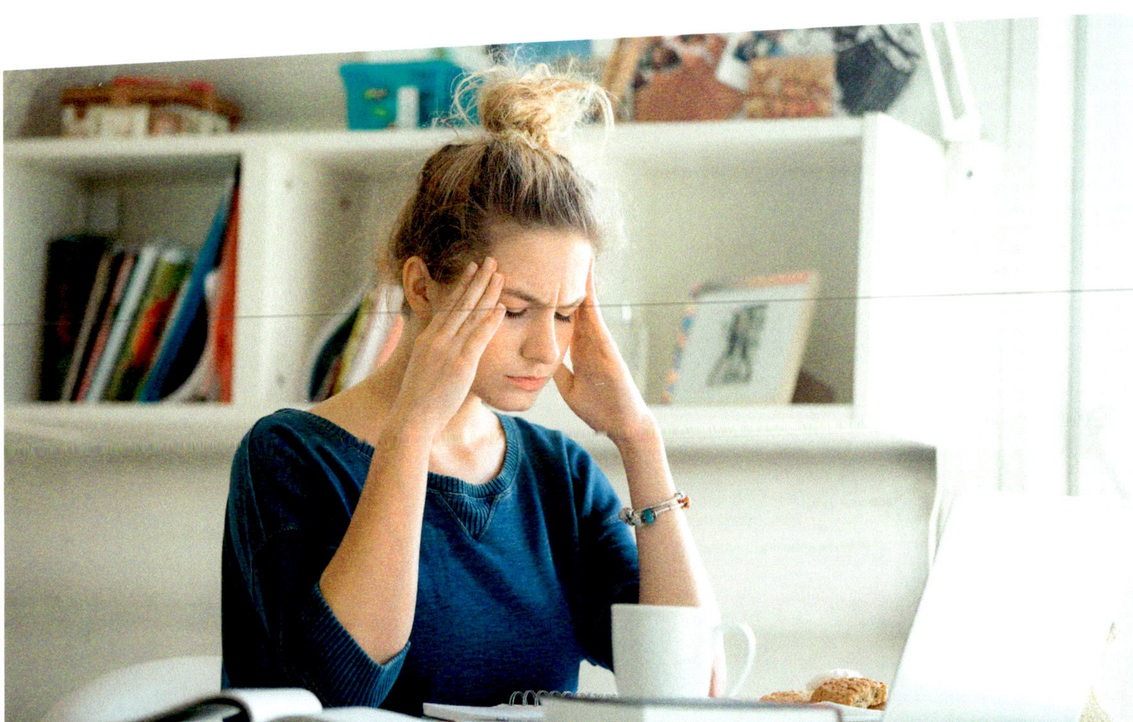

Schreibtischtätigkeit, ob Hausaufgaben oder Büro, führt bei vielen Frauen zu Spannungskopfschmerzen.

Hormonelle Einflüsse

Alles ist möglich: Es gibt viele Frauen, die leiden während ihrer Menstruation unter starken Kopfschmerzen oder Migräne. Oft setzen die Schmerzen bereits zwei Tage vor der Periode ein – also innerhalb des prämenstruellen Syndroms. Unter der Einnahme der Pille berichten manche Frauen von einer Besserung, andere wiederum erleben eine Verschlimmerung der Kopfschmerzen. Gleiches passiert in der Schwangerschaft. Viele Frauen beschreiben diese Zeit als unvergesslich, da sie migränefrei war. Meist kommen die Migräneattacken jedoch nach der Geburt zurück. Einige Frauen berichten hingegen von Kopfschmerzen gerade während der Schwangerschaft.

Auch in den Wechseljahren verbessern sich teilweise die Kopfschmerzen, bei einigen bleiben sie bestehen und manchmal tritt gar eine Verschlechterung ein.

mit beteiligt sind. Mit Abstand die wichtigsten sind Stress und hormonelle Einflüsse (etwa Menstruation, Wechseljahre, Pilleneinnahme). So leiden bis zu 7 % der Frauen unter einer menstruellen Migräne. Bei ihnen treten die Attacken also ausschließlich im Zusammenhang mit der Menstruation auf. Bei weiteren 50 % tritt die Migräne bevorzugt während der Regelblutung auf, kann aber auch an anderen Tagen vorkommen. Unter Stress versteht man nicht nur psychischen Stress, etwa Streit, Tod eines Angehörigen oder Mobbing, sondern auch körperlichen Stress wie zum Beispiel Unterzuckerung, Flüssigkeitsverlust durch zu wenig Trinken, Magnesium- und Sauerstoffmangel oder einen Wechsel im Schlaf-Wach-Rhythmus. Weitere Auslöser können bestimmte Nahrungsmittel sein, nicht selten Schokolade oder Käse, der Geschmacksverstärker Glutamat sowie Sucht- und Genussmittel wie Rotwein, Nikotin und Kaffee. Aber auch bestimmte Gerüche und Wettersituationen, Lärm und blendendes Licht können Auslöser sein.

In der Regel werden Migräneanfälle durch eine Kombination von verschiedenen Triggerfaktoren ausgelöst. Es bedarf also einer wahren Detektivarbeit, um diese herauszufinden.

Weitere Ursachen, sowohl bei Spannungskopfschmerzen als auch bei der Migräne, können Stoffwechselbelastungen und Überlastungen der Ausscheidungsorgane Leber und Niere sein.

SYMPTOME

Spannungskopfschmerzen

Der Schmerz tritt typischerweise im Bereich des gesamten Kopfes (also beidseitig) an den Schläfen oder der Stirn auf. Der Schmerz ist dumpf, drückend und ziehend, aber nicht pulsierend. Oft wird er mit dem Gefühl beschrieben, wie in einen Schraubstock eingespannt zu sein. Durch körperliche Aktivitäten wird der Schmerz nicht verstärkt, und es treten nur selten Begleiterscheinungen auf. Die Schmerzstärke ist leicht bis mittelschwer. Meist treten die Schmerzen während einer Stressbelastung auf und steigern sich dann langsam.

Migräne

Die Migräne tritt eher in der Ruhepause nach einer Stressbelastung auf. Sie kommt typischerweise anfallsartig und dauert zwischen 4 und 72 Stunden an. Der Schmerz ist meist einseitig, pochend und pulsierend. Bei körperlicher Anstrengung verschlimmert er sich. Des Weiteren können Begleiterscheinungen wie Übelkeit und Erbrechen sowie eine Überempfindlichkeit gegenüber Licht, Lärm oder Gerüchen auftreten. 10–30 % der Betroffenen haben vor einem Migräneanfall eine sogenannte „Aura“. Dabei handelt es sich um einen Vorboten der Kopfschmerzattacke. Charakteristisch dafür sind neurologische Störungen wie Sehstörungen (zum Beispiel Lichtblitze, eingeschränktes Blickfeld oder das Sehen von Doppelbildern), Störungen der Sensorik (Sensibilitätsstörungen, Lähmungen), Sprachstörungen oder Gleichgewichtsstörungen.

WANN ZUM ARZT?

Die Ursachen für Kopfschmerzen sind zwar nur selten Erkrankungen im Gehirn selbst, etwa Gefäßveränderungen oder ein Tumor, dennoch sollten sie unbedingt abgeklärt werden. Ihr Arzt wird also bei Verdacht auf Spannungskopfschmerz und Migräne erst einmal andere Kopfschmerz-Arten und Erkrankungen als Ursache ausschließen. Dazu wird er Sie genau befragen nach Art, Intensität und Dauer der Schmerzen und wird gegebenenfalls Untersuchungen durchführen.

Gehen Sie zum Arzt, ...

- wenn die Kopfschmerzen schlagartig auftreten.
- bei sehr starken Kopfschmerzen.
- wenn die Schmerzen immer wieder auftreten und/oder an Stärke und Dauer zunehmen.
- wenn Sie Veränderungen beim Sehen feststellen.
- bei Kopfschmerzen nach einem Sturz oder einer Verletzung.
- wenn parallel zum Kopfschmerz noch Schüttelfrost, hohes Fieber, Nackensteifigkeit, Sprachschwierigkeiten, Gefühlsstörungen (Kribbeln, Taubheit) und Lähmungen hinzukommen.

THERAPIE

Die Therapie richtet sich nach der zugrundeliegenden Ursache. Erfahrungsgemäß haben sich mehrere Anwendungen in Kombination bewährt.

Ernährung und Trinken

Eine basenreiche Kost → Seite 338 wirkt sich positiv aus. Beachten Sie mögliche Nahrungsmittelunverträglichkeiten (zum Beispiel Histamin) und reduzieren Sie Ihren Alkohol- und Nikotinkonsum.

Kaffee gegen Kopfschmerz

Im Frühstadium von Kopfschmerzen kann eine Tasse starker Kaffee oder Espresso mit 1 TL Zitronensaft helfen. Den Saft müssen Sie nicht unbedingt in das Getränk gegeben, er darf auch dazu eingenommen werden. Das Vitamin C aus der Zitrone verstärkt die Wirkung, denn es hilft, mehr Koffein ins Gehirn zu transportieren. Viele synthetische Schmerzmittel enthalten Koffein. Der Wachmacher hemmt nämlich im Gehirn sogenannte Prostaglandine, das sind Substanzen, welche die Schmerznerven rebellisch werden lassen.

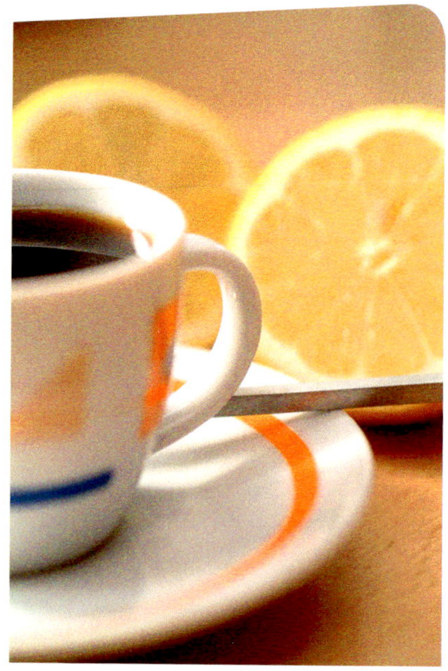

Kaffee mit Zitrone, getrennt oder zusammen genossen, kann bei einsetzenden Kopfschmerzen helfen.

Außerdem sollten Sie unbedingt auf ausreichend Flüssigkeit (Wasser, verdünnte Obstsäfte und Tee) achten. Bereits 2 % Flüssigkeitsverlust stören die Konzentration. Wenn es mehr wird, schmerzt der Kopf. Als Erste-Hilfe-Maßnahme reicht oft schon das Trinken eines großen Glases Wasser – super ist magnesiumreiches Mineralwasser.

Magnesium

Magnesium entspannt und gleicht vegetativ aus. Achten Sie deshalb auf eine gute Magnesiumversorgung. Magnesiumreiche Nahrungsmittel sind Nüsse und Samen (wie Sonnenblumen- oder Kürbiskerne, Mandeln, Walnüsse oder Sesamsamen), Getreide (beispielsweise Haferflocken oder Vollkornreis), Quinoa, Amaranth und Hülsenfürchte (unter anderem Bohnen, Kichererbsen, Linsen oder Soja). Zur Migräne-Vorbeugung wird manchmal die Einnahme von Magnesium (360 mg/Tag) empfohlen. Man hat festgestellt, dass bei Frauen, die unter Migräne leiden, oft ein Magnesiummangel vorhanden ist.

Schlaf

Behalten Sie auch am Wochenende Ihren Schlaf-Wach-Rhythmus bei, vor allem wenn Sie an Migräne leiden. Oft tritt diese nämlich in ausgeprägten Entspannungsphasen auf. Prinzipiell sollte der Schlaf aber ausreichend sein – also nicht zu viel und nicht zu wenig.

Entspannung

Gönnen Sie sich im Alltag immer wieder Ruhe und Entspannung. Hilfreich sind Entspannungsverfahren wie autogenes Training, progressive Muskelentspannung oder Yoga. Wenn möglich, bevorzugen Sie lange Urlaube. Kurzurlaube (unter einer Woche) wirken sich nicht unbedingt positiv aus. Bei einem Migräneanfall sollten Sie sich rasch zurückziehen. Möglichst in ein ruhiges, dunkles Schlafzimmer.

Bewegung

Bei Spannungskopfschmerzen bringt leichte sportliche Betätigung, am besten an der frischen Luft, oft Besserung.

Bei einer beginnenden Migräne sollten Sie jedoch keine sportlichen Betätigungen durchführen – hier ist Ruhe das oberste Gebot. Aber zur Vorbeugung können Sie sehr wohl regelmäßig Sport treiben.

Sind Nackenprobleme und Verspannungen für Ihre Kopfschmerzen verantwortlich, achten Sie auf eine gute Sitzhaltung, vor allem bei der Arbeit am PC. Eventuell benötigen Sie gezielte Physiotherapie.

Massagen

Verspannungen im Hals-Nacken-Bereich können Sie durch Massagen lockern lassen.

Kühle Auflagen

Legen Sie sich bei Kopfschmerzen kühle (aber keine eiskalten) Auflagen, zum Beispiel ein Stirnband oder einen Waschlappen, auf Stirn und/oder Schläfen oder in den Nacken. Beginnen Sie bei der Migräne gleich bei den ersten Anzeichen damit, dann verläuft sie etwas milder.

Kneipp-Therapie

Führen Sie zur Vorbeugung Kneippsche Anwendungen durch, wie Wassertreten oder ansteigende Armbäder. Letzteres beginnen Sie mit lauwarmem Wasser und steigern die Temperatur im Laufe von 15–20 Minuten auf bis zu 40 °C. Danach das Wasser abstreifen und 15 Minuten nachruhen. Sehr hilfreich sind auch Wechselfußbäder → Seite 241.

Kopfschmerz-Tagebuch

Führen Sie ein Kopfschmerz-Tagebuch (Vordrucke sind im Netz zu finden). Darin notieren Sie die Stärke und Dauer sowie mögliche Auslöser der aktuellen Kopfschmerzen, zum Beispiel Ernährung, Schlaf, Menstruation, Stress und so weiter. Somit haben Sie in Zusammenarbeit mit Ihrem Arzt oder Heilpraktiker eine bessere Möglichkeit, den Ursachen und/oder unmittelbaren Auslösern auf die Schliche zu kommen.

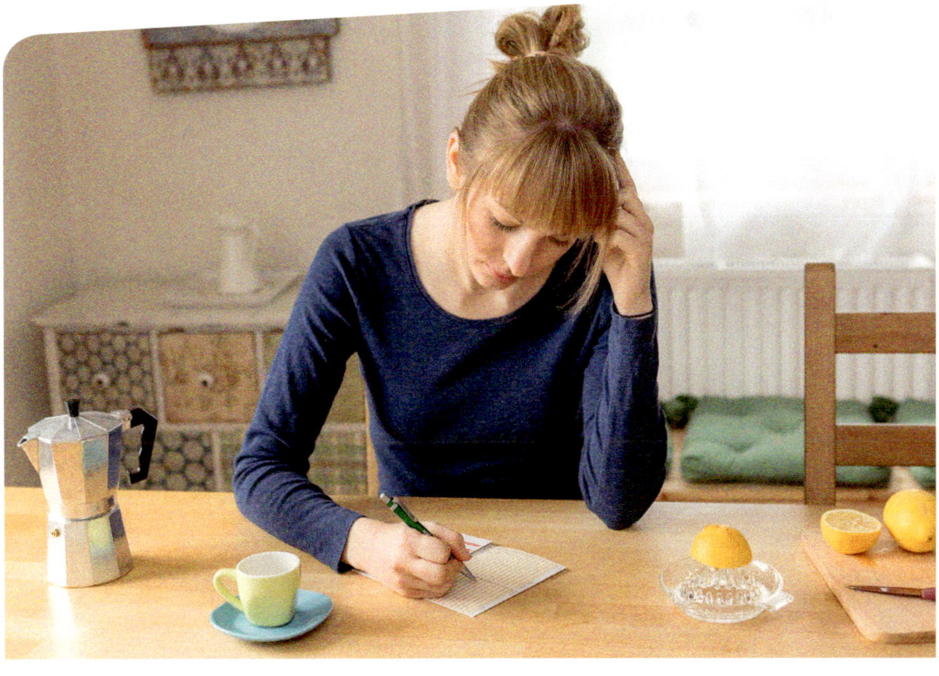

Ein Kopfschmerz-Tagebuch hilft dabei, die Ursachen für Kopfschmerzen dingfest zu machen.

Ein Wort zu Schmerzmitteln

Bei Spannungskopfschmerzen müssen Sie nicht gleich zu synthetischen Schmerzmitteln greifen. Schöpfen Sie lieber zuerst die naturheilkundlichen Möglichkeiten aus. Und falls Sie dann doch Schmerzmittel anwenden, dann gehören Medikamente mit dem Wirkstoff Acetylsalicylsäure, Ibuprofen oder Paracetamol zu den bekanntesten und beliebtesten. Auch Kombinationspräparate mit Koffein werden empfohlen, da Koffein die Wirkung verstärkt.

Bei der Migräne gilt jedoch: Nicht zu lange fackeln! Beginnen Sie mit der Einnahme gleich beim Einsetzen der Schmerzen, und nehmen Sie von Ihrem Medikament lieber einmal viel als mehrmals wenig. Hier kommen in der Regel stärkere Medikamente (zum Beispiel Triptane) zum Einsatz, welche Sie von Ihrem Arzt verordnet bekommen.

Heilpflanzen

Da synthetische Schmerzmittel eine Reihe von Nebenwirkungen haben können, lohnt es sich, auf pflanzliche Präparate zurückzugreifen. Ein großer Vorteil pflanzlicher Schmerzmittel (sogenannter Phyto-Analgetika) besteht darin, dass sie bei längerem Gebrauch keine Analgetika-Kopfschmerzen auslösen. Bewährt hat sich eine kombinierte innere und äußere Anwendung, wobei die äußere Anwendung von ätherischem Pfefferminzöl vor allem bei akut auftretenden Kopfschmerzen Linderung bringt.

Je nach Ursache der Kopfschmerzen nutzen Sie die folgenden Pflanzen:

- **Schmerzlindernde Pflanzen:** Weide (Rinde), Mädesüß (Blüte, Kraut) und Pfefferminze (äußerlich das ätherische Öl)
- **Beruhigende Pflanzen:** unter anderem Melisse (Blatt), Lavendel (Blüte) und Passionsblume (Kraut)
- **Stimmungsaufhellende Pflanzen:** zum Beispiel Johanniskraut (Kraut)
- **Auflagen und Fußbäder:** Lavendel (Blüte), Meerrettich (Wurzel), Senf (Samen)
- **Adaptogene bei Stress:** siehe bei Erschöpfung → Seite 211
- **Hormonelle Regulation:** Bei Kopfschmerzen in Verbindung mit PMS → Seite 71 hat sich vor allem der Mönchspfeffer in Form von Fertigarzneimitteln bewährt. Beginnen Sie mit der Einnahme einige Tage vor Einsetzen der Periode.
- **Die Basis stärken** → Seite 298**:** Darmsanierung, Säure-Basen-Ausgleich und Ausleitung gehören zur Basistherapie einer naturheilkundlichen Behandlung, so auch bei Spannungskopfschmerzen und vor allem bei Migräne.

Speziell bei Migräne:

- **Verminderung der Anfälle und der Intensität:** Mutterkraut (Kraut) und Pestwurz (Wurzelstock). Teilweise wurde auch von Linderung durch das krampflösende Gänsefingerkraut (Kraut) berichtet.
- **Regulierung der Verdauung:** Vor allem bei Beteiligung von Leber und Galle Anwendung von Bitterstoffen → Seite 21.

Pfefferminzroller

Das ätherische Pfefferminzöl eignet sich, das ist wissenschaftlich belegt, bestens bei Spannungskopfschmerzen. Dabei wirkt es gleich gut wie je 1 g (2 × 500 mg) Paracetamol oder Aspirin.

Das in diesem ätherischen Öl enthaltene Menthol erregt die Kälterezeptoren der Haut und blockiert dadurch die Schmerzleitung. Weiter fördert es die Durchblutung und lockert somit die verspannten Muskeln. Das Tolle daran ist, dass dieser Roller in jede Handtasche passt und somit stets bereit ist.

- 10 ml etwa 40 %iger Alkohol
- 1 ml (20 Tropfen) ätherisches Pfefferminzöl
- 1 Roll-on-Fläschchen 10 ml (aus der Apotheke)

Geben Sie beide Zutaten in die Roll-on-Flasche und schütteln Sie diese kräftig. Tragen Sie den Roller nach Bedarf mehrmals im Abstand von jeweils 15 Minuten auf Nacken, Stirn und Schläfen auf. Achten Sie dabei sorgsam darauf, dass nichts ins Auge gelangt! Die Lösung ist 1 Jahr lang haltbar.

Tipp: Wenn Sie den Duft von Lavendel mögen, dann können Sie noch zusätzlich 5 Tropfen ätherisches Lavendelöl dazugeben.

Tee bei Spannungskopfschmerzen

Weide und Mädesüß enthalten Salicylate und wirken schmerzlindernd. Melisse bringt die nötige Entspannung und Johanniskraut wirkt nervenstärkend. Ein starkes Quartett im Kampf gegen den Schmerz.

Für eine 100-g-Teemischung:

- 40 g Weidenrinde
- 20 g Mädesüßblüten
- 20 g Melissenblätter
- 20 g Johanniskraut

Übergießen Sie 2 TL der Mischung mit 1 Tasse (150 ml) heißem Wasser. Lassen Sie den Tee bedeckt 10 Minuten ziehen, bevor Sie ihn abgießen. Trinken Sie davon 3 Tassen über den Tag verteilt.

Mädesüß-Kopfschmerz-Tinktur

Mädesüßblüten duften aromatisch und enthalten in ihrem ätherischen Öl Vorstufen des schmerzlindernden Wirkstoffes. In der Leber werden diese Vorstufen dann zur wirksamen Salicylsäure umgewandelt. Nicht anwenden sollten Sie die Tinktur bei einer Salicylatüberempfindlichkeit.

- Auszugsglas
- 15 g Mädesüßblüten
- 75 ml etwa 40%iger Alkohol
- Kaffee- oder Teefilter
- kleine Tropffläschchen

Zerreiben Sie die Mädesüßblüten zusammen mit dem Alkohol in einem Mörser (mit aufgerauter Innenfläche), bis ein flüssiger Pflanzenbrei entsteht. Befüllen Sie damit das Auszugsglas und lassen Sie den Ansatz 2 Wochen an einem warmen Ort stehen. Regelmäßig umrühren. Danach durch einen Kaffeefilter oder Teefilter abgießen und die Tinktur in kleine Tropffläschchen füllen. Nehmen Sie davon 3- bis 5-mal täglich 20 Tropfen ein.

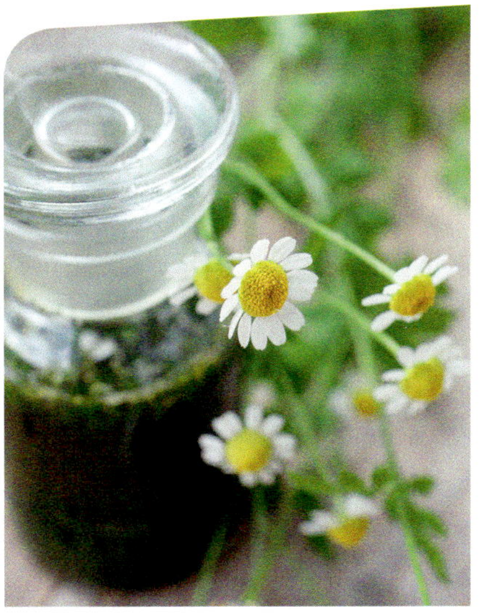

Die Mutterkrauttinktur ist ganz einfach herzustellen.

Mutterkrauttinktur

- Auszugsglas
- 30 g Mutterkraut (frisch)
- 75 ml etwa 70%iger Alkohol
- Kaffee- oder Teefilter
- kleine Tropffläschchen

Zerreiben Sie das Mutterkraut zusammen mit dem Alkohol in einem Mörser (mit aufgerauter Innenfläche), bis ein flüssiger Pflanzenbrei entsteht. Befüllen Sie damit das Auszugsglas und lassen Sie dieses 2 Wochen an einem warmen Ort stehen. Regelmäßig umrühren. Danach durch einen Kaffeefilter oder Teefilter abgießen und die Tinktur in kleine Tropffläschchen füllen. Nehmen Sie davon 3 Monate lang 40 Tropfen am Vormittag ein.

Mutterkrauttee

Mutterkraut können Sie in der Apotheke oder über einen gut sortierten Kräuterfachhandel kaufen. Wenn Sie die Pflanze im Garten haben, können Sie sich auch aus dem frischen Kraut einen Tee oder eine Tinktur zubereiten.

- Mutterkraut

Übergießen Sie 1 TL getrocknetes Mutterkraut (oder 1 EL frisches Mutterkraut) mit 1 Tasse (150 ml) heißem Wasser. Lassen Sie den Tee bedeckt 7–10 Minuten ziehen, bevor Sie ihn abgießen. Trinken Sie davon 3 Tassen über den Tag verteilt.

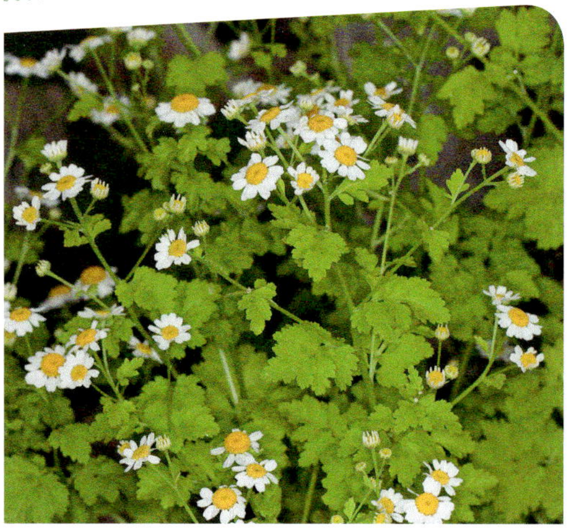

MUTTERKRAUT: EFFEKTIVE HILFE BEI MIGRÄNE

Das Mutterkraut (*Tanacetum parthenium*) gehört zur Familie der Korbblütler (Asteraceae) und ist die wichtigste Pflanze zur Behandlung der hormonell bedingten Migräne. Es sieht der Kamille ähnlich und war früher in fast jedem Bauerngarten zu finden.

Medizinisch verwendet wird das blühende Kraut. Dann ist es besonders reich an Wirkstoffen, vor allem ätherischem Öl (unter anderem Campher), Bitterstoffen (Parthenolid) und Flavonoiden. Es wirkt schmerzlindernd, krampflösend, entzündungshemmend und fiebersenkend und greift in den Serotonin-Stoffwechsel ein, welcher bei der Entstehung der Migräne eine Rolle spielt. Früher nutzte man Mutterkraut nicht nur gegen Fieber und Kopfschmerzen, sondern auch um die Geburt zu erleichtern und die Nachgeburt auszutreiben. Daher der Name (Gebär-)Mutterkraut.

Bereits Hildegard von Bingen empfahl Mutterkraut bei Menstruationsschmerzen, und zwar als Suppe, zubereitet mit Wasser, Öl und Mehl. Heute ist es eine gut untersuchte Pflanze bei der Behandlung von Migräne. Sowohl die Häufigkeit als auch die Intensität von Migräneanfällen lässt sich durch sie vermindern. In der Regel wird Mutterkraut dazu prophylaktisch eingenommen als Tinktur oder Mutterkrautextrakt. Möglich ist aber auch die kurmäßige Einnahme vom frischen Blatt → unten. Zuweilen berichten Migränegeplagte auch von Schmerzlinderungen beim akuten Anfall mithilfe der Tinktur und dem Tee.

Nicht anwenden sollten Sie Mutterkraut aber in der Schwangerschaft und bei einer Korbblütler-Allergie.

Frischblatt-Kur

Sollten Sie Mutterkraut in Ihrem Garten haben, dann können Sie eine Frischblatt-Kur durchführen: Essen Sie 4 Wochen lang täglich 1–2 Blätter auf einem Stück Butterbrot. Die Butter sorgt für eine bessere Aufnahme der Wirkstoffe. Anschließend wird eine 4-wöchige Pause eingelegt. Sie können diesen Turnus zweimal wiederholen.

Pestwurz

Die Pestwurz (*Petasites hybridus*) darf beim Thema Migräne nicht unerwähnt bleiben, sie hilft durch ihre entkrampfende Wirkung. Leider enthält der verwendete Wurzelstock leberschädigende Pyrrolizidinalkaloide (PA), weshalb wir hier auf Fertigarzneimittel zurückgreifen müssen, die frei von Pyrrolizidinalkaloiden sind. Das lohnt sich aber: So konnte in einer Studie bei einer kurmäßigen Einnahme eines Pestwurz-Spezialextrakts eine Reduktion der Migräneattacken um bis zu 58 % erreicht werden.

Zu homöopathischen Pestwurz-Präparaten liegen keine Studien vor. Vereinzelt gibt es aber auch hier gute Rückmeldungen. Vor allem mit Ceres Petasites D6 bei Migräne im Zusammenhang mit PMS (mehrmals täglich 3–5 Tropfen bereits 1–2 Tage vor dem erwarteten Beginn der Beschwerden einnehmen).

Meerrettich-Nackenkompresse

Diese Kompressen sind ein bewährtes Hausmittel bei Kopfschmerzen und Nasennebenhöhlenentzündungen. Über Ihre Auflagestelle wirken sie reflektorisch und führen zu einer vermehrten Durchblutung → Senfölglykoside, Seite 30.

- 1 Meerrettichwurzel
- Reibe
- Taschentuch
- fettes Öl (zum Beispiel Olivenöl) oder Johanniskrautöl für die Nachbehandlung

Raspeln Sie vom Meerrettich eine Menge von 1–2 EL ab. Geben Sie diese in ein Taschentuch, und zwar so, dass auf einer Seite der Meerrettich nur von einer Stofflage bedeckt ist. Mit dieser Seite legen Sie sich die Kompresse rund 2–5 Minuten lang (bei guter Verträglichkeit maximal 10 Minuten) auf den Nacken. Wichtig: Sobald die Auflage intensives Brennen hervorruft, die Kompresse entfernen und die gerötete Haut mit einem fetten Öl (oder Johanniskrautöl) einölen. Nicht anwenden bei Sensibilitätsstörungen.

Tipp: Bei einer Blasenentzündung können Sie diese Kompresse auch auf Ihrem Unterbauch auflegen.

Senfmehlfußbad

Das Senfmehlfußbad ist ein Klassiker bei beginnender Erkältung – kommt aber auch zum Einsatz bei Kopfschmerzen und beginnender Migräne. Durch die im Senf enthaltenen reizenden Senfölglykoside → Seite 30 wird ein entzündungsähnlicher Zustand hervorgerufen und damit Durchblutung und Stoffwechsel angeregt. Dabei findet dieser Effekt nicht nur an den Füßen statt, sondern über eine reflektorische Wirkung zum Beispiel auch im Kopfbereich, was bei Kopfschmerzen und zu Beginn einer Migräne sehr erwünscht ist.

- Senfmehl
- Fußbadewanne (oder Eimer)
- warmes Wasser (36–38 °C)

Füllen Sie die Fußbadewanne mit dem Wasser auf und rühren Sie 2 EL Senfmehl hinzu. Nun können Sie Ihre Füße für 10–15 Minuten bis zur Hälfte der Unterschenkel darin baden. Spülen Sie die Haut nach dem Bad gründlich mit lauwarmem Wasser ab. Anschließend abtrocknen und gut eincremen.

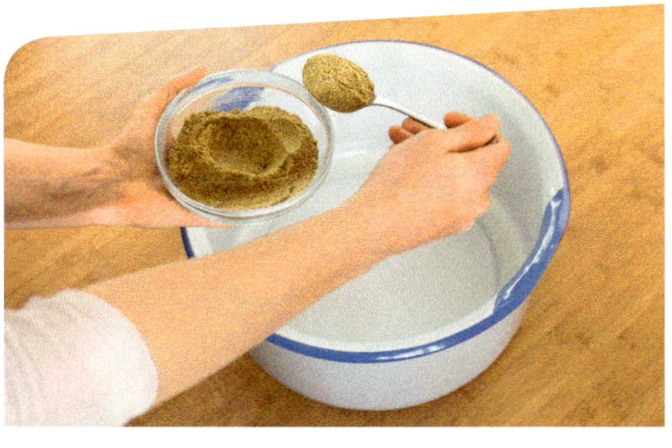

Durch und durch wärmend wirkt ein Fußbad mit Senfmehl.

Vorsicht: Das Fußbad nicht öfter als einmal täglich durchführen, da es sonst zu Verbrennungen kommen kann. Nicht anwenden bei Krampfadern, Sensibilitätsstörungen und verletzter Haut.

Lavendel-Nackenauflage

Sie leiden unter Spannungskopfschmerzen und sehnen sich nach Ruhe und Geborgenheit? Da hilft eine Lavendel-Nackenauflage gut, vor allem, wenn auch Ihre Schultermuskulatur verspannt ist. Empfinden Sie den Duft von Lavendel bei der Migräne als angenehm, können Sie die Auflage auch hier anwenden.

- 3 EL Lavendelblüten (oder 1 EL Lavendel-Entspannungsbad Weleda)
- Schüssel
- Baumwolltuch oder Waschlappen

Bereiten Sie sich einen Lavendeltee zu, indem Sie 3 EL Lavendelblüten mit 500 ml heißem Wasser übergießen. Lassen Sie den Tee bedeckt 10 Minuten ziehen, bevor Sie ihn abgießen und in eine Schüssel füllen (alternativ 1 EL Weleda Lavendel-Entspannungsbad auf 500 ml heißes Wasser). Nun tränken Sie das Baumwolltuch (oder den Waschlappen) mit dem Sud und wringen es gut aus. Legen Sie die sehr warme Auflage in den Nacken. Anschließend machen Sie es sich bequem, indem Sie sich an den Tisch setzen, die Arme auf den Tisch auflegen und den Kopf darin ablegen. Wichtig ist, dass das Gewicht (und die Anspannung) von den Schultern genommen wird. Dauer: 10–20 Minuten. Diese Auflage lässt sich auch gut im Büro durchführen.

Aus der Apotheke

- **Aconit Schmerzöl Wala:** Öl mit Eisenhut, Campher und Lavendel (zur Einreibung bei Muskelverspannungen)
- **Lavendel:** Weleda Lavendel-Entspannungsbad
- **Mädesüß:** Filipendula ulmaria Urtinktur
- **Mutterkraut:** Nemagran Tropfen (zur Vorbeugung 1-mal täglich 40 Tropfen), Mutterkraut-Tropfen und -Saft (St. Hildegard Posch)
- **Pestwurz:** Petasites Petadolex (online bestellen: www.petadolex.eu), Arkocaps Partenelle, Homöopathie: Ceres Petasites D6
- **Pfefferminze:** Euminz Lösung (ätherisches Pfefferminzöl), Olbas Flüssigkeit (ätherisches Pfefferminz-, Cajeput- und Eukalyptusöl)

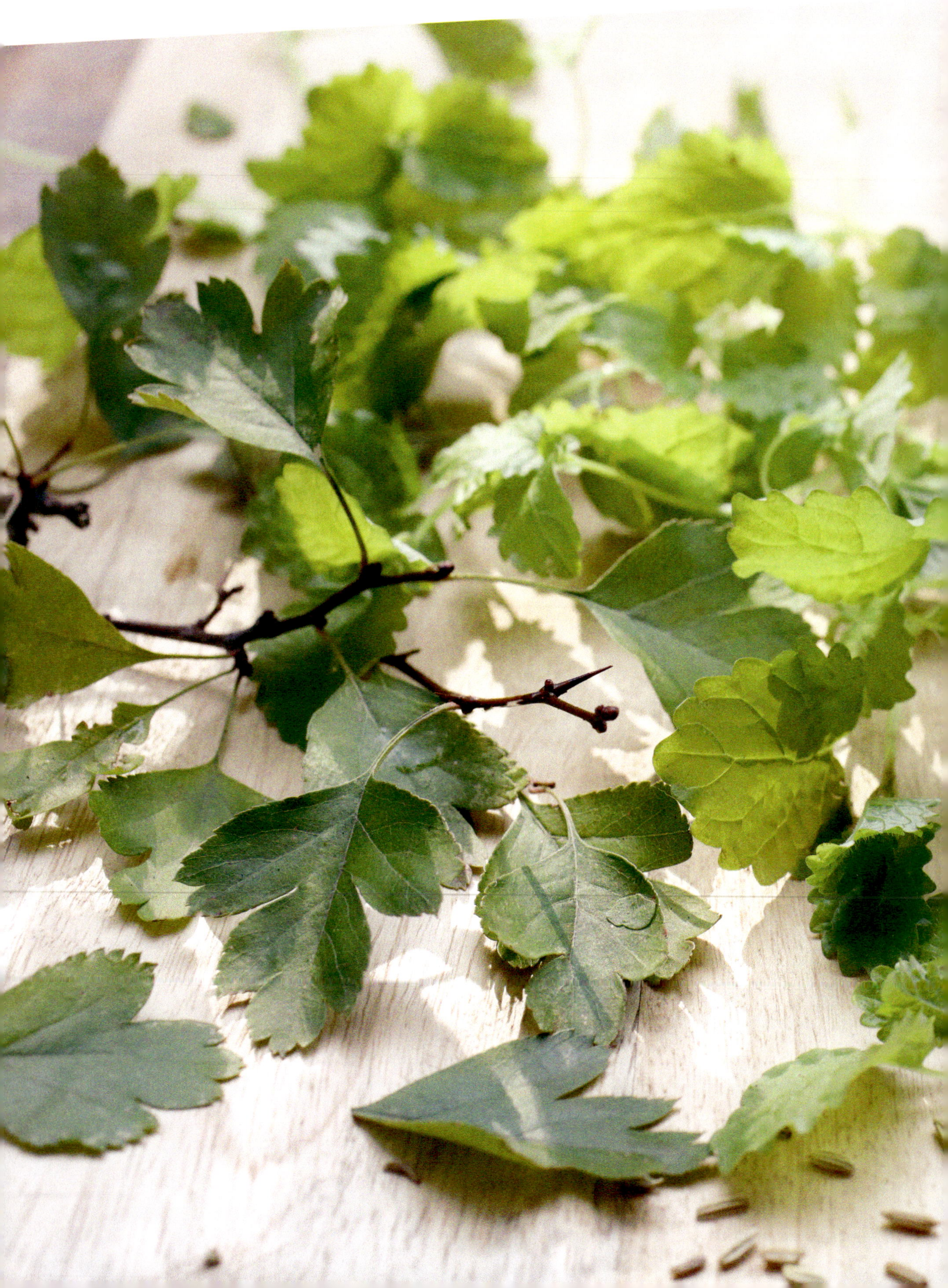

RUND UM DIE ORGANE

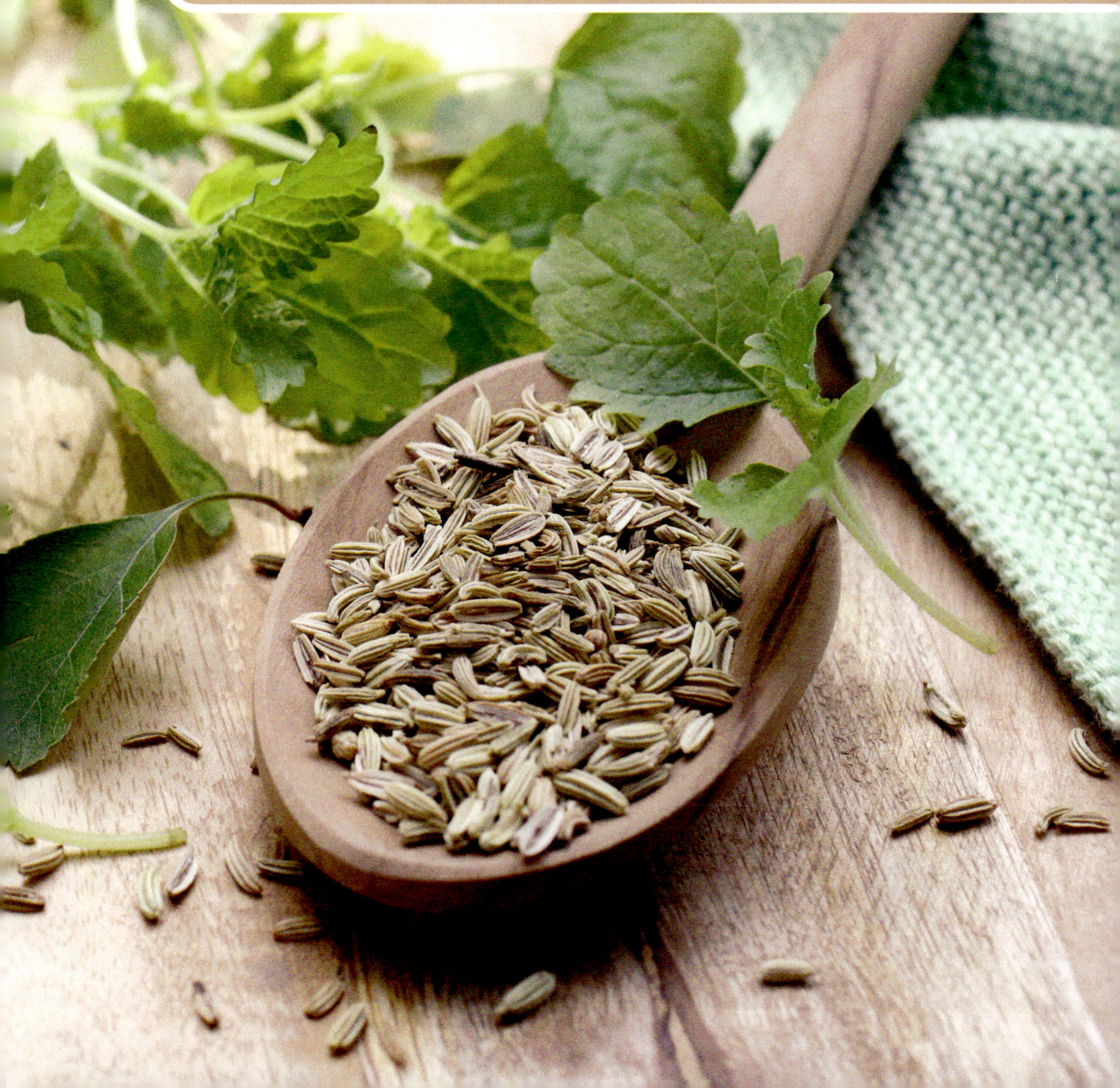

Bestimmt kennen Sie neben den altbekannten Frauenbeschwerden, etwa Menstruations- und Wechseljahrbeschwerden oder Beschwerden rund um Schwangerschaft und Geburt, noch weitere Erkrankungen, mit welchen Frauen häufig zu tun haben und die die unterschiedlichsten Organe betreffen können. So hat doch beispielsweise fast jede Frau schon einmal eine Blasenentzündung durchgemacht, und viele sind um das 40. Lebensjahr „Besitzerin“ eines Myoms. Auch bei solchen Erkrankungen kann die Naturheilkunde mit Heilpflanzen helfen.

FRAUENSPEZIFISCHE ERKRANKUNGEN

Neben den klassischen Frauenbeschwerden wie Menstruationsbeschwerden und Wechseljahrbeschwerden → ab Seite 67 und neben allem rund um Schwangerschaft und Geburt → ab Seite 274 gibt es auch noch weitere frauenspezifische Erkrankungen, die sich bestimmten Organen, wie zum Beispiel Vagina und Blase, Gebärmutter, Brust, Nebennieren, Schilddrüse, Herz und Blutgefäßen zuordnen lassen.

Bei den in diesem Buchabschnitt vorgestellten Beschwerden handelt es sich zum einem um Erkrankungen der geschlechtsspezifischen Organe wie Gebärmutter, Vagina und Brust und zum anderen um Erkrankungen, die überdurchschnittlich häufig Frauen betreffen, wie zum Beispiel Blasenentzündungen und Schilddrüsenerkrankungen.

Selbstverständlich kennen auch Männer solche Erkrankungen, wie etwa Nebennierenschwäche mit Erschöpfung, Herzbeschwerden oder Blasenentzündungen. Auch sie können daher eine ganze Reihe der hier beschriebenen Behandlungskonzepte nutzen.

INDIVIDUELLE BEHANDLUNGSKONZEPTE

Bei all den Erkrankungen spielen die Hormone eine Rolle, mal eine größere, mal eine kleinere. Hinweise zu möglichen Ursachen finden Sie im entsprechenden Kapitel.

Selbstverständlich werden in ganzheitlichen Konzepten die Organe nicht nur isoliert betrachtet und behandelt. Vielmehr müssen immer die Organ- und Hormonzusammenhänge erfasst werden, und die Frau wird mit all ihren Facetten ganzheitlich betrachtet. Anschließend werden individuelle Behandlungskonzepte angepasst. Vorschläge für solche naturheilkundlichen Therapien finden Sie in den entsprechenden Kapiteln, ebenso Tipps zur Vorbeugung.

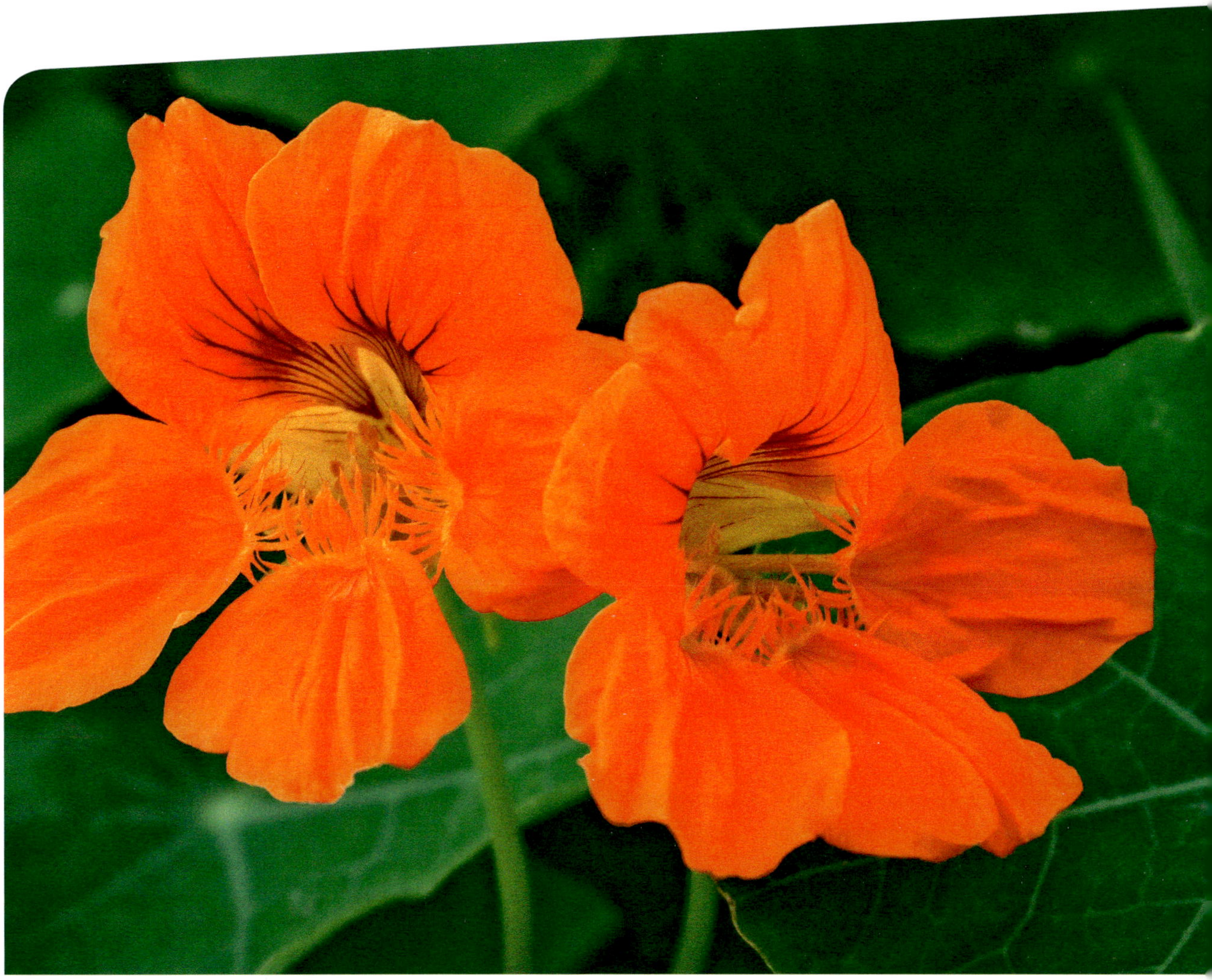

Vaginal- und Blasenbeschwerden

Fast jede Frau kennt die lästigen Beschwerden einer Entzündung der Scheide (Vagina) und/oder der Blase. Es brennt und juckt – manchmal ist es die Scheide, manchmal die Blase, im schlimmsten Falle ein Wechselspiel zwischen beiden. Mit einer guten Prophylaxe muss es erst gar nicht so weit kommen, und ist es doch passiert, dann können Sie mit einer gezielten Behandlung durch Heilpflanzen einiges ausrichten.

Leiden Sie „nur" an einer trockenen Scheide, wie dies häufig in den Wechseljahren vorkommt, finden Sie entsprechende Hilfe im Kapitel „Trockene (Schleim-)Haut" → Seite 105.

Scheidenentzündung

Nahezu jede Frau leidet mindestens einmal in ihrem Leben an einer Scheidenentzündung (**Vaginitis**). Bedingt durch eine gestörte Scheidenflora können Bakterien, Pilze & Co leicht eindringen und eine Entzündung hervorrufen. Ein klassisches Symptom ist ein vermehrter Scheidenausfluss (Fluor vaginalis).

Scheidenausfluss

Die Schleimhautzellen in der Scheide werden unter dem Einfluss von Östrogen aufgebaut und stärker durchblutet. Die Stoffwechselprodukte dieser Zellen bilden den Scheidenausfluss. Es handelt sich also um einen ganz natürlichen Vorgang, der für die Befeuchtung der Schleimhaut und für eine gute Vaginalflora sorgt. Dieser für Frauen normale Ausfluss beträgt täglich etwa 5 ml. Die Farbe ist milchig, glasig, cremig beziehungsweise weißlich – weshalb er auch Weißfluss genannt wird. Jede Frau hat hierbei jedoch ihre ganz eigene individuelle Variation. Auch in Abhängigkeit von den hormonellen Schwankungen während des Zyklus treten Veränderungen in Konsistenz und Menge auf. Viele Frauen bemerken um den Eisprung herum einen verstärkten, flüssigeren und fast klaren Ausfluss, der jedoch stets geruchslos ist.

Kommt es zu Verfärbungen und einer Geruchsbildung, liegt meist eine Scheidenentzündung vor. Ein veränderter Ausfluss kann jedoch auch auftreten bei einer Eierstock-, Eileiter- oder Gebärmutterentzündung sowie bei Tumoren.

Scheidenflora

Die Scheidenflora (Vaginalflora) besteht überwiegend aus verschiedenen Milchsäurebakterien (Laktobazillen), den sogenannten Döderlein-Bakterien. Diese Bakterien haben die Aufgabe, aus dem Glykogen, das in den Zellen der Scheidenschleimhaut vorhanden ist und unter Östrogeneinfluss gebildet wird, Milchsäure zu produzieren. Die Milchsäure sorgt für einen niedrigen pH-Wert von 3,8–4,5 und somit für ein saures Scheidenmilieu. Das saure Milieu verhindert das Wachstum von Krankheitserregern. Entsteht ein Ungleichgewicht in der Scheide, nimmt die Zahl der Milchsäurebakterien ab und der pH-Wert des Scheidenmilieus steigt an. Das wiederum hat zur Folge, dass der Schutzmechanismus der Scheide nicht mehr ausreichend vorhanden ist und Keime ein leichtes Spiel haben. Sie können sich dann ungebremst vermehren.

Es gibt viele Faktoren, die zu einer sogenannten **Dysbalance** der Scheidenflora führen können:

- Medikamente wie zum Beispiel Antibiotika oder Cortison
- Fehlerhafte beziehungsweise übertriebene Intimhygiene → Prophylaxe, Seite 168
- Hormonelle Veränderungen während der Pubertät, der Menstruation, einer Schwangerschaft oder der Wechseljahre (Östrogenmangel!)
- Scheidentrockenheit
- Erkrankungen wie Diabetes mellitus, eine Abwehrschwäche oder Darm-Mykosen
- Reizung (mechanisch/chemisch): deodorierte Binden, zu enge Kleidung, synthetische Unterwäsche, Chlor im Schwimmbad und so weiter → Prophylaxe, Seite 168
- Auch psychische und körperliche Belastung können sich langfristig ungünstig auswirken.

URSACHEN

Eine in Dysbalance geratene Scheidenflora alleine bedeutet noch keine entzündete Scheide. Sie bildet lediglich die Voraussetzung für die Entzündung. Die eigentlichen Auslöser sind Erreger, die durch den fehlenden Schutzmechanismus „freie Bahn“ haben.

Die häufigsten Erreger sind Bakterien (etwa *Gardnerella vaginalis* und *Atopobium vaginae*), Pilze (meist *Candida albicans*) und Parasiten beziehungsweise Geißeltierchen (zum Beispiel *Trichomonas vaginalis*). Aber auch Viren (zum Beispiel Herpesviren), Gonokokken und Chlamydien kommen in Betracht. Gerade eine Infektion mit Letzteren macht in der Regel erst sehr spät Probleme und sollte dann aber mit Antibiotika behandelt werden, da es ansonsten zu Verklebungen der Eileiter und im schlimmsten Falle zu Unfruchtbarkeit führen kann.

SYMPTOME

Je nach Erreger kommt es zu ...

- Schmerzen beim Sex.
- brennenden Schmerzen und Juckreiz in der Scheide.
- Beschwerden beim Wasserlassen (weshalb viele Frauen zunächst an eine Blasenentzündung denken).
- Das wichtigste Anzeichen ist jedoch der veränderte Ausfluss. Abhängig von der Art des Erregers kann er dünnflüssig, schleimig, eitrig, schaumig, gräulich gelblich (ein Hinweis auf Bakterien) und weißlich krümelig (ein Hinweis auf ein Pilzbefall) oder sogar blutig sein. In der Regel riecht er unangenehm. So kommt es bei Pilzinfektionen zu einem hefeartigen und bei bestimmten Bakterien zu einem fischigen Geruch.
- Greift die Vaginitis vom Scheideneingang auf die Vulva (Schamlippen, Scheidenvorhof, Harnröhrenöffnung, Kitzler) über, kann auch hier eine schmerzende und juckende Entzündung entstehen, die sogenannte Vulvovaginitis. Vor allem junge Mädchen sind davon betroffen.

WANN ZUM ARZT?

- Wenn die Beschwerden immer wieder auftreten
- Wenn die Beschwerden nach 3 Tagen immer noch bestehen
- Sobald weitere Beschwerden wie Bauchschmerzen, Fieber oder Blutungen auftreten
- Sollte während einer Schwangerschaft eine Scheideninfektion auftreten, muss diese unbedingt abgeklärt werden, denn je nach Erreger kann womöglich der Fötus geschädigt werden.

THERAPIE

Haben Sie eine ernsthafte Erkrankung von Ihrem Frauenarzt ausschließen lassen, können Sie mit Hausmitteln und Heilpflanzen loslegen.

Prophylaxe

Damit es erst gar nicht zu einer Scheidenentzündung kommt, können Sie einiges aktiv für Ihre Vaginalgesundheit tun.

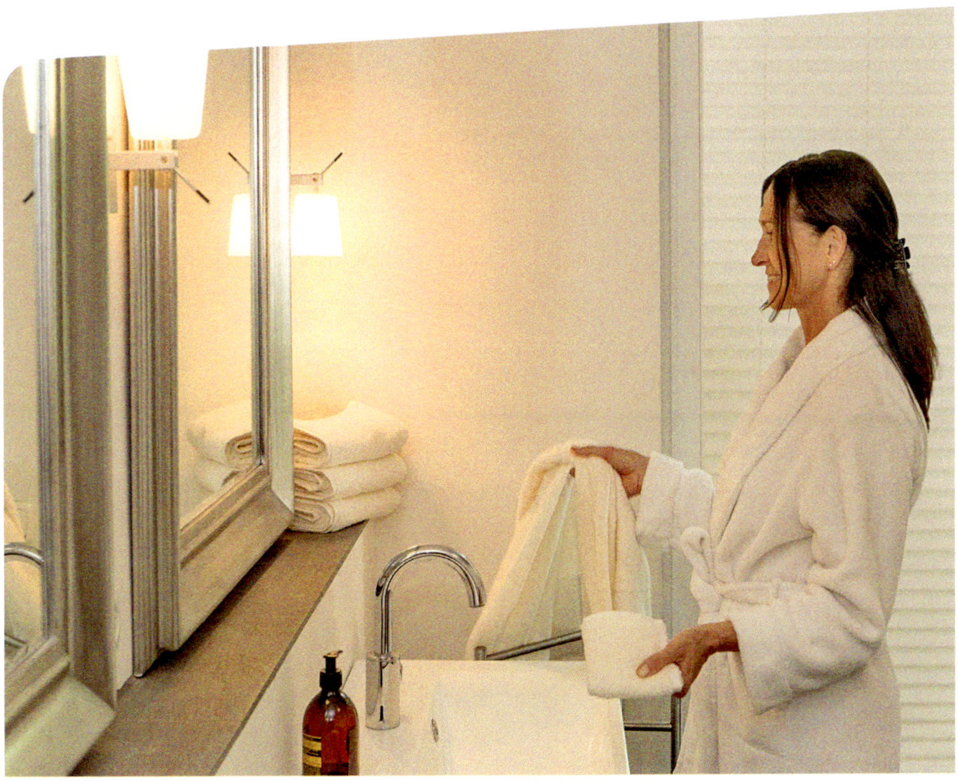

Eine gute Hygiene und ein regelmäßiger Wechsel von Waschlappen und Handtüchern sollten selbstverständlich sein.

- **Intimpflege:** Eine übertriebene Hygiene lässt das Scheidenmilieu leicht einmal kippen. Bedenken Sie, dass der normale Vaginalschleim eine Schutzfunktion hat. Meiden Sie also Intimsprays. Verwenden Sie zum Waschen am besten einfach nur Wasser. Falls Sie ein Waschgel bevorzugen, dann sollte dieses keine Duft-, Farb- oder Konservierungsstoffe enthalten. Eine weitere Möglichkeit sind Waschlotionen auf Milchsäurebasis (so zum Beispiel Multi-GynFemiWash).
- **Hygiene:** Für viele Frauen ist es selbstverständlich, Handtücher, Waschlappen und Unterwäsche regelmäßig zu wechseln. Genauso wie eine korrekte Toilettenhygiene, sprich, sich stets von vorne nach hinten zu reinigen und nicht in die andere Richtung zu wischen. Etwas heikler ist dagegen das Thema bezüglich der nicht selten mangelnden Hygiene der Männer. Diese ist aber unerlässlich für die Vaginalgesundheit. Das heißt, dass Sie spätestens beim Sex darauf achten sollten, dass Ihr Partner seine Eichel sowie den Bereich unter der Vorhaut gewaschen hat. Einige Erreger werden beim Sex übertragen – achten Sie darauf, dass Sie sich nicht gegenseitig anstecken.
- **Kleidung:** Meiden Sie eng sitzende Kleidung wie String-Tangas, da diese mechanisch reizen können. Bevorzugen Sie atmungsaktive Wäsche und vermeiden Sie vor allem synthetische (reizende) Unterwäsche. Nasse Badebekleidung sollten Sie immer sofort ausziehen.
- **Allergien und Unverträglichkeiten:** Tatsächlich kann man individuell auf die unterschiedlichsten Dinge allergisch reagieren, auf Rückstände von Waschmitteln und Textilfarben in der Unterwäsche, auf Kosmetika wie zum Beispiel Waschgel oder Bodylotion, auf Gleitmittel oder Kondome (Latex). Wenn Sie eine Allergie auf solche Dinge oder Substanzen bei sich festgestellt haben, vermeiden Sie einen Kontakt damit.
- **Tampons und Binden:** Auch parfümierte und chlorgebleichte Slipeinlagen, Binden und Tampons können die Schleimhaut reizen. Außerdem begünstigt eine vorhandene Kunststofffolie in Einlagen und Binden ein feuchtwarmes Klima, welches Keime gerne mögen. In gut sortierten Fachgeschäften gibt es atmungs- und hautfreundliche Alternativen. Vielleicht mögen Sie auch eine Menstruationstasse → Seite 68 ausprobieren. Leiden Sie bereits an einer Scheidenentzündung, sollten Sie Tampons vorerst meiden, da diese die Schleimhaut zu sehr austrocknen.
- **Hormonelle Verhütung:** Die Einnahme der Pille oder die Nutzung einer Spirale können auf Dauer die Vaginalflora schwächen.
- **Stress und Sex:** Stress bei der Arbeit, in der Familie oder mit dem Partner wirkt sich langfristig ungünstig auf das Immunsystem aus. Bei einer entsprechenden Schwäche kommt es dann immer wieder zu Infekten der Scheide. Ein sensibler Punkt bei immer wiederkehrenden Infekten ist die Sexualität: Vielleicht gibt oder gab es Grenzüberschreitungen, es fehlt die Lust, das Tempo in der neuen Beziehung ist zu schnell, Altes muss noch geklärt werden oder es gibt Unstimmigkeiten in der Beziehung?
- **Trockene Schleimhäute:** Leiden Sie an trockenen Scheidenschleimhäuten, dann sollten Sie diese regelmäßig pflegen. Vor allem in den Wechseljahren ist dies ein häufiges Problem → Seite 106. Hilfreich zur Förderung der Durchblutung sind Reibesitzbäder → Seite 183.
- **Ernährung:** Stärken Sie Ihr größtes Immunorgan, den Darm, mit einer ausgewogenen vollwertigen Ernährung. Meiden Sie vor allem den übermäßigen Konsum von Zucker und weißem Mehl, da dies eine Darm-Mykose → Seite 328 begünstigt.

Vaginalflora

Das A & O ist eine intakte Vaginalflora. Bei immer wiederkehrenden Infektionen lohnt sich auch ein Blick auf die Darmflora → Seite 324, da sie mit der Scheidenflora „korrespondiert". Doch wie lässt sich eine ins Ungleichgewicht geratene Scheidenflora wieder aufbauen?

- Zum einen gibt es dafür Präparate aus der Apotheke (z. B. Döderlein Vaginalkapseln, Eubiolac Verla Vaginaltabletten, KadeFungin Milchsäurekur Gel oder SymbioVag Vaginalzäpfchen).
- Sie können es jedoch auch mit Naturjoghurt versuchen. Joghurt enthält ähnliche Milchsäurebakterien, wie sie in der Scheide vorkommen. Das klingt vielleicht etwas befremdlich und wird teilweise kontrovers diskutiert. Viele Frauen berichten jedoch über äußerst positive Erfahrungen.

Und so geht es: Tauchen Sie einen Mini-Tampon für 3–5 Minuten in einen Naturjoghurt (Bio) und führen Sie ihn anschließend in die Scheide ein. Wechseln Sie den Tampon morgens und abends über 3–5 Tage hinweg. Oder noch besser: Applizieren Sie eine Woche lang jeden Abend vor dem Schlafengehen mit einer Injektionsspritze (ohne Nadel!) 2 ml Naturjoghurt in die Scheide. Gerade wenn es juckt und brennt, wird die Kühle des Joghurt als sehr angenehm empfunden.

Heilpflanzen

Aus dem Reich der Heilpflanzen gibt es vielfältige Hilfe. Je nachdem, welche Beschwerden vorliegen, kommen folgende Pflanzen zur Pflege und/oder zur Therapie zum Einsatz:

- **Keimhemmende Pflanzen:** Hierbei handelt es sich um sogenannte Phytobiotika, die teilweise auch lokal angewandt werden, wie zum Beispiel Kapuzinerkresse (Kraut), Knoblauch (Zwiebel) und Thymian (Kraut). Gut bewährt hat sich hier auch die Aromatherapie → rechte Spalte.
- **Juckreizlindernde Pflanzen:** Hier kommen vor allem Pflanzen mit Gerbstoffen zum Einsatz, wie Frauenmantel (Kraut), Majoran (Kraut), Rose (Blüte), Schafgarbe (Blüte, Kraut) und Taubnessel (Blüte, Kraut). Letztere eignet sich in besonderer Weise durch die ebenfalls vorhandenen einhüllenden Schleimstoffe → Kurzporträt, Seite 170.
- **Entzündungshemmende Pflanzen:** Kamille (Blüte), Ringelblume (Blüte) und Schafgarbe (Blüte, Kraut) beruhigen die gereizte Schleimhaut und fördern die Wundheilung.
- **Haut- und schleimhautregenerierende Pflanzen:** Besonders bewährt haben sich östrogenähnlich wirkende Pflanzen wie Rotklee (Blüte) → Porträt, Seite 413 und Granatapfel (Öl) → Porträt, Seite 372. Aber auch Aloe vera (Gel), Nachtkerzenöl und Sanddornfruchtfleischöl wirken regenerierend.
- **Abwehrstärkende und kräftigende Pflanzen:** Kommt es immer wieder zu Infekten, können Sie das Immunsystem mit dem Roten Sonnenhut unterstützen. Hier eignet sich die kurmäßige Einnahme eines Fertigarzneimittels. Bei Stress helfen Adaptogene → Seite 211, etwa Taigawurzel (Wurzel), Ginseng (Wurzel) und Rosenwurz (Wurzel), um Ihren Körper zu stärken.

Aromatherapie

Etabliert hat sich in der Naturheilkunde auch die Anwendung ätherischer Öle gegen Vaginalbeschwerden. Diese duftenden, keimhemmenden Öle werden zum Beispiel in Zäpfchen, Cremes, Salben, Öle, Spülungen und Sitzbäder eingearbeitet. Zur Nachbehandlung eignen sich „duftende" Slipeinlagen. Dazu geben Sie einfach 1–2 Tropfen Ihres Lieblingsduftes auf die Einlage (oder direkt auf die Unterwäsche). Meine Favoriten sind: Lavendel (Lavendel fein), Majoran, Muskatellersalbei, Rose, Rosengeranie, Teebaumöl und Thymian (Chemotyp Linalool), wobei Muskatellersalbei, Rose und Rosengeranie außerdem eine hormonmodulierende Eigenschaft aufweisen.

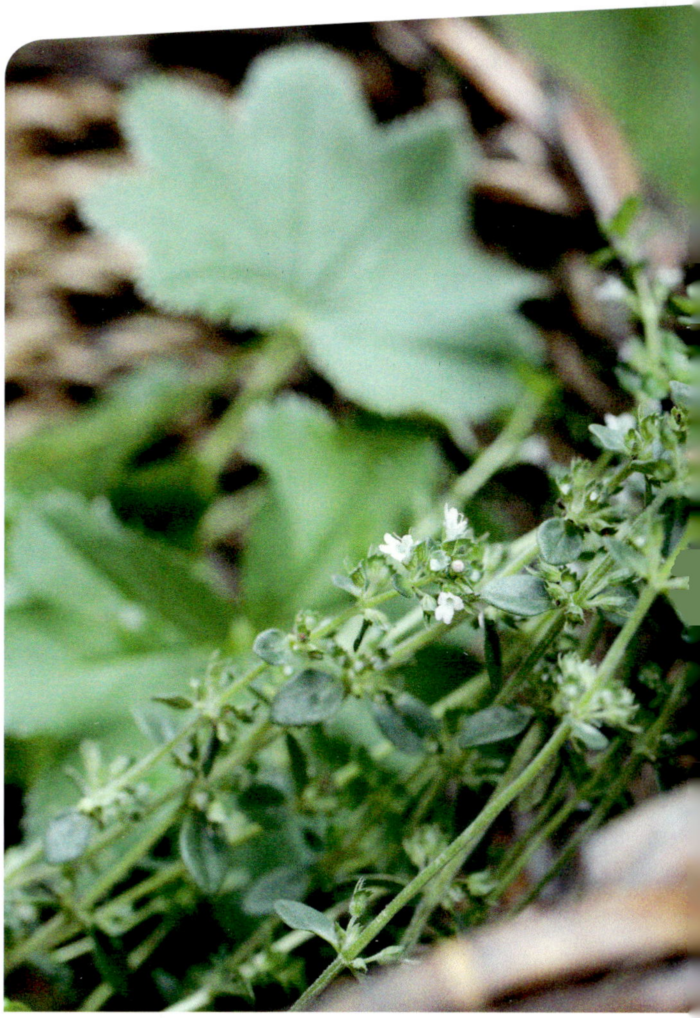

Taubnessel, Frauenmantel und Thymian wirken stärkend auf die Gesundheit der Schleimhäute.

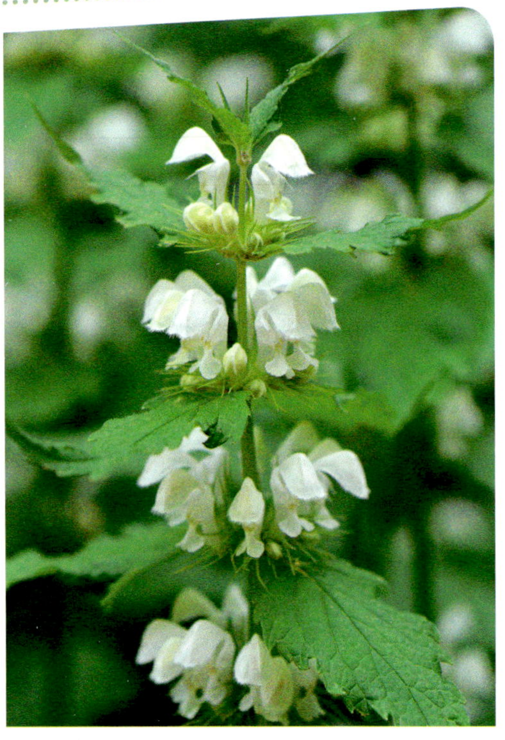

TAUBNESSEL: DIE HEILSAME FÜR SENSIBLE SCHLEIMHÄUTE

Die weiße Taubnessel (*Lamium album*) gehört zur Familie der Lippenblütler (Lamiaceae). Wie der Name schon vermuten lässt, handelt es sich um eine „taube" – also eine nicht brennende Nessel (Brennnessel). Medizinisch nutzt man die Blüten und das Kraut. Wobei darauf hingewiesen sei, dass die Blüten im Vergleich zum Kraut deutlich teurer sind. Die genutzten Pflanzenteile enthalten Gerbstoffe, Schleimstoffe, Flavonoide, Saponine, Iridoide und ein wenig ätherisches Öl. Aufgrund ihrer Gerbstoffe wirkt die „Zahme Nessel" zusammenziehend, juckreizlindernd und schmerzlindernd, aufgrund ihrer Schleimstoffe schleimhautschützend, reizlindernd, regenerierend und entzündungshemmend. Darüber hinaus ist eine antibakterielle, schwach harnwegsdesinfizierende und krampflösende Wirkung bekannt.

Ihre wichtigsten und wissenschaftlich anerkannten Anwendungsgebiete sind die innerliche Behandlung von Atemwegsinfekten, die äußerliche Behandlung von Entzündungen der Haut und der Schleimhaut sowie die innerliche und äußerliche Anwendung bei Weißfluss. Unterstützend wird sie verwendet bei Vaginalinfekten, Scheidentrockenheit, zur Unterstützung bei Zellveränderungen am Muttermund, bei Gebärmutter- und Eileiterentzündungen sowie bei Harnwegserkrankungen.

Das Gute ist, dass bei der Taubnessel keine Nebenwirkungen zu befürchten sind. Zum Einsatz kommt sie als Tee (Infus), Tinktur, Sitzbad und Spülung.

In der magischen Heilkunde des Mittelalters glaubte man, dass die weiße Taubnessel für helle, zarte, anfällige Frauen mit schwacher Blutung sowie für Kinder sei. Dagegen sollte sich die Rote Taubnessel besonders gut für dunkelhaarige, robuste Frauen eignen.

Tinktur zur Stärkung der Schleimhautgesundheit

Bei immer wiederkehrenden Scheideninfektionen stärkt folgende Tinktur:

- Auszugsglas
- 5 g Taubnesselkraut (oder -blüten)
- 5 g Frauenmantelkraut
- 5 g Thymiankraut
- 75 ml etwa 40%iger Alkohol
- Kaffee- oder Teefilter
- kleine Tropffläschchen

Zerreiben Sie die Pflanzen zusammen mit dem Alkohol in einem Mörser (mit aufgerauter Innenfläche), bis ein flüssiger Pflanzenbrei entsteht. Befüllen Sie damit das Auszugsglas und lassen Sie dieses 2 Wochen an einem warmen Ort stehen. Regelmäßig umrühren. Danach durch einen Kaffeefilter oder Teefilter abgießen und die Tinktur in kleine Tropffläschchen füllen. Nehmen Sie davon für 4–6 Wochen 3-mal täglich 10–20 Tropfen ein.

Tipp: Aus den gleichen Heilpflanzen können Sie auch einen Tee herstellen. Davon trinken Sie dann kurmäßig 3-mal täglich 1 Tasse über 4–6 Wochen hinweg.

Sitzbäder und Vaginalspülungen

Diese beiden Anwendungen sind ideal zur lokalen Behandlung von Scheidenentzündungen. Geeignete Heilpflanzen sind Frauenmantel, Kamille, Majoran, Ringelblume, Rotklee, Schafgarbe, Taubnessel und Thymian.

Sitzbad

Übergießen Sie 5 EL einer Heilpflanzenmischung Ihrer Wahl mit 1 l heißem Wasser. Lassen Sie den Tee 10 Minuten bedeckt ziehen, bevor Sie ihn abgießen. Gießen Sie den Tee in eine Sitzbadewanne und geben Sie warmes Wasser hinzu. Baden Sie darin 2-mal täglich für 10–15 Minuten Ihre Vagina. Anschließend am besten „lufttrocknen" lassen – zumindest nicht mit dem Handtuch abrubbeln, da dies zu weiteren Reizungen führen kann.

Spülung

Übergießen Sie 2 EL einer Heilpflanzenmischung Ihrer Wahl mit 400 ml heißem Wasser. Lassen Sie den Tee 10 Minuten bedeckt ziehen, bevor Sie ihn abgießen. Nachdem der Tee auf Körpertemperatur abgekühlt ist, gießen Sie ihn in eine Vaginaldusche. Führen Sie die Scheidenspülung 2-mal täglich für maximal 3 Tage durch.

Als reine Vorsichtsmaßnahmen bitte nicht in der Schwangerschaft anwenden!

Hinweise: Neigen Sie zu einer trockenen Haut, dann sollten Sie den äußeren Scheidenbereich mit einem Öl (zum Beispiel Damm-Massageöl Weleda oder Scheidenpflegeöl → Rezept Seite 112 pflegen, damit die Haut nicht austrocknet. Bei Bedarf führen Sie im Anschluss eine Behandlung mit Milchsäurepräparaten zum Aufbau der Vaginalflora → Seite 168 durch.

Unterstützen Sie die lokale Anwendung mit einer innerlichen Anwendung wie Tinktur oder Tee → Rezept linke Seite.

Tipps: Wenn's schnell gehen soll, einen Tampon in dem Tee tränken und 2-mal täglich für maximal 2 Stunden in die Scheide einführen. Wenn's noch stärker sein soll: 3–5 Tropfen ätherisches Öl der Heilpflanzen nach Wahl → Seite 169 in Sahne emulgieren und dem Sitzbad beigeben. Wenn Sie geübt sind im Umgang mit ätherischen Ölen, können Sie auch 1–2 Tropfen für eine Spülung in den Teesud geben und kräftig durchmischen. Vorsichtshalber sollten Sie beide Anwendungen nicht in der Schwangerschaft durchführen.

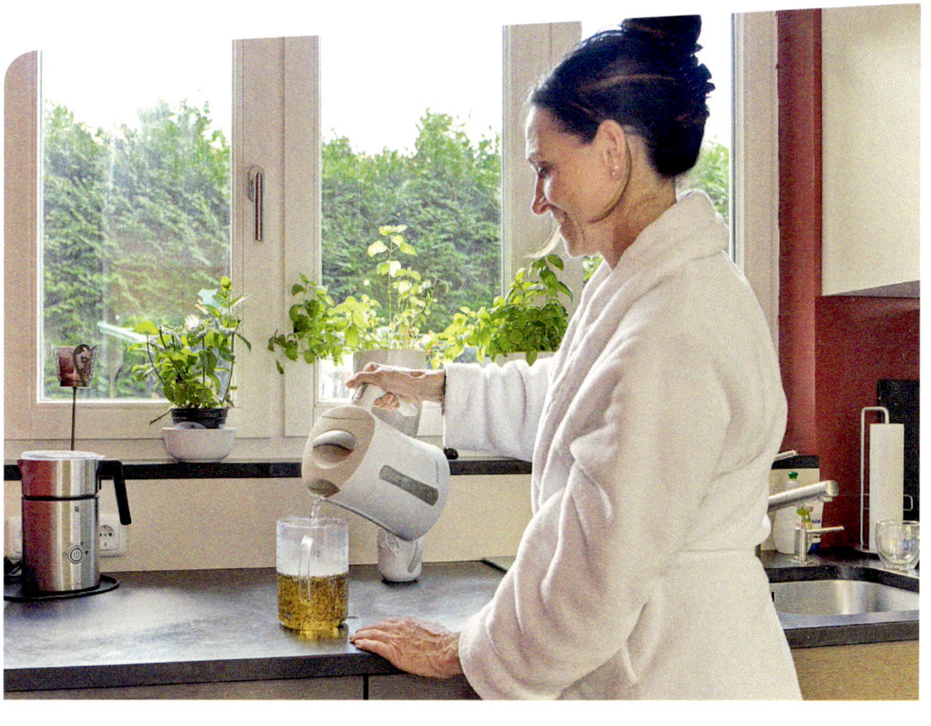

Für Sitzbäder mit Heilpflanzen bereitet man einen konzentrierten Kräutertee zu.

Tee für starke Schleimhäute

Für eine 100-g-Teemischung:
- 20 g Frauenmantelkraut
- 20 g Taubnesselkraut
- 20 g Schafgarbenblüten
- 20 g Gänseblümchenblüten
- 20 g Brennnesselblätter

Übergießen Sie 1 EL der Mischung mit 1 Tasse (150 ml) heißem Wasser. Lassen Sie den Tee 10 Minuten bedeckt ziehen, bevor Sie ihn abgießen. Trinken Sie davon über mehrere Wochen täglich 3 Tassen.

Thymian-Lavendel-Vaginalzäpfchen

Zäpfchen eignen sich in ganz besonderer Weise zur Bekämpfung von Scheideninfektionen, da sie direkt am Ort des Geschehens – also in der Vagina – ihre Wirkung entfalten können. Sowohl Thymian als auch Lavendel wirken antibakteriell, antiviral und antimykotisch. Somit helfen die Zäpfchen bei bakteriellen Infekten ebenso wie bei Vaginalmykosen.

- 20 g Hartfett (Adeps solidus)
- 6 Tropfen ätherisches Thymianöl (Chemotyp: Linalool)
- 2 Tropfen ätherisches Lavendelöl (Lavendel fein)
- 2-g-Zäpfchenformen (aus der Apotheke)

Geben Sie das Hartfett in ein Becherglas und erwärmen Sie es im Wasserbad, bis es schmilzt. Nun die ätherischen Öle darunterrühren. Anschließend die flüssige Masse in die Zäpfchenformen gießen (ergibt 10 Zäpfchen). Lassen Sie die Zäpfchen zunächst an der Luft aushärten (rund 30 Minuten) und stellen Sie sie anschließend über Nacht in den Kühlschrank. Lagern Sie die Zäpfchen kühl und trocken. Die Zäpfchen sind dann 1 Jahr haltbar.

Führen Sie jeden Abend vor dem Schlafengehen 1 Zäpfchen in die Scheide ein. Die Dauer der Behandlung richtet sich nach den Beschwerden und beträgt 5–10 Tage. Im Anschluss sollte eine Behandlung mit Milchsäurepräparaten oder Joghurt erfolgen, um die Scheidenflora wieder aufzubauen und um erneuten Infektionen vorzubeugen.

Tipp: Ist Ihnen die Herstellung der Zäpfchen zu aufwendig, können Sie ganz bequem auf ausgewählte Zäpfchen in Apotheken → Seite 173 zurückgreifen.

Knoblauchtampon

Oft passiert es gerade am Wochenende – es juckt und brennt! Keine Apotheke in erreichbarer Nähe? Macht nichts, holen Sie sich Erste Hilfe in der Küchenapotheke. Knoblauch wirkt dank seiner antibiotischen Kräfte sehr effektiv gegen Bakterien und Pilze.

- 1 Knoblauchzehe

Schälen Sie vorsichtig eine Knoblauchzehe, um die dünne Außenhaut nicht zu verletzen. Binden Sie ein Rückholbändchen aus Baumwolle gut an der Zehe fest und führen Sie diese sodann tief in die Scheide ein. Bei guter Verträglichkeit können Sie das Prozedere mit einem jeweils frischen Knoblauch je nach Beschwerden für weitere 4–7 Tage durchführen – am besten immer über Nacht.

Hinweis: Diese Anwendung mit Knoblauch wird immer wieder kontrovers diskutiert, da er eine reizende Wirkung auf die zarten Schleimhäute haben kann. Stellen Sie bei sich eine Reizung fest, dann sollten Sie die Behandlung sogleich abbrechen.

Essigsitzbad

Ein Bad mit Essig sorgt für ein saures Milieu um den Scheideneingang herum.

- 150 ml Obstessig

Befüllen Sie eine Sitzbadewanne mit körperwarmem Wasser und geben Sie 1 Tasse (150 ml) Obstessig hinzu. Spreizen Sie Ihre Vagina etwas mit den Fingern, damit das Essigwasser besser eindringen kann.

Einfacher geht es mit einer Vaginaldusche. Dazu geben Sie 2 EL Obstessig auf 500 ml körperwarmes Wasser.

Aloe-Vera-Gel und Lavendel

Das Gel der Aloe lindert den Juckreiz und befeuchtet die sensible, vielleicht auch etwas zu trockene Schleimhaut.

- eine Aloe vera (Zimmerpflanze)

Schneiden Sie von Ihrer Aloe vera eines der fleischigen Blätter ab und entfernen Sie mit einem scharfen Messer die äußere grüne Blatthaut. Dabei sollten Sie unbedingt darauf achten, dass das Aloin, ein bitterer, gelblich-rötlicher Saft unter der Blatthaut, ebenfalls entfernt wird. Dieser zu den Anthranoiden gehörende Saft wirkt innerlich eingenommen abführend und auf der Haut äußerst reizend.

Das Innere des Blattes aber besteht aus einer durchsichtigen gelartigen Substanz. Diese können Sie pürieren und zur Schleimhautregeneration verwenden. Verstärken können Sie deren Wirkung noch, indem Sie pro 10 ml (ungefähr 2 TL) Gel 1 Tropfen ätherisches Lavendelöl hinzugeben.

Tipp: Das glitschige Gel eignet sich auch als Gleitmittel. Es gibt auch eine Reihe von Aloe-Fertigpräparaten speziell für die Vagina → Aus der Apotheke.

Ätherische Öle und Joghurt

Wenn es juckt und brennt, können Sie Naturjoghurt und keimhemmende ätherische Öle miteinander kombinieren. Verwenden Sie dazu einen Tampon oder, noch besser, eine Einmalspritze.

Tampon

- Naturjoghurt
- Keimhemmende ätherische Öle
- Tampon der Größe „Mini"

Rühren Sie 4–6 Tropfen ätherisches Öl (zum Beispiel je 2–3 Tropfen Teebaumöl und Lavendelöl) in 4 EL Naturjoghurt ein. Lassen Sie darin einen Minitampon sich 3–5 Minuten lang vollsaugen und führen Sie ihn anschließend in die Scheide ein. Nur so kann der Tampon seine wertvollen Wirkstoffe abgeben, und die Scheide wird durch die Aufnahme von Feuchtigkeit nicht noch mehr austrocknen. Wechseln Sie den Tampon tagsüber alle 3–4 Stunden – während der Nacht ist ein Wechsel nicht nötig.

Einmalspritze

- Naturjoghurt
- keimhemmende ätherische Öle
- Einmalspritze ohne Nadel (aus der Apotheke)

Verrühren Sie 2 Tropfen ätherisches Öl (zum Beispiel je 1 Tropfen Teebaumöl und Lavendelöl) in 2 TL (10 ml) Naturjoghurt. Mithilfe einer Einmalspritze können Sie die Flüssigkeit, am besten vor dem Zubettgehen, in die Scheide einbringen.

Tipp: Diese Mischung kann mit 3–5 Tropfen Kapuzinerkressetinktur noch verstärkt werden.

Aus der Apotheke

- **Aloe:** Multi-Gyn FloraPlus, Multi-Gyn-ActiGel, Mult-Gyn LiquiGel
- **Kapuzinerkresse:** Ceres Tropaeolus majus Urtinktur
- **Kamille:** Kamillosan Wund- und Heilbad
- **Majoran:** Majorana Vaginalgel Wala (unter anderem Majoran und ätherisches Thymianöl), Majorana 10 % Salbe Weleda, Majorana/Melissa Vaginaltabletten Weleda, Majorana/Melissa Zäpfchen Weleda
- **Roter Sonnenhut:** Echinacin Liquidum Madaus, Echinacea-ratiopharm Liquid, Esberitox mono Flüssigkeit
- **Taubnessel:** Lamium album Urtinktur (DHU)
- **Vaginalzäpfchen:** (erhältlich in der Limes-Apotheke): Vaginalzäpfchen bei Pilz (unter anderem ätherisches Teebaumöl), Rosenzäpfchen mit Frauenmantel (für Schutz und Sinnlichkeit), Rosenzäpfchen mit Kapuzinerkresse (zum Schutz vor Pilzen), Rosenzäpfchen mit Rotklee (zur intensiven Pflege)

Blasenentzündung

Die ersten Anzeichen einer Blasenentzündung sind ständiger Harndrang, dabei ist aber nur wenig Urin vorhanden. Das Wasserlassen schmerzt und ist äußerst unangenehm. Vielleicht kennen auch Sie diese Symptome? Denn fast jede Frau hat diese Erfahrung schon einmal gemacht. Kein Wunder also, dass Blasenentzündungen bei Frauen eine der häufigsten Ursachen für eine vorübergehende Arbeitsunfähigkeit sind.

URSACHEN

Die Blasenentzündung betrifft wesentlich häufiger Frauen als Männer. Dies liegt vor allem an der viel kürzeren Harnröhre und an deren Nähe zum After. Durch die kürzere weibliche Harnröhre können Bakterien sehr viel leichter in die Blase aufsteigen. Das feuchtwarme Milieu in der Blase ist sodann ein optimaler Ort für die Bakterien, um sich dort anzusiedeln und zu vermehren.

- Eine der häufigsten Ursachen für eine Blasenentzündung sind **Darmbakterien**, die es durch die Nähe von Darmausgang zum Harnröhrenausgang leicht haben, in die Blase aufzusteigen. Der mit Abstand häufigste Erreger ist *Escherichia coli*. Es kommen aber auch andere Erreger, Bakterien ebenso wie Viren und Pilze, in Betracht.
- Ein weiterer großer Faktor sind hormonelle Veränderungen, wie sie in den **Wechseljahren** vor sich gehen. Durch den sinkenden Östrogenspiegel wird die Schleimhaut von Blase und Scheide dünner. Dies beeinträchtigt die Schutzwirkung gegenüber unerwünschten Keimen. Ob sich die Keime allerdings tatsächlich ausbreiten, hängt auch von einer **intakten Vaginalflora** → Seite 168 ab. Diese benötigt eine gewisse Menge an Östrogen, damit die Laktobazillen sich „wohlfühlen" und für ein saures Scheidenmilieu sorgen können. Ist dieser Säureschutzmantel stabil, sind Sie vor Scheideninfektionen geschützt und eventuell auch vor daraus resultierendem Ausbreiten von Bakterien über die Harnröhre in die Blase.
- Auch ein reges Sexualleben kann eine Blasenentzündung auslösen. Das gab dieser Erkrankung auch den Namen **Honeymoon-Zystitis** (Flitterwochen-Blasenentzündung). Durch die Reibung beim Sex kommt es zur mechanischen Reizung der Harnröhrenöffnung, welche die Abwehrkräfte der Schleimhäute vermindert. Keime, die sich am Darmausgang und dem Übergang in Richtung Scheide befinden, können so in die Harnröhre gelangen und in die Blase aufsteigen.
- Bei einigen Frauen ist die übertriebene **Intimhygiene** oder eine **mangelnde Hygiene des Partners** ein Auslöser.
- Die Zunahme von Hektik, Unruhe und **Stress** begünstigt immer wiederkehrende Blasenentzündungen. Durch die ständige Anspannung wird die Blase nur unvollständig entleert, mit der Folge, dass Keime zurückbleiben und sich somit vermehren können.
- Ein weiterer Punkt für immer wiederkehrende Blasenentzündungen können **psychosomatische Aspekte** sein. Möglich sind hier unbewusste Partnerschaftskonflikte und Themen wie Druck aushalten und Loslassen (zum Beispiel Trennung und Ängste).
- Auch **Kälte** stresst unsere Blase – durch kalte Füße, nasse, kalte Badeanzüge oder durch Sitzen auf kalten Unterlagen kann es zu Blasenentzündungen kommen. Der Grund: Zwar vermehren sich Bakterien eher bei Wärme, doch durch die Kälte verengen sich die Blutgefäße, und der Stoffwechsel wird träger. Die Immunzellen können nicht mehr so effektiv arbeiten, da sie nicht so schnell an Ort und Stelle gelangen, wo sie gebraucht werden, um Krankheitserreger zu bekämpfen. Die Abwehr ist also bei Kälte geschwächt, und Keime haben ein leichteres Spiel, in die Harnröhre aufzusteigen oder sich zu vermehren.
- Zuletzt darf das Trinken nicht vergessen werden: Eine **zu geringe Durchspülung** der Blase ist ein weiterer begünstigender, oft sogar auslösender Grund für eine Blasenentzündung.

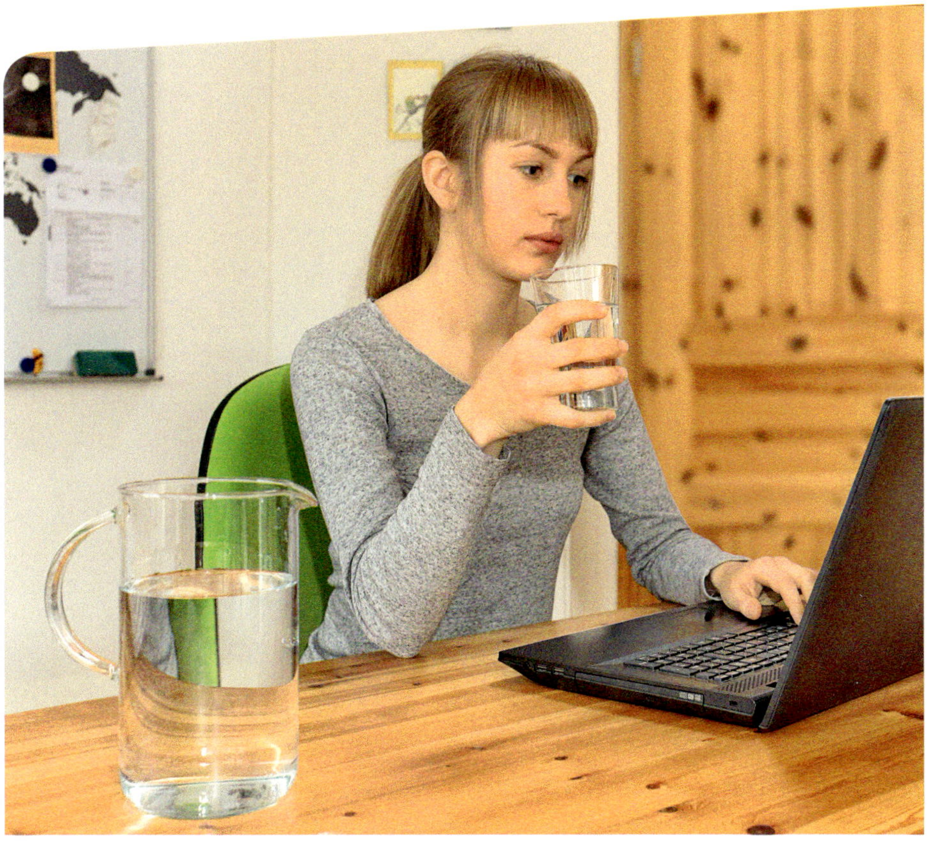

Wasser als steter Begleiter: Viel trinken sorgt für eine gute Durchspülung der Blase und beugt Entzündungen vor.

SYMPTOME

- Brennende Schmerzen beim Wasserlassen
- Ständiger Harndrang, wobei nur geringe Mengen an Urin gelassen werden können
- Blasenkrämpfe
- Eventuell auch Harninkontinenz (Dranginkontinenz)

DIAGNOSE

Die Blasenentzündung lässt sich über eine Urinuntersuchung feststellen.

WANN ZUM ARZT?

- Zuweilen ist der Harndrang bei Frauen das einzige Symptom einer unkomplizierten Blasenentzündung. Auch in diesem Fall sollte dies unbedingt medizinisch abgeklärt werden.
- Sobald sich der Urin rot verfärbt, ab zum Arzt! In der Regel finden sich dann rote Blutkörperchen im Urin, die bereits auf eine deutliche Entzündung der Blasenschleimhaut hinweisen.
- Fieber, Schüttelfrost und Schmerzen in der Nierengegend können Hinweise auf eine schwere Infektion sein, die sich bereits auf das Nierenbecken ausgedehnt hat. Diese Symptome gehören nicht zum üblichen Bild einer einfachen Blasenentzündung und bedürfen unbedingt ärztlicher Therapie.
- Auch bei immer wiederkehrenden Blasenentzündungen ist der Gang zum Arzt anzuraten.

THERAPIE

Viel trinken: Die goldene Regel lautet Trinken – und zwar am besten 2–3 l pro Tag. So können Sie einem Infekt vorbeugen und die Heilung eines bereits vorhandenen in optimaler Weise unterstützen, da sich die Bakterien nicht an der Blasenwand festsetzen können.

Hygiene: Nach dem Geschlechtsverkehr sollten Sie die Blase entleeren, um vorhandene Keime direkt auszuspülen. Nach dem Toilettengang wie auch beim Waschen des Intimbereichs stets von vorn nach hinten reinigen. Vermeiden Sie aber unbedingt übertriebene Intimhygiene und benutzen Sie keine Intimsprays, da diese den körpereigenen Schutzfilm der Schleimhaut zerstören und so eine Infektion begünstigen. Auch Unterwäsche aus Synthetik und zu enge Hosen können zu einer Wanderung der Keime beitragen. Tragen Sie deshalb locker sitzende Kleidung aus Naturstoffen, vor allem im Intimbereich.

Vaginalflora: Bei immer wiederkehrenden Blasenentzündungen sollten Sie gegebenenfalls daran denken, die Vaginalflora aufzubauen → Seite 168.

Darmflora: Ebenso sollten Sie an Ihre Darmflora denken. Der Darm ist an unserer Immunabwehr in großem Maße beteiligt. Chronische Erkrankungen, immer wiederkehrende oder chronische Entzündungen (wie zum Beispiel Blasenentzündungen) weisen auf ein Ungleichgewicht der Darmflora (Dysbiose) hin → Seite 324. Sie können dies in Zusammenarbeit mit Ihrem Therapeuten über eine Stuhlprobe abklären lassen.

Wärme: Achten Sie auf warme Füße und halten Sie die Nierengegend warm. Baden Sie deshalb nicht zu lange in kalten Gewässern und wechseln Sie nach dem Schwimmen unbedingt gleich die nass-kalte Badebekleidung. Wohltuend sind eine Wärmflasche auf der Blasenregion, ein warmes Sitzbad oder auch ein ansteigendes Fußbad.

Ansteigendes Fußbad

Der Zusammenhang von kalten Füßen und Blase ist noch nicht endgültig geklärt. Wer allerdings schon mal eine Blasenentzündung hatte, weiß, wie wohltuend sich warme Füße auf die Blase auswirken. Das ansteigende Fußbad verbessert jedenfalls die Durchblutung der Füße und entspannt die verkrampfte Muskulatur der Blase.

- Badethermometer
- (Plastik-)Badewanne oder Schüssel
- 1 Badetuch
- Kanne mit heißem Wasser (50–60 °C) oder eine Duschbrause

Stellen Sie Ihre Füße in eine Badewanne mit angenehmem 35 °C warmem Wasser. Geben Sie nach und nach heißes Wasser hinzu – und zwar so lange, bis das Badewasser eine Temperatur von 40 °C hat. Das Fußbad darf 10–15 Minuten dauern. Ein vorgewärmtes Handtuch auf die Oberschenkel gelegt hält sie mollig warm. Danach gut abtrocknen und in warme Socken schlüpfen. Mit Wärmflasche und einem heißen Tee kann die Gesundung voranschreiten.

Tipp: Mit einem Teezusatz oder Badesalz aus Rosmarin und Wacholder → Rezept, Seite 180 lässt sich die Durchblutung noch steigern.

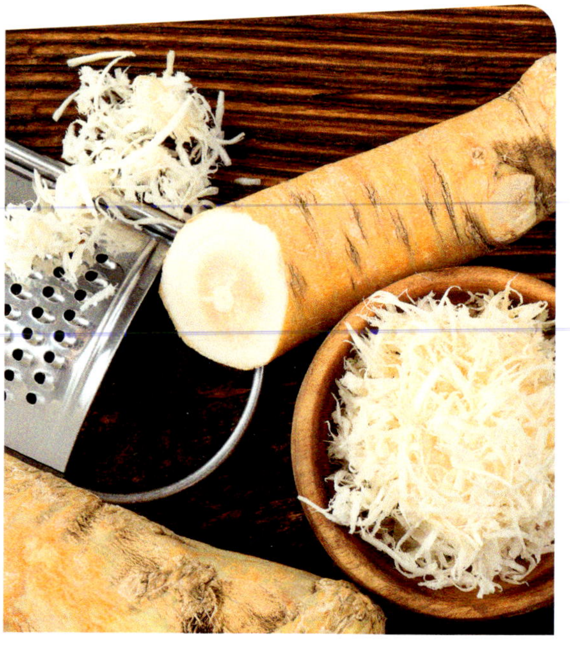

Meerrettich ist desinfizierende Medizin aus der Küche.

Heilpflanzen

Die Behandlung von einfachen, unkomplizierten Blasenentzündungen beruht auf zwei Therapie-Säulen, zum einen die Desinfektion, zum andern die Durchspülung der Harnwege.

- **Desinfektion der Harnwege** mit sogenannten Harnwegsdesinfizienzien – diese wirken antibakteriell: Bärentraube (Blatt), Cranberry (Frucht), Preiselbeere (Frucht), Kapuzinerkresse (Kraut), Meerrettich (Wurzel) und Goldrute (Kraut).
- **Durchspülung der Harnwege** mit sogenannten Aquaretika. Hierbei handelt es sich um Heilpflanzen, welche die Blase durchspülen, damit sich die Keime nicht an der Blasenwand festsetzen können und zugleich ausgespült werden. Im Gegensatz zu den synthetischen Diuretika schonen sie den Elektrolythaushalt. Bei einer Durchspülungstherapie sollten Sie unbedingt zusätzlich viel trinken (etwa 2 l pro Tag). Allerdings dürfen Sie diese Pflanzen nicht anwenden bei Ödemen infolge eingeschränkter Herz- und Nierentätigkeit – hier ist eine vermehrte Flüssigkeitszufuhr kontraindiziert. Die wichtigsten Aquaretika sind: Ackerschachtelhalm (Kraut), Birke (Blatt), Brennnessel (Kraut, Blatt), Goldrute (Kraut), Hauhechel (Wurzel), Schwarze Johannisbeere (Blatt), Katzenbart (Blatt), Liebstöckel (Wurzel), Löwenzahn (Blatt), Petersilie (Kraut, Wurzel), Quecke (Wurzelstock) und Wacholder (Beere).

Die innerliche Einnahme können Sie mit der äußerlichen Anwendung einer Zitronen-Eukalyptusöl-Kompresse → Seite 179, einer Meerrettich-Kompresse → Kopfschmerzen, Seite 160 oder einem Bad → Seite 180 unterstützen.

Bei immer wiederkehrenden Blasenentzündungen können Sie zur Stärkung Ihres Immunsystems eine zweiwöchige Kur mit dem Roten Sonnenhut (*Echinacea purpurea*) durchführen (Kontraindikation: → Seite 233). Außerdem haben sich regelmäßige Ausleitungskuren → Seite 302 bewährt.

Tee bei akuten Harnwegsinfekten

Die Bärentraube steht in vielen europäischen Ländern unter Naturschutz. In den Blättern enthält sie reichlich Gerbstoffe und Arbutin. Das Arbutin liegt in der Pflanze als sogenanntes Prodrug vor und wird im Körper in das antibakteriell wirkende Hydrochinon umgewandelt. Im Gegensatz zur früheren Meinung braucht der Urin nicht basisch zu sein. Allerdings sollten Bärentraubenblätter nicht länger als 1 Woche eingenommen werden und nicht während der Schwangerschaft und Stillzeit. Denken Sie daran, dass Sie während dieser Behandlung viel zusätzliche Flüssigkeit trinken beziehungsweise den Bärentraubentee mit Aquaretika → Durchspülung der Harnwege, linke Spalte kombinieren.

- Bärentraubenblätter (aus der Apotheke)

Aufgrund des hohen Gerbstoffgehaltes gibt es zwei Zubereitungsmöglichkeiten:

Der schnell zubereitete **Aufguss** (Infus) löst mehr Gerbstoffe aus, was für „magenempfindliche" Menschen eher unangenehm ist: Übergießen Sie 1 gehäuften TL (3 g) Droge mit 1 Tasse (150 ml) heißem Wasser. Lassen Sie den Tee 5–7 Minuten bedeckt ziehen, bevor Sie ihn abgießen. Beträgt der Anteil an Bärentraubenblättern in einer Mischung jedoch unter 30 %, ist der Aufguss gut verträglich → Teemischung, Seite 349.

Das etwas zeitintensivere **Mazerat** (Kaltauszug) ist wesentlich magenverträglicher, da weniger Gerbstoffe gelöst werden: Lassen Sie die Droge mit kaltem Wasser 6–12 Stunden stehen und gießen Sie es anschließend ab. Zum Trinken den Tee etwas erwärmen.

Trinken Sie bis zu 4-mal täglich eine Tasse.

Tipp: Falls Sie keinen Tee mögen, können Sie auch auf Fertigarzneimittel zurückgreifen.

Blasen-Nieren-Tee zur Durchspülung

Das Goldrutenkraut gehört zu beiden Therapie-Säulen. Das heißt, es wirkt sowohl antibakteriell als auch aquaretisch. Außerdem wirkt es entzündungshemmend und leicht krampflösend. Es ist also ein gelungener Allrounder im Bereich von Harnwegsinfekten. Trinken Sie diesen Tee, sobald Sie merken, dass eine Blasenentzündung im Anmarsch ist, oder auch zur Nachbehandlung beziehungsweise Vorbeugung. Sowohl Ackerschachtelhalmkraut als auch Brennnesselblätter regen die Nieren auf sanfte Weise an und durchspülen die Blase.

Für eine 100-g-Teemischung:

- 50 g Goldrutenkraut
- 25 g Ackerschachtelhalmkraut
- 25 g Brennnesselblätter

Übergießen Sie 2 TL der Mischung mit 1 Tasse (150 ml) heißem Wasser. Lassen Sie den Tee 10 Minuten bedeckt ziehen, bevor Sie ihn abgießen. Trinken Sie davon täglich 3 Tassen (und viel zusätzliche Flüssigkeit).

Kapuzinerkressetinktur

Damit Sie jederzeit eine zuverlässige antibakterielle Medizin zur Hand haben, ist es vorteilhaft, eine Tinktur selbst herzustellen. Wichtig ist dabei, dass Sie frische Kapuzinerkresse verwenden, da sich die wirksamkeitsbestimmenden Inhaltsstoffe – die Senfölglykoside – beim Trocknen weitgehend abbauen.

- Auszugsglas
- 30 g Kapuzinerkressekraut (frisch)
- 75 ml etwa 70%iger Alkohol
- Kaffee- oder Teefilter
- kleine Tropffläschchen

Zerreiben Sie das Kapuzinerkressekraut zusammen mit dem Alkohol in einem Mörser (mit aufgerauter Innenfläche), bis ein flüssiger Pflanzenbrei entsteht. Befüllen Sie damit das Auszugsglas und lassen Sie dieses 2 Wochen an einem warmen Ort stehen. Regelmäßig umrühren. Danach durch einen Kaffeefilter oder Teefilter abgießen und die Tinktur in kleine Tropffläschchen füllen. Nehmen Sie davon bei Blasenentzündung 3-mal täglich 30 Tropfen nach dem Essen ein.

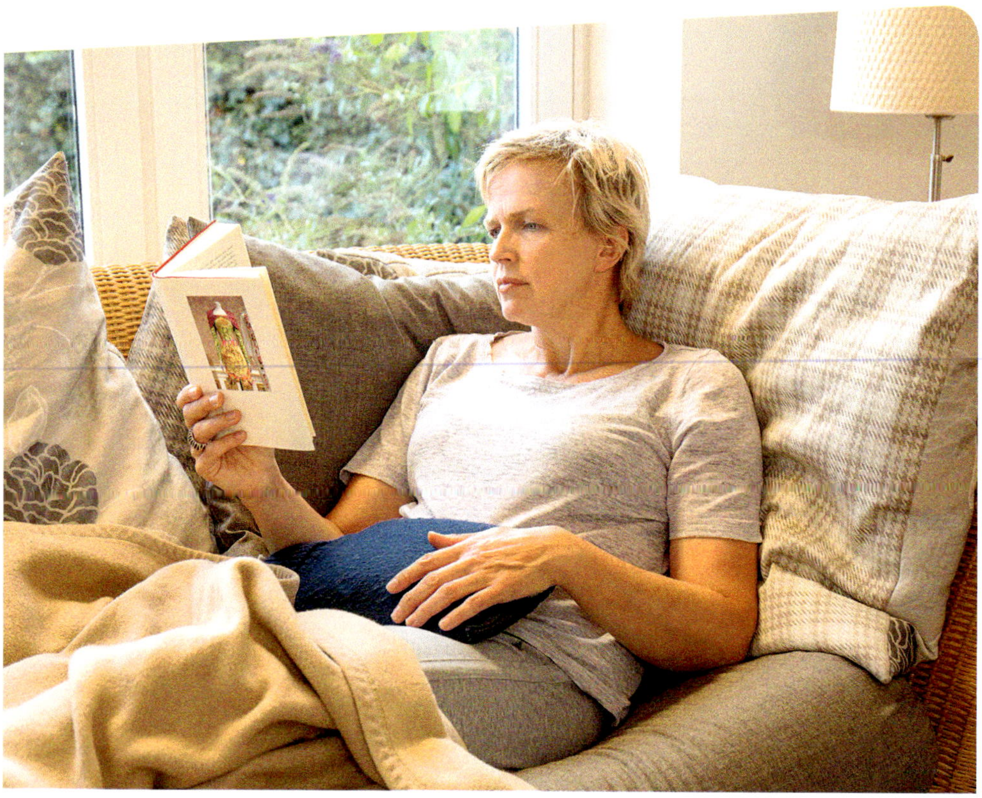

Wärme tut bei Problemen mit der Blase in jedem Fall gut.

Mit Meerrettich geht's auch

Meerrettich enthält ebenso wie die Kapuzinerkresse Senfölglykoside. Sie können deshalb auch aus einer frischen Meerrettichwurzel eine Tinktur (nach der Vorschrift der Kapuzinerkressetinktur) herstellen.

Zitroneneukalyptusöl-Kompresse

Die Eukalyptusöl-Kompresse ist eine Kompresse, bei der ein ätherisches Öl mit einem fetten Öl verdünnt wird. Das ätherische Öl wird über die Haut aufgenommen und entfaltet dann seine antibakteriellen und auch krampflindernden Eigenschaften.

- ätherisches Zitroneneukalyptusöl (*Eucalyptus citriodora*)
- 100 ml Olivenöl
- Baumwolltuch (etwa 10 × 10 cm)
- Zwischentuch, Wolltuch, Außentuch
- Wärmflasche

Geben Sie 60–100 Tropfen des ätherischen Zitroneneukalyptusöls in das Olivenöl (das entspricht einer 3- bis 5%igen Mischung). Beträufeln Sie das Baumwolltuch mit 1–2 EL dieser Ölmischung. Legen Sie das Tüchlein auf die Blasenregion und decken Sie es anschließend mit dem Zwischen- und dem Wolltuch ab. Auf dem Außentuch können Sie noch eine wohltemperierte Wärmflasche positionieren. Lassen Sie die Kompresse 20–30 Minuten auf dem Bauch ruhen. Wenn Sie möchten, können Sie die Kompresse auch über die Nacht einwirken lassen.

Wenn's schnell gehen soll: Einfach 1–2 EL der Ölmischung etwas erwärmen und in die Blasenregion einmassieren.

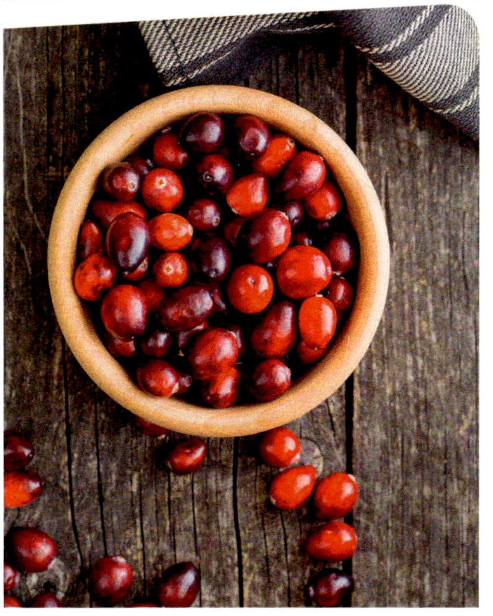

CRANBERRYS: ZUR THERAPIE UND PROPHYLAXE

Die Cranberry (*Vaccinium macrocarpon*), auch bekannt als Amerikanische Preiselbeere, Kranichbeere oder Großfrüchtige Moosbeere, gehört zur Familie der Heidekrautgewächse (Ericaceae). Sie hat sich in den letzten Jahren einen festen Platz erobert im Bereich der Therapie und zur Vorbeugung von Blasenentzündungen. Ihre Beeren enthalten Anthocyane (tiefrote bis blaue Pflanzenfarbstoffe), Proanthocyanidine, Vitamin C sowie Pflanzensäuren, unter anderem Oxalsäure.

Das besondere an den Cranberrys sind die Proanthocyanidine, denn sie verhindern die Anhaftung von Bakterien an der Blasenwand. Mit dem Trinken von genug Flüssigkeit können die Bakterien somit ausgespült werden. Doch nicht nur das. Die Proanthocyanidine wirken außerdem entzündungshemmend und antioxidativ. Die etwas herbsäuerlich schmeckenden Früchte können gut als Saft getrunken werden.

Tipp: Sie können statt der Cranberry auch die einheimische Preiselbeere verwenden. Diese besitzt die gleichen Eigenschaften und ist ebenso als Saft erhältlich. Sie mögen aber keinen Saft? Kein Problem, es gibt mittlerweile zahlreiche Nahrungsergänzungsmittel in Kapselform aus den Cranberries.

Cranberrysaft

Zur Therapie:
120–240 ml naturreiner Presssaft (Muttersaft) in 2–3 Portionen über den Tag verteilt trinken.

Zur Prophylaxe:
40–80 ml Saft am Abend einnehmen.

Tipp: Sollte Ihnen der Saft zu herb schmecken, können Sie ihn mit Wasser, Tee oder Apfelsaft verdünnen. Oder vielleicht mögen Sie ihn lieber als Punsch → unten genießen?

Der Cranberrysaft beginnt schon innerhalb von 2 Stunden zu wirken und hält in seiner Wirkung für rund 10 Stunden an. Damit sich die Bakterien über Nacht nicht an der Blasenwand festsetzen, wird er zur Vorbeugung am Abend eingenommen.

Vorsicht! Bei Neigung zu Nierensteinen sollten Sie aufgrund der enthaltenen Oxalsäure auf Cranberrysaft verzichten.

Cranberry-Holunder-Punsch (alkoholfrei)

Wenn es draußen kalt ist, wärmt er nicht nur von innen, sondern stärkt durch den hohen Vitamin-C-Gehalt unser Abwehrsystem.

Zutaten für 6 Gläser:
- 500 ml Holundersaft
- 500 ml Cranberrysaft
- 2 Zimtstangen
- 3 Gewürznelken
- 2 Orangen (aus biologischem Anbau)
- 60 g Honig

Zunächst die Orangen in Scheiben schneiden. Dann geben Sie alle Zutaten außer dem Honig in einen Topf und erhitzen diese bis kurz vor dem Kochen. Auf dem ausgeschalteten Herd 15 Minuten ziehen lassen und anschließend noch den Honig unterrühren. Nun den heißen Punsch durch ein Sieb gießen und genießen.

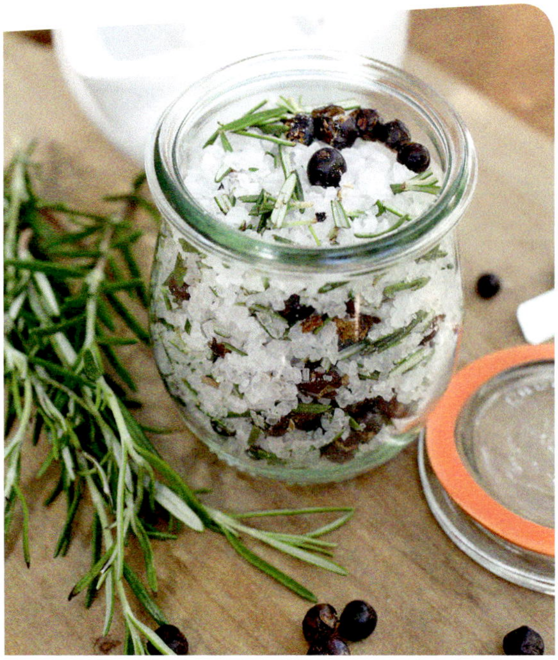

Schön durchwärmend wirkt das Wacholder-Rosmarin-Badesalz.

Wacholder-Rosmarin-Badesalz

Wacholder und Rosmarin fördern die Durchblutung und bringen somit Wärme ins Becken und in die Blasenregion. Das Salz macht das Wasser weich und bringt ein entspannendes Meeresfeeling. Cremen Sie die Haut hinterher aber gut ein, da das Salz austrocknet. Wenn Sie mögen, können Sie dem Badewasser 3 EL Milchpulver zugeben. Es verleiht ihm eine milchige Trübung und pflegt die Haut. Weitere durchblutungsfördernde Pflanzen sind: Tannen- und Fichtenspitzen, Ingwer und Zimt.

- 500 g Meersalz, grobkörnig
- 10 g Wacholderbeeren, getrocknet
- 20 g Rosmarin, getrocknet (oder 40 g frisch)
- Schraubglas (0,7–1,0 l)

Mischen Sie das Salz mit den im Mörser etwas angestoßenen Wacholderbeeren und dem kleingeschnittenen Rosmarin. Füllen Sie dann alles in das Schraubglas und lassen Sie es einfach 3 Wochen stehen. Danach sind die Wirkstoffe aus den Kräutern herausgezogen, und das Badesalz ist fertig. Es ist sehr lange haltbar, da Salz ein natürliches Konservierungsmittel ist. Für ein Vollbad nehmen Sie 50–100 g des Kräutersalzes.

Keine Kräuter in der Badewanne?

Falls Sie sich an den Kräutern in der Wanne stören, geben Sie das Badesalz einfach in einen Waschlappen, binden ihn zu und lassen das heiße Wasser wie über einen Teebeutel in die Wanne einlaufen.

Blasenstärkende Ernährung

- **Brunnenkresse:** frisch über den Salat, im Smoothie oder als Frischpflanzenpresssaft
- **Cranberry und Preiselbeeren:** täglich 1 Handvoll getrocknete Cranberrys (wahlweise Preiselbeeren) verzehren oder als Saft genießen
- **Kapuzinerkresse:** Blüten und Blätter schmecken lecker im Salat, auf dem Brot oder als Kapuzinerkresse-Essig → Darmsanierung, Seite 334.
- **Kohl:** Weißkohl als Salat
- **Meerrettich:** pur oder als Meerrettich-Honig: 20 g Honig mit 20 g fein geriebenem Meerrettich verrühren; bei Harnwegs- und Bronchialinfekten 3-mal täglich 0,5–1 TL einnehmen.
- **Petersilie:** als Gewürz übers Gemüse, in den Salat und aufs Brot
- **Rettich:** schwarzer und weißer Rettich sowie Radieschen als Rohkost
- **Rukola:** frisch über Salat, Pizza oder Butterbrot
- **Spargel:** Das edle Gemüse hat eine stark harntreibende Wirkung.
- **Wacholderbeeren:** wirken harntreibend und abwehrstärkend. Als Gewürz zu Speisen oder als abwehrstärkende Kur nach Pfarrer Kneipp: „Man nimmt in der Früh fünf Wacholderbeeren in den Mund, kaut sie gründlich durch und schluckt sie. Am nächsten Tag nimmt man sechs Beeren. Und das steigert man jeden Tag um eine Beere, bis auf 15 Beeren täglich. Dann nimmt man jeden Tag um eine Beere weniger, und wenn man wieder bei fünf Beeren angelangt ist, hat man die Kur beendet.“

Aus der Apotheke

- **Ackerschachtelhalm:** Schoenenberger Heilpflanzensaft Zinnkraut, Solidagoren Liquid mit Goldrute und Gänsefingerkraut
- **Bärentraube:** Uvalysat Flüssigkeit und Tabletten, Cystinol akut Dragees, Cystinol Lösung (Bärentraube und Goldrute)
- **Cranberry:** Cystorenal Cranberry plus Kapsel (mit Kürbissamen), TUIM Urofemin Tabletten, Cranberola Kapseln und Kautabletten, Lactobiogen femin plus (mit probiotischen Bakterienkulturen und Zimt)
- **Goldrute:** Solidagoren Liquid (mit Ackerschachtelhalm und Gänsefingerkraut), Solidagoren mono Hartkapseln, Cystinol long Kapseln, Solidacur 600 mg Filmtabletten
- **Kapuzinerkresse:** Ceres Tropaeolus majus Urtinktur, Angocin Anti Infekt N (mit Meerrettich), Nephroselect Liquidum (Kapuzinerkresse, Goldrute, Birke, Liebstöckel, Ackerschachtelhalm)
- **Meerrettich:** Angocin Anti Infekt N (mit Kapuzinerkresse)
- **Roter Sonnenhut:** Echinacin Liquidum Madaus, Echinacea-ratiopharm Liquid, Esberitox mono Flüssigkeit
- **Anthroposophische Medizin:** Cantharis Blasen Globuli Wala (unter anderem Cantharis, Ackerschachtelhalm, Schafgarbe)

Reizblase und Blasenschwäche (Inkontinenz)

Leider sind Reizblase und Inkontinenz immer noch Tabuthemen, obwohl in Deutschland rund vier Millionen Frauen davon betroffen sind. Ein häufiger Harndrang macht das Leben schwer, sei es beim Arbeiten, Shoppen oder Sport. Manchmal reichen bereits kleine Anstrengungen wie Treppensteigen, Niesen oder gar Lachen aus, um etwas Urin zu verlieren.

URSACHEN REIZBLASE

Die Reizblase wird auch als „überaktive“ Blase bezeichnet. Es kommt zu einem starken Harndrang, welcher oft mit einer Dranginkontinenz → rechte Spalte einhergeht. Untersucht man den Urin, zeigen sich keine Anzeichen einer Blasenentzündung. Bei der überaktiven Blase liegt sozusagen eine Überreizung der Blasenmuskulatur vor. So kommt es dazu, dass sich die Muskulatur bereits bei geringer Füllmenge der Blase zusammenzieht. Sie müssen also nicht viel getrunken haben, und trotzdem meldet sich Ihre Blase.

Die Überreizung der Muskelrezeptoren kann verschiedenste Ursachen haben:

- **Hormonelle Einflüsse:** Aufgrund des sinkenden Östrogenspiegels in den Wechseljahren werden die Schleimhäute von Blase und Harnröhre empfindlicher und dünner. Das begünstigt die „Überreizung“ der Blase.
- **Wiederkehrende Blasenentzündungen:** Immer wieder auftretende Blasenentzündungen sorgen für eine kontinuierliche Reizung der Blase. Die Erreger docken sich fest und rufen so immer wieder neue Entzündungen hervor. Selbst nach deren Rückgang bleibt häufig eine erhöhte Reizempfindlichkeit der Blase, die sich in einem lästigen Harndrang äußert.
- **Psychische Belastungen:** Das Zusammenspiel von Nervensystem und Blasenmuskulatur kann durch psychische Belastungen gestört werden. Dadurch können Stress sowie andere Belastungen das Entstehen einer Reizblase begünstigen.
- **Reize von außen** wie zum Beispiel Nässe oder Kälte wirken sich ungünstig aus.

Auch bei Männern

Bei Männern gibt es ebenfalls Probleme beim Wasserlassen, schuld daran ist meist eine vergrößerte Prostata. Hier helfen Kürbis (Samen), Brennnessel (Wurzel) und Sägepalme (Frucht).

Wie so oft bei funktionellen Beschwerden kann nicht immer eine Ursache gefunden werden oder es spielen verschiedene Faktoren zusammen.

Exkurs Blasenschwäche (Harninkontinenz)

Es gibt verschiedene Formen der Harninkontinenz, wobei Stress- und Dranginkontinenz die beiden häufigsten Arten der Blasenschwäche bei der Frau sind.

Stress- bzw. Belastungsinkontinenz: Es kommt zu einem unwillkürlichen Abgang von Urin beim Husten, Niesen, Lachen, schweren Heben und Sport. Der Grund dafür ist, dass der Harnröhrenschließmuskel, das Bindegewebe und die Muskeln des Beckenbodens geschwächt sind.

Diese Situation tritt häufig nach einer Schwangerschaft und Geburt auf. Aber auch in den Wechseljahren und im Alter ist die Beckenboden- und Blasenmuskulatur durch den Rückgang des Östrogens nicht mehr so gut durchblutet. Der Blasenschließmuskel wird dadurch geschwächt und hält dem Druck nicht mehr stand.

Drang- bzw. Urgeinkontinenz: Es kommt zu einem plötzlichen, nicht unterdrückbaren Harndrang. Bei nicht rechtzeitigem Erreichen der Toilette geht oft Urin verloren. Hier liegt der Grund in einem unkontrollierbaren Zusammenziehen der Blasenmuskeln. Diese Inkontinenzform kann zum Beispiel bei der Reizblase, Blasenentzündung sowie weiteren Erkrankungen wie Diabetes mellitus, Multiple Sklerose und Parkinson auftreten.

Zuweilen liegen auch Mischformen dieser beiden Arten vor.

SYMPTOME REIZBLASE

- Vermehrter und unangenehmer Harndrang am Tag und in der Nacht, das heißt Wasserlassen mehr als achtmal am Tag und mehr als einmal pro Nacht. Da die Blase nicht vollständig gefüllt ist, kommt es nur zu geringen Urinmengen.
- Eventuell schwacher Schmerzreiz, im Unterschied zur Blasenentzündung fehlt jedoch meist das typische Brennen beim Wasserlassen.
- Eventuell besteht ein unkontrollierbarer Harnverlust (Dranginkontinenz) – muss aber nicht!

WANN ZUM ARZT?

- Bitte keine falsche Scham bei der Reizblase und einer Blasenschwäche. Lassen Sie diese abklären, sobald Sie entsprechende Symptome feststellen. Bei sehr starken Beschwerden können gegebenenfalls entsprechende Medikamente verabreicht werden oder sogar operative Maßnahmen durchgeführt werden.
- Wenn eigene Maßnahmen keine Wirkung (mehr) zeigen
- Bei Schmerzen beim Wasserlassen und in der Nierengegend, Fieber und Blut im Urin (Verdacht auf eine Blasen- oder Nierenentzündung)

THERAPIE REIZBLASE

Vor allem gilt eines: **Viel Trinken!** Machen Sie nicht den klassischen Fehler und schränken das Trinken ein. Sowohl bei der Reizblase wie auch bei einer Blasenschwäche sollten Sie täglich zwischen 1,5 und 2 l Flüssigkeit zu sich nehmen, am besten Wasser oder Tee. Somit wird die Blase gut durchspült und Sie minimieren das Risiko einer Blasenentzündung. Bei der Blasenschwäche, bei der Sie ohnehin x-mal am Tag auf die Toilette rennen, klingt diese Empfehlung vielleicht zuerst etwas befremdlich. Doch durch eine mangelnde Flüssigkeitszufuhr wird das Fassungsvermögen der Blase geringer und der Harndrang setzt noch schneller ein.

- **Ruhe und Gelassenheit:** Stress wirkt sich ungünstig auf die Reizblase aus. Gönnen Sie sich deshalb kleine Auszeiten im Alltag zum Durchatmen. So kann ein kleiner Spaziergang in der Mittagspause Körper und Geist wohltuend entspannen. Hilfreich können auch Entspannungsübungen und Yoga sein.
- **Wärme:** Zur Entspannung kommt Ihre Blase auch durch Wärme, etwa durch ein warmes Sitzbad, durch ansteigende Fußbäder → Seite 176, einfach „nur“ durch eine Wärmflasche auf den Bauch oder Einreibungen → Johanniskraut-Lavendel-Öl, Seite 186.
- **Rhythmus:** Erziehen Sie Ihre Blase zur Pünktlichkeit. Denn wenn sich die Blase an einen bestimmten Rhythmus gewöhnt, lässt sich der Harndrang langfristig besser steuern.
- **Ernährung:** Achten Sie auf eine ausgewogene vollwertige Ernährung. In zahlreichen Getreidearten, Hülsenfrüchten, Gemüse- und Obstsorten sowie Leinsamen (etwa im Budwig-Müsli → Seite 98) befinden sich, neben vielen weiteren wertvollen Inhaltsstoffen, Lignane. Diese haben östrogenähnliche Wirkungen, sodass Sie vor allem bei einer Reizblase in den Wechseljahren regulierend und stabilisierend wirken. Im Handel befinden sich auch Leinöle, denen nach der Pressung die Lignane beigesetzt werden (zum Beispiel Dr. Budwig Omega-3 Lignan).

Reibesitzbad

Das Reibesitzbad nach Louis Kuhne (1835–1901) erfreut sich heute wieder größerer Beliebtheit. Die Wasseranwendung fördert die Durchblutung des kleinen Beckens und stabilisiert somit Haut- und Schleimhaut. Außerdem lindert es vielfältige Unterleibsbeschwerden (zum Beispiel Reizblase, chronische Blasen- und Vaginalentzündungen) und hat langfristig positive Auswirkungen auf das vegetative Nervensystem.

- Sitzbadewanne
- Leintuch (oder Waschlappen)

Füllen Sie kaltes Wasser (10–15 °C) in eine Sitzbadewanne (in ein Bidet oder Sie basteln sich eine entsprechende Konstruktion mit einem Hocker in der Badewanne). Wichtig ist, dass Sie nicht im, sondern über einem Gefäß mit kaltem Wasser sitzen und dass die Füße dabei trocken und warm bleiben. Tauchen Sie ein Leintuch oder einen Waschlappen wiederholt in das kalte Wasser und reiben damit dann in kreisenden Bewegungen sanft über die äußere Geschlechtsregion (Schamhügel und äußerliche Schamlippen). Wichtig ist dabei, dass Sie mit möglichst viel Wasser arbeiten, weshalb Sie das Wasserschöpfen auch mit der hohlen Hand ausführen können. Die Anwendung dauert je nach Konstitution zwischen 5 und 15 Minuten und kann mehrmals täglich wiederholt werden. Bei größerer Kälteempfindlichkeit können Sie auch etwas wärmeres Wasser verwenden, maximal 20 °C. Selbstverständlich dürfen Sie nicht frieren, daher sollte der übrige Körper durch entsprechende Kleidung und Decken gewärmt werden und der Raum angenehm warm sein. Zuletzt abtrocknen und warm anziehen.

THERAPIE STRESSINKONTINENZ

Auch wenn es ungewöhnlich klingt: Führen Sie ein Miktionstagebuch (Vorlagen finden Sie im Internet). Als Miktion wird die Entleerung der Blase bezeichnet. Solch eine Protokollierung von Harndrang, Urinmenge und -verlust hilft Ihnen und Ihrem Arzt festzustellen, an welcher Form der Blasenschwäche Sie leiden. Eine entsprechende Therapie kann erfolgen und auch gut überprüft werden.

Vor allem einer Stressinkontinenz aufgrund einer Schwächung des Beckenbodens können Sie mit allerlei Maßnahmen entgegenwirken.

- **Tipps für den Alltag:** Vermeiden Sie starkes Pressen und schweres Tragen und versuchen Sie korrekt zu heben. Das heißt, beim Heben von schweren Gegenständen sollten Sie darauf achten, dass Ihr Rücken gerade bleibt und Sie den Gegenstand mit der Kraft der Beine anheben. Versuchen Sie auch möglichst gerade zu sitzen und zu stehen, denn eine aufrechte Körperhaltung unterstützt Ihre Beckenbodenmuskulatur.
- **Ernährung:** Sorgen Sie für ballaststoffreiche Kost, die Verstopfung verhindert, denn starkes Pressen auf der Toilette schädigt die Muskulatur des Beckenbodens. Der positive Nebeneffekt einer solchen Ernährung: Sie reguliert auch gleich das Übergewicht, welches die Stressinkontinenz begünstigt.
- **Sport:** Ein ausgewogenes Training stärkt Ihre gesamte Körpermuskulatur und hält den Organismus auf Dauer fit. Dabei sind schonende Sportarten wie Walken, Schwimmen oder Pilates besonders empfehlenswert.
- **Beckenbodentraining:** Trainieren Sie gezielt Ihre Beckenbodenmuskulatur. Lassen Sie sich zu Beginn am besten von einer Fachkraft anleiten. Des Weiteren kann man die Beckenbodenmuskulatur mit sogenannten Vaginalkonen und Yoni-Eiern (Eier in verschiedenen Größen aus Edelstein) trainieren. Diese gibt es mit verschiedenen Gewichten. Das Training besteht darin, die Vaginalkonen während des Stehens und Gehens für eine bestimmte Zeit in der Scheide zu halten und somit die Muskulatur zu trainieren.
- **Pessar:** Wenn die Beschwerden sehr stark sind, gibt es die Möglichkeit sogenannter Pessare. Sie eignen sich für Frauen mit schwachem Beckenboden und/oder einer Blasen- oder Gebärmuttersenkung. Pessare stützen das entsprechende Organ. Es gibt sie in verschiedenen Formen und Größen. Lassen Sie sich von Ihrer Frauenärztin beraten, welches für Sie das passende ist. Das Pessar können Sie bei Bedarf selbst aus der Scheide entnehmen und wieder einführen (weitere Informationen unter www.pessartherapie.de).

Verhütung durch Pessar?

Achtung, diese therapeutischen Pessare sind keine Verhütungspessare! Letztere gibt es aber ebenfalls. Sie werden auch Diaphragma oder Portiokappe genannt.

Heilpflanzen

Bei der Reizblase kommen, je nach Ursache und Symptomen, folgende Heilpflanzen in Betracht:

- **Pflanzen mit östrogenähnlicher Wirkung:** Falls Sie die Beschwerden mit einem Östrogenmangel in Verbindung bringen, gibt es viele hilfreiche Pflanzen, welche einen positiven Einfluss auf den Hormonhaushalt ausüben können → Seite 57. Einen festen Platz hat sich insbesondere der Hopfen (Zapfen) erobert.
- **Beruhigende und entspannende Pflanzen:** Die Reizblase ist häufig ein Thema bei Frauen, die sensibel auf Belastungen reagieren. In diesem Fall helfen Pflanzen, die die Nerven beruhigen: Baldrian (Wurzel), Hopfen (Zapfen), Lavendel

(Blüte), Melisse (Blatt) sowie das „nervenberuhigende" Johanniskraut (Kraut) → Seite 377. Zur äußerlichen Anwendung helfen Einreibungen mit Johanniskraut- und Lavendelöl → Rezept, Seite 186.

- **Blasenstärkende Pflanzen:** Ein bewährter Klassiker ist Kürbis (Samen), aber auch die Goldrute (Kraut) und die Quecke (Wurzelstock) haben sich bei der Reizblase bewährt. Auch Cranberry- und Preiselbeersaft unterstützen wirkungsvoll die Blasenfunktion → Seite 180
- **Krampflösende Pflanzen:** Goldrute (Kraut), Kamille (Blüte), Gänsefingerkraut (Kraut), Schafgarbe (Blüte, Kraut)
- **Aquaretika:** Pflanzen, die für eine Durchspülung der Harnwege sorgen, wie Ackerschachtelhalm (Kraut), Birke (Blatt), Brennnessel (Kraut, Blatt), Goldrute (Kraut) oder Löwenzahn (Blatt).
- **Adaptogene:** Ginseng (Wurzel), Taigawurzel (Wurzel) und Rosenwurz (Wurzel) können helfen, falls starke Erschöpfung → Seite 211 vorliegt.

Bei Stressinkontinenz kommen folgende Pflanzen zum Einsatz:

- **Kürbiskerne** kräftigen den Blasenschließmuskel und die Blase.
- **Kieselsäurehaltige Pflanzen** wie vor allem Ackerschachtelhalm (Kraut) können bei schwachem Bindegewebe, was oft mit einer Stressinkontinenz einhergeht, unterstützen → Tee-Rezept, Seite 140. In geringeren Mengen ist Kieselsäure auch in Brennnessel (Kraut, Blatt), Frauenmantel (Kraut), Hohlzahn (Kraut), Quecke (Wurzelstock) und Vogelknöterich (Kraut) enthalten.
- **Pflanzen mit östrogenähnlicher Wirkung** helfen, falls die Beschwerden auf einem Östrogenmangel beruhen → Reizblase, linke Seite.

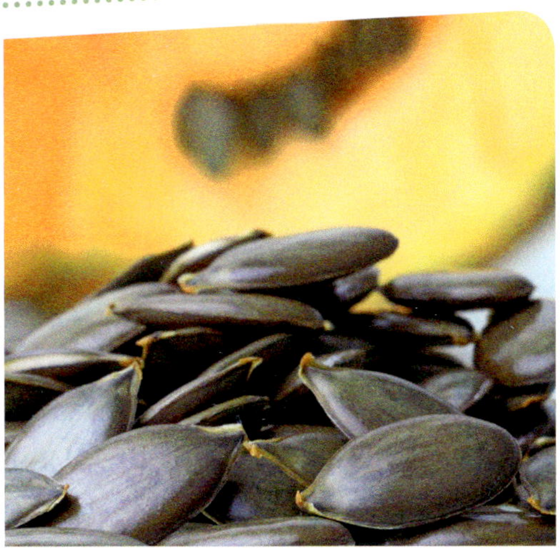

KÜRBIS: GUTES FÜR FRAU UND MANN

Der Arzneikürbis (*Cucurbita pepo*) gehört zur Familie der Kürbisgewächse (Cucurbitaceae). Medizinisch nutzt man die Samen (umgangssprachlich „Kerne") des Steirischen Ölkürbis, aus welchem eine optimierte Züchtung für Arzneizwecke hervorgegangen ist. Die Samen enthalten neben Eiweißen, fetten Ölen mit wertvollen Fettsäuren (unter anderem Linolsäure), Vitamin E, Carotinoiden und Selen auch Phytosterole. Dabei handelt es sich um spezielle „Pflanzenhormone", die besonders bedeutsam sind bei der Regulation des Hormonspiegels. Zur Stärkung der Blasenmuskulatur spielen vor allem die Linolsäure und das Vitamin E eine Rolle.

Die Kürbiskerne kommen insbesondere bei der Reizblase, der Blasenschwäche sowie zur symptomatischen Behandlung der gutartigen Prostatavergrößerung zur Anwendung. Gute Erfahrungen gibt es auch beim Bettnässen, sofern keine organischen Ursachen vorliegen. Da sie auch eine wurmabtreibende Wirkung besitzen, nutzte man sie früher bei Eingeweidewürmern.

Die Samen sind äußerst gut verträglich, weshalb keine Nebenwirkungen zu erwarten sind.

Zum Einsatz kommen sie als Fertigarzneimittel, als Kürbiskernöl und -mus oder sozusagen „pur" geknabbert. Zur Therapie werden 3 EL (15 g) Samen und zur Prophylaxe 1 EL (5 g) Samen empfohlen. Das langfristige, regelmäßige Genießen der Samen, als Knabberei, im Salat, in der Suppe, auf dem Brötchen oder im Pesto, ist auch deshalb sehr empfehlenswert, weil die Kerne Entzündungen hemmen und den Zellschutz fördern. Das Kürbiskernöl können Sie aufs Brot, in die Suppe oder als besondere Leckerei über ein mit karamellisierten Kürbiskernen garniertes Vanilleeis geben.

Kürbiskern-Pesto

Das geschmacksintensive nussige Öl sowie die Samen können zu einem leckeren Pesto verarbeitet werden. Ein Genuss für Frau und Mann gleichermaßen.

- 100 g Kürbiskerne
- 80 ml Kürbiskernöl
- Saft und Schale von ½ Zitrone
- 1 Knoblauchzehe
- 50 g frische Petersilie
- ½ TL Salz
- Pfeffer

Kürbiskerne in einer trockenen Pfanne anrösten und abkühlen lassen. Petersilie klein schneiden und Knoblauch pressen. Dann alle Zutaten in einem Mixer pürieren, sodass ein grober Brei entsteht. Die Kürbiskerne sollen noch spürbar sein.

Das Pesto passt zu Nudeln, in Salatsoßen oder auch als Brotaufstrich. Im Kühlschrank ist es 3–4 Wochen haltbar.

Reizblasen-Tee

Der Tee eignet sich bei einer Reizblase mit und ohne Dranginkontinenz, besonders in den Wechseljahren. Goldrute kräftigt die Blase, Johanniskraut und Melisse bringen die notwendige Entspannung. Und der Hopfen wirkt gleich dreifach: tonisierend, beruhigend und östrogenausgleichend.

Für eine 100-g-Teemischung:

- 40 g Goldrutenkraut
- 25 g Hopfenzapfen
- 25 g Johanniskraut
- 10 g Melissenblätter

Übergießen Sie 2 TL der Mischung mit 1 Tasse (150 ml) heißem Wasser. Lassen Sie den Tee 10 Minuten bedeckt ziehen, bevor Sie ihn abgießen. Trinken Sie davon täglich 3 Tassen.

Johanniskraut-Lavendel-Öl

Das Johanniskrautöl wirkt erwärmend auf die gesamte Blasenregion. Lavendel bringt wohltuende Entspannung.

- 50 ml Johanniskrautöl (aus der Apotheke oder selbst hergestellt → Rezept, Seite 380)
- 15 Tropfen ätherisches Lavendelöl
- Braunglasflasche

Geben Sie die Öle zusammen in die braune Glasflasche und vermischen Sie sie durch kräftiges Schütteln. Verwenden Sie das Öl leicht erwärmt für regelmäßige Einreibungen im Blasenbereich (Unterbauch) und an der Oberschenkelinnenseite.

Tipp: Wenn Sie unter kalten Füßen leiden, können Sie auch diese gleich mit behandeln.

Tipp für das Kind: Das Öl eignet sich, genauso angewendet, auch zur unterstützenden Behandlung gegen Bettnässen.

Aus der Apotheke

- **Goldrute:** Solidagoren Liquid (mit Ackerschachtelhalm und Gänsefingerkraut), Cystinol long Kapseln
- **Hopfen:** Granu Fink femina Kapseln (Kürbiskerne, Gewürzsumach, Hopfen), Ceres Lupulus Urtinktur, Hopfenextrakt Kapseln allcura, Sedacur forte Beruhigungsdragees (Hopfen, Baldrian, Melisse)
- **Kürbis:** Cystorenal Cranberry Plus (Cranberry, Kürbissamen, Vitamin C und Vitamin B2), Granu Fink Blase (Kürbissamen, Kürbissamenöl), Granu Fink Cranberry-Kürbis Plus (Cranberry, Kürbissamen, Kapuzinerkresse, Vitamin C und D), Granu Fink femina (Kürbissamenöl, Gewürzsumach, Hopfen), Granu Fink Kürbiskerne (Kürbissamen), Kürbiskernöl Kapseln allcura

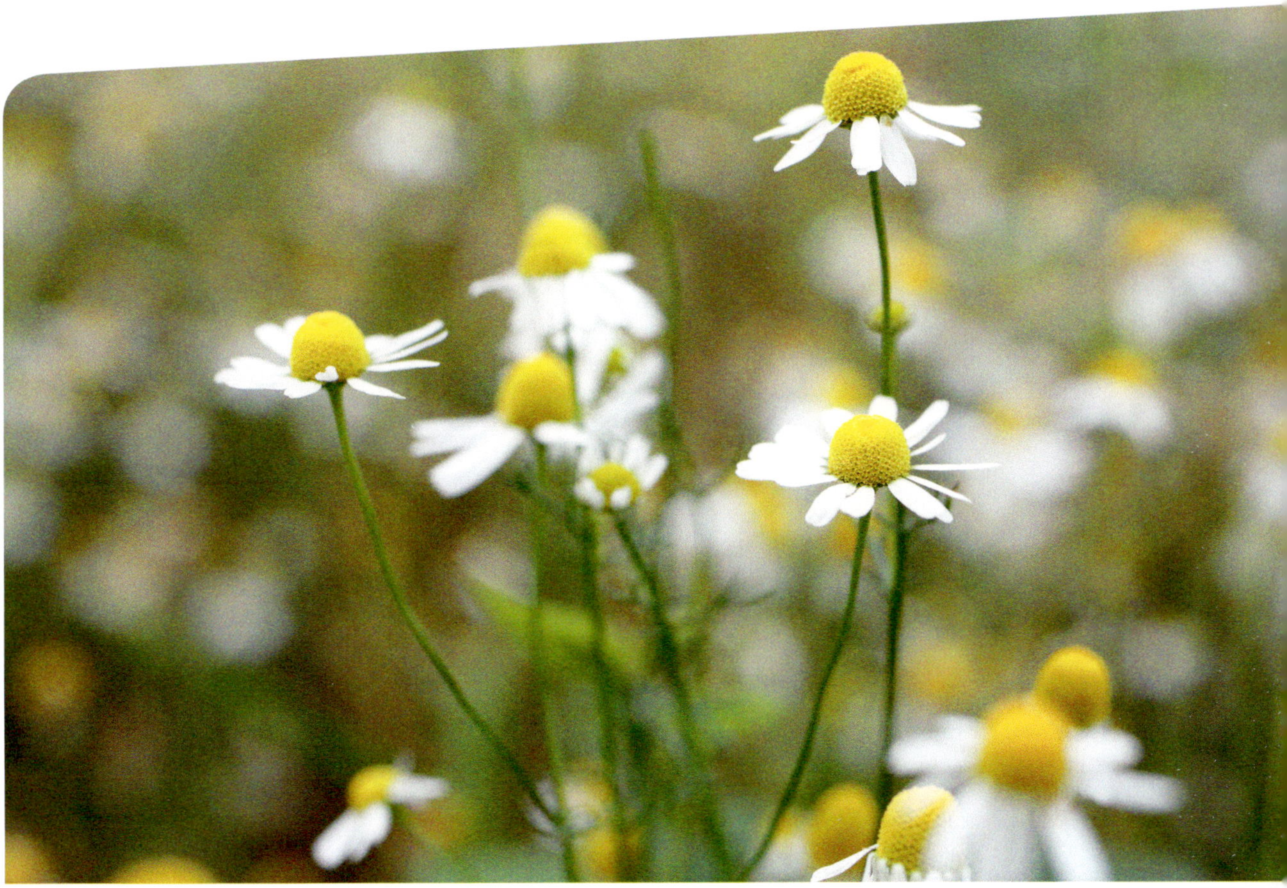

Gebärmutterbeschwerden

Im Zentrum der weiblichen Unterleibsorgane liegt die Gebärmutter, der **Uterus**. Spätestens nach Eintreten der ersten Menstruation bringt sie sich Monat für Monat in Erinnerung.

Sie ist das Organ, in dem ein Kind heranwachsen kann. Deshalb ist sie für viele Frauen von wichtiger Bedeutung für das Frausein – nicht nur während, sondern auch nach der „Kinderphase". Und das gilt auch für Frauen, die keine Kinder geboren haben.

Zu den häufigsten gutartigen Gebärmuttererkrankungen zählen Myome und Endometriose → Seite 192. Bei Letzterer kommt es häufig zu blutgefüllten Zysten. Myome und Endometriose lassen sich relativ schnell und sicher von Ihrer Frauenärztin per Ultraschall diagnostizieren. Bei beiden Erkrankungen gibt es wertvolle Unterstützung und Hilfe aus der Natur.

MYOME

Myome, das sind gutartige Gewächse in der Muskelschicht der Gebärmutter. Rund 30 % aller Frauen über 35 Jahre sind davon betroffen – zunehmend auch jüngere Frauen. Myome sind als solche zwar nicht gefährlich, mitunter können sie die Lebensqualität jedoch deutlich mindern. Deshalb sind sie die häufigste Ursache für die operative Entfernung der Gebärmutter. Solche Myome können einzeln (solitär) auftreten oder es können mehrere (multipel) vorhanden sein. Weiter unterscheidet man die Myome danach, wo sie in der Gebärmutter sitzen → Kasten, Seite 188. Doch nicht nur an verschiedenen Stellen im Gewebe können sie lokalisiert sein, sie können auch gestielt auftreten.

Verschiedene Myome

- Intrazervikales Myom (Zervixmyom): wächst in den Muskelschichten um den Gebärmutterhals (Zervix)
- Intramurales Myom: wächst inmitten der Muskelschicht der Gebärmutter
- Submuköses Myom: wächst direkt unter der Gebärmutterschleimhaut
- Subseröses Myom: wächst auf der Gebärmutteraußenseite unter dem Bauchfell
- Intraligamentäres Myom: wächst in den Bindegewebsschichten seitlich der Gebärmutter

URSACHEN

Myome werden als hormonabhängige Tumore bezeichnet, denn sie wachsen östrogenabhängig. Aus diesem Grund treten sie vor allem in der Prämenopause (bei einer vorhandenen Östrogendominanz) auf. Nach der Menopause, also nach der letzten Regelblutung, hören sie auf zu wachsen und bilden sich in der Regel mehr und mehr zurück.

Auch zu Beginn einer Schwangerschaft können Myome durch das vermehrt gebildete Östrogen verstärkt (mit-)wachsen.

Da Myome gehäuft bei Töchtern auftreten, deren Mütter bereits Myome hatten, wird eine erbliche Komponente vermutet.

SYMPTOME

Mehr als ein Drittel aller Frauen haben mit Myomen überhaupt keine Probleme. Häufig handelt es sich um einen Zufallsbefund bei der alljährlichen Routineuntersuchung. Kommt es zu Beschwerden, sind diese sehr unterschiedlich, sie können vor allem von Sitz und Größe des Myoms abhängen. Zu den häufigsten Symptomen zählen:

- **Blutungsstörungen:** vor allem starke, manchmal auch lang anhaltende Monatsblutungen oder Zwischenblutungen (speziell bei intramuralen und submukösen Myomen). Diese führen über kurz oder lang zu einer Anämie.
- **Schmerzen:** Es kann zu einer schmerzhaften Menstruation (Dysmenorrhö) kommen (insbesondere bei submukösen Myomen)
- Ab einer bestimmten Größe des Myoms und des daraus resultierenden Druckes auf Blase und Darm kann es zu folgenden Beschwerden kommen: Häufiger Harndrang, Druckschmerzen im Unterbauch oder Rücken, Verdauungsbeschwerden, etwa Verstopfung, sowie Schmerzen beim Sex (vor allem bei intramuralen und subserösen Myomen – diese bleiben lange Zeit beschwerdefrei, da sie Platz zum Wachsen haben).

Kommt es zu sehr starken Schmerzen, kann es sich um eine seltene Komplikation handeln, die Stieldrehung. Betroffen sind Myome, die durch eine dünne Gewebsbrücke („Stiel") mit der Gebärmutter verbunden sind. Wenn dieser Stiel durch Drehung abgeschnürt wird, ist die Blutversorgung unterbrochen und eine Operation unumgänglich.

Myome und Kinderwunsch

Es kann sein – wohlgemerkt, es muss aber nicht – dass, bedingt durch ein Myom, eine gewünschte Schwangerschaft nicht eintritt. Der Grund: Durch das Myom und den meist zugleich vorhandenen Progesteronmangel kann sich das Ei nicht gut in der Gebärmutterschleimhaut einnisten. Bei einem unerfüllten Kinderwunsch sollten Sie deshalb auch diesen Aspekt mit in Betracht ziehen.

WANN ZUM ARZT?

- Sobald Sie unter sehr starken Blutungen und Müdigkeit leiden
- Bei Schmerzen
- Bei Blutungen nach der Menopause (diese können ganz harmlos sein, es kann sich aber auch um eine Vorstufe von Gebärmutterhalskrebs handeln)

THERAPIE

Da die häufigsten Beschwerden eine schmerzhafte Blutung (Dysmenorrhö) und eine starke Blutung (Hypermenorrhö) sind, können Sie im Kapitel Menstruationsbeschwerden → Seite 76–86 Anregungen und Hilfe finden.

Operation oder mit Myomen leben?

Noch vor einiger Zeit wurden Myome grundsätzlich operiert – für viele Frauen war dies der Grund für eine Gebärmutterentfernung. Oft wurden als Vorsorgemaßnahme gleich noch die Eierstöcke mit entfernt; man sprach dann von einer „Totaloperation“.

Dies hat sich glücklicherweise geändert. Das ist gut so, weil die Gebärmutter für viele Frauen eine wichtige symbolische Bedeutung als „innere Mitte“ hat. Zudem trägt sie auch rein körperlich zum Gleichgewicht bei. Hinzu kommt, dass jede derartige Operation auch Risiken birgt, wie zum Beispiel eine Harninkontinenz. Heute werden Myome deshalb nur noch behandelt, wenn sie tatsächlich Probleme bereiten. Die Vorgehensweise ist im Hinblick auf eine Operation also eher eine abwartende.

Treten infolge der Myome Beschwerden auf, dann gibt es Hilfe aus der Naturheilkunde. Damit konnte schon vielen Frauen geholfen und die Gebärmutter „gerettet“ werden. Oft geht es nur darum, die Zeit bis zur Menopause naturheilkundlich gut zu begleiten, da danach die Myome ohnehin meistens schrumpfen.

Bringen all diese Maßnahmen aber nicht den gewünschten Erfolg, scheuen Sie sich nicht, weitere Schritte zu unternehmen. Medizinisch stehen viele Möglichkeiten zur Verfügung, etwa eine hormonelle Therapie (unter anderem Spirale), chirurgische Maßnahmen oder neuere Verfahren wie Embolisation (dabei werden Blutgefäße blockiert, die das Myom ernähren) und fokussierter Ultraschall. Oft kann gebärmuttererhaltend operiert werden. Lassen Sie sich gut beraten, in vielen Kliniken gibt es dafür extra eingerichtete Myom-Sprechstunden.

Psychosomatische Aspekte

Myome sind Wucherungen in der Muskelschicht der Gebärmutter. Hier könnte man sich die Frage stellen: Woher kommt dieser Wachstumsimpuls? Was möchte da anstelle des Myoms wachsen? Wie kann diese Energie umgeleitet werden? Da es vor allem Frauen im gebärfähigen Alter betrifft, lohnt es sich zu prüfen, ob es sich um einen Kinderwunsch handelt. Es können aber auch andere Facetten im Leben sein, die brachliegen und deren kreatives Potenzial gelebt und entfaltet werden möchte, wie etwa Entwicklung und Wachstum in Beruf, Freizeit oder Sexualität. Es sei nochmals ausdrücklich darauf hingewiesen, dass es sich hierbei nur um Ideen handelt, die Anregungen zum Nachdenken sein können.

Ernährung

Eine vollwertige und ballaststoffreiche Ernährung sorgt für eine gute Verdauung und einen regelmäßigen Stuhlgang. Dies ist vor allem für Myome wichtig, die auf den Darm drücken. Von Bedeutung ist auch eine Reduzierung von tierischem Eiweiß. Dies sorgt für eine gute Basen-Balance. Ein erhöhter Konsum kann hingegen unerwünschte Wachstumsprozesse fördern.

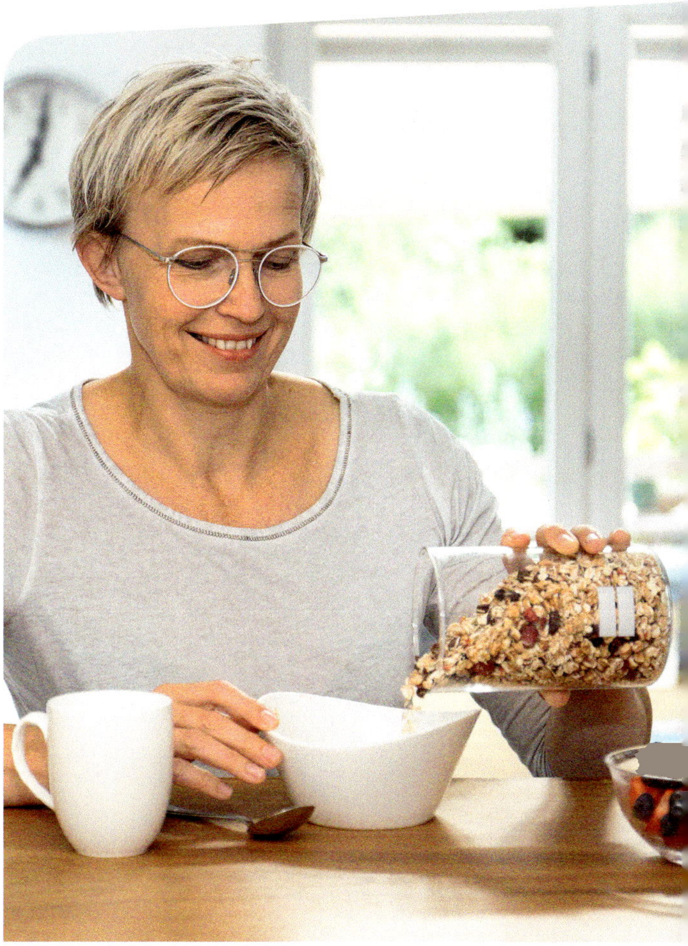

Mit einer entsprechenden Ernährung können Sie einen positiven Einfluss auf Beschwerden durch Myome nehmen.

Besteht eine Anämie, dann setzen Sie eisenhaltige Lebensmittel auf Ihren Speiseplan, zum Beispiel Sesam, Weizenkeime und Hirse → Seite 128. Kontrovers wird der Verzehr von Soja diskutiert. Während viele die Meinung vertreten, dass es in der Ernährung östrogenausgleichend wirkt, wird zuweilen auch davon berichtet, dass ein hoher Konsum an Sojaprodukten durch die enthaltenen Isoflavone das Myomwachstum begünstigt. Verzichten Sie also auf einen übermäßigen Verzehr. Keinenfalls sollten Sie hochdosierte Sojapräprate (und Rotkleepräparate) einnehmen, da diese im Verdacht stehen, östrogenabhängiges Wachstum zu fördern.

Bewegung und Entspannung

Leichte Bewegung wie zum Beispiel Yoga oder Tanzen sowie Entspannungstechniken können helfen, die Energie im Becken wieder fließen zu lassen, sodass es gar nicht erst zu einem Myomwachstum kommt.

Heilpflanzen

Die Behandlung ruht auf mehreren Säulen: Das erste Therapieziel ist das Erreichen von Beschwerdefreiheit. Ein weiteres Ziel ist der Wachstumsstillstand der Myome. Wichtig zu wissen ist, dass die Zeit für uns arbeitet, denn nach der Menopause bilden sich durch den sinkenden Östrogenspiegel die Myome meist von selbst zurück. In der Regel müssen also „nur" ein paar Jahre überbrückt werden – und hierbei kann die Naturheilkunde sehr hilfreich sein.

Im Prinzip kennen Sie die einzelnen Therapieoptionen aus anderen Kapiteln. Sie können sich nun Ihren eigenen individuellen Therapieplan erstellen.

1. Linderung von Schmerzen und starken Blutungen

Bei krampfartigen Menstruationsschmerzen (Dysmenorrhö) und einer sehr starken Blutung (Hypermenorrhö) stehen die Schmerzlinderung und die Blutflussregulierung an oberster Stelle, auch wenn es sich zunächst um eine rein symptomatische Behandlung handelt. Trotzdem hat es Priorität, denn durch die monatelangen starken Blutungen und die darauf folgende Anämie fühlen sich viele Frauen enorm kraftlos und müde. Kein Wunder, dass dies einer der häufigsten Gründe für eine Operation ist.

- Bei der **Dysmenorrhö** → Seite 76 kommen vor allem entkrampfende Pflanzen (Spasmolytika) wie Gänsefingerkraut (Kraut), Kamille (Blüte) und Schafgarbe (Blüte, Kraut) sowie schmerzlindernde Pflanzen wie Ingwer (Wurzelstock), Mädesüß (Blüte, Kraut) und Mutterkraut (Kraut) zum Einsatz.
- Bei der **Hypermenorrhö** → Seite 83 helfen blutstillende Pflanzen (Phyto-Hämostyptika) wie Hirtentäschel (Kraut) und Schafgarbe (Blüte, Kraut) sowie blutbildende Pflanzen. Zu diesen gehören Franzosenkraut, Sauerampfer, Vogelmiere, Brennnessel, Guter Heinrich, Weißer Gänsefuß und Holunderbeeren (nicht roh essen!). Unterstützend helfen Bitterstoffe, die die Bildung der roten Blutkörperchen anregen und die Eisenaufnahme verbessern, zum Beispiel Enzian, Löwenzahn und Schafgarbe → Anämie, Seite 127. Auch Vitamin-C-haltige Früchte fördern die Eisenresorption.

2. Hormonregulierung

Parallel zur Schmerzlinderung und Blutflussregulierung können Sie mit der Behandlung der eigentlichen Ursache beginnen.

- **Progesteronähnlich wirkende Pflanzen** → Seite 73: Bei einer Östrogendominanz beziehungsweise bei einem Progesteronmangel braucht es einen Progesteron-Impuls. Dazu eignen sich Mönchspfeffer (Frucht), Frauenmantel (Kraut) und die Yamswurzel (Wurzelstock). Sie werden über einen Zeitraum von 3–6 Monatsblutungen in der zweiten Zyklushälfte verabreicht.

Wenn die Pflanzenkraft nicht reicht

Braucht es einen noch stärkeren Progesteronimpuls, besteht die Möglichkeit der Behandlung mit Progesteron in Form von Bioidentischen Hormonen – bitte aber nicht im Selbstversuch! Holen Sie sich dazu Unterstützung bei Ihrem Frauenarzt oder einem naturheilkundlich arbeitenden Therapeuten.

3. Allgemeine Unterstützung und Stärkung

- **Leberstärkung** → Seite 313: Aus der Erfahrung heraus ist die Leber bei Myomen oft ein Schwachpunkt. Als Basistherapie empfiehlt es sich deshalb, den Abbau der Hormone mit **leberwirksamen Heilpflanzen** zu unterstützen. Dazu gehören Mariendistel (Frucht), Artischocke (Blatt) und Gelbwurz (Wurzelstock). Die Schafgarbe (Blüte, Kraut) wird traditionell als Leber-Wickel angewandt, und auch dem Löwenzahn → Niere, Seite 321 wird in der Volksmedizin eine leberstärkende Eigenschaft zugesprochen.
- **Erschöpfung:** Fühlen Sie sich bereits über längere Zeit erschöpft und energielos, dann können Ihnen **Adaptogene** → Seite 211 wieder zu Kräften verhelfen: Ginseng (Wurzel), Taigawurzel (Wurzel) und Rosenwurz (Wurzel).

FÜR KOLLEGEN

Anthroposophische Medizin

Aus der Anthroposophie gibt es gut bewährte Mittel:

- Für die Hormonregulierung eignet sich das Kombinationsmittel Melissa / Phophorus comp. Dilution Weleda. Es enthält unter anderem Agnus castus (Mönchspfeffer) D2 und wird wie folgt eingenommen: in der ersten Zyklushälfte 3-mal täglich 5–10 Tropfen und in der zweiten 3-mal täglich 20–30 Tropfen.
- Speziell zu Behandlung der Myome eignet sich Berberis Uterus comp. Globuli Wala. Davon täglich 5–10 Globuli einnehmen. Bei starken Beschwerden kann eine Injektionskur mit Berberis Uterus comp. Ampullen Wala oder mit Berberis / Urtica urens Ampullen Wala durchgeführt werden. Meist wird 1 ml 2- bis 3-mal wöchentlich subcutan (unter die Haut) gespritzt.
- Für die Unterstützung der Leber gibt es Hepatodoron Tabletten Weleda (Erdbeer- / Weinrebenblätter).

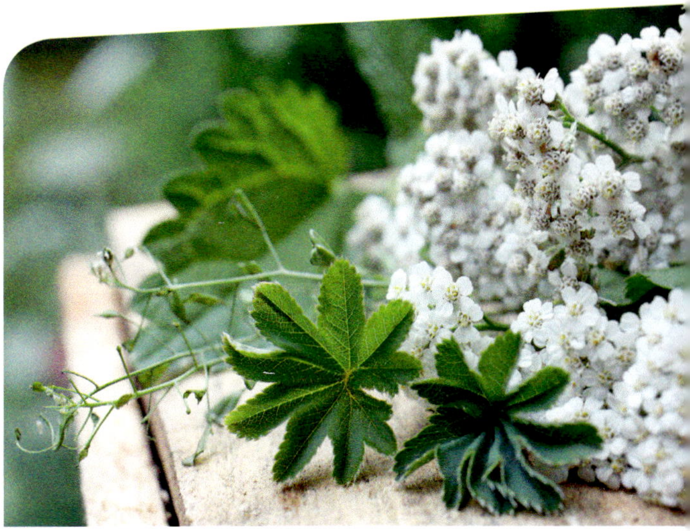

Frauenmantel, Schafgarbe und Hirtentäschel ergeben einen hilfreichen Myom-Tee.

Myom-Tee

Sie können sich aus den verschiedenen Therapiebausteinen einen Tee zusammenstellen, der Sie aus unterschiedlichen Richtungen unterstützt. Bewährt hat sich Frauenmantel zur Hormonregulation, Schafgarbe zur Schmerzlinderung, Hirtentäschel zur Blutstillung, Brennnessel zur Unterstützung der Blutbildung und Artischocke zur Leberstärkung und Tonisierung des Organismus.

Für eine 100-g-Teemischung:

- 20 g Frauenmantelkraut
- 20 g Schafgarbenblüten (oder Kamillenblüten)
- 20 g Hirtentäschelkraut
- 20 g Brennnesselblätter
- 20 g Artischockenblätter

Übergießen Sie 2 TL der Mischung mit 1 Tasse (150 ml) heißem, aber nicht mehr kochendem Wasser. Lassen Sie den Tee 7–10 Minuten bedeckt ziehen, bevor Sie ihn abgießen. Trinken Sie davon täglich 2–3 Tassen zwischen den Mahlzeiten für etwa 7 Wochen. Besprechen Sie danach das weitere Vorgehen mit Ihrer Therapeutin. Nicht anwenden sollten Sie den Tee in der Schwangerschaft. Falls Sie keine starken Blutungen haben, können Sie das Hirtentäschelkraut weglassen.

Tipp: Wenn Sie mögen, können Sie die Wirkung des Tees auch mit der äußerlichen Anwendung von Schafgarbenwickel unterstützen.

Aus der Apotheke

- **Frauenmantel:** Ceres Alchemilla Urtinktur
- **Gänsefingerkraut:** Potentilla anserina Urtinktur DHU
- **Hirtentäschel:** Styptysat plus Dragees (Hirtentäschel, Vitamin K), Ceres Bursa pastoris Urtinktur, Menodoron Dilution (Majoran, Eiche, Schafgarbe, Hirtentäschel, Brennnessel)
- **Mönchspfeffer:** Agnolyt Kapseln und Flüssigkeit, Agnuscaston Filmtabletten, Femicur N Kapseln
- **Schafgarbe:** Menodoron Dilution (Majoran, Eiche, Schafgarbe, Hirtentäschel, Brennnessel), Ceres Millefolium Urtinktur
- **Yamswurzel:** Wild Yam Creme Biovea, Yamswurzelcreme (erhältlich über die Limes-Apotheke oder die Markt-Apotheke Greiff), Yamswurzel Kapseln Espara (300 mg Extrakt)

Leberstärkung:

- **Präparate aus Artischocke:** Schoenenberger Heilpflanzensaft Artischocke, Natu-hepa 600 Tabletten
- **Gelbwurz:** Curcu-Truw Hartkapseln, curcumin-loges Kapseln
- **Mariendistel:** silymarin-Loges Kapseln, Legalon forte Kapseln

Adaptogene:

- **Ginseng:** Ardey-aktiv Pastillen, Ginseng SL Kapseln
- **Rosenwurz:** rhodioLoges, Rosenwurz Sanitas und Vitango Filmtabletten
- **Taigawurzel:** Eleu Curarina Tropfen

Endometriose

Die Endometriose ist eine gutartige Erkrankung, das sei hier vorweg betont. Sie verläuft jedoch chronisch. Dabei tritt Gewebe, ähnlich dem der Gebärmutterschleimhaut (Endometrium), außerhalb der Gebärmutter auf. Häufig betroffen sind Eierstöcke, Eileiter, Darm, Blase und das Bauchfell. Sehr selten sind auch weitere Organe betroffen, etwa die Lunge. Meist werden die Endometrioseherde von den Hormonen des Menstruationszyklus beeinflusst, weshalb sie zyklisch wachsen und bluten. In der Folge entstehen Entzündungen, Zysten, Verwachsungen und Vernarbungen. In manchen Fällen können Befunde aber auch unabhängig von hormonellen Einflüssen auftreten.

So verschieden die Orte sind, an denen sich das Endometrium ansiedelt, so individuell kann die Erkrankung verlaufen. Auch stehen die Beschwerden nicht immer im Verhältnis zum Ausprägungsgrad der Herde, ein großer Herd muss also nicht mit starken Beschwerden einhergehen. Betroffen sind Frauen schon ab Beginn der ersten Menstruation bis zu den Wechseljahren, manchmal aber auch noch danach. Es handelt sich um eine häufige gynäkologische Erkrankung, von der 7–15 % aller Frauen im gebärfähigen Alter betroffen sind. Die Dunkelziffer ist vermutlich noch höher. Trotzdem findet die Erkrankung immer noch viel zu wenig Beachtung. Kaum zu glauben: Vom Auftreten der ersten Symptome bis zur Erstellung der Diagnose vergehen im Durchschnitt rund 6 Jahre.

Es handelt sich bei der Endometriose um eine sehr komplexe, etwas verwirrende Erkrankung mit den unterschiedlichsten Symptomen und Folgen.

Kein Baby unterwegs?

Statistisch gesehen ist Endometriose mit 30–40 % eine der häufigsten Ursachen für einen unerfüllten Kinderwunsch.

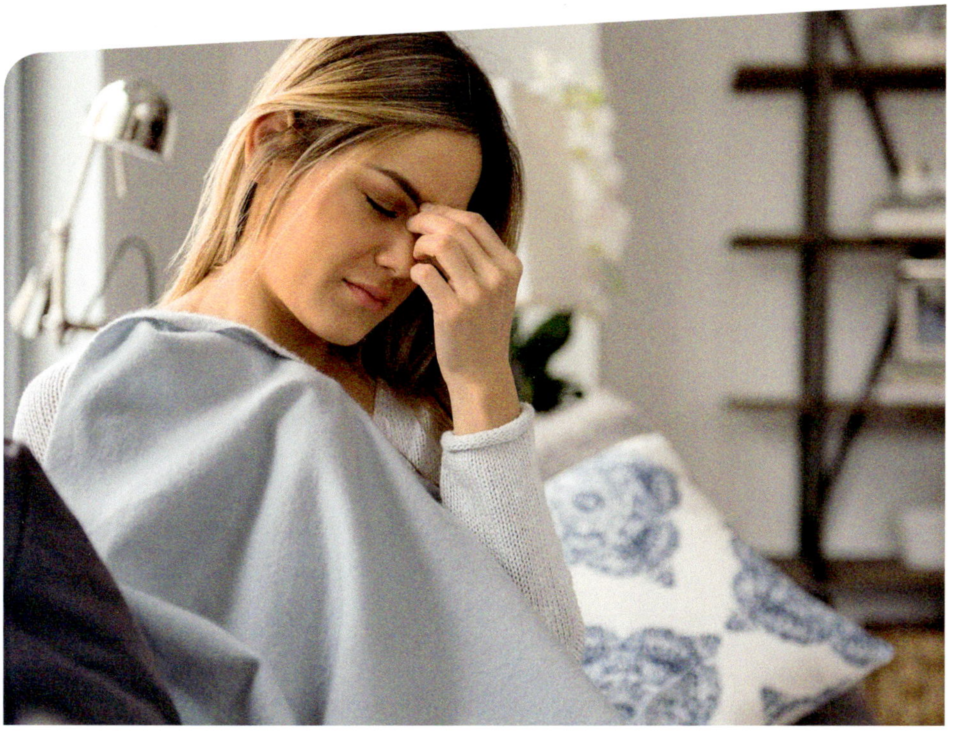

Erschöpfung und Müdigkeit können die Folge von Endometriose sein.

URSACHEN

Die Ursachen der Endometriose sind trotz Forschung immer noch unklar. Es gibt lediglich verschiedene Theorien zu ihrer Entstehung:

- Die wohl häufigste ist die sogenannte **retrograde Menstruation**. Hierbei handelt es sich um einen Rückfluss des Menstruationsblutes mitsamt Endometriumgewebe durch die Eileiter in den Bauchraum. Sozusagen eine „umgekehrte beziehungsweise rückläufige“ (= retrograde) Menstruation. Bei für die Zellen „günstigen“ Bedingungen siedelt sich das Endometriumgewebe dann im Bauchraum an.
- Die Frage, wie die Endometriose in anderen Körperteilen entsteht, wird mit der Ausbreitung der Endometriumzellen **über die Blut- und Lymphbahnen** erklärt.
- Eine weitere Theorie der Entstehung geht von einer **Fehlfunktion des Immunsystems** aus. Das Immunsystem sei demnach nicht in der Lage, die verirrten Zellen zu erkennen, wodurch sie sich ansiedeln und ungehindert wuchern können.
- Eine wichtige Beobachtung sind **hormonelle Dysbalancen**. So hat sich gezeigt, dass Endometriose-Patientinnen häufig unter einer Östrogendominanz bzw. einem Progesteronmangel leiden. Es werden auch mögliche Zusammenhänge zwischen einer Östrogendominanz, einem Progesteronmangel, einer Schilddrüsenunterfunktion sowie der Hashimoto-Thyreoiditis, einer Autoimmunerkrankung der Schilddrüse, diskutiert.
- Auch **Umweltfaktoren** spielen in der Diskussion über die Endometriose-Entstehung eine immer größere Rolle. In Betracht kommen Umweltgifte wie Schwermetalle, Schadstoffe und sogenannte Xeno-Östrogene. Bei letzteren handelt es sich um chemische Verbindungen, die ähnlich wie Östrogene auf das Hormonsystem wirken, was wiederum eine Östrogendominanz verstärken beziehungsweise erst bewirken kann. Xeno-Östrogene gelangen beispielsweise über Kunststoffe oder über Pestizide in die Umwelt.
- Eine weitere Möglichkeit ist die lokale Verschleppung der Schleimhaut bei **Gebärmutteroperationen**.

- Nicht zuletzt gibt es eine **erbliche Veranlagung** – so wird von einer bis zu 7-fach erhöhten Häufung ausgegangen.

Bei all diesen Theorien liegt es nahe, dass es sich wohl um ein multifaktorielles Geschehen handelt. Das heißt, ein Faktor alleine reicht vermutlich nicht aus, um Endometriose auszulösen. Es muss wahrscheinlich zu einer Summierung verschiedener Ursachen kommen, die sich möglicherweise noch gegenseitig verstärken.

FOLGEN

Da Endometrioseherde meist wie die in der Gebärmutter vorhandene Schleimhaut auf Hormone reagieren, verändern sie sich ebenfalls während jeder Menstruation. Es wird somit bei jedem Zyklus Schleimhaut auf- und wieder abgebaut – inklusive Blutung. Das Blut kann in diesem Fall allerdings nicht über die Scheide abfließen und verbleibt somit in der Bauchhöhle. Dort wird es langsam vom Gewebe aufgenommen und abgebaut. Allerdings reizen die wiederkehrenden Blutansammlungen das Gewebe, und so kommt es zu Entzündungen. In der Folge bilden sich in den betroffenen Bereichen Verwachsungen und Verklebungen, zum Beispiel Verklebungen der Eileiter. Kommt es in den Eierstöcken zu einem Blutstau, dann entstehen die sogenannten „Schokoladenzysten". Hierbei handelt es sich um mit geronnenem Blut gefüllte Hohlräume, die bräunlich, eben wie Schokolade, aussehen.

SYMPTOME

Bei der Endometriose handelt es sich um ein unglaublich komplexes Krankheitsgeschehen, wobei aber nicht jede Endometriose Beschwerden bereitet. Bei etwa 60–70 % kommt es jedoch zu Symptomen, welche äußerst vielfältig sind. Sie können einzeln oder in Kombination auftreten und sind teilweise vom Sitz abhängig. Die Beschwerden stehen dabei allerdings nicht unbedingt in direktem Zusammenhang mit dem Grad der Ausbreitung. Im Klartext: Kleinere Endometrioseherde können durchaus heftige Beschwerden verursachen, während große Herde möglicherweise von den Frauen nicht einmal bemerkt werden, sozusagen ohne Krankheitswert sind.

Als Leitsymptom gelten:

- **krampfartige Menstruationsschmerzen**, die sich **heftig** steigern können. Meist beginnen sie vor der Blutung und haben ihren Höhepunkt am ersten Tag.

Oft beschriebene Beschwerden:

- starke, verlängerte oder unregelmäßige Menstruationsblutungen
- Unterbauchschmerzen, vor allem beim Eisprung und in der zweiten Zyklushälfte
- Rückenschmerzen, die vor und während der Blutung teilweise bis in die Beine ausstrahlen
- Schmerzen während und nach dem Geschlechtsverkehr

Seltenere Symptome:

- Menstruationsschmerzen, die so stark sind, dass sie bis zur Ohnmacht führen können
- Dauerschmerzen im Unterleib (durch Verklebungen)
- erschwerte und schmerzhafte Blasenentleerung
- Schmerzen beim Stuhlgang sowie bei Darmbewegungen
- Blut im Urin (bei Endometrioseherden in der Blase) und Blutauflagerungen auf dem Stuhl (bei einer Endometriose im Darm)

Oft verbunden mit folgenden Beschwerden beziehungsweise Erkrankungen:

- Müdigkeit und Erschöpfung
- vermehrtes Auftreten von Autoimmunerkrankungen und Allergien

WANN ZUM ARZT?

- Wenn Sie an einem der oben genannten Symptome leiden. Nehmen Sie Ihre Beschwerden ernst! Da bis zur Diagnosestellung oft Jahre vergehen, scheuen Sie sich nicht, gegebenenfalls eine zweite Meinung einzuholen.

Die Diagnose erfolgt über eine gründliche Befragung und gynäkologische Tast-Untersuchung. Bringt dies keine eindeutigen Hinweise, erfolgen eine Ultraschall-Untersuchung (Sonographie) und gegebenenfalls eine Bauchspiegelung (Laparoskopie) inklusive Gewebeprobe (Biopsie).

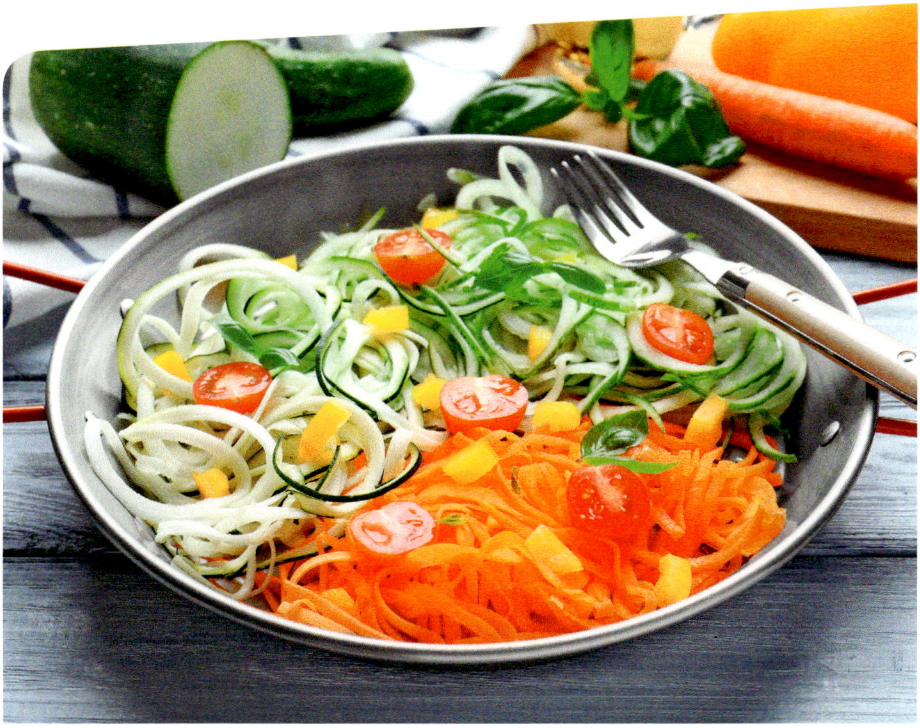

Eine basische Ernährung mit viel Gemüse ist empfehlenswert.

THERAPIE

Die Therapie sollte individuell nach Beschwerden, Ort, Ausbreitung, Kinderwunsch und Alter der Frauen erfolgen. Aufgrund der Komplexität empfiehlt sich eine sinnvolle Kombination aus schulmedizinischer Behandlung und Naturheilkunde. Die Ziele sind, Schmerzen zu lindern, vorhandene Endometrioseherde zu verkleinern sowie Neubildung und Wachstum von Herden zu verhindern.

Operation, Medikamente und Naturheilkunde

Die schulmedizinische Behandlung ruht auf zwei Säulen: medikamentöse Behandlung und Operation. Medikamentös kommen Schmerzmittel zum Einsatz, die zugleich antientzündlich wirken (wie Acetylsalicylsäure, Ibuprofen, Paracetamol, Diclofenac usw.) sowie eine Hormontherapie. Die Hormontherapie unterdrückt die Bildung von Östrogenen. Je nach Beschwerden werden reine Gestagene (Gelbkörperhormone), Östrogen-Gestagen-Kombinationen („Pille“) oder GnRH-Analoga (Antiöstrogene) gegeben. Letztere versetzen die Frau in einen wechseljahrsartigen Zustand, der Eisprung bleibt aus und die Endometrioseherde können austrocknen. Aufgrund der starken Nebenwirkungen sollte die Therapie allerdings nicht länger als 6 Monate dauern.

Operationen erfolgen bei schwereren Verläufen und bei einer durch die Endometriose bedingten Unfruchtbarkeit. Dabei werden Endometrioseherde entfernt, und es wird versucht, die Durchgängigkeit der Eileiter wiederherzustellen. Nach der OP kommt es allerdings langfristig in den meisten Fällen wieder zum Auftreten der Endometriose. Deshalb liegt es nahe, dass es ganzheitlicher Konzepte bedarf. Sinnvoll ist die Kombination mit der Naturheilkunde, welche die multifaktoriellen Ursachen mit berücksichtigt. Bei leichteren Verläufen kann eine naturheilkundliche Behandlung alleine auch ausreichen.

Psychosomatische Aspekte

Bei der Psychosomatik handelt es sich um den Versuch, Störungen ganzheitlich anzuschauen und sie in ihrer ganzen Dimension zu verstehen. Körper, Seele und Geist sind bei diesem Denkansatz eine untrennbare Einheit. Im Fall der Endometriose allerdings ist ein ganzheitlicher Blick nicht gerade leicht. Zum einen gibt es trotz vielseitiger Forschung immer noch unterschiedliche Entstehungstheorien ➔ Seite 193, zum anderen liegen unglaublich wenig psychosomatische Forschungen dazu vor. Doch gerade bei der Endometriose, wo Befund und Befindlichkeit oft nicht zusammenpassen, wäre es interessant, mehr psychosomatische, psychosexuelle, soziale und biografische Aspekte zu erforschen.

Bei den Arbeiten, die es diesbezüglich schon gibt, geht man durch die „rückläufige“ Menstruation von einem unbewältigten Konflikt aus. Dieser kann zum Beispiel in Zusammenhang stehen mit der eigenen Einstellung zur Menstruation oder der Geschlechterrolle. Eine, wie ich finde, unschöne Bezeichnung aus Amerika ist die Einstufung der Endometriose als „Erkrankung von Karrierefrauen“. In meiner Praxis berichteten die betroffenen Frauen verhältnismäßig oft davon, dass sich ihre Eltern eigentlich einen Sohn gewünscht hatten, und von einer problematischen Grundeinstellung zur Sexualität in der Ursprungsfamilie. Außerdem verlangen die Patientinnen außerordentlich viel von sich selbst und bekamen dies von ihren Müttern oft vorgelebt. Die Missachtung der eigenen Bedürfnisse spiegelt eine gewisse Art der Autoaggression wider, was wiederum einen Zusammenhang zu Autoimmunerkrankungen darstellt. Alles in allem fühlen sich die Frauen oft zerrissen, da sie privat oder beruflich mehrere „Baustellen“ haben. Trotz alledem gibt es aber viele Patientinnen, die sich in all diesen Punkten ganz oder teilweise wiederfinden und dabei aber keine Endometriose entwickeln. Vieles ist eben noch unklar. Trotzdem lohnt es sich immer, sich auf den Weg zu machen und individuelle Aspekte zu erkunden. Generell als hilfreich werden Selbsthilfegruppen empfunden. Gesundheit bedeutet, die Fähigkeit und Kraft zu haben, eine Störung anzugehen, oder zu lernen, mit ihr zu leben.

Ernährung

Es empfiehlt sich eine basische, also möglichst vegetarische Ernährung mit einem hohen Anteil an Rohkost. Tierisches Eiweiß und tierische Fette, wie Fleisch und Milchprodukte, und nicht zuletzt Zucker fördern Entzündungsprozesse und können somit zur Entstehung von Endometriose beitragen bzw. diese unterhalten. Je weniger Sie also davon verzehren, umso schneller kann sich Ihr Körper regenerieren. Günstig auf Entzündungen wirken sich außerdem Omega-3-Fettsäuren aus. Diese finden Sie in pflanzlichen Ölen (etwa Leinöl). Um das überschüssige Östrogen wieder abzubauen, können Sie die Leber mit Bitterstoffen ➔ Seite 313 unterstützen, wie sie zum Beispiel in Löwenzahnsalat, Endivie und Radicchio sowie in Curcuma als Gewürz und Getränk ➔ Seite 316 enthalten sind. Bei einer ausgewogenen Ernährung werden Sie in der Regel keine Nahrungsergänzungsmittel brauchen, wie das ansonsten so oft empfohlen wird. Wichtig ist auf jeden Fall eine ausreichende Versorgung mit Vitaminen des B-Komplexes, Vitamin C, Vitamin E, Selen, Zink, Kalzium und Magnesium.

Bewegung und Entspannung

Bewegung bringt Durchblutung in Bauch und Becken und wirkt sich daher positiv aus. Wie immer gilt es auch hier eine Bewegungsform zu finden, die Ihnen Freude bereitet, sei es Walking, Pilates oder Tanzen. Um Stress abzubauen und Entspannung in den Alltag zu bringen eignen sich Yoga, Spaziergänge sowie weitere Entspannungsverfahren. Ihr Körper wird somit gestärkt, und seine Selbstheilungskräfte werden unterstützt.

Heilpflanzen

Die Endometriose ist zwar nicht komplett heilbar, dennoch lässt sie sich positiv beeinflussen. Gerade Heilpflanzen sind besonders prädestiniert, da sie in unterschiedliche Richtungen wirken können. Dies ist bei einem so komplexen Krankheitsgeschehen mit solch unterschiedlichen Entstehungstheorien auch wichtig. Im Folgenden finden Sie eine Reihe von Anregungen. Keine Bange, Sie müssen nicht gleich alles auf einmal angehen. Stellen Sie sich Ihren individuellen Behandlungsplan, vielleicht mithilfe einer erfahrenen Fachkraft, zusammen.

Die Behandlung wird und darf sich über längere Phasen erstrecken – alleine oder kombiniert mit einer schulmedizinischen Behandlung.

Linderung von Schmerzen

Schmerzlinderung ist ein großes Thema bei den Endometriose-Patientinnen. Schmerzen gehören mit 95 % zu den am häufigsten genannten Beschwerden – und diese können sehr starke Ausmaße annehmen. Deshalb werden sie an dieser Stelle zuerst aufgeführt, um eine symptomatische Linderung zu erreichen.

- Wie bei der **Dysmenorrhö** → Seite 76 kommen vor allem entkrampfende Pflanzen (Spasmolytika) wie Gänsefingerkraut (Kraut), Kamille (Blüte) und Schafgarbe (Blüte, Kraut) sowie schmerzlindernde Pflanzen wie Ingwer (Wurzelstock) und Mutterkraut (Kraut) zum Einsatz. Es gibt aber auch weitere Pflanzen, die sich zur Schmerzlinderung speziell bei Endometriose eignen, so die Afrikanische Teufelskralle (Wurzel), Französische Meereskiefer (Rinde), Pestwurz (Wurzelstock), Weihrauch (Harz) und Pflanzen mit Salicylaten wie Mädesüß (Blüte, Kraut), Pappel (Blatt, Rinde) und Weide (Rinde).

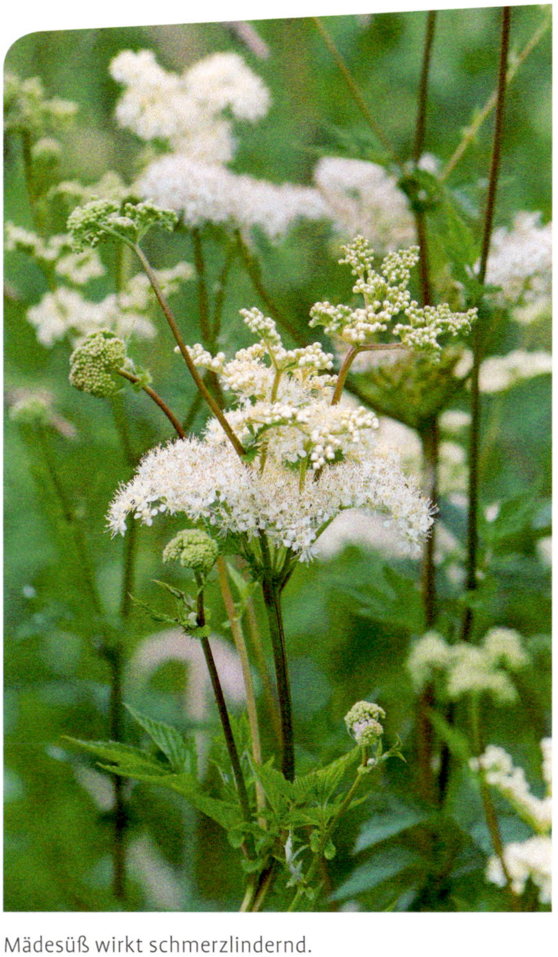

Mädesüß wirkt schmerzlindernd.

Hormonregulierung

Da in den meisten Fällen eine hormonelle Dysbalance vorliegt, sollte diese im Zuge der Therapie langfristig angegangen werden.

- Bei dem häufig vorkommenden Progesteronmangel braucht es **progesteronähnlich wirkende Pflanzen** → Seite 73, etwa Mönchspfeffer (Frucht), Frauenmantel (Kraut) oder die Yamswurzel (Wurzelstock). Sie werden über einen Zeitraum von 3–6 Monatsblutungen in der zweiten Zyklushälfte verabreicht. Falls ein noch stärkerer Impuls nötig ist, besteht die Möglichkeit einer Behandlung mit Progesteron in Form von Bioidentischen Hormonen – bitte aber nicht im Selbstversuch! Holen Sie sich dazu Unterstützung bei Ihrem Frauenarzt oder einem naturheilkundlich arbeitenden Therapeuten.

Basistherapie

Aufgrund von Umweltfaktoren, moderner Lebensweise und ungesunder Ernährung sind viele von uns „übersäuert“. Kein Wunder also, dass unser Körper durch die täglich neu hereinströmenden Giftstoffe und deren Ablagerungen langfristig geschwächt wird. So kann er sich nur schwer gegen Krankheiten zur Wehr setzen und eine gesunde Selbstregulation entfalten. Das Gute ist, wir können einiges dagegen tun. Oft fällt der Anfang einer „Entgiftungskur“ schwer, doch schon nach einiger Zeit spürt man Verbesserungen, sodass es leichter fällt, am Ball zu bleiben. Ein bedeutsamer erster Schritt ist eine **Ausleitungskur** und bei Bedarf eine **Darmsanierung**, und langfristig gehört dazu auch eine **basenbetonte Ernährung**.

- **Ausleitungstherapie** → Seite 301: Eine Ausleitungskur erfolgt über die Entgiftungsorgane Darm, Nieren, Leber, Haut und das Lymphsystem.
- **Darmsanierung** → Seite 323: Wollen Sie das Immunsystem unterstützen, dann sollten Sie unbedingt den Darm sanieren. Im Darm sitzen doch tatsächlich 80 % unserer Abwehrzellen.
- **Regulation des Säure-Basen-Haushaltes** → Seite 335: Eine Entsäuerung des Organismus mit einer langfristig basenbetonten Ernährung bringt den Körper ins Gleichgewicht und hilft nicht nur bei der Endometriose.

Was es sonst noch zu kurieren gilt

- **Erschöpfung:** Fühlen Sie sich bereits über längere Zeit erschöpft und energielos, können Ihnen Adaptogene → Seite 211 wie etwa Ginseng (Wurzel), Taigawurzel (Wurzel) und Rosenwurz (Wurzel) wieder zu Kräften verhelfen. Sie unterstützen die Nebennieren und führen somit zu einer Stressminderung. Stress ist schließlich dafür bekannt, Entzündungen zu fördern.

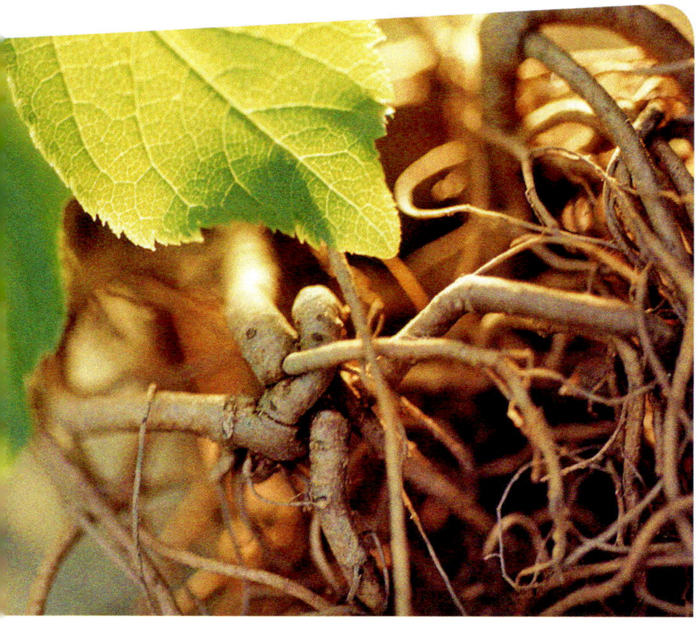

Präparate aus der Taigawurzel helfen bei Erschöpfung.

- **Schleimhaut-Unterstützung:** Zur Pflege und Heilung der gereizten Gebärmutter-Schleimhaut eignen sich Pflanzen wie Frauenmantel (Kraut), Kamille (Blüte), Ringelblume (Blüte) und Taubnessel (Blüte, Kraut).
- **Psychische Beschwerden:** Je nachdem, wie geplagt Sie durch die Endometriose sind, kommt eventuell auch die psychische Verfassung „in Schwingung". Passend finde ich dazu die Aussage der Anthroposophen, die Gebärmutter sei das Herz des Unterleibs. Sind Sie stark beunruhigt oder nervös, dann helfen Sie sich mit Sedativa → Seite 145 wie Baldrian (Wurzel), Lavendel (Blüte), Melisse (Blatt) und Passionsblume (Kraut) oder mit dem stimmungsaufhellenden Johanniskraut → Porträt, Seite 377 sowie dem herzstärkenden Weißdorn (Blatt mit Blüte).
- **Starke Blutungen** → Hypermenorrhö, Seite 83 **und Anämie** → Seite 127: Last but not least kann die Endometriose mit starken Blutungen und einem daraus folgenden Eisenmangel einhergehen. Die für mich wichtigste Pflanze bei starken Blutungen ist Hirtentäschel (Kraut), und meine Lieblingspflanze für die Blutbildung ist die Brennnessel (Blatt, Kraut).

Schmerztherapie, pflanzlich

So hilfreich und wohltuend die schmerzlindernde Wirkung synthetischer Arzneimittel bei starken Schmerzen ist, so weisen sie doch, über einen längeren Zeitraum eingenommen, Nebenwirkungen auf. Ich möchte hier keinesfalls mit erhobenem Zeigefinger den völligen Verzicht anmahnen. Vielleicht mögen Sie aber auch einmal, zumindest bei nicht ganz so starken Schmerzen, mit Heilpflanzen arbeiten. Im Prinzip kommen alle Maßnahmen und Pflanzen, welche Sie unter Dysmenorrhö finden → Seite 76, zur Anwendung. Darüber hinaus gibt es gute Erfahrungen und teilweise sogar vielversprechende Studien mit folgenden pflanzlichen Schmerz- und Entzündungshemmern:

- **Afrikanische Teufelskralle und Weihrauch:** Diese beiden Pflanzen sind Ihnen sicher eher bekannt aus der Behandlung von rheumatischen Erkrankungen. Durch ihre entzündungshemmenden und schmerzlindernden Eigenschaften kann man sich damit jedoch auch eine Behandlung bei der Endometriose vorstellen. Von der Teufelskralle liegt sogar eine kleine Studie von der Universität Greifswald vor. Hier bekamen Frauen mit den typischen schmerzhaften Beschwerden über 12 Wochen hinweg täglich 4-mal 1 Hartkapsel 400 mg Teufelskrallenextrakt. Bereits nach 8 Wochen gaben die Frauen keine oder nur noch geringe Beschwerden an. Von guten Erfahrungen berichten Frauen gelegentlich auch bezüglich der langfristigen Einnahme von Weihrauchextrakten.
- **Pycnogenol:** Dabei handelt es sich um ein Präparat aus der Rinde der Französischen Meereskiefer (*Pinus pinaster*). Es gibt einige Studien damit zur Dysmenorrhö und speziell zur Endometriose. Bei einer langfristigen Einnahme (50–60 mg täglich) konnte dabei eine deutliche Abnahme der Unterleibsschmerzen erreicht werden.

- **Pflanzen mit Salicylaten:** Für eine akute Behandlung eignen sich Mädesüßblüten und die Weidenrinde (Wirkeintritt nach 2–3 Stunden). Beide können als Tee oder Tinktur → Seite 159 eingenommen werden. Gute Erfahrungen gibt es mit dem Fertigarzneimittel Phytodolor → Aus der Apotheke, rechte Spalte.
- **Mutterkraut und Pestwurz:** Die beiden Pflanzen eignen sich nicht nur zur Schmerzbehandlung bei Migräne → Seite 158, sondern auch bei akuten Schmerzen während der Menstruation. Das Mutterkraut wird als Tee oder Tinktur → Herstellung, Seite 159 eingenommen. Bei der Pestwurz müssen Sie allerdings auf alkaloidfreie Fertigarzneimittel zurückgreifen.

Endometriose-Tee

In einem Teerezept können Sie nun ganz nach individuellen Gesichtspunkten Ihren Tee zusammenstellen. Ein Allrounder in meiner Praxis ist folgende Mischung: Frauenmantel für den Hormonausgleich, Gänsefingerkraut zur Krampflösung, Löwenzahn zur Stärkung der Leber, Mädesüß zur Schmerzlinderung und Entzündungshemmung sowie Ringelblume für die Schleimhautregeneration.

Für eine 100-g-Teemischung:

- 20 g Frauenmantelkraut
- 20 g Gänsefingerkraut
- 20 g Löwenzahnwurzel
- 20 g Mädesüßblüten
- 20 g Ringelblumenblüten

Übergießen Sie 2 TL der Mischung mit 1 Tasse (150 ml) heißem, aber nicht mehr kochendem Wasser. Lassen Sie den Tee 7–10 Minuten bedeckt ziehen, bevor Sie ihn abgießen. Trinken Sie davon täglich 2–3 Tassen zwischen den Mahlzeiten für ungefähr 7 Wochen. Besprechen Sie danach das weitere Vorgehen mit Ihrer Therapeutin.

Tipp: Sie können sich aus den Pflanzen auch eine Tinktur herstellen und 3-mal täglich 20 Tropfen einnehmen.

FÜR KOLLEGEN

Anthroposophische Medizin

In meiner Praxis arbeite ich gerne mit folgenden Mitteln:

- Die **Mistel** (in der Regel Apfelmistel) wird als Injektion 1- bis 2-mal wöchentlich unter die Haut (subcutan) in den Unterbauch gespritzt. Die Misteltherapie hilft bei der Auflösung und Wiedereingliederung sich verselbstständigender Wachstumsprozesse.
- Auch das sogenannte Organpräparat **Endometrium Gl Ampullen** hat sich als Basisarzneimittel bewährt. Es wird in verschiedenen Potenzen gespritzt. In leichteren Fällen oder nach einer Besserung durch das Spritzen eignet sich **Endometrium comp. Globuli Wala** (unter anderem Quarz D29) einmal täglich 10 Globuli oder Quarz D8 Ampullen.
- Zur äußerlichen Therapie hat sich die abendliche Anwendung von **Majorana Vaginalgel Wala** bewährt. Es entkrampft und durchwärmt den Unterleib.
- Bei starken Schmerzen eignen sich **Ammi visnaga comp. Suppositorien Wala** (verschreibungspflichtig).

Aus der Apotheke

Präparate zu den individuellen Beschwerden wie Dysmenorrhö, Hypermenorrhö und so weiter finden Sie in den entsprechenden Kapiteln.

- **Mädesüß:** Filipendula ulmaria Urtinktur
- **Mutterkraut:** Nemagran Tropfen (3-mal 20–30 Tropfen), Mutterkraut-Tropfen, -Creme, -Saft (St. Hildegard Posch)
- **Pestwurz:** Über das Internet bestellen (www.petadolex.eu): Petasites Petadolex
- **Phytodolor:** Auszüge aus Eschenrinde, Zitterpappelrinde und -blätter, Echtes Goldrutenkraut
- **Teufelskralle:** Doloteffin Filmtabletten, teufelskralle-Loges Filmtabletten, Agil Filmtabletten Pascoe
- **Weihrauch:** Olibanum RA Tabletten und Tropfen (Zilly), Weihrauchkapseln (www.weihrauch-apotheke.de)

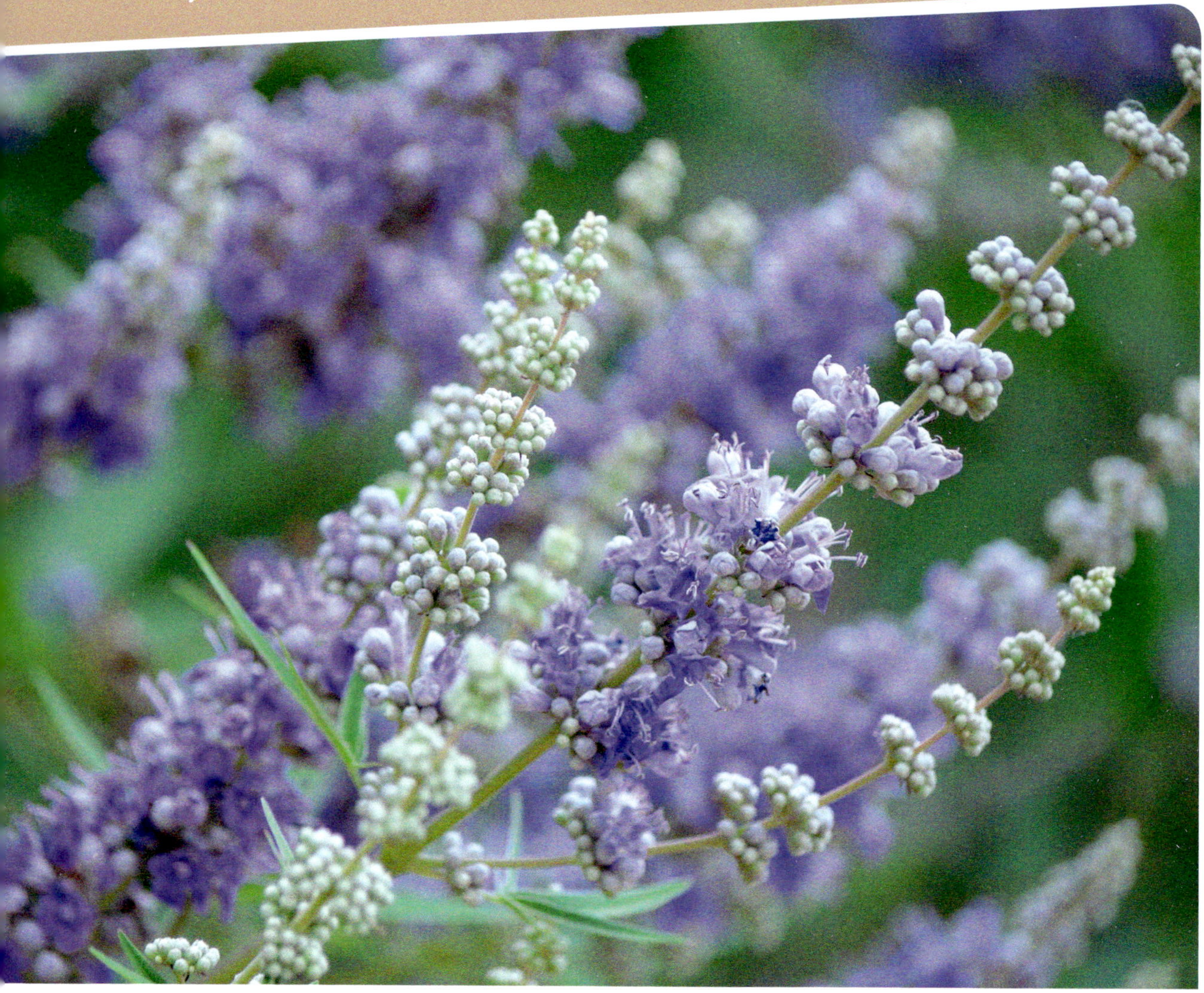

Brustbeschwerden

Größe und Form der Brüste (medizinisch: Mammae) verändern sich im Laufe des Lebens einer Frau. Bei den Mädchen beginnen sie um das 10. Lebensjahr herum zu wachsen. Die Brüste spielen bezüglich Sexualität eine große Rolle. So geht von ihnen für den Partner eine große Anziehungskraft aus, und zugleich sind sie für die Frau eine erogene Zone. Kein Wunder, dass für viele Frauen deshalb die Optik ihrer Brüste von großer Bedeutung ist. Während der Schwangerschaft nimmt die Brust an Größe zu, was mit ihrer Funktion für das Stillen zusammenhängt. Sie besteht aus Bindegewebe, Fett und Drüsengewebe. Manchmal kann sie schmerzen, sich entzünden oder gar Knoten und Zysten bilden.

Mastodynie

Bei der Mastodynie handelt es sich schlichtweg um **Schmerzen in der Brust**. Oft ist es auch nur ein unangenehmes Spannungsgefühl.

Die Mastodynie kann aber auch ein Symptom einer gutartigen Veränderung im Brustgewebe, der sogenannten Mastopathie, sein → unten.

URSACHEN

Meistens hängen die Mastodynie-Schmerzen mit den hormonellen Veränderungen im Laufe des weiblichen Zyklus zusammen. So kommt es in der zweiten Zyklushälfte zu einer vermehrten Einlagerung von Flüssigkeit. Bei einigen Frauen löst dies mehr oder weniger starke Schmerzen in ihren Brüsten aus sowie Spannungsgefühle und eine Berührungsempfindlichkeit.

Es handelt sich um ein typisches prämenstruelles Syndrom → Seite 71. Die Ursache liegt im Wesentlichen in einer Östrogendominanz beziehungsweise in einem Progesteronuntergewicht. Eine weitere Ursache kann die vermehrte Ausschüttung von Prolaktin sein, welches das Wachstum der Brust anregt.

THERAPIE

Handelt es sich bei Ihnen um eine Mastodynie im Rahmen des prämenstruellen Syndroms, bei dem oft noch weitere typische PMS-Beschwerden hinzukommen, so können Sie Hilfe zur hormonellen Regulation im entsprechenden Kapitel finden → Seite 71.

Andernfalls können Sie sich an die unter Mastopathie → Seite 202 aufgeführten Therapie-Empfehlungen halten wie …

- Hormonregulierung
- Basisstärkung
- Wickel und Auflagen inklusive dem Brust-Öl.
- Ein bequemer BH und der richtige Sitz verstehen sich von selbst.

Mastopathie

Mastopathie könnte man mit „erkrankte Brust" übersetzen. Es handelt sich dabei um gutartige Veränderungen des Brustgewebes. Über 50 % der Frauen zwischen 35 und 50 Jahre sind davon betroffen. Hierbei kann es zu Zysten und Knoten kommen, die sich in seltenen Fällen auch mal entzünden können.

URSACHEN

Die Ursachen für die Mastopathie sind noch nicht vollständig bekannt. Tatsache ist jedoch, dass sie mit einem hormonellen Ungleichgewicht in Zusammenhang steht. So ist ein Zuviel an Östrogen beziehungsweise ein Mangel an Progesteron für die Entstehung verantwortlich. Der Überschuss an Östrogen führt zu Veränderungen des Brustgewebes. Durch das Wachstum der Drüsenzellen wird vermehrt Sekret produziert. Als Folge kommt es häufig zur Bildung vieler kleiner Zysten in den Drüsenläppchen. Man spricht dann von einer **„zystischen Mastopathie"**. Wenn vor allem das Bindegewebe von übermäßigem Wachstum betroffen ist, nennt man dies eine **„fibröse Mastopathie"**. Am häufigsten findet man jedoch eine Kombination aus beiden Formen, die **„fibrös-zystische Mastopathie"**.

SYMPTOME

Die Beschwerden können von Frau zu Frau ganz unterschiedlich sein.

- Brustschmerzen → Mastodynie, oben, die typischerweise in der zweiten Zyklushälfte auftreten und bis zur Menstruation an Intensität zunehmen. Beim Einsetzen der Blutung verschwinden die Beschwerden oder nehmen zumindest ab. Nach der Menopause und der damit einhergehenden Hormonumstellung hören die Beschwerden auf.

- Spannungsgefühl und Berührungsempfindlichkeit
- Knoten und Zysten in der Brust
- Selten Austritt eines wässrigen oder milchigen Sekrets aus der Brustwarze

WANN ZUM ARZT?

Beschwerden der Brust lösen bei vielen Frauen unweigerlich Angst vor Brustkrebs aus.

- Gehen Sie regelmäßig zur Vorsorgeuntersuchung.
- Machen Sie gleich einen Termin, wenn Sie selbst Knoten, Zysten, Entzündungen oder einen Sekretaustritt bemerken.

THERAPIE

Sorgen Sie gut für sich: Hat sich durch eine Untersuchung bei der Frauenärztin herausgestellt, dass es sich bei einem vorhandenen Knoten um eine gutartige Veränderung – also eine Mastopathie – handelt, ist oft große Erleichterung zu spüren. Meist kann dann mit den Beschwerden, auch mit Schmerzen, besser umgegangen werden. Lassen Sie Ihre Brust trotzdem weiter in regelmäßigen Abständen kontrollieren, auch wenn nur eine ganz bestimmte Form der Mastopathie und dies zudem nur in seltenen Fällen bösartig werden kann. Und es gilt auch hier das vielfach bewährte Motto „Selbst ist die Frau“: Betreiben Sie Selbstuntersuchung – aber bitte nicht täglich! Die Veränderungen in der Brust sind meist vor dem Einsetzen der Blutung am stärksten ausgeprägt. Nehmen Sie sich alle 1–2 Monate Ihre Brüste genauer vor, und zwar am besten, nachdem die Regelblutung gerade vorbei ist. Somit haben Sie einen guten Vergleich.

Kleidung: Achten Sie auf den richtigen Sitz von Ihrem BH, vor allem beim Sport. Er sollte nicht einschnüren oder gar zu eng sitzen.

Ernährung: Überprüfen Sie Ihren Konsum von Koffein (Kaffee, schwarzer Tee) und tierischen Eiweißen. Manche Frauen berichten von einer deutlichen Besserung, nachdem sie nur deren Konsum reduziert hatten. Empfehlenswert ist die Einnahme von Omega-3-Fettsäuren, welche Sie im Leinöl finden. Vielleicht mögen Sie das Budwig-Müsli → Seite 98 ausprobieren. Die im Leinsamen vorhandenen Lignane wirken zusätzlich hormonausgleichend.

Auflagen, Einreibungen & Co: Manche Frauen finden Erleichterung für ihre schmerzhaften Brüste durch warme Auflagen. Dazu legen Sie in warmem Wasser getränkte Tücher auf, am besten so warm, wie Sie es gerade vertragen können.

Andere Frauen bevorzugen ebensolche Auflagen, aber mit kaltem Wasser. Diese kühlenden Auflagen können Sie noch mit der Pfefferminze verstärken. Das ätherische Pfefferminzöl wirkt bedingt durch die Erregung der Kälterezeptoren kühlend und schmerzstillend. Geben Sie einfach wenige Tropfen ätherisches Öl mit einer Prise Salz ins Wasser oder verwenden Sie abgekühlten Pfefferminztee. Möglich ist auch das direkte Aufsprühen von Pfefferminzhydrolat, welches Sie im Fachhandel erhalten.

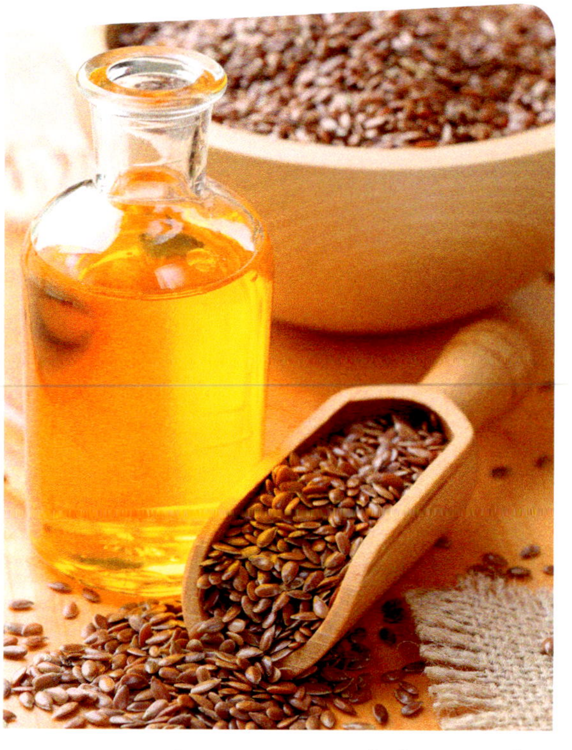

Omega-3-Fettsäuren finden Sie vor allem im wertvollen Leinöl.

Sollten Sie allerdings gerade stillen, dann verzichten Sie bitte auf den Einsatz von ätherischen Ölen im Bereich der Brust.

Eine weitere Variante sind schmerzlindernde Auflagen mit Heilerde und Quark. Diese können Sie mit einer entzündungshemmenden und lymphabflussanregenden Ringelblumentinktur verstärken. Sie können aber auch Einreibungen mit homöopathischen Salben, Ringelblumengel → Aus der Apotheke, Seite 204 oder einem Brust-Öl → Rezept, Seite 204 vornehmen. Finden Sie heraus, was Ihnen guttut!

Entspannung: Sorgen Sie für Entspannung. Dies wirkt sich positiv auf den erhöhten Prolaktinspiegel aus und somit auf die Mastodynie in der zweiten Zyklushälfte.

Heilpflanzen

- **Hormonregulierung:** Bei einer Östrogendominanz beziehungsweise einem Progesteronmangel braucht es progesteronähnlich wirkende Pflanzen → Seite 73 wie Mönchspfeffer (Frucht), Frauenmantel (Kraut) oder die Yamswurzel (Wurzelstock). Sie werden über einen Zeitraum von 3–6 Monatsblutungen in der zweiten Zyklushälfte verabreicht. Die in meiner Praxis wichtigste Pflanze im Zusammenhang mit schmerzhaften Brüsten ist der Mönchspfeffer. Er wirkt prolaktinhemmend und fördert zugleich die Progesteronbildung. Anwendung findet er in Form von Fertigarzneimitteln.
- **Basisstärkung:** Unterstützen Sie Ihre Leber → Seite 313 beim Abbau von Östrogenen, und zwar mit Pflanzen wie Mariendistel (Frucht), Artischocke (Blatt) und Gelbwurz (Wurzelstock). Die Schafgarbe (Blüte, Kraut) wird traditionell als Leber-Wickel angewandt. Eine Unterstützung der Nieren → Seite 318 macht dann Sinn, wenn Sie sich gestaut fühlen und Wassereinlagerungen haben. Dies kommt oft im Zusammenhang mit dem prämenstruellen Syndrom vor. Hier helfen Pflanzen wie Ackerschachtelhalm (Kraut), Birke (Blatt), Brennnessel (Blatt, Kraut), Echte Goldrute (Kraut) und Löwenzahn (Blatt). Bei einem Lymphstau können Gundermann (Kraut), Gelber Steinklee (Kraut) und Ringelblume (Blüte) hilfreich wirken.
- **Enzymtherapie:** Bei fibrozystischen Veränderungen in der Brust helfen Enzyme, zum Beispiel das Bromelain, welches aus der Ananas gewonnen wird. Bewährt hat sich eine 3-monatige Kur in Form von Fertigarzneimitteln.
- **Wickel und Auflagen** → linke Seite: Sie können lokal zur Schmerzlinderung beitragen. Gerne werden dazu Pfefferminze, Ringelblume und ätherische Öle verwendet. Möglich ist auch die Verwendung von Aloegel → Seite 173 und Kohlauflagen → Seite 297. In der Traditionellen Iranischen Medizin wird Schwarzkümmelöl bei zyklusbedingten Brustschmerzen eingesetzt. Dies konnte eine vielversprechende Studie bestätigen: Bereits 10–15 Minuten nach Aufragen des Öls auf den Brüsten trat eine Schmerzlinderung um 50 % ein.

Tipp: Kombinieren Sie möglichst innerliche mit äußerlichen Anwendungen.

Tee für schmerzende Brüste

Das Wunderbare an Teemischungen ist, dass sie aus mehreren Therapiebausteinen zusammengestellt werden können. In diesem Falle: Frauenmantel zur Hormonregulation, Mariendistel zur Leberstärkung, Gelber Steinklee für den Lymphabfluss, Brennnessel zur Wasserausleitung und Melisse bei eventuell vorhandener Anspannung und weil sie einfach gut schmeckt.

Für eine 100-g-Teemischung:

- 20 g Frauenmantelkraut
- 20 g Mariendistelfrüchte
- 20 g Steinkleekraut (oder Ringelblumenblüten)
- 20 g Brennnesselblätter
- 20 g Melissenblätter

Stoßen Sie den Tee im Mörser etwas an, vor allem damit die Mariendistelfrüchte aufbrechen und ihre Wirkstoffe besser abgeben können. Übergießen Sie dann 2 TL der Mischung mit 1 Tasse (150 ml) heißem, aber nicht mehr kochendem Wasser. Lassen Sie den Tee 7–10 Minuten bedeckt ziehen, bevor Sie ihn abgießen. Trinken Sie davon täglich 2–3 Tassen zwischen den Mahlzeiten für etwa 7 Wochen. Besprechen Sie danach das weitere Vorgehen mit Ihrer Therapeutin. Bei zyklischen Brustschmerzen reicht es aus, wenn Sie den Tee 2–3 Tage vor den zu erwartenden Schmerzen trinken.

Brust-Öl

Das Brust-Öl hilft gut bei Stauungen und Schmerzen in den Brüsten. Verwendet wird die wunderbar duftende, lymphabflussfördernde und hormonmodulierende Rosengeranie. Unterstützt wird sie durch das ätherische Zedernöl. Weitere sehr hilfreiche, lymphabflussfördernde ätherische Öle sind Cistrose, Immortelle und Sandelholz – leider sind diese kostbaren Öle relativ teuer.

- 50 ml Sesamöl
- 10 Tropfen ätherisches Rosengeranienöl
- 5 Tropfen ätherisches Zedernöl
- 50-ml-Fläschchen

Geben Sie das Sesamöl zusammen mit dem ätherischen Öl in das Fläschchen. Nun das Fläschchen verschließen und kurz schütteln, damit das fette Öl mit den ätherischen Ölen gut durchmischt wird. Reiben Sie damit Ihre schmerzenden Brüste ein – immer in Richtung der Achseln, denn das entspricht dem natürlichen Lymphfluss.

Aus der Apotheke

- **Frauenmantel:** Ceres Alchemilla Urtinktur
- **Mönchspfeffer:** Agnolyt Kapseln und Flüssigkeit, Agnuscaston Filmtabletten, Femicur N Kapseln
- **Ringelblume:** Calendula Gel 10 % Weleda
- **Yamswurzel:** Wild Yam Creme Biovea, Yamswurzelcreme (erhältlich über die Limes-Apotheke oder die Markt-Apotheke Greiff), Yamswurzel Kapseln Espara (300 mg Extrakt)
- **Enzyme:** Wobenzym plus Tabletten (Bromelain, Trypsin, Rutosid), KaRazym Tabletten (Bromelain, Papain, Pankratin, Rutosid)
- **Homöopathie:** Antimas Selz Creme (Condurango Ø, Mönchspfeffer Ø, Hydrastis canadensis Ø, Lilium lancifolium Ø, Pulsatilla D4), Antimast Selz TN Tropfen (u. a. Mönchspfeffer Ø), Mastodynon Tabletten und Tropfen (Mönchspfeffer Ø, Caulophyllum D4, Cyclamen D4, Ignatia D6, Iris D2, Lilium tigrinum Dil. D3), Lymphdiaral DS Salbe (Conium D2, Colchicum D4, Mercurius bijodatus D5, Stibium sulfuratum D1, Calendula Ø)

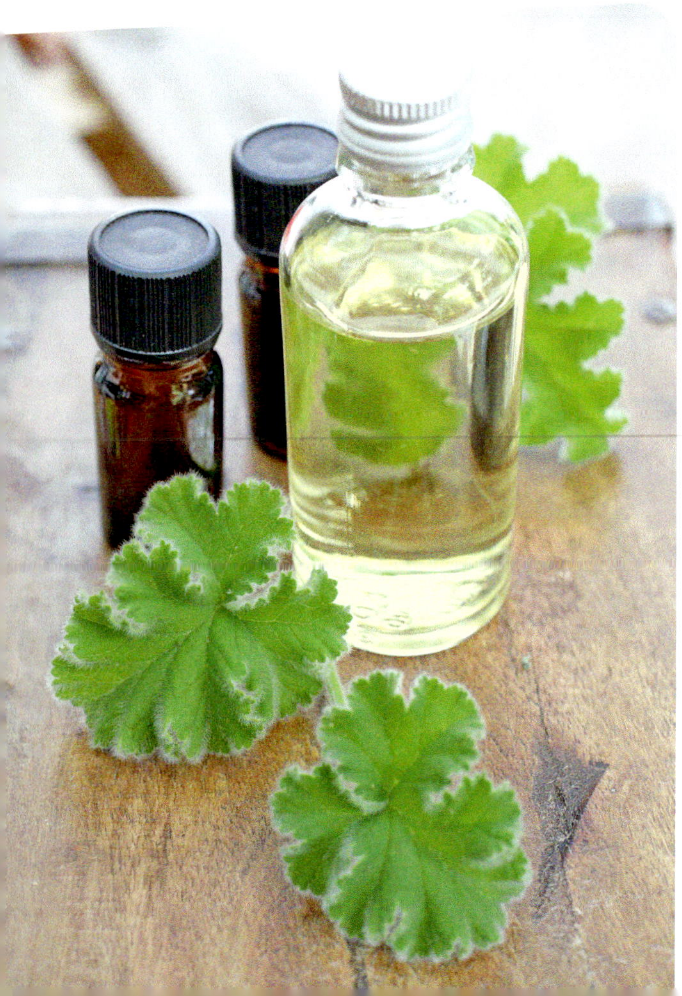

Das ätherische Öl aus der Rosengeranie ist Haupt-Duftbestandteil des Brust-Öls.

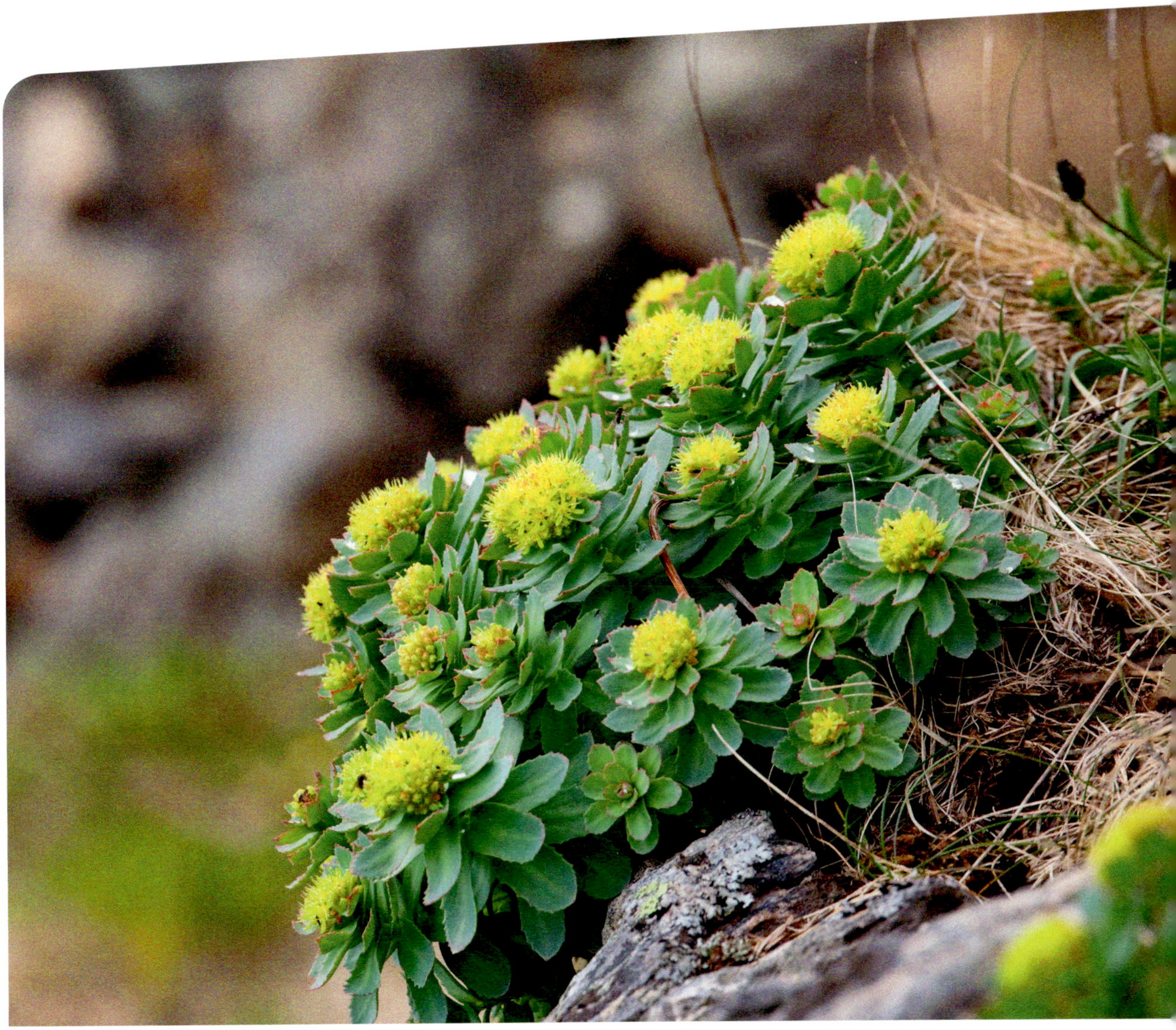

Nebennieren

Die Nebennieren sind Hormondrüsen, welche die oberen Pole der Nieren bedecken und etwa walnussgroß sind. Jede Nebenniere besteht aus dem zentralen Nebennierenmark, das unter anderem Noradrenalin und Adrenalin produziert, und außen herum der Nebennierenrinde, welche vor allem Cortisol, Aldosteron, DHEA sowie Sexualhormone (Androgene) bildet. Die Steuerung der Nebennierenaktivität ist, wie so oft, wenn Hormone im Spiel sind, ziemlich kompliziert. Die Bildung von Cortisol wird vom Hormon ACTH (Adreno-Corticotropes Hormon) gesteuert, das im Hypophysenvorderlappen der Hirnanhangdrüse gebildet wird. Dieses wiederum wird vom CRH (Corticotropin-releasing Hormone) des Hypothalamus, einer übergeordneten Hirnregion, gesteuert.

Nebennierenschwäche

Wie jedes Organ unseres Körpers können auch die Nebennieren „schwächeln“ und ihre Hormone nicht mehr in ausreichender Menge bilden. Es gibt verschiedene Formen dieser sogenannten **Nebenniereninsuffizienz** (das ist das medizinische Wort für Nebennierenschwäche), und die Folgen sind mannigfach. Eine besonders häufige Folge ist die Erschöpfung, weshalb ihr ein eigener Abschnitt gewidmet wurde → Seite 209, ebenso wie der sexuellen Lustlosigkeit → Seite 215. Wie im jeweiligen Abschnitt erläutert, können einer Erschöpfung oder Lustlosigkeit natürlich auch andere Ursachen zugrunde liegen als eine Nebennierenschwäche.

Stress früher und heute

Evolutionsbiologisch betrachtet ist Stress die Antwort unseres Körpers auf drohende Gefahren. Die klassischen Anzeichen wie erhöhter Herzschlag, steigender Blutdruck, beschleunigte Atmung, verbesserte Durchblutung der Muskulatur und Bereitstellung von Energie sind hilfreiche körperliche Reaktionen auf Entscheidungssituationen wie Kampf oder Flucht („fight or flight“), etwa beim Angriff durch ein wildes Tier. Diese Reaktionen werden durch die Stresshormone Adrenalin, Noradrenalin und Cortisol ausgelöst. In entscheidenden Situationen machen sie den Körper somit bereit, mit der Gefahr richtig umzugehen. Dieser sogenannte **Eustress** ist also eine ganz natürliche körperliche Reaktion auf eine außergewöhnliche Herausforderung.

Was aber früher das Überleben gesichert hat, wird heute zum Problem. Die Stressfaktoren haben sich verändert. Heutzutage sind es nicht mehr wilde Tiger, die den Körper dauerhaft in Alarmbereitschaft versetzen, sondern Doppelbelastung, Reizüberflutung, Schul-, Uni- oder Berufsstress, Termindruck, zu viele Aktivitäten, Lärm usw. Die Antwort unseres Körpers jedoch ist gleich geblieben. Da wir nun aber nicht mehr kämpfen oder flüchten müssen, werden die Stresshormone nur sehr langsam wieder abgebaut und wirken lange nach. Das aber hat negative Folgen für Körper und Seele. Mit anderen Worten: Stress kann uns auf Dauer krank machen. Wie so oft entscheidet die Dosis: Wird der Stress zum Dauerzustand, wird er zum krank machenden **Dysstress** – eben zum Problem.

URSACHEN

Bei der Nebennierenschwäche spielt Stress eine entscheidende Rolle. Die durch Stress bedingte Nebennierenschwäche darf jedoch nicht mit der Erkrankung Morbus Addison verwechselt werden. Diese ist meist die Folge einer Autoimmunerkrankung und führt zur Zerstörung der Nebennierenfunktion. Interessant ist in diesem Zusammenhang, dass die WHO (Weltgesundheitsorganisation) den Stress als die größte Gesundheitsgefahr des 21. Jahrhunderts sieht. Die Nebennierenschwäche kann somit für eine Vielzahl von Erkrankungen verantwortlich sein.

Das wichtigste Stresshormon ist das **Cortisol**. Es beeinflusst unseren Kohlenhydrat-, Eiweiß- und Fettstoffwechsel, was für unseren Organismus lebenswichtig ist. Weiter spielt es eine Rolle bei der Immunabwehr und wirkt antiallergisch sowie entzündungshemmend. Die Produktion des Cortisols geschieht vor allem in der zweiten Nachthälfte, sodass es für unsere Aktivitäten am Tag voll verfügbar ist. Morgens haben wir somit mehr Cortisol im Körper, abends weniger. Deshalb fühlen wir uns morgens wach und abends sind wir müde.

Die Reaktionen des Körpers auf Belastung

Die Stressreaktionen unseres Körpers kann man in drei Phasen einteilen:

- **Alarmphase:** Der Körper kommt auf Hochtouren, die Nebenniere schüttet Adrenalin und Cortisol aus. Dies hat unter anderem einen erhöhten Puls und Blutdruck sowie eine Anspannung der Muskulatur zur Folge. Nachdem die Anforderungen oder die Belastung vorbei sind, kommt es wieder zur Normalisierung und somit zur Erholung. Nicht aber bei Dauerstress!

- **Anpassungs- oder Widerstandsphase:** Bei Dauerstress versucht der Körper, sich dem Stress anzupassen (Adaption), indem er mit einer erhöhten Leistungs- und Widerstandsfähigkeit reagiert. Die Nebennieren laufen auf Hochtouren, Cortisol wird vermehrt ausgeschüttet. In dieser Phase fühlt man sich meist noch nicht erschöpft, aber es kommt bereits zu ersten Warnsignalen mit typischen Symptomen → rechte Spalte.
- **Erschöpfungsphase:** Hält der Stress nun an, schaffen die Nebennieren beziehungsweise die ihnen übergeordneten Schaltzentralen im Gehirn (Hypophyse und Hypothalamus) es irgendwann nicht mehr, den Spiegel an Cortisol aufrechtzuerhalten. Es kommt zu einer Nebennierenschwäche mit einem erniedrigten Cortisolspiegel. Eine daraus resultierende Folge ist das Absinken von Progesteron und im weiteren Verlauf sogar der Androgene (mit dem Hauptvertreter Testosteron) und der Östrogene. Wenn also der „Akku“ leer ist, kommt es zur Erschöpfung und zu weiteren Beschwerden → Seite 208.

! SYMPTOME

Aufgrund dieser Reaktionslage verwundert es nicht, dass es bei andauerndem Stress zur totalen Erschöpfung kommt und die Lust auf das Leben und die Liebe abhandenkommt. Es können aber noch viele weitere unspezifische Symptome auftreten.

Mögliche Symptome bei erhöhtem Cortisolspiegel:

- Gewichtszunahme (vor allem im Bauchbereich)
- Nervosität, innere Unruhe, Getriebensein, Panikattacken
- Schlafstörungen
- Bluthochdruck, Herzklopfen, vermehrtes Schwitzen

Mögliche Symptome bei Cortisolmangel:

- **Erschöpfung**
- **sexuelle Lustlosigkeit** (Wer auf der Flucht ist, hat keine Zeit für Sex.)
- Stressintoleranz, geringe Belastbarkeit, Schwierigkeiten, morgens aus dem Bett zu kommen, ständige Müdigkeit trotz ausreichendem Schlaf, Reizbarkeit, Aggressivität, überschießende Reaktionen in Stresssituationen

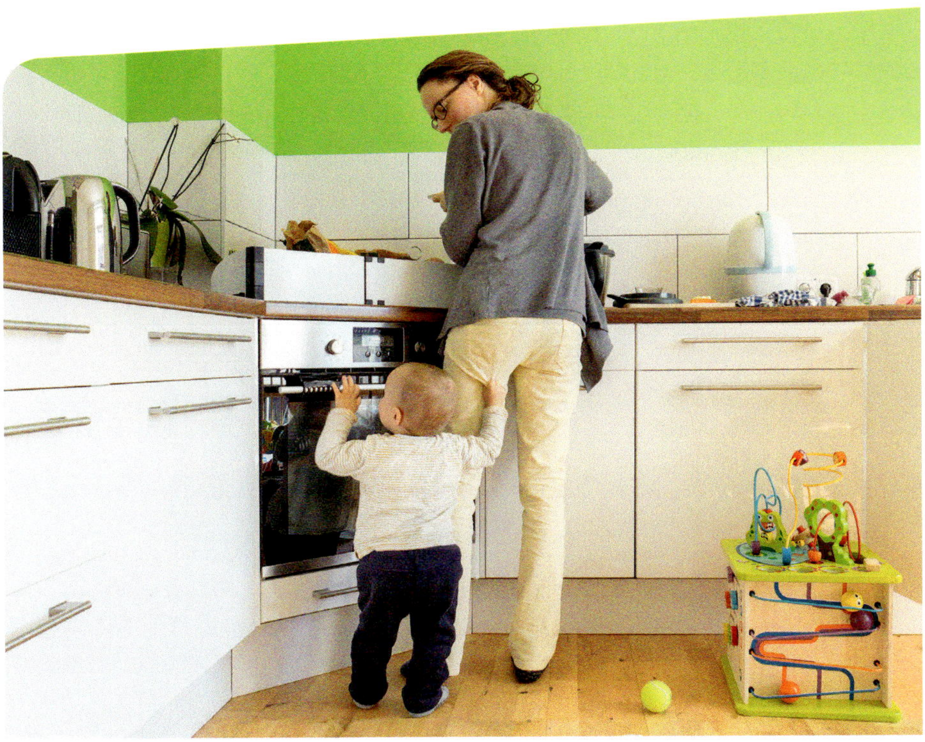

Das ständige Multitasking berufstätiger Mütter kann eine Nebennierenschwäche nach sich ziehen.

- Konzentrationsstörungen und Gedächtnisprobleme
- depressive Verstimmungen, Schlafstörungen
- Allergien, Asthma und Neurodermitis
- chronische Infektanfälligkeit (Atemwege, Blase, Pilzinfektionen)
- Heißhunger auf Süßes oder Salziges, Verlangen nach koffeinhaltigen Getränken (z. B. Kaffee)
- gesteigerte Schmerz-, Lärm- und Geräuschempfindlichkeit
- gesteigerte Entzündungsbereitschaft (akut und chronisch)
- Muskel- und Gliederschmerzen, Kopfschmerzen
- Verdauungsstörungen
- prämenstruelles Syndrom, Zyklusstörungen

WANN ZUM ARZT?

Grundsätzlich sollten Sie all diese Symptome abklären lassen. Es kann sich bei diesen Beschwerden um eine Nebennierenschwäche handeln, aber auch um andere Erkrankungen, welche wiederum eine Nebennierenerschöpfung auslösen können. Durch eine ausführliche Anamnese, eine Blutuntersuchung (unter anderem auch auf Schilddrüsenwerte, Vitamin B12 und Eisen) und eventuell einen Hormon(speichel)test kann eine gezielte Diagnose erfolgen.

THERAPIE

Die Therapie beruht auf zwei Vorgehensweisen: Die Behandlung der zugrundeliegenden Ursache und die Linderung der vorhandenen Symptome.

Holen Sie sich Hilfe und Unterstützung bei einer medizinischen Fachkraft.

Bewegung und Sport

Um einen erhöhten Stresshormonspiegel wieder zu senken, können Sie selber aktiv werden, und zwar im wahrsten Sinne des Wortes, nämlich durch regelmäßige Bewegung und Sport.

Entspannung

Damit der „Akku wieder geladen" werden kann, braucht es Entspannung und vor allem einen erholsamen Schlaf. Sorgen Sie also in Ihrem Alltag für ein gutes Verhältnis von Anspannung und Entspannung → Erschöpfung, Seite 209.

Eine weitere Möglichkeit ist das Forest Bathing (Waldbaden). Der Begriff wurde von japanischen Forschern geprägt. Sie fanden heraus, dass der Aufenthalt im Wald einen erhöhten Cortisolspiegel sinken lässt. Ein Waldspaziergang hilft somit wunderbar bei Stress und Nervosität, lässt den Blutdruck sinken und soll sogar Depressionen vorbeugen. Selbst auf die Immunabwehr hat der Waldaufenthalt positive Auswirkungen. Die Forscher vermuten, dass daran sogenannte Phytonzide beteiligt sind. Es handelt sich dabei um leicht flüchtige Substanzen, die die Pflanzen bilden, um sich vor Krankheitserregern und Schädlingen zu schützen. Diese Phytonzide werden an die Waldluft abgegeben, und wir kommen somit beim Spaziergang in deren Genuss.

Ernährung

Eine gesunde und ausgewogene Ernährung spielt eine enorm wichtige Rolle, um einem Vitamin- und Mineralstoffmangel vorzubeugen.

Heilpflanzen

Je nach Beschwerden und Ursachen gibt es aus dem Reich der Heilpflanzen folgende Therapieoptionen:

- **Erschöpfung und (sexuelle) Lustlosigkeit:** Im Vordergrund steht zunächst die Stärkung des Organismus. Hier spielen vor allem die Adaptogene eine zentrale Rolle → mehr dazu ab Seite 211.
- **Allgemeine hormonelle Dysregulation:** Um sich wohlzufühlen sollten Testosteron, Östrogen und Progesteron in einem ausgewogenen Verhältnis zueinander stehen. Ziel ist somit die Wiederherstellung des hormonellen Gleichgewichts. Hilfe finden Sie im Kapitel „Hormonelle Balance" → ab Seite 60.
- **Schilddrüse:** Die Nebennieren und die Schilddrüse sind über hormonelle Regelkreise eng miteinander verknüpft. Bei Störungen der Nebennieren sollte deshalb immer auch die Schilddrüse mit untersucht und bei Bedarf behandelt werden → Seite 223.

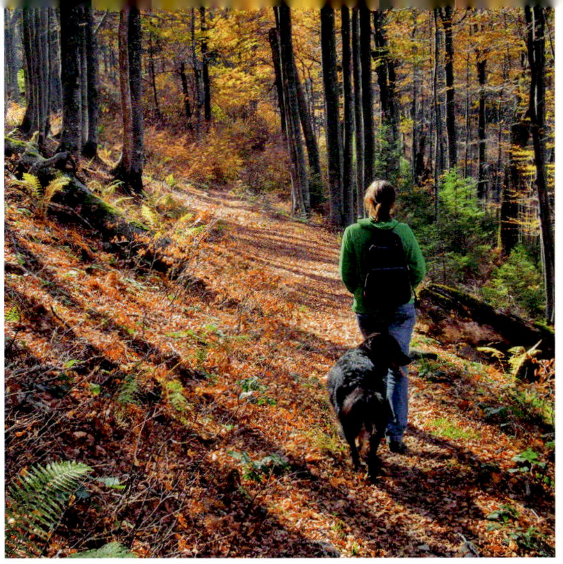

Ein Waldspaziergang tut gut.

- **Leber:** Die Leber ist an Abläufen der Hormonsynthese ebenso wie am Hormonabbau beteiligt. Nicht zuletzt dient sie als zentrales Stoffwechselorgan der Entgiftung des Körpers → Basistherapie, Seite 313.
- **Darm:** Längst bekannt – wenn dieses Wissen auch wenig Verbreitung gefunden hat – ist die Tatsache, dass sich Hormonsystem und Darmfunktion wechselseitig beeinflussen. Durch eine vermehrte Ausschüttung von Cortisol kommt es zu einer verminderten Durchblutung des Darms – und infolgedessen zu einer Dysbalance der Darmflora → Seite 324.

Wie lange jeweils behandelt werden muss, ist von Ihrer Ausgangslage abhängig. Hier gilt wie so oft: Je früher Sie mit der Behandlung beginnen, desto besser und schneller kann die Gesundung eintreten. Deshalb mein Rat an Sie: Werden Sie schon gleich zu Beginn selber aktiv. Anregungen dazu und Rezepte, die Sie bei Erschöpfung und Lustlosigkeit anwenden können, finden Sie auf den folgenden Seiten.

FÜR KOLLEGEN

Was man noch probieren könnte …

- **Homöopathie:** Bei zu niedrigem Cortisol: Phytocortal N Tropfen und Phyot-C Tropfen
- **Anthroposophische Medizin:** Glandulae suprarenales comp. Wala als Globuli oder Injektion
- **Bioidentische Hormone:** Zur Unterstützung der Nebennierenschwäche: Cortisol D4 Globuli, Cortisol D4 Creme, Cortisolcreme 0,5%
- **Bei B_{12}-Mangel:** B-Vitamine wirken meist besser im Verbund: Vitamin B-Loges komplett Tabletten, FolPlus Tabletten

Erschöpfung

Sind Sie müde, angespannt, erschöpft oder fühlen sich kraftlos, ausgelaugt und gestresst, und das praktisch ständig? Dann sind Sie in guter Gesellschaft, denn viele Frauen kennen das Gefühl, den täglichen Anforderungen in Beruf und Privatleben nicht gerecht zu werden. Sie fühlen sich wie im Hamsterrad gefangen.

Durch den zunehmenden Stress werden zudem die Widerstandskräfte des Körpers stark beansprucht. In diesem Zustand von seelischer und körperlicher Anspannung setzen sich viele dann auch noch selber unter Druck, indem sie ihre Ziele und Erwartungen zu hoch ansetzen. Somit wird der Stress noch weiter verstärkt.

URSACHEN

Ursachen für eine tiefgehende Erschöpfung gibt es viele. Neben lang andauerndem Stress können diese zum Beispiel sein:

- **Hormonelle Dysbalancen**, kenntlich zum Beispiel an einer zu starken und/oder lang andauernden Menstruationsblutung, an Abgeschlagenheit in der Schwangerschaft, Schlafstörungen in den Wechseljahren, Schilddrüsenerkrankungen oder einer Erschöpfung der Nebennierenrinde mit nachfolgendem Cortisolmangel → Seite 206.
- **Begleitsymptome von Krankheiten**, etwa Herz-Kreislauf-, Darm-, Stoffwechsel-, Infektions- oder Autoimmunkrankheiten, Lebererkrankungen

(Der Schmerz der Leber ist die Müdigkeit!), Depressionen, Burn-out, Schlafstörungen, Infektionskrankheiten durch Bakterien (z. B. Lyme-Borreliose) oder Viren (z. B. Grippe, Pfeiffersches Drüsenfieber – postvirales Müdigkeitssyndrom), chronische Erkrankungen (z. B. Multiple Sklerose, Parkinson) oder Krebs.

- **Weitere Auslöser:** falsche Ernährung, mangelnde Bewegung, Nebenwirkungen von Medikamenten oder Anämie → Seite 127.

SYMPTOME

Betroffene Frauen sind schnell müde, fühlen sich tagsüber schlapp, ihre Lebensenergie ist abhanden gekommen, als ob jemand den Stecker gezogen hätte. Darüber hinaus gibt es noch zahlreiche weitere körperliche sowie psychische Beschwerden.

- **Körperliche Symptome:** Viel Stress kann sich in körperlichen Anzeichen deutlich machen wie zum Beispiel Bluthochdruck, schnellem Puls, Herzrasen, Muskelverspannungen, Kopfschmerzen sowie Magen-Darm-Beschwerden wie Übelkeit, Durchfall, Bauchschmerzen bis hin zu Reizmagen, Magenschleimhautentzündung oder gar einem Geschwür.
- **Psychische Symptome:** Sind Sie ständig in Alarmbereitschaft, kann dies zu Schlafstörungen und nervöser Unruhe führen und im schlimmsten Falle in Depressionen oder einem Burn-out enden.

WANN ZUM ARZT?

Wenn Sie sich über einen längeren Zeitraum ungewöhnlich müde, kraftlos und erschöpft fühlen.

THERAPIE

Klar und völlig normal ist, dass mit zunehmendem Lebensalter viele Frauen – und auch Männer – eine abnehmende Belastbarkeit wahrnehmen. Diese gilt es (so schwer es auch sein mag) zu akzeptieren. Kommt es jedoch zu oben genannten Beschwerden, dann gilt es zu handeln. Zum Glück gibt es zahlreiche Hilfen aus der Natur und jede Menge wirkungsvolle Rezepte zur Selbsthilfe.

Für ein stressfreies Leben haben sich drei Säulen bewährt: Entspannung, Verhaltensänderung und die Unterstützung von Heilpflanzen → rechte Seite.

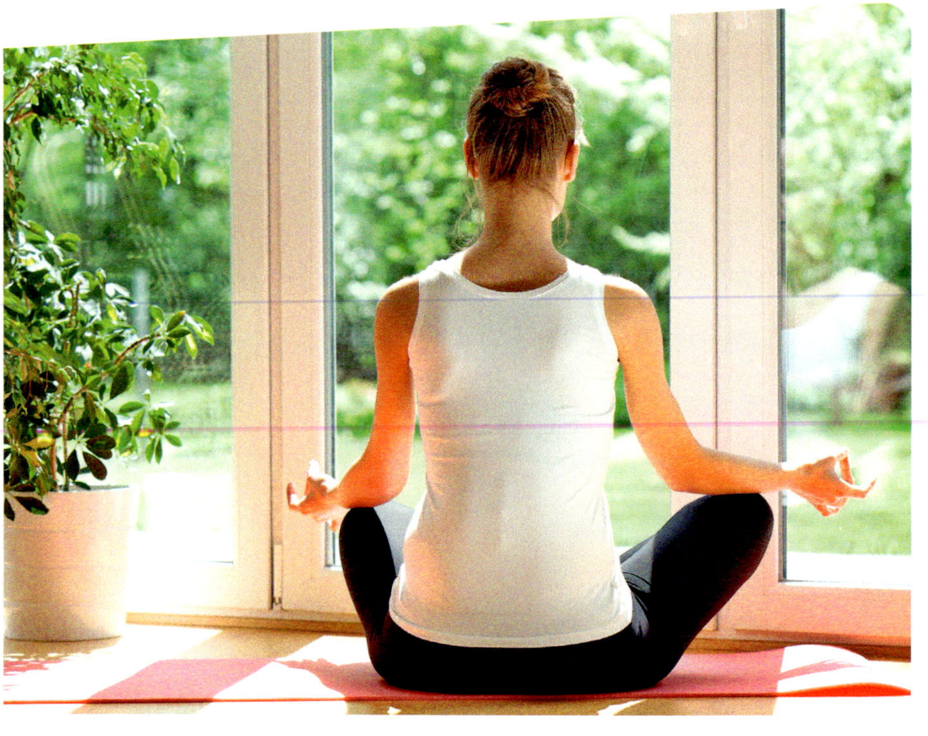

Es ist wichtig, im Alltag immer wieder mit Entspannungsübungen zur Ruhe zu kommen.

- **Entspannung:** Anspannung (Stress) erfordert zum Ausgleich entspannende Momente oder, wie man so schön sagt, eine ausgeglichene Work-Life-Balance. Sorgen Sie also gut für sich und planen Sie spannungsfreie Momente in Ihren Tag ein. Entspannungsverfahren wie zum Beispiel autogenes Training, Yoga und die progressive Muskelentspannung nach Jacobsen können dabei hilfreich sein. Vielleicht finden Sie aber auch Entspannung beim Lesen eines guten Buches, beim Spazierengehen, Schwimmen im See oder Joggen. Verbringen Sie mehr entspannte Zeit mit Freund/-innen und Familie und schränken Sie Fernseh- und Computerkonsum ein. Hören Sie jedenfalls auf die Signale Ihres Körpers und finden Sie heraus, was ihm guttut.
- **Verhaltensänderung:** Ein riesiger Berg an Arbeit und zu hohe eigene Ansprüche führen schnell zur Überforderung. Denken Sie daran: Nobody is perfect! Seien Sie also nicht allzu streng mit sich selbst und reduzieren Sie Ihr Tagespensum. Befreien Sie sich von unnötigem Ballast, entrümpeln Sie Ihren Terminkalender und tragen Sie freie Zeiten für sich selbst ein. Legen Sie bewusst Pausen ein und bringen Sie Ruhe und Rhythmus in Ihr Leben. Gehen Sie eigenen Projekten nach, machen Sie Ferien mit dem Partner, der Familie oder einer Freundin. Damit all dies möglich ist, sollten Sie sich von verinnerlichten alten Gewohnheiten und Gedankenmustern verabschieden und neue Verhaltensweisen erlernen. Das geht allerdings nicht von heute auf morgen und bedarf eventuell professioneller Unterstützung.

Heilpflanzen

Oftmals braucht es einen kleinen Anschub, um die ersten Schritte raus aus dem Stress machen zu können. Pflanzliche Arzneimittel vermögen hierbei zu helfen. Wichtig: Vergessen Sie dabei nicht, den Ursachen auf den Grund zu gehen! Je nach Beschwerden und persönlichen Vorlieben können Sie …

- für eine **hormonelle Balance** → Seite 60 sorgen
- den Körper stärken mit sogenannten **Adaptogenen**. Sie helfen dem Körper, sich an Stresssituationen anzupassen: Ginseng (Wurzel), Taigawurzel (Wurzel), Rosenwurz (Wurzel), Jiaogulan (Blatt) und Basilikum (Kraut).
- die Nerven stärken mit **beruhigenden oder stimmungsaufhellenden Pflanzen** wie Baldrian (Wurzel), Hafer (Kraut), Lavendel (Blüte), Melisse (Blatt), Passionsblume (Kraut), Rose (Blüte), Hopfen (Zapfen) oder Johanniskraut (Kraut) → Schlafstörungen, Seite 142 und depressive Verstimmungen, Seite 148.
- **Körper und Geist stärken** mit Brennnesselsamen, Blütenpollen, Salbeiblüten → Porträt Salbei, Seite 416 sowie Schlehenfrüchte.
- Ihre körperliche und geistige Leistungsfähigkeit mit **Bitterstoffpflanzen** fördern: zum Beispiel mit Enzian (Wurzel), Ingwer (Wurzelstock), Löwenzahn (Wurzel) und Wermut (Kraut).
- kurzfristig **stimulierende Heilpflanzen** mit Koffein einnehmen, wie zum Beispiel Grüner Tee, Guarana (Samen) oder Mate (Blatt), oder auch einfach mal eine Tasse Kaffee genießen.
- **anregende Gewürze** verwenden wie Zimt und Ingwer oder Ihre Küche mit **Wildkräutern** bereichern in Form von Gemüse, Gewürz oder Smoothie → Seite 309.
- einen trägen Stoffwechsel ankurbeln mit einer **Entschlackungskur** → Seite 301. Wichtig ist jedoch, dass Sie in einem Erschöpfungszustand, wie bei der Nebennierenschwäche, den Körper immer erst stärken.

Stark verwurzelt mit Adaptogenen: Ginseng, Taigawurzel und Rosenwurz

Alle drei Pflanzen wirken adaptogen. Diese sogenannten Adaptogene bewirken eine verbesserte Anpassung des Organismus an Stresssituationen. Dadurch sind sie in der Lage, unseren Körper gegen krankmachende Einflüsse von außen, etwa Krankheitserreger oder Umweltgifte, zu schützen. Sie helfen aber auch bei psychischen Belastungen wie etwa Stress, problematischen Situationen in der Familie oder im Beruf. Mit den Wurzeln von Ginseng, Taigawurzel und Rosenwurz bekommen Sie in stürmischen Zeiten wieder Boden unter die Füße. Egal ob nach Krankheiten oder Erschöpfungszuständen, sie steigern die Leistungsfähigkeit und stärken Körper und Geist. Möglich sind vorbeugende ebenso wie therapiebegleitende Behandlungen in Form von Präparaten aus der Apotheke → Seite 214 für 6–12 Wochen. Tees sind bei diesen Pflanzen eher unüblich.

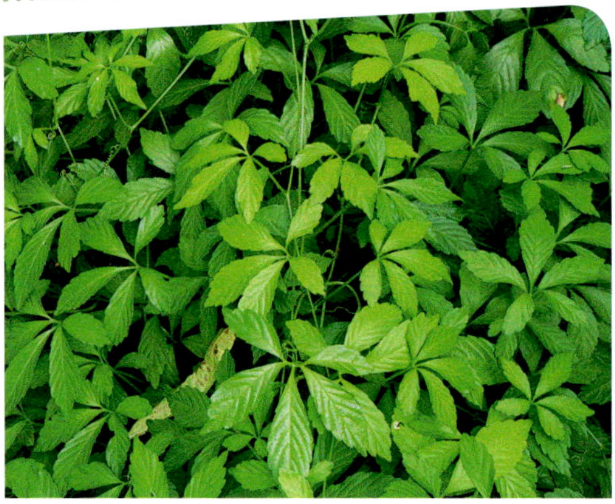

JIAOGULAN: DER FRAUENGINSENG

Auch Jiaogulan (*Gynostemma pentaphyllum*), der zur Familie der Kürbisgewächse (Cucurbitaceae) gehört, ist ein starkes Adaptogen. Bekannt ist die leicht zu ziehende Rankpflanze unter dem Namen „Kraut der Unsterblichkeit" oder „Anti-Aging-Kraut". In nährstoffreicher Erde wächst die in China, Japan, Taiwan, Korea und Thailand heimische Pflanze auch bei uns schnell, weshalb man sie schon nach wenigen Wochen ernten kann. Medizinisch verwendet werden in der Regel die Blätter, aber auch das Kraut. Sie enthalten unglaublich viele Saponine (mehr als der Ginseng), die für die wohltuende Wirkung verantwortlich sind. Im Körper werden die Saponine unter anderem bei der Hormonsynthese gebraucht – besonders im weiblichen Organismus. Deswegen wird Jiaogulan auch „Frauenginseng" genannt. Weiter wirkt er, wie gesagt, adaptogen (er erhöht also die Stressresistenz gegenüber psychischen und physischen Einflüssen), antioxidativ, blutbildend, blutdruckausgleichend, blutzuckersenkend, cholesterinsenkend, herz- und kreislaufstärkend, immunstärkend, krebshemmend und stoffwechselanregend. Es handelt sich also um ein wahres Universalheilmittel, bei dem keine Nebenwirkungen zu befürchten sind.

Anwenden können Sie die Pflanze in der Küche im Salat, im Gemüse oder im Smoothie. Oder Sie legen das Kraut direkt auf das Butterbrot. Wer mag, kann die leicht süßlich schmeckenden Blätter auch einfach kauen. Sie können sich aber auch eine Tinktur daraus herstellen oder einen Tee kochen (1 TL Droge mit 250 ml heißem Wasser überbrühen, 3–5 Minuten ziehen lassen und abgießen). Mittlerweile gibt es auch einige Nahrungsergänzungsmittel auf Jiaogulan-Basis auf dem Markt.

Tee für starke Nerven

Um die täglichen Anforderungen des Alltags von Beruf, Haushalt und Kindern stressfrei meistern zu können, braucht es starke Nerven.

Für eine 100-g-Teemischung:

- 50 g Baldrianwuzeln
- 25 g Melissenblätter
- 25 g Hopfenzapfen

Übergießen Sie 1 TL der Mischung mit 1 Tasse (150 ml) heißem, aber nicht mehr kochendem Wasser. Lassen Sie den Tee bedeckt 10 Minuten ziehen, bevor Sie ihn abgießen. Trinken Sie davon täglich 3 Tassen. Dieser Tee eignet sich auch bei stressbedingten Verdauungsbeschwerden, eventuell ergänzt mit Enzian, Wermut oder Ingwer.

Entspannungsbad mit Lavendel

Ein Lavendel-Entspannungsbad kann nach einem hektischen und anstrengenden Tag wahre Wunder bewirken. Es stärkt die Nerven, stoppt das Grübeln und ist somit bei Anspannung, nervöser Erschöpfung und Stress äußerst hilfreich. Tauchen Sie also ein in den herrlichen Duft und träumen Sie von lilafarbenen Lavendelfeldern.

Für ein Vollbad:

- 75 g Lavendelblüten

Für ein Vollbad übergießen Sie die Lavendelblüten mit 1 l heißem Wasser. Lassen Sie den Zusatz 20 Minuten ziehen, bevor Sie ihn abgießen und dem Badewasser zugeben.

Für Eilige: Emulgieren Sie 10 Tropfen ätherisches Lavendelöl in 1 EL Sahne (oder Honig) und geben Sie es ins Badewasser.

Für noch Eiligere: Verwenden Sie Lavendel Entspannungsbad Weleda als Badezusatz.

Tinktur aus Heiligem Basilikum

Das Heilige Basilikum, auch als Tulsi bekannt, besitzt nachweislich eine stressmindernde und immunstimulierende Wirkung. In Indien werden dieser göttlichen Pflanze sogar allheilende, tonisierende, luststeigernde und verjüngende Kräfte zugeschrieben.

- Auszugsglas
- 20 g Heiliges Basilikumkraut (frisch)
- 50 ml etwa 70%iger Alkohol
- Kaffee- oder Teefilter
- kleine Tropffläschchen

Zerreiben Sie das frisch geerntete Basilikumkraut zusammen mit dem Alkohol in einem Mörser (mit aufgerauter Innenfläche), bis ein flüssiger Pflanzenbrei entsteht. Befüllen Sie damit das Auszugsglas und lassen Sie dieses 2 Wochen an einem warmen Ort stehen. Regelmäßig umrühren. Danach durch einen Kaffeefilter oder Teefilter abgießen und Tinktur in kleine Tropffläschchen füllen.

Nehmen Sie davon 3-mal täglich 20 Tropfen bei Erschöpfung kurmäßig ein.

Heiliges Basilikum, woher bekommen?

Sie brauchen für das Heilige Basilikum nicht extra nach Indien zu reisen. Saatgut ebenso wie Pflanzen sind längst auch bei uns im gut sortierten Kräuterhandel zu bekommen.

Stärkungskur mit Blütenpollen

Die Blütenpollen, welche die emsigen Bienchen für uns sammeln, sind eine ergiebige Quelle an wertvollen Nährstoffen. Sie sind reich an Eiweiß, Kohlenhydraten, Fetten, Aminosäuren, Mineralstoffen und Vitaminen. Sie liefern den gesamten Vitamin-B-Komplex, einschließlich des bei erschöpften Menschen oft fehlenden Vitamins B_{12}. Außerdem Folsäure, Carotinoide sowie Flavonoide. Ein wahres Powerpaket, das darüber hinaus auch noch antibakteriell sowie antiviral wirksam ist und Sie nach einer Kur hoffentlich wieder so fleißig werden lässt wie die Bienen selbst. Sie bekommen Blütenpollen bei jedem Imker sowie bei vielen Händlern, die sie teilweise auch über das Internet anbieten.

Dosierung: 2-mal täglich 15–20 g Blütenpollen pur oder vermischt mit Honig oder Joghurt einnehmen über einen Zeitraum von bis zu 6 Wochen.

Energiekekse

Hildegard von Bingen (1098–1179) war eine erstaunliche Frau. Die Benediktinerin betätigte sich nicht nur als Schriftstellerin und Komponistin, sie war auch eine bedeutende Universalgelehrte. Aus der Hildegard-Medizin kennen wir die Energiekekse zur Konzentrationsförderung und Leistungssteigerung. Sie können diese in Fachgeschäften kaufen oder auch selbst backen.

- 500 g Dinkelvollkornmehl
- 1 TL Backpulver
- 200 g Butter
- 150 g Honig
- 150 g gemahlene Mandeln
- 2 Eier
- 10 g Zimt, 10 g Muskat, 5 g Nelkenpulver
- 1 Prise Salz

Kneten Sie aus den Zutaten einen Mürbeteig. Rollen Sie den Teig etwa 0,5 cm dick aus. Stechen Sie nun Plätzchen aus und legen Sie diese auf ein mit Backpapier ausgelegtes Blech. Backen Sie die Kekse anschließend 8–10 Minuten bei 180 °C auf der mittleren Schiene. Wichtig: Die Kekse stellen eine leckere Medizin dar, von der Sie 5–6 Stück täglich naschen können – aber nicht mehr!

Kraftkugeln

Wer kennt das nicht? Ein Leistungstief mitten am Tag, wo doch noch so viele Aufgaben zu erledigen wären. Oft wird hier zum Kaffee und/oder einem süßen Teilchen vom Bäcker gegriffen. Mit den Kraftkugeln haben Sie ein leckeres und obendrein auch sehr gesundes Superfood.

- 75 g frisch gemahlene Leinsamen
- 2 EL Chiasamen
- 75 g Haferflocken
- 75 g Mandelmus
- 75 g Akazienhonig (oder Agavensirup)
- 3 Messerspitzen Ingwerpulver
- 10 g Sesamsamen

Geben Sie alle Zutaten (bis auf den Sesam) in einen Mixer und pürieren Sie diese zu einer feinen Masse. Anschließend formen Sie daraus etwa 15 pralinengroße Kugeln. Diese können Sie in Sesam wälzen und danach in Pralinenförmchen setzen. Im Kühlschrank aufbewahrt sind sie 1 Woche haltbar.

Aus der Apotheke

- **Basilikum:** Phyto-C Tropfen (Basilikum D5, Sadebaum D5, Mistel D5), DHU Basilicum Urtinktur
- **Enzian:** Ceres Gentiana Urtinktur
- **Ginseng:** Ardey-aktiv Pastillen, Ginsana Kapseln oder Tonikum, Ginseng SL Kapseln
- **Hafer:** Schoenenberger Heilpflanzensaft Hafer, Ceres Avena sativa Urtinktur, Calmedoron Streukügelchen (Hafer, Hopfen, Passionsblume, Baldrian, Coffea D60)
- **Hopfen:** Ceres Lupulus Urtinktur
- **Lavendel:** Ceres Lavandula Urtinktur, Lavendel Entspannungsbad Weleda
- **Melisse:** Ceres Melissa officinalis Urtinktur
- **Rosenwurz:** rhodioLoges, Rosenwurz Sanitas, Vitango Filmtabletten
- **Schlehen:** Weleda Schlehen Elixier
- **Taigawurzel:** Eleu Curarina Tropfen
- **Anthroposophische Medizin:** Wala Nerven- und Aufbaunahrung (Honig, Kräuter, Früchte)

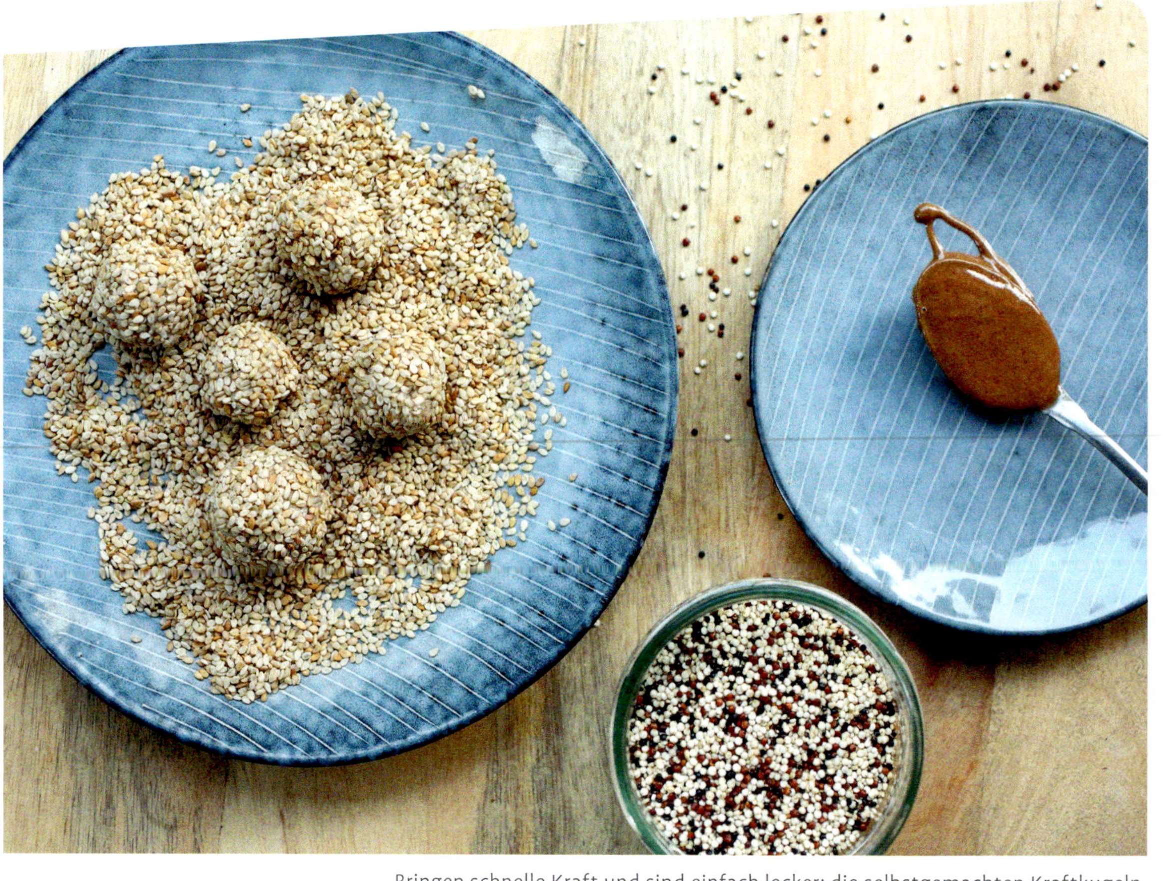

Bringen schnelle Kraft und sind einfach lecker: die selbstgemachten Kraftkugeln.

Sexuelle Lustlosigkeit

Das Dilemma mit der weiblichen Lust – bei vielen Frauen stellt sich in Zeiten von hormonellen Umstellungen eine sexuelle Unlust ein. Besonders häufig geschieht dies in den Wechseljahren, wenn diese mit körperlichen Beschwerden oder psychischen Belastungen einhergehen.

Die weibliche Lust ist sehr stark hormonellen Einflüssen unterworfen. In den Jahren der Fruchtbarkeit ist die Lust zum Zeit des Eisprungs besonders groß – eine geniale Einrichtung der Natur, um die Nachkommenschaft zu sichern. Das heißt aber nicht zwangsläufig, dass die Lust mit der biologischen Fruchtbarkeit zu Ende geht. In den Wechseljahren beziehungsweise nach der Menopause wandelt sich nicht nur der Körper, sondern auch die Erotik. Viele Frauen entdecken die Sexualität ganz neu und intensiver, wenn sich das Thema mit der Verhütung erledigt hat. Sie sind gelassener und selbstbewusster und wissen oft, wie sie Sexualität (neu) erleben wollen. Aber: alles Neue braucht seine Zeit. Nutzen Sie die Chance, zusammen mit Ihrem Partner oder Ihrer Partnerin in diese Lebensphase hineinzuwachsen und sich neu zu finden.

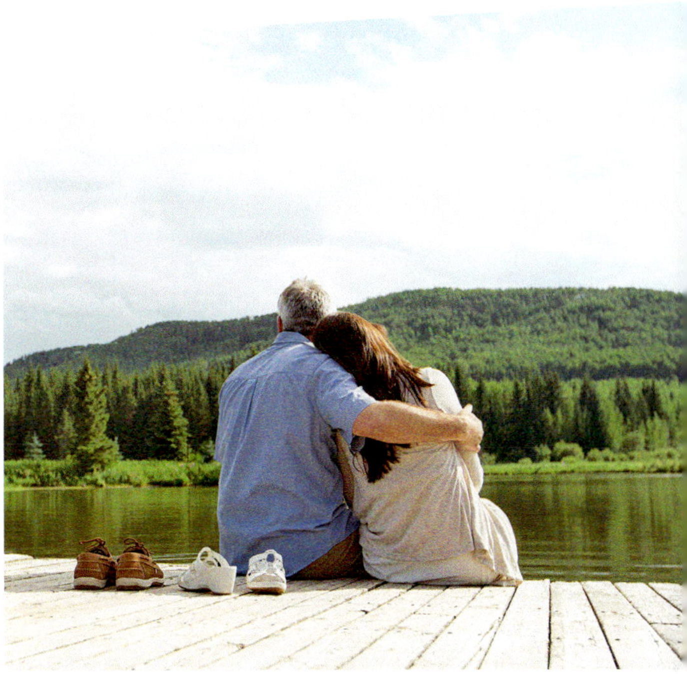

In den Wechseljahren kommt es bei vielen Frauen zu einem Tief in der sexuellen Lust.

URSACHEN

Das sexuelle Begehren ist etwas sehr Individuelles. Es gibt mannigfaltige Störfaktoren und Ursachen, welche die Lust zum Frust werden lassen.

- **Hormonelle Faktoren:** Oft stellt sich der Libidoverlust in den Wechseljahren ein. Vielleicht haben Sie eine ungenügend feuchte Scheide, die beim Verkehr Schmerzen bereitet? Oder Sie haben Hitzewallungen und ertragen deshalb keine körperliche Nähe oder wollen diese Ihrem/Ihrer Liebsten nicht zumuten. Vielleicht sind Sie durch die Schlafstörungen auch einfach nur erschöpft und wollen Ihrem Schlafbedürfnis nachkommen. Oder Sie leiden an einer Schilddrüsenerkrankung oder Nebennierenschwäche (hier kommt es langfristig auch zum Absinken von Progesteron und den Sexualhormonen und somit zur Lustlosigkeit → oben). Aber auch beim prämenstruellen Syndrom, bei Zyklusstörungen und durch die Geburt eines Kindes kann die Lust geschmälert werden.
- **Organische Ursachen:** Weitere Beschwerden können zum Beispiel Schmerzen durch Scheidenentzündungen, Blasenentzündungen, Myome, Endometriose, Senkungen der Beckenorgane oder Tumore sein.
- **Psychische Faktoren:** Die sexuelle Lustlosigkeit kann schlussendlich nicht losgelöst von der Lust aufs Leben betrachtet werden. Haben Sie einen belastenden Alltag, beruflichen oder familiären Stress, dann sinkt das Stimmungsbarometer auch im Bett. Ebenso erlischt das Lebensfeuer und die Leidenschaft bei psychischer und/oder physischer Erschöpfung, des Weiteren bei nervöser Unruhe, Ängsten, Depressionen und Sorgen.
- **Medikamente:** Eine Reihe von Medikamenten, wie etwa Antidepressiva, Blutdrucksenker, Chemotherapeutika, die Pille und Hormonbehandlungen in den Wechseljahren können als Nebenwirkung eine Lustlosigkeit mit sich bringen.

- **Partnerschaftsprobleme:** Ärgern sich Frauen über ihre/n Partner/-in, fühlen sich in der Beziehung unwohl, missverstanden oder gar nicht ernst genommen, dann hat dies unmittelbare Folgen auf das sexuelle Verlagen. Das genuss- und lustvolle Hingeben beim Liebesspiel wird unmöglich. Frauen kommt auch die Lust abhanden, wenn sie sich nur an den sexuellen Wünschen des Partners/der Partnerin orientieren. Der allergrößte Lustkiller und somit ein absolutes No-Go ist, wenn Frauen Sex haben ohne es (eigentlich) zu wollen – nur um den Partner nicht zu enttäuschen oder gar zu verlieren. Leider höre ich solche Aussagen immer wieder in meiner Praxis.

Gibt es einen Normwert für sexuelles Verlangen?

Diese Frage lässt sich mit einem klaren Nein beantworten!

Bei den meisten Paaren ist die „Frequenz" zu Beginn eher hoch. Diese pendelt sich – statistisch ermittelt – nach einigen Jahren auf ein- bis zweimal pro Woche ein, wobei die Tendenz wohl eher in Richtung einmal pro Woche geht.

Was aber nun, wenn Sie nicht in diese Norm hineinpassen?

Hierbei ist es wichtig zu wissen, dass Statistiken nur Mittelwerte liefern und die Schwankungen dabei groß sind. Haben Sie nur einmal im Monat Sex und genießen diesen in vollen Zügen, ist das wunderbar. Sex soll Freude und Spaß bereiten und keinesfalls (wie das leider oft passiert) eine Verpflichtung sein. Wenn Sie und Ihr/e Partner/-in mit der „Sexfrequenz" zufrieden sind, dann haben Sie den für sich richtigen „Normwert" gefunden. Und wenn Sie beide überhaupt keinen Sex haben und dabei nichts vermissen, dann ist das auch völlig in Ordnung. Eine Liebesbeziehung muss nicht zwangsläufig an Sex gekoppelt sein. Sie können auch ohne Sex durchaus zufrieden zusammen alt werden.

SYMPTOME

Frauen beobachten bei sich …

- eine vorhandene sexuelle Unlust (medizinisch ausgedrückt: mangelnde Libido).
- Schmerzen beim Geschlechtsverkehr.
- nachlassende vaginale Sekretbildung (Befeuchtung).
- dass ihre Klitoris mit dem Älterwerden an Sensibilität verliert und es dadurch länger dauert, bis sie erregt sind.
- dass die Intensität des Orgasmus sich verändert, der Orgasmus gehemmt ist oder fehlt.
- dass die Sexualität an Stellenwert verliert und andere Dinge wichtiger werden.

WANN ZUM ARZT?

- Wenn Ihre Lustlosigkeit Sie psychisch belastet
- Wenn Sie beim Geschlechtsverkehr Schmerzen haben

THERAPIE

Auch bei einer sexuellen Lustlosigkeit gilt, wie bei so vielen anderen Beschwerden, dass Sie sie ursächlich behandeln sollten.

Falls Sie zu dem Entschluss kommen, dass Sie Ihre Sexualität (wieder) lustvoll leben und ihr somit einen Platz in Ihrem Leben einräumen möchten, gibt es viele Möglichkeiten, die Sinnlichkeit wieder zu entdecken.

- **Kommunikation, das A & O:** Kommen Sie mit Ihrem Partner ins Gespräch. Einer der größten Irrtümer ist, dass der/die Partner/-in schon weiß, was frau sich wünscht. Gerade aber in den Wechseljahren entdecken viele Frauen eine neue Sinnlichkeit und neue Vorlieben. Je besser Sie sich mit Ihrem/-r Partner/-in über das neue Erleben, neue Möglichkeiten oder auch Grenzen austauschen, desto mehr Verständnis und Unterstützung kann er Ihnen entgegenbringen. Finden Sie also zusammen heraus, was Sie beide lustvoll finden. Beliebt sind sogenannte Wunschabende. An diesem verabredeten Treffen dürfen Sie sich abwechselnd wünschen, wie Sie verwöhnt und

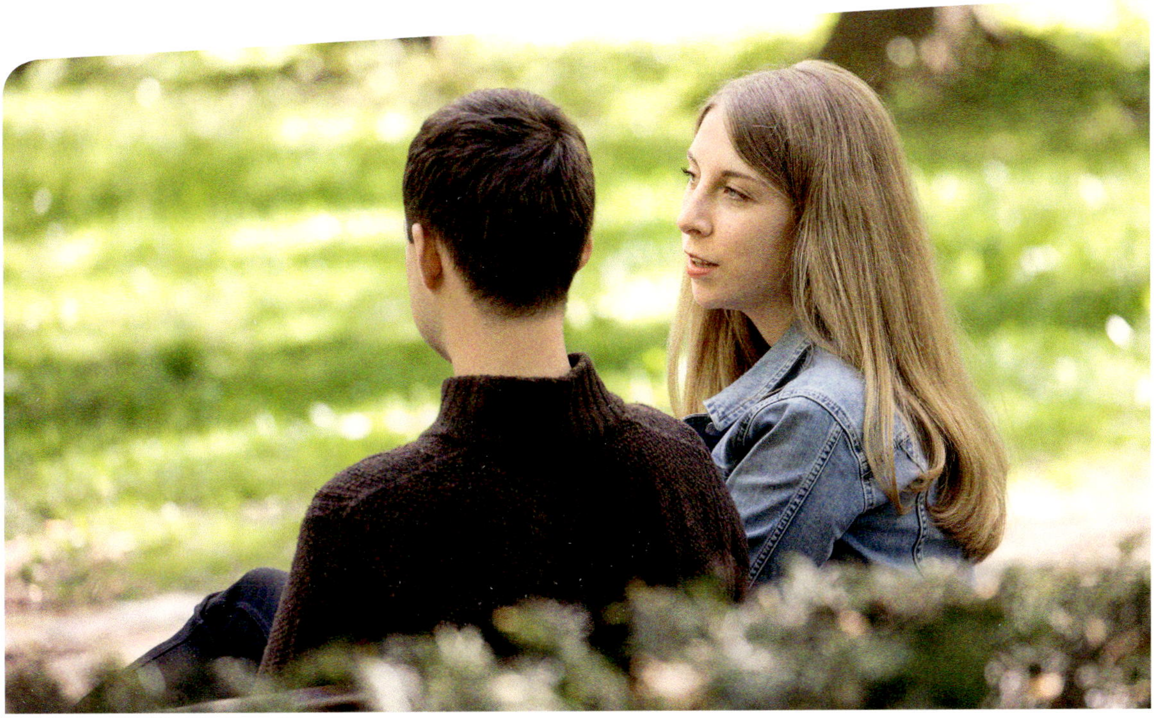

Auch in jungen Jahren kann es mal hapern mit der sexuellen Lust. Wichtig ist es, sich mit dem Partner auszutauschen.

gestreichelt werden wollen. Ob es zum Sex kommt, entscheiden nur Sie ganz alleine. Mit zunehmendem Alter wird der Orgasmus oft unbedeutender – der Weg dahin ist viel wichtiger. Wenn das Miteinandersprechen unvertraut und vielleicht gar unmöglich erscheint, können gute und liebevoll geschriebene Bücher zu diesem Thema helfen → Serviceteil, Seite 438 oder eine Paar- und Sexualtherapie.

- **Kopfkino und sexuelle Phantasien:** Auch wenn es verrückt klingt, Ihr Gehirn ist Ihr wichtigstes Sexualorgan. Lust entsteht im Kopf durch lustvolle Phantasien und anregende Gedanken. Oder anders gesagt: Sex ohne sexuelle Phantasien geht nicht. Vielleicht geht es darum, sich erlauben zu dürfen, (auch im Alter) ein lustvolles Leben zu führen. Erotik lässt sich wecken und ist in jedem Lebensalter möglich und „lernbar". Hilfreich ist darüber hinaus auch das passende Ambiente.
- **Entspannung:** Ein Weg, um die sexuelle Lust wieder anzukurbeln, ist erst einmal zur Ruhe zu kommen. Entspannungstechniken wie autogenes Training, (Hormon-)Yoga, progressive Muskelentspannung nach Jacobsen oder Meditation können dabei helfen. Manche Frauen entspannen sich auch beim Sport oder (Bauch-)Tanz.

Heilpflanzen

Um in das Land der Liebe einzutauchen, können Heilpflanzen wertvolle Hilfe leisten. Machen Sie sich aber immer bewusst, dass Heilpflanzen nur ein Mosaiksteinchen des Ganzen sein können.

Je nach Lust und Laune beziehungsweise Beschwerden können Sie …

- für eine **hormonelle Balance** → Seite 60 sorgen: Frauenmantel (Kraut), Yamswurzel (Wurzelstock), Traubensilberkerze (Wurzelstock) und so weiter. Besonders bewährt hat sich der Granatapfel (Samen), vor allem bei Trockenheit und Schmerzen im Scheidenbereich als Einreibung → Seite 112.
- den Körper stärken mit **adaptogenen Heilpflanzen**: Ginseng (Wurzel), Taigawurzel (Wurzel), Rosenwurz (Wurzel), Jiaogulan (Blatt) und Basilikum (Kraut) → Erschöpfung, Seite 211. Aber auch Ashwagandha (Wurzel) und Maca (Wurzel).
- **entspannende Pflanzen** (Sedativa) und stimmungsaufhellende Pflanzen einsetzen, um abzuschalten und das Stimmungsbarometer steigen zu lassen: Baldrian (Wurzel), Johanniskraut (Kraut), Lavendel (Blüte), Melisse (Blatt), Hopfen (Zapfen) und Passionsblume (Kraut).

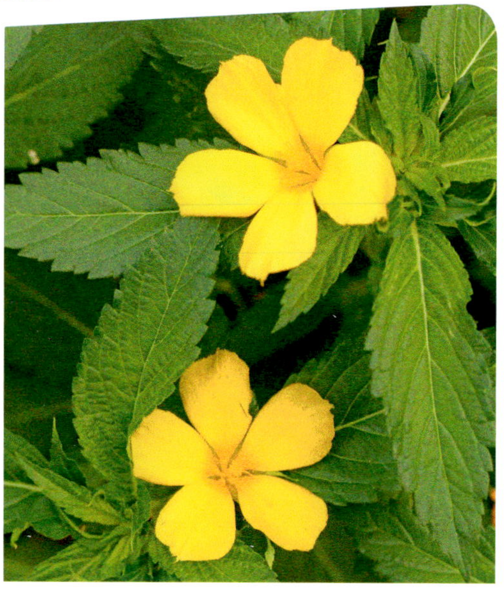

DAMIANA: DER HEMDZERREISSER

Damiana (*Turnera diffusa*) ist ein natürliches Aphrodisiakum und gehört zur Familie der Safranmalvengewächse (Turneroideae). Ihre Heimat ist das tropische Amerika. Wohlklingend ist der spanische Name Rompe Camisa Macho – was so viel bedeutet wie „die dem Mann das Hemd auszieht" – oder etwas temperamentvoller „der Hemdzerreißer". Verwendet werden die Blätter, welche folgende Inhaltsstoffe enthalten: ätherisches Öl (unter anderem Cineol, Thymol), Harz, Gerbstoffe, Bitterstoffe, Phytosterole, Arbutin (wenig) und vermutlich Koffein.

Die Wirkungen sind vielseitig. Am bekanntesten ist die aphrodisierende, und zwar bei Frau und Mann gleichermaßen. Außerdem wirkt Damiana stimmungsaufhellend, nervenstärkend, entspannend, krampflösend, durchblutungsfördernd im Beckenbereich, fruchtbarkeitsfördernd (in der ersten Zyklushälfte), menstruationsfördernd und krampflösend (in der zweiten Zyklushälfte), lungenreinigend und nicht zuletzt kreislaufstabilisierend. Nicht anwenden sollten Sie die Pflanze jedoch in der Schwangerschaft und bei Hypermenorrhö.

Auf welche Weise Sie die aromatische Pflanze anwenden wollen, bleibt Ihnen überlassen. Möglich sind homöopathische Präparate, Fertigarzneimittel → Aus der Apotheke, Seite 222 oder ein Tee (1 EL Droge mit 150 ml kochendem Wasser übergießen, 10 Minuten ziehen lassen und abgießen. Täglich 2–4 Tassen trinken). Sie können aber auch die Blätter kauen oder einen (Liebes-)Likör daraus herstellen → Rezept, Seite 221.

- **Aphrodisiaka** einsetzen: Damiana (Blatt), Rose (Blüte), Brennnessel (Samen), Kakao und verschiedene scharfe und erwärmende Gewürze und Heilpflanzen → folgende Rezepte.
- **erwärmende Pflanzen** zur Durchblutung des Beckens anwenden: Basilikum (Kraut), Rosmarin (Blatt), Beifuß (Kraut), Engelwurz (Wurzel), Ingwer (Wurzelstock), Majoran (Kraut) → Porträt, Liebeswein, Seite 395.
- außerdem können Sie folgende aus Heilpflanzen gewonnene **ätherische Öle** einsetzen: zum Beispiel Jasmin, Muskatellersalbei, Orange, Patchouli, Rose, Sandelholz, Tonka, Ylang-Ylang oder Zimt.

Lust-Tee

Damiana weckt die Liebeslust. Ingwer und Zimt haben erwärmende Kräfte und bringen das Feuer. Dadurch lösen sich eventuelle Spannungen, und Schwung kommt ins Becken. Die Rose ist die Königin der Blumen, das Symbol der Liebe und der Inbegriff von Schönheit, Harmonie und Vollendung. Eine gelungene, wohlschmeckende Kombination.

Für eine 100-g-Teemischung:

- 25 g Damianablätter (alternativ Basilikumkraut)
- 25 g Ingwerwurzelstock
- 25 g Rosenblüten
- 25 g Zimtrinde

Übergießen Sie 1 TL der Mischung mit 1 Tasse (150 ml) heißem, aber nicht mehr kochendem Wasser. Lassen Sie den Tee bedeckt 10 Minuten ziehen, bevor Sie ihn abgießen. Trinken Sie davon täglich 3 Tassen.

Aphrodisierendes Massageöl

Über das Riechen sind wir direkt mit dem Zentrum unserer Gefühle im Gehirn verbunden, dem limbischen System. Es gibt eine Vielzahl von ätherischen Ölen → Seite 218, die über ihren wohlriechenden Duft unsere Sinne ansprechen. Aus diesen können Sie sich ein sinnliches Liebes-Öl ganz nach Ihrem Geschmack herstellen. Vertrauen Sie bei der Auswahl der Öle ganz auf Ihre Nase.

Für 100 ml Massageöl:

- 100 ml Basisöl, zum Beispiel Mandel- oder Jojobaöl
- verschiedene ätherische Öle, ganz nach Ihrem Geschmack, zum Beispiel:
  Jasmin 5 Tropfen + Rose 10 Tropfen
  oder: Orange 10 Tropfen + Sandelholz 6 Tropfen + Ylang Ylang (oder Jasmin) 4 Tropfen

Geben Sie insgesamt 10–20 Tropfen ätherisches Öl Ihrer Wahl in das Basisöl. Schütteln Sie die Mischung gut durch.

Wichtig: Achten Sie beim Kauf der ätherischen Öle → Service, Seite 439 auf gute Qualität. Wenden Sie das Öl nicht in der Schwangerschaft und nicht zusammen mit Kondomen an (denn ätherische Öle können den Gummi angreifen).

Tipps:

Parfumöl: Etwas konzentrierter (10–15 Tropfen auf 50 ml) können Sie das duftende Öl auch als bezauberndes und verführerisches Parfum benutzen.

Vollbad: Für ein erquickendes, lustvolles Bad rühren Sie 5–10 Tropfen Ihres ätherischen Lieblingsöls in 5 EL Molke oder Kokosmilch ein und geben diese Emulsion dem Badewasser zu.

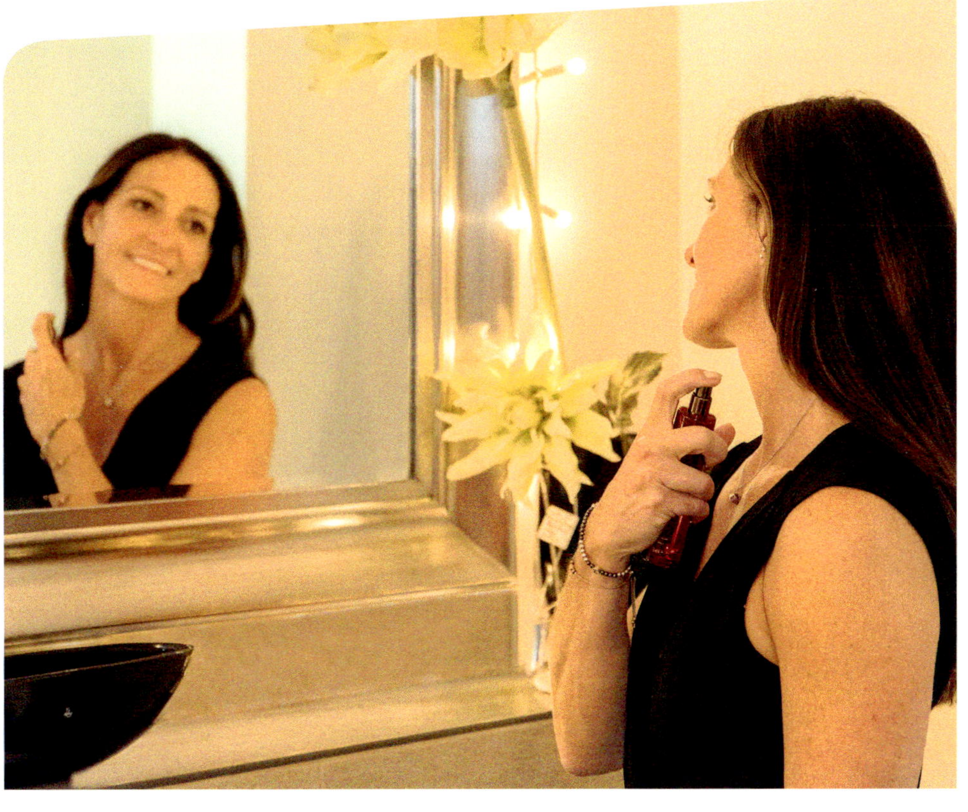

Ein Parfüm aus aphrodisierenden Heilpflanzen kann anregend wirken.

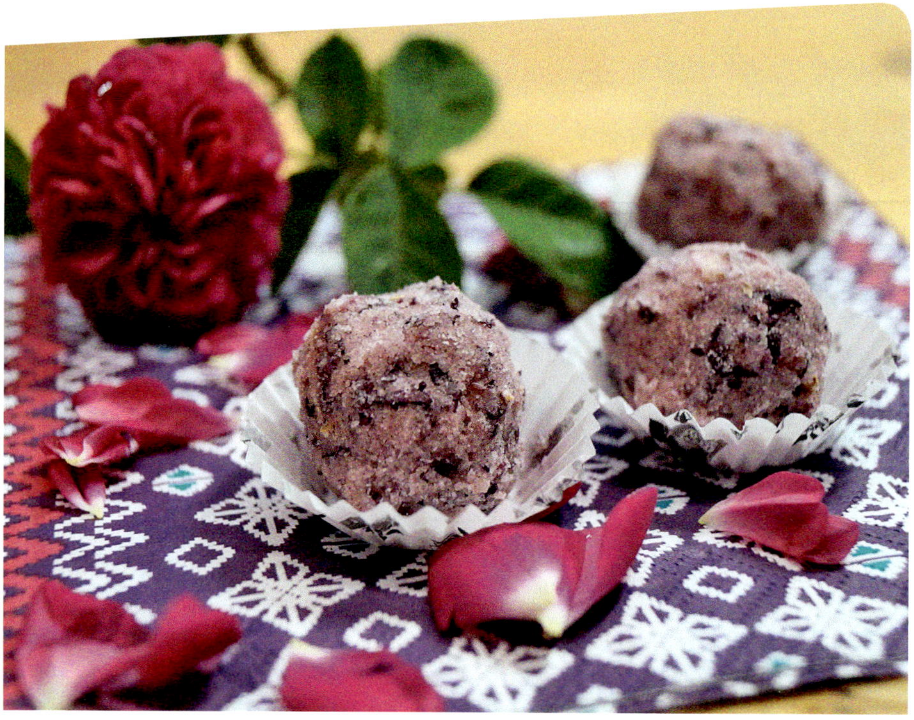

Für ein anregendes Liebesbad: Die Rosen-Badepralinen.

Rosen-Badepralinen

Ein verwöhnendes, sprudelndes Bad alleine oder zu zweit in Rosenblütenduft ist eine Streicheleinheit für die Seele und belebt die Sinne. Vielleicht mögen Sie das Wohlfühlambiente noch erweitern mit schöner Musik und Kerzenschein? Sinnlichkeit pur!

Zutaten für 10 Kugeln:

- 100 g Natron
- 50 g Zitronensäure
- 5 g Rosenblüten
- 25 g Maisstärke
- 1 TL (3 g) Rote-Bete-Pulver
- 20 g Sheabutter
- 20 g Kakaobutter
- eventuell noch 5 Tropfen ätherisches Rosenöl

Rosenblütenblätter etwas zerkleinern und zusammen mit Natron, Zitronensäure, Stärke und Rote-Bete-Pulver in einer Schüssel gut vermischen. Kakaobutter und Sheabutter im Wasserbad schmelzen lassen. Das flüssige Fett zur Masse geben und gut verrühren. Nun ätherisches Öl dazugeben, mit der Hand gut durchkneten und kleine (Pralinen-)Kugeln formen. Anschließend trocknen lassen und luftdicht aufbewahren.

Tipp: Sehr dekorativ machen sich die Badepralinen, wenn man sie in Pralinenkapseln setzt.

Für Eilige: Emulgieren Sie einige Tropfen ätherisches Rosenöl (oder je nach persönlicher Vorliebe gemischt mit Jasmin, Patchouli, Sandelholz, Tonka, Ylang-Ylang oder Zimt) in 100 g Sahne oder Kokosmilch und geben Sie es dem Badewasser zu.

Für noch Eiligere: Noch schneller geht's mit dem Badezusatz Wildrosen Cremebad Weleda.

Liebeslikör (Aphrodites Liebestrank)

Damiana ist ein traditionelles Aphrodisiakum und als Likör in Mexiko ein beliebtes Hochzeitsgeschenk an die Braut, um die Fruchtbarkeit zu steigern. Mit dem „Liebesapfel“ und weiteren erwärmenden und luststeigernden Kräutern sowie Gewürzen wird dieser leckere und aromatisch schmeckende Liebeslikör abgerundet. Die Göttin Aphrodite hätte ihre wahre Freude daran!

- 25 g Damianablätter
- 1 Vanilleschote
- 1 Zimtstange
- 10 g Korianderfrüchte
- 5 g Rosmarinblätter
- 1 Granatapfel
- 500 ml Korn oder Wodka
- 150 g Zucker
- 150 ml Wasser
- 50 ml Rosenwasser (Hydrolat)

Den Granatapfel entkernen und die Vanilleschote aufschneiden. Zimtstange und Koriander im Mörser etwas zerkleinern. Genauso verfahren Sie mit den Granatapfelfruchtperlen. Nun alle Zutaten in ein Auszugsglas geben und mit dem Alkohol übergießen. 1 Woche ausziehen lassen und dabei gelegentlich umrühren. Den Zucker im Wasser auflösen und 10 Minuten köcheln. Abkühlen lassen und zusammen mit dem Rosenwasser in den abgesiebten Liköransatz geben. Vor dem Genuss 3 Wochen reifen lassen. Ergibt rund 600 ml Likör. Zu zweit in entspannter Atmosphäre ein Likörglas genießen.

Aphrodisierende Räuchermischung

Räuchern ist eine uralte Tradition. Intuitiv nutzten unsere Vorfahren die Wirkung der Düfte auf die Emotionen. Die moderne Analyse der Inhaltsstoffe sowie die Erforschung des Gehirns gaben uns interessante Informationen. So wurde festgestellt, dass vor allem unsere Nase über die Wahl unseres Partners entscheidet und nicht unsere Vernunft. So bestätigen sich die alten Redensarten „Jemanden nicht riechen können“ oder „Ich kann dich gut riechen“. Warum sollen wir dieses Wissen nicht auch nutzen, um das Ziel unserer Begierde mithilfe von Duftmolekülen verführerisch-sinnlich anzuregen?

Für etwa 5 Räucherungen:

- 2 TL getrocknete Rosenblüten
- 1 TL Sandelholz (oder Benzoeharz)
- 1 TL Vanilleschote
- 1 TL Kardamomsamen
- Mörser
- kleines Schraubglas zur Aufbewahrung
- Räucherstövchen mit Teelicht

Geben Sie die Zutaten portionsweise in den Mörser, verreiben Sie sie und vermischen Sie sie gut. Zünden Sie nun das Teelicht im Räucherstövchen an und legen Sie 2 Prisen der Räuchermischung auf das Sieb. Bei zu viel Rauchentwicklung können Sie das Räucherwerk vorsichtig etwas zur Seite schieben. Mit dem feinen Aroma und dem Rauch schaffen Sie eine verführerische Atmosphäre, die uns auf einer unbewussten Ebene sinnlich berührt.

Die übrige Räuchermischung bewahren Sie in einem luftdicht verschlossenen Behälter auf, um die Aromen gut zu schützen, zum Beispiel in einem kleinen Schraubglas.

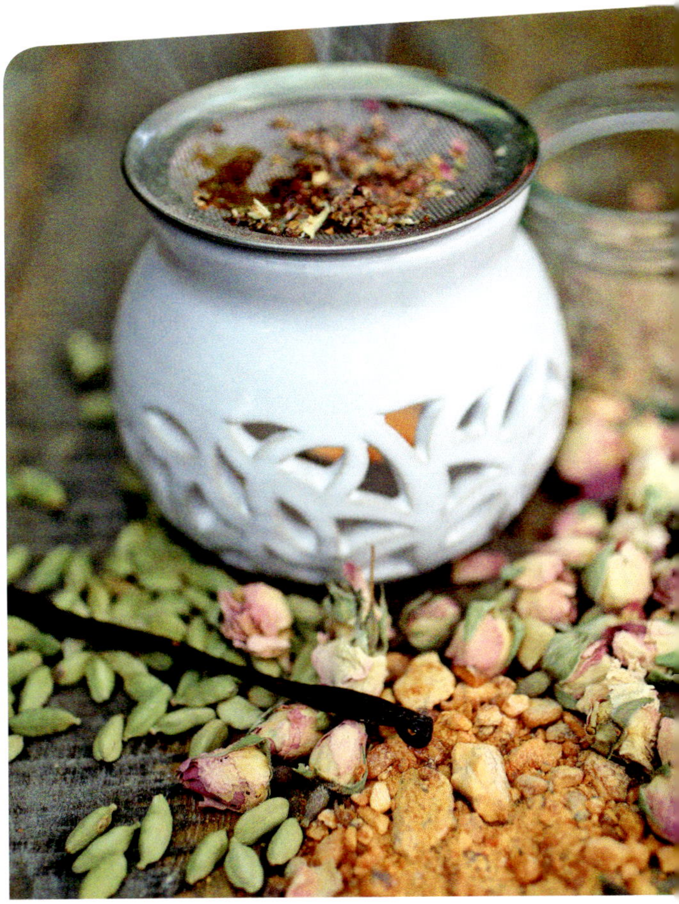

Wohlduftend und anregend ist die aphrodisierende Räuchermischung.

Basilikumwein

Basilikum war vermutlich das Aphrodisiakum von Madame Pompadour, der Mätresse des französischen Königs Ludwig XV. Sie soll wohl vor jedem Liebesspiel zur Steigerung der Liebeslust und Hingabefähigkeit ein Blatt davon gegessen haben. Eine weitere Möglichkeit für die Stunden zu zweit kann folgender Liebeswein sein:

- 0,75 l Rotwein
- 40 g Basilikum, frisch – oder 20 g Basilikum, getrocknet
- 3 TL Ingwer, frisch

Schneiden Sie den Basilikum und den Ingwer sehr fein und geben Sie beides in den Rotwein. Lassen Sie das Ganze 2–3 Tage ausziehen, bevor Sie den Wein abgießen.

Im Kühlschrank aufbewahrt ist der Wein bis zu 2 Wochen haltbar.

Tipp: Wenn Sie es prickelnd mögen, können Sie den Wein mit Prosecco aufgießen.

Aphrodites Pralinen

Bei den Pralinen handelt es sich um eine zarte Versuchung ... Um die erotische Wirkung der Brennnesselsamen wussten bereits die Benediktinermönche. Ihnen war es bei Strafe verboten, die Samen zu verspeisen. Der griechische Arzt Dioskurides schrieb schon im 1. Jhd. n. Chr., dass die Samen, in Wein getrunken, Unkeuschheit verursachen und die verstopfte Gebärmutter öffnen. Die Samen der Brennnessel galten somit als lustfördernd. Sie können die Samen (erhältlich in Apotheke und Naturkostladen) direkt ins Müsli oder den Salat streuen. Oder in solch leckere Pralinen „hineinschmuggeln".

Für ungefähr 15 Pralinen:

- 100 g getrocknete Datteln
- 50 g getrocknete Aprikosen
- 50 g Mandeln (gemahlen)
- 50 g Zartbitter-Schokolade (60 % Kakaoanteil)
- 2 Messerspitzen Kardamom
- 2 Messerspitzen Vanille
- 2 Messerspitzen Zimt
- 10 g Brennnesselsamen

Schneiden Sie die Datteln und Aprikosen sehr klein. Geben Sie alle Zutaten in einen Mixer und pürieren Sie sie zu einer feinen Masse. Anschließend kneten Sie daraus etwa 15 pralinengroße Bällchen und setzen diese in Pralinenförmchen. Im Kühlschrank aufbewahrt sind sie 1 Woche haltbar.

Aus der Küchenapotheke: Aphrodisiaka

Der Name Aphrodisiakum kommt aus dem Griechischen und ist abgeleitet von Aphrodite, der Göttin der Liebe, der Schönheit und der sinnlichen Begierde. Kein Wunder also, dass es sich hierbei um ein Mittel zur Steigerung und Belebung des Liebesfeuers – oder medizinisch ausgedrückt: der Libido – handelt. Aphrodisiaka wirken also liebesanregend. Vielen Pflanzen wird eine aphrodisierende Wirkung zugesprochen, und sie können auch in der Küche verwendet werden, um den sexuellen Appetit anzuregen. Probieren Sie es aus! Zuweilen wird gesagt, Aphrodisiaka seien für Erotik und Sex, was Gewürze für das Essen sind.

- Würzen Sie Ihre Speisen mit anregenden Kräutern und Gewürzen wie Basilikum, Beifuß, Chili, Ingwer, Kakao, Kardamom, Majoran, Muskatnuss, Nelke, Petersilie, Rosmarin, Safran, Vanille oder Zimt.
- Auch bestimmte Nahrungsmittel, etwa Granatapfel-Fruchtperlen, Spargel, Sellerie oder Trüffel, stehen im Ruf, sexuelle Energie aufzubauen.

Aus der Apotheke

- **Damiana:** libiLoges Filmtabletten, Remisens Filmtabletten;
  Homöopathische Zubereitungen: Cefagil Tabletten (Turnera diffusa Ø), Cefagil Tinktur (Turnera D2), YOHIMBIN Vitalcomplex Hevert Tropfen (Yohimbinum D4, Acidum picrinicum D6, Turnera diffusa D2, Strychninum phosphoricum D4), Manuia Tabletten DHU (Turnera diffusa Ø, Panax ginseng Ø, Acidum phosphoricum D2, Ambra grisea D3)

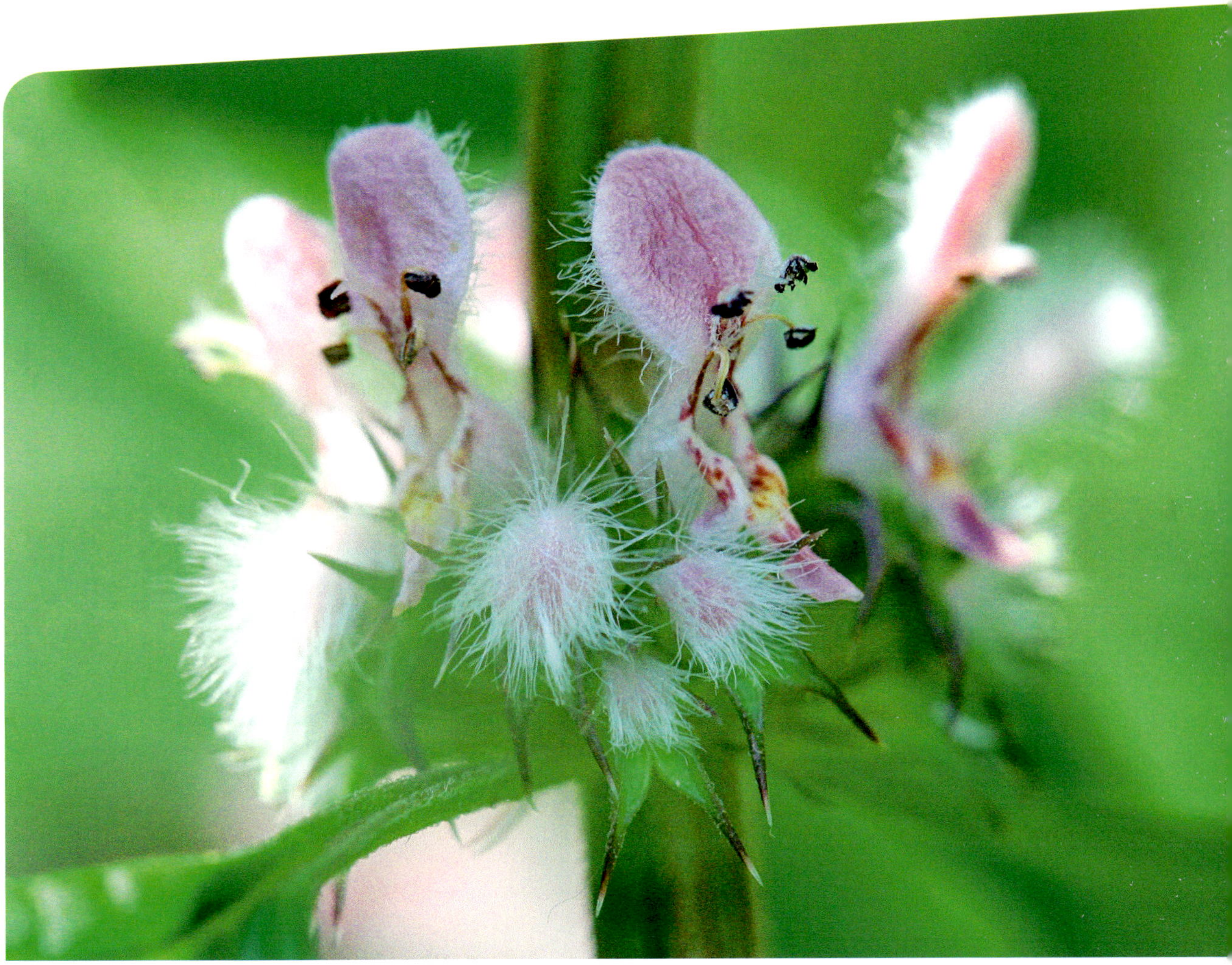

Schilddrüse

Die Schilddrüse (medizinisch ausgedrückt die Glandula thyroidea) hat die Form eines Schmetterlings. Sie liegt vorne am Hals, unterhalb des Kehlkopfs, und umschließt die Luftröhre halbkreisartig. Es handelt sich um eine Hormondrüse, welche mithilfe von Jod die Hormone T3 (Trijodthyronin) und T4 (Thyroxin) herstellt und speichert. Dieser Vorgang geschieht in enger Zusammenarbeit mit einem komplexen hormonellen Regelsystem.

HORMONELLES REGELSYSTEM

Im Hypothalamus wird das Hormon TRH (Thyreotropin releasing hormone) gebildet und freigesetzt, sobald der Spiegel an Schilddrüsenhormonen (T3, T4) im Blut zu gering ist. TRH wiederum stimuliert in der Hypophyse, der Hirnanhangdrüse, die Ausschüttung von TSH (Thyreoidea stimulierendes Hormon). Das TSH nun regt die Schilddrüse zur vermehrten Bildung von T3 und T4 und deren Freisetzung ins Blut an. So erreichen die Hormone alle Körperregionen, also auch den Hypothalamus und die Hypophyse. Ein erhöhter T3- und T4-Spiegel im Blut hemmt dort die Freisetzung von TRH und TSH. Dies hat zur Folge, dass die Produktion der Schilddrüsenhormone wieder gedrosselt wird – so lange, bis ihre Konzentration im Blut wieder zu gering geworden ist und der Hypothalamus dies registriert und mit TRH-Bildung reagiert. Damit schließt sich der Kreis.

AUFGABEN

Die Schilddrüsenhormone haben eine Vielzahl an Aufgaben:

- Sie steigern den Grundumsatz, indem sie die Körpertemperatur, die Herztätigkeit sowie den Abbau von Kohlenhydraten, Fetten und Eiweißen steigern.
- Des Weiteren fördern sie das Skelettwachstum und die Gehirnreifung.
- Außerdem ist die Schilddrüse an der Regulation von weiteren Hormondrüsen beteiligt – vor allem Eierstöcke, Nebenniere und Schilddrüse beeinflussen sich wechselseitig.

Schilddrüsenerkrankungen wie zum Beispiel die Schilddrüsenunterfunktion oder -überfunktion sowie Schilddrüsenentzündungen wie Hashimoto-Thyreoiditis spielen im Rahmen von hormonellen Erkrankungen eine große Rolle. Frauen sind dabei weit häufiger von Schilddrüsenerkankungen betroffen als Männer. Das Verhältnis zwischen Männern und Frauen beträgt, je nach Quelle, 5:1 bis sogar 7:1.

Das launische Organ

Schilddrüsenerkrankungen und deren Symptome sind äußerst komplex. Die Symptome können vor allem zu Beginn einer Erkrankung hin und her wechseln. Nicht ohne Grund wird die Schilddrüse gern als „sensibles" oder gar „launisches" Organ bezeichnet. Außerdem decken sich die Symptome oft mit denen von anderen hormonellen Dysbalancen. Vor allem Störungen im Hormonhaushalt von Progesteron und Östrogen → Östrogendominanz, Seite 71 sowie von Cortisol → Nebennierenschwäche, Seite 206 kommen hier in Betracht. Aufgrund dieser Tatsache **gehören Schilddrüsenerkrankungen in die Hände von erfahrenen Therapeuten**. Naturheilkundliche Maßnahmen können die oft notwendige schulmedizinische Therapie jedoch unterstützen. Allerdings sollten Sie diese Maßnahmen mit Ihrem Therapeuten absprechen.

Dennoch finde ich es wichtig, über dieses Kapitel zu informieren. Denn das Verständnis rund um die Schilddrüse und deren Erkrankungen sowie das Wissen, wie man sie naturheilkundlich unterstützen kann, ist für mich ein wesentlicher Punkt im Umgang mit sich selbst und der Erkrankung. Es ist der erste Schritt, um mit der Erkrankung gut leben zu können, was für mich auch einen Aspekt des Gesundseins darstellt. Außerdem wächst somit das Verständnis und die notwendige Geduld, die Sie brauchen, um in Zusammenarbeit mit dem Therapeuten die Schilddrüse optimal einzustellen.

Schilddrüsenüberfunktion

Bei einer Schilddrüsenüberfunktion (medizinisch: **Hyperthyreose**) kommt es zu einer erhöhten Produktion von Schilddrüsenhormonen → T3 und T4, Seite 223 und deren Zirkulation im Blut. Infolgedessen wird der gesamte Stoffwechsel gesteigert, und es kann zu einer Vielzahl von Beschwerden kommen.

URSACHEN

Eine Schilddrüsenüberfunktion tritt bevorzugt in Zeiten hormoneller Umstellung auf, etwa in den Wechseljahren oder in der Schwangerschaft. Es gibt verschiedene Formen der Schilddrüsenüberfunktion mit unterschiedlichen Ursachen.

Häufige Ursachen sind Autonomie-(Verselbstständigungs-) und Autoimmunprozesse.

- Bei einem sogenannten **autonomen Adenom** handelt es sich um Knoten in der Schilddrüse, die ohne die Regulation der Hypophyse Schilddrüsenhormone produzieren. Es kommt gewissermaßen zu einer Verselbstständigung der Hormonproduktion, die nicht am tatsächlichen Bedarf orientiert ist.
- Beim **Morbus Basedow** haben wir es mit einer Autoimmunerkrankung zu tun, bei der das Immunsystem fälschlicherweise Antikörper bildet. Diese führen zu einer Schilddrüsenüberfunktion. Die Ursachen sind noch nicht vollständig bekannt, es ist jedoch eine familiäre Häufung zu beobachten. Meist tritt diese Erkrankung bevorzugt bei Frauen nach dem 35. Lebensjahr auf. Oft bildet sich die Erkrankung von selbst wieder zurück. Allerdings kann es nach einigen Monaten oder Jahren zu einem erneuten Auftreten kommen. (Zu den Autoimmunerkrankungen gehört übrigens auch die Hashimoto-Thyreoiditis → Seite 232, bei der es vorübergehend zu einer Überfunktion kommen kann.

Seltenere Ursachen für eine Schilddrüsenüberfunktion sind:

- Entzündung der Schilddrüse aufgrund unterschiedlicher Ursachen
- hormonproduzierende Tumore in der Schilddrüse oder der Hypophyse
- Unempfindlichkeit gegenüber den Schilddrüsenhormonen
- Medikamente wie zum Beispiel jodhaltige Medikamente oder eine zu hohe Einnahme von Schilddrüsenhormonen

SYMPTOME

Die folgenden Symptome können unter anderem auftreten:

- Durchfall
- Gewichtsabnahme (bei gleichzeitig gutem Appetit)
- Haarausfall, dünnes Haar
- innere Unruhe, Nervosität, Reizbarkeit, Stimmungsschwankungen, Schlafstörungen
- Muskelschwäche, Osteoporose
- Tachykardie (Herzrasen), Extrasystolen (Herzstolpern)
- vermehrtes Schwitzen, Wärmeempfindlichkeit, Hitzewallungen
- Zittern der Hände
- Zyklusstörungen, Menstruationsbeschwerden

Morbus Basedow tritt häufig in der Kombination mit folgenden drei Symptomen auf: Vergrößerte Schilddrüse (Kropf, medizinisch: Struma), hervortretenden Augen (Exophthalmus) und Herzrasen (Tachykardie).

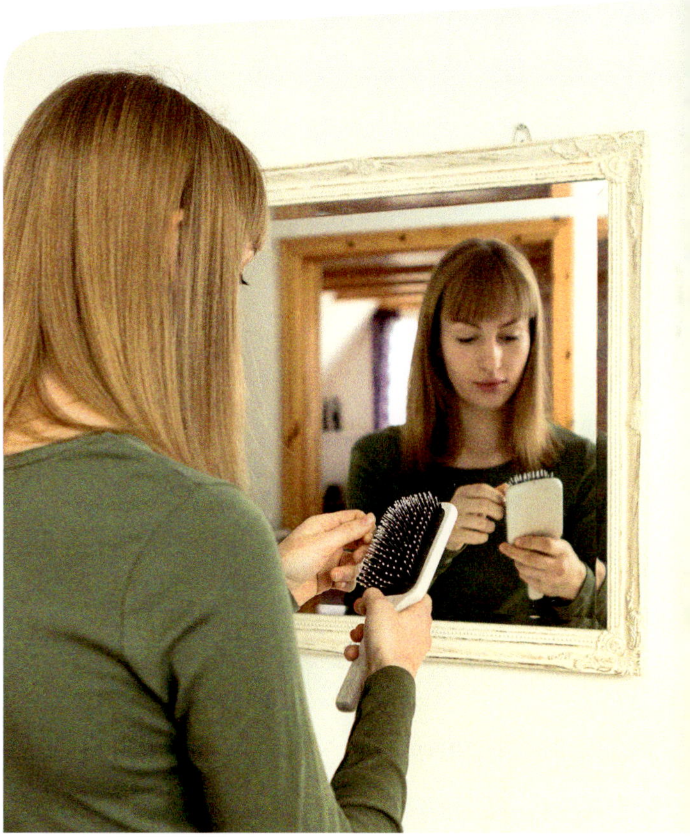

Störungen der Schilddrüse können Haarausfall mit sich bringen.

WANN ZUM ARZT?

- Zur Abklärung, wenn Sie an einem der oben genannten Symptome leiden
- Zur regelmäßigen Kontrolle bei einer Schilddrüsenüberfunktion

THERAPIE

Bei Verdacht auf eine Schilddrüsenüberfunktion werden zunächst die Hormone im Blut bestimmt. Weiterführende Untersuchungen bestehen in einem Ultraschall und Szintigramm. Die anschließende Therapie richtet sich nach dem Schweregrad der Erkrankung. Die schulmedizinische Behandlung erfolgt in der medikamentösen Gabe von sogenannten Thyreostatika. Dies sind Medikamente, welche die Herstellung der Schilddrüsenhormone hemmen. Bei sehr schweren Verläufen erfolgt eine Radiojodtherapie oder Operation. Hierbei wird die Masse an aktivem Schilddrüsengewebe verringert und somit eine übermäßige Produktion an Schilddrüsenhormonen vermieden. Die Gefahr liegt bei diesen Eingriffen in einer darauffolgenden Schilddrüsenunterfunktion, die dann ihrerseits wieder durch eine Therapie mit Schilddrüsenhormonen behandelt werden muss.

Leichte Formen der Schilddrüsenüberfunktion können in Zusammenarbeit mit einem Therapeuten gut mit naturheilkundlichen Maßnahmen behandelt werden.

- **Reisen und Urlaub:** Ist die Schilddrüse gut behandelt, steht einem Urlaub nichts im Wege. Trotzdem gibt es Urlaubsziele, die weniger geeignet sind. Es handelt sich dabei um Gebiete, bei denen der Kreislauf auf Hochtouren gebracht wird, wie es auch bei einer Schilddrüsenüberfunktion geschieht. Gemeint sind Aufenthalte im Hochgebirge und in den Tropen. Die meisten Betroffenen haben auch Schwierigkeiten bei großer Hitze, da rasches Schwitzen oder gar Hitzewallungen schon bei normalen Temperaturen zu den Beschwerden der Schilddrüsenüberfunktion gehören. Deshalb können die Begleiterscheinungen einer Schilddrüsenüberfunktion vor allem in südlichen Ländern den Urlaub „unerträglich" werden lassen. Wenn Sie sich also an die Urlaubsplanung machen, dann sollten Sie ein Urlaubsziel mit „Wohlfühltemperaturen" anpeilen. Und falls es trotz aller Vorsichtsmaßnahmen zur „Überhitzung" kommen sollte, dann gilt an erster Stelle: Trinken Sie so viel wie möglich, damit Ihr Kreislauf nicht durch einen Flüssigkeitsverlust noch stärker belastet wird. Sehr sensible Menschen geben auch an, dass Ihnen der Aufenthalt in jodhaltiger Meeresluft zu schaffen macht.
- **Ernährung:** Vermeiden Sie jodhaltige Speisen. Aufgrund der stimulierenden Wirkung ist auch der Verzicht oder zumindest eine Reduktion von Kaffee, Alkohol und scharfen Gewürzen wie Pfeffer, Chili und Ingwer zu empfehlen.
- **Bewegung, Entspannung und Rhythmus:** Wohltuend für die Schilddrüse ist eine moderate Bewegung, möglichst an der frischen Luft. Hochleistungssport sollten Sie aber bitte nicht betreiben, da die Schilddrüse ohnehin überstrapaziert ist. Gleiches gilt für die Lebensführung. Sorgen Sie für genügend Entspannung, Struktur in Ihrem Tag- und Nachtrhythmus sowie für Stressabbau. Hilfreich sind dabei Yoga, autogenes Training und Meditation. Entspannend für die Schilddrüse, vor allem bei Entzündungen, sind 20-minütige Auflagen mit Quark und kalt angerührter Heilerde. Zur Ableitung der überaktiven Schilddrüse eignet sich auch das Wassertreten nach Kneipp.

Heilpflanzen

Die Behandlung mit Heilpflanzen sollte so früh wie möglich erfolgen.

- **Zur Therapie einer latenten Schilddrüsenüberfunktion**, also einer milden Form der Hyperthyreose, eignen sich vor allem Wolfstrapp (Kraut) und Herzgespann (Kraut).
- Für Ruhe und Gelassenheit sorgen **beruhigende Pflanzen** (pflanzliche Sedativa): Baldrian (Wurzel), Hopfen (Zapfen), Lavendel (Blüte), Melisse (Blatt) und Passionsblume (Kraut). Sie kommen als Bad, Tee, Kräuterkissen, Auflage oder Salbe zum Einsatz → Schlafstörungen, Seite 142.
- **Bei seelischer Labilität** hilft Johanniskraut (Kraut).
- Bei Herzbeschwerden helfen sogenannte **Phytokardiaka**. Eine wichtige Pflanze ist dabei der Weißdorn (Blatt mit Blüte), und speziell im Rahmen der Schilddrüsenüberfunktion hilft das Herzgespann (Kraut).
- **Darmsanierung:** Empfehlenswert ist die Überprüfung der Darmflora und gegebenenfalls eine entsprechende Behandlung → Seite 323.

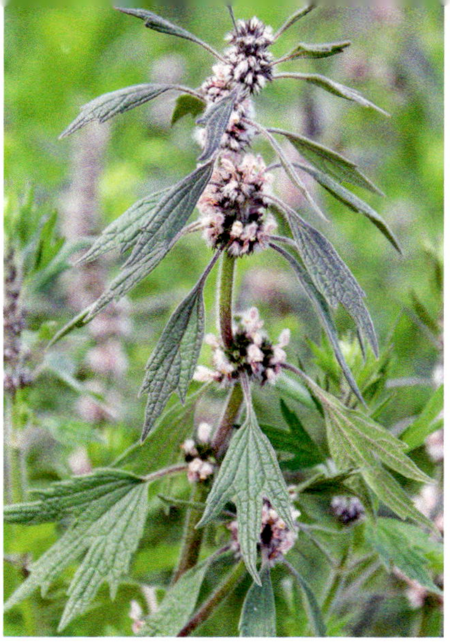

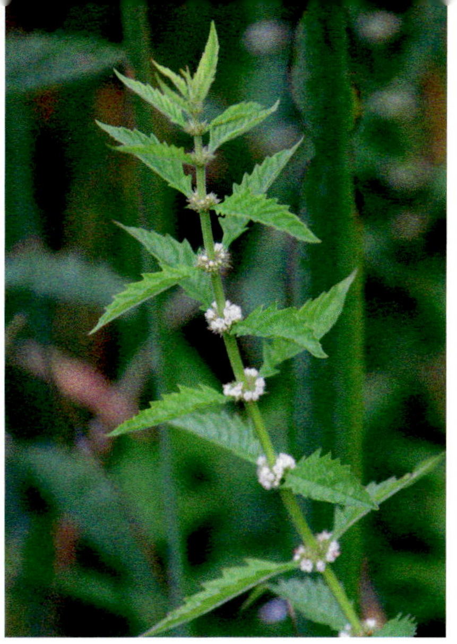

Herzgespann (links) und Wolfstrapp (rechts) helfen bei Schilddrüsenüberfunktion.

Herzgespann und Wolfstrapp

Das Herzgespann (*Leonurus cardiaca*) und der Wolfstrapp (*Lycopus europaeus*) gehören zur Familie der Lippenblütler (Lamiaceae). Beide Pflanzen sind äußerst hilfreich bei der Behandlung einer leichten Schilddrüsenüberfunktion.

Wie es der Name bereits vermuten lässt, entspannt Herzgespann das (nervöse) Herz. Es kommt somit zum Einsatz bei allen nervösen Herzbeschwerden wie zum Beispiel Herzklopfen. Einen besonderen Stellenwert bekam es zur begleitenden Therapie bei Herzbeschwerden im Rahmen einer Schilddrüsenüberfunktion. Aber auch bei Herzbeschwerden in Verbindung mit Ängsten, in den Wechseljahren und aufgrund seiner leicht blutdrucksenkenden Wirkung bei der Hypertonie wird es gerne eingesetzt. Das Gute dabei: es sind keine Nebenwirkungen zu befürchten. Lediglich in der Schwangerschaft sollte es nicht eingenommen werden.

Der Wolfstrapp hat eine leicht thyreostatische Wirkung, hemmt also ein klein wenig die Herstellung von Schilddrüsenhormonen. Er wird vor allem zur Behandlung vegetativ-nervöser Beschwerden im Rahmen der Schilddrüsenüberfunktion eingesetzt, das sind zum Beispiel Nervosität, innere Unruhe, Reizbarkeit, Schlafstörungen sowie bei Herzrasen. Als Nebenwirkung kann es beim schnellen Absetzen von Wolfstrappräparaten zur Verstärkung der Beschwerden kommen. Die Präparate werden deshalb sowohl langsam ein- als auch langsam ausgeschlichen. Weiter gilt zu beachten, dass sie die Radiojod-Diagnostik stören und deshalb einige Wochen zuvor ausgeschlichen werden sollten.

Tee bei Schilddrüsenüberfunktion

Für eine 100-g-Teemischung:

- 25 g Herzgespannkraut
- 25 g Wolfstrappkraut
- 20 g Salbeiblätter
- 20 g Weißdornblätter mit Blüten
- 10 g Lavendelblüten
  (ersatzweise Melissenblätter oder Baldrianwurzel)

Übergießen Sie 1–2 TL der Mischung mit 1 Tasse (150 ml) heißem Wasser. Lassen Sie den Tee 7 Minuten bedeckt ziehen, bevor Sie ihn abgießen. Trinken Sie davon täglich 1–3 Tassen.

Herzgespanntinktur

- Auszugsglas
- 10 g Herzgespannkraut
- 50 ml etwa 40%iger Alkohol
- Kaffee- oder Teefilter
- kleine Tropffläschchen

Zerreiben Sie das Herzgespannkraut zusammen mit dem Alkohol in einem Mörser (mit aufgerauter Innenfläche), bis ein flüssiger Pflanzenbrei entsteht. Befüllen Sie damit das Auszugsglas und lassen Sie es 2 Wochen an einem warmen Ort stehen. Regelmäßig umrühren. Danach durch einen Kaffeefilter oder Teefilter abgießen und die Tinktur in kleine Tropffläschchen füllen. Nehmen Sie davon 3-mal täglich 10–20 Tropfen ein.

Tipp: Geben Sie die Tropfen in einen beruhigenden Melissen- oder Baldriantee.

FÜR KOLLEGEN

Anthroposophie und Herbstzeitlose

In einer Studie mit anthroposophischen Präparaten aus der Herbstzeitlosen (*Colchicum autumnale*) kam es bereits nach einer 3-monatigen Einnahme zur Besserung der Beschwerden bei einer Schilddrüsenüberfunktion. Auch bei Patienten mit einer vergrößerten Schilddrüse (Struma) und einer normalen Schilddrüsenfunktion konnte nach mehrmonatiger Einnahme eine Verbesserung erzielt werden.

Wichtig: Die Präparate der Herbstzeitlosen wurden in einer homöopathischen Verdünnung (D3 und D6) verordnet. **Die giftige Herbstzeitlose wird nie in pflanzlicher Form verwendet! Sie ist tödlich!**

Aus der Apotheke

- **Wolfstrapp:** Ceres Lycopus europaeus Urtinktur, thyreo-loges Tabletten, thyreo-loges comp. Tropfen (mit Badiaga D4), Thyreogutt mono Tabletten, Thyreogutt mono Tropfen
- **Herzgespann:** Oxacant sedativ Liquid (Weißdorn, Herzgespann, Melisse, Baldrian)
- **Anthroposophische Medizin:** Colchicum D3 Weleda (verschreibungspflichtig) und Colchicum D6 Weleda
- **Homöopathie:** Presselin Thyri Badiaga (Arsenum iodatum D6, Badiaga D1, Euspongia officinalis D1, Lycopus virginicus Ø), Hewethyreon Tropfen (Lycopus virginicus, Euspongia officinalis D3, Hedera helix D8, Iodum D15, Leonurus cardiaca, Thyreoidinum D12), Hewethyreon Tabletten (Lycopus virginicus D1, Leonurus cardiaca D1, Euspongia officinalis D3, Hedera helix D8, Iodum D15, Thyreoidinum D12)

Schilddrüsenunterfunktion

Bei einer Schilddrüsenunterfunktion (medizinisch: **Hypothyreose**) werden zu wenig Schilddrüsenhormone (T3 und T4) produziert. Infolgedessen sind die Stoffwechselvorgänge verlangsamt und die Leistungsfähigkeit nimmt ab.

URSACHEN

Die Ursachen für eine Hypothyreose können angeboren oder erworben sein.

Die **angeborene Schilddrüsenunterfunktion (Neugeborenen-Hypothyreose)** tritt vor allem in Jodmangelgebieten auf. Weitere Gründe können eine Jodfehlverwertung, eine unzureichende Anlage der Schilddrüse oder die Einnahme von Thyreostatika in der Schwangerschaft sein. Da die Schilddrüsenhormone für die geistige und körperliche Entwicklung von großer Bedeutung sind, erfolgt bei den Neugeborenen ein routinemäßiger Test und gegebenenfalls die Substitution von Schilddrüsenhormonen.

Bei der **erworbenen Schilddrüsenunterfunktion** gibt es zwei Formen, nämlich die …

- **primäre Hypothyreose:** Hier liegt die Ursache in der Schilddrüse selbst. Verschiedene Gründe kommen in Betracht. Zum einen spielt Jodmangel eine Rolle, denn die Schilddrüse benötigt dieses Spurenelement zur Produktion ihrer Hormone. Eine weitere Ursache kann eine vorausgegangene Behandlung einer Schilddrüsenüberfunktion mittels einer Radiojod-Therapie oder einer medikamentösen Behandlung mit Thyreostatika sein. Bei einem Zuviel an Therapie kann die Hormonproduktion nachhaltig gestört werden, sodass sich schließlich eine Unterfunktion entwickelt. Eine Operation der Schilddrüse, wie sie beispielsweise bei einem Kropf durchgeführt wird, kann ebenso zu einer Unterfunktion führen, etwa wenn zu viel Gewebe entnommen wird. Weitere Gründe sind Schilddrüsenkrebs oder -entzündungen wie zum Beispiel die Hashimoto-Thyreodiditis → Seite 232.

- **sekundäre Hypothyreose:** Hierbei liegt die Ursache außerhalb der Schilddrüse. In Betracht kommen Erkrankungen (zum Beispiel Tumore oder ein Schädeltrauma) der übergeordneten Hormondrüsen, also von Hypothalamus und Hypophyse. In diesem Fall wäre der hormonelle Regelkreis → Seite 223 beeinträchtigt.

SYMPTOME

Bei Schilddrüsenunterfunktion kann es zu folgenden Beschwerden kommen:

- Bradykardie (verlangsamter Herzschlag)
- erhöhte Cholesterin- und Triglyceridwerte
- Frieren, Kälteempfindlichkeit
- Gewichtszunahme (trotz wenig Essen)
- Haarausfall, dünne, struppige Haare, Lichtung bzw. Ausfall der seitlichen Augenbrauen
- Müdigkeit, Erschöpfung, Antriebsschwäche, Konzentrationsstörungen, Depressionen
- trockene und rissige Haut / Schleimhaut
- verringerte Libido
- Verstopfung
- Zyklusstörungen, Menstruationsbeschwerden (verstärkte Blutung), PMS

Bei sehr schweren Formen kommt es zu einem sogenannten Myxödem. Hierbei handelt es sich um teigige Schwellungen des Unterhautbindegewebes, meist an Armen, Beinen und im Gesicht. Bei Frauen mit unerfülltem Kinderwunsch ist gehäuft eine Schilddrüsenunterfunktion zu beobachten.

Bei älteren Patienten kommt es eher zu wenigen Symptomen, weshalb die Schilddrüsenunterfunktion manchmal verkannt und als Altersdepression oder gar senile Demenz eingestuft wird.

WANN ZUM ARZT?

- Zur Abklärung, wenn Sie an einem der obigen Symptome leiden
- Zur regelmäßigen Kontrolle bei einer Schilddrüsenunterfunktion

Das Dreierbündnis

In der Praxis findet man häufig folgende drei Symptome in Kombination: einen Progesteronmangel, eine Anämie und eine Schilddrüsenunterfunktion. Warum das denn?

Der Schlüssel zum Verständnis liegt beim Progesteron. Dieses Hormon unterstützt die Schilddrüse bei ihrer Arbeit und regt deren Stoffwechsel an. Besteht nun ein Progesteronmangel, kann dies zu einer „geschwächten“ Schilddrüse führen. Außerdem werden bei einer Schilddrüsenunterfunktion die Progesteron-Rezeptoren eher unempfindlicher. Da Progesteron aber einen Einfluss auf den Zyklus und die Psyche hat, ist es nicht verwunderlich, dass es zu entsprechenden Beschwerden kommen kann.

Des Weiteren ist durch eine „träge“ Schilddrüse die Eisenversorgung beeinträchtigt.

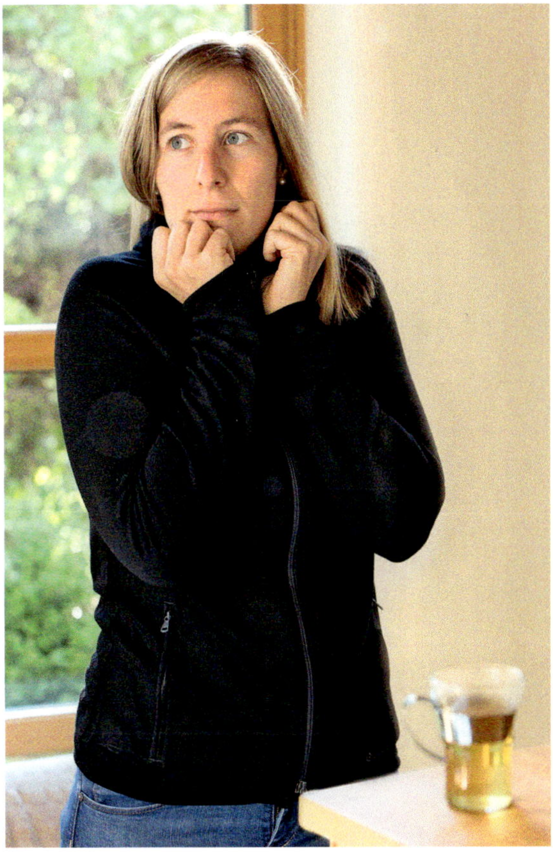

Frauen mit Schilddrüsenunterfunktion sind häufig kälteempfindlich.

THERAPIE

Eine ärztliche Therapie besteht in der Verabreichung von Schilddrüsenhormonen und ist bei einer deutlich ausgeprägten Unterfunktion unverzichtbar. In der Regel erfolgt sie lebenslang. Die Dosierung richtet sich nach dem TSH-Wert, welcher in regelmäßigen Abständen im Blut bestimmt wird, sowie nach dem subjektiven Befinden. Meist wird L-Thyroxin (T4) verabreicht. Die Einnahme sollte nüchtern, mindestens 30 Minuten vor dem Frühstück, am besten mit einem Glas Wasser erfolgen. Bitte keinesfalls zusammen mit Kaffee, da dieser die Aufnahme und Verwertung behindert!

Bei der richtigen, für Sie immer wieder individuell angepassten Dosierung sind weder Lebenserwartung noch Lebensqualität eingeschränkt.

Stabilisierung der Psyche

Leidet Ihr seelisches Wohlbefinden, dann ist es wichtig, gegebenenfalls die Dosierung der Schilddrüsenhormone anzupassen. Parallel dazu kann eine begleitende psychische Betreuung hilfreich sein – scheuen Sie sich nicht, diese in Anspruch zu nehmen. Außerdem helfen Spaziergänge an der frischen Luft, regelmäßiger Sport und Saunabesuche sowie ausreichend Schlaf.

Ernährung

Bei einem bestehenden Jodmangel sollten Sie auf eine ausreichende Jodzufuhr achten. Jodreiche Nahrungsmittel sind vor allem Seefisch (zum Beispiel Lachs, Scholle oder Kabeljau), Meeresfrüchte (Miesmuscheln, Garnelen und andere) sowie Algen. Ebenso kann die Verwendung von jodiertem Speisesalz in der Küche einem Jodmangel vorbeugen.

Es gibt jedoch auch Lebensmittel, welche Sie nicht in großen Mengen (vor allem nicht roh) essen sollten, da sie sogenannte Goitrogene enthalten. Zu den goitrogenen Lebensmitteln gehören vor allem Kohlarten (zum Beispiel Rot-, Grün-, Weiß-, Rosen-, Blumen- und Chinakohl, Kohlrabi und Wirsing). Die darin enthaltenen Senfölglykoside (Glucosinolate) werden durch einen enzymatischen Prozess zu Thiocyanaten umgebaut, welche die Jodaufnahme in die Schilddrüse hemmen.

Heilpflanzen

Heilpflanzen kommen vor allem zum Einsatz, um bei einer vorhandenen Unterfunktion die schulmedizinische Therapie zu unterstützen.

- **Stoffwechselaktivierende Pflanzen:** Hier kommen der Blasentang (Algenblätter) sowie Bitterstoffpflanzen und Ausleitungskuren → Seite 301 in Betracht.
- **Progesteronmangel:** Bei einem bestehenden Progesteronmangel braucht es Pflanzen mit progesteronähnlicher Wirkung: Mönchspfeffer (Frucht), Frauenmantel (Kraut) und die Yamswurzel (Wurzelstock) → Kurzporträt, Seite 98.
- **Eisenhaltige Pflanzen:** Bei einem bestehenden Eisenmangel helfen Franzosenkraut, Sauerampfer, Vogelmiere, Brennnessel, Guter Heinrich und Weißer Gänsefuß. Die Wildfrüchte mit dem höchsten Eisengehalt sind Vogelbeere und Holunderbeere (diese aber nicht in roher Form verzehren!). Außerdem helfen Bitterstoffpflanzen und Heilpflanzenkuren → Anämie, Seite 127.
- Ansonsten erfolgt eine **symptomatische Behandlung der Beschwerden**:
  - **Zur Kräftigung und Stärkung:** Hierfür eignen sich vor allem Adaptogene wie Ginseng (Wurzel), Taigawurzel (Wurzel) und Rosenwurz (Wurzel). Des Weiteren Bitterstoffpflanzen wie Enzian (Wurzel), Hopfen (Zapfen), Ingwer (Wurzelstock) und Wermut (Kraut) → Erschöpfung, Seite 209.
  - **Bei depressiver Verstimmung:** Johanniskraut (Kraut) → Depressive Verstimmung, Seite 148
  - **Bei Verstopfung:** Hier helfen Bitterstoffe, Feigen und Pflaumen sowie Leinsamen und Flohsamen → Verstopfung im Kapitel Schwangerschaft, Seite 282. Bei sehr hartnäckiger Verstopfung können Sie für einen begrenzten Zeitraum von einer Woche Tee mit Faulbaum (Rinde) oder Sennes (Blatt, Frucht) trinken.
  - **Bei erhöhten Blutfettwerten** kommen zur Unterstützung pflanzliche Lipidsenker zum Einsatz, etwa Artischocke (Blatt) oder Gelbwurz (Wurzelstock). Außerdem Bärlauch (Blatt, Zwiebel), Knoblauch (Zwiebel), Küchenzwiebel (Zwiebel), Flohsamen (Samen), Hafer (Kleie), Sojabohne (Lecithin) und nicht zuletzt Omega-3-Fettsäuren (zum Beispiel Leinöl) → Arteriosklerose, Seite 251.

- **Basistherapie:**
  - Um die Stoffwechselaktivität anzukurbeln liegt es auf der Hand, Ausleitungs- und Frühjahrskuren durchzuführen. Die Ausleitung erfolgt über Leber, Nieren, Haut, Darm und Lymphe. Im Zusammenhang mit der Schilddrüse ist vor allem die Leber interessant, da sie eine Rolle bei der Umwandlung von T4 zu T3 spielt. T3 wird als das biologisch wirksamere Hormon bezeichnet.
  - Durch eine Entsäuerung des Körpers → Seite 338 und eine Darmsanierung bei vorhandener Dysbiose kommt es zur besseren Jod-Verwertung.

Blasentang

Der Blasentang (*Fucus vesiculosus*) ist eine Braunalge (Phaeophyceae) und kommt an den Küsten von Nord- und Ostsee sowie am Atlantik und Pazifik vor. Es handelt sich, wie es Meeresalgen vermuten lassen, um einen wunderbaren Jodlieferanten, welcher sehr gut verträglich ist. Von einer Anwendung mit selbst gesammeltem Blasentang ist allerdings abzuraten, da der Wirkstoffgehalt stark schwankt. Zum Einsatz kommt er als Nahrungsergänzungsmittel, als Tinktur und in homöopathischen Komplexmitteln. Eine Anwendung als Tee ist eher unüblich. Die Einnahme sollten Sie stets mit Ihrem Therapeuten besprechen und nicht im Alleingang durchführen.

Tee bei Schilddrüsenunterfunktion

Der Tee eignet sich zur unterstützenden Behandlung. Artischocke stärkt die Leber, Brennnessel liefert Eisen, Engelwurz tonisiert und sorgt für gute Stimmung, Frauenmantel wirkt hormonregulierend und Ingwer erwärmend.

Für eine 100-g-Teemischung:

- 20 g Artischockenblätter
- 20 g Brennnesselblätter
- 20 g Engelwurzwurzel
- 20 g Frauenmantelkraut
- 20 g Ingwerwurzel

Übergießen Sie 1–2 TL der Mischung mit 1 Tasse (150 ml) heißem Wasser. Lassen Sie den Tee 7 Minuten bedeckt ziehen, bevor Sie ihn abgießen. Trinken Sie davon täglich 1–3 Tassen.

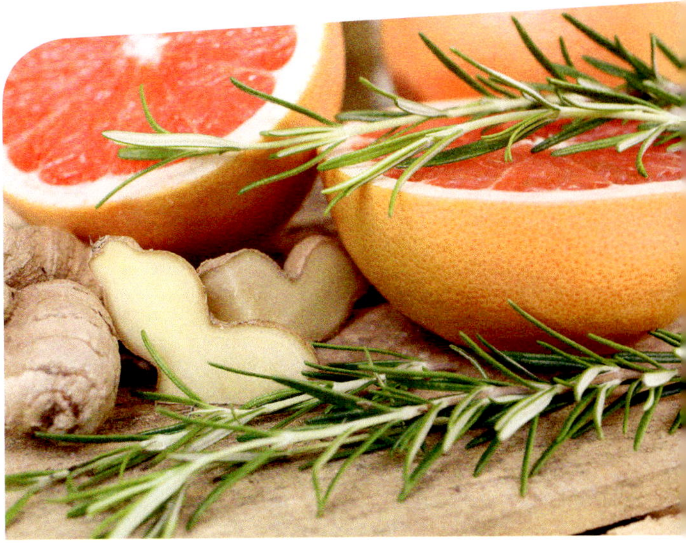

Im erfrischenden Körper-Öl befinden sich die ätherischen Öle von Rosmarin, Grapefruit und Ingwer.

Körper-Öl

Das Öl bringt den Kreislauf in Schwung und sorgt für gute Laune.

- 50 ml Jojobaöl
- 5 Tropfen ätherisches Rosmarinöl
- 3 Tropfen ätherisches Grapefruitöl
- 3 Tropfen ätherisches Ingweröl
- 50-ml-Fläschchen

Das Jojobaöl zusammen mit den ätherischen Ölen in das Fläschchen geben und gut schütteln. Nach der morgendlichen Dusche können Sie es auf die noch feuchte Haut aufbringen.

Aus der Apotheke

- **Blasentang:** Krophan-Tabletten, DHU Fucus vesiculosus Urtinktur
- **Homöopathie:** Presselin Thyri Fucus (Vitex agnus-castus Dil. D2, Fucus vesiculosus D6, Jodum Dil. D8, Euspongia officinalis D6), Fucus Similiaplex Tropfen Pascoe (Fucus vesiculosus D4, Spongilla lacustris D3, Apis mellifica D8, Euspongia officinalis D6, Calvatia gigantea D3, Chininum arsenicosum D8) – Dosierung: 1- bis 3-mal täglich 5–10 Tropfen
- **Anthroposophische Medizin:** Thyreoidea Ferrum Globuli Wala (Ferrum metallicum D9, Glandula thyreoidea bovis D7)

Hashimoto-Thyreoiditis

Bei der Hashimoto-Thyreoiditis handelt es sich um eine chronische Entzündung der Schilddrüse. Sie gehört zu den häufigsten Autoimmunerkrankungen, wobei Frauen deutlich öfter daran erkranken als Männer. Der Körper bildet bei dieser Erkrankung spezielle Antikörper, die zur Zerstörung des Schilddrüsengewebes führen. Es handelt sich sozusagen um einen fehlgeleiteten Immunprozess. Über das Blut können spezifische Antikörper nachgewiesen werden. Benannt wurde die Erkrankung nach dem japanischen Arzt Hakaru Hashimoto.

URSACHEN

Die genauen Ursachen, die zum Ausbruch einer Hashimoto-Thyreoiditis führen, sind noch nicht ausreichend geklärt. Zu beobachten ist jedenfalls eine familiäre Veranlagung. Weitere Ideen, die als Auslöser diskutiert werden, sind schwer verlaufende Viruserkrankungen (wie etwa Pfeiffersches Drüsenfieber oder Gürtelrose) und Umweltgifte (etwa Schwermetalle). Einen negativen Einfluss haben zudem unter anderem eine Nebennierenschwäche, Stress, eine Darmdysbiose sowie hormonelle Dysbalancen. Hierbei ist interessant, dass die Hashimoto-Thyreoiditis oft in zeitlichem Zusammenhang mit hormonellen Umstellungen (Pubertät, Entbindung, Wechseljahren) sowie bei starker Belastung entsteht. Auch gibt es Stimmen, welche die übermäßige Jodzufuhr für den Ausbruch der Erkrankung diskutieren – gemeint sind hier nicht nur sehr hohe Gaben von Jod und jodhaltige Röntgenkontrastmittel, sondern auch die Jodierung der Nahrungsmittel.

SYMPTOME

Zu Beginn der Erkrankung verläuft diese recht mild und bleibt deshalb lange Zeit unbemerkt. Durch die Zerstörung der Schilddrüsenzellen kommt es zunächst meist zu einer vermehrten Freisetzung von Schilddrüsenhormonen. Das führt zu einer zeitweisen Schilddrüsenüberfunktion und ihren Symptomen → Seite 224. Im Anschluss folgt schließlich eine dauerhafte Schilddrüsenunterfunktion mit all deren Symptomen → Seite 228.

In Verbindung mit der Hashimoto-Thyreoiditis werden gehäuft weitere Autoimmunerkrankungen beobachtet. In der Frauenheilkunde wird zudem ein vermehrtes Auftreten zusammen mit Endometriose → Seite 192 festgestellt.

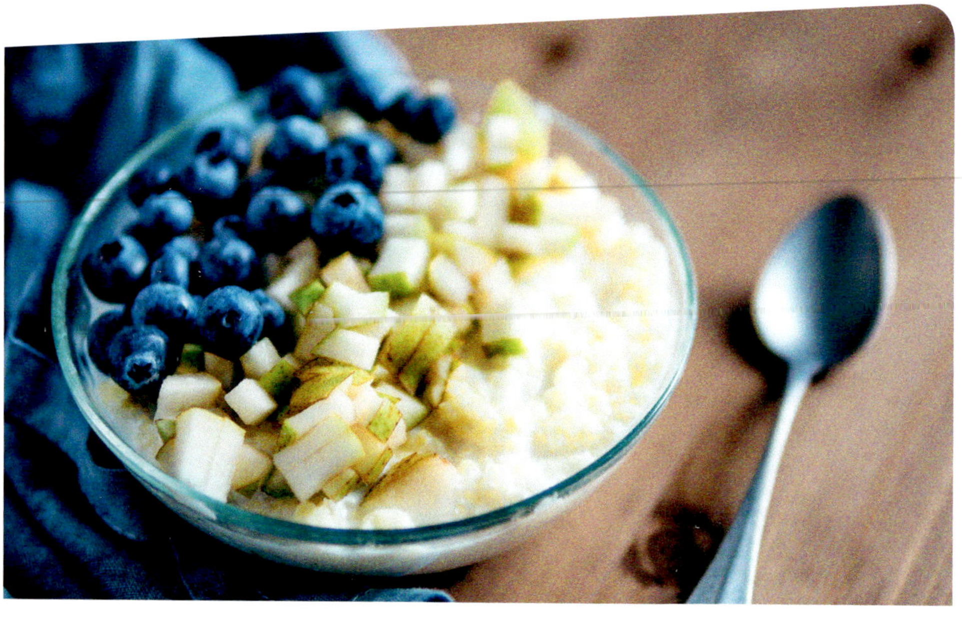

Bei Hashimoto kann es sinnvoll sein, sich glutenfrei zu ernähren. Hirse im Müsli ist eine gute glutenfreie Alternative zu Weizen.

WANN ZUM ARZT?

- Zur Abklärung, wenn Sie an Symptomen einer Schilddrüsenüber- oder -unterfunktion leiden
- Zur regelmäßigen Kontrolle bei bestehender Erkrankung

THERAPIE

Auch bei der Schilddrüsenunterfunktion infolge einer Hashimoto-Thyreoiditis besteht die Therapie in der Gabe von Schilddrüsenhormonen durch den Arzt. Die Einstellung der richtigen Dosis erfordert oft etwas Geduld. Unterstützend können folgende Maßnahmen sein:

- **Ernährung:** Empfehlenswert ist eine antientzündliche Kost. Hier steht eine gesunde, entzündungshemmende und basenreiche Ernährung → Seite 338 im Mittelpunkt. Meiden Sie vor allem arachidonsäurehaltige Nahrungsmittel wie Schweineschmalz, -leber oder Thunfisch. Entzündungshemmend wirken Omega-3-Fettsäuren, wie sie zum Beispiel im Leinöl → Budwig-Müsli, Seite 98 und Kurkuma-Drink, Seite 316 und Walnussöl vorhanden sind. Häufig wird im Zusammenhang mit Hashimoto eine Glutenunverträglichkeit beobachtet. Ist dem so, reduzieren Sie glutenhaltige Lebensmittel. Beim Gluten handelt es sich um das Klebereiweiß in Getreide (z. B. Weizen oder Roggen). Bevorzugen Sie stattdessen glutenfreie Lebensmittel wie Amaranth, Buchweizen, Hirse, Kartoffeln, Kastanien, Kichererbsen, Mais, Quinoa und Reis. Da Jod Entzündungsprozesse fördern kann, sollten Sie jodreiche Lebensmittel wie zum Beispiel Algen meiden und auf Nahrungsmittel verzichten, die jodiertes Salz enthalten, etwa Backwaren.
- **Orthomolekulare Therapie:** Laut einiger Studien wirkt sich die tägliche Zufuhr von 200 µg des Spurenelements Selen positiv auf die Hashimoto-Thyreoiditis aus. Dies kann in Form eines Nahrungsergänzungsmittels erfolgen. Einen hohen Selengehalt finden wir auch in der Paranuss, im Kokosnuss-Fruchtfleisch und in Sesam. Eine einzige Paranuss enthält rund 50 µg Selen. Achten Sie auch auf eine ausreichende Versorgung mit Vitamin D. Bei Hashimoto im akut-entzündlichen Stadium darf kein Jod eingenommen werden.

Heilpflanzen

Je nachdem, ob Sie gerade an einer Überfunktion oder Unterfunktion der Schilddrüse leiden, wählen Sie die passenden Heilpflanzen aus. Schauen Sie deshalb in dem entsprechenden Kapitel nach.

Gute Erfahrungen gibt es darüber hinaus mit Weihrauchpräparaten und einer Enzymtherapie – beide wirken entzündungshemmend. Am besten, Sie besprechen dies mit Ihrem Therapeuten.

Aus der Aromatherapie gibt es Hilfe in Form von Einreibungen direkt auf die Schilddrüse → Aus der Apotheke. Gute Erfahrungen liegen auch mit der entzündungshemmenden Kamille vor in Form einer äußerlichen Behandlung, etwa als Salbe oder Öl.

Echinacea

Der Rote Sonnenhut (*Echinacea purpurea*) ist ein Klassiker, wenn es darum geht, das Immunsystem zu stärken. Er wird deshalb vor allem bei Atemwegserkrankungen eingesetzt. Aber auch bei immer wiederkehrenden Blasenentzündungen kann zur Stärkung des Immunsystems eine zweiwöchige Kur mit entsprechenden Präparaten oder selbst hergestellten Tinkturen durchgeführt werden. Aber jetzt kommt der Haken dabei: Aufgrund des immunstimulierenden Effekts darf der Sonnenhut **nicht** bei schweren systemischen Erkrankungen (zum Beispiel Tuberkulose, Leukosen, Kollagenosen, Multipler Sklerose, HIV-Infektionen und Aids) und bei Autoimmunerkrankungen wie der Hashimoto-Thyreoiditis angewandt werden. Gleiches gilt für Zubereitungen der nahe verwandten Blassfarbenen Kegelblume (*Echinacea pallida*) und des Schmalblättrigen Sonnenhuts (*Echinacea angustifolia*).

Aus der Apotheke

Bezugsadresse: Marktapotheke Rotthalmünster → Service, Seite 439

- **SD-Direktbalsam Nr. 1:** Anwendung bei entzündlicher und zur Überfunktion tendierender Schilddrüse „blau“ (Kamille, Kreuzkümmel, Lavendel, Myrte, Schafgarbe, Weihrauch, Rose)
- **SD-Direktbalsam Nr. 2:** Anwendung bei entzündlicher und zur Unterfunktion tendierender Schilddrüse „weiß“ (Lemongras, Myrrhe, Myrte, Nelke, Orange, Pfefferminze)

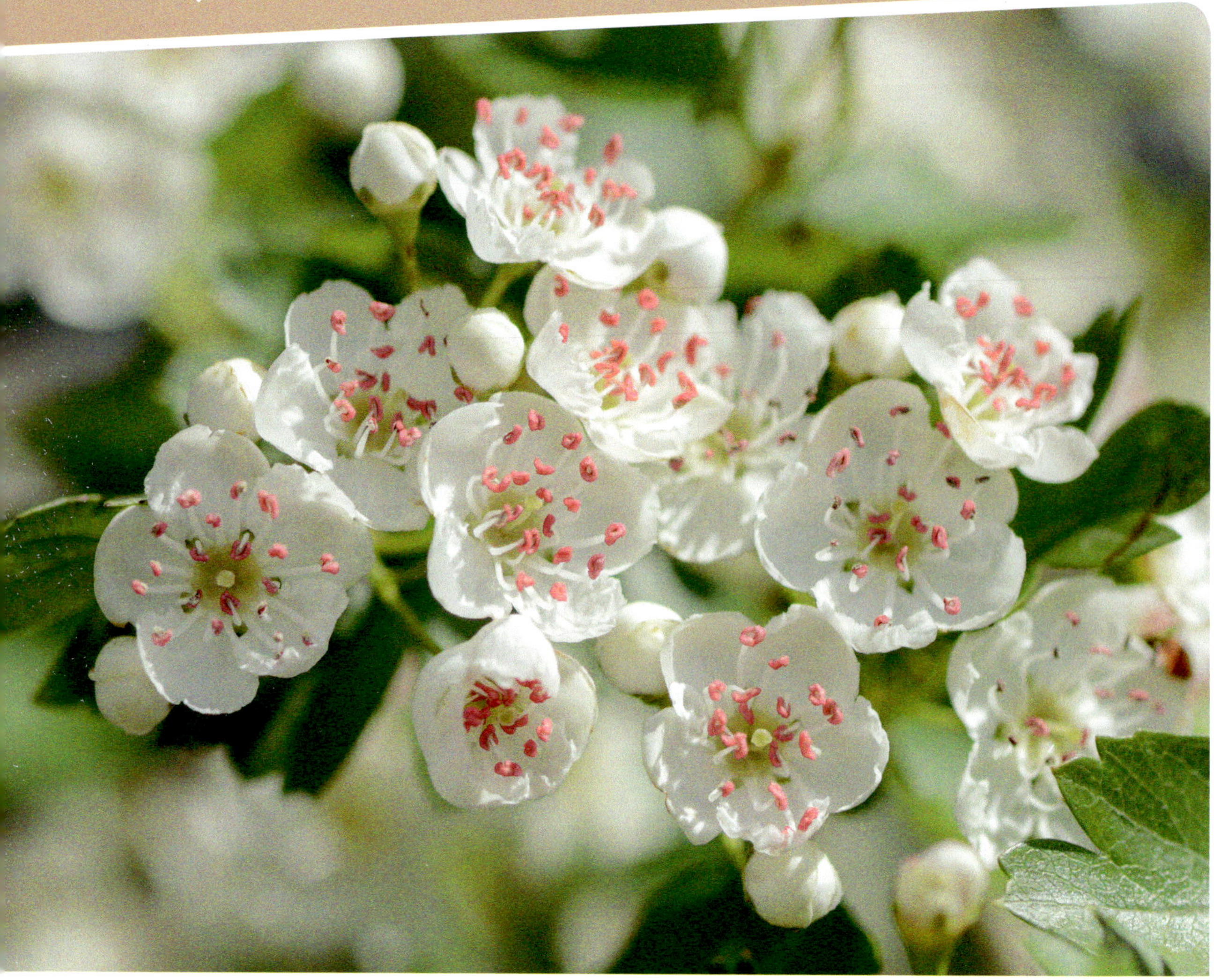

Herz, Kreislauf und Gefäße

Das Herz ist ein zentrales Organ. Es wird gerne mit einer Pumpstation verglichen, die das Blut im Körper in einem kontinuierlichen Fluss hält. Ein gesundes Herz schlägt im Ruhezustand ohne Belastung 60- bis 100-mal pro Minute – und zwar rhythmisch. Das Blut hat die Aufgabe, jede Körperzelle mit Nährstoffen und Sauerstoff zu versorgen sowie die beim Zellstoffwechsel anfallenden Abbaustoffe abzutransportieren. Störungen wirken sich somit auf das gesamte Herz-Kreislauf-System aus.

Die weit verbreitete Meinung, dass Herz-Kreislauf-Erkrankungen reine Männersache seien, ist nicht zutreffend. Auch bei Frauen gehören sie in den Industrieländern mittlerweile zu den häufigsten Todesursachen. Dies allein sollte Grund genug sein, Herzstolpern, hohen Blutdruck, erhöhte Blutfette und selbst Venenleiden ernst zu nehmen. Die gute Nachricht dabei ist, dass Sie wirklich jede Menge für Ihre Herzgesundheit tun können.

Funktionelle Herzbeschwerden

Unter funktionellen Herzbeschwerden werden mehrere Symptome von Herzbeschwerden zusammengefasst. Der Zusatz „funktionell“ bedeutet, dass es sich um eine Erkrankung handelt, bei der keine organischen Ursachen vorliegen, sondern nur die Funktion gestört ist. Da die Beschwerden vermehrt bei nervösen und ängstlichen Menschen auftreten, wird in diesem Zusammenhang oft von nervösen Herzbeschwerden oder einer Herzneurose gesprochen. Die Betroffenen fühlen sich krank und haben häufig eine Odyssee an Arztbesuchen und daraus resultierenden Untersuchungen hinter sich.

URSACHEN

Mehrere Faktoren können zu funktionellen Herzbeschwerden führen. Körperliche Vorgänge werden dabei nicht nur vom Körper beeinflusst, sie unterliegen auch psychischen Prozessen. Häufig spielt bei den Betroffenen eine verstärkte Erregbarkeit des vegetativen Nervensystems eine Rolle. Dies hat zur Folge, dass Empfindungen körperlicher wie auch seelischer Art gesteigert wahrgenommen werden. Auslöser können Stress → Seite 206, Partnerschaftskonflikte oder auch berufliche und private Belastungen sein.

Manchmal werden funktionelle Herzbeschwerden aber auch durch Verspannungen der Rückenmuskulatur „getriggert“. Oft ist in diesem Zusammenhang der fünfte Brustwirbel beteiligt, weshalb er auch als „Herzwirbel“ bezeichnet wird. In diesem Falle sollten Sie zu einem Physiotherapeuten gehen und sich manuell behandeln lassen. Manchmal spielen auch Blähungen eine Rolle, bekannt als sogenanntes Roemheld-Syndrom. Hier kommt es bei Verdauungsbeschwerden zur Gasproduktion, wodurch das Zwerchfell in den Brustkorb gedrückt wird. Bei Frauen treten funktionelle Herzbeschwerden oft in Zeiten hormoneller Umstellungen auf, wie zum Beispiel in den Wechseljahren oder in der Pubertät, aber auch bei Schilddrüsenproblemen → Seite 223.

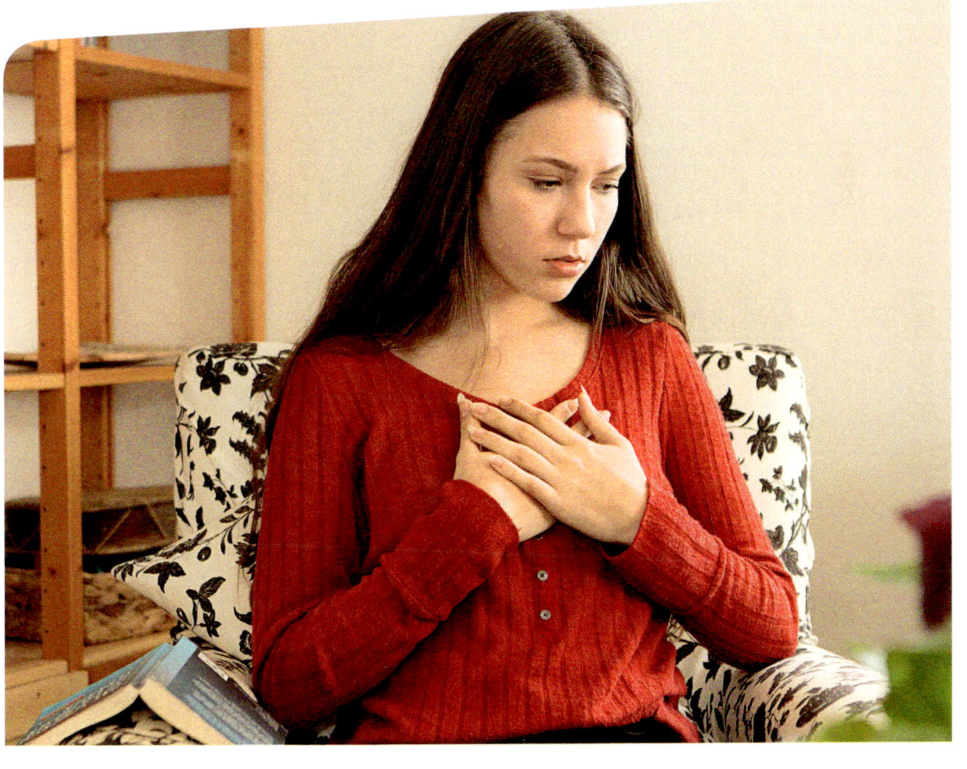

Bereits in jungen Jahren können funktionelle Herzbeschwerden auftreten.

Teufelskreis Angst

Ängstliche Menschen reagieren auf die klassischen Symptome funktioneller Herzbeschwerden wie Herzstolpern, Herzrasen, Herzschmerzen und Atembeschwerden mit starken Ängsten. Diese aber verstärken nur die Situation, da der Körper Stresshormone ausschüttet, welche zu einer Verengung der Gefäße führen. Dadurch steigt zwangsläufig der Blutdruck, was einen erhöhten Herzschlag mit sich bringt. Dieser wird dann als „nicht normal" wahrgenommen – und verstärkt weiterhin die Angst. Der Teufelskreis ist perfekt!

SYMPTOME

Die Betroffenen sind organisch gesund und leiden dennoch unter folgenden Beschwerden:

- Herzstolpern, -rasen, -jagen, -klopfen und -stiche. In den Wechseljahren tritt das „nervöse Herz" oft gemeinsam mit Hitzewallungen auf und wird besonders häufig im Bett wahrgenommen.
- Druck und Beklemmungsgefühl in der Herzgegend, Herzschmerzen
- Atembeschwerden
- Schwitzen, Zittern
- Angst-, Panik-, Ohnmachts- und Schwindelgefühle
- Oft Kombination mit weiteren psychovegetativen Beschwerden: Schlafstörungen, Angst, Unruhe, Nervosität und Erschöpfung → Seite 209

Beschwerden ernst nehmen

Nehmen Sie sich unbedingt ernst! Leider neigen Frauen dazu, sich leicht abweisen zu lassen. Dies kann jedoch gewaltig schief gehen und mitunter mit dem Leben bezahlt werden. Denn all die oben genannten Symptome können auch auf einen Herzinfarkt → Seite 252 hinweisen. Sind die Beschwerden jedoch abgeklärt, ist es genauso wichtig, sich klar zu machen, dass die Beschwerden „nur" funktioneller Art sind und Sie keine weitere Angst mehr zu haben brauchen. Nun können Sie sich aufmachen und Ihre Herzgesundheit selbst in die Hand nehmen – die Heilpflanzenkunde bietet eine Fülle an Möglichkeiten.

WANN ZUM ARZT?

Wichtig: Lassen Sie Ihre Herzbeschwerden unbedingt abklären! Denn um sicher sein zu können, dass es sich tatsächlich „nur" um funktionelle Herzbeschwerden handelt, müssen zuerst organische Ursachen mithilfe verschiedenster Untersuchungsmethoden ausgeschlossen werden.

THERAPIE

Mit der Diagnose „funktionelle Herzbeschwerden" fühlen sich viele Betroffene alleingelassen oder nicht richtig ernst genommen. Hier bietet die Naturheilkunde jedoch wunderbare Behandlungsansätze, die die Beschwerden lindern oder sogar heilen können. In erster Linie gilt es die Ängste zu reduzieren, die psychische Belastbarkeit zu erhöhen und den Körper zu kräftigen.

- **Bewegung und Sport:** Verfallen Sie nicht in eine Haltung der „übertriebenen Schonung", sondern treiben Sie regelmäßigen Sport. Sie werden spüren, dass die Steigerung der Herzfrequenz im Rahmen von sportlichen Aktivitäten ein normaler körperlicher Vorgang ist. Geeignete Sportarten sind Walken, Joggen, Fahrradfahren, Schwimmen, ausgiebige Spaziergänge oder Tanzen.
- **Entspannung und Psychotherapie:** Finden Sie wieder Ihren eigenen Rhythmus und bringen Sie Ordnung in Ihr Leben. Hilfreich sind ein ausgeglichener Tag-Nacht-Rhythmus sowie ein geregelter Tagesablauf. Eine besondere Bedeutung haben spezielle Entspannungsverfahren. Dabei lernen Sie, Entspannung bewusst herbeizuführen, vor allem in Situationen, die gerade als belastend erlebt werden. Dazu sind allerdings regelmäßige Übungen notwendig. Geeignete Verfahren sind autogenes Training und progressive Muskelentspannung. Vielleicht mögen Sie auch professionelle Hilfe in Anspruch nehmen in Form einer Gesprächstherapie.
- **Ernährung:** Achten Sie auf eine gesunde und ausgewogene Ernährung, um einen Kalium- und Magnesiummangel auszuschließen. Empfehlenswert ist außerdem eine mediterrane Ernährung, wenig tierische Fette, mehr ungesättigte pflanzliche Fette (Lein-, Raps-, Kürbiskern- oder Olivenöl) und nur wenig Alkohol.

- **Physikalische Verfahren:** Wechselduschen, Fußbäder und Trockenbürstungen stabilisieren das Vegetativum und das Herz-Kreislauf-System. Auch regelmäßige Saunabesuche können empfohlen werden, solange keine begleitenden Erkrankungen vorliegen.

Heilpflanzen

Funktionelle Herzbeschwerden lassen sich, je nach Ursache, gut mit Heilpflanzen behandeln.

- **Sedativa (beruhigende Pflanzen):** Im Vordergrund stehen dabei Pflanzen, die eine beruhigende Wirkung haben, wie Baldrian (Wurzel), Hopfen (Zapfen), Lavendel (Blüte), Melisse (Blatt) und Passionsblume (Kraut). Sie kommen als Bad, Tee, Kräuterkissen, Auflage oder Salbe zum Einsatz → Schlafstörungen, Seite 142.
- **Phytokardiaka (Pflanzliche Herzmittel):** Als wichtigste Pflanze ist hier der Weißdorn (Blatt mit Blüte) zu nennen. Er wirkt herzkraftstärkend, herzrhythmusstabilisierend und sogar blutdruckregulierend. Handelt es sich um nervöse Herzbeschwerden, möglicherweise sogar im Rahmen einer Schilddrüsenüberfunktion → Seite 224, kommt das Herzgespann (Kraut) zum Einsatz. Bei Rhythmusstörungen, vor allem in Kombination mit niedrigem Blutdruck, eignet sich der Besenginster (Kraut) als Fertigarzneimittel (da Alkaloide darin enthalten sind).
- **Karminativa (entblähende Pflanzen):** Zur Behandlung von Herzbeschwerden im Zusammenhang mit Blähungen sollten Sie den Bauch mitbehandeln. Klassiker sind dafür Kümmel (Frucht), Fenchel (Frucht) und Anis (Frucht) sowie Bitterstoffpflanzen – am besten kombiniert mit Weißdorn (Blatt mit Blüte).
- **Hormonausgleichende Pflanzen:** Treten die Beschwerden in Zeiten hormoneller Umstellungen wie etwa der Menopause auf, sollte die hormonelle Situation stabilisiert werden → Seite 60. Das Gleiche gilt für die Schilddrüse → Seite 223.
- **Tipp Aromatherapie:** Wohltuend ist die äußerliche Einreibung mit Salben, die ätherische Öle wie Campher, Eukalyptus, Fichte, Pfefferminze (Menthol) oder Rosmarin enthalten. Diese reizen die Gefäße und Nerven auf der Haut über der Herzgegend. Somit fördern sie reflektorisch die Durchblutung des Herzens, was eine Entkrampfung der Herzkranzgefäße zur Folge hat. Eine weitere Möglichkeit sind beruhigende Öle wie Lavendel und Rose.

Tee bei funktionellen Herzbeschwerden für die Frau im Klimakterium

Für eine 100-g-Teemischung:

- 50 g Weißdornblätter mit -blüten
- 20 g Herzgespannkraut
- 20 g Hopfenzapfen
- 10 g Rosenblüten

Übergießen Sie 1–2 TL der Mischung mit 1 Tasse (150 ml) heißem Wasser. Lassen Sie den Tee 7–10 Minuten bedeckt ziehen, bevor Sie ihn abgießen. Trinken Sie davon täglich 1–3 Tassen.

Tee bei funktionellen Herzbeschwerden für den Teenager

Auch Mädchen beziehungsweise junge Frauen leiden in den hormonellen Umstellungszeiten hin und wieder unter Herzbeschwerden. Sie klagen in dieser Verbindung häufig über feuchte Hände und Füße, Stimmungsschwankungen, Schwindel, Kreislaufschwäche und ein flaues Gefühl oder gar Druck im Magen. Diese Phasen können Sie mit einem Tee unterstützen, bis sich ein stabiler Menstruationszyklus eingestellt hat.

Für eine 100-g-Teemischung:

- 25 g Herzgespannkraut
- 25 g Rosmarinblätter
- 25 g Frauenmantelkraut
- 25 g Melissenblätter

Übergießen Sie 1 TL der Mischung mit 1 Tasse (150 ml) heißem Wasser. Lassen Sie den Tee 7–10 Minuten bedeckt ziehen, bevor Sie ihn abgießen. Trinken Sie davon täglich 1–3 Tassen.

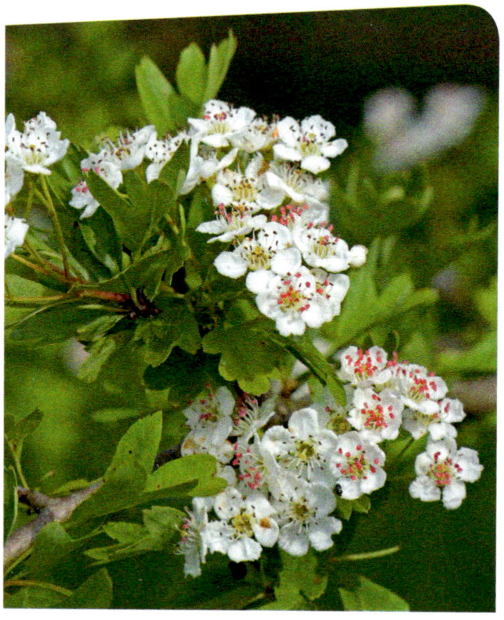

WEISSDORN: DIE BASISPFLANZE FÜR HERZ, KREISLAUF UND GEFÄSSE

Der Weißdorn (*Crataegus monogyna / C. laevigata*) gehört zur Familie der Rosengewächse (Rosaceae) und ist die wichtigste Herzpflanze. Wie der Name vermuten lässt, hat der Eingriffelige Weißdorn (*C. monogyna*) einen Griffel in der Blüte und der Zweigriffelige Weißdorn (*C. laevigata* → Foto) zwei Griffel. Von diesem kleinen, aber eindeutigen Unterscheidungsmerkmal abgesehen sind sich die beiden Arten sehr ähnlich. Im Frühling fällt der Strauch durch die weiße Blütenpracht auf und im Herbst durch die leuchtend roten Früchte, die einen mehligen Geschmack haben.

Medizinisch nutzt man die Blätter mit Blüten, welche Flavonoide, Procyanidine und biogene Amine enthalten. Hauptsächlich wirkt der Weißdorn herzkraftstärkend, herzrhythmusstabilisierend und blutdruckregulierend. So kann Weißdorn eingesetzt werden bei Herzinsuffizienz (im Stadium II nach NYHA), funktionellen Herzbeschwerden, zur Unterstützung der Herz-Kreislauf-Funktion, beim Altersherz, bei koronarer Herzkrankheit und Herzrhythmusstörungen. Außerdem zur Unterstützung bei Erkältungen, zur Regulierung des Blutdrucks (also sowohl bei Hypotonie als auch bei Hypertonie) sowie zur Prophylaxe von Arteriosklerose. Selbst zur Unterstützung bei Schlafstörungen und depressiven Verstimmungen hat er sich bewährt.

Das Gute ist, dass bei Weißdorn keine Nebenwirkungen zu befürchten sind und sogar eine Kombination mit weiteren (Herz-)Medikamenten möglich ist. Die Darreichungsformen sind abhängig vom Schweregrad der Erkrankung. Zur Vorbeugung eignet sich ein Tee und Frischpflanzenpresssaft, bei deutlich gewordenen Erkrankungen kommen Fertigarzneimittel zum Einsatz. Hier beträgt die Tagesdosis zwischen 160–900 mg Trockenextrakt. In der Volksheilkunde finden auch die Früchte Verwendung. Die Anwendungsdauer beträgt mindestens 6 Wochen, Weißdorn kann beziehungsweise sollte bei Bedarf aber auch über mehrere Jahre eingenommen werden.

Tee bei funktionellen Herzbeschwerden bei Blähungen

Beim sogenannten Roemheld-Syndrom ist es das Ziel, die Gasbildung im Darm zu reduzieren und das Herz zu unterstützen. Dies gelingt mit entblähenden Pflanzen wie Fenchel und Kümmel. Weißdorn unterstützt das Herz, und Melisse bringt die notwendige Ruhe.

Für eine 100-g-Teemischung:

- 25 g Weißdornblätter mit -blüten
- 25 g Fenchelfrüchte
- 25 g Kümmelfrüchte
- 25 g Melissenblätter

Mörsern Sie 1 TL der Mischung an und übergießen Sie das Ganze anschließend mit 1 Tasse (150 ml) heißem Wasser. Lassen Sie den Tee 10 Minuten bedeckt ziehen, bevor Sie ihn abgießen. Trinken Sie davon 3-mal täglich 1 Tasse über 4–6 Wochen bzw. bis die Beschwerden abgeklungen sind.

Tipp: Sie können die innerliche Einnahme mit einer äußerlichen Anwendung unterstützen. Dazu verwenden Sie eine der Bauchsalben → Aus der Apotheke, rechte Seite oder Sie stellen sich selbst ein 2%iges Kümmelöl her (20 Tropfen ätherisches Kümmelöl auf 50 ml Olivenöl). Einmal täglich dem Dickdarmverlauf folgend im Uhrzeigersinn einmassieren.

Rosen-Lavendel-Herzsalbe

Der Duft der Rose berührt das Herz und wirkt ausgleichend und harmonisierend beim nervösen, ängstlichen oder traurigen Herzen. Lavendel unterstützt dies in wohltuender Weise.

- 25 ml Mandelöl
- 20 g Sheabutter
- 5 g Kakaobutter
- 3 Tropfen ätherisches Rosenöl
- 3 Tropfen ätherisches Lavendelöl
- ein 50-ml-Salbendöschen

Geben Sie Mandelöl, Sheabutter und Kakaobutter in ein Becherglas und bringen Sie alles im Wasserbad zum Schmelzen. Danach etwas abkühlen lassen und die ätherischen Öle zugeben. Gut verrühren. Anschließend in das mit dem Haltbarkeitsdatum versehene Döschen füllen und über Nacht in den Kühlschrank stellen. Im Kühlschrank aufbewahrt hält die Salbe mindestens ein halbes Jahr.

Bei Herzangst, nervösen Herzbeschwerden und Herzklopfen können Sie den Herzbereich bis zu 3-mal täglich mit der Herzsalbe einreiben.

Aus der Apotheke

- **Weißdorn:** Oxacant mono Flüssigkeit (Weißdorn), Schoenenberger Heilpflanzensaft Weißdorn, Crataegutt Tropfen und Tabletten 80 mg, Esbericard novo Dragees
- **Herzgespann:** Oxacant sedativ Liquid (Weißdorn, Herzgespann, Melisse, Baldrian)
- **Besenginster:** Spartiol Tropfen, RYTMOPASC Tropfen (unter anderem Besenginster Urtinktur)
- **Herz-Salben:** Aurum Lavandula comp. Weleda (Aurum metallicum praeparatum D4, Lavendelöl und Rosenblütenextrakt, Pectocor M Creme (Fichte, Eukalyptus, Menthol, Minzöl, Campher)
- **Bauch-Salben:** Wind-Salbe Tamany, Melissenöl Wala (Kümmel, Fenchel, Melisse, Majoran)
- **Anthroposophische Medizin:** Cardiodoron mite Weleda (Schlüsselblume, Bilsenkraut, Eseldistelblüten)

Niedriger Blutdruck

Von einem niedrigen Blutdruck oder **Hypotonie** (von griechisch *hypo*, unter, und *tonos*, die Spannung) spricht man bei Werten unter 105 zu 65 mmHg. Vor allem junge Frauen sind davon betroffen. Ein niedriger Blutdruck alleine ist nicht gefährlich. Er kann sogar vor Herz-Kreislauf-Erkrankungen schützen. Anders sieht das beim hohen Blutdruck aus. Doch dazu im nächsten Kapitel → ab Seite 245.

URSACHEN

Je nach Ursache unterscheidet man drei Formen der Hypotonie:

- Sehr häufig liegt eine angeborene, sogenannte primäre Hypotonie vor. Dies betrifft vor allem junge, sehr schlanke Frauen.
- Die sekundäre Hypotonie ist verursacht durch Medikamente oder die Folge von Erkrankungen. Hier spielen endokrine Erkrankungen wie zum Beispiel Schilddrüsenunterfunktion, Nebennierenrindenschwäche oder eine Unterfunktion der Hirnanhangdrüse eine Rolle sowie Herzerkrankungen wie zum Beispiel Herzinsuffizienz, Herzrhythmusstörungen oder Herzklappenfehler. Möglich sind aber auch ganz banal ein Flüssigkeits- und/oder Salzmangel.
- Bei der dritten Form handelt es sich um die sogenannte orthostatische Hypotonie. Dabei versackt das Blut beim schnellen Aufstehen oder Aufsetzen in den unteren Körperpartien, was zu einer kurzfristigen Minderdurchblutung des Gehirns führt. Schwindel, Sehstörungen oder

sogar Ohnmachtsanfälle können die Folge sein. Begünstigende Faktoren sind etwa eine Anämie → Seite 127, Krampfadern oder Bettlägerigkeit.

SYMPTOME

- Blässe, kalter Schweiß
- Frösteln, vor allem kalte Hände und Füße
- Schwindel, Kollapsneigung, Ohnmacht
- Kopfschmerzen
- Müdigkeit, vor allem morgens, Benommenheit
- Leistungs-, Konzentrations-, Antriebsschwäche
- Lustlosigkeit, depressive Verstimmung, Schlafstörungen
- Schwarzwerden vor den Augen, Ohrensausen
- Zittern

WANN ZUM ARZT?

Einerseits schont ein eher niedriger Blutdruck Herz und Gefäße, andererseits können die damit verbundenen Beschwerden den Alltag erheblich beeinträchtigen. Treten die Beschwerden gehäuft auf, sollten Sie diese unbedingt abklären lassen. Konnte eine Grunderkrankung für die Hypotonie ausgeschlossen werden, können Sie die Sache selbst in die Hand nehmen und mit den im Folgenden beschriebenen Maßnahmen Ihre Lebensqualität weitgehend verbessern.

Blutdruck normal?

Wenn Sie wissen möchten, ob Ihr Blutdruck normal ist, brauchen Sie dazu zwei Werte. Der erste Wert ist der systolische Wert, der gemessen wird, wenn der Druck in den Blutgefäßen am höchsten ist. Der zweite Wert ist der diastolische Wert, der in dem Moment gemessen wird, wenn der Druck am niedrigsten ist. Als optimal gilt bei Erwachsenen ein Wert von 120 zu 80 mmHg, als normal ein Wert zwischen 120–129 zu 80–84 mmHg. Als hochnormal bezeichnet man einen Blutdruck zwischen 130–139 zu 85–89 mmHg. Da die ersten Messgeräte wie das Fieberthermometer noch Quecksilber enthielten, ist die Maßeinheit mmHg, das ist die Abkürzung für „Millimeter Quecksilbersäule".

Was Sie beachten sollten, wenn Sie Ihren Blutdruck selbst messen, lesen Sie auf Seite 245.

THERAPIE

Behandelt wird ein niedriger Blutdruck nur, wenn Beschwerden wie Müdigkeit, Schwindel, Kopfschmerzen und anderes auftreten. Überaus bewährt haben sich hier Heilpflanzen in Verbindung mit einem Kreislauftraining in Form von Wasseranwendungen.

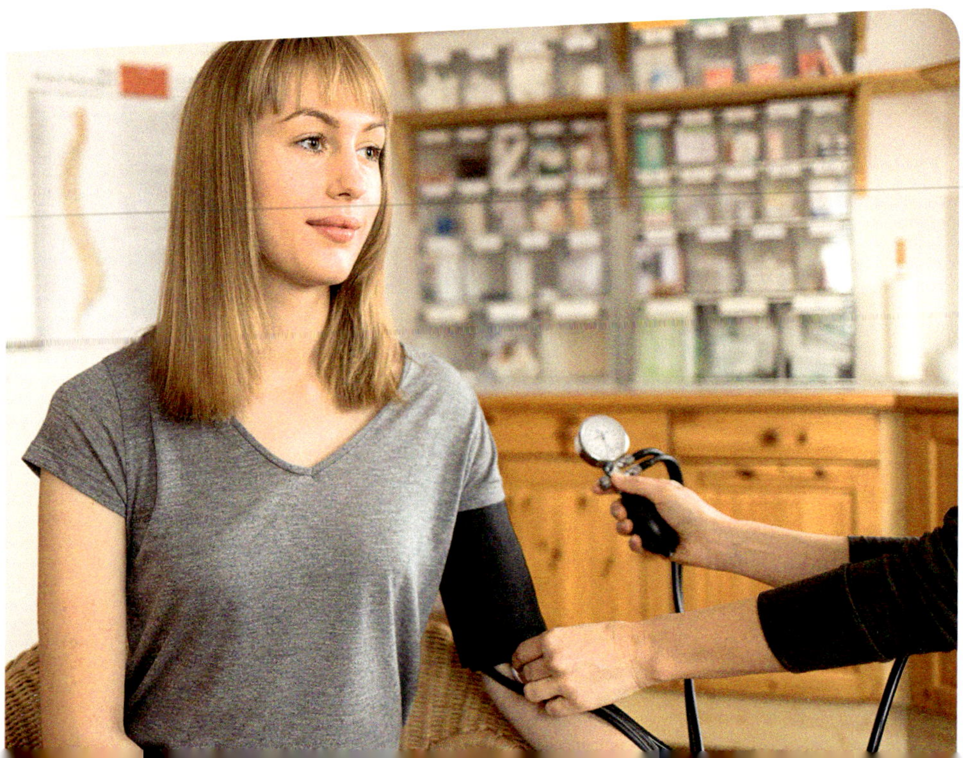

Oft sind junge Frauen von niedrigem Blutdruck betroffen.

- **Ernährung:** Achten Sie auf eine ausreichende Trinkmenge, das erhöht den Blutdruck. Hilfreich kann auch die vermehrte Zufuhr von Kochsalz sein. Probieren Sie es einmal bei starken Beschwerden mit einem ½ TL Salz auf 1 Glas Wasser.
- **Sport:** Besonders bewährt hat sich bei niedrigem Blutdruck Ausdauersport, etwa Tanzen, Nordic Walking, Schwimmen oder Fahrradfahren.
- **Klima:** Bevorzugen Sie Urlaub im Norden, denn Hitze wird in der Regel nicht gut vertragen.
- **Alltag:** Beginnen Sie den Morgen langsam, denn schnelles Aufstehen aus dem Bett führt zu Kreislaufproblemen wie Schwindel und Schwarzwerden vor den Augen. Hilfreich kann auch das Schlafen mit angehobenem Oberkörper sein.
- **Wasseranwendungen und Trockenbürstenmassagen:** Das beste Kreislauftraining sind Wasseranwendungen wie Wechselduschen, Wechselfußbad, kalte Armbäder und Wassertreten nach Kneipp sowie Trockenbürstenmassagen.

Trockenbürstenmassage

Diese Massage führen Sie am besten früh morgens durch, da sie eine anregende Wirkung hat. Die Bewegungen aktivieren die Durchblutung, regen den Kreislauf an und fördern die Elastizität und Festigkeit der Haut. Nicht durchführen sollten Sie die Massage bei akuten Erkrankungen der Haut und bei starken Krampfadern. Durchgeführt wird sie von herzfern in Richtung zum Herzen hin. Beginnen Sie mit kleinen kreisenden Bewegungen am rechten Fuß, setzen Sie die Massage über die Wade und das Knie fort bis zum rechten Oberschenkel. Genau so arbeiten Sie auch das linke Bein durch. Im Anschluss dann die Arme. Beginnen Sie am rechten Handrücken über den Arm außen und innen bis zur Schulter; danach folgt der linke Arm.

Nach den Armen folgt der Bauch. Dieser wird in kreisförmigen, zunächst kleinen, dann immer größer werdenden Bewegungen um den Bauchnabel herum gebürstet, und zwar stets im Uhrzeigersinn. Im Anschluss daran wird die Brust massiert in einer liegenden Acht und zum Abschluss Rücken und Po. Nach der Massage sollten Sie den gesamten Körper eincremen. Die Massage eignet sich besonders zur Ankurbelung des Kreislaufs, aber auch bei Zellulite und für die reife Haut.

Wechselfußbad

Das Wechselfußbad wirkt kreislaufstabilisierend und regt die Durchblutung von Kopf bis Fuß an. Es hat sich nicht nur bei niedrigem Blutdruck und chronisch kalten Füßen bewährt, sondern auch bei Kopfschmerzen und Schlafstörungen sowie bei beginnender arterieller Durchblutungsstörung und Infektanfälligkeit.

Führen Sie das Bad einmal täglich durch, und zwar folgendermaßen:

- 2 Eimer (so groß, dass beide Füße darin Platz haben)
- warme Socken

Befüllen Sie den ersten Eimer mit 37–38 °C warmem Wasser und den zweiten Eimer mit etwa 15 °C kaltem Wasser. Stellen Sie beide Eimer so nebeneinander auf den Boden, dass Sie die Füße bequem in die Eimer stellen können.

Nun stellen Sie die Füße zunächst 5 Minuten ins warme Wasser, dann wird gewechselt und 10 Sekunden lang ins kalte Wasser getaucht. Diesen Vorgang zweimal bis maximal viermal wiederholen und dabei auf jeden Fall mit dem kalten Wasser abschließen. Streifen Sie zuletzt das Wasser nur ab (nicht abtrocknen!) und ziehen warme Socken an.

Nicht anwenden bei Krampfadern, Venenerkrankungen, starken arteriellen Durchblutungsstörungen der Beine sowie bei Herz- und Gefäßerkrankungen!

Kaltes Armbad

Das kalte Armbad wird als die „Tasse Kaffee der Naturheilkunde“ oder „kneippscher Espresso“ bezeichnet. Es ist ein Muntermacher bei niedrigem Blutdruck, Müdigkeit, Abgeschlagenheit und starker Hitzebelastung im Sommer.

Bitte beachten Sie, dass Ihre Hände warm sein sollten, bevor Sie das kalte Armbad durchführen. Füllen Sie ein Waschbecken mit 12 °C kaltem Wasser. (Falls Ihnen das gar zu kalt ist, kann es auch etwas wärmer sein.) Nun tauchen Sie die Arme bis zur Mitte der Oberarme für 20–30 Sekunden in das Wasser. Falls es schmerzt, beenden Sie das Bad früher. Danach das Wasser abstreifen, also nicht abtrocknen, und die Arme kräftig bewegen, bis ein Wärmegefühl eintritt.

Heilpflanzen

Heilpflanzen können helfen, den niedrigen Blutdruck in Richtung Normalbereich zu regulieren. Und dies funktioniert sowohl bei akuten als auch bei chronischen Beschwerden.

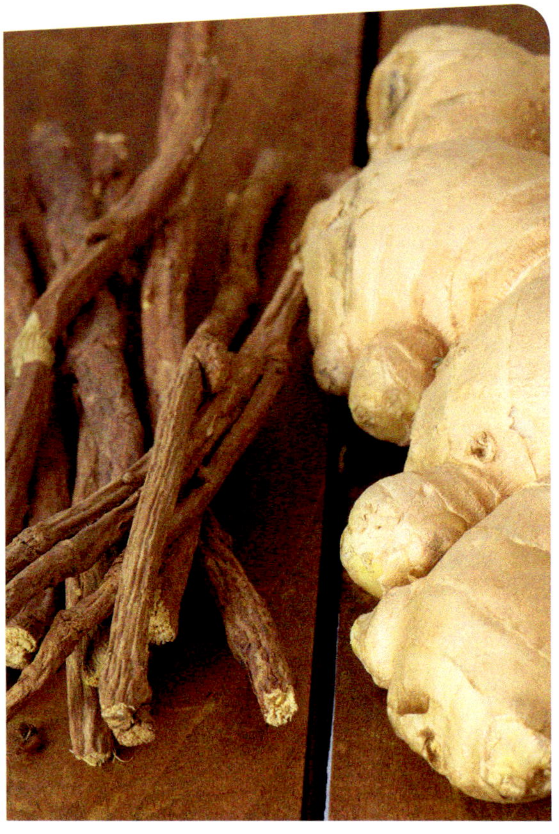

Süßholz kann den Blutdruck erhöhen, Ingwer wirkt mit seinen Bitterstoffen tonisierend.

- **Antihypotonika:** Die Klassiker bei einem niedrigen Blutdruck sind Rosmarin (Blatt) sowie der Campherbaum (ätherisches Campheröl). Ein beliebtes Hausmittel zur Blutdruckerhöhung ist Süßholz (Wurzel).
- **Phytokardiaka:** Weißdorn (Blatt mit Blüte) gleicht langfristig den Blutdruck aus.
- **Bitterstoffpflanzen** wie zum Beispiel Enzian (Wurzel), Ingwer (Wurzelstock) und Wermut (Kraut) wirken kräftigend, stabilisierend und tonisierend – weshalb sie auch als Tonika bezeichnet werden. Durch die Bitterstoffe wird die Spannung in der glatten Muskulatur der Gefäßwände erhöht und in dessen Folge steigt der Blutdruck. Möglich sind Tees oder Tinkturen.
- **koffeinhaltige Pflanzen:** Sie werden auch als Stimulanzien bezeichnet. Gemeint sind anregend wirkende, koffeinhaltige Getränke, etwa Kaffee und schwarzer oder grüner Tee.
- **Adaptogene:** Wenn Sie sich bereits über einen längeren Zeitraum müde und erschöpft fühlen, denken Sie an Adaptogene → Seite 211 wie Ginseng (Wurzel), Taigawurzel (Wurzel), Rosenwurz (Wurzel) und Jiaogulan (Blatt). Sie helfen beim Regulieren des Blutdrucks und geben Kraft.

Tipps aus der Aromatherapie

- Geben Sie 1–2 Tropfen ätherisches Öl (zum Beispiel Rosmarin oder Campher) auf ein Taschentuch und riechen Sie immer mal wieder daran. Über eine reflektorische Wirkung des Riechnervs kommt der Kreislauf in Schwung. Bereits im Mittelalter hatten die zu Ohnmacht neigenden Damen ihre Riechfläschchen zur Hand.
- Außerdem helfen Bäder mit ätherischem Rosmarin- oder Lavendelöl (Speiklavendel oder „Lavandin“). Hierfür werden 6–8 Tropfen ätherisches Öl in Honig oder Sahne emulgiert und dem rund 37 °C warmen Badewasser beigegeben.

Tropfen für den Notfall

Bei akuten Beschwerden mit niedrigem Blutdruck sollten Sie unbedingt im Besitz von Campher sein. Am besten eignet sich hierfür das Fertigarzneimittel Korodin Kreislauftropfen. Sie passen in jede Hand- oder Schultasche. Bei Schwächezuständen und drohendem Kollaps nehmen Sie davon alle 15 Minuten 5 Tropfen ein – entweder direkt auf die Zunge geben oder auf ein Stück Brot.

Rosmarin – rund um die Hypotonie

Der Klassiker unter den Heilpflanzen bei niedrigem Blutdruck, innerlich wie äußerlich, ist und bleibt der Rosmarin → Porträt, Seite 408. Er wirkt blutdruck- und herzkraftsteigernd, verbessert die Koronardurchblutung und regt den Kreislauf an. Darüber hinaus verbessert er die Konzentration. Bei starken Beschwerden kombinieren Sie am besten eine innerliche mit einer äußerlichen Anwendung.

Denken Sie aber daran: Rosmarin regt an und macht wach. Wenn Sie also schlafen wollen, sollten Sie am Abend keine Rosmarinanwendung durchführen.

Innerlich:

- **Tee:** Wie eine frische Prise wirkt der aromatische Tee. Sie können ihn kombinieren → Rezept Tee bei Hypotonie oder auch pur am Morgen 1–2 Tassen genießen. Ein schwungvolles In-den-Tag-Starten ist garantiert. Übergießen Sie 1 TL Rosmarin mit 1 Tasse (150 ml) heißem Wasser. Lassen Sie den Tee 7–10 Minuten bedeckt ziehen, bevor Sie ihn abgießen. Trinken Sie davon täglich 2–3 Tassen.
- **Tinktur und Wein:** Verwenden Sie eine handelsübliche Tinktur oder stellen Sie sich selbst eine her → Rezept, Seite 244. Kräuterpfarrer Kneipp empfahl einen Wein aus Rosmarin → Rezept, Porträt, Seite 409 zur Herzstärkung. Seien Sie jedoch behutsam – gelegentlich reagieren Menschen mit erniedrigtem Blutdruck auf Alkohol mit besonderer Müdigkeit.
- **Frischpflanzenpresssaft und Smoothie:** Eine weitere Variante ist Rosmarin als Frischpflanzenpresssaft. In kleinen Dosen können Sie Rosmarin auch in den morgendlichen Smoothie „schmuggeln".
- **Küche:** Unterstützend bei niedrigem Blutdruck können Sie den Rosmarin in der Küche natürlich als Gewürz verwenden – bekannt sind die leckeren Rosmarinkartoffeln. Aber auch in der beliebten Kräutermischung Herbes de Provence ist er zu finden. Die Zweige können Sie als Grillspieße verwenden, und aus den Blättern lässt sich zusammen mit Tomatenmark eine kräftige Kräuterbutter herstellen.

Äußerlich:

- **Bad und Dusche:** Nehmen Sie ein belebendes Rosmarinbad. Übergießen Sie dazu 30 g Rosmarinblätter mit 1 l heißem Wasser. Lassen Sie den Tee 10 Minuten bedeckt ziehen, bevor Sie ihn abgießen und dem Badewasser zugeben. Denken Sie daran, am Abend wirkt das Bad auch belebend. Wenn Sie also schlafen wollen, verlegen Sie es eher auf den Morgen oder Nachmittag. Hervorragend eignen sich morgendliche Duschen. Im Handel finden Sie auch Pflegeprodukte mit Rosmarin für Bad und Dusche. Als Tipp: kombinieren Sie die Anwendung mit Trockenbürstenmassagen.
- **Salben und Einreibungen:** Salben und Einreibungen → Rezept, Seite 244 helfen, über die Haut den Kreislauf anzuregen.
- **Aromatherapie:** Auch das ätherische Öl, welches in der Aromatherapie verwendet wird, hat einiges zu bieten. Ob in der Duftlampe, auf dem Taschentuch für unterwegs zum „Schnüffeln" oder im Bad → Tipp aus der Aromatherapie, Seite 242.

Tee bei Hypotonie

Die Mischung macht's: Rosmarin ist der Klassiker bei niedrigem Blutdruck. Ingwer wirkt durch seine Bitterstoffe belebend. Weißdorn sorgt für eine bessere Durchblutung des Herzens, kräftigt es und wirkt blutdruckausgleichend.

Für eine 100-g-Teemischung:

- 50 g Rosmarinblätter
- 30 g Weißdornblüten und -blätter
- 20 g Ingwerwurzel (oder Süßholzwurzel)

Übergießen Sie 1 TL der Mischung mit 1 Tasse (150 ml) heißem Wasser. Lassen Sie den Tee 7–10 Minuten bedeckt ziehen, bevor Sie ihn abgießen. Trinken Sie davon täglich 2–3 Tassen.

Tipps: Die Wirkung können Sie verstärken, indem Sie pro Tasse 3–5 Tropfen Rosmarintinktur hinzugeben. Und falls Sie Ingwer und Süßholz nicht mögen, lassen Sie diese weg und erhöhen den Weißdornanteil auf 50 g.

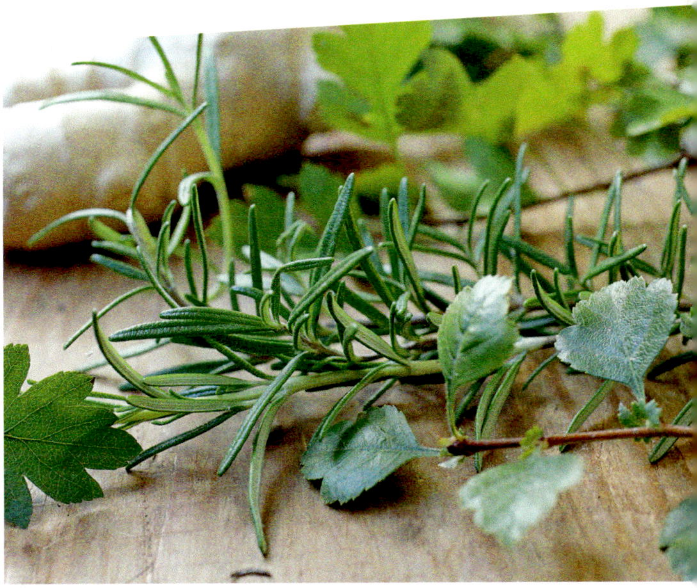

Gut für niedrigen Blutdruck ist die Mischung aus Ingwer, Rosmarin und Weißdorn.

Rosmarintinktur

Rosmarin duftet aromatisch und enthält in seinem ätherischen Öl Campherbestandteile. Diese lösen sich hervorragend im Alkohol und sind äußerst hilfreich bei niedrigem Blutdruck.

- Auszugsglas
- 10 g Rosmarinblätter
- 50 ml etwa 40%iger Alkohol
- Kaffee- oder Teefilter
- kleine Tropffläschchen

Zerreiben Sie die Rosmarinblätter zusammen mit dem Alkohol in einem Mörser (mit aufgerauter Innenfläche), bis ein flüssiger Pflanzenbrei entsteht. Befüllen Sie damit das Auszugsglas und lassen Sie es 2 Wochen an einem warmen Ort stehen. Regelmäßig umrühren. Danach durch einen Kaffeefilter oder Teefilter abgießen und in kleine Tropffläschchen füllen. Nehmen Sie davon 3-mal täglich 10–20 Tropfen ein.

Rosmarineinreibung

Für einen guten Start in den Tag sorgt eine belebende und erfrischende Einreibung mit einem Körperöl.

- 50 ml Mandelöl
- 5 Tropfen ätherisches Rosmarinöl
- 5 Tropfen ätherisches Zitronenöl
- ein 50-ml-Fläschchen

Das Mandelöl zusammen mit dem ätherischen Öl in das Fläschchen geben, gut schütteln, und den Körper damit einölen.

Küchenapotheke

Gut zu wissen ist, dass es neben einer ausreichenden Trinkmenge und vermehrten Kochsalzzufuhr noch einige weitere Möglichkeiten aus der Küchenapotheke gibt, um die Lebensqualität bei einem erniedrigten Blutdruck zu verbessern.

- **Trinken:** Die wohl bekannteste und absolut beliebte pflanzliche „Darreichungsform" ist der Kaffee. Leider lässt er den Blutdruck nur kurzfristig ansteigen, danach fällt er rapide ab. Sehr viel besser wirkt Matetee sowie schwarzer oder grüner Tee. Diese lassen den Blutdruck etwas langsamer ansteigen, dafür fällt er später nicht so heftig ab. Am zuverlässigsten, um schwungvoll in den Tag zu kommen, hilft allerdings Rosmarintee – entweder pur oder in Kombination mit anderen Pflanzen → Teerezept, Seite 243. Für manch einen Hypotoniker ist jedoch ein sprudelndes Mineralwasser am Morgen die beste Therapie und somit ein wahres Lebenselixier. Die Kohlensäure wirkt belebend, und das Wasser enthält wertvolle Mineralstoffe, die zur Fitness beitragen.

- **Essen:** Geht es ums Essen, so helfen die tonisierenden Bitterstoffe. Vielleicht mögen Sie Ihren Speiseplan bereichern mit Salaten aus Löwenzahn, Endivie, Chicorée, Radicchio und Rucola. Oder verwenden Sie vermehrt kräftig anregende Gewürze wie zum Beispiel Rosmarin, Ingwer oder Thymian. Möchten Sie zwischendurch naschen? Bitte sehr. Dafür eignet sich Lakritze.

Aus der Apotheke

- **Rosmarin:** Innerlich: Ceres Rosmarinus Urtinktur, Schoenenberger Heilpflanzensaft Rosmarin Äußerlich: Weleda Rosmarin Aktivierungsbad, Weleda Rosmarin Salbe 10 %, Wala Rosmarinus Oleum aethererum 10% Badezusatz
- **Weißdorn:** Korodin Herz-Kreislauftropfen (Weißdorn, Campher), Korolinda (Weißdorn, Camphora D2)
- **Campher:** Korovit Kreislauf Kapseln (D-Campher)
- **Bitterstofftinkturen:** Ceres Absinthum Urtinktur, Ceres Gentiana Urtinktur

Hoher Blutdruck

Von einem hohen Blutdruck oder **Hypertonie** (von griechisch *hyper*, über(mäßig), und *tonos*, die Spannung) spricht man bei Werten ab 140 zu 90 mmHg. Hoher Blutdruck muss unbedingt behandelt werden, weil er langfristig zu Schäden an den Organen führt. Es handelt sich dabei um den Risikofaktor Nr. 1 für Herz-Kreislauf-Erkrankungen, und nahezu jeder zweite bis dritte Erwachsene ist bei uns davon betroffen.

Richtig Blutdruck messen

Am bequemsten lässt sich der Blutdruck mit einer automatischen Manschette am Handgelenk messen. Die Messung sollten Sie nach 5 Minuten ruhigen Sitzens in einer entspannten Umgebung und Sitzhaltung durchführen. Am besten stellen Sie den Arm auf einer Tischplatte ab, sodass sich der Messpunkt auf Herzhöhe befindet. Zu Beginn messen Sie den Blutdruck an beiden Armen, später an dem Arm mit den höheren Werten. Verhalten Sie sich während des Messens ruhig und vermeiden Sie das Übereinanderschlagen der Beine.

URSACHEN

Grundsätzlich unterscheidet man zwischen einem primären und einem sekundären Bluthochdruck.

- Der **primäre Bluthochdruck** macht 90–95 % der Fälle aus. Hier spielen die erbliche Anlage sowie die Lebensführung und die damit verbundenen Risikofaktoren wie anhaltender Stress, Übergewicht, Ernährung, übermäßiger Alkoholkonsum, Rauchen und Bewegungsmangel eine große Rolle. Es liegt also keine spezielle Grunderkrankung zugrunde. Die Aussicht, einen Bluthochdruck zu entwickeln, nimmt mit dem Lebensalter zu. Dies gilt nicht nur für Männer, sondern auch für Frauen. Interessanterweise leiden Frauen bis zur Menopause seltener unter Bluthochdruck als Männer. Danach ändert sich dies jedoch in kürzester Zeit. Der Grund: Das Östrogen ist nicht nur wichtig für unsere Fortpflanzung, sondern wirkt auch blutdrucksenkend und somit schützend vor

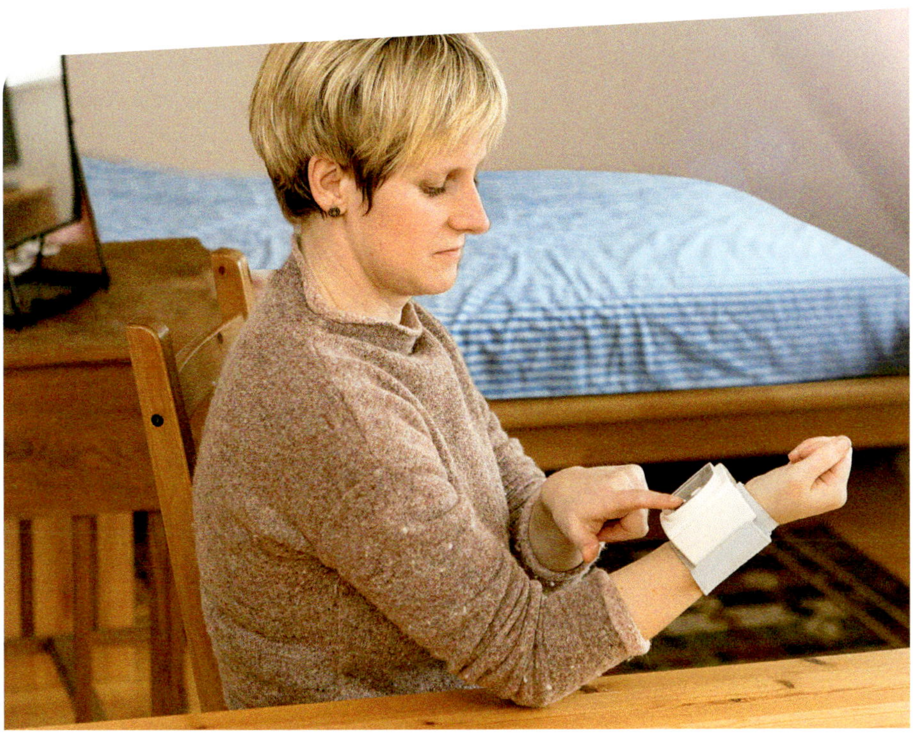

Bei Bluthochdruck ist es empfehlenswert, den Blutdruck regelmäßig zu kontrollieren.

Herz-Kreislauf-Erkrankungen. Dies könnte auch erklären, weshalb junge Frauen eher unter einem erniedrigten Blutdruck leiden. Nimmt die Östrogenproduktion nach der Menopause ab, steigt der Blutdruck eben an. Überdurchschnittlich oft tritt der primäre Bluthochdruck in Verbindung mit erhöhten Blutfetten, Übergewicht und Diabetes Typ 2 auf.

- Der **sekundäre Bluthochdruck** kommt lediglich in 5–10 % der Fälle vor. Hier entwickelt sich der Bluthochdruck durch eine zugrundeliegende Erkrankung, zum Beispiel eine Nieren- oder Gefäßerkrankung, eine hormonelle Erkrankung, etwa eine Schilddrüsenunterfunktion, durch Medikamente wie zum Beispiel die Pille, Kortikosteroide oder Antirheumatika oder auch aufgrund einer Herzerkrankung.

Milder oder schwerer Bluthochdruck?

Die Hypertonie lässt sich in diese Stadien einteilen:

- **Milde Hypertonie:** Blutdruckwerte zwischen 140/90 mmHg und 159/99 mmHg
- **Mittelschwere Hypertonie:** Blutdruckwerte zwischen 160/100 mmHg und 179/109 mmHg
- **Schwere Hypertonie:** Blutdruckwerte höher als 180/110 mmHg

Die Werte beruhen auf Messungen im psychischen und körperlichen Ruhezustand. Damit die Diagnose zuverlässig ist, müssen mehrere Messungen an verschiedenen Tagen durchgeführt werden. Aufregung und Anstrengungen lassen den Blutdruck vorübergehend steigern, das bedeutet noch lange nicht, dass eine Hypertonie vorliegt. Es gibt Beobachtungen, dass beim Messen in der Arztpraxis der Blutdruck bis zu 20 % erhöht ist – dieses Phänomen bezeichnet mal deshalb als „Weißkittelhypertonie".

Tipp: Legen Sie sich ein Blutdruckmessgerät zu und messen Sie Ihren Blutdruck in regelmäßigen Abständen selbst.

SYMPTOME

Der Bluthochdruck verläuft über lange Zeit hinweg beschwerdefrei und macht sich leider erst durch Folgeerscheinungen bemerkbar wie Kopfschmerzen, Schwindel, Unwohlsein, Übelkeit, Nasenbluten, Herzklopfen, Schweißausbrüche, gerötetes Gesicht oder Atemnot. Diese Anzeichen sollten unbedingt ernstgenommen werden, da es ansonsten zu Organveränderungen kommen kann. Folgeerkrankungen, die aus erhöhtem Blutdruck resultieren können, sind Arteriosklerose, Sehstörungen, Herzinfarkt, Nierenversagen und Schlaganfall.

WANN ZUM ARZT?

- Wenn Sie wiederholt an einem der oben aufgeführten Symptome leiden
- Wenn Sie bei mehreren Blutdruckmessungen einen erhöhten Blutdruck feststellen

THERAPIE

Die Therapie richtet sich nach der Höhe des Blutdrucks. Bei leicht erhöhten Werten und keinen weiteren gesundheitlichen Beeinträchtigungen genügen eine Änderung des Lebensstils und die Verabreichung von Heilpflanzen. Bei höheren Werten stehen verschiedene Medikamentegruppen (zum Beispiel Betablocker, Kalziumantagonisten, ACE-Hemmer oder AT1-Rezeptorantagonisten) der Schulmedizin zu Verfügung. Diese sind notwendig und wichtig – aber auch in diesem Fall können Sie gut mit einer Änderung des Lebensstils beziehungsweise mit naturheilkundlichen Maßnahmen und pflanzlichen Arzneimitteln unterstützend einwirken. Vor allem in Kombination bilden die unten aufgezählten Maßnahmen eine äußerst effektive Therapie beim hohen Blutdruck.

- **Gewichtsreduktion:** Achten Sie auf die Aufrechterhaltung des normalen Körpergewichts (Bodymassindex/BMI 18,5–24,9). Bei Übergewicht sinkt der Blutdruck pro abgenommenes Kilogramm Köpergewicht um 1,5 mmHg.
- **Ernährung:** Eine gesunde, basenbetonte Ernährung, das heißt viel Gemüse, Obst, Kräuter, mäßig fettarme Milchprodukte, hochwertige

Pflanzenöle sowie Fisch, senkt den Blutdruck um etwa 8–14 mmHg. Seien Sie auch sparsam mit ihrem Alkohol- und Salzkonsum. Ob überhaupt und in wie weit das Salz eine Rolle spielt, wird derzeit noch kontrovers diskutiert. Zumindest ist das moderate Haushalten mit Salz bei einigen Hypertonieformen ratsam.

- **Sport und Bewegung:** Eine regelmäßige körperliche Tätigkeit wie zum Beispiel Tanzen, Wandern, Schwimmen und Radfahren von mindestens 3 Stunden pro Woche lässt einen erhöhten Blutdruck um 4–9 mmHg sinken.
- **Stressreduktion, Entspannung und Schlaf:** Nehmen Sie den Druck aus Ihrem Leben raus. Ihr Blutdruck wird es Ihnen danken → Stress, Seite 206. Wohltuend und sehr hilfreich beim Abschalten sind Entspannungstechniken wie Yoga, autogenes Training und progressive Muskelentspannung. Sorgen Sie auch für ausreichenden Schlaf in der Nacht und halten Sie am Tage, wie in südlichen Ländern üblich, eine Siesta. Ein kurzes Mittagsschläfchen wirkt sich positiv auf Herz und Kreislauf aus.
- **Hydrotherapie und Sauna:** Regelmäßige Wasseranwendungen, wie sie von Pfarrer Sebastian Kneipp entwickelt wurden, senken den Blutdruck. Dazu gehören Bürstungen, wechselwarme Waschungen und Güsse. Auch regelmäßige Saunabesuche wirken sich günstig aus. Aber beginnen Sie langsam, das heißt mit niedrigen Temperaturen und kurzer Verweildauer. Lässt sich der Blutdruck schlecht einstellen, ist er stark erhöht oder leiden Sie an einer Herzerkrankung, dann sollten Sie allerdings besser auf die Sauna verzichten. In jedem Falle sollten Sie Abstand von extremen Kälteanwendungen nehmen, da diese den Blutdruck in die Höhe treiben.
- **Blutspenden und Aderlass:** Untersuchungen zufolge weiß man, dass regelmäßiges Blutspenden den Blutdruck senkt. Dürfen Sie diese nicht durchführen, dann können Sie, wenn keine weiteren gesundheitlichen Probleme dagegensprechen, auf den Aderlass ausweichen. Er wird von naturheilkundlichen Therapeuten durchgeführt.
- **Mit dem Rauchen aufhören:** Auch Rauchen treibt den Blutdruck in die Höhe. Am besten, Sie verzichten darauf oder reduzieren es zumindest drastisch.

Heilpflanzen

Heilpflanzen sind gut geeignet zur Behandlung von leicht erhöhtem Blutdruck (bis 150 / 95 mmHg). Bei höheren Werten können Sie unterstützend zu chemisch-synthetischen Arzneimitteln eingesetzt werden. Oft wird dadurch eine Dosisreduktion der schulmedizinischen Medikamente möglich. Die Dosierungsanpassung sollte in jedem Falle vom Arzt vorgenommen werden. Es lohnt sich also in jedem Stadium, mit Heilpflanzen zu arbeiten. Zu bedenken ist, dass sie erst richtig zur Wirkung kommen, wenn sie über einen längeren Zeitraum von mehreren Wochen bis mehreren Monaten eingesetzt werden.

- **Antihypertonika:** Die Klassiker sind Knoblauch (Zwiebel), Mistel (Kraut) und Olivenbaum (Blatt, Öl). Gute Erfahrungen gibt es auch mit Hibiskus (Blüte).
- **Phytokardiaka:** Weißdorn (Blatt mit Blüte) stärkt das Herz und wirkt dadurch langfristig blutdruckregulierend → Seite 238. Die Stärkung des Herzens ist wichtig, um den Herzmuskel bei der Arbeit zu unterstützen. Hypertoniker leiden nicht selten unter Herzbeschwerden. Je nach Schweregrad der (Herz-)Beschwerden werden Tee, Tropfen oder Tabletten eingenommen. Auch das Herzgespann (Kraut) hat eine leicht blutdrucksenkende Wirkung.
- **Sedativa:** Je nach Ursache und Temperament eines Hypertonikers können beruhigende Pflanzen eingesetzt werden wie Baldrian (Wurzel), Hopfen (Zapfen), Lavendel (Blüte), Melisse (Blatt) und Passionsblume (Kraut) → Schlafstörungen, Seite 142.
- **Pflanzen mit östrogenähnlicher Wirkung:** Erkennen Sie einen Zusammenhang Ihres Bluthochdrucks mit dem sinkenden Östrogenspiegel in den Wechseljahren, dann denken Sie unter anderem an einen Hormonausgleich mit östrogenähnlich wirkenden Pflanzen → Seite 95.

Homöopathie

In der Homöopathie nutzt man gerne die Indische Schlangenwurzel (*Rauwolfia serpentina*) bei der Behandlung von Bluthochdruck → Aus der Apotheke, Seite 250.

Früher war Rauwolfia (Wurzel) auch als Phytotherapeutikum ein wichtiges Mittel bei der Therapie von Bluthochdruck sowie bei Spannungszuständen, Unruhe und Ängsten. Heute werden die verschreibungspflichtigen Zubereitungen aufgrund ihrer Nebenwirkungen kaum noch genutzt. In Indien hingegen wird die Schlangenwurzel in der Volksheilkunde auch heute noch bei Schlangen- und Insektenbissen verwendet.

Knoblauchelixier

In einigen Studien mit mindestens 900 mg Knoblauchpulver konnte eine Senkung des systolischen sowie des diastolischen Blutdrucks aufgezeigt werden.

Sie können nun solche Fertigarzneimittel einnehmen oder Sie probieren es einfach einmal mit einem selbst hergestellten Knoblauchelixier.

Übrigens: Sie können das Elixier auch als Phytobiotikum (pflanzliches Antibiotikum) nutzen bei Atemwegserkrankungen.

- Auszugsglas
- 20 g Knoblauchzehen (etwa 6 Zehen)
- 25 ml etwa 40%iger Alkohol
- 25 ml Glycerin
- einige kleine Tropffläschchen

Den Knoblauch durch eine Knoblauchpresse drücken und zusammen mit Alkohol und Glycerin in das Auszugsglas füllen. Lassen Sie alles 1 Woche an einem warmen Ort stehen. Regelmäßig umrühren. Danach durch ein feines Sieb abgießen und in kleine Tropffläschchen füllen.

Nehmen Sie davon 3-mal täglich 10–15 Tropfen ein.

Knoblauchgeruch

Es gibt unzählige Tipps, wie man den typischen Geruch des Knoblauchs wieder loswird. Doch wenn man ehrlich ist, helfen die alle nur sehr bedingt. Daher möchte ich mich hier auf keinen konkreten Ratschlag festlegen. Ausprobieren können Sie zum Beispiel Folgendes:

- frische Petersilie kauen, oder auch Kerbel, Kardamom, Ingwer, Anis oder Gewürznelke
- Pfefferminzbonbons lutschen
- ein Stückchen Schokolade essen
- 3–4 Kaffeebohnen knabbern
- frische Milch trinken
- den Saft einer frisch gepressten Zitrone trinken
- ab und zu ein Gläschen Rotwein trinken
- ½ TL Vitamin-C-Pulver in Wasser trinken
- langsam einen geriebenen Apfel mit einigen Löffeln Honig verspeisen

Aber vielleicht haben Sie ja selber mit der einen oder anderen Methode schon gute Erfahrungen gemacht. Wenn nicht, experimentieren Sie am besten – oder gewöhnen Sie sich an den würzigen Geruch.

Mistel-Apfelessig-Trunk

Gute Erfahrungen bei Bluthochdruck gibt es mit diesem Getränk. Mistel senkt den Blutdruck und Apfelessig normalisiert den Säure-Basen-Haushalt und trägt mit seinem Kaliumgehalt zum Wohlbefinden bei.

- 2 TL Mistelkraut
- 2 TL Apfelessig
- 1 TL Akazienhonig

Übergießen Sie das Mistelkraut und den Apfelessig mit 1 Tasse (250 ml) kaltem Wasser. Lassen Sie den Ansatz 10 Stunden bedeckt stehen. Dann gießen Sie ihn ab und rühren 1 TL Akazienhonig unter. Den Trunk über den Tag verteilt trinken.

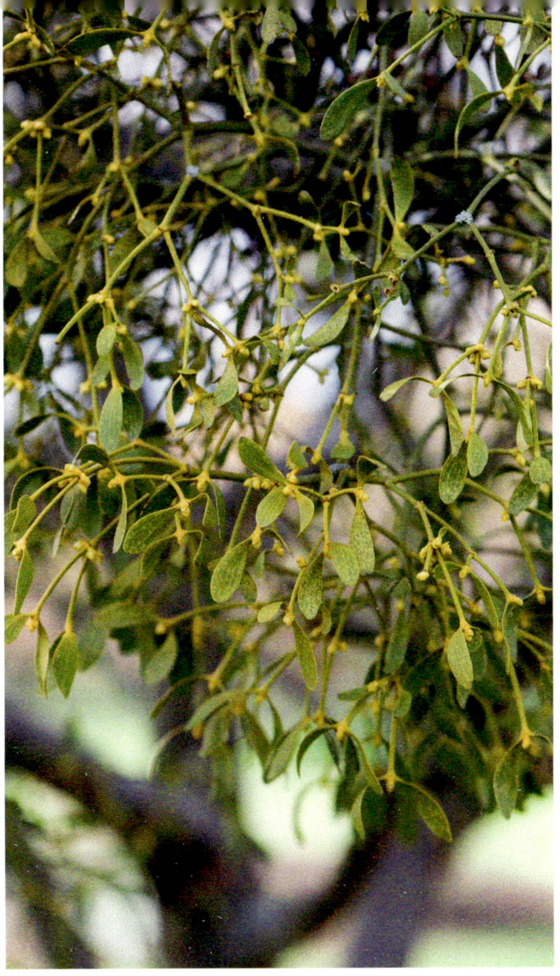

Die Mistel wirkt blutdruckregulierend. Zur Anwendung kommt getrocknetes Kraut aus der Apotheke.

Misteltee

Die meisten kennen die Mistel aus den Asterix-Comics. Dort sammelt sie der Druide Miraculix auf Eichen, weil er sie für seinen berühmten Zaubertrank benötigt. In unserer heutigen Medizin ist die Mistel bekannt als Injektionspräparat bei Tumorerkrankungen. Innerlich eingenommen wirkt sie blutdrucksenkend beziehungsweise blutdruckregulierend. Als längere kurmäßige Anwendung kommt sie zum Einsatz bei Blutdruckschwankungen, Kreislaufschwäche und Bluthochdruck, in Form von Tee, Tinkturen oder als Mistel-Apfelessig-Trunk → Rezept linke Seite. Das Mistelkraut, erhältlich im Internet, in Apotheken und im gut sortieren Kräuterhandel, bereitet man bevorzugt als Mazerat zu:

- Mistelkraut

Übergießen Sie 2 TL Mistelkraut mit 1 Tasse (250 ml) kaltem Wasser. Lassen Sie den Tee 10 Stunden bedeckt ziehen, bevor Sie ihn abgießen. Trinken Sie davon täglich 2 Tassen.

Olivenbaum

Der knorrig aussehende Olivenbaum prägt ganze Landschaften im Mittelmeerraum. Jeder kennt das aus den Oliven hergestellte Öl, das die mediterrane Ernährung so wertvoll macht, und weiß um die positiven Effekte aufs Herz. In den letzten Jahren rückten aufgrund zahlreicher Untersuchungen zunehmend auch die **Blätter** in den Fokus. Sie besitzen offensichtlich eine blutdrucksenkende und stoffwechselharmonisierende Wirkung, außerdem verbessern sie die Fließeigenschaften des Blutes. Im Mittelmeergebiet werden die Olivenblätter schon lange entsprechend eingesetzt. Um deutlich messbare Erfolge zu erzielen, setzt man konzentrierte Fertigarzneimittel ein. Möglich ist jedoch auch der milder wirkende Tee, der als Aufguss mit heißem Wasser zubereitet wird. Davon wird 2- bis 3-mal täglich 1 Tasse getrunken.

Tee bei Hypertonie

Weißdorn und Mistel wirken blutdruckregulierend und senken somit bei Hypertonikern den Blutdruck. Hibiskus schmeckt nicht nur lecker, sondern wirkt auch blutdrucksenkend. Melisse bringt ein gutes Aroma und Ruhe bei starkem Druck im Alltag.

Für eine 100-g-Teemischung:

- 30 g Weißdornblüten und -blätter
- 30 g Mistelkraut
- 20 g Hibiskusblüten
- 20 g Melissenblätter

Übergießen Sie 2 TL der Mischung mit 1 Tasse (150 ml) heißem Wasser. Lassen Sie den Tee 7–10 Minuten bedeckt ziehen, bevor Sie ihn abgießen. Trinken Sie davon täglich 2–3 Tassen.

Tipp: Leiden Sie unter Blutdruckschwankungen und möchten sich einen Blutdruckregulations-Tee herstellen? Dann lassen Sie die Hibiskusblüten und Melissenblätter einfach aus obiger Mischung weg. Sie haben dann einen Tee zu gleichen Teilen aus Weißdorn und Mistelkraut. Die Zubereitung ist die gleiche.

Küchenapotheke

Der Arzt Hippokrates (460 v. Chr.) sagte bereits: „Eure Nahrungsmittel sollen eure Heilmittel, und eure Heilmittel sollen eure Nahrungsmittel sein." Und wie Recht er damit hatte! Hat doch die Küchenapotheke so einiges an blutdrucksenkenden Nahrungsmitteln zu bieten.

- Die wohl bekanntesten Vertreter aus der Küchenapotheke sind **Bärlauch**, **Knoblauch** und **Zwiebel**. Greifen Sie beim Kochen also beherzt zu, denn sie wirken sich ebenso positiv auf die Blutfettwerte aus.
- Aus der mediterranen Küche kennen wir das **Olivenöl**. Wollen Sie Ihre Werte positiv beeinflussen, dann verwenden Sie täglich bis zu 40 g naturbelassenes Olivenöl mit hoher Qualität (natives Olivenöl extra). Zur Prävention freut sich Ihr Gaumen auch über Oliven im Salat, auf der Pizza und zahlreichen weiteren Speisen. Bekannt für einen positiven Effekt auf den Blutdruck ist auch das **Sesamöl**.
- In einer Studie mit 48 postmenopausalen Frauen konnte mit **Heidelbeeren** der systolische und diastolische Blutdruck bis zu 6 % gesenkt werden. Die Frauen bekamen täglich 22 g gefriergetrocknetes Beerenpulver über 8 Wochen hinweg zu essen. Dies entspricht etwa der Menge an Heidelbeerfrüchten, welche in eine Tasse passen. Essen Sie also vermehrt Heidelbeeren. Aufgrund des hohen Gehaltes an Anthocyanen verfügen diese außerdem über weitere gesundheitsfördernde Aspekte. Eine andere Frucht mit positiver Auswirkung ist der **Granatapfel** → Porträt, Seite 370. Am besten, Sie genießen ihn als Saft.
- Beim Gemüse ist der kulinarische **Sellerie** ganz weit vorne, was eine blutdrucksenkende Wirkung anbelangt. Er enthält sekundäre Pflanzeninhaltsstoffe, die das Herz-Kreislauf-System unterstützen, indem sie sich entspannend auf die Blutgefäße auswirken. Infolgedessen weiten sich die Blutgefäße, woraufhin der Blutdruck sinken kann. Sellerie sollten Sie möglichst roh in Salaten oder Säften verzehren.
- Und für alle Schokoladenliebhaberinnen nun eine gute Nachricht: Der Verzehr von 25 g dunkler **Schokolade** mit einem Kakaoanteil von 70 % hat durch die enthaltenen Flavonoide eine (wenn auch nur leichte) positive Auswirkung auf den Blutdruck.

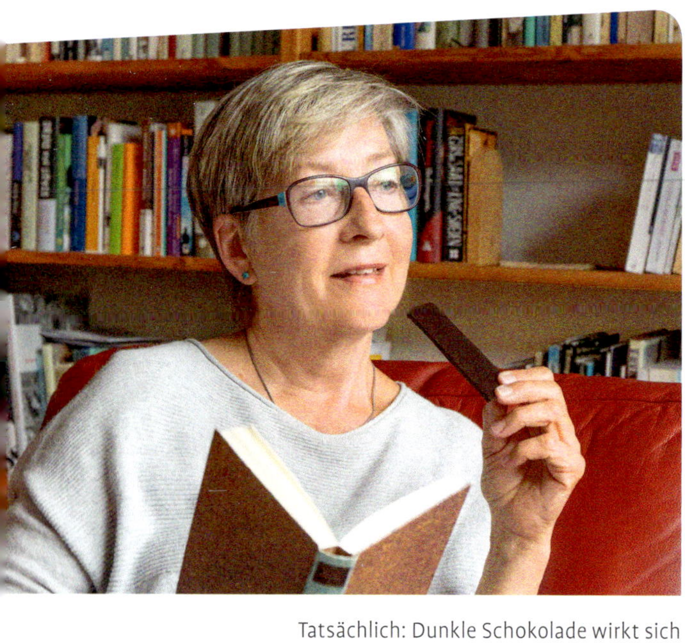

Tatsächlich: Dunkle Schokolade wirkt sich positiv auf Herz- und Gefäßleiden aus.

Aus der Apotheke

- **Bärlauch:** Lefteria Tabletten Dr. Pandalis (Bärlauch, Mistel, Weißdorn), Schoenenberger Heilpflanzensaft Bärlauch
- **Knoblauch:** Kwai forte Dragees, Strongus Kapseln
- **Mistel:** Cefavora Tropfen und Tabletten (Ginkgo, Mistel, Weißdorn), Mistel-Tropfen Salus, Ceres Viscum album Urtinktur, Schoenenberger Heilpflanzensaft Mistel
- **Olivenbaum:** Olivysat novo Bürger (Olivenblätter, Vitamin C und B1, Folsäure), Olivenblätter Extrakt GPH Kapseln, Antihy Tadtionell Schuck Tab. (Olivenblätter, Mistel, Birke, Weißdorn)
- **Weißdorn:** Crataegutt Tropfen, Crataegutt novo 450 mg Tabletten, Cratae-loges 450 mg Tabletten, Esbericard novo Dragees
- **Homöopathie (Rauwolfia):** Homviotensin Tropfen (Cactus D1, Viscum album Ø, Rauwolfia serpentina D3, Crataegus Ø), Rauwolfia comp. Hanosan Flüssigkeit (Rauwolfia serpentina D4, Crataegus Ø, Viscum album Ø), HOMEO ORTHIM Tabletten (Viscum album D1, Selenicereus grandiflorus D1, Nitroglycerinum D4, Rauwolfia serpentina D2)

Arteriosklerose

„Man ist so alt wie seine Gefäße!“

Der bekannte Spruch klingt zwar sehr plakativ, und in der Tat haben wir auch keinen Einfluss auf das Älterwerden, wohl aber auf unseren Alterungsprozess. Bewegungsmangel, Übergewicht und Nikotinkonsum können dazu führen, dass die Gefäße eines jungen Menschen deutlich älter aussehen können als die einer Frau mit 85 Jahren. In der Regel treten jedoch arterielle und venöse Gefäßerkrankungen mit zunehmendem Alter häufiger auf.

Was die arteriellen Erkrankungen betrifft, so steht die Arteriosklerose, umgangssprachlich auch **Arterienverkalkung** genannt, an erster Stelle. Arterien sind Blutgefäße, die sauerstoffreiches Blut vom Herzen zu Organen, Muskeln und Gewebe transportieren. Im Laufe des Lebens lagern sich Blutfette oder Kalk an der Innenwand der Gefäße ab, welche auch als Plaques bezeichnet werden. Die Arteriosklerose kann sich grundsätzlich in allen Arterien entwickeln. Bevorzugt entstehen die Plaques allerdings am Herz, im Gehirn, im Hals oder in den Beinen. Durch die Verengung kann das Blut dort nicht mehr ungehindert fließen. Gefürchtet ist die Bildung eines Pfropfs aus Blutplättchen, dem sogenannten **Thrombus**. In dessen Folge kann es dann zu einem **Infarkt** kommen.

Auch wenn man sie lange nicht spürt, sollte man die Arteriosklerose wahrlich nicht auf die leichte Schulter nehmen. Immerhin sind in den westlichen Industrieländern die Folgeerscheinungen der Arteriosklerose die häufigste Todesursache.

URSACHEN

Durch eine Schädigung der inneren Gefäßwand wird die Anlagerung von Fetten (Cholesterin) begünstigt. Dadurch verlieren die Gefäße an Elastizität, verkalken und verengen sich. Die Sauerstoffversorgung lebenswichtiger Organe wie Herz, Gehirn oder Beine wird zunehmend behindert. Ältere Menschen leiden generell häufiger an Arteriosklerose. Allerdings gibt es einen Unterschied zwischen Männern und Frauen. Bei Frauen treten Herzleiden, die durch Arteriosklerose bedingt sind, 10–15 Jahre später auf als bei Männern. Der Grund: Vor den Wechseljahren beziehungsweise der Menopause sind Frauen durch die weiblichen Geschlechtshormone (Östrogen) bis zu einem gewissen Grad vor Ablagerungen in den Gefäßwänden geschützt. Nach dem Klimakterium fällt dieser Arteriosklerose-Schutz weg. Bedeutende Risikofaktoren, welche das Krankheitsgeschehen fördern, sind zum Beispiel Bluthochdruck und Übergewicht, das meist gekoppelt ist mit zu hohen Cholesterinwerten durch die Aufnahme ungesunder Fette. Außerdem Rauchen, Bewegungsmangel, Diabetes mellitus, Schilddrüsenerkrankungen, Gicht, eine genetische Veranlagung und Stress. Interessanterweise gibt es viele Hinweise darauf, dass vor allem Stress → Seite 206 bei koronaren Herzerkrankungen eine große Rolle spielt – teils wird diesem sogar mehr Bedeutung zugemessen als den Risikofaktoren Übergewicht, Rauchen und hohes Cholesterin!

SYMPTOME

Die Arteriosklerose entwickelt sich langsam und zeigt erst nach vielen Jahren Symptome auf – es handelt sich sozusagen um eine „stumme Gefahr“. Wie sich die Krankheit äußert, hängt davon ab, welche Gefäße von der Durchblutungsstörung betroffen sind.

- **Herz:** Sind die Herzkranzgefäße verengt, handelt es sich um die sogenannte koronare Herzkrankheit. Ein typisches Symptom ist die schmerzhafte Herzenge (Angina pectoris). Verschließt dann irgendwann ein Blutgerinnsel ein bereits verengtes Gefäß, kommt es zum Herzinfarkt. Es gibt stumme Herzinfarkte und solche, die mit mehr oder weniger starken Beschwerden einhergehen. Wichtig: Nehmen Sie Ihre Beschwerden ernst. Zum einen wird bei Herzinfarkt immer noch eher an Männer gedacht und zum anderen sind die Beschwerden bei Frauen oft etwas anders gelagert → Kasten Seite 252.

Herzinfarkt bei Frauen und Männern

Wussten Sie schon, dass sich die Symptome eines Herzinfarkts bei Frauen und Männern unterscheiden?

Neben den klassischen Erkennungszeichen wie etwa Engegefühl und einem plötzlich auftretenden starken, brennenden Schmerz im linken Brustbereich oder hinter dem Brustbein machen sich Herzinfarkte bei Frauen häufiger mit sogenannten unspezifischen Symptomen bemerkbar. Manche Frauen klagen nur über ein Druck- beziehungsweise Engegefühl im Brustbereich (statt starker Schmerzen), über Übelkeit, Erbrechen oder auch Oberbauchbeschwerden.

Nehmen Sie diese Anzeichen also ernst, insbesondere wenn Sie diese bis dato noch nicht gekannt haben. Frauen neigen dazu, ihre Beschwerden gerne auf die Wechseljahre zurückzuführen, oder sie werden gar als depressive Verstimmung abgetan. Fakt ist jedoch, dass aufgrund der unspezifischen Symptome ein Herzinfarkt bei Frauen nicht so schnell erkannt wird und sie, statistisch gesehen, häufiger an einem akuten Herzinfarkt sterben.

Einen weiteren Unterschied gibt es im Hinblick auf das Alter. Bis zu den Wechseljahren sind Frauen vor einem Herzinfarkt relativ sicher. Grund dafür ist das Östrogen, denn es bietet einen gewissen Schutz. Frauen sind deshalb besonders nach der Menopause gefährdet, während Männer deutlich früher betroffen sind.

Außerdem gibt es noch das „Broken-Heart-Syndrom", welches überwiegend Frauen nach der Menopause trifft, die durch einen Schicksalsschlag starkem psychischem Stress ausgesetzt sind. Die Symptome sind einem Herzinfarkt gleich und müssen unbedingt abgeklärt werden. Die gute Nachricht: anders als beim Herzinfarkt bleibt hier nach der akuten Phase in der Regel keine Funktionsstörung des Herzmuskels zurück. Die Ursache liegt vermutlich an einer Überflutung des Herzmuskels mit Stresshormonen.

- **Gehirn:** Kommt es zur Verengung einer Halsschlagader oder zum Verschluss einer Gehirnarterie durch ein abgelöstes Blutgerinnsel, so entsteht ein Schlaganfall. Daraufhin kann es zu Störungen des Nervensystems wie halbseitigen Lähmungen oder Sprachstörungen kommen.
- **Beine:** Sind die Arterien der Beine durch Arteriosklerose verengt, kommt es zur sogenannten peripheren arteriellen Verschlusskrankheit, auch Claudicatio intermittens oder „Schaufensterkrankheit" genannt. Der Name verrät schon die typischen Symptome: Bereits nach kurzer Gehstrecke treten Muskelschmerzen auf. Bleibt der Betroffene stehen, zum Beispiel vor einem Schaufenster, lassen die Beschwerden nach. Nach kurzer Pause kann man weitergehen – bis die Schmerzen erneut einsetzen.
- **Nieren:** Arteriosklerose in den Nierenarterien führt zu einer eingeschränkten Nierenfunktion und im schwersten Fall bis hin zu einem Nierenversagen.

WANN ZUM ARZT?

- Unbedingt, wenn Sie an einem der oben genannten Symptome leiden
- Gehen Sie zu den regelmäßigen Check-ups und lassen Sie je nach Risikofaktor Ihre Cholesterin- und Blutzuckerwerte überprüfen sowie den Blutdruck messen.

THERAPIE

Sie können vieles zur Vorbeugung der Arteriosklerose tun. Doch selbst eine bestehende Arteriosklerose kann man noch lange positiv beeinflussen, und im frühen Stadium kann selbst die Gefäßwandverkalkung noch rückgängig gemacht werden. Stark erhöhte Cholesterinwerte, Bluthochdruck sowie Diabetes mellitus müssen allerdings zusätzlich mit Medikamenten behandelt werden. Bei gefährlichen Engpässen in den Arterien gibt man blutverdünnende Arzneimittel oder es werden chirurgische Maßnahmen ergriffen.

Das A & O zur Vorbeugung und zur Behandlung der Arteriosklerose besteht darin, die Risikofaktoren zu verringern beziehungsweise auszuschalten.

Wie sagt man doch so schön? „Wer gesund lebt, lebt länger." Aber bitte keine Angst davor, denn eine gesunde Lebensweise kann durchaus sehr genussvoll sein.

- **Gewichtsreduktion:** Achten Sie auf die Aufrechterhaltung des normalen Körpergewichts (Body-Mass-Index/BMI 18,5–24,9). Mit einer gesunden Ernährung ist das gut machbar.

Body-Mass-Index

Der BMI ist eine heutzutage allgemein benützte Maßzahl, die das Körpergewicht in Relation setzt zur Körpergröße. Idealerweise liegt der BMI zwischen 18,5 und 24,9.

Sie können Ihren BMI ganz einfach berechnen: Setzen Sie zuerst Ihre Körpergröße (in m) ins Quadrat (z. B. 1,70 × 1,70 m = 2,89). Mit der erhaltenen Zahl teilen Sie nun Ihr Körpergewicht (z. B. 72 kg : 2,89 = 24,9; das passt also gerade noch).

Allerdings ist der BMI nur ein grober Richtwert, da er weder Alter, Geschlecht noch Körperbau berücksichtigt. Im Internet finden Sie hierzu genauere Tabellen und sogar BMI-Rechner, die diese Faktoren berücksichtigen (z. B. www.bmi-rechner.biz).

- **Ernährung und Omega-3-Fettsäuren:** Bevorzugen Sie eine basenbetonte Ernährung, also viel Obst und Gemüse, fleisch- und fettarm sowie ballaststoffreich (zum Beispiel Haferkleie, Vollkornprodukte). Empfehlenswert sind antioxidativ wirksame Lebensmittel wie folgende Früchte und deren Säfte: Cranberrys, Granatapfel, Heidelbeeren, Himbeeren und Aronia. Auch Grüntee und Schwarztee sowie Wildkräuter besitzen viele antioxidativ wirksame Pflanzenstoffe. Einen übermäßigen Konsum von Salz und Zucker sollten Sie meiden. Ein besonderes Augenmerk liegt auf der Verwendung von guten Fetten, das heißt mit vielen ungesättigten Fettsäuren. Diese befinden sich in pflanzlichen Fetten wie Oliven-, Distel- Raps- und Sesamöl. Besonders wertvoll sind Omega-3-Fettsäuren. Sie schützen Herz und Gefäße, verbessern die Fließeigenschaften des Blutes, wirken sich positiv auf den Cholesterinspiegel aus und schützen vor Arteriosklerose. Gute pflanzliche Omega-3-Lieferanten sind Lein-, Leindotter-, Hanf- und Walnussöl, tierische Omega-3-Fettsäuren sind besonders viele in den Fischen Lachs, Sardellen und Hering enthalten. Am stimmigsten finde ich, Sie nehmen die Omega-3-Fettsäuren über die Ernährung auf, falls dies aber nicht möglich ist, sind Nahrungsergänzungsmittel eine weitere Möglichkeit (omega3-Loges cardio Kapseln, omega3-Loges vegan).

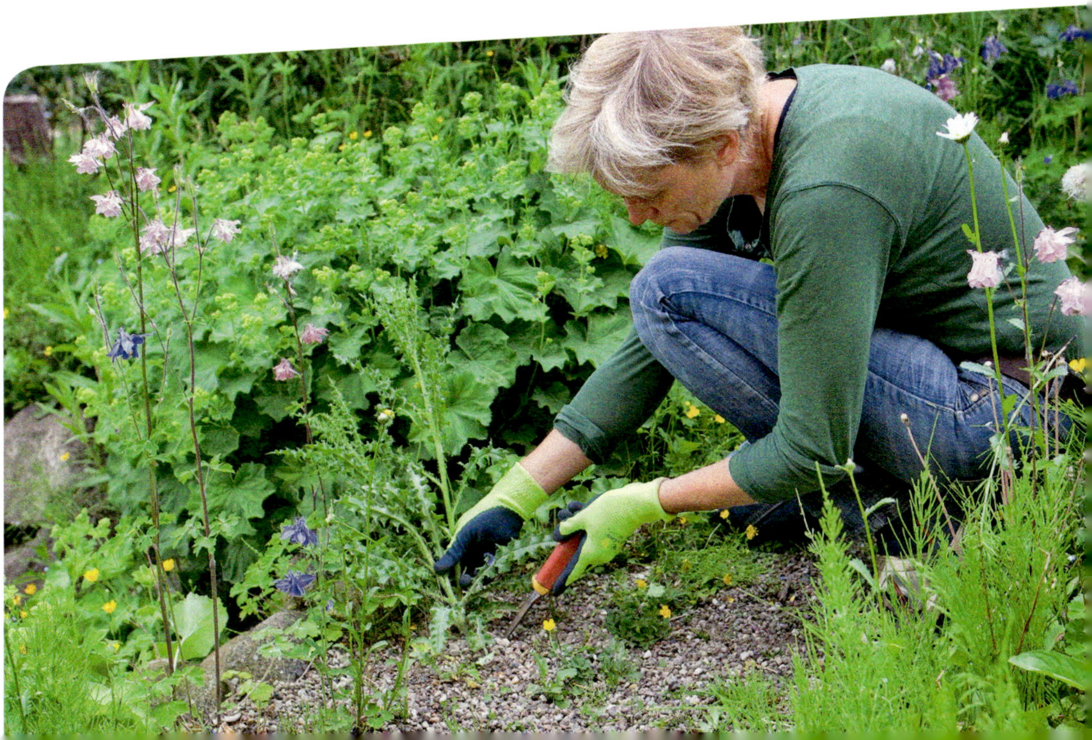

Gartenarbeit ist Sport, frische Luft und Entspannung in einem.

- **Bewegung:** Sport und Bewegung heißt Leben. Die Durchblutung wird gefördert, und dadurch sinkt nicht nur das Arterioskleroserisiko, auch das Immunsystem sowie die Knochen werden gestärkt und das Gehirn kommt in Schwung. Gut sind 3- bis 5-mal wöchentlich ein 30- bis 60-minütiges Ausdauertraining wie zum Beispiel Tanzen (senkt das Demenzrisiko um 76 %!), Walking, Schwimmen und Fahrradfahren. Wählen Sie unbedingt nach Ihren Vorlieben und individueller Leistungsfähigkeit aus – auch Gartenarbeit wirkt sich sehr positiv aus. Und das große Plus: Die überflüssigen Pfunde purzeln fast wie von alleine.

Cholesterin ist nicht gleich böse

„Das böse Cholesterin" heißt es oft im Zusammenhang mit Arteriosklerose, Herzinfarkt oder Schlaganfall. Ein erhöhtes Cholesterin sollte jedoch immer in Zusammenhang mit weiteren Risikofaktoren → Seite 251 betrachtet werden. Ein hoher Cholesterinwert alleine verursacht keinen Herzinfarkt oder Schlaganfall, allerdings zeigt er, dass etwas nicht stimmt. Das Cholesterin per se ist nicht nur schlecht für Ihre Gesundheit. Es ist an vielen lebensnotwendigen Aufgaben beteiligt: Es dient dem Aufbau und Schutz unserer Zellwände und stellt einen Ausgangsstoff dar für die Produktion von Gallensäure, Vitamin D und Hormonen → Ein Wort zum Cholesterin, Seite 56.

Interessant ist, dass unser Körper (vor allem die Leber) rund 75 % des Cholesterins selbst herstellt, den Rest nehmen wir mit der täglichen Nahrung auf.

Zudem ist Cholesterin auch nicht gleich Cholesterin. Man unterscheidet das LDL-Cholesterin, welches als das „böse Cholesterin" gilt, und das HDL, das sogenannte „gute Cholesterin". Wenn es optimal läuft, arbeiten diese beiden gut zusammen. Das LDL bringt das Cholesterin von der Leber zu den Organen, wo es seine Aufgabe erfüllt. Anschließend wird es vom HDL wieder zur Entsorgung in die Leber transportiert. Ist nun aber zu viel LDL oder zu wenig HDL vorhanden, lagern sich die Fette in den Blutgefäßen ab. Gehen Sie erhöhten Gesamtcholesterinwerten also auf den Grund.

- **Alkohol und Rauchen:** Reduzieren Sie Ihren Alkohol- und Zigarettenkonsum. Besser noch, Sie hören mit dem Rauchen ganz auf. Wer mag, kann sich dazu professionelle Unterstützung holen. Damit geht es meist leichter.
- **Stress und Entspannung:** Meiden Sie Stress – das schützt vor vielen Krankheiten! Vor allem können Sie dadurch Arteriosklerose, Bluthochdruck und Herzkrankheiten günstig beeinflussen. Im Alltag hilfreich sind Entspannungsverfahren wie autogenes Training, progressive Muskelentspannung nach Jacobsen sowie Yoga. Finden Sie außerdem heraus, was Ihre persönlichen Stressfaktoren sind.
- **Heilerde:** Bei erhöhten Blutfetten eignet sich auch Heilerde. Es handelt sich dabei um ein sehr feines Gesteinspulver, das aus reinem Löss besteht. Heilerde kann Cholesterin und Fette wie ein Schwamm direkt aus der Nahrung binden und über den Verdauungstrakt aus dem Körper transportieren. Gleichzeitig bindet sie aufgrund ihres hohen Bindungsvermögens auch Gallensäuren und hat so zusätzlich einen positiven Einfluss auf den Cholesterinspiegel (Luvos Heilerde mikrofein als Pulver oder Kapseln).
- **Homocystein:** In den letzten Jahren rückte zunehmend das Homocystein ins Blickfeld. Es entsteht im Organismus zwangsläufig bei der Verwertung von Nahrungsbestandteilen. Ein erhöhter Spiegel davon hat aber eine gefäßschädigende Wirkung und ist an der Verengung der Blutgefäße beteiligt. Deshalb wird es umgehend durch die B-Vitamine B_2, B_6, B_{12} und Folsäure (Vitamin B_9) abgebaut. Sind diese Vitamine nicht ausreichend vorhanden beziehungsweise ist der Homocysteinwert zu hoch, sollte eine Ergänzung der B-Vitamine mit entsprechenden Kombinationspräparaten erfolgen: FolPlus Tabletten (Folsäure, Vitamin B_6 und B_{12}), FolPlus $+D_3$ Tabletten (Folsäure, Vitamin B_6, B_{12} und D_3), Telcor Arginin plus Filmtabletten (L-Arginin, Folsäure, Vitamin B_6 und B_{12}), vasoLoges S Homocystein Dragees (Folsäure, Vitamin B_1, B_2, B_6 und B_{12}).

Heilpflanzen

Die Therapie orientiert sich daran, welche Organe befallen sind und welche Risikofaktoren vorliegen. Da die Östrogene nach der Menopause für einen gewissen Schutz sorgen, ist eine ausgeglichene Hormonbalance ratsam → Seite 56.

- **Bluthochdruck:** → Bluthochdruck, Seite 245
- **Erhöhte Blutfettwerte:** Bei erhöhten Cholesterinwerten kommen pflanzliche Lipidsenker zum Einsatz wie Artischocke (Blatt) und Gelbwurz (Wurzelstock). Zu beiden Pflanzen gibt es diesbezüglich zahlreiche Publikationen, Rezepte finden Sie auf → Seite 315–317. Gute Erfahrungen gibt es weiter mit Bärlauch (Blatt, Zwiebel), Knoblauch (Zwiebel) und der Küchenzwiebel (Zwiebel) sowie mit Flohsamen (Samen), Hafer (Kleie) und Sojabohne (Lecithin). Außerdem kommen Omega-3-Fettsäuren → Seite 253 zum Einsatz, wie sie zum Beispiel im Leinsamen → Porträt Lein, Seite 389 enthalten sind. Sie wirken sich positiv auf Entzündungsprozesse aus und senken erhöhte Blutfette.

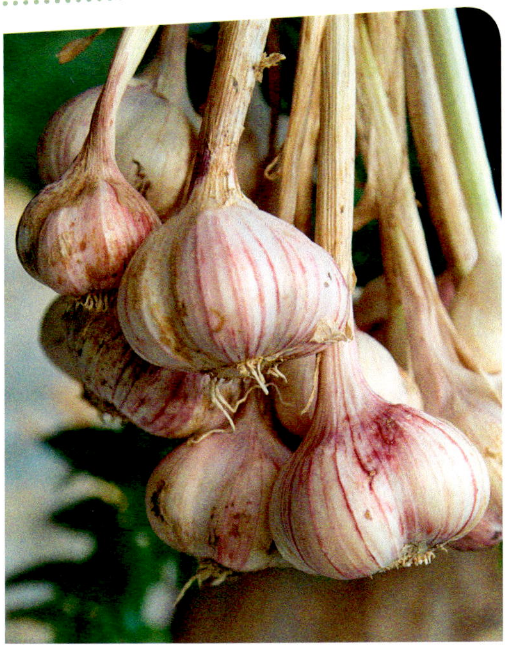

KNOBLAUCH: EIN ECHTER JUNGBRUNNEN

Der Knoblauch (*Allium sativum*) gehört zur Familie der Lauchgewächse (Alliaceae). Er ist in fast allen Kulturen zu finden, und die (Wunder-)Knolle wird sowohl als Gewürz wie auch medizinisch verwendet.

Sie enthält schwefelhaltige Aminosäuren wie Alliin beziehungsweise Allicin. Bei Verletzung der Knoblauchzehe durch Zerschneiden oder Zerquetschen wird das Alliin durch das spezielle Enzym Alliinase zu Allicin umgebaut. Die Wirkungen dieses Allicins auf unseren Organismus sind äußerst vielfältig. So wirkt Knoblauch leicht blutdruck- und blutfettsenkend, antibakteriell, antimykotisch und antioxidativ. Außerdem verbessert er die Fließeigenschaften des Blutes, verlängert die Blutungs- und Gerinnungszeit und hilft bei der Auflösung von Blutgerinnseln mit. Darüber hinaus erweitert und entspannt er die Gefäße und hilft somit den Blutdruck zu senken. Eingesetzt wird er zur Vorbeugung altersbedingter Gefäßerkrankungen und der Arteriosklerose. Doch damit nicht genug. Man nimmt ihn auch zur Unterstützung bei hohen Blutfettwerten und einem hohen Blutdruck sowie bei Atemwegserkrankungen als Phytobiotikum und zur Erkältungsprophylaxe. Nicht zuletzt verbessert er die Aufmerksamkeitsleistung und wirkt anregend auf Magen und Darm. In seltenen Fällen treten allergische Reaktionen und Magen-Darm-Beschwerden auf. Sein einziger „Makel“: Er ist oft unbeliebt wegen der Veränderung des Geruchs von Atem und Haut.

Als Vorsichtsmaßnahme wird empfohlen, Knoblauchpräparate wegen ihrer leicht gerinnungshemmenden Wirkung vor Operationen abzusetzen. Außerdem kann es möglicherweise zu Wechselwirkungen mit gerinnungshemmenden Medikamenten kommen.

Die therapeutische Tagesdosis beträgt 4 g frische Knoblauchzehen oder 900–1200 mg getrocknetes Knoblauchpulver. Zur Prävention eignet sich der tägliche Verzehr von frischem Knoblauch. Zur Therapie kommt er als Frischpflanzenpresssaft oder Fertigarzneimittel zum Einsatz. Vielleicht mögen Sie sich auch die Tinktur, das Öl oder den „Spezial-Trunk“ selbst herstellen → Rezepte, Seite 256.

- **Koronare Herzkrankheit:** Die Basistherapie bildet der Weißdorn (Blatt mit Blüte). Er stärkt das Herz und verbessert die Durchblutung der Herzkranzgefäße. Des Weiteren kommen der durchblutungsfördernde Knoblauch zum Einsatz sowie konzentrierte Zubereitungen aus dem Granatapfel → Seite 370. Die zu therapeutischen Zwecken konzentrierten Säfte sind starke Radikalfänger, sie verhindern die Ablagerung von Cholesterin, und die Gefäße bleiben somit elastisch. Eine Studie belegt die Verbesserung der Durchblutung des Herzmuskels, die Häufigkeit von Angina-Pectoris-Anfällen konnte dadurch halbiert werden. In einer weiteren Studie wurden nach einem Jahr die Ablagerungen an der Halsschlagader um 35 % vermindert.
- **Periphere Arterielle Verschlusskrankheit:** Der Klassiker der Durchblutungsförderung ist Ginkgo (Blatt). Aber auch Knoblauch (Zwiebel) verbessert die Fließfähigkeit des Blutes und senkt damit das Risiko der Thrombenbildung. Der Buchweizen (Kraut) fördert vor allem die Durchblutung bis in die feinsten Blutgefäße und kommt deshalb zur Anwendung als Arterioskleroseprophylaxe sowie bei chronisch venöser Insuffizienz. Neuere Erkenntnisse zeigen auch, dass ein Extrakt aus der Tomate einen gesunden Blutfluss unterstützt.

Knoblauchöl

Es ist durchaus möglich, täglich eine frische Knoblauchzehe zu essen, am besten kleingehackt auf dem Brot oder im Salat. Wer dies nicht mag oder Abwechslung braucht, kann sich ein Öl aus den pikanten Zehen herstellen.

- 20 Knoblauchzehen, geschält (ungefähr 2 Knollen)
- 500 ml Olivenöl
- Schraubglas

Schälen Sie die Knoblauchzehen. Anschließend schneiden Sie sie klein und geben sie zusammen mit dem Olivenöl in ein Glas. Lassen Sie das angesetzte Öl für 14 Tage an einem dunklen Ort stehen und gießen Sie es anschließend ab. Nehmen Sie täglich 1 EL dieses Öls ein – am besten auf Brot oder im Salat.

Kuren

Um Ihren Körper zu stärken, können Sie 1- bis 2-mal im Jahr Ausleitungskuren → Seite 301 durchführen – natürlich nur, solange es Ihr gesundheitlicher Zustand erlaubt.

Knoblauch-Zitronen-Trunk

Der Knoblauch-Zitronen-Trunk wirkt wie ein Jungbrunnen. Probieren Sie es aus.

- 30 Knoblauchzehen, geschält (ungefähr 3 Knollen)
- 5 Zitronen (Bio)
- 1 l Wasser
- saubere 1-l-Flasche

Pürieren Sie die geschälten Knoblauchzehen und die klein geteilten Zitronen (mitsamt der Schale) in einem Mixer. Danach erhitzen Sie die Knoblauch-Zitronen-Paste zusammen mit dem Wasser, bis es zu köcheln beginnt. Anschließend sofort vom Herd nehmen, durch ein feines Sieb abgießen und in eine Flasche füllen. Trinken Sie davon täglich ein Schnapsglas nach einer Hauptmahlzeit. Die Kur können Sie zweimal im Jahr für 3 Wochen durchführen. Durch die Zitronen tritt der typische Knoblauchduft kaum auf.

Hinweis: Knoblauch sollten Sie nicht anwenden bei einer erhöhten Blutungsneigung.

Tipp: Falls Sie mögen, können Sie den Trunk mit Honig oder Agavendicksaft etwas süßen. Auch die Zugaben von Gelbwurz und Pfeffer (letzterer erhöht die Bioverfügbarkeit von Gelbwurz) ist eine Möglichkeit.

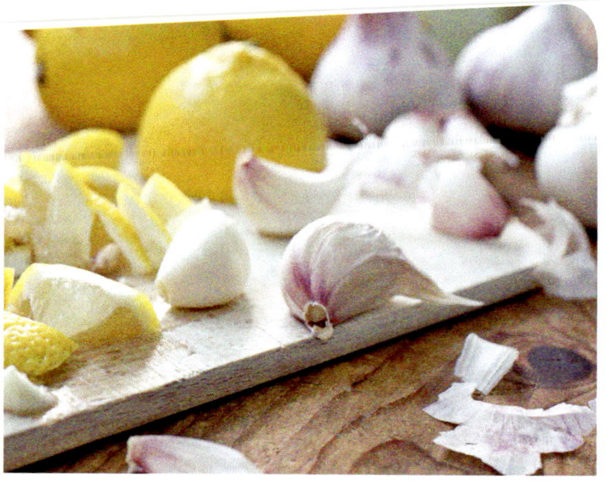

Ein Trunk aus Knoblauch und Zitronen empfiehlt sich als Kur.

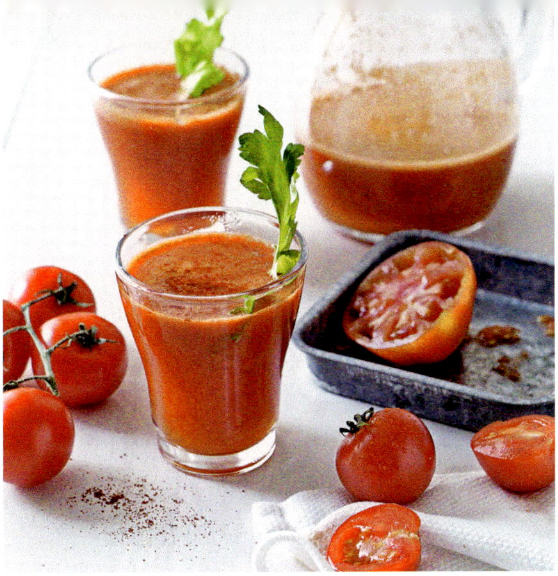

Der Tomaten-Smoothie schmeckt sehr würzig – vielleicht genießen Sie ihn häufiger als Vorspeise?

Pikanter Tomaten-Smoothie

Bei Tomaten denken Sie vielleicht eher an Nudelgerichte mit Tomatensauce, Pizza oder Tomaten-Mozzarella-Salat. Verwendung findet jedoch oft auch Tomatensaft – bei den Flugpassagieren ist er der absolute Renner. Und das mit Recht, denn er fördert den gesunden Blutfluss und beugt somit der potenziellen Gefahr einer arteriellen Thrombusbildung vor. Das Geheimnis liegt in den Wirkstoffen aus dem kernumgebenden Gelee. Weiter unterstützen die Omega-3-Fettsäuren und der Knoblauch das gesamte Herz-Kreislauf-System.

- 4 Tomaten
- 1 Knoblauchzehe
- 1 EL Leinöl
- 1 Prise Pfeffer und 1 Prise Salz

Geben Sie alle Zutaten in einen Mixer und mixen Sie sich daraus einen leckeren Smoothie. Wer mag, kann den Drink noch anreichern mit Tabasco oder Worcestersauce wie bei dem bekannten Cocktail Bloody Mary – oder besser noch mit Gelbwurzpulver.

Ginkgo

Was der Weißdorn für das Herz, ist der Ginkgo für Gefäße und Gehirn. Er fördert die Durchblutung, vor allem die Mikrozirkulation, verbessert die Fließeigenschaft des Bluts und schützt die Nervenzellen. Somit ist er die geeignete Pflanze bei arterieller Verschlusskrankheit, Demenz, Schwindel und Tinnitus. Verabreicht werden die Blätter des Tempelbaums als standardisiertes Fertigarzneimittel in einer Tagesdosis von 120–160 mg Trockenextrakt (bei Demenz von 120–240 mg Trockenextrakt). Die Anwendungsdauer sollte mindestens 6 Wochen (bei Demenz 12 Wochen und länger) betragen. Als Vorsichtsmaßnahme wird von einer gleichzeitigen Einnahme gerinnungshemmender Arzneimittel abgeraten.

Aus der Apotheke

- **Artischocke:** Hepar-SL forte 600 mg Kapseln, Natu-hepa 600 mg Tabletten, Schoenenberger Heilpflanzensaft Artischocke
- **Bärlauch:** Lefteria Tabletten Dr. Pandalis (Bärlauch, Mistel, Weißdorn), Schoenenberger Heilpflanzensaft Bärlauch
- **Gelbwurz:** Curcu-Truw Hartkapseln, curcumin-loges Kapseln
- **Ginkgo:** Tebonin Filmtabletten: forte 40 mg / spezial 80 mg / intens 120 mg / 120 mg bei Ohrgeräuschen / konzent 240 und Tebonin forte Flüssigkeit; Rökan Filmtabletten: 40 mg / plus 80 mg / novo 120 mg und Rökan 40 mg Flüssigkeit
- **Granatapfelsaft:** Granatapfel Elixier Dr. Jacobs, Schoenenberger Granatapfel-Muttersaft
- **Knoblauch:** KnoCit, Knoblauch-Zitrone-Trunk 700 ml, Kwai forte Dragees, Strongus Kapseln, Lipidavit vital Kapseln (Knoblauch, Vitamin E, Lecithin und Omega-3-Fettsäuren)
- **Sojaphospholipide:** Lipidavit SL forte Kapseln, Lipostabil Kapseln, Essentiale Kapseln
- **Tomatenextrakt:** Syntrival Tabletten (Tomatenextrakt), Thromboflow Kapseln Dr. Wolz
- **Weißdorn:** Crataegutt Tropfen, Crataegutt novo 450 mg Tabletten, Cratae-loges 450mg Tabletten, Natucor 450 mg Filmtabletten, Natucor 600mg forte Filmtabletten

An apple (and a little onion) a day keeps the doctor away

Essen Sie täglich einen Apfel und 5 g rohe Zwiebeln. In einer finnischen Langzeitstudie wurde festgestellt, dass durch den täglichen Konsum dieser Lebensmittel bei Frauen das Risiko für Herzkrankheiten sowie für einen Schlaganfall reduziert werden konnte. Es wird vermutet, dass diese Lebensmittel ein Verkleben der Blutplättchen hemmen und somit Blutgerinnseln vorbeugen können.

Venenschwäche

Kennen Sie diese unschönen hervortretenden Venen am Bein? Falls ja, sind Sie damit nicht alleine, denn **Krampfadern** sind ein weit verbreitetes Venenleiden. Frauen sind davon weit häufiger betroffen als Männer. Die Venenschwäche (**Veneninsuffizienz**) nimmt mit dem Alter zu, doch auch junge Menschen kann es bereits treffen.

Welche Aufgaben haben die Venen? Mit jedem Herzschlag wird frisches, sauerstoffreiches Blut in alle Teile unseres Körpers gepumpt. Gleichzeitig muss das verbrauchte, sauerstoffarme Blut wieder zum Herzen zurückgelangen. Von den Beinen hat es dabei die weiteste Strecke zurückzulegen. Hier übernehmen diese Arbeit die Beinvenen, und zwar entgegen der Schwerkraft. Sie werden unterstützt durch die Wadenmuskulatur und die elastischen Gefäßwände der Venen. Bei jeder Bewegung wird durch diese sogenannte Muskel-Venen-Pumpe das Blut nach oben transportiert. Damit es nicht wieder zurückfließen kann, gibt es in den Venen Klappen, die das verhindern, Rückflussventile sozusagen. Werden diese Venenklappen mit den Jahren undicht, erweitern sich die Venen bedingt durch den Blutstau – es entstehen Krampfadern.

URSACHEN

Es gibt mehrere Ursachen für Krampfadern, meist spielen verschiedene Faktoren zusammen. Die häufigsten Ursachen sind eine **Venenklappenschwäche** und/oder eine angeborene **Bindegewebsschwäche**. Auch kann es durch eine Östrogendominanz zu Venenbeschwerden kommen. Verstärkende Faktoren können darüber hinaus folgende sein:

- **Schwangerschaft:** Bedingt durch die Schwangerschaftshormone und den wachsenden Bauch wird der Blutrückfluss erschwert. Krampfadern, die in der Schwangerschaft entstehen, bilden sich meist einige Zeit nach der Geburt wieder zurück.
- **Hormonelle Verhütung:** Die „Pille“, vor allem wenn sie einen hohen Östrogenanteil hat, kann die Entstehung von Krampfadern begünstigen beziehungsweise bereits bestehende Krampfadern verschlimmern.
- zunehmendes **Lebensalter**
- sitzende und stehende Tätigkeit, **Bewegungsmangel**
- **Übergewicht**
- **Kleidung:** Enge Kleidung, welche die Venen abschnürt, begünstigt die Entstehung von Krampfadern. Dies gilt für enge Strümpfe und Hosen, aber auch für hohe Absätze.
- **Hitze:** Schließlich können auch heiße Sommertage oder regelmäßige Saunagänge (mit hohen Temperaturen) eine bereits bestehende Venenschwäche verstärken.

SYMPTOME

Eine Venenschwäche entwickelt sich schleichend. Ein Hinweis darauf können sogenannte Besenreiser sein.

- Zu Beginn entstehen die Beschwerden meist am Abend nach belastenden Situationen wie langem Stehen oder heißem Wetter. Es kommt zu müden Beinen oder es bildet sich eine vom Knöchel aufsteigende Schwellung, wodurch es zu einem Spannungs- und/oder Schweregefühl kommt.
- Im weiteren Verlauf werden die Krampfadern sichtbar. Symptomatisch sind ein Kribbeln oder Schmerzen, Beinschwellungen durch Wassereinlagerungen (Ödeme) sowie nächtliche Wadenkrämpfe.
- Bleibt eine Behandlung aus, kommt es in späteren Stadien bedingt durch die mangelnde Durchblutung zu Juckreiz und Hautverfärbungen (weiß-rot-bläulich-bräunlich). Möglich ist die Entstehung von Komplikationen wie Venenentzündungen (Thrombophlebitis), Beinvenenthrombose (Phlebothrombose) oder Folgeerkrankungen wie ein Unterschenkelgeschwür (Ulcus cruris).

WANN ZUM ARZT?

Sollten Sie Besenreiser oder Krampfadern bemerken, ist das noch kein Grund zur Panik. Durch eine gezielte Vorbeugung und/oder Therapie kann man einiges tun.

Bei den folgenden Anzeichen sollten Sie allerdings sofort zum Arzt:

- Bei Schmerzen
- Bei Verhärtungen, knotigen Veränderungen und einer Venenentzündung
- Bei Hautverfärbungen
- Bei dauerhaften Wassereinlagerungen (Ödemen) in den Beinen

THERAPIE

Da die Beschwerden nicht von heute auf morgen kommen, haben Sie noch genug Zeit, um bei den ersten Symptomen → linke Seite zu reagieren. Dies sollten Sie dann allerdings auch tun, um ein Fortschreiten zu verhindern.

- **Lifestyle:** Mit einer „venenfreundlichen“ Lebensweise“ können Sie Ihren Venen viel Gutes tun:
  - Vermeiden Sie zu enge beziehungsweise einschnürende **Kleidung**, etwa Stretchhosen, sowie unbequeme **Schuhe** mit hohen Absätzen, insbesondere High Heels. Die Venenpumpe funktioniert am allerbesten bei ausreichender Bewegungsfreiheit.
  - Schwache Venen mögen keine übermäßige Hitze, da dies die Venen erweitert. Meiden Sie also Sonnenbäder, heiße Bäder und Sauna (niedrige Temperaturen und eine kurze Verweildauer sind erlaubt). Empfehlenswert sind hingegen regelmäßiges Wassertreten und kalte Wadenduschen. Achten Sie darauf, dass die Waden von unten nach oben abgebraust werden. So wird der venöse Blutfluss angekurbelt.
  - Schränken Sie den Konsum von **Alkohol** ein, da dieser die Gefäße erweitert, und meiden Sie das **Rauchen**, weil das die Gefäße schädigt.
  - Um die Zirkulation des Bluts nicht zu behindern, meiden Sie das Übereinanderschlagen der Beine beim Sitzen.
- **Gewicht und Ernährung:** Reduzieren Sie gegebenenfalls Ihr Übergewicht und bevorzugen Sie eine basenbetonte Ernährung → Seite 338.
- **Bewegung und Sport:** Ausreichende Bewegung ist die wichtigste Voraussetzung für eine gesunde Venenfunktion. Nur so kann die Muskelpumpe optimal funktionieren. Nehmen Sie also öfter das Fahrrad statt das Auto oder benutzen Sie die Treppe statt den Aufzug. Sehr zu empfehlen

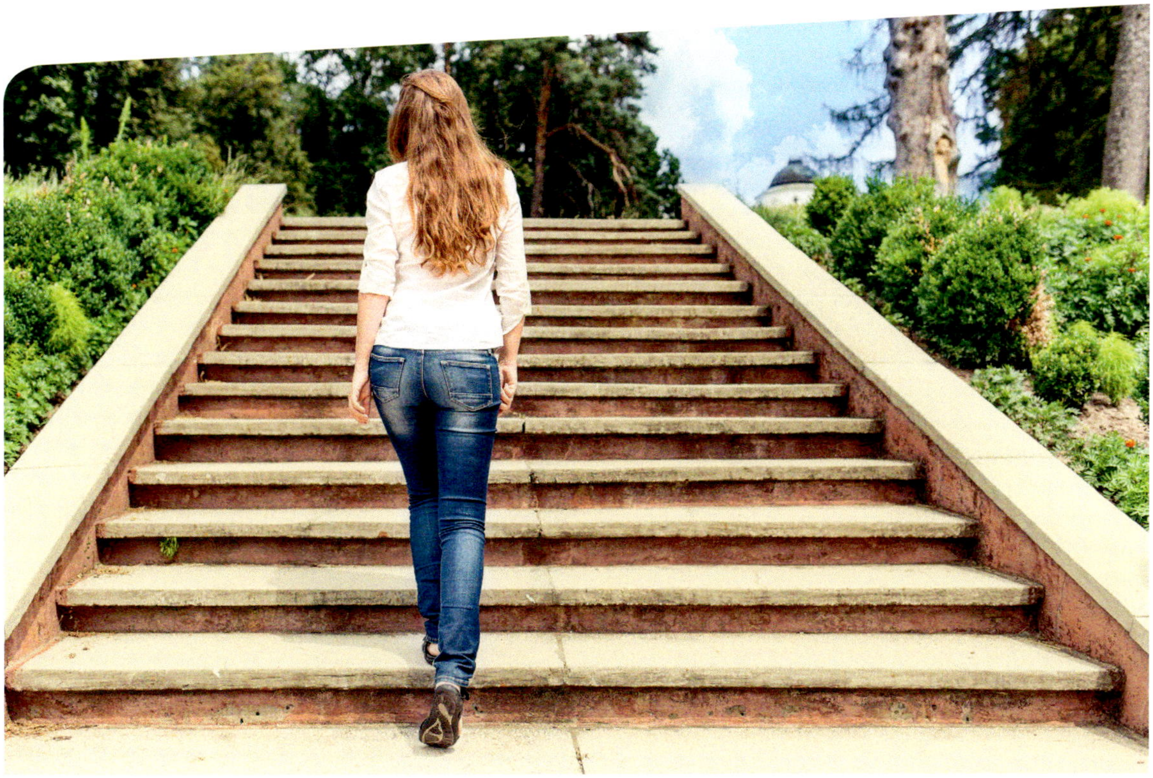

Treppensteigen ist optimale Venengymnastik.

sind Ausdauersportarten wie Nordic Walking, Joggen, Schwimmen, Radfahren und Wandern. Nicht geeignet ist dagegen ein Krafttraining wie Gewichtheben.

- **Venentraining:** Sinnvoll sind spezielle Übungen zur Kräftigung der Beinmuskulatur. Dadurch können die Venenwände bei Bewegung gut zusammengedrückt werden, was beim Rücktransport des Blutes sehr hilfreich ist (Anleitungen finden Sie im Internet).
- **Stützstrümpfe:** Im fortgeschrittenen Stadium einer Venenschwäche kann das Tragen von Kompressionsstrümpfen notwendig sein. Keine Angst, im Gegensatz zu früher gibt es heutzutage auch pfiffige, modische Varianten.

3L-3S-Regel

Beherzigen Sie im Alltag unbedingt diese Regel: **Lieber laufen und liegen statt stehen und sitzen!**

Wenn Sie einer sitzenden oder stehenden Tätigkeit nachgehen, gehen Sie alle 30 Minuten ein paar Schritte. Und ansonsten viel laufen, denn das stärkt die Wadenmuskelpumpe und somit die Venenfunktion. Bei Wassereinlagerungen an den Knöcheln legen Sie die Beine für 15 Minuten hoch.

Heilpflanzen

Setzen Sie Heilpflanzen bei Venenbeschwerden so früh wie möglich ein. Dann ist selbst eine alleinige Behandlung mit solch venenkräftigenden Heilpflanzen sehr wirkungsvoll. Bereits bestehende anatomische Veränderungen wie Krampfadern können allerdings nicht mehr rückgängig gemacht werden.

Die folgenden, bei Venenschwäche zum Einsatz kommenden Pflanzen werden in der Regel als Langzeittherapie über mehrere Monate eingesetzt. Am besten, Sie kombinieren eine innerliche mit einer äußerlichen Anwendung.

- **Venenkräftigende Pflanzen:**
  - Innerlich: Buchweizen (Kraut), Mäusedorn (Wurzel), Rosskastanie (Samen), Gelber Steinklee (Kraut) und rotes Weinlaub (Blatt)
  - Äußerlich: Arnika (Blüte), Rosskastanie (Samen), Gelber Steinklee (Kraut), Rotes Weinlaub (Blatt) und Zaubernuss (Blatt, Rinde). Bei Venenentzündungen haben sich Umschläge und Auflagen mit Ringelblume (Blüte) bewährt.

Rosskastanie & Co.

Die wichtigste Pflanze für starke Venen und deshalb das erste Mittel der Wahl ist die Rosskastanie (*Aesculus hippocastanum*). Zu unterscheiden ist diese von der Edelkastanie (*Castanea sativa*), bei deren Früchte es sich um die leckeren essbaren Maronen handelt.

Die Früchte der **Rosskastanie** werden medizinisch verwendet und wirken venentonisierend, ödemprotektiv, antiexsudativ, gefäßabdichtend und entzündungshemmend. Das einzige Manko: Teezubereitungen sind nicht zu empfehlen, da die Inhaltsstoffe schlecht magenverträglich sind und Übelkeit hervorrufen. Und manchmal passiert das leider auch bei den ansonsten besser verträglichen Fertigarzneimitteln.

Aber keine Bange, die Heilpflanzenwelt hat viel zu bieten. Weichen Sie, wenn Sie Rosskastanie nicht vertragen, auf die Einnahme von Fertigarzneimitteln aus dem **Roten Weinlaub** oder dem **Mäusedorn** aus. Französische Winzer schwören schon seit Generationen auf Weinlaub, und der Mäusedorn wird sogar „Stützstrumpf von innen" genannt. Aber auch Buchweizen und Gelber Steinklee kommen zum Einsatz – hier sogar als Tee → folgendes Rezept.

Bindegewebsschwäche?

Leiden Sie an einer Bindegewebsschwäche, einer häufigen Ursache für Venenbeschwerden, können Sie Ihr Bindegewebe mit kieselsäurehaltigen Pflanzen stärken. Den höchsten Gehalt dieses Minerals besitzt der Ackerschachtelhalm (Kraut), in geringeren Mengen Brennnessel (Kraut, Blatt), Frauenmantel (Kraut), Hohlzahn (Kraut), Quecke (Wurzelstock) und Vogelknöterich (Kraut) → Zellulite, Seite 138.

Venenstärkender Tee

Der Gelbe Steinklee (*Melilotus officinalis*) wird auch Honigklee genannt. Er blüht, wie der Name vermuten lässt, gelb im Gegensatz zum Weißen Steinklee (*Melilotus albus*). Medizinisch verwendet wird der gelb blühende Steinklee, der dank seiner Cumarine beim Trocknen einen wunderbaren Duft entfaltet. Vom Buchweizen wird medizinisch das Kraut verwendet und nicht seine essbaren glutenfreien Nüsschen. Das Kraut sorgt für eine ausgesprochen gute Durchblutung bis in die feinsten Kapillaren.

Für eine 100-g-Teemischung:
- 50 g Steinkleekraut
- 50 g Buchweizenkraut

Übergießen Sie 1–2 TL der Mischung mit 1 Tasse (150 ml) heißem Wasser. Lassen Sie den Tee 10 Minuten bedeckt ziehen, bevor Sie ihn abgießen. Trinken Sie davon täglich 2–3 Tassen.

Tipp: Dieser Tee eignet sich auch äußerlich für Umschläge. Tränken Sie dazu ein dünnes Baumwoll- oder Mulltuch mit dem Tee und legen dieses 2- bis 3-mal täglich auf die betroffenen Venen auf.

Venen-Essenz

Eines gleich vorneweg: Die Essenz ist ausschließlich für die äußere Anwendung gedacht. Hier entfaltet die Rosskastanie ihre hervorragenden Eigenschaften → linke Seite, inklusive Verbesserung der Spannkraft von erschlafften Venenwänden. Der Gelbe Steinklee wirkt antiödematös, entzündungshemmend und lymphabflussfördernd und verbessert den venösen Rückfluss.

- Auszugsglas
- 10 g Rosskastaniensamen
- 5 Steinkleekraut
- 75 ml etwa 40%iger Alkohol
- Kaffee- oder Teefilter
- kleine Tropffläschchen

Zerkleinern Sie die Kastanien mit einer Zange. Zerreiben Sie sie anschließend zusammen mit dem Steinkleekraut und dem Alkohol in einem Mörser (mit aufgerauter Innenfläche), bis ein flüssiger Pflanzenbrei entsteht. Befüllen Sie damit das Auszugsglas und lassen Sie dieses 2 Wochen an einem warmen Ort stehen. Regelmäßig umrühren. Danach durch einen Kaffeefilter oder Teefilter abgießen und die fertige Essenz in kleine Tropffläschchen füllen.

Für die Anwendung als Umschlag geben Sie 2 TL der Essenz in 200 ml abgekochtes Wasser. Tränken Sie eine Kompresse mit der Lösung und legen Sie diese 2-mal täglich für 15 Minuten auf das betroffene Bein auf.

Aus der Apotheke

- **Arnika:** Arnika Salbe 10% Weleda, Kneipp Arnika Salbe S (Arnika), Kneipp Arnika Kühl- und SchmerzGel, Terrayzm Gel (grüne Heilerde, Arnika, Rosskastanie), Rephastasan Venen- und Sportcreme (Rosskastanie, Arnika, Zaubernuss, Beinwell), Venadoron Lotion Weleda (Arnika, Klette, Zaubernuss, Iris, Schlehe, Zitronenextrakt)
- **Buchweizen:** Fagorutin Venen-Aktiv-Buchweizen Tee (Buchweizenkraut)
- **Mäusedorn:** Cefadyn Filmtabletten (Mäusedorn), Phlebodril Venenkapseln (Mäusedorn), Venelbin Ruscus Neu Kapseln (Mäusedorn)
- **Rosskastanie:** Aescuven Tabletten (Rosskastanie), Fagorutin Rosskastanien Venen Dragees (Rosskastanie), Fagorutin Venen Balsam (Campher, Rosskastanie, Kamille, Arnika, Methylsalicylat), Venoplant retard S Tabletten (Rosskastanie), Venostasin Creme (Rosskastanie), Venostasin Gel Aescin (Aescin), Aesculus-Essenz Wala (Rosskastanie)
- **Rotes Weinlaub:** Antistax extra Venentabletten (Rotes Weinlaub), Antistax Venencreme (Rotes Weinlaub), Antistax Frisch Gel (Rotes Weinlaub), Antiveno Heumann Venentabletten (Rotes Weinlaub)
- **Steinklee:** Ceres Melilotus Urtinktur
- **Zaubernuss:** Varicylum aktiv Pflegesalbe (Arnika, Rosskastanie, Hamamelis, Salbei, Kamille, Allantoin, Campher, Thymol)

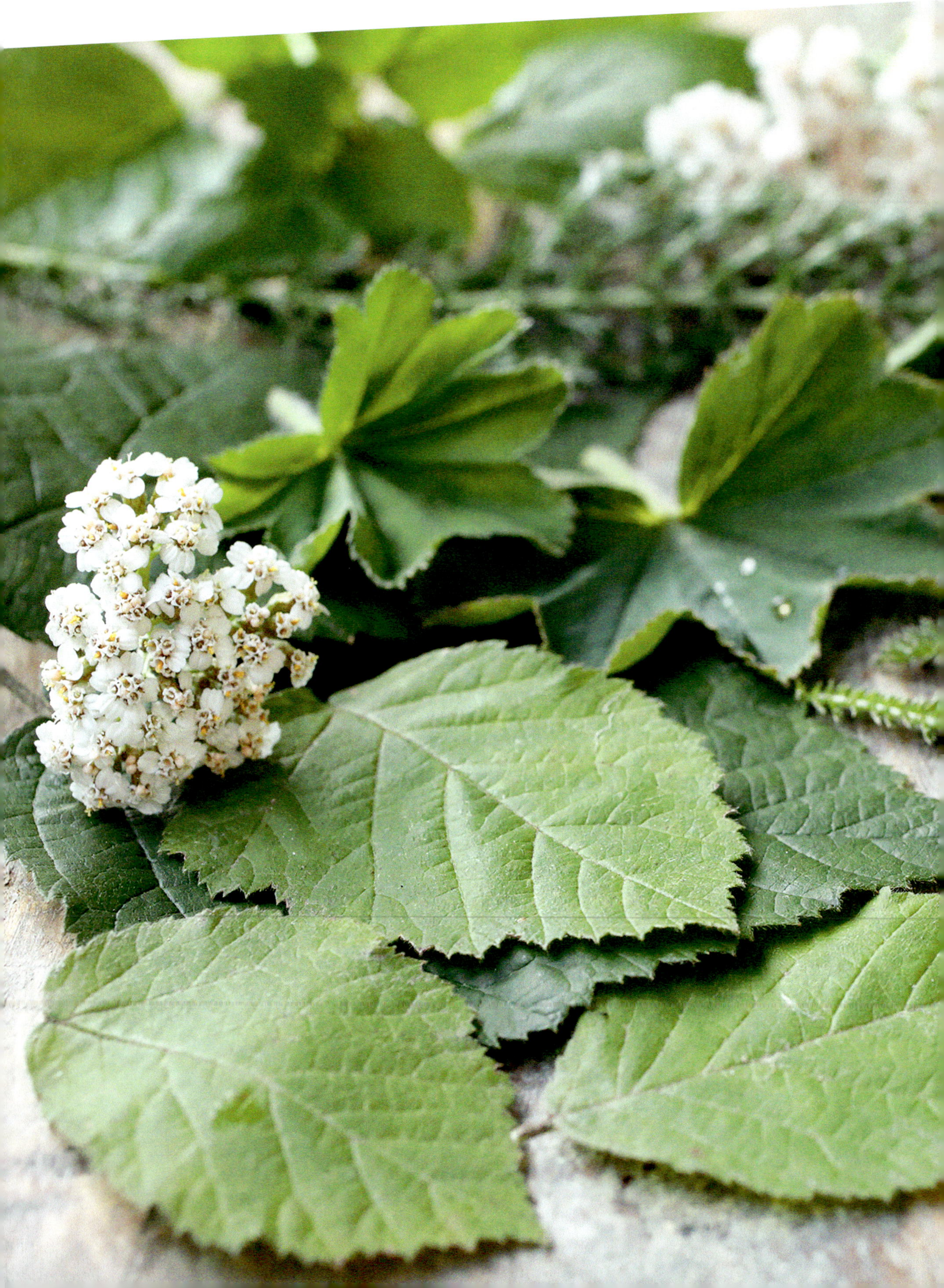

RUND UMS KIND

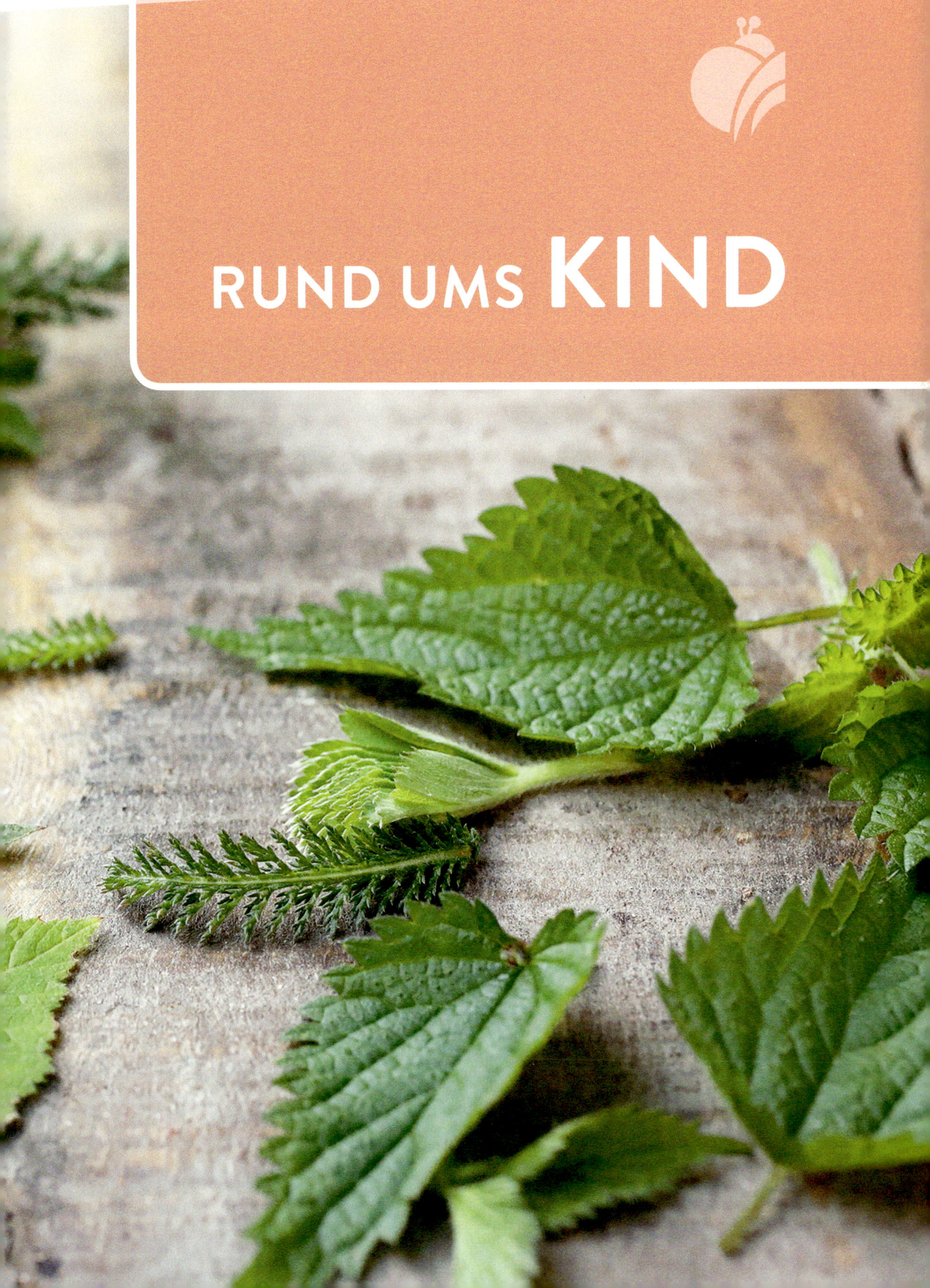

Ein Kind ist ein Geschenk des Himmels ...

Kinder werden „empfangen“, so weiß es die deutsche Sprache. Gerade in unserer hochtechnisierten Welt glaubt man leicht, alles sei machbar und planbar. Doch beim Thema Kinder stoßen wir da oft an unsere Grenzen.

DER KINDERWUNSCH

Bei den meisten Frauen stellt sich irgendwann einmal ein Kinderwunsch ein. Und in der Mehrzahl der Fälle kommt es dann auch tatsächlich bald zur ersehnten Schwangerschaft. Bleibt diese jedoch aus, fragen sich viele Paare, ob mit ihnen irgendwas nicht stimmt. Und leider trifft diese Vermutung häufig auch zu, und zwar bei Frauen und Männern zu gleichen Teilen. Die gute Nachricht ist, dass es hilfreiche Unterstützung aus der Naturheilkunde gibt, sodass sich bei vielen Paaren schließlich doch noch das Wunschkind einstellt.

IN FREUDIGER ERWARTUNG

Jedes neu entstehende Leben verdient von Beginn an unsere Fürsorge und muss beschützt werden, damit es sich bestmöglich entwickeln kann. Die Weichen für eine gesunde Entwicklung des Kindes werden bereits in der Schwangerschaft gestellt.

In den Kapiteln Schwangerschaft sowie Geburt, Wochenbett und Stillzeit finden Sie Unterstützung für die typischen Schwangerschaftsbeschwerden, Tipps und Hilfe rund um die Geburt sowie für das Wochenbett und die Stillzeit. Bei Unsicherheiten besprechen Sie sich am besten mit Ihrer Hebamme oder dem Gynäkologen.

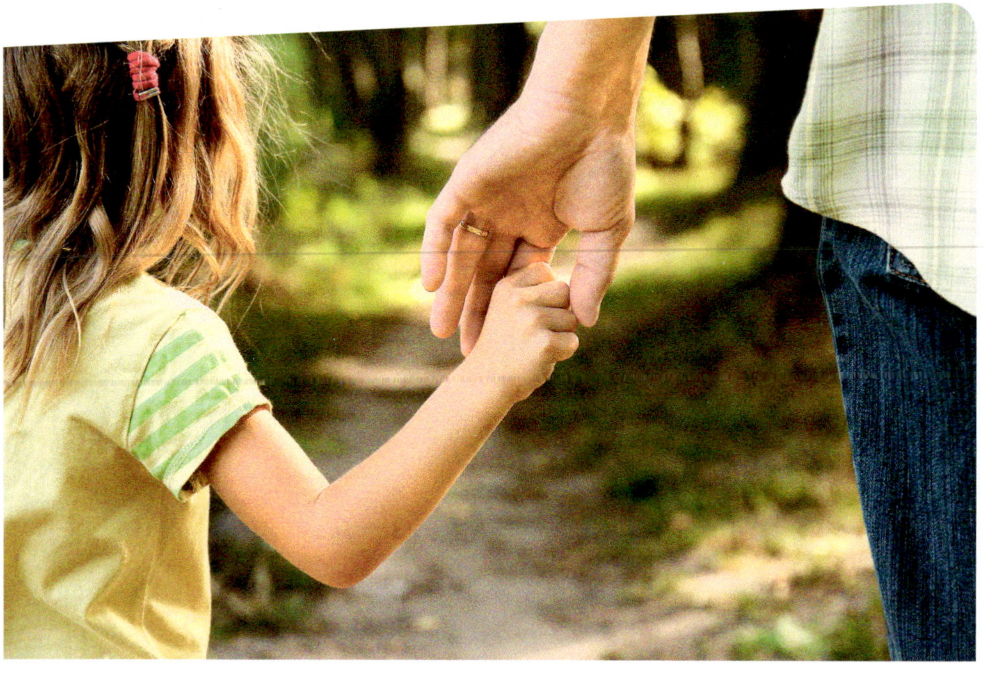

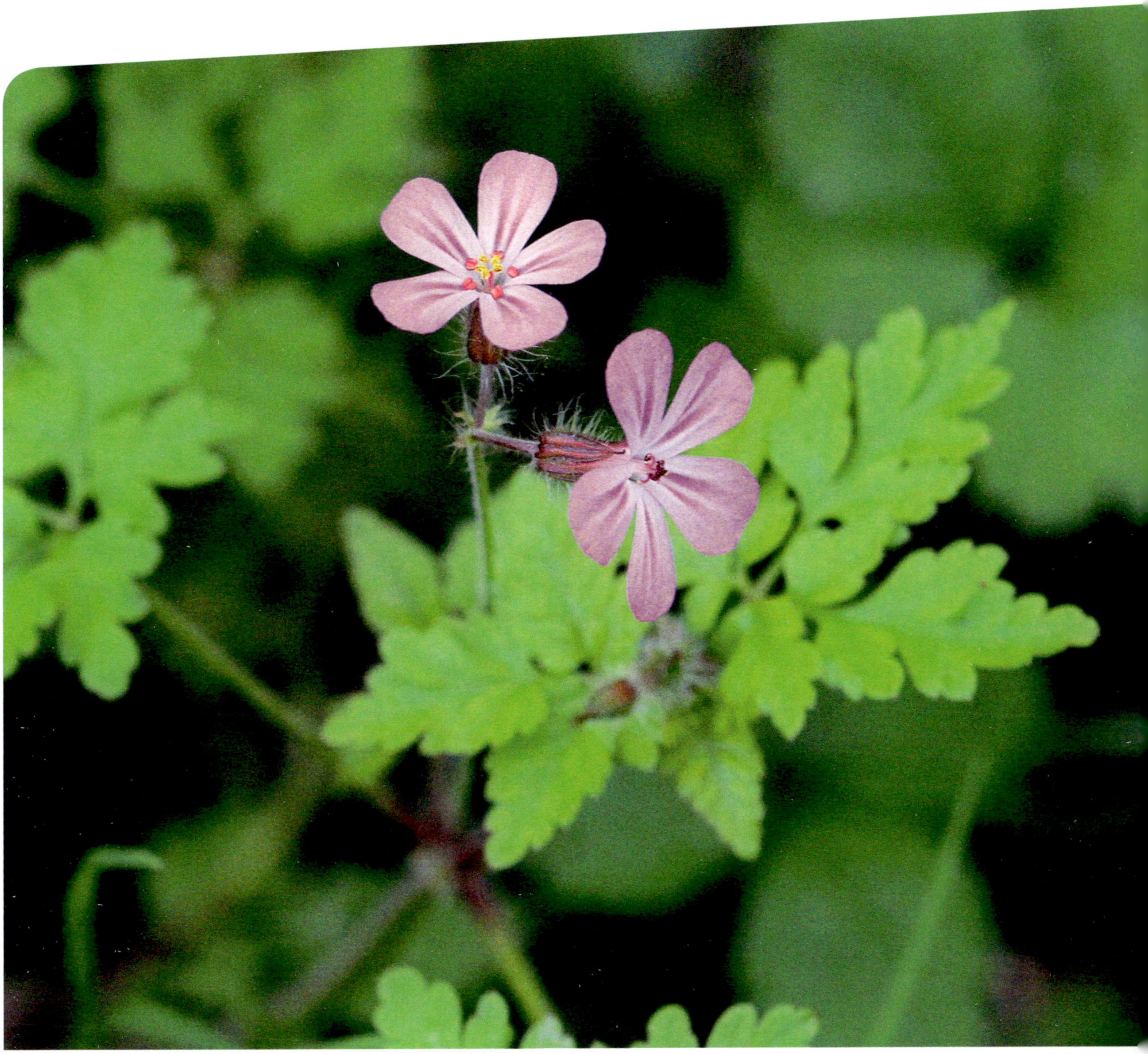

Kinderwunsch

Die meisten Paare wünschen sich ein oder mehrere Kinder. Für viele geht dieser Traum zum Glück früher oder später auch in Erfüllung.

Ist dem nicht so, wird dies für viele Paare zur Belastungsprobe. Vor allem mit zunehmendem Alter, denn zum einen werden die Eisprünge seltener, zum anderen stößt die nicht eintretende Schwangerschaft häufig auf Unverständnis und unangenehmes Nachfragen im Freundes-, Familien- und Arbeitskreis. Dabei versteht man oft selbst nicht, warum sich die ersehnte Schwangerschaft nicht einstellt (wo es doch bei anderen so wunderbar geklappt hat!), und ist so Monat für Monat aufs Neue enttäuscht.

Es gibt jedoch viele Ursachen für die Kinderlosigkeit, und sie können sowohl bei der Frau als auch beim Mann liegen. So vielfältig die Ursachen auch sein mögen, so gezielt können naturheilkundliche Mittel eingesetzt werden.

Wenn es nicht gleich klappt

Geht ein Kinderwunsch nicht gleich in Erfüllung, stellt sich für viele Paare die Frage, an was es wohl liegen könnte. Hierfür gibt es mehrere Gründe, die bei beiden Partnern ihre Ursachen haben können. Deshalb ist es sinnvoll, dass sich beide entsprechend untersuchen lassen. Viele Paare tun sich damit verständlicherweise schwer, doch es ist ein wichtiger Schritt heraus aus der Ungewissheit.

Doch zunächst erst einmal ein paar Zahlen, die Mut machen sollen, falls sich das Wunschkind nicht sofort anmelden sollte: Bei einem Kinderwunsch sind nach 6 Monaten rund 60 % der Frauen schwanger. Nach weiteren 6 Monaten kommen noch ungefähr 15 % hinzu und in den nächsten Jahren nochmals 10 %. Somit verbleiben rund 15 % der Paare – das ist immerhin jedes siebte Paar –, bei denen keine spontane Schwangerschaft eintritt. Rund die Hälfte dieser Paare schafft es schließlich mit medizinischer Unterstützung doch noch zum Wunschkind.

Im Übrigen sind Kinder Geschenke, die sich nicht ganz so gut planen lassen, wie wir das vielleicht sonst so im Leben gewohnt sind.

URSACHEN

Die Gründe, warum der Kindersegen auf sich warten lässt, liegen zu einem Drittel bei der Frau, zu einem Drittel beim Mann und beim letzten Drittel sind die Ursachen nicht bekannt oder sie liegen an beiden Partnern.

Mögliche Ursachen bei der Frau:

- **Hormonelle Störungen:** Wichtig ist eine Balance der Geschlechtshormone. Wie im Kapitel über die Hormone beschrieben → Seite 51–53, reifen in den Eierstöcken die Eizellen heran. Es werden Hormone gebildet, die für eine Befruchtung wichtig sind. Arbeiten die Eierstöcke und die übergeordneten Regulationszentren nur unzureichend, so kommt es zu Störungen bei der Eireifung, der Eisprung bleibt aus, und durch eine mangelnde Gelbkörperbildung wird die Gebärmutterschleimhaut nicht genügend auf die Einnistung eines Embryos vorbereitet. Aber auch die Schilddrüse und Nebennieren sollten zur Abklärung eines unerfüllten Kinderwunschs unbedingt unter-

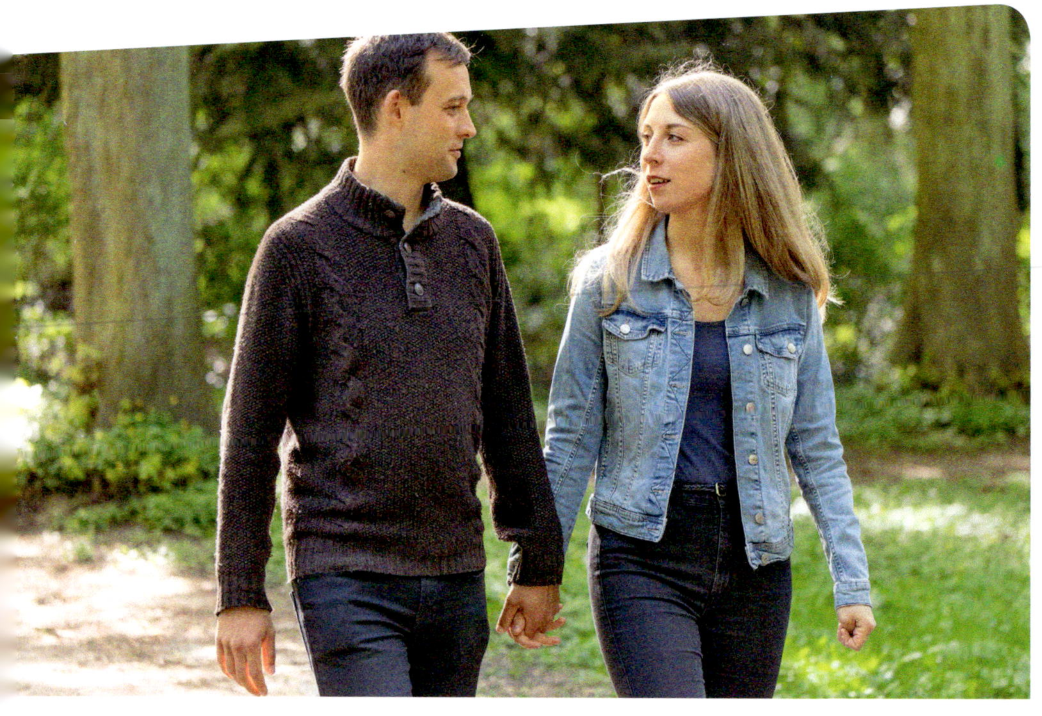

Bleibt der Kinderwunsch unerfüllt, kann das die Beziehung stark belasten.

sucht werden. In Betracht kommen somit unter anderem hormonelle Dysbalancen, zum Beispiel Gelbkörperschwäche, erhöhter Prolaktinwert (Hyperprolaktinämie), Amenorrhö (oft nach dem Absetzen der Pille), Polyzystisches Ovarsyndrom, Zyklusunregelmäßigkeiten, Schilddrüsenerkrankungen oder eine Nebennierenschwäche.

- **Organschädigungen und Entzündungen:** Kommt es durch Entzündungen, Infektionen, Operationen oder durch Endometriose → Seite 192 zu Verklebungen und Verwachsungen, ist der Transport der Eizelle durch den Eileiter stark beeinträchtigt oder gar unmöglich. Aber auch Myome → Seite 187 können durch den damit einhergehenden Progesteronmangel und je nach Größe und Sitz die Fortpflanzung behindern.
- **Angeborene Fehlbildungen:** Eher selten sind angeborene Fehlbildungen, beispielsweise von den Eileitern, oder immunologische Abwehrreaktionen gegen die Spermien.

Mögliche Ursachen beim Mann:

- Hormonelle Dysbalancen
- Verminderte Spermienqualität und/oder -produktion
- Verschluss der Samenleiter zum Beispiel durch Entzündungen, Verletzungen (zum Beispiel Leistenbruch), angeborene Fehlbildungen und so weiter

Ursachen, die Frau und Mann betreffen können:

- Alkohol, Nikotin und Umweltgifte
- Erschöpfung, starke körperliche oder psychisch belastende Arbeit
- Leistungssport
- Schlafstörungen
- schlechte Ernährung und damit Mangel an Mineralstoffen, Vitaminen und Eiweiß

Abnehmende Fruchtbarkeit

Die fruchtbarste Zeit im Leben einer Frau liegt zwischen dem 20. und 30. Lebensjahr. Ab dem 35. Lebensjahr nimmt die Fruchtbarkeit stark ab. Die Eisprünge werden seltener, und oft stellt sich zudem ein Progesteronmangel (Gelbkörperschwäche) ein als erstes Anzeichen auf das in den kommenden Jahren einsetzende Klimakterium (Prämenopause).

SYMPTOME

Es gibt nicht **die** typischen Symptome, die darauf hinweisen, wann oder ob sich eine Schwangerschaft einstellt. Wenn eine dem unerfüllten Kinderwunsch zugrundeliegende Erkrankung vorliegt, etwa Endometriose → ab Seite 192, Myome → ab Seite 187, Schilddrüsenerkrankungen → ab Seite 223, Zyklusstörungen → ab Seite 76, und Erschöpfung → ab Seite 209, leiden betroffene Frauen unter den entsprechenden Symptomen.

Viele Paare werden nervös und leiden darunter, wenn sich das Wunschkind nicht auf Anhieb anmeldet. Oft hören sie von Bekannten, dass es bei ihnen gleich geklappt habe, oder sie entwickeln einen „Tunnelblick“ und sehen nur noch schwangere Frauen um sich herum. Da ist es wichtig und beruhigend zu wissen, dass es durchaus normal ist, 1–2 Jahre auf eine Empfängnis zu warten. Wenn die Pille gerade erst abgesetzt wurde, kann es sogar noch etwas länger dauern.

WANN ZUM ARZT?

- Wenn Sie unsicher sind oder unter der Situation leiden
- Wenn sich nach 2 Jahren trotz regelmäßigem ungeschütztem Sex keine Schwangerschaft einstellt
- Wenn sich nach 1 Jahr trotz regelmäßigem Sex keine Schwangerschaft einstellt und Sie bereits etwas älter (um das 35. Lebensjahr) sind oder von einer der oben genannten Erkrankungen betroffen sind

THERAPIE

Die Therapie richtet sich nach der zugrundeliegenden Ursache. Eine naturheilkundliche Behandlung ist immer zu empfehlen, am besten bevor Sie mit einer schulmedizinischen Behandlung starten. Aber selbst wenn deren Möglichkeiten ausgeschöpft sind, lohnt sich jederzeit ein Versuch in Zusammenarbeit mit einem erfahrenen Therapeuten. Nicht selten kommt es dadurch doch noch zur „freudigen Erwartung“. Wie Sie sich jedoch wegen der Vielzahl möglicher Ursachen → links denken können, ist die

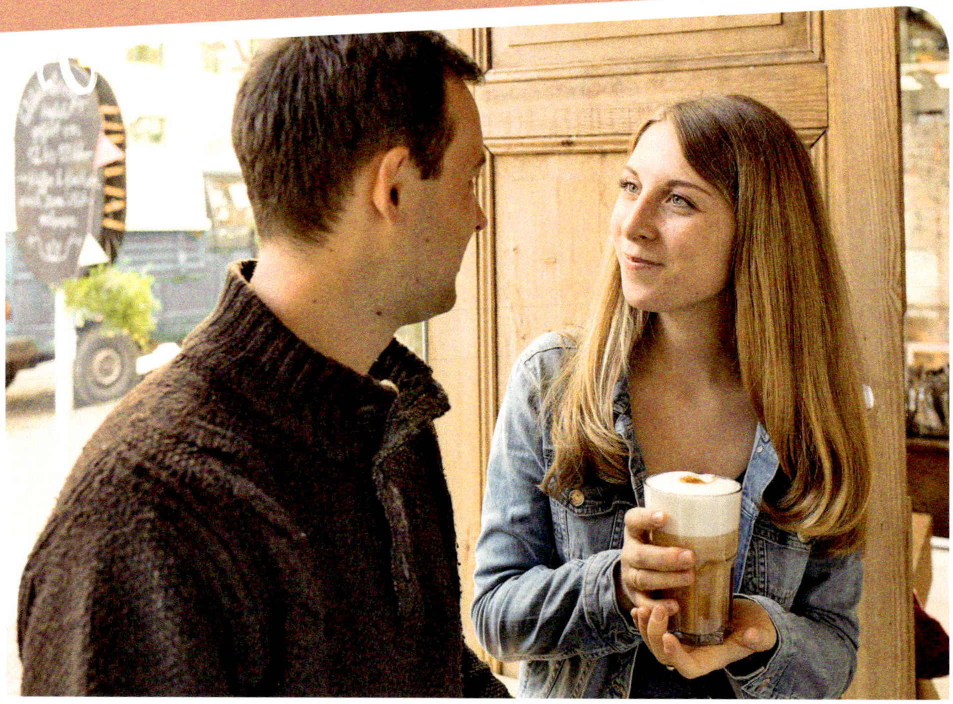

Sich keinen Stress machen, das Leben genießen – das kann oftmals zur Erfüllung des Kinderwunsches beitragen.

Behandlung eines unerfüllten Kinderwunsches sehr komplex. Wenn Sie betroffen sind, arbeiten Sie mit einer Therapeutin Ihres Vertrauens zusammen, und falls Sie sich intensiver informieren wollen, gibt es gute weiterführende Literatur → Service, Seite 437.

- **Den Zyklus kennenlernen:** Lernen Sie Ihren Körper und somit Ihre fruchtbaren Tage kennen. Immerhin handelt es sich dabei um ein Zeitfenster zwischen 4 und 6 Tagen. Dieses Zeitfenster umfasst die 3–5 Tage vor dem Eisprung (die Spermien können im Körper der Frau 3–5 Tage überleben) und den Tag des Eisprungs selbst. Der Eisprung findet meistens um den 13. oder 14. Tag des Zyklus statt. Zu seiner Bestimmung gibt es verschiedene Methoden. Am einfachsten ist es, wenn Sie sich einen Zykluskalender (Vordruck erhältlich im Internet) anlegen und dort die Basaltemperatur (Aufwachtemperatur) und den Zustand des Zervixschleims eintragen. Mit der Temperaturmessung beginnen Sie am 1. Tag der Blutung. Nehmen Sie die Messung nach dem Aufwachen im Bett vor. Messen Sie immer an der gleichen Stelle (in Mund, Scheide oder Enddarm). Die Temperatur steigt 2 Tage nach dem Eisprung um 0,5 °C an und bleibt, sofern genügend Progesteron vorhanden ist, bis zum Beginn der Blutung erhöht. Der Zervixschleim ist um die Zeit des Eisprungs glasig, klar, spinnbar und ähnelt rohem Eiweiß. **Hinweis:** So wichtig und hilfreich für viele Frauen das Kennenlernen ihres Köpers ist, so belastend kann es wiederum für Paare werden, wenn sich der Sex nur noch an der fruchtbaren Zeit orientiert. Verspüren Sie einen „Zeugungsstress“, dann hören Sie mit dem Zykluskalender auf – er sollte keinen Druck aufbauen und zum Lustkiller werden.
- **Sorgen Sie gut für sich:** Lässt das Wunschkind auf sich warten, geraten viele Paare unter Druck. Zum einen ist es die eigene Traurigkeit, die Unsicherheit und Verzweiflung darüber, was da wohl nicht stimmt. Zum anderen wird oft ein gesellschaftlicher Druck verspürt. Um mit der belastenden Situation besser umgehen zu können, kann eine psychotherapeutische Begleitung helfen. Wichtig ist es, sich Freiräume zu schaffen, um dem Druck zu entkommen. Entwickeln Sie für sich oder mit Ihrem Partner zusammen Pläne, was sie außer der Familiengründung noch im Leben „gebären“ möchten. Selbstverständlich sollte auf eine gesunde Lebensführung, eine basenbetonte Ernährung → Seite 338 sowie genügend Bewegung geachtet werden. Wollen Sie etwas für eine gute Durchblutung des Beckens tun? Dann sind Yoga, Tanzen (etwa Bauchtanz, Salsa), Wickel → Ingwer-Nieren-Wickel, Seite 322 und wärmende Einreibungen (Kupfersalbe rot Wala) möglich.

Heilpflanzen

Die Therapie mit Heilpflanzen richtet sich nach der zugrundeliegenden Ursache. Therapieoptionen finden Sie in den entsprechenden Kapiteln (etwa bei Endometriose, Myome, Zyklusunregelmäßigkeiten).

- **Basistherapie:** Eine gute Basis und somit eine der ersten Maßnahmen, wenn es nicht „klappt“, sind Regulationstherapien. Dazu gehört eine Ausleitungskur → Seite 301 und ein ausgeglichener Säure-Basen-Haushalt → Seite 335. Denken Sie gegebenenfalls auch an eine Darmsanierung → Seite 323, da sie wichtig ist für ein hormonelles Gleichgewicht. All diese Behandlungen können Sie mit Ihrem Partner gemeinsam durchführen. Bei der Frau wird der Körper dadurch bestens für den „Empfang“ vorbereitet. Beim Mann kann durch die Basistherapie die Spermienbildung verbessert werden. So oder so, Sie tun Ihrem Körper etwas Gutes, weshalb es immer sinnvoll ist, 1- bis 2-mal jährlich regenerierende Kuren durchzuführen. Besonders zu erwähnen ist in diesem Zusammenhang der Storchschnabel → Seite 271 aufgrund seiner reinigenden und fruchtbarkeitssteigernden Wirkung.
- **Hormonregulation:** Wissen Sie durch die Bestimmung der Hormone mithilfe des Zykluskalenders, eines Labortests oder einer guten Anamnese durch eine Therapeutin, wo das Ungleichgewicht liegt, dann können Sie es gezielt behandeln → Kapitel Hormonelle Balance, ab Seite 60. Ein ganz allgemein bewährtes Schema ist die folgende Behandlung:
  - **1. Zyklushälfte:** Die beginnende Blutung dient der Reinigung. Danach erfolgt der Aufbau der Schleimhaut. Hierzu wird genügend Östrogen benötigt, damit letztendlich ein Eisprung möglich ist. In Betracht kommen deshalb nach der Blutung Pflanzen, welche die Östrogenbildung anregen, etwa Granatapfel (Samen), Hopfen (Zapfen), Lein (Samen), Rotklee (Blüte), Salbei (Blatt) und Traubensilberkerze (Wurzelstock). Gerne werden diese mit Aphrodisiaka → rechte Spalte kombiniert.
  - **2. Zyklushälfte:** Nun wird Progesteron gebraucht, das dem befruchteten Ei bei der Einnistung hilft und für den Erhalt der Schwangerschaft sorgt. Progesteronähnlich wirkende Pflanzen sind Frauenmantel (Kraut), Mönchspfeffer (Frucht) und die Yamswurzel (Wurzelstock). Braucht es einen wirklich starken Progesteronimpuls, ist – in Absprache mit einer Therapeutin – auch Progesteron als Creme in Form von bioidentischen Hormonen möglich.
- **Aphrodisiaka:** Je länger auf eine Schwangerschaft gewartet wird, desto belasteter ist oft das Thema Sexualität. Hier ist eine einfühlsame Behandlung notwendig. Aphrodisierende Pflanzen (→ Lustlosigkeit, Seite 215) können dabei ein Puzzleteil des großen Ganzen sein. Zu ihnen gehören unter anderem Damiana → Seite 218 sowie erwärmende Pflanzen zur Durchblutung des Beckens wie Basilikum (Kraut), Beifuß (Kraut), Engelwurz (Wurzel), Ingwer (Wurzelstock), Majoran (Kraut) und Rosmarin (Blatt). Beim Eintritt einer Schwangerschaft sollten all diese Pflanzen jedoch abgesetzt werden.
- **Sedativa und Adaptogene:** Ist die Situation angespannt, dann können pflanzliche Sedativa → Schlafstörungen, Seite 142 zur notwendigen Gelassenheit verhelfen. Zu ihnen gehören unter anderem Baldrian (Wurzel), Hopfen (Zapfen), Lavendel (Blüte), Melisse (Blatt) und Passionsblume (Kraut). Ist die Stimmung getrübt, hilft Johanniskraut → Depressive Verstimmung, Seite 148. Sind Sie auf dem Wege in ein „Kinderwunsch-Burnout“, können Adaptogene → Erschöpfung, Seite 209 die nötige Kraft geben. Zu diesen gehören etwa Ginseng (Wurzel), Taigawurzel (Wurzel), Rosenwurz (Wurzel) oder Jiaogulan (Blatt).
- **Was sonst noch hilft:** Es gibt Erfahrungsberichte, dass durchblutungsfördernde Moorbäder (z.B. Mikromooran Badezusatz Dr. Krist, Moor-Badekonzentrat Alltteich) oder vaginale Mooranwendungen (zum Beispiel Vagipeat) schon erfolgreich angewandt wurden. Gleiches gilt für eine gute Versorgung mit Lein- und Nachtkerzenöl, welche beide wertvolle essenzielle Fettsäuren enthalten. Besteht ein Folsäuremangel, sollte dieser behoben werden.

Palast des Kindes

In der chinesischen Medizin wird die Gebärmutter als „Palast des Kindes“ bezeichnet. Eine schöne Metapher, lässt man doch einen Palast keinesfalls verkommen, sondern putzt und pflegt ihn mit großem Aufwand.

SPERMIEN-TUNING

Bei einem unerfüllten Kinderwunsch erfolgt beim Mann eine Untersuchung des Spermas. Das sogenannte Spermiogramm gibt Hinweise auf Konzentration, Beweglichkeit und Form der Spermien und dient somit der Beurteilung der Zeugungsfähigkeit. Ganz egal, was bei der Untersuchung herauskommt, es ist auf jeden Fall sinnvoll, wenn sich die Männer an der Fruchtbarkeitsbehandlung beteiligen und somit den Frauen aktiv zur Seite stehen. Selbst bei einem normalen Spermiogramm kann aus naturheilkundlicher Sicht noch etwas bewegt werden.

- **Basistherapie:** Bei einem schlechten Spermiogramm sollte eine Ausleitungskur durchgeführt werden. Auch sollte eine gute Versorgung mit Vitamin A, C, D und E sowie den Spurenelementen Selen und Zink gegeben sein. Damit diese gut vom Darm aufgenommen werden können, bedarf es einer intakten Darmflora. Ist die Darmflora in keinem guten Zustand, wäre eine Darmsanierung sinnvoll und gegebenenfalls eine Substitution der Mikronährstoffe (etwa Orthomol fertil plus Kapseln und Folio men Tabletten).
- **Storchschnabel:** Die Einnahme von Storchschnabel → rechte Seite führen Sie als Paar am besten gemeinsam über einen Zeitraum von bis zu 12 Wochen durch.
- **Brennnesselsamen:** Eine meiner Lieblingsanwendungen ist die Verabreichung von Brennnesselsamen. Sie sind wahre Kraftpakete und sorgen somit nicht nur für die Samenproduktion des Mannes, sondern werden auch zur allgemeinen Stärkung und als Aphrodisiakum angewandt.
- **Kleidung, Wärme und Sport:** Männer sollten das Tragen von engen Hosen vermeiden und bei sitzender Tätigkeit immer mal wieder aufstehen und für Bewegung sorgen. Das verhindert, dass die Hoden überwärmen, wodurch weniger Spermien produziert werden. Auch Leistungssport wirkt sich negativ auf die Qualität des Spermas aus. Ein besonderes Augenmerk dient dem Radsport. Hier kann es allein aufgrund der Sitzhaltung zu einer schlechten Durchblutung der Hoden kommen.
- **Anthroposophie:** Ein beliebtes Mittel aus der anthroposophischen Medizin ist Testes comp. Globuli von Wala.
- **Basisches Milieu:** Ein ausgewogener Säure-Basen-Haushalt → Seite 335 wirkt sich positiv auf die Samenflüssigkeit aus. Er unterstützt die Bildung des alkalischen Sekrets der Bläschendrüse und sorgt somit für die notwendige Bewegungsfähigkeit der Spermien, da dieses Sekret das saure Scheidenmilieu neutralisiert. Spermien mögen es nämlich am liebsten basisch. In der gesunden Scheide befindet sich jedoch ein saures Milieu → Seite 166 mit einem pH-Wert von 3,8–4,5. Das ist auch gut so, weil ein saures Milieu das Wachstum von Krankheitserregern verhindert, allerdings können die Samen darin nur wenige Stunden überleben. Ist der Samen beweglich und dadurch schnell in der Gebärmutter angelangt, findet er dort wieder ein basisches Milieu vor, indem er sich wohlfühlt und einige Tage auf das Ei warten kann. Unterstützend können spezielle Gleitgels (zum Beispiel Pre Seed Gleitgel, Prefert Vaginal Gel) angewandt werden. Sie sorgen für einen entsprechend basischen ph-Wert in der Scheide und unterstützen somit die Spermien

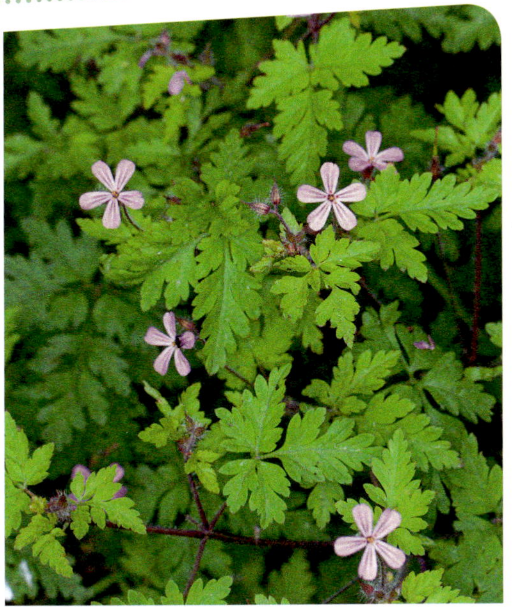

STORCHSCHNABEL: TRADITIONELL ZUR FÖRDERUNG DER EMPFÄNGNIS

Der Stinkende Storchschnabel (*Geranium robertianum*) gehört zur Familie der Storchschnabelgewächse (Geraniaceae). Medizinisch verwendet wird das Kraut, welches ätherisches Öl (unter anderem Geraniol), Gerbstoffe, Flavonoide, Anthocyane und Phenolsäuren enthält. In der rationalen Phytotherapie ist diese wunderschöne Pflanze mit dem eigenartigen Geruch nicht zu finden. Anders sieht es in der Erfahrungsheilkunde aus. In der mittelalterlichen Medizin wurde er sehr häufig verwendet und war in allen klassischen Kräuterbüchern der damaligen Zeit beschrieben, wobei die Ärzte teilweise überschwängliche Lobreden auf die „vortreffliche Arznei" hielten.

Heute findet er in der Volksmedizin Anwendung bei Durchfall, Wunden und Hauterkrankungen, zur Anregung der Lymphe, bei Entgiftungs- und Ausleitungskuren – und bei Kinderwunsch. Aufgrund der empfängnisfördernden Kräfte erhielt er regional sogar den Namen „Kindsmacher". Die Fruchtknoten erinnern an den spitzen Schnabel des Storchs – deshalb der Name der Pflanze –, und der Storch bringt ja bekanntlich die Kinder. Sollte sich bei Ihnen der Kinderwunsch nicht erfüllen und Sie haben organische Ursachen ausgeschlossen, dann können Sie sich die „Kinderpflanze" zunutze machen. Trinken Sie das blühende Kraut als Tee oder nehmen Sie eine Tinktur ➔ Rezept unten über einen Zeitraum von 6 oder besser noch 12 Wochen ein – am besten zusammen mit Ihrem Partner.

Storchschnabeltinktur

- Auszugsglas
- 20 g Storchschnabelkraut
- 100 ml etwa 40%iger Alkohol
- Kaffee- oder Teefilter
- kleine Tropffläschchen

Zerreiben Sie das Storchschnabelkraut zusammen mit dem Alkohol in einem Mörser (mit aufgerauter Innenfläche), bis ein flüssiger Pflanzenbrei entsteht. Befüllen Sie damit das Auszugsglas und lassen Sie dieses 2 Wochen an einem warmen Ort stehen. Regelmäßig umrühren. Danach durch einen Kaffeefilter oder Teefilter abgießen und die Tinktur in kleine Tropffläschchen füllen. Nehmen Sie davon 3-mal täglich 10–20 Tropfen ein, und zwar über einen Zeitraum von 6 oder besser 12 Wochen.

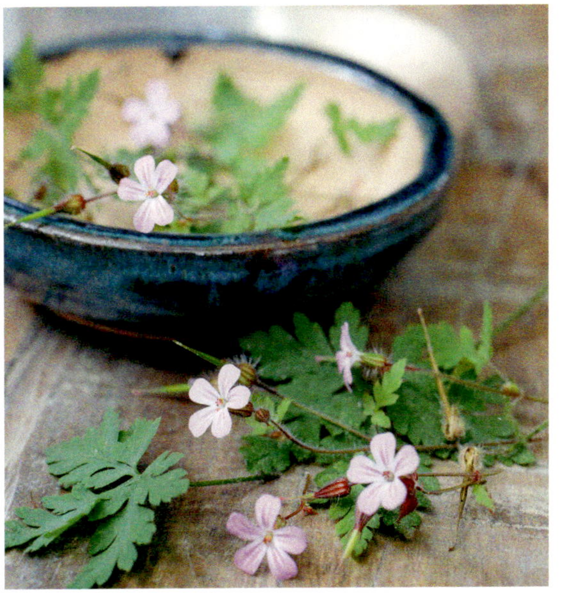

Eine Tinktur aus dem Stinkenden Storchschnabel kann bei unerfülltem Kinderwunsch helfen.

Tee für die 1. Zyklushälfte

Möchten Sie gezielt dem Ei auf die Sprünge helfen, dann eignet sich hervorragend dieser „Eisprung-Tee“. Er vereint durchblutungsfördernde Pflanzen wie Beifuß, Engelwurz und Rosmarin mit dem östrogenwirksamen Rotklee.

Für eine 100-g-Teemischung:
- 25 g Beifußkraut
- 25 g Engelwurzwurzeln
- 25 g Rosmarinblätter (oder Basilikumkraut)
- 25 g Rotkleeblüten

Übergießen Sie 1 TL der Mischung mit 1 Tasse (150 ml) heißem, aber nicht mehr kochendem Wasser. Lassen Sie den Tee bedeckt 10 Minuten ziehen, bevor Sie ihn abgießen.

Trinken Sie ab Ende der Menstruation bis zum Eisprung davon täglich 3 Tassen.

Tipp: Sind Sie sehr angespannt, dann können Sie den Tee mit den beruhigenden und östrogenähnlich wirkenden Hopfenzapfen → Porträt Hopfen, Seite 374 zu gleichen Teilen erweitern. Oder Sie nehmen eine Hopfentinktur ein.

Tee für die 2. Zyklushälfte

Mit diesem „Gelbkörper-Tee“ stabilisieren Sie die zweite Zyklushälfte (Gelbkörperphase) und begünstigen somit die Einnistung der Eizelle.

Für eine 100-g-Teemischung:
- 75 g Frauenmantelkraut
- 25 g Schafgarbenblüten

Übergießen Sie 1 TL der Mischung mit 1 Tasse (150 ml) heißem, aber nicht mehr kochendem Wasser. Lassen Sie den Tee bedeckt 10 Minuten ziehen, bevor Sie ihn abgießen. Trinken Sie davon ab dem Eisprung bis zum Einsetzen der Blutung täglich 3 Tassen.

Kommt es zu einer Schwangerschaft, können Sie zu deren Erhalt Frauenmanteltee weiterhin trinken.

Tipp: Wenn es für Sie einfacher ist, dann können Sie in der zweiten Zyklushälfte auch eine Frauenmanteltinktur einnehmen – oder in Absprache mit einer Therapeutin eine Yamswurzelcreme verwenden.

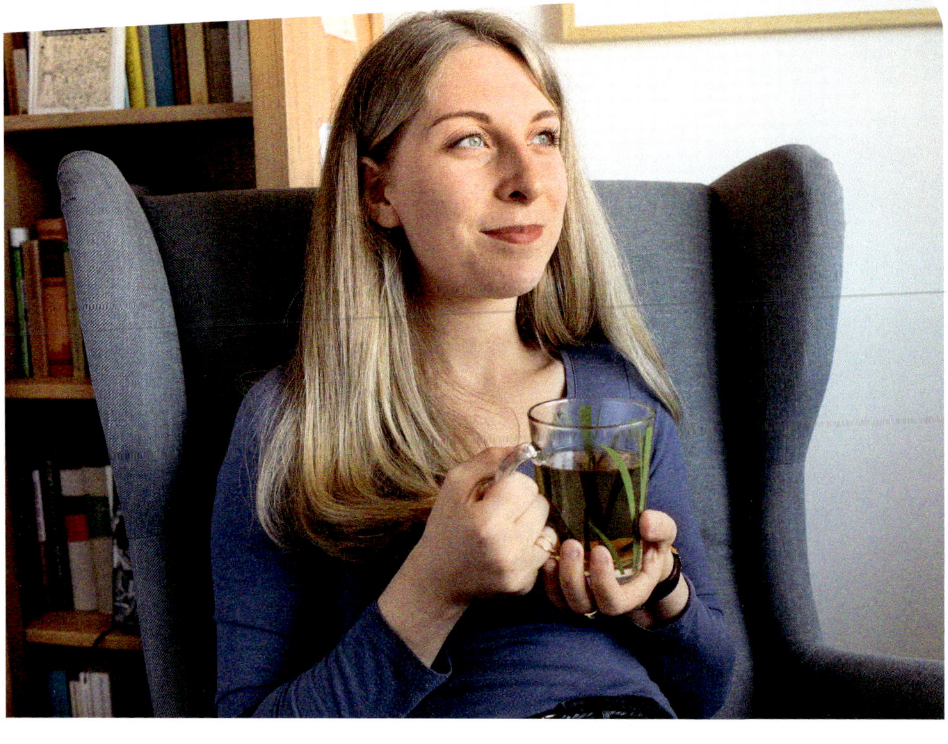

Sinnvoll sind jeweils eigene Kräutertee-mischungen für die unterschiedlichen Stadien des Zyklus.

Kinderwunsch-Tee

Diesen Tee können Sie anwenden, sobald Sie sich zwar ein Kind wünschen, aber in Ruhe „abwarten und Tee trinken“ wollen.

Für eine 100-g-Teemischung:

- 20 g Frauenmantelkraut
- 20 g Storchschnabelkraut
- 20 g Rosenblüten
- 20 g Schafgarbenblüten
- 20 g Taubnesselkraut

Übergießen Sie 1–2 TL der Teemischung mit 1 Tasse (150 ml) heißem, aber nicht mehr kochendem Wasser. Lassen Sie den Tee 7–10 Minuten bedeckt ziehen, bevor Sie ihn abgießen. Trinken Sie davon 3 Tassen über den Tag verteilt.

Mönchspfeffer und Studien

Der Mönchspfeffer (*Vitex agnus-castus*) wird als Fertigarzneimittel in gynäkologischen Praxen gerne verordnet – und das zu recht! Klassischerweise wird er bei Kinderwunsch aufgrund hormoneller Dysbalancen für mehrere Monate durchgehend eingesetzt, um die Prolaktin- und Gestagenwerte zu normalisieren. Es gibt viele Studien, die diese Wirksamkeit bestätigen → Porträt Mönchspfeffer, Seite 396. So auch eine Studie von einer Arbeitsgruppe um Prof. Dr. med. Ingrid Gerhard, Abteilung für Gynäkologische Endokrinologie und Fertilitätsstörungen der Universitätsfrauenklinik Heidelberg. Sie wurde mit 96 Frauen mit unerfülltem Kinderwunsch durchgeführt. Zum Einsatz kam das homöopathische Arzneimittel Mastodynon (Vitex Agnus castus Urtinktur, Caulophyllum thalictroides D4, Cyclamen D4, Ignatia D6, Iris D2 und Lilium tigrinum D3). Das Ergebnis fiel deutlich aus: Nach 3 Monaten Einnahme von Mastodynon waren doppelt so viele Frauen schwanger als in der Gruppe, die ein Placebopräparat erhalten hatte. Es handelte sich um Frauen, die von einer sekundären Amenorrhö oder einer Gelbkörperschwäche betroffen waren. Frauen mit einer sogenannten idiopathischen Sterilität (Unfruchtbarkeit ohne erkennbare Ursache) profitierten dagegen nicht von der Einnahme.

FÜR KOLLEGEN

Was auch noch helfen könnte

Anthroposophie: Zwei für mich wertvolle Mittel in der Praxis kommen aus der Anthroposophischen Medizin. Zum einen Ovaria comp. Wala Globuli (und Ampullen), das dem Ei auf die Sprünge hilft und in der ersten Zyklushälfte (ab Ende der Mens bis zum Eisprung) verabreicht wird. Zum anderen Bryophyllum 50 % Pulver Weleda → Kurzporträt Keimzumpe, Seite 289, ab Eintreten der Schwangerschaft bei Neigung zu Fehlgeburten (täglich 1–2 Messerspitzen).

Homöopathie: Aus der Homöopathie gibt es gute Erfahrungen mit Phyto L Steierl (Keuschlamm, Schöllkraut und Mariendistel). Es wird täglich über mindestens 3 Monate eingenommen (auch parallel zu einer Teekur). Zur konstitutionellen Unterstützung kommen oft Pulsatilla und Sepia zum Einsatz. Pulsatilla wird Frauen verordnet, die zum Weinen neigen, anschmiegsam und empfindsam sind. Bei den Sepia-Frauen werden insbesondere die beiden Typen der erschöpften Hausfrau und der Karrierefrau unterschieden.

Aus der Apotheke

- **Frauenmantel:** Ceres Alchemilla Urtinktur
- **Hopfen:** Ceres Lupulus Urtinktur
- **Mönchspfeffer:** Agnolyt Kapseln und Flüssigkeit, Agnuscaston Filmtabletten, Femicur N Kapseln, Mastodynon Tabletten und Tropfen (Vitex Agnus castus Urtinktur, Caulophyllum thalictroides D4, Cyclamen D4, Ignatia D6, Iris D2 und Lilium tigrinum D3).
- **Storchschnabel:** Ceres Geranium robertianum Urtinktur

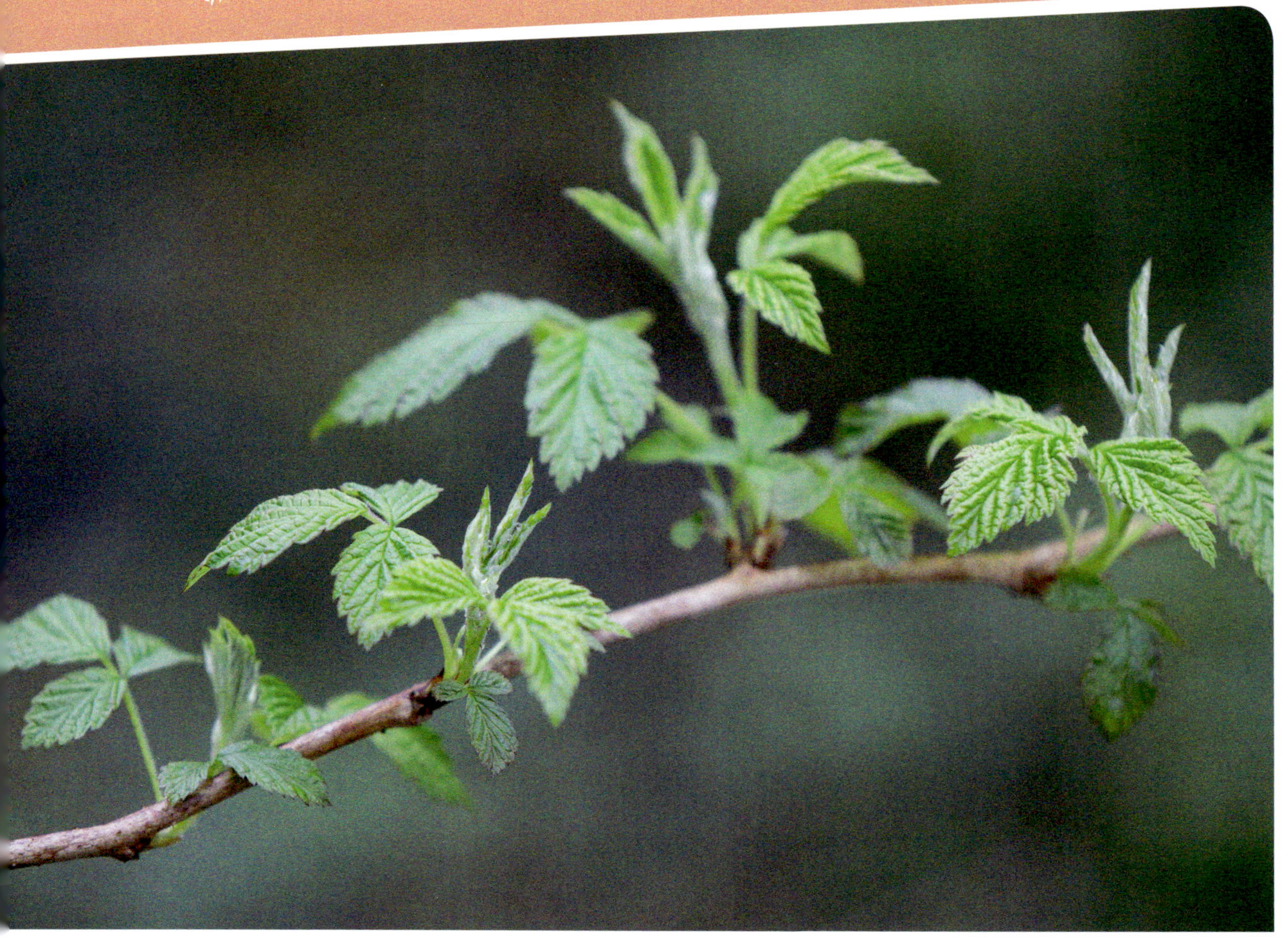

Schwangerschaft

Eine Schwangerschaft ist ein großartiges Erlebnis im Leben einer Frau. Die Zeit ist oft verbunden mit einer Umorientierung bis hin zu einem völlig neuen Lebensabschnitt. In diesen neun Monaten beziehungsweise 40 Wochen stellt sich der Körper darauf ein, das Kind gut zu versorgen. Durch die großen hormonellen Veränderungen können allerdings körperliche Beschwerden auftreten. Generell ist jedoch anzumerken, dass die **Schwangerschaft an sich kein behandlungsbedürftiger Zustand ist**. Sie brauchen erst zu handeln, wenn wirklich Beschwerden auftreten oder, falls Sie möchten, ab der 34. Schwangerschaftswoche mit Maßnahmen zur Geburtsvorbereitung → Seite 285.

Doch was tun, wenn doch Beschwerden auftreten? Jede Art der Medikamenteneinnahme sollte in der Schwangerschaft sorgfältig abgewogen werden. Spätestens jetzt wollen Frauen nicht nur für sich, sondern auch für das noch ungeborene Baby eine schonende Medizin.

Die Heilpflanzenkunde hat hier einiges zu bieten und eine lange Tradition, da gerade die Hebammen die Heilkraft der Pflanzen seit Jahrtausenden nutzen. Die wichtigsten Pflanzen und deren Einsatzgebiete sind in der Tabelle → Seite 276–277 zusammengefasst.

Doch Vorsicht: Alles was wirkt, kann auch Nebenwirkungen haben. Das gilt auch für Heilpflanzen. Es gibt Pflanzen, die in der Schwangerschaft anders dosiert werden müssen, und es gibt sogar Pflanzen, die Sie in dieser Zeit unbedingt meiden sollten, um Ihrem Kind nicht zu schaden → Seite 284.

WANN ZUM ARZT?

- Selbstverständlich sollten Sie die von den Krankenkassen angebotenen und empfohlenen regelmäßigen Vorsorgeuntersuchungen wahrnehmen.
- Jede Auffälligkeit sollten Sie mit Ihrer begleitenden Hebamme besprechen oder einen Arzt aufsuchen. Dies gilt im Besonderen für lang anhaltendes Erbrechen, starke Wassereinlagerungen, Blutungen und Schmerzen.

Ernährung

In der Schwangerschaft sollten Sie dem werdenden Baby über die Ernährung geeignete und ausreichende Nährstoffe (unter anderem mehrfach ungesättigte Fettsäuren, → Rezept Budwig-Müsli, Seite 98) zur Verfügung stellen. Aber auch für sich selbst schaffen Sie somit eine gute Basis für Ihr seelisches und körperliches Wohlbefinden. Das heißt nun aber nicht, dass Sie für zwei Essen sollten. Diese Annahme ist mittlerweile überholt. Empfehlenswert ist eine vollwertige Ernährung, das heißt viel frisches Obst und Gemüse, gut verträgliche Vollgetreideprodukte, gesäuerte Milchprodukte und, wer mag, zweimal wöchentlich Fisch oder Fleisch. Hilfreich ist es, mit dem größer werdenden Bauch die Mahlzeiten auf mehrere kleine Mahlzeiten zu verteilen.

Kreislaufbeschwerden

Mit einem kalten Armbad → Seite 241 können Sie Kreislaufbeschwerden, die oft in Verbindung mit niedrigem Blutdruck und/oder Müdigkeit einhergehen, Abhilfe schaffen.

Heilpflanzen

Für die Anwendung von Heilpflanzen während der Schwangerschaft und Stillzeit liegen kaum Untersuchungen zur Unbedenklichkeit vor. Dennoch gibt es einen reichhaltigen Erfahrungsschatz, der meist durch die Hebammen weitergetragen wird. In der Regel werden sie in Form von Tees oder Einreibungen angewendet.

- Eine Zusammenfassung der häufigsten Schwangerschaftsbeschwerden und der dafür gut erprobten Pflanzen inklusive Zubereitungsform finden Sie in der Tabelle → Seite 276–277.
- Es müssen aber gar nicht immer Beschwerden auftreten. Sie können sich auch vorbeugend Gutes tun und Ihre Haut mit wertvollen Pflanzenölen pflegen.

Hautpflege

Die Haut in der Schwangerschaft braucht Pflege. Häufig ist sie trocken. Vor allem aber wird sie, bedingt durch das heranwachsende Kind und die hormonellen Umstellungen, stark gedehnt. Betroffen sind vor allem Bauch und Busen, wo möglicherweise Dehnungsstreifen, sogenannte Schwangerschaftsstreifen, entstehen. Durch regelmäßige Einreibungen können Sie diesem Geschehen vorbeugen. So ein Öl ist nicht schwer selbst herzustellen, oder Sie besorgen es sich aus der Apotheke → Seite 277. Zum Selbstherstellen eignen sich 100 ml Basisöl (etwa Mandel-, Jojoba- oder Weizenkeimöl), welchem Sie 15 Tropfen ätherische Öle zufügen können (zum Beispiel Lavendel 10 Tropfen, Rose 3 Tropfen und Neroli 2 Tropfen).

Geburtsvorbereitungskurs

Sehr zu empfehlen ist ein Geburtsvorbereitungskurs. Beginnen Sie mit ihm zwischen der 24. und der 28. Schwangerschaftswoche. Sie werden in so einem Kurs körperlich und mental gut auf den Geburtsvorgang vorbereitet sowie auch auf das Mutterwerden.

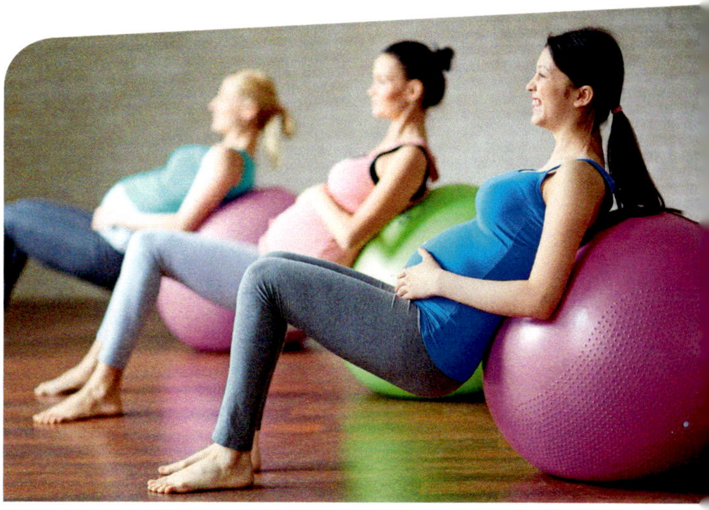

Sehr sinnvoll ist die Teilnahme an einem Geburtsvorbereitungskurs.

Bewährte Heilpflanzen während Schwangerschaft und Stillzeit

PFLANZEN	INDIKATIONEN	DARREICHUNGSFORM
Anis (Frucht)	Blähungen Husten Milchbildung	Tee (Infus)
Brennnessel (Kraut, Blatt)	Eisenmangel	Tee (Infus) und als Gemüse
Brombeere (Blatt)	Durchfall	Tee (Infus)
Cranberry (Frucht)	Harnwegsinfekt, beginnend	Saft
Eibisch (Blatt, Wurzel)	Sodbrennen Reizhusten	Tee (Mazerat, Infus)
Eiche (Rinde)	Hämorrhoiden Dammschnittpflege	Tee (Dekokt) und Extrakt als Sitzbad
Fenchel (Frucht)	Blähungen Husten Milchbildung	Tee (Infus)
Flohsamen (Samen)	Verstopfung (chronisch)	mit Wasser einnehmen
Frauenmantel (Kraut)	Geburtsvorbereitung Geburt Wochenbett	Tee (Infus)
Heidelbeere (Frucht, getrocknet)	Durchfall	Tee (Dekokt)
Himbeere (Blatt)	Geburtsvorbereitung	Tee (Infus): erst ab der 34. Woche
Ingwer (Wurzelstock)	Übelkeit, Erbrechen	Tee (Infus): maximal 3 Tassen täglich
Johanniskraut (Kraut)	wunde Brustwarzen Dammschnittpflege	Öl (Einreibung)
Kamille (Blüte)	Magenbeschwerden Dammschnittpflege wunde Brustwarzen	Tee (Infus) Tee (Infus) und Extrakt als Sitzbad Tee (Infus) als Auflage, Creme
Kartoffel (Knolle)	Sodbrennen	Saft
Lavendel (Blüte)	Schlafstörungen Unruhe, Anspannung	Tee (Infus) Öl (Einreibungen), Duftkissen
Lein (Samen)	Sodbrennen Verstopfung (chronisch)	Tee (Mazerat, Infus) ganze Samen mit Wasser einnehmen
Melisse (Blatt)	Übelkeit, Erbrechen Nervosität Schlafstörungen	Tee (Infus)

PFLANZEN	INDIKATIONEN	DARREICHUNGSFORM
Nachtkerze (Samen)	Schwangerschaftsstreifen Juckreiz	Öl (äußerlich)
Passionsblume (Kraut)	Schlafstörungen	Tee (Infus)
Pfefferminze (Blatt)	Übelkeit, Erbrechen Verminderung von Milchfluss	Tee (Infus)
Pomeranze (Schale)	Verdauungsstörungen	Tee (Infus)
Ringelblume (Blüte)	Schwangerschaftsstreifen wunde Brustwarzen Hämorrhoiden Krampfadern Dammschnittpflege	Öl (äußerlich) Tee (Infus) als Auflage, Creme Creme Creme Tee (Infus) und Extrakt als Sitzbad
Rosskastanie (Samen)	Hämorrhoiden Krampfadern	Creme, Gel
Salbei (Blatt)	Verminderung von Milchfluss	Tee (Infus)
Weinlaub, rotes (Blatt)	Hämorrhoiden Krampfadern	Creme, Gel
Weißkohl (Blatt)	wunde Brustwarzen	Auflage mit Weißkohlblättern
Zaubernuss (Blatt, Rinde)	Hämorrhoiden Krampfadern	Creme, Zäpfchen Creme

Unterschiedliche Teezubereitungsarten → Seite 38

Pflegemittel aus der Apotheke

- **Schwangerschafts-Pflegeöl**
  Weleda (Mandel-, Jojoba-, Weizenkeimöl, Arnikablütenöl, ätherische Öle)
- **Schwangerschaftsstreifen-Öl**
  Bahnhof-Apotheke Kempten (Ho-Holz, Lavendel, Linaloe, Neroli, Rose, Rosenholz; Mandel-, Nachtkerzen-, Sonnenblumen-, Weizenkeimöl)

Keine Schwangerschaft ist wie die andere

Manche Frauen beschreiben die Schwangerschaft als die glücklichste Zeit in ihrem Leben und blühen in dieser Zeit förmlich auf. Andere Frauen haben mit leichten bis hin zu schweren Beschwerden zu kämpfen. Da die Schwangerschaft so komplex verläuft, gibt es nicht das eine Rezept.

In diesem Kapitel finden Sie Rezepte zu den typischen Schwangerschaftsbeschwerden. Wie immer gilt: Bei Unsicherheiten suchen Sie am besten zusammen mit Ihrer Hebamme oder dem Gynäkologen die für Sie passende Behandlung aus.

Die folgenden Beschwerden können zwar immer, vermehrt aber auch in der Schwangerschaft auftreten und sind in anderen Kapiteln dieses Buchs zu finden:

- Eisenmangel (Anämie) → Seite 127
- Kopfschmerzen → Seite 154
- Nervöse Unruhe und depressive Verstimmungen → Seite 148
- Scheiden-, Blasenentzündungen → Seite 166, 174
- Schlafstörungen → Seite 142
- Venenbeschwerden → Seite 258

Schwangerschaftserbrechen

In der Schwangerschaft sind mehr als die Hälfte der Frauen durch die Hormonumstellung mit Übelkeit, Brechreiz und Erbrechen belastet. Gerade in dieser Zeit ist aufgrund der Organbildung beim Kind eine besondere Zurückhaltung beim Gebrauch von synthetischen Antiemetika (Medikamente, die Übelkeit und Erbrechen unterdrücken) angezeigt.

Generell wird bei Schwangerschaftserbrechen unterschieden in:

- **Emesis gravidarum:** gelegentliches Erbrechen am Morgen in der Frühschwangerschaft mit ansonsten gutem Allgemeinzustand.
- **Hyperemesis gravidarum:** unstillbares Erbrechen, oft 5- bis 10-mal am Tag, meist ab der 6. bis zur 16. Schwangerschaftswoche. Es kommt dabei zu Elektrolytverlust, Austrocknung, Gewichtsabnahme und schlechtem Allgemeinzustand. Dieser Zustand erfordert eine stationäre Behandlung.

WANN ZUM ARZT?

- Bei sehr starkem Erbrechen und/oder Gewichtsabnahme. Der Arzt wird beurteilen, ob Sie im Krankenhaus behandelt werden müssen oder ob es sich um ein „normales“ Schwangerschaftserbrechen handelt.

THERAPIE

Ein kleines Frühstück oder einfach nur eine Scheibe Brot oder Zwieback im Bett, noch vor dem Aufstehen, kann hilfreich sein. Trinken Sie dazu eine Tasse Tee und bleiben Sie noch ein bisschen liegen. Das beruhigt den Magen und lässt den Blutzuckerspiegel steigen.

Essen Sie am besten, worauf Sie gerade Lust haben, und bevorzugen Sie eher mehrere kleine Mahlzeiten, über den Tag verteilt, als ein oder zwei große Hauptmahlzeiten.

Gut können auch Spaziergänge an der frischen Luft tun.

Aromatherapie

- Geben Sie ein paar Tropfen ätherisches Pfefferminzöl auf ein Taschentuch und schnuppern Sie bei Bedarf daran. Wenn Sie Pfefferminze im Garten haben, können Sie stattdessen auch ein Sträußchen binden und daran riechen oder ein Blättchen kauen. Beliebt sind auch die erfrischenden ätherischen Öle von Zitrone, Orange oder Grapefruit. Tragen Sie diese Fläschchen bei sich, damit Sie bei Bedarf rasch daran riechen können.

Heilpflanzen

Zum Einsatz kommen Pflanzen, die wie folgt wirken:

- **brechreizlindernd:** Ingwer (Wurzelstock), Pfefferminze (Blatt)
- **beruhigend:** Kamille (Blüte), Melisse (Blatt)

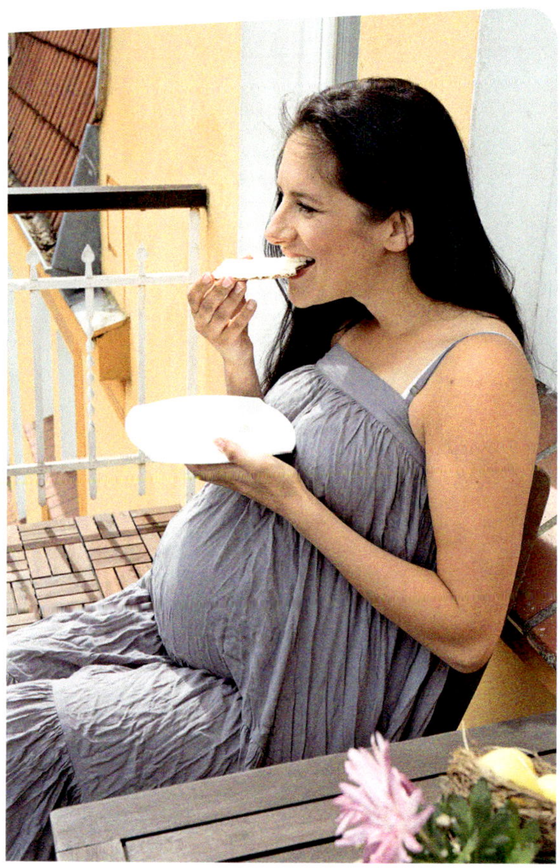

Genießen Sie zwischendurch kleine, leichte Mahlzeiten.

Noch ein Wort zum Ingwer und zur Pfefferminze:

- **Ingwer:** Die Verwendung von Ingwer bei Schwangerschaftserbrechen wird in der rationalen Phytotherapie kontrovers diskutiert. In der TCM spielt Ingwer allerdings eine große Bedeutung, und auch die Weltgesundheitsorganisation WHO empfiehlt ihn bei Schwangerschaftserbrechen. Er wird bereits seit Jahrhunderten als Gewürz in der Küche verwendet, ohne dass sich jemals Hinweise auf eine schädigende Wirkung ergaben. Mittlerweile liegen mehrere Studien vor, welche die Wirksamkeit gegen Übelkeit und Erbrechen in der Schwangerschaft bestätigen – vorausgesetzt ist ein wohl dosierter Umgang. Es empfiehlt sich als Tagesdosis 2–4 g Droge oder bis zu 5 g frischer Ingwer als Tee oder als Gewürz in Suppen oder Reisgerichten. Wenn Sie mögen, kauen Sie ein kleines Stück frischen oder kandierten Ingwer.
- **Pfefferminze:** Pfefferminztee sollten Sie nicht länger als 1–2 Wochen trinken, da er zum Aufstoßen von Magensaft und somit zu Sodbrennen führen kann.

Pfefferminz-Melisse-Tee

Diese Kombination hat sich gut bewährt. Die Pfefferminze hilft bei Übelkeit und Erbrechen, Melisse beruhigt den Magen. Sie können beide Pflanzen frisch aus dem Garten nehmen oder getrocknet verwenden.

Für eine 100-g-Teemischung:

- 50 g Pfefferminzblätter
- 50 g Melissenblätter

Übergießen Sie 2 TL mit 1 Tasse (150 ml) heißem Wasser. Lassen Sie den Tee 7 Minuten bedeckt ziehen, bevor Sie ihn abgießen, und trinken Sie täglich 3 Tassen davon.

Tipp: Wenn Sie mögen, können Sie etwas Ingwer raspeln und in den Tee geben.

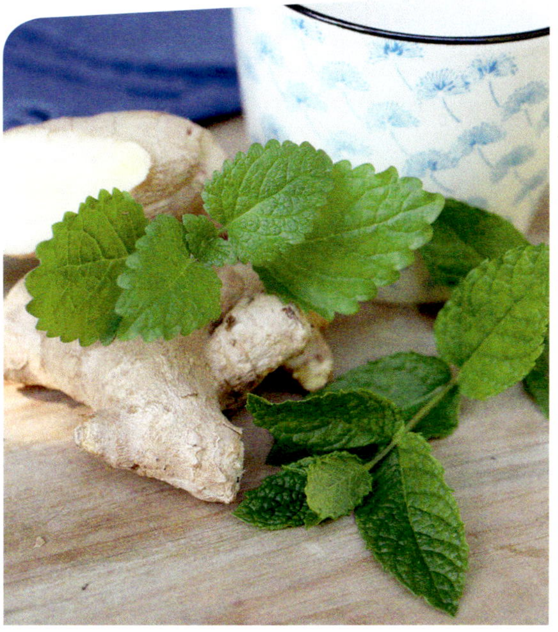

Ingwer, Pfefferminze und Melisse lindern Schwangerschaftsübelkeit.

Ingwertee

Bekannt ist der Ingwer als wirksames Mittel zur Verhütung der Reisekrankheit. Selbst bei Übelkeit und Erbrechen nach Operationen oder als Nebenwirkung einer Chemotherapie kann Ingwer lindernd wirken. Aber auch bei Schwangerschaftserbrechen konnte er schon vielen Frauen helfen.

- Frische Ingwerwurzel

Schälen Sie ein haselnussgroßes Stück (maximal 5 g) der Ingwerwurzel und schneiden Sie es in dünne Scheiben. Übergießen Sie die Stückchen anschließend mit einem ¾ l heißem Wasser und lassen Sie das Ganze 10 Minuten bedeckt ziehen. Trinken Sie den Tee über den Tag verteilt.

Aus der Apotheke

- **Pfefferminze:** Falls Sie Pfefferminze mögen, hilft oft auch schon das Lutschen von Pfefferminzbonbons.
- **Ingwer:** Ingwer Pflanzentrunk Schoenenberger: 10–20 Minuten vor dem Essen 1 TL
- **Nahrungsergänzungsmittel:** Nausema Dragees (mit Vitamin B_1, B_6 und B_{12})
- **Anthroposophische Medizin:** Gentiana Magen Globuli Wala

Sodbrennen

Viele Frauen kennen Sodbrennen während der Schwangerschaft. Je weiter die Schwangerschaft voranschreitet, desto stärker treten die Beschwerden auf. Bis zum Ende der Schwangerschaft leiden fast 70 % der Frauen unter diesem unangenehmen Symptom.

URSACHEN

Sodbrennen entsteht durch das Aufsteigen von säurehaltiger Magenflüssigkeit in die Speiseröhre. Für diesen Rückfluss, auch Reflux genannt, gibt es zwei Gründe:

- Durch den Anstieg des Progesterons während der Schwangerschaft kommt es zur Muskelentspannung. Dies ist eine sehr sinnvolle Einrichtung der Natur, da damit in erster Linie unerwünschte Kontraktionen der Uterusmuskulatur verhindert werden sollen. Durch den hohen Progesteronspiegel erschlafft jedoch auch die glatte Muskulatur in anderen Körperregionen, so etwa der Schließmuskel zwischen Magen und Speiseröhre. Somit kann Magensäure leichter in die Speiseröhre zurückfließen. Die Folge ist Sodbrennen.
- Während der fortschreitenden Schwangerschaft beansprucht das Baby im Bauch immer mehr Platz und drückt den Magen der Mutter nach oben. Der Mageneingangsmuskel hält dem Druck immer weniger stand.

SYMPTOME

Mit fortschreitender Schwangerschaft und somit größer werdendem Bauch verstärken sich die Beschwerden, vor allem unter Anstrengung oder beim Bücken, aber auch im Liegen.

Folgende Beschwerden sind möglich:

- Saures Aufstoßen
- Völlegefühl, vor allem nach dem Essen
- Übelkeit oder Erbrechen
- Brennende Schmerzen hinter dem Brustbein, im Magenbereich oder gar im Hals
- Schluckbeschwerden
- Schlafstörungen

THERAPIE

Ernährung

Meiden Sie säurelockende Speisen wie Kaffee, Schwarzen Tee, kohlensäurehaltige Getränke, zu viel tierisches Eiweiß und vor allem Zucker (Süßigkeiten, Schokolade und so weiter). Stattdessen sollten Sie leichte Kost bevorzugen, mit einem hohen Anteil an Obst und Gemüse. Am Abend sollten Sie vor allem auf fette und scharf gewürzte Speisen verzichten. Und auch hier gilt: viele kleine Mahlzeiten über den Tag verteilt sind besser verträglich als nur ein bis zwei große Mahlzeiten.

Ein beliebtes Hausmittel ist das Kauen von Mandeln, da damit die Magensäure gebunden wird. Einige Frauen schwören auch auf Zwieback und Haferflocken.

Was sonst noch hilft

- Tragen Sie bequeme Kleidung, die den Bauch nicht so einschnürt wie zum Beispiel zu enge Hosen oder Gürtel.
- Legen Sie sich nicht unmittelbar nach dem Essen hin. Am besten, Sie machen einen Verdauungsspaziergang an der frischen Luft.
- Am Abend sollten Sie 2 Stunden vor dem Schlafengehen nichts mehr essen.
- Schlafen Sie am besten mit leicht erhöhtem Oberkörper.

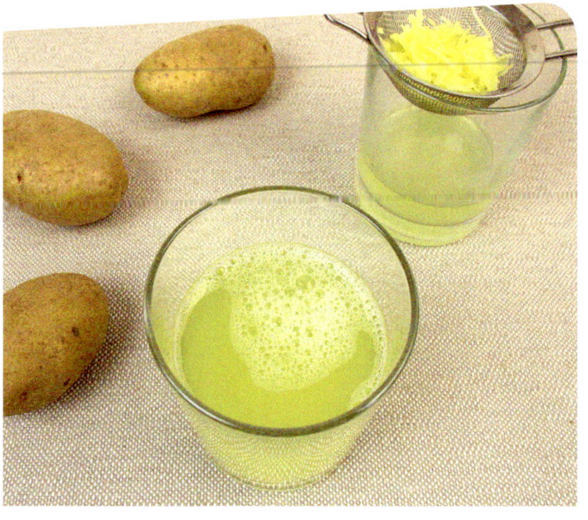

Rohen Kartoffelsaft kann man ganz einfach selbst herstellen.

Heilpflanzen

Zum Einsatz kommen Heilpflanzen oder Lebensmittel, welche die Säure abpuffern, wie

- **Schleimhaltige Drogen:** Eibisch (Blatt, Wurzel), Malve (Blatt, Blüte) und Lein (Samen)
- **Kartoffeln**

Basentrunk: Kü-Ka-Lei-Wa

Bei diesem Rezept handelt es sich um einen basenüberschüssigen Gemüsetrank gegen Übersäuerung. Es ist ein gutes Hausmittel und stammt von dem schwedischen Ernährungsreformer Are Waerland (1876–1955).

- 1 l Wasser
- 1 mittlere Kartoffel
- 1–2 TL ganzer Leinsamen
- 1 TL Kümmelfrüchte

Waschen Sie die Kartoffel und schneiden Sie diese in kleine Stücke. Anschließend den Kümmel mörsern, alle Zutaten ins Wasser geben und 20 Minuten kochen. Danach abseihen. Trinken Sie den ganzen Liter Gemüsetrank warm über den Tag verteilt, als erstes morgens ungefähr 15–30 Minuten vor dem Frühstück, als letztes abends, den Rest in mehreren Portionen tagsüber.

Kartoffelsaft

Die Kartoffel gehört zu den stark basischen Lebensmitteln. Sie ist hilfreich bei übersäuertem Magen, wie das bei Sodbrennen der Fall ist.

Sie können nun eine rohe Kartoffel in kleine Stückchen schneiden und über den Tag verteilt (roh) essen. Es gibt aber auch die Möglichkeit, einen Kartoffelsaft einzunehmen. Diesen können Sie kaufen → Aus der Apotheke oder ihn einfach selbst herstellen.

- 1 ungeschälte Kartoffel (die Schale unterstützt die Wirksamkeit)
- Küchenraffel
- Mulltuch

Kartoffel fein raffeln und anschließend durch ein Baumwolltuch pressen. Dann den rohen Kartoffelsaft in kleinen Schlucken trinken.

Tee aus Pflanzen mit Schleimstoffen

Schleimstoffe puffern die Magensäure ab und legen sich wie ein Wundpflaster auf die vielleicht bereits entzündeten Schleimhäute. Sie können folgende Tees als Mazerat oder Infus zubereiten. Dabei ist zu beachten:

- Das Mazerat innerhalb von 2–3 Stunden aufbrauchen, damit keine Keimbelastung stattfinden kann.
- Eine Medikamenteneinnahme – dazu gehören auch Eisen- oder Folsäurepräparate – sollte erst 1 Stunde nach der Einnahme des Tees erfolgen. Schleimstoffe haben nämlich nicht nur die Fähigkeit, Magensäure zu binden, sondern auch Arzneimittel.
- Dosierung: Trinken Sie den Tee schluckweise, und zwar 2–3 Tassen über den Tag verteilt.

Tipp: Wenn Sie einen kalten Tee (Mazerat) nicht mögen, können Sie ihn auch gerne erwärmen.

Eibischtee

- Eibischwurzeln

Übergießen Sie 1 EL gut zerkleinerte Eibischwurzeln mit 1 Tasse (150 ml) kaltem Wasser. Lassen Sie den Tee dann 1–2 Stunden (unter gelegentlichem Umrühren) ziehen, bevor Sie ihn abgießen. Auch ein Infus ist möglich.

Leinsamentee

- Leinsamen

Übergießen Sie 2 EL frisch angemörserte Leinsamen mit 1 Tasse (150 ml) kaltem Wasser. Lassen Sie den Tee dann 1–2 Stunden (unter gelegentlichem Umrühren) ziehen, bevor Sie ihn abgießen. Der Tee kann auch als Infus zubereitet werden → Seite 38.

Aus der Apotheke

- **Gaviscon Dual Kautabletten** und **Gaviscon Advance Pfefferminz Suspension**
- **Heilerde 1 fein:** 2-mal täglich 1–2 EL
- **Kartoffel:** Schoenenberger Kartoffel Saft, Biotta Kartoffel Saft: 3-mal täglich 5 ml, zur Nacht 10 ml
- **Retterspitz innerlich** (u. a. mit ätherischen Ölen)
- **Robinia comp. Globuli Wala**

Verstopfung

Verdauungsprobleme während der Schwangerschaft sind keine Seltenheit. Weit über 50 % der Frauen leiden in dieser Zeit unter Verstopfung. Es handelt sich hierbei also um ein klassisches Problem, mit dem Sie in guter Gesellschaft von anderen schwangeren Frauen sind.

URSACHEN

Es gibt einige Gründe, welche für die Verstopfung verantwortlich sind:

- Zum einen spielt die hormonelle Umstellung eine große Rolle. Durch den damit einhergehenden erhöhten Progesteronspiegel und dessen muskelrelaxierende Wirkung ist der Nahrungstransport verlangsamt.
- Des Weiteren drückt das Kind mit zunehmendem Wachstum auf den Darmausgang.
- Außerdem ist die Flüssigkeitsverteilung im Körper eine andere. Das Wasser lagert sich unter anderem in den Beinen ein und verursacht dort Ödeme. Dieses Wasser fehlt im Darm und trocknet den Nahrungsbrei ein.
- Ein weiterer Grund kann die Einnahme von Eisen sein, welches eine Verstopfung auslösen oder die ohnehin bereits bestehende noch verschlechtern kann.

SYMPTOME

- Blähungen, Magenbeschwerden und Unwohlsein
- harter Stuhl, welcher schwer auszuscheiden ist, schmerzhafter Stuhlgang
- möglicherweise Blutungen durch starkes Pressen beim Stuhlgang (durch vorhandene Hämorrhoiden)

WANN ZUM ARZT?

- Sobald mehr als 4 Tage zwischen jedem Stuhlgang vergehen
- Wenn die Beschwerden trotz verschiedener Maßnahmen anhalten

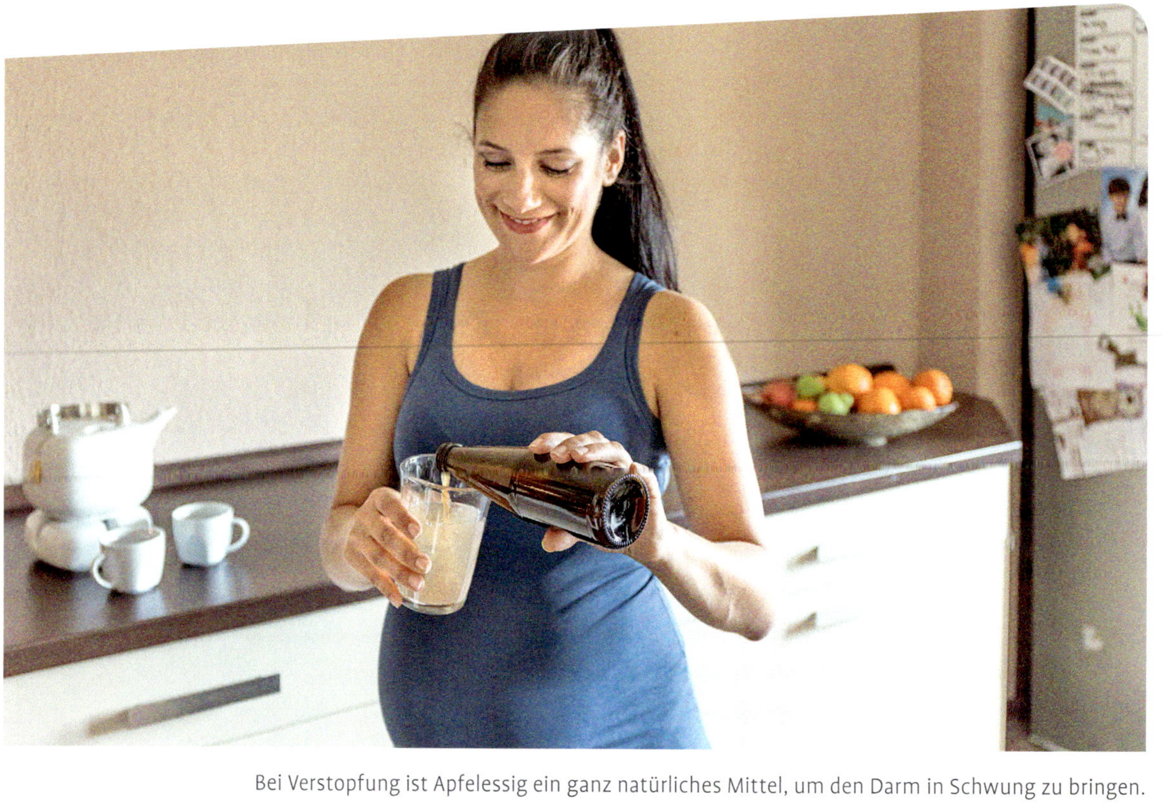

Bei Verstopfung ist Apfelessig ein ganz natürliches Mittel, um den Darm in Schwung zu bringen.

THERAPIE

Das A & O bei Verstopfung ist, dass Sie sich Zeit nehmen für den Toilettengang und sich dabei nicht von Ihrer Umgebung „stressen“ lassen. Vor allem setzen Sie sich selbst nicht unter Druck.

Um die Verstopfung positiv zu beeinflussen, gibt es drei einfache Maßnahmen. Diese gelten übrigens nicht nur für die Verstopfung während der Schwangerschaft. Sie können damit jede bestehende Verstopfung wieder in Schwung bringen. Besser wäre allerdings noch, wenn Sie diese Maßnahmen schon vorbeugend anwenden würden, damit es erst gar nicht zu einer Verstopfung kommt.

- **Ernährung:** Regelmäßige Mahlzeiten begünstigen eine gut funktionierende Verdauung. Diese Regelmäßigkeit ist auch mit mehreren kleinen Mahlzeiten, wie sie in diesem Kapitel des Öfteren empfohlen werden, möglich. Achten Sie auf eine ballaststoffreiche Ernährung mit viel Obst, Gemüse, Rohkost und Vollkornprodukten. Essen Sie zum Frühstück eingeweichte Trockenfrüchte → Rezept, Seite 284. Gut ist auch Müsli mit Kleie und Leinsamen auf der Basis von Naturjoghurt. Die Milchsäurebakterien aus dem Joghurt kurbeln die Verdauung an. Sie befinden sich auch in Buttermilch, Molke, Sauermilch und Sauerkraut. Hilfreich sind gute Öle, die reich an ungesättigten Fettsäuren sind, zum Beispiel Leinsamen- oder Walnussöl. Genießen Sie davon 2–3 EL im Salat oder über das Gemüse gegeben.
- **Flüssigkeitsaufnahme:** Oft genügt schon das Trinken von 2–3 l Flüssigkeit am Tag, am besten in Form von ungesüßten Getränken wie Wasser. Selbstredend sollten Sie dabei auf den Genuss von alkoholischen Getränken verzichten. Falls Sie nicht unter Übelkeit leiden, können Sie bereits morgens auf nüchternen Magen ein Glas Wasser mit einem Schuss naturtrüben Apfelessig trinken. Bei Bedarf können Sie den Apfelessigtrunk mit Honig süßen.
- **Bewegung:** Durch Bewegung kommen nicht nur die Beine, sondern auch der Darm in Schwung. Unternehmen Sie Spaziergänge an der frischen Luft oder führen Sie leichte Sportarten durch wie Schwimmen, Walking oder Yoga.

Ein Wort zu Anthranoid-Pflanzen und Rizinusöl

Gleich vorneweg: Diese Pflanzen dürfen Sie während der Schwangerschaft nicht zur Behandlung Ihrer Verstopfung verwenden, da sie einen Abort auslösen können.

Es ist mir ein großes Anliegen, sie dennoch an dieser Stelle zu erwähnen, da oft die Meinung existiert, dass Pflanzen keine „richtigen“ oder nur schwach wirksame Arzneimittel seien und somit keine Nebenwirkungen haben. Dies ist sowohl bei Anthranoid-Pflanzen wie auch bei Rizinus ein großer Irrtum. Dabei ist die Anwendung von Anthranoid-Pflanzen durchaus weit verbreitet, sowohl als Fertigarzneimittel wie auch als Tee.

Also **Hände weg davon in der Schwangerschaft!**

- **Anthranoid-Pflanzen** (wie zum Beispiel Aloe-Extrakt, Kreuzdornbeeren, Sennesfrüchte oder -blätter, Faulbaumrinde und Medizinal-Rhabarberwurzel) wirken abführend. Sie lösen eventuell aber auch Uteruskontraktionen aus, die zum Abort führen können.
- **Rizinusöl** wirkt auch abführend und weheneinleitend. Hebammen wissen darum und verwenden es als Cocktail (oft zusammen mit Aprikosensaft, Mandelmus, Sekt oder Schnaps) zur Geburtseinleitung. Diese einmalige Gabe in Dosen von 15–30 ml darf jedoch nur unter kontrollierten Bedingungen angewandt werden. Nach dem Cocktail kommt es zur gesteigerten Darmtätigkeit, was wiederum die benachbarte Gebärmutter in Bewegung bringt und die Wehen einleitet.

Heilpflanzen

Es gibt eine Vielzahl von Möglichkeiten aus dem großen Schatz der Heilpflanzen, welche bei Verstopfung zum Einsatz kommen können:

- **Bitterstoffpflanzen** wie Löwenzahn (Wurzel), Pomeranze (Schale), Schafgarbe (Blüte, Kraut) und Wegwarte (Wurzel): Sie wirken durch die Anregung der Verdauungssäfte nicht nur appetitanregend und entblähend, sondern sorgen auch für eine Anregung der Darmtätigkeit. Aus diesen Pflanzen können Sie sich einen Tee zubereiten (bitte nicht süßen!). Eine weitere Möglichkeit, auf genussvolle Weise Schwung in die Verdauung zu bringen, ist das Integrieren von Lebensmitteln mit Bitterstoffen in die Ernährung, etwa Chicorée-, Radicchio-, Endivien- oder Löwenzahnsalat.

- **Osmotisch wirksame Zucker** wie Feigen, Manna und Pflaumen: Sie werden vom Darm nicht resorbiert. Dies führt dazu, dass Flüssigkeit gebunden wird und dadurch eine Stuhlaufweichung erfolgt. Weiterhin kommt es zu einer Dehnung der Darmwand durch das vergrößerte Stuhlvolumen und somit zu einer mild abführenden Wirkung.
- **Füll- und Quellstoffdrogen** wie Flohsamen und Leinsamen: Die Samen quellen durch Aufnahme von Wasser im Darm auf. Dadurch wird das Darmvolumen vergrößert, und der daraus erfolgende Dehnungsreiz auf die Darmwand aktiviert die Eigenbewegung des Darms. Außerdem erhöhen die Schleimstoffe die Gleitfähigkeit des Darminhalts. Der Erfolg setzt jedoch erst nach längerer, konsequenter und richtiger Anwendung ein. Das heißt, unbedingt viel trinken, sonst wird die Verstopfung nur verstärkt.

Feigen und Pflaumen

Ein gut bewährtes und leckeres Hausrezept, welches nicht in Vergessenheit geraten sollte, ist die Einnahme von Trockenobst.

- Feigen und/oder Pflaumen, getrocknet (aus dem Naturkostfachgeschäft)

Weichen Sie 3–5 klein geschnittene Feigen beziehungsweise Pflaumen über Nacht in Wasser ein.

Am nächsten Morgen trinken Sie das Wasser und essen die Fruchtstückchen. Diese Einnahme können Sie über mehrere Wochen hinweg durchführen.

Wenn's mal schnell gehen muss: Zirkulin Früchtewürfel, bestehend aus Feigen, Pflaumen, Milchzucker, Tamarindenkonzentrat und Apfelpektin.

Pomeranzentee

Die Pomeranze kennen Sie vielleicht unter dem Namen Bitterorange. Der Tee schmeckt zwar leicht bitter, aber auch angenehm fruchtig. Er eignet sich gut, um die Verdauung im Schwung zu halten. Durch diese sanft anregende Wirkung auf die Verdauung ist der leckere Tee auch in der Kinderheilkunde beliebt.

- Pomeranzenschalen

Übergießen Sie 1 TL gut zerkleinerte Schalen mit 1 Tasse (150 ml) heißem Wasser. Lassen Sie den Tee 10 Minuten bedeckt ziehen, bevor Sie ihn abgießen. Trinken Sie täglich 3 Tassen nach den Mahlzeiten.

Kamilleneinlauf

Wenn Sie trotz einiger Maßnahmen weiterhin Probleme mit Verstopfung haben, ist es hilfreich, hin und wieder einen Einlauf durchzuführen. Dazu brauchen Sie eine sogenannte Klistierspritze. Diese können Sie im Sanitätshaus oder in der Apotheke erwerben. Führen Sie den Einlauf mit 200 ml körperwarmem Wasser oder, noch besser, mit 200 ml lauwarmem Kamillentee durch.

- Kamillenblüten

Übergießen Sie 1 EL gut zerkleinerte Blüten mit 200 ml heißem Wasser. Lassen Sie den Tee 7 Minuten bedeckt ziehen, bevor Sie ihn abgießen.

Flohsamen oder Leinsamen

Beide gehören zu den Füll- und Quellstoffdrogen. Wichtig bei der Einnahme ist reichliches Trinken. Sie können Leinsamen und Flohsamen als Lebensmittel im Naturkostladen oder auch als Präparat in der Apotheke → Seite 285 kaufen. Mit einer Besserung der Verstopfung ist nach einigen Tagen zu rechnen.

Halten Sie bei einer Medikamenteneinnahme 60 Minuten Abstand ein, da die Schleimstoffe deren Wirksamkeit einschränken können!

- **Flohsamen:** mehrmals täglich 1 TL (ca. 5 g) Flohsamen mit 100 ml Wasser einnehmen und rasch 1–2 Glas Wasser nachtrinken. Die empfohlene Tagesdosis liegt bei 2–6 TL (10–30 g) Flohsamen.
- **Leinsamen:** 2- bis 3-mal täglich 1 EL (15 g) ganzen Leinsamen (nicht geschrotet) mit 1 Tasse Wasser (150 ml) zwischen den Mahlzeiten einnehmen.

Aus der Apotheke

- **Manna:** Manna-Feigen-Sirup Schoenenberger
- **Flohsamen:** Linusit Flohsamen, Mucofalk Apfel / Orange Granulat, Agiolax Granulat Madaus, Pascomucil Pulver
- **Leinsamen:** Linusit GOLD Leinsamen (gelber Leinsamen mit besonders hohem Quellvermögen)
- **Kupfer Salbe rot Wala:** Massieren Sie damit sanfte den Unterbauch im Uhrzeigersinn sowie die Oberschenkel. Die Anwendung aktiviert den Stoffwechsel und die Spannkraft der Muskulatur.

Geburtsvorbereitung

Ab der 34. Schwangerschaftswoche, also 6 Wochen vor dem errechneten Geburtstermin, können Sie mit Maßnahmen zur Geburtserleichterung loslegen. Damit der Muttermund schön weich wird, empfehlen sich innerlich Teemischungen aus Himbeerblättern und Frauenmantel. Mithilfe von Leinsamen sorgen Sie dafür, dass Ihr Baby gut „auf die Welt gleiten kann".

Leinsamenkost

Ein Leinsamentee → Seite 281 wirkt, lokal angewendet, wie ein Wundpflaster. Die Schleimhäute können sich unter dem Schutzmantel der Schleimstoffe regenerieren. Es klingt schon fast wie Zauberei: selbst auf Schleimhäute, welche nicht unmittelbar mit dem Leinsamen in Berührung kommen, wirkt

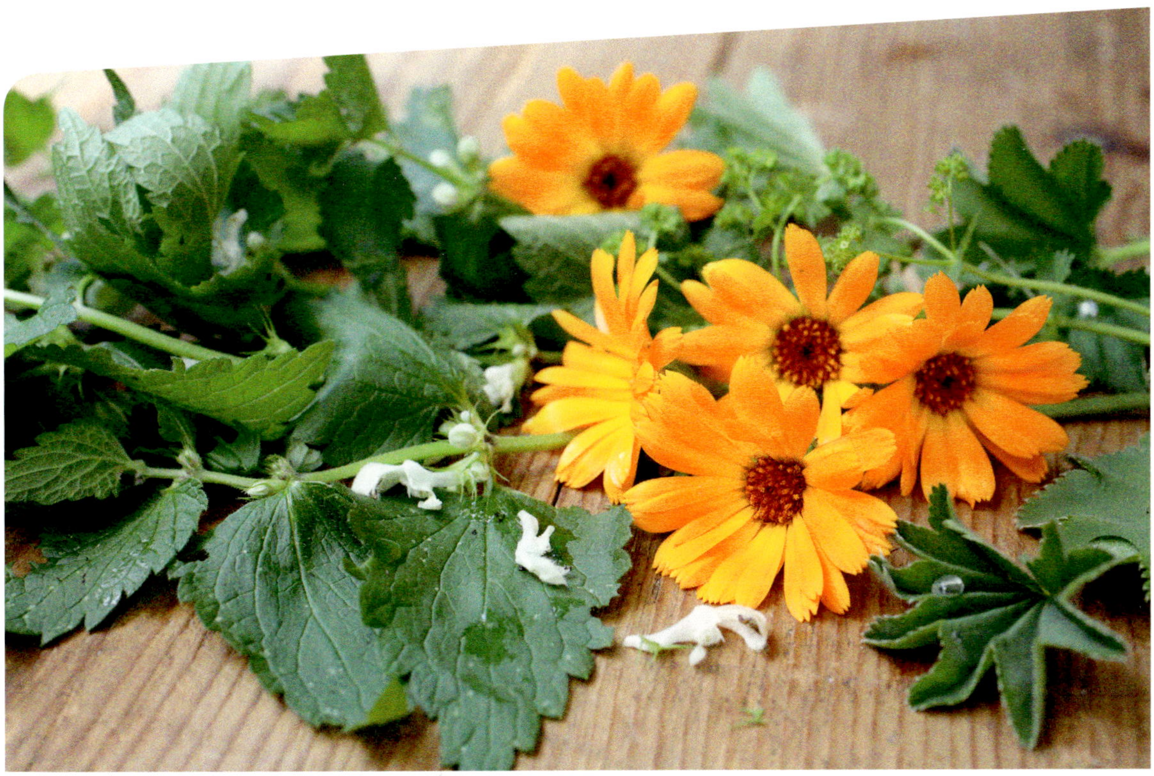

Eine gute Vorbereitung für die Beckenregion ist ein Sitzbad mit Taubnesseln, Frauenmantel und Ringelblumen.

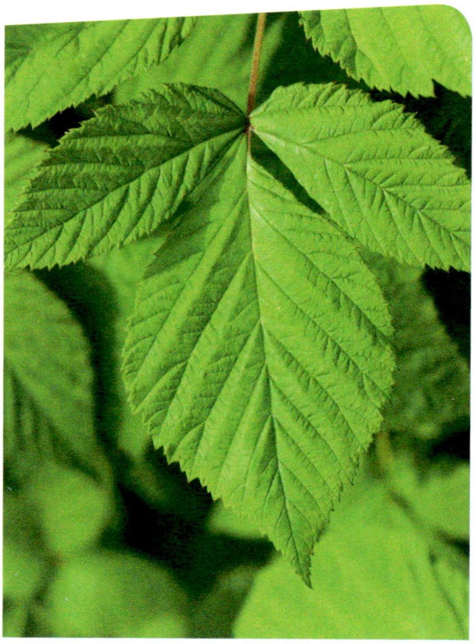

HIMBEERE: DIE TRADITIONELLE DAMM-SCHNITTPROPHYLAXE

Jeder kennt die leckeren Himbeerfrüchte, deren Strauch zur Familie der Rosengewächse (Rosaceae) gehört. Medizinisch werden allerdings die Blätter der Himbeere (*Rubus idaeus*) verwendet. Diese enthalten vor allem Gerbstoffe, Flavonoide und Vitamin C. Zum Einsatz kommen die Blätter als milde Gerbstoffpflanze bei Durchfallerkrankungen und bei Entzündungen der Mund- und Rachenschleimhaut. In der Frauenheilkunde spielen die Blätter zur Geburtsvorbereitung eine wichtige Rolle, weshalb seit Generationen Hebammen zur Dammschnittprophylaxe auf diese Pflanze schwören. Ein Tee mit Himbeerblättern wird ab der 34. Schwangerschaftswoche getrunken. Er wirkt stärkend auf die Gebärmutter und das Bindegewebe, lockert die Muskulatur im kleinen Becken und soll somit die Geburt erleichtern. Diese frauenspezifische Wirkung ließ sich bisher noch nicht wissenschaftlich belegen und ist vermutlich auch nicht alleine auf die oben genannten Inhaltsstoffe zurückzuführen.

Sie sollten allerdings wissen, dass Gerbstoffe eine bereits bestehende Verstopfung verschlimmern können.

er sich positiv aus. Dies machen sich die Hebammen zunutze, indem sie den Schwangeren ab der 34. Woche Leinsamen wie folgt empfehlen: 1 EL frisch geschroteten Leinsamen täglich mit 1 Tasse Wasser einnehmen. Es heißt, der Lein lasse die Kinder geradezu auf die Welt „flutschen".

Sitzbad zur Geburtsvorbereitung

Ab der 36. Schwangerschaftswoche können Sie mit dem Badevergnügen beginnen und Sitzbäder zur Geburtsvorbereitung durchführen. Sie durchwärmen den Beckenboden und sorgen für einen weichen Muttermund.

Für eine 100-g-Teemischung:
- 50 g Taubnesselkraut (oder Taubnesselblüten, die allerdings sehr teuer sind)
- 25 g Frauenmantelkraut
- 25 g Ringelblumenblüten

Übergießen Sie 2 EL mit 2 Tassen (300 ml) heißem Wasser. Lassen Sie den Tee 10 Minuten ziehen, bevor Sie ihn abgießen. Diesen Tee fügen Sie dem Sitzbad zu, welches ungefähr 37–38 °C warm sein sollte. Sie können das Sitzbad 3-mal wöchentlich und ab dem errechneten Geburtstermin täglich durchführen.

Tee zur Geburtsvorbereitung

Wenn sich die Geburt nähert, bietet Ihnen diese Teemischung Unterstützung. Himbeerblätter und Frauenmantelkraut werden traditionell angewandt zur Geburtserleichterung. Melisse bringt die nötige Ruhe, und Schafgarbe wirkt sich positiv auf die Wundheilung aus.

Für eine 100-g-Teemischung:
- 50 g Himbeerblätter
- 20 g Frauenmantelkraut
- 10 g Brennnesselblätter
- 10 g Melissenblätter
- 10 g Schafgarbenkraut

Übergießen Sie 2 TL mit 1 Tasse (150 ml) heißem Wasser. Lassen Sie den Tee 7 Minuten bedeckt ziehen, bevor Sie ihn abgießen, und trinken Sie ab der 34. Schwangerschaftswoche täglich 3 Tassen davon.

Dammmassage

Der Damm ist die Region zwischen Scheide und After. Bei der Geburt eines Kindes wird dieser Bereich durch den Druck und die Dehnung stark belastet. Infolgedessen können Dammrisse entstehen. Diese heilen meist nach einigen Tagen bis Wochen problemlos wieder ab. Weit unangenehmer für die Frauen ist in der Regel ein Dammschnitt.

Die gute Nachricht ist: Solche Dammverletzungen entstehen deutlich seltener, wenn Schwangere ab der 34. Schwangerschaftswoche regelmäßig eine Dammmassage durchführen. Durch die Massage wird die Durchblutung im Scheiden-Damm-Bereich gefördert und das Gewebe weicher und dehnfähiger. Für eine Dammmassage können Sie pflanzliche Öle verwenden, wie zum Beispiel Jojoba-, Oliven-, Mandel- oder Weizenkeimöl. Sehr angenehm und empfehlenswert sind Kombinationen mit ätherischen Ölen.

Und so geht's:

- **Vorbereitung:** Ihre Fingernägel sollten kurz geschnitten sein, um Verletzungen im Intimbereich zu verhindern. Die Hände werden vor der Massage gründlich gereinigt. Außerdem können Sie den Dammbereich durch ein warmes Bad oder mit einem Waschlappen zuvor reinigen. Dies hat nebenbei den Effekt, dass das Gewebe erwärmt und dadurch gelockert wird.
- **Körperhaltung:** Die meisten Frauen führen die Massage durch, indem sie ein Bein auf einen Hocker oder den Badewannenrand aufstellen. Vielleicht ist es Ihnen aber auch angenehmer in einer halb sitzenden Position mit einer Stütze im Rücken.
- **Durchführung:** Verreiben Sie etwas Massageöl auf den Fingerspitzen von Daumen, Zeige- und Mittelfinger. Je nach Körperhaltung führen Sie entweder Daumen oder Zeigefinger 2–3 cm tief in die Scheide ein. Lockern und dehnen Sie das Gewebe vorsichtig von innen in Richtung Damm. Anschließend können Sie von außen den Bereich zwischen Scheide und After massieren. Auch die Schamlippen werden massiert und leicht nach außen gedehnt. Wenn Sie die Massage einige Male durchgeführt haben, sollten Sie zusätzlich die Scheide mit zwei Fingern spreizen. Achten Sie darauf, dass es zwar „ziehen" darf, aber nicht wirklich schmerzhaft sein soll. Da die Dammmassage durch den großen Bauch oft erschwert ist, kann sie selbstverständlich auch vom Partner übernommen werden. Leiten Sie ihn an, bis er nach einigen Massagen selbst ein Gefühl dafür entwickelt hat, wie kräftig er „zulangen" darf.
- **Anwendungsdauer:** täglich etwa 7–10 Minuten

Dammmassageöl

Grundlage für Massageöle sind fette pflanzliche Öle, die je nach Wirkrichtung mit ätherischen Ölen kombiniert werden können. Gerne wird hierfür das ätherische Muskatellersalbeiöl verwendet, da es desinfizierend ist und eine hormonregulierende, entspannende und krampflösende Wirkung besitzt.

- 25 ml Weizenkeimöl (oder Mandelöl)
- 25 ml Johanniskrautöl
- 2 Tropfen ätherisches Rosenöl
- 4 Tropfen ätherisches Lavendelöl
- 4 Tropfen ätherisches Muskatellersalbeiöl

Geben Sie alle Zutaten in ein Fläschchen und vermischen Sie sie gründlich durch Schütteln.

Aus der Apotheke

- **Damm-Massageöl Bahnhof-Apotheke Kempten:** zur Dammvorbereitung, zum Dammschutz, zur Pflege des Damms nach der Geburt (Muskatellersalbei, Rose, Johanniskraut-, Nachtkerzen-, Weizenkeimöl)
- **Damm-Massageöl Weleda** (unter anderem Mandel- und Weizenkeimöl, Muskatellersalbe, Rose)
- **Kupfer Salbe rot Wala**

Damm trotzdem verletzt?

Was tun, wenn es bei der Geburt trotz aller Massagen zum Dammriss oder Dammschnitt kam? Lesen Sie dazu weiter unter Dammverletzungen → Seite 293.

Wehenhemmung

Während der Schwangerschaft, vor allem aber in den letzten Wochen vor der Geburt treten etwa bei jeder dritten Frau leichte Gebärmutterkontraktionen auf. Dies ist kein Grund zur Sorge. Im Gegenteil, diese Kontraktionen sind normal und sogar hilfreich, denn sie fördern die Durchblutung und das Gebärmutterwachstum. Oft sind sie auch ein Zeichen dafür, dass das Kind tiefer in das Becken rutscht. Es handelt sich um sogenannte Übungswehen oder Senkwehen, die das unangenehme Ziehen im Bauch auslösen. Eröffnungswehen beziehungsweise vorzeitige Wehen setzen vor dem errechneten Geburtstermin ein. Dabei führt die Kontraktion dazu, dass sich der Muttermund öffnet.

WANN ZUM ARZT?

- Bei jeglicher Unsicherheit und vorzeitigen Wehen
- Sobald die Kontraktionen über einen längeren Zeitraum und/oder in kurzen Abständen von öfter als dreimal pro Stunde auftreten und wenn die Kontraktionen mit einem Ziehen im Unterleib verbunden sind (das sich durch Wärme nicht lindern lässt)
- Bei Blutungen oder geplatzter Fruchtblase sofort in die Klinik

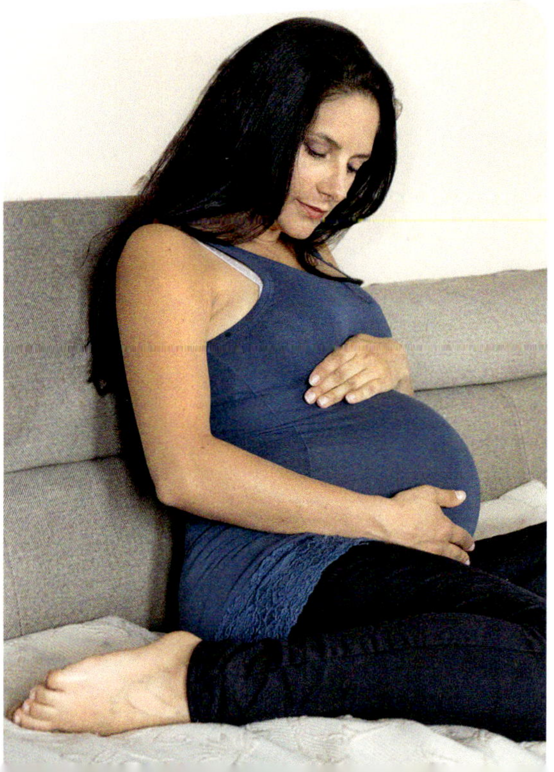

Übungswehen können oft falschen Alarm auslösen.

Der Arzt wird, je nachdem, wie stark die vorzeitigen Wehen sind und zu welchem Zeitpunkt der Schwangerschaft sie auftreten, unterschiedliche Maßnahmen ergreifen. Denkbar sind: Wehenhemmer (Tokolytika), Progesterongaben, Antibiotika bei Scheideninfektion, Magnesiumsulfat und ein operativer Muttermundverschluss (Zervixcerclage).

THERAPIE

Je nach Ursache können Sie selbst einige Maßnahmen ergreifen:

- **Entspannung:** Bei vorzeitigen Wehen aufgrund von zu viel Stress oder körperlicher Anstrengung genügen oft einige Tage Ruhe, Entspannung und das Vermeiden körperlicher Belastungen.
- **Sex:** Es ist sinnvoll, vorerst auf Geschlechtsverkehr zu verzichten, da die im Sperma enthaltenen Prostaglandine Wehen fördern können.
- **Schüßler-Salz:** 10 Tabletten Magnesium phosphoricum (Nr. 7) in 1 Glas heißem Wasser auflösen und schluckweise trinken (lange im Mund behalten). Dies entspannt die Gebärmutter.

Heilpflanzen

Zum Einsatz kommen ...

- **Beruhigende und entkrampfende Pflanzen:** Baldrian (Wurzel), Kamille (Blüte), Lavendel (Blüte), Melisse (Blatt), Passionsblume (Kraut) und Rose (Blüte). Je nach persönlichen Vorlieben als Teemischung oder als Öleinreibung → rechte Seite
- **Majoran:** Die wehenhemmende Wirkung von Majoran ist vor allem bekannt aus der Aromatherapie. Beliebt ist die Behandlung mit dem Toko-Öl → Aus der Apotheke, rechte Seite – verwenden Sie es aber nur in Absprache mit Ihrer Hebamme.
- **Keimzumpe:** bekannt aus der Anthroposophischen Medizin

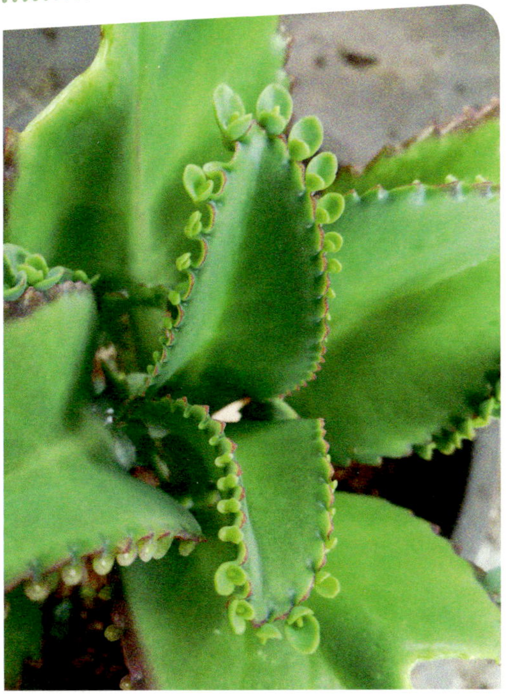

KEIMZUMPE: DIE WEHENHEMMERIN

Die Keimzumpe (*Bryophyllum pinnatum*, syn. *Kalanchoe pinnata*) ist auch als „Brutblatt" oder Goethepflanze bekannt und gehört zur Familie der Dickblattgewächse (Crassulaceae). Medizinisch verwendet werden die Blätter, die Flavonoide und herzwirksame Bufadienolide enthalten. Der Name Brutblatt besteht zu Recht, denn an den Blatträndern wachsen unzählige kleine Brutpflänzchen. Fallen diese auf die Erde, bilden sich rasch Wurzeln und es entsteht eine neue Pflanze. Diese Art der Vermehrung lässt die große Fruchtbarkeit dieser Pflanze schon erahnen. Von diesem unbändigen Wachstum war auch Goethe fasziniert, weshalb er mit der Aufzucht und Beobachtung der Keimzumpe begann.

Bryophyllum wird vor allem in der anthroposophischen Heilkunde verwendet. Sie wird bei Angst und Panik in der Schwangerschaft sowie bei Unruhezuständen in den Wechseljahren und beim prämenstruellen Syndrom als Globuli → Aus der Apotheke eingesetzt. Aufgrund ihrer beruhigenden Wirkung wird sie auch als „pflanzliches Valium" bezeichnet.

Das große Einsatzgebiet der Keimzumpe ist allerdings die vorzeitige Wehentätigkeit. Diese Anwendung wurde an der Universität Witten-Herdecke untersucht. In einigen anthroposophisch orientierten Krankenhäusern wird Bryophyllum als Infusion zur Tokolyse (Wehenhemmung) und zum Rhythmisieren der Wehen unter der Geburt verabreicht.

In der Praxis hat sich Bryophyllum zur innerlichen Einnahme in Pulverform → Aus der Apotheke bewährt. Gute Erfahrungen liegen auch vor zur Stabilisierung der Frühschwangerschaft, insbesondere nach Fehlgeburten.

Wehenhemmende Öleinreibung

Eine Lavendeleinreibung beruhigt und bringt die notwendige Gelassenheit bei frühzeitigen Wehen. Während der Einreibung können Sie Kontakt zu Ihrem Kind aufnehmen und sich am wachsenden Bauchumfang erfreuen.

- 50 ml Mandelöl
- 20–30 Tropfen ätherisches Lavendelöl

Geben Sie alle Zutaten in ein Fläschchen und vermischen Sie diese gründlich. Massieren Sie die Ölmischung mit sanften Bewegungen ein, und zwar von der Schambeinfuge in Richtung Nabel.

Vorsicht: Zu kräftige Reibungen können wehenverstärkend wirken.

Aus der Apotheke

- **Aromatherapie:** Toko-Öl Bahnhof-Apotheke Kempten (mit Ho-Holz, Lavendel, Linaloe, Majoran, Rosenholz; Mandel-, Nachtkerzen-, Weizenkeimöl)
- **Keimzumpe:** Bryophyllum 50 % Pulver Weleda (3-mal täglich 1–2 Messerspitzen), Bryophyllum comp. Globuli Wala (5-mal täglich 5 Globuli, bei starken stressbedingen Beschwerden stündlich 5 Globuli bis maximal 30 Globuli täglich) Wegen der enthaltenen Herzglykoside sollte aus der Keimzumpe kein Tee hergestellt werden.
- **Rescue:** die Notfalltropfen aus der Bachblütentherapie als Tropfen oder Pastillen
- **Majorana Vaginalgel Wala:** Da eine bakterielle Scheidenentzündung Wehen auslösen kann, ist bei ersten Symptomen einer Scheidenentzündung die Behandlung mit dem Gel empfehlenswert.

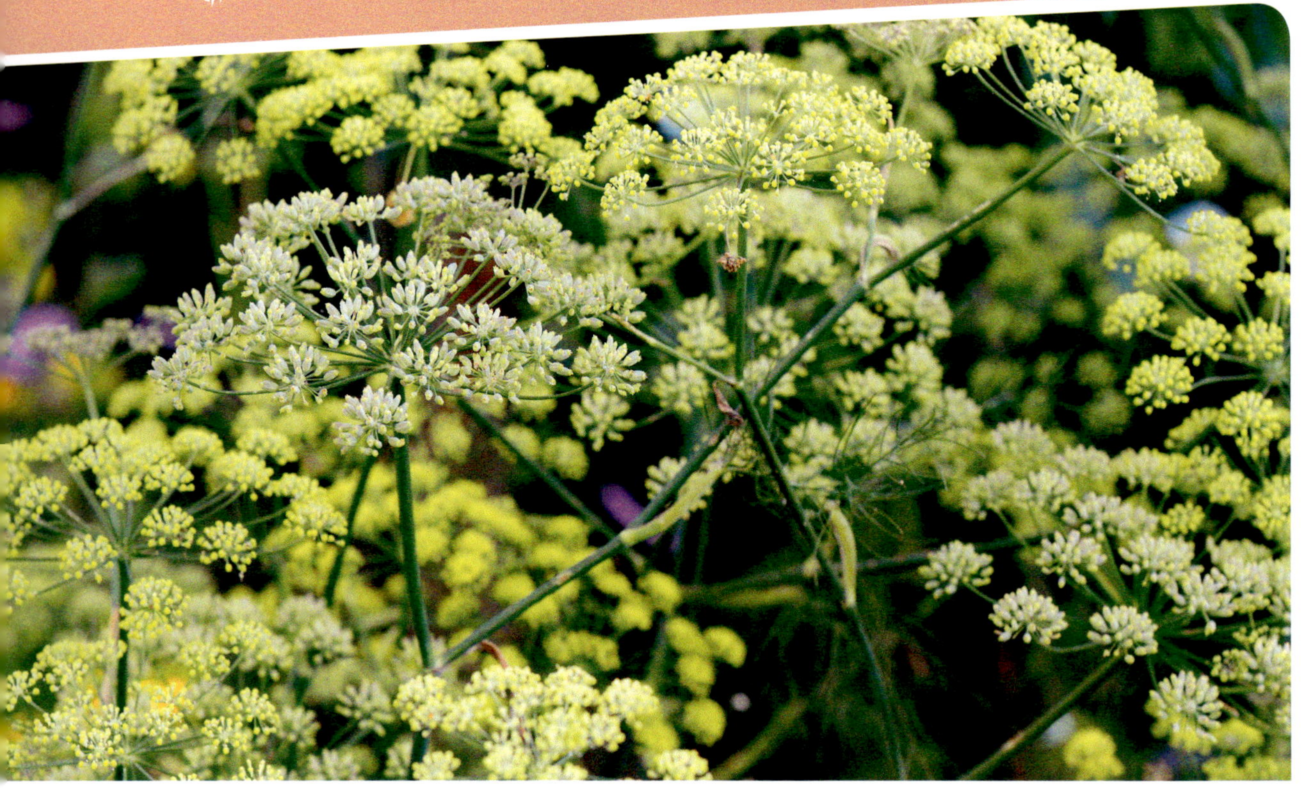

Geburt, Wochenbett und Stillzeit

„Geboren wird nicht nur das Kind durch die Mutter, sondern auch die Mutter durch das Kind."

Gertrud von le Fort

GEBURT

Zwar ist eine Geburt ein natürlicher Vorgang, aber doch sehr komplex. Obgleich der Ablauf immer ähnlich ist, gestaltet sich jede Geburt anders und bleibt ein unvergessliches Ereignis. Jede werdende Mutter macht sich bereits während der Schwangerschaft Gedanken zur bevorstehenden Geburt. Besprechen Sie all Ihre Fragen in einem Geburtsvorbereitungskurs oder in einem persönlichen Gespräch mit Ihrer Hebamme oder dem Gynäkologen. Ihre Hebamme wird Sie auch durch das Wochenbett und die Stillzeit begleiten. Sie hat jede Menge naturheilkundliches Wissen, um Sie dabei optimal zu unterstützen.

WOCHENBETT UND STILLZEIT

Als Wochenbett bezeichnet man die ersten acht Wochen nach der Geburt. In dieser Zeit erholt sich die Frau von Schwangerschaft und Geburt, was mit einer körperlichen, aber auch seelischen Umstellung einhergeht. Früher sagte man, dass die Wöchnerin zwei Wochen lang das Bett nicht verlassen solle, vier Wochen lang nicht die Stube und sechs Wochen lang nicht das Haus. Dieser Brauch hatte durchaus seinen Sinn, denn er schützte und schonte die Frauen. Nun müssen Sie nicht wochenlang im Haus bleiben. Es wäre jedoch schön, sich auch heutzutage diese Zeit in Ruhe zu nehmen, denn so werden Sie und Ihr Baby Ihren eigenen Rhythmus finden.

Was Sie dann noch brauchen, ist eine Portion Geduld und etwas Unterstützung, dann kann fast jede Frau stillen. Muttermilch hat für das Baby die optimale Zusammensetzung von Nährstoffen.

Wehenanregung

Schon gleich zu Beginn der Schwangerschaft wird der voraussichtliche Entbindungstermin in den Mutterpass eingetragen. Doch nur etwa 4 % aller Babys halten sich daran und kommen termingerecht zur Welt. Was letztendlich die Geburt auslöst, ist noch nicht vollständig geklärt. Diskutiert wird, ob das Kind die entscheidenden Signale aussendet oder der Körper der Mutter. Wichtig ist es jedenfalls, den Erwartungsdruck der Mutter oder manchmal auch der Umgebung zu lindern. Sprechen Sie mit Ihrer Hebamme. Sie kennt auch beckendurchblutungs- und gebärmutteranregende Pflanzen.

THERAPIE

Heilpflanzen

Zur Wehenanregung kommen Pflanzen zur Anwendung, die durchblutungsanregend, erwärmend und emmenagog (blutflussanregend) wirken:

- **Kräuter:** Beifuß (Kraut), Eisenkraut (Kraut), Mutterkraut (Kraut), Rosmarin (Blatt)
- **Gewürze:** Zimt, Nelke, Ingwer, Kardamom
- **Rizinuscocktail:** Am bekanntesten zur Einleitung der Geburt ist der sogenannte Wehencocktail mit Rizinusöl → Seite 284. Diesen aber nur zusammen mit Ihrer Hebamme durchführen!

Wichtig: Wenden Sie alle diese Pflanzen **nur in Absprache mit Ihrer Hebamme** an!

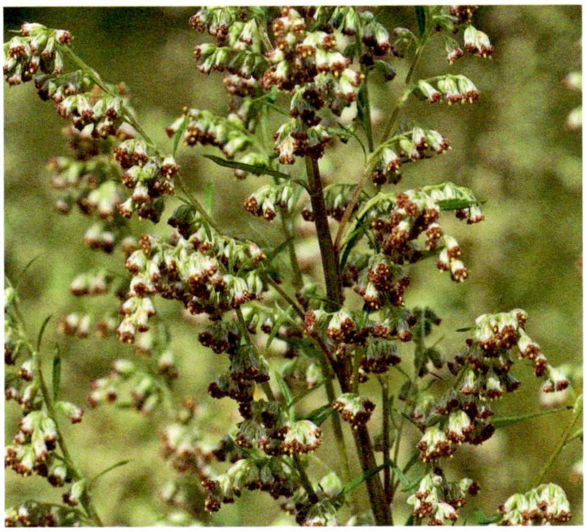

Der Beifuß wird von Hebammen verabreicht, um die Wehen anzuregen.

Geburts-Tee

Beifuß (*Artemisia vulgaris* → Seite 353) wird auch Schoßkraut genannt, da er den weiblichen Schoß während der Geburt öffnet. Der Name Artemisia stellt den Bezug zur griechischen Göttin Artemis her, der Schutzherrin der Geburt. Abgerundet wird die Mischung mit weiteren anregenden Pflanzen, welche den Beifuß unterstützen.

Für eine 50-g-Teemischung:

- 20 g Beifußkraut
- 10 g Eisenkraut
- 10 g Mutterkraut
- 10 g Rosmarinblätter

Übergießen Sie 2 TL mit 1 Tasse (200 ml) heißem Wasser. Lassen Sie den Tee 7 Minuten bedeckt ziehen, bevor Sie ihn abgießen, und trinken Sie 1–2 Tassen über den Tag verteilt.

Wehenanregendes Rosmarinbad

Vielleicht möchten Sie die Geburt auch mit einem Badevergnügen beginnen? Dann eignet sich der stärkende, durchblutungsanregende Rosmarin.

- 30 g Rosmarinblätter

Für ein Vollbad übergießen Sie die Rosmarinblätter mit 1 l heißem Wasser. Lassen Sie den Tee 10 Minuten bedeckt ziehen, bevor Sie ihn abgießen und dem Badewasser zugeben.

Wichtig: Immer in Absprache mit Ihrer Hebamme und nicht bei Bluthochdruck!

Aus der Apotheke

- **Aromatherapie:** Ut-Öl Bahnhof-Apotheke Kempten (mit Eisenkraut, Ingwer, Nelke, Zimt und Weizenkeimöl). Nur mit Hebammenbegleitung anwenden! Stimulierendes, kräftigendes, erwärmendes Massageöl zur Geburt (Wehenanregung)
- **Beifuß:** Ceres Artemisia vulgaris Urtinktur
- **Rosmarin:** Ceres Rosmarinus Urtinktur

Marienbettstroh

Während der Schwangerschaft und der Geburt werden dem mütterlichen Organismus Höchstleistungen abgefordert. Aber selbst nach dieser unglaublichen körperlichen Anstrengung ist nicht an Ausruhen zu denken. Denn die Wochen nach der Geburt sind geprägt von Rückbildungsprozessen, Regeneration und Neuorientierung. Schließlich ist ein neues Familienmitglied dazugekommen, das einen neuen Lebensrhythmus einfordert. Die körperliche und seelische Umstellung auf die neue Situation dauert etwa 8 Wochen. Man bezeichnet diese Phase nach der Entbindung als **Wochen- oder Kindbett** (Puerperium). Der Begriff „Wochenbett" stammt noch aus einer Zeit, in der die Mutter mehrere Wochen von der Großfamilie versorgt wurde und sich im Bett erholen durfte. Man sagte damals, die Frau solle zwei Wochen lang das Bett nicht verlassen.

Doch auch heute muss die Zeit nach der Entbindung nicht in reinen Stress ausarten. Nach einer hoffentlich glücklich überstandenen Geburt gibt es den schönen Brauch des Marienbettstrohs → Porträt Thymian, Seite 424. Dabei wurden in früheren Zeiten der Mutter kräftigende, antibakterielle, blutstillende, regulierende, antidepressiv wirkende und milchbildende Pflanzen unter das Bettlaken gegeben, um sie vor Krankheiten und Dämonen zu schützen.

Wöchnerinnenkissen

Gerne wurde bei dieser Art von Kissen eine magische Anzahl von Pflanzen verwendet, zum Beispiel drei, sieben, neun oder 13 verschiedene Arten. Sicherlich wurden dabei viele ätherische Öle durch die Bett- beziehungsweise Körperwärme freigesetzt. Doch sind traditionell oft auch Pflanzen verwendet worden, deren Wirkung wir nicht nur auf die ätherischen Öle zurückführen können. Solch traditionelle Bettstrohkräuter waren beispielsweise Quendel, Dost, Labkraut, Johanniskraut und Waldmeister. Doch müssen Sie sich nicht strikt an die alten Gepflogenheiten halten. Sie können auch andere Kräuter nach Ihrer persönlichen Vorliebe oder nach der gewünschten Wirkungsweise für Mutter und Kind auswählen. Auf welche Düfte würden Sie sich gerne betten?

Hier eine Auswahl an möglichen Pflanzen:

- Anis, Fenchel (milchbildend, entblähend)
- Beifuß (Schutz für Mutter und Gebärmutter)
- Dost, Quendel, Thymian (desinfizierend, kräftigend)
- Frauenmantel (heilend, hormonregulierend)
- Gänseblümchen (fördert die Rückbildung)
- Hirtentäschel (blutstillend, gebärmuttertonisierend)
- Holunderblüten (reinigend)
- Johanniskraut (stimmungsaufhellend)
- Kamille, Ringelblume (entzündungshemmend, wundheilend)
- Lavendel, Melisse, Rose (beruhigend, ausgleichend)
- Schafgarbe (blutstillend, entkrampfend)

Utensilien:

- Marienbettstroh-Pflanzen, getrocknet (etwa 80–250 g)
- Rohwolle oder Baumwollwatte
- Baumwollstoff (ungefähr 30 × 60 cm)

Nähen Sie aus dem Baumwollstoff eine Kissenhülle (etwa 25 × 25 cm), an der Sie die Naht der vierten Seite zunächst offen lassen. Mischen Sie die Auswahl Ihrer Kräuter und füllen Sie sie zwischen zwei dünnen Lagen Rohwolle oder Baumwollwatte in das Kissen. Nähen Sie nun auch die letzte Seite des Kissens zu.

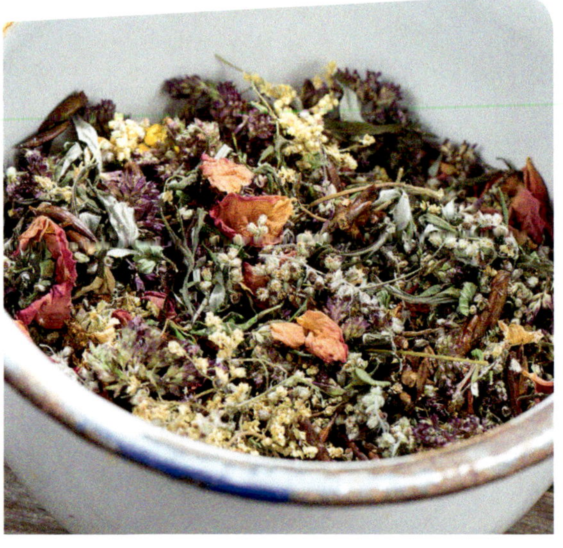

In der Auswahl der Kräuter für das Wöchnerinnenkissen gehen Sie ganz nach Ihren persönlichen Vorlieben.

Dammverletzungen

Kam es während der Geburt zu einem Dammriss oder wurde ein Dammschnitt gemacht? Generell kann man sagen, dass Dammrisse eine gute Heilungstendenz haben. Dammschnitte, die leider etwas schlechter heilen, werden heute seltener angewandt. Doch selbst wenn es passiert: Bei beiden Arten von Verletzungen gibt es gute Hilfe aus dem großen Bereich der Naturheilkunde.

THERAPIE

So oder so, Bettruhe unterstützt in jedem Fall den Heilungsprozess. Gönnen Sie sich also möglichst viel Zeit und lassen Sie nach Möglichkeit den Haushalt in dieser Zeit ruhen. Vielleicht gibt es ja Großeltern oder Freundinnen, die Sie in dieser Zeit unterstützen können?

Ansonsten gelten folgende Empfehlungen:

- Sorgen Sie für bequemes oder schonendes Sitzen. Weiche Unterlagen oder – so merkwürdig es auch aussehen mag – ein aufgeblasener Schwimmreifen können dabei helfen.
- Belasten Sie den Beckenboden nicht stark, das heißt vor allem, führen Sie keine schweren körperlichen Tätigkeiten aus.
- Achten Sie auf eine gute Hygiene im Wochenbett. Spülen Sie den Scheidenbereich nach jedem Toilettengang am besten mit verdünnten Tinkturen → rechte Spalte.
- Vermeiden Sie Binden mit einem Plastikschutz, da dadurch ein „tropisches Klima“ entstehen kann. Dieses bietet einen besonders guten Nährboden für Bakterien und Pilze.
- Der Klassiker aus der Homöopathie sind Arnika D6 Globuli. Zur Förderung der Wundheilung nehmen Sie 3-mal täglich 5–10 Globuli.

Heilpflanzen

Für die Wundversorgung gibt es eine große Fülle an Heilpflanzen. Zur Anwendung kommen sie vor allem in Form von Sitzbädern:

- **Antibakterielle und/oder wundheilungsfördernde Heilpflanzen:** Kamille (Blüte), Ringelblume (Blüte) und Beinwell (Wurzel, Kraut, Blatt)
- **Gerbstoffpflanzen:** Eiche (Rinde) oder Zaubernuss (Blatt, Rinde)
- **Zur Nachbehandlung beziehungsweise Narbenpflege** eignen sich Ringelblumen- und Johanniskrautöl. Das Narbengewebe schwillt rascher ab und verheilt glatter. Eine weitere Möglichkeit ist die Anwendung von Dammmassageöl → Seite 287.

Ringelblume, Kamille und Beinwell

Die Ringelblume und die Kamille zählen zu den klassischen Wundheilpflanzen. Bei Dammverletzungen können Sie damit Sitzbäder durchführen. Bereiten Sie sich dazu einen Tee zu und fügen Sie ihn dem Badewasser bei. Oder Sie nutzen eine handelsübliche Tinktur dieser Pflanzen und verdünnen sie entsprechend. Beliebt sind auch „Waschungen“ nach dem Toilettengang. Dazu verdünnen Sie die Tinktur (1 TL auf 1 l warmes Wasser) in einer Kanne. Auf der Toilette sitzend oder in der Dusche stehend können Sie die Lösung über den Schambereich laufen lassen. Anschließend föhnen Sie den Bereich vorsichtig trocken.

Beinwell kennen Sie vermutlich als Salbe bei Verstauchungen, Prellungen und Zerrungen. Doch Hebammen schwören auf Beinwellsalbe → Aus der Apotheke, Seite 294 auch bei Dammwunden. Beinwell wirkt wundheilungsfördernd, entzündungshemmend, schmerzlindernd und durch den Inhaltsstoff Allantoin stark geweberegenerierend.

Juckende Quälgeister

Während der Schwangerschaft oder nach der Geburt kann es wegen der Überdehnung des Darmausgangs Probleme mit Hämorrhoiden geben. Auch in diesem Falle werden gerne Sitzbäder mit Gerbstoffpflanzen, etwa Eiche oder Zaubernuss, durchgeführt.

Eichenrindensitzbad

Die Eichenrinde besitzt viele Gerbstoffe und eignet sich hervorragend bei nässenden, schlecht heilenden Wunden und Ekzemen. Sie trocknet die Haut aus und entzieht somit Keimen den Nährboden. Aufgrund der stark austrocknenden Wirkung sollten Sie diese Anwendung aber nicht länger als 2 Wochen durchführen. Sie können den Sud auch mit Kamillen- oder Ringelblumentinktur verstärken.

Für 1 Sitzbad:

- 50 g Eichenrinde

Übergießen Sie die Eichenrinde mit 1 l kaltem Wasser. Anschließend kochen Sie den Sud auf und lassen ihn 15 Minuten ziehen, bevor Sie ihn abgießen. Den Tee in eine Wanne geben und mit warmem Wasser auffüllen. Das Sitzbad können Sie 1- bis 2-mal täglich für rund 15 Minuten durchführen.

Doch Vorsicht: Der Eichenrindentee ist braun und kann Ihre Badewanne unschön verfärben. Nach dem Bad also sofort reinigen.

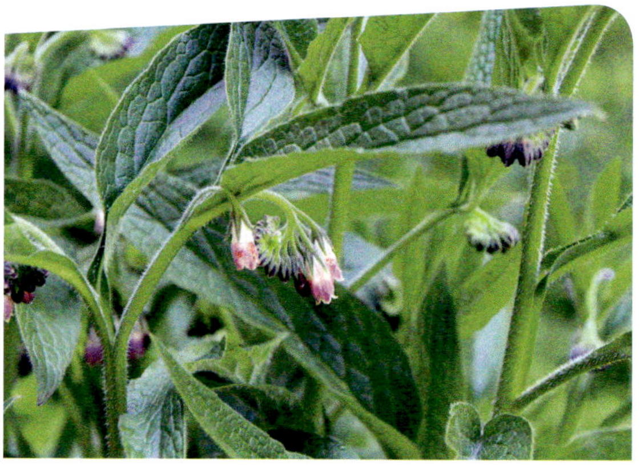

Beinwell wird in Form von Salbe gerne von Hebammen empfohlen, wenn ein Dammriss besteht.

Aus der Apotheke

- **Beinwell:** Beinwellsalbe (Bahnhof-Apotheke Kempten), Beinwellsalbe spezial (Limes Apotheke)
- **Eiche:** Quercus-Essenz Wala (für Sitzbad einmal täglich)
- **Kamille:** Kamillin Konzentrat Robugen, Kamillosan Wund- und Heilbad
- **Ringelblume:** Calendula-Essenz Wala
- **Zaubernuss:** Hamamelis-Essenz Wala

Rückbildung

Die Rückbildung der Gebärmutter und des Beckenbodens findet im Wochenbett statt. Dazu gehören die Wundheilung, ein zu Beginn blutiger, nach und nach versiegender Wochenfluss und das Zusammenziehen der Gebärmuttermuskulatur.

Die Gebärmutterrückbildung können Sie fördern durch regelmäßiges Stillen und durch Trinken von Rückbildungstee → Rezept rechts.

Rückbildungstee

Der Frauenmantel sorgt für einen hormonellen Ausgleich. Hirtentäschel und Gänseblümchen fördern die Rückbildung und Melisse bringt Ruhe und Gelassenheit ins Wochenbett.

Für eine 100-g-Teemischung:

- 40 g Frauenmantelkraut
- 30 g Hirtentäschelkraut
- 20 g Melissenblätter
- 10 g Gänseblümchenblüten

Übergießen Sie 1 TL mit 1 Tasse (150 ml) heißem Wasser. Lassen Sie den Tee 7 Minuten bedeckt ziehen, bevor Sie ihn abgießen, und trinken Sie 3 Tassen täglich.

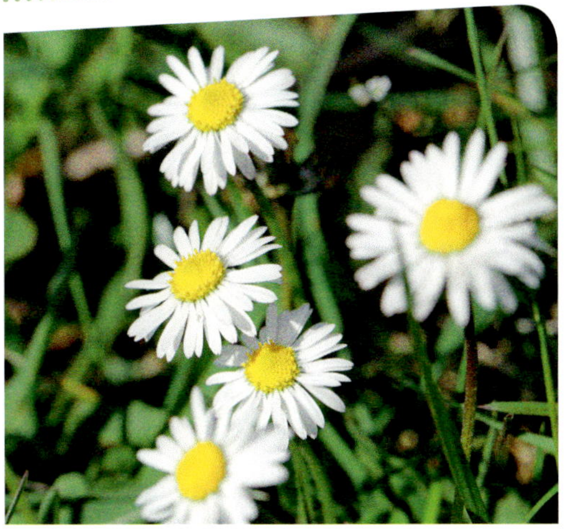

GÄNSEBLÜMCHEN: FÜR (GEBÄR-)MUTTER UND KIND

Das Gänseblümchen (*Bellis perennis*) gehört zur Familie der Korbblütler (Asteraceae). Medizinisch verwendet werden die Blüten, welche Saponine, Gerbstoffe, Bitterstoffe, Flavonoide, Schleimstoffe und wenig ätherisches Öl enthalten. Trotz der großen Vielfalt an wirksamen Inhaltsstoffen ist es in der rationalen Phytotherapie nicht zu finden. Anders sieht es in der Erfahrungsheilkunde und in der Homöopathie aus. Jedes Kind kennt das Gänseblümchen, und interessanterweise finden wir rund ums Kind auch einige Anwendungsgebiete. Durch die auswurffördernde Wirkung ist es beliebt in Kinder-Hustentee-Mischungen, bei kindlichen Ekzemen und bei der Akne. In der Frauenheilkunde kommt das Gänseblümchen zum Einsatz, nachdem das Kind geboren ist. Es wird zur Rückbildung nach der Geburt → Teerezept, linke Seite und zur Kräftigung der Beckenorgane eingesetzt.

In der Homöopathie ist Bellis perennis bekannt als die „Arnika der Gebärmutter". Es wird zur besseren Wundheilung nach der Geburt verwendet, etwa gegen starke Wundschmerzen in der Gebärmutter, auch bei Dammriss, bei einer schmerzhaften Dammnaht oder gar bei Kaiserschnitten. Bellis mildert Blutergüsse, normalisiert den Wochenfluss und fördert die Heilung der Geburtswege und die Rückbildung der Gebärmutter (Dosierung 3-mal täglich 5 Globuli Bellis D6).

Probleme beim Stillen

Das Stillen ist die optimale und natürliche Ernährung eines Säuglings. Die Muttermilch hat für das Neugeborene die perfekte Zusammensetzung aus Proteinen, Fetten, Kohlenhydraten, Vitaminen und Mineralstoffen. Sie enthält zahlreiche Abwehrstoffe und ist gleichzeitig eine wichtige Allergieprophylaxe. Darüber hinaus ist Muttermilch immer richtig temperiert, und das Stillen unterstützt die Bindung zwischen Mutter und Kind.

Damit Sie Ihr Baby stillen können, finden Sie nachfolgend Abhilfe bei den oft am Beginn auftretenden „klassischen" Problemen wie zu wenig oder zu viel Milch oder wunden Brustwarzen.

THERAPIE

Wichtig ist, dass Sie und Ihr Kind sich gut aufeinander einspielen. Dafür braucht es Zeit, Geduld und Ruhe. Außerdem sollten Sie in dieser Zeit gut im Kontakt mit Ihrer Hebamme sein. Sie steht Ihnen mit Rat und Tat zur Seite. Nicht zuletzt gibt es viel gute Literatur zum Thema → Seite 437. Die drei wichtigsten Tipps finden Sie gleich hier.

- **Anregung der Milchbildung:** Legen Sie Ihr Baby am besten gleich nach der Geburt an. Je häufiger Sie es von der noch geringen Menge an Vormilch trinken lassen, desto schneller „schießt" die Milch ein. Als stillende Mami sollten Sie täglich mindestens 2,5 l Flüssigkeit trinken, denn nur so ist eine ausreichende Milchbildung möglich.
- **Hemmung der Milchbildung:** Reduzieren Sie Ihre Trinkmenge und tragen Sie einen fest anliegenden BH. Außerdem helfen kalte Brustwickel.
- **Wunde Brustwarzen:** Wichtig ist das richtige Anlegen des Babys – lassen Sie es sich (nochmals) von der Hebamme zeigen. Eine altbewährte Methode ist das Aufbringen und Trocknenlassen von Muttermilch auf der Brustwarze sowie

das Tragen von Stilleinlagen aus Wolle/Seide. Außerdem helfen kühlende Umschläge aus Magerquark und Retterspitz Wasser äußerlich → Aus der Apotheke, rechte Seite. Beide Anwendungen eignen sich ebenfalls zur Behandlung von Brustentzündung und Milchstau.

Heilpflanzen

Je nach Problematik können Sie mit den folgenden Heilpflanzen Abhilfe schaffen.

- **Anregung der Milchbildung:** Anis (Frucht), Bockshornklee (Samen), Dill (Frucht), Fenchel (Frucht), Kümmel (Frucht), Majoran (Kraut). Beliebt sind auch sogenannte Stillöle zum Aufbringen auf die Brust → Aus der Apotheke, rechte Seite
- **Hemmung der Milchbildung:** Pfefferminze (Blatt), Salbei (Blatt), Walnuss (Blatt)
- **Wunde Brustwarzen:** Eiche (Rinde), Johanniskraut (Öl), Kamille (Blüte), Ringelblume (Blüte), Rose (Blüte), Weißkohl (Blatt) und Zaubernuss (Blatt, Rinde)

Ein Wort zum Mönchspfeffer

Etwas irreführend in der Literatur sind die Informationen zum Mönchspfeffer. Hebammen nutzen ihn traditionell zur Anregung der Milchbildung. Dies konnte auch durch ältere Studien bestätigt werden. Laut neueren Erkenntnissen soll der Mönchspfeffer aber die Milchbildung hemmen, weshalb man die Anwendung zur Milchbildungsförderung in Frage stellen könnte. Zweifelsohne hat Mönchspfeffer einen Einfluss auf das muttermilchproduzierende Hormon Prolaktin. Mittlerweile gibt es Stimmen, die vermuten lassen, dass tatsächlich ein geringer Prolaktinspiegel durch Mönchspfeffer gesteigert, ein erhöhter jedoch gesenkt werden kann.

Milchbildung

Bei der Milchbildung ist, wie so oft im Leben, die optimale Balance angesagt. Zur Anregung der Milchbildung und bei einem Milchmangel können Sie den rechts oben stehenden Tee trinken. Ein Zuviel davon kann allerdings zu einem Milchstau führen. Der Tee sollte also nicht Ihr Tagesgetränk werden, trinken Sie wirklich nicht mehr als 3 Tassen.

Bei einem Milchstau, der auch gerne aufgrund einer Brustentzündung auftritt, kann ein Tee aus entsprechend anderen Heilpflanzen zur Hemmung der Milchbildung → Rezept unten getrunken werden. Möchten Sie Ihr Kind nach einigen Monaten abstillen, braucht es in der Regel keine unterstützenden Maßnahmen mehr. Bei einem kurzfristigen Abstillen jedoch kann der Tee, je nach zu diesem Zeitpunkt vorhandener Milch, als alleinige oder unterstützende Maßnahme Anwendung finden.

Tee zur Anregung der Milchbildung

Der Klassiker im Milchbildungs-Tee ist zweifelslos der Fenchel. Schon Dioskurides schrieb, dass er den Frauen die Brüste mit Milch fülle. Außerdem wirkt er beim Säugling über die Muttermilch auch entblähend.

Für eine 100-g-Teemischung:

- 50 g Fenchelfrüchte
- 25 g Anisfrüchte
- 25 g Majorankraut

Zerkleinern Sie die Teemischung unmittelbar vor der Zubereitung mit einem Mörser, damit sich das eingeschlossene ätherische Öl aus den Früchten freisetzen kann. Übergießen Sie 2 TL der Mischung mit 1 Tasse (200 ml) heißem Wasser. Lassen Sie den Tee 10 Minuten bedeckt ziehen, bevor Sie ihn abgießen. Trinken Sie 3-mal täglich eine Tasse davon.

Tee zur Hemmung der Milchbildung

Um die Milchbildung in Ihren Brüsten zur reduzieren, helfen Salbei und Pfefferminze. In vielen Geburtskliniken ist vor allem Salbei in der Teeküche zu finden und wird gerne verordnet, wenn die Brüste vor Milch fast „platzen“. Aber auch in den Wechseljahren hilft dieser Tee um die Hitzewallungen zu vertreiben.

Für eine 100-g-Teemischung:

- 50 g Salbeiblätter
- 50 g Pfefferminzblätter

Übergießen Sie 1 EL der Mischung mit 1 Tasse (150 ml) heißem Wasser. Lassen Sie den Tee 7 Minuten bedeckt ziehen, bevor Sie ihn abgießen. Trinken Sie 3-mal täglich eine Tasse.

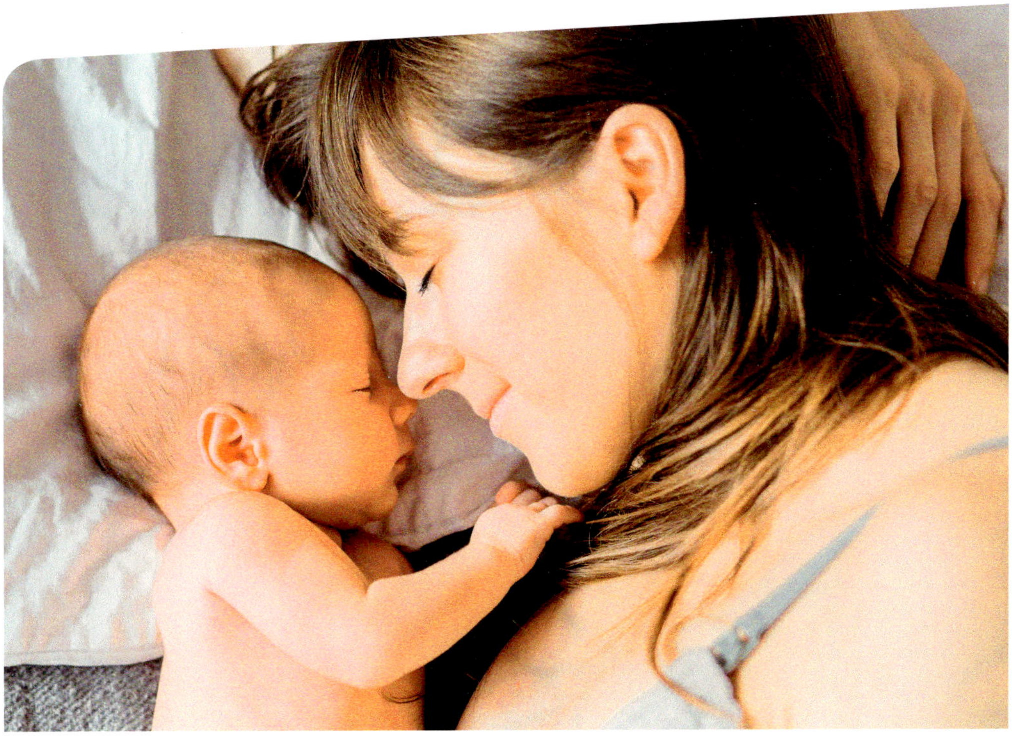

Nach dem Stillen noch weiter die Nähe genießen – schön, wenn es so gut klappt.

Wunde Brustwarzen

Wie oben bereits erwähnt, sind wunde Brustwarzen meist durch „falsches" Stillen bedingt. Selten kommt es dabei zu einer bakteriellen Entzündung der Brust. Lassen Sie dies aber unbedingt abklären. Bei rechtzeitigem Handeln helfen folgende Einreibungen und Auflagen.

Anwendungen bei wunden Brustwarzen

Salben aus Kamille, Ringelblume, Rose (Rosatum Heilsalbe Wala) und Zaubernuss oder Tee aus Kamille, Ringelblume, Zaubernuss oder Eiche helfen bei wunden Brustwarzen. Diese mit der Salbe oder dem Tee sanft betupfen und an der Luft einziehen oder trocknen lassen. Auch das vorsichtige Einreiben mit Johanniskrautöl oder damit getränkte und auf die Brust aufgelegte Mullkompressen bringen Linderung. Mit dem Tee sind auch Auflagen möglich.

Weißkohlauflagen bei wunden Brustwarzen

Aus der Küchenapotheke haben sich Weißkohlblätter (aus kontrolliert biologischem Anbau) bewährt. Sie wirken entzündungshemmend, schmerzstillend und kühlend.

Und so geht's: Schneiden Sie die Mittelrippe aus den Kohlblättern. Danach quetschen Sie die Blätter durch das Rollen mit einer Glasflasche an. Jetzt können Sie die Blätter dachziegelartig auf die Brust legen und mit einer Binde oder einem Tuch fixieren. Die Auflage können Sie 1–12 Stunden, am besten über Nacht, liegen lassen. Nach dem Entfernen der Kohlblätter wird die Brust mit Johanniskrautöl sanft eingerieben.

Aus der Apotheke

- **Johanniskrautöl:** Hypericum Öl Weleda
- **Retterspitz:** Wasser äußerlich (u. a. mit Thymol, Arnikatinktur, Rosmarinöl; am besten vor dem Stillen gut abwaschen)
- **Ringelblume:** Calendula-Essenz Wala, Calendula-Essenz Weleda, Calendula Wundsalbe Weleda
- **Rosatum Heilsalbe Wala:** bei kleinen Einrissen in der Brustwarze fördert die Salbe die Wundheilung und lindert den Schmerz
- **Stillöl Bahnhof-Apotheke Kempten** (u. a. ätherisches Anis- und Fenchelöl)
- **Stillöl Weleda** (Mandelöl, ätherisches Fenchel-, Lavendel- und Majoranöl)
- **Stilltee Filterbeutel Weleda** (Bockshornklee, Anis, Fenchel, Kümmel, Zitronenverbene)
- **Zaubernuss:** Hamamelis-Essenz Wala, Hamamelis Salbe Weleda, Hametum Salbe

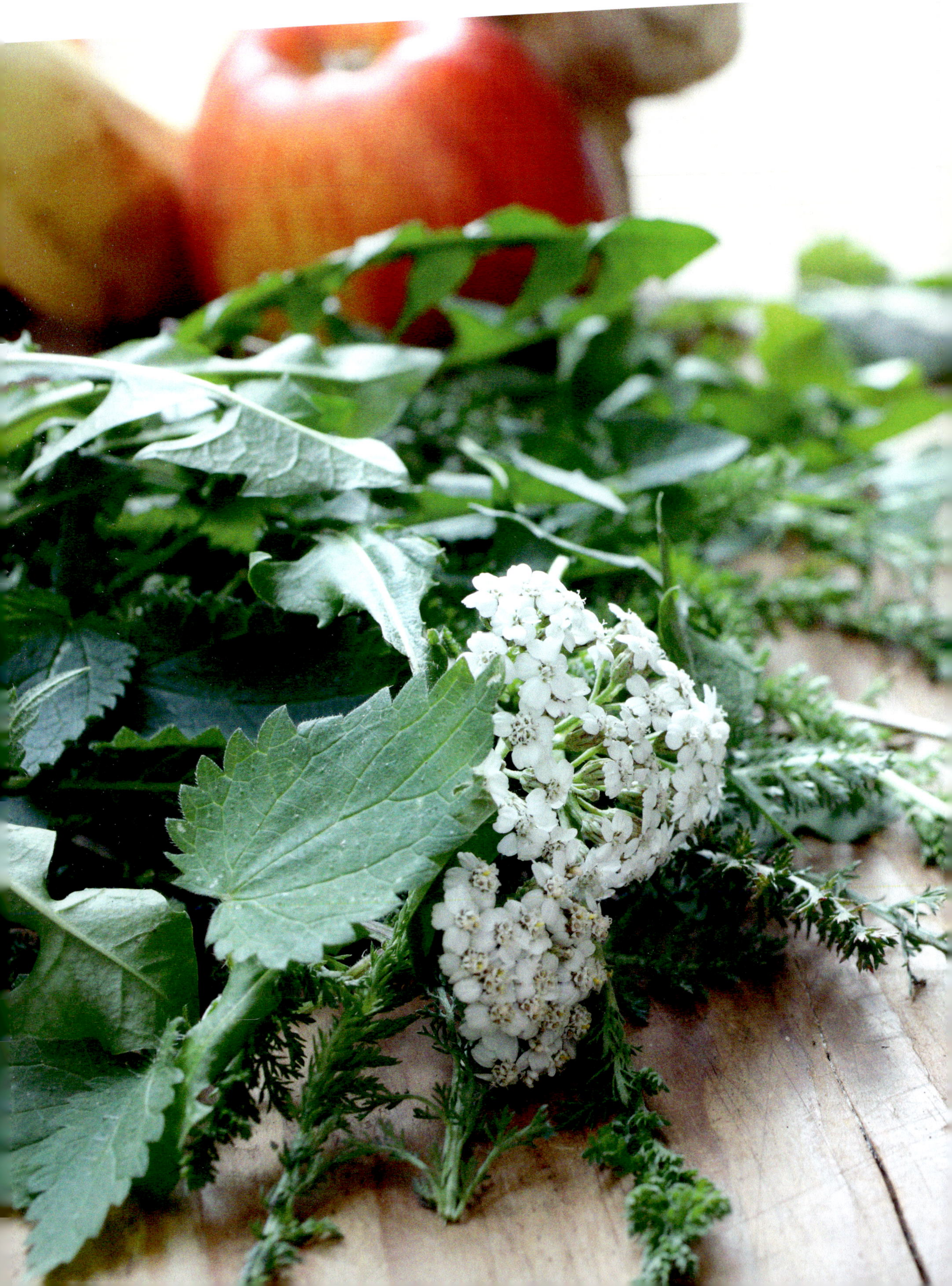

BASIS-THERAPIEN

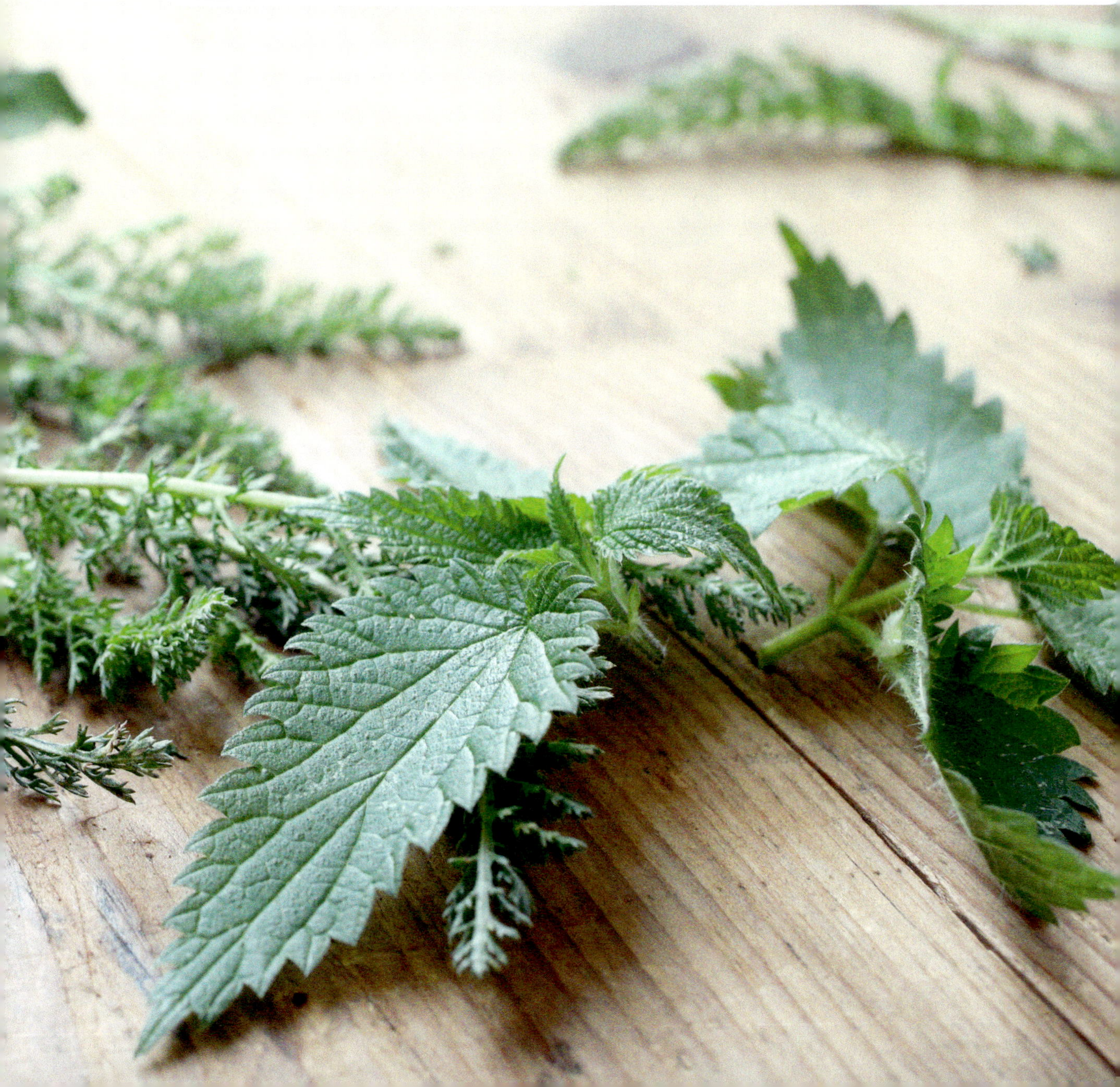

Unser Organismus verfügt in der Regel über ein hohes Potenzial an Selbstheilungskräften. Hippokrates (460–375 v. Chr.), der bedeutendste Arzt der Antike, sagte bereits:

„Nicht der Arzt heilt die Krankheit, sondern **der Körper heilt** die Krankheit."

Ziel einer naturheilkundlichen Behandlung ist es deshalb, den Körper zu unterstützen, damit wieder eine Selbstregulation stattfinden kann. In der Naturheilkunde betrachten wir den Körper als Einheit. Seine Systeme sind oft eng miteinander vernetzt und beeinflussen sich gegenseitig, man bezeichnet dies auch als sogenannte Regelkreise. Sind solche Vernetzungen oder Regelkreise aus dem Gleichgewicht geraten, dann ist es wichtig, dem Organismus eine neue Grundregulation zu ermöglichen. Diese vermag vor allem chronische Erkrankungen dauerhaft zu lindern beziehungsweise zu heilen.

KUREN FÜR VIELES

Typische Anlässe für eine Grundsanierung oder Basistherapie sind folgende Beschwerden beziehungsweise Krankheiten:

- Allergien
- (Frühjahrs-)Müdigkeit, Antriebsschwäche, Stressanfälligkeit
- Hauterkrankungen, Ekzeme, Akne
- Infektanfälligkeit
- Medikamenteneinnahme (Pille, Antibiotika, Cortison, Schmerzmittel)
- Rheumatische Erkrankungen, Gelenkbeschwerden
- Schadstoffbelastungen (Pestizide, Quecksilber, hormonaktive Umweltproblemstoffe)
- Myome, Östrogendominanz, Kinderwunsch u.a.

Erst nachdem eine Grundregulation stattgefunden hat, ist es oft möglich, die Reaktionsbereitschaft des Körpers zu verbessern und mit einer Aufbautherapie zu beginnen. Auch die Behandlung hormoneller Dysbalancen greift durch solch eine vorausgegangene Maßnahme besser. Die Bedeutung der Grundregulation lässt sich sehr gut mit dem Gärtnern verbildlichen: Der Gärtner muss vor der Aussaat das Beet richten, damit der in die Erde gelegte Samen gut aufgehen kann.

Sie müssen aber nicht erst krank werden, um solche Kuren durchzuführen, denn diese Therapie-Maßnahmen sind die beste Gesundheitsvorsorge. Es sind absolute Basics, um Ihrem Körper etwas Gutes zu tun und sich wohlzufühlen. Die Therapien sind sehr gut in den Alltag zu integrieren. Vor allem sogenannte Frühjahrskuren → Seite 307 bieten sich hervorragend zur Prophylaxe an.

FASTEN, DER KÖNIGSWEG

Möchten Sie darüber hinaus noch mehr tun, eignet sich das Heilfasten nach Dr. Buchinger. Fasten gilt als „königlicher Heilweg" bei sehr vielen Erkrankungen, dient aber auch der allgemeinen Gesundheitsförderung, der Vorbeugung von Erkrankungen und verhilft zu seelischem Wohlbefinden.

Heilfasten nach Dr. Buchinger

Das Heilfasten nach Dr. Buchinger ist eine sehr bekannte Methode, bei der für einen begrenzten Zeitraum auf feste Nahrung komplett verzichtet wird. Die Grundlage sind Kräutertees, heiße Gemüsebrühe sowie Obst- und Gemüsesäfte. Bei dieser vielfach bewährten Fastenmethode findet ein körperlicher und seelischer Reinigungsprozess statt, der die Abwehrkräfte stärkt und den Stoffwechsel reguliert. Zahlreiche Beschwerden können dadurch gelindert oder ganz beseitigt werden.

Zur gezielten Entgiftung der Organe (z. B. Leber, Niere) können zusätzlich auch Entschlackungstees, Frischpflanzensäfte und Tinkturen eingesetzt werden. Achten Sie jedoch darauf, ob Ihr aktueller Gesundheitszustand das Heilfasten erlaubt. Halten Sie dazu Rücksprache mit Ihrem Arzt oder Heilpraktiker. Am besten führen Sie das Heilfasten mit Gleichgesinnten unter Begleitung in einer Fastengruppe durch. Hilfreiche Literatur dazu finden Sie im Serviceteil → Seite 438.

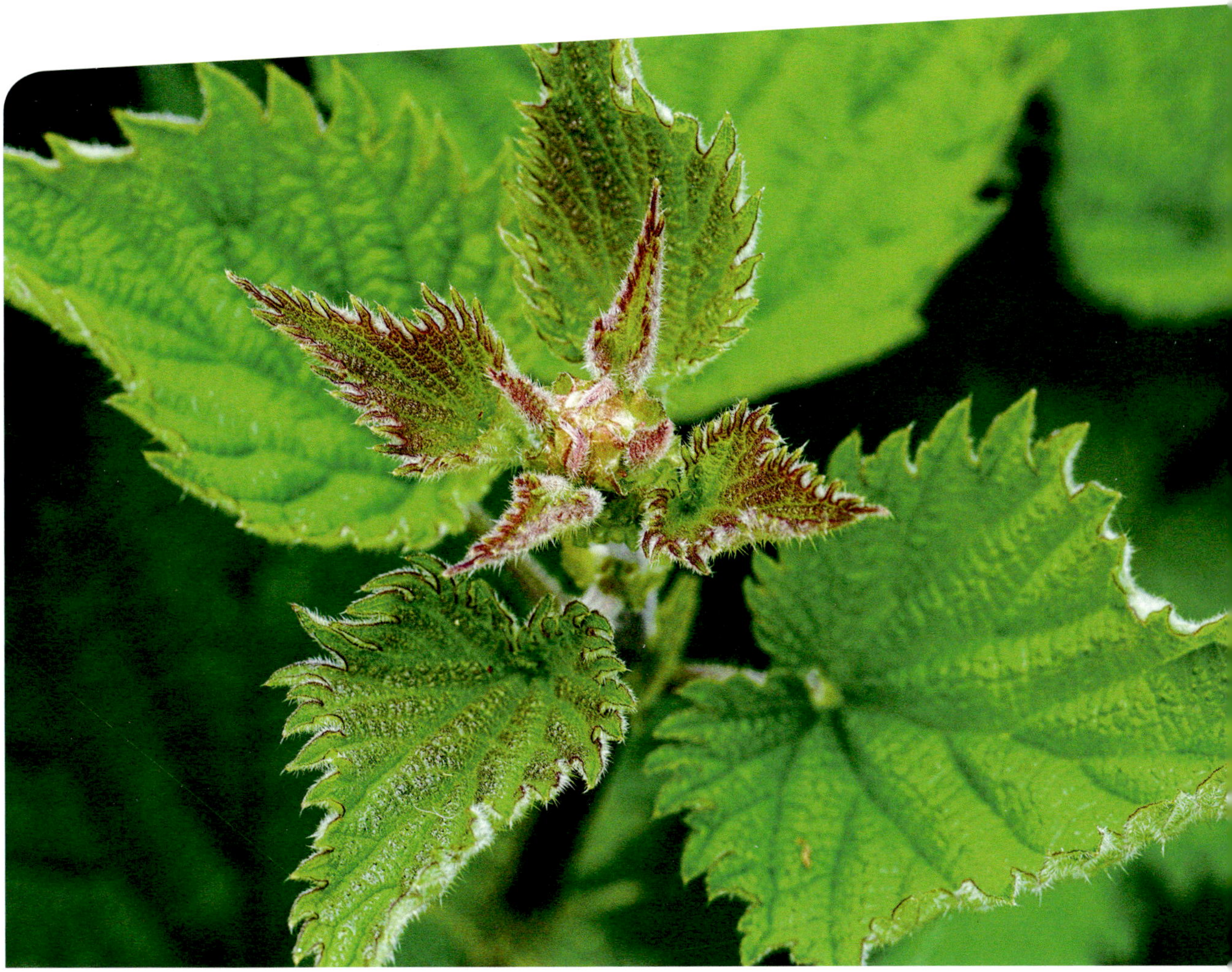

Ausleitungstherapie

Eine regelmäßig durchgeführte Ausleitungstherapie – man kann sie auch Entgiftung nennen – stellt für den Organismus eine große Erleichterung dar. Denn Fremd- beziehungsweise Giftstoffe finden wir überall um uns herum, in der Luft, im Wasser, in der Nahrung, teilweise sogar in der Wohnung und der Kleidung. Aber auch Medikamente und Alkohol können den Körper stark belasten.

WAS ZU VIEL IST, IST ZU VIEL

Bis zu einem gewissen Grad kann der Körper all diese Giftstoffe ausscheiden. Ist er diesen Belastungen aber über einen längeren Zeitraum und/oder vermehrt ausgesetzt, sind unsere Ausscheidungsorgane damit überfordert. Die Folge davon ist, dass die Schadstoffe im Körper verbleiben. Bevorzugte Ablagerungsorte sind das Bindegewebe, Gelenkkapseln und Muskeln. Des Weiteren wird der Austausch zwischen den verschiedenen Zellen gestört. Die Folgen sind Übersäuerung → Säure-Basen-Haushalt, Seite 336, chronische Erkrankungen und eine sogenannte Reaktionsstarre in der Behandlung. Eine Ausleitungstherapie beziehungsweise Entgiftung wird auch als „Mutter aller Therapien“ bezeichnet. Das wusste auch schon Kräuterpfarrer Sebastian Kneipp (1821–1897). Gefragt nach den wichtigsten Therapien, soll er geantwortet haben: „Erstens Entgiftung, zweitens Entgiftung und drittens Entgiftung!“

WAS IST EIGENTLICH DETOX?

Spricht man von Ausleitung und Entgiftung, kommt man heute um den Begriff **Detox** nicht mehr herum. Das Wort Detox ist die Abkürzung für den englischen Begriff *detoxification* und bedeutet **Entgiftung**.

Eine Detox-Kur ist demnach nichts anderes als eine Entgiftungskur beziehungsweise Ausleitung von Toxinen (Giften), um die Stoffwechselaktivität zu normalisieren und den Körper wieder ins Gleichgewicht zu bringen.

THERAPIE UND PROPHYLAXE

Eine Ausleitungstherapie steht oft an erster Stelle eines naturheilkundlichen Behandlungskonzeptes. Erst nach dem „detoxen" erfolgt die Anschlusstherapie. In manchen Fällen wird sie auch parallel zum Behandlungskonzept durchgeführt.

Ein Beispiel: Bevor wir mit einer Hormonregulation beginnen, indem wir je nach hormoneller Situation östrogen- oder progesteronähnlich wirkende Pflanzen einnehmen, macht es Sinn, zuvor den Darm und die Leber zu unterstützen. Die Pflanzenwirkstoffe können anschließend besser vom Darm aufgenommen werden, und schon alleine durch eine verbesserte Stoffwechsellage der Leber wird die hormonelle Situation stabilisiert.

Sie müssen aber nicht erst krank werden, um eine Ausleitungstherapie durchzuführen. Äußerst empfehlenswert für das Wohlbefinden im Allgemeinen sind sogenannte Frühjahrskuren. Diese können Sie zur **Prophylaxe** durchführen.

Nicht immer gut

Während der Schwangerschaft und Stillzeit ist eine Ausleitungstherapie tabu! Ebenfalls nicht ausleiten sollten Sie bei akuten Infekten, einem akuten Schub einer Autoimmunerkrankung sowie bei der Einnahme von Immunsuppressiva. Sehen Sie auch bei Erschöpfungszuständen und einer Nebennierenschwäche von einer solchen Therapie ab, denn hier gilt es den Körper zuerst zu stärken → Seite 206, 209!

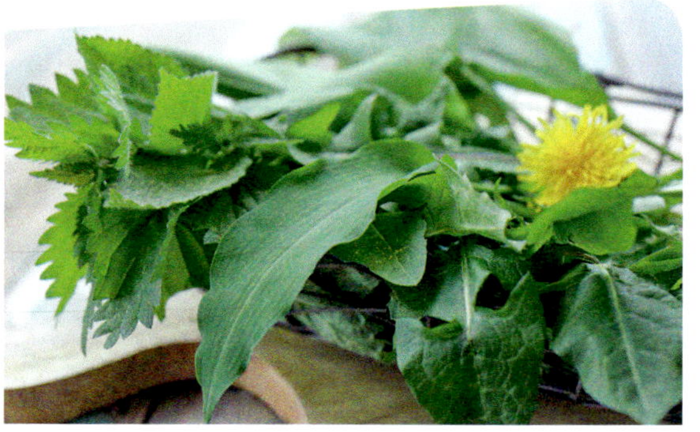

Bärlauch, Löwenzahn und Brennnessel: Frische Kräuter für einen guten Start in den Frühling.

FRÜHJAHRSFIT MIT FRÜHJAHRSKUREN

Wollen Sie für Ihren Körper etwas Gutes tun, ihn beispielsweise nach der kalten Jahreszeit wieder in Schwung bringen oder gar ein paar überschüssige Pfunde loswerden? Dann sollten Sie den Stoffwechsel anregen und die natürlichen Entgiftungsfunktionen des Körpers unterstützen. Führen Sie im Frühjahr, am besten bei abnehmendem Mond, eine 3- bis 6-wöchige Kur durch und befreien Sie Ihren Körper von „Altlasten". Für viele Frauen ist der Winter die Zeit, in der man ungesünder isst. Meist ist es ein Zuviel an säurebildender Nahrung wie tierisches Eiweiß, Süßigkeiten, Weihnachtsplätzchen, alkoholische Getränke und Kaffee. Darüber hinaus kommt oft noch ein Mangel an Bewegung hinzu, da Kälte und Nässe nicht unbedingt aus dem Haus locken. Vielleicht mögen Sie es wie die Bären machen, die nach dem Winterschlaf ihren Körper mit einer „Bärlauch-Kur" auf Vordermann bringen. Bärlauch und andere wertvolle Heilpflanzen → Seite 328 helfen Ihrem Körper beim Entschlacken, indem sie den Stoffwechsel über die Ausleitungsorgane ankurbeln. Selbstverständlich können Sie diese Frühjahrskur nicht nur zur Vorbeugung durchführen, sondern auch, wenn Sie sich bereits müde, schlapp, ausgelaugt und niedergeschlagen fühlen oder gar an Gelenk- und Muskelbeschwerden leiden. Sie bringt sozusagen Körper, Geist und Seele wieder in Balance.

Tipp: Falls Sie mögen, können Sie auch eine Herbstkur als Vorbereitung für den Winter durchführen. Sie stärkt die Abwehrkräfte und verleiht Vitalität.

AUSSCHEIDUNGS- UND ENTGIFTUNGSORGANE

Ziel einer Ausleitungstherapie ist es, den Körper beim „Aufräumen" zu unterstützen. Angeregt werden bei so einer Kur die großen Stoffwechsel- und Entgiftungsorgane wie Darm, Niere, Leber, Haut sowie das Lymphsystem.

Der Darm spielt eine bedeutende Rolle bei der **Verdauung**. Er spaltet unsere Nahrung auf und resorbiert die darin enthaltenen Nährstoffe. Was er nicht benötigt, wird von Wasser befreit, eingedickt und ausgeschieden. Bei Verdauungsstörungen funktioniert dieser Entgiftungsprozess nicht mehr, zumindest nicht mehr ausreichend. Es kommt zu einer Art „Rückvergiftung". Deshalb ist es wichtig, dass Sie die Verdauung im Fluss halten und darauf achten, stets regelmäßigen Stuhlgang zu haben. Der Darm ist aber nicht nur ein Verdauungsorgan. In der Naturheilkunde spielt er auch eine **zentrale Rolle bei der Immunabwehr** → Darmsanierung, Seite 323.

Die Nieren können als **„Waschanlage"** bezeichnet werden, denn sie reinigen und filtern täglich bis zu 1500 l Blut. Bei diesem Vorgang scheiden sie Fremd- und Schadstoffe aus. Dazu gehören zum Beispiel Salze, Farbstoffe, Abbauprodukte von Eiweißen und Hormonen. Ziel einer Ausleitungstherapie ist es, die Filterfunktion in vollem Umfang zu unterstützen, damit die vermehrt anfallenden Schadstoffe und Stoffwechselprodukte ausgeschieden werden. Um gut arbeiten zu können, benötigen die Nieren viel Flüssigkeit. Deshalb ist es enorm wichtig, während einer Ausleitungskur immer viel zu trinken.

Die Leber ist ein wahres **Chemielabor** und unser zentrales Entgiftungsorgan. Somit ist sie maßgeblich am Auf-, Um- und Abbau von Stoffwechselprodukten und an der Entgiftung des Körpers beteiligt. Die Leber reinigt den Körper von körpereigenen Giftstoffen wie zum Beispiel Ammoniak ebenso wie von körperfremden Giften, etwa Medikamenten, Alkohol, Umwelt-, Farb- und Konservierungsstoffen. Dies geschieht, indem sie die Toxine filtert oder inaktiviert, um sie dann über die Nieren und den Darm auszuscheiden. Zudem ist die Leber wichtig für die Steuerung des Glukose-, Fett- und Eiweißstoffwechsels sowie für den Abbau von Hormonen.

Die Haut zählt zu unseren großen Ausleitungsorganen und wird deshalb oft als **„dritte Niere"** bezeichnet. Sie ist in der Lage, über das Schwitzen Giftstoffe aus dem Körper zu leiten. Somit kann sie die Ausscheidungsprozesse innerer Organe unterstützen. Ist eines dieser Organe überfordert, kann es zu Juckreiz und Ekzemen kommen. Aber nicht nur die Haut, sondern auch unsere Schleimhäute helfen beim Ausleiten.

Das Lymphsystem durchzieht mit seinen Lymphgefäßen unseren Körper. Es könnte auch als unsere **Kläranlage** bezeichnet werden, da es für den Abtransport von Schadstoffen, Zelltrümmern und Eiweißen zuständig ist. An bestimmten Positionen der Lymphbahnen befinden sich Lymphknoten. Deren Aufgaben sind die Filterung der Lymphe und die Immunabwehr.

Die Menstruation bietet Frauen außerdem die Möglichkeit zu entgiften. Kommt es, bedingt durch eine Gebärmutterentfernung oder nach der Menopause, zu ausbleibenden Blutungen, sollten Sie besonders daran denken, die Stoffwechsel- und Entgiftungsorgane zu unterstützen.

THERAPIE

Damit eine Entgiftung stattfinden kann, sollten zuerst die Ausscheidungsorgane „geöffnet“ werden.

Allgemeine Detox-Tipps

- **Flüssigkeit:** Ein wesentlicher Punkt für den Erfolg jeder Ausleitungstherapie ist eine ausreichende Flüssigkeitszufuhr von 2,5 l pro Tag, denn ohne Flüssigkeit kann man nicht „durchspülen“ und ausleiten. Bei der Flüssigkeit sollte der Wasseranteil überwiegen, beispielsweise 1,5 l Wasser, 0,5 l Tee und 0,5 l sonstige Getränke. Säfte werden vorzugsweise verdünnt.
- **Ernährung:** Durch eine basenreiche Kost → Seite 338 können Sie die Ausleitungstherapie in optimaler Weise unterstützen. Das bedeutet: jede Menge Obst und Gemüse und möglichst Verzicht auf „Säurebildner“ wie Alkohol, Kaffee, Zucker, Fleisch, Käse und Weißmehl. Lassen Sie sich Zeit beim Essen. Nur kleine Bissen in den Mund nehmen, gründlicher kauen als sonst und somit den Speisebrei im Mund um ein Vielfaches besser einspeicheln. Sie kennen ja bestimmt den Spruch: „Gut gekaut ist halb verdaut!“
- **Entspannung:** Unser Körper wird kontinuierlich mit Schadstoffen überschwemmt. Aber was ist mit unserem Geist? Auch hier sind wir ständig verschiedensten Reizen ausgesetzt: Wir sind im Beruf vielseitig gefordert, und zu Hause sorgt der Haushalt für Stress. Computer, Fernseher und Smartphone fordern fast durchgängig unsere Aufmerksamkeit. Hinzu kommen Frustration, Unzufriedenheit und Wut – Gefühle, die unsere Seele „vergiften“. Detoxen heißt deshalb auch: Offline gehen! Tun Sie etwas, das Ihren Geist und Ihren Körper entspannt. Besinnen Sie sich mehr auf sich selbst und sorgen Sie außerdem für genügend Schlaf.
- **Bewegung und Sport:** Bewegen Sie sich täglich, am besten an der frischen Luft. Das tut nicht nur dem Körper gut, sondern auch Ihrer Seele. Bereits ein Spaziergang regt den Stoffwechsel an und stimuliert den Lymphfluss. Dadurch können Stoffwechselschlacken und Toxine schneller abtransportiert werden. Beim Sport unterstützen Sie außerdem durch das Schwitzen die Entgiftung über die Haut. Das ist aber noch nicht alles: Bewegung entspannt, baut Stresshormone ab und sorgt für einen erholsamen Schlaf.

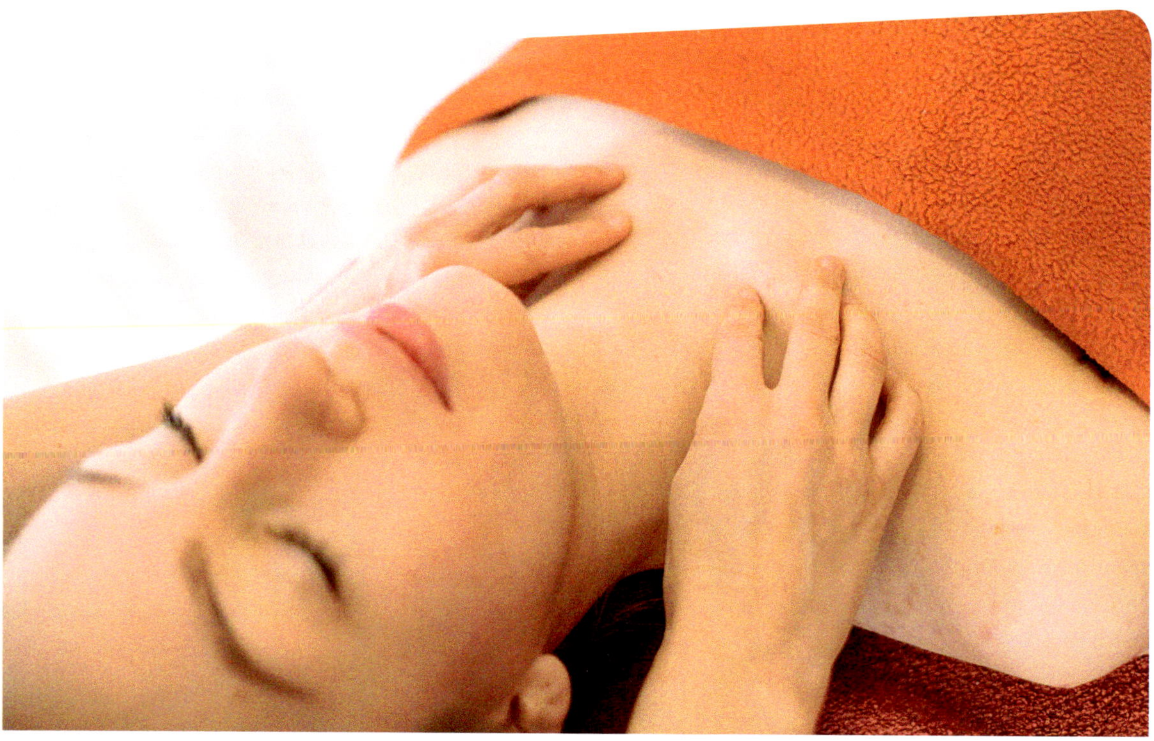

Die Lymphdrainage unterstützt eine Ausleitungskur und ganz nebenbei können Sie die Seele baumeln lassen.

- **Sauna und Massagen:** Auch durch Sauna und Massagen können Sie die Entgiftung und Ausleitung über die Haut und die Lymphe fördern. Beim Saunieren öffnen sich die Hautporen, und die Entgiftung findet über den Schweiß statt. Wichtig ist es, danach genügend Flüssigkeit zu trinken. Lassen Sie sich mit Massagen verwöhnen. Erstens können Sie dabei Körper und Seele baumeln lassen, und zweitens wird dadurch die Durchblutung der Haut gefördert. Diese verbessert die Hautfunktion und regt dazu noch den Lymphfluss an. Besonders empfehlenswert ist eine Lymphdrainage. Aber auch das einfache Trockenbürsten wirkt aktivierend auf die Ausscheidung über die Haut und lässt die Lymphe fließen.
- **Einlauf:** Die Erfahrung, vor allem beim Heilfasten, hat gezeigt, dass Einläufe stark entgiftend wirken. Benutzen Sie dazu einen Irrigator, den Sie über die Apotheke oder einen Versandhandel bekommen. Als Flüssigkeit können Sie lauwarmes Wasser oder Kaffee verwenden. Ja, Sie haben richtig gelesen – statt den Kaffee zu trinken, nutzen Sie ihn als Einlauf (5 TL Kaffee auf 750 ml Wasser). Auf diese Weise wirkt Kaffee stark entgiftend.

Heilpflanzen

Folgende Heilpflanzen unterstützen den Stoffwechsel von Leber, Nieren, Darm und Haut sowie das Lymphsystem → Tabelle. Des Weiteren wirken sich zahlreiche Bitterstoffpflanzen positiv auf den gesamten Stoffwechsel aus.

Hinweise zur Tabelle

- **Darm:** Faulbaum (Rinde) und Sennes (Blatt, Frucht) dürfen nicht länger als 1 Woche lang getrunken werden.
- **Nieren:** Die sogenannten Auquaretika dürfen nicht angewandt werden bei Ödemen infolge eingeschränkter Herz- und Nierentätigkeit.

Auf einen Blick: Detox-Pflanzen

LEBER	NIEREN	DARM	HAUT	LYMPHE
• Artischocke (Blatt) • Gelbwurz (Wurzelstock) • Granatapfel (Frucht) • Mariendistel (Frucht) • Schafgarbe (Kraut, Blüte)	• Ackerschachtelhalm (Kraut) • Birke (Blatt) • Brennnessel (Blatt, Kraut) • Goldrute (Kraut) • Hauhechel (Wurzel) • Schwarze Johannisbeere (Blatt) • Katzenbart (Blatt) • Liebstöckel (Wurzel) • Löwenzahn (Blatt), • Petersilie (Kraut, Wurzel) • Quecke (Wurzelstock) • Wacholder (Beere)	• Faulbaum (Rinde) • Sennes (Blatt, Frucht)	• Holunder (Blüte) • Linde (Blüte)	• Gundermann (Kraut) • Ringelblume (Blüte) • Steinklee (Kraut) • Storchschnabel (Kraut) • Walnuss (Blatt)
Bitterstoffpflanzen: Artischocke (Blatt), Beifuß (Kraut), Eberraute (Kraut), Galgant (Wurzelstock), Gelber Enzian (Wurzel), Gelbwurz (Wurzelstock), Löwenzahn (Wurzel), Pomeranze (Schale), Schafgarbe (Kraut, Blüte), Tausendgüldenkraut (Kraut), Wegwarte (Wurzel), Wermut (Kraut)				

Es gibt verschiedene Möglichkeiten, die Detox-Pflanzen aus der Tabelle → Seite 305 anzuwenden und zu kombinieren. Beliebt sind sogenannte **Frühjahrskuren** → rechte Seite. Zur allgemeinen Kräftigung und Stärkung können Sie **Bitterstoffpflanzen** einnehmen, wie zum Beispiel ein Bitter-Stärkungs-Elixier → rechts. Die beiden größten Entgiftungsorgane sind **Leber** und **Nieren**. Bei einigen Erkrankungen wurde ausdrücklich auf diese verwiesen, weshalb sie hier nochmals speziell und inklusive guter Rezepturen aufgeführt werden → ab Seite 313.

Bitterstoffpflanzen

Bitterstoffpflanzen sind ein wahrer Turbo für den Stoffwechsel und eine tolle Stärkung für den gesamten Körper. Sie wirken ...

- verdauungsfördernd, denn sie bringen alle Verdauungssäfte zum Fließen. Dies wirkt sich unter anderem positiv auf die Leber aus, welche die Gallenflüssigkeit produziert. Aber auch der Darm wird dadurch unterstützt. Somit beseitigen sie Blähungen, Völlegefühl, helfen bei Verstopfung und unterstützen eine Darmsanierung.
- zwar appetitanregend, können jedoch auch Heißhungerattacken entgegenwirken. Damit lässt sich eine Gewichtsreduktion unterstützen.
- resorptionsverbessernd, weshalb Nährstoffe, Vitamine und Mineralstoffe besser aufgenommen werden können.
- unterstützend auf den Säure-Basen-Haushalt, da sie eine Übersäuerung des Körpers ausgleichen.
- unterstützend auf die Blutbildung und stärkend auf das Immunsystem.
- kräftigend und tonisierend auf den gesamten Menschen. Somit steigern sie die Lebensenergie und stabilisieren die Psyche.

Nichts Süßes!

Heißhunger auf Süßes können Sie ausbremsen, indem Sie einfach einige Tropfen Bitterelixier direkt im Mund zergehen lassen.

Bitter-Stärkungs-Elixier

Bitterstoffe sind Multitalente! Sie haben vielfältige positive Auswirkungen auf den gesamten Körper und den Stoffwechsel.

- Auszugsglas
- 10 g Löwenzahnwurzel
- 10 g Schafgarbenblüten
- 5 g Engelwurzwurzeln
- 5 g Mariendistelfrüchte
- 5 g Ringelblumenblüten
- 2,5 g Holunderblüten
- 2,5 g Wermutkraut
- 200 ml etwa 40%iger Alkohol
- Kaffee- oder Teefilter
- kleine Tropffläschchen

Zerreiben Sie die Pflanzen zusammen mit dem Alkohol in einem Mörser (mit aufgerauter Innenfläche), bis ein flüssiger Pflanzenbrei entsteht. Befüllen Sie damit das Auszugsglas und lassen sie es 2 Wochen an einem warmen Ort stehen. Regelmäßig umrühren. Danach durch einen Kaffeefilter oder Teefilter abgießen und in kleine Tropffläschchen füllen. Nehmen Sie davon kurmäßig 3-mal täglich 15–20 Tropfen ein.

Tipp: Behalten Sie die Tropfen einige Zeit im Mund, da die Bitterstoffe bereits über die Mundschleimhaut ihre Wirkung entfalten.

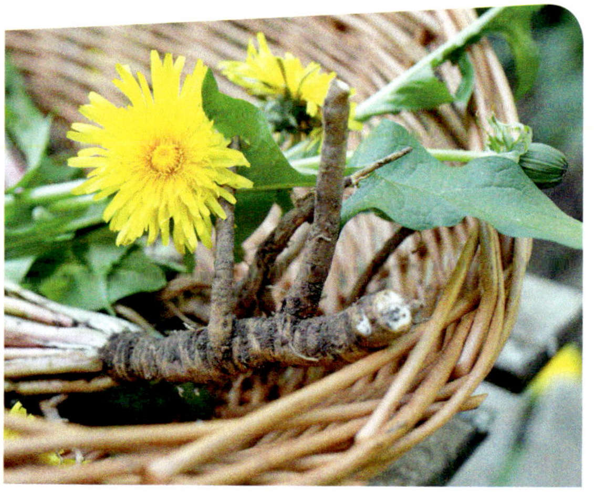

Löwenzahnwurzeln stecken voller Bitterstoffe. Sie sind Bestandteil des Bitter-Stärkungs-Elixiers.

Aus der Apotheke

- **Bitterstoffmittel:** Amara-Pascoe Flüssigkeit (Chinarinde, Enzian, Bitterorange, Zimt), Bitter Elixier Wala (Enzian, Ingwer, Kalmus, Pfeffer, Wermut), Schwedentrunk Elixier Infirmarius (Angelica, Baldrian, Enzian, Zimt, Kardamom)
- **Heilerde** besteht ausschließlich aus Löss und enthält viele Mineralien und Spurenelemente. Die Heilerde ist in der Lage, Giftstoffe wie zum Beispiel Schwermetalle, Schimmelpilzgifte oder Weichmacher und sogar Bakterien zu binden und auszuscheiden. Außerdem baut Heilerde zellschädigende freie Radikale ab. (Luvos Heilerde imutox Granulat, Luvos Heilerde mikrofein Kapseln.)
- **Homöopathie:** Viele Arzneimittelhersteller wie zum Beispiel Pascoe, Hevert, Phönix, metafackler und Steierl bieten homöopathische Ausleitungsprogramme an. Diese enthalten in der Regel Nieren-, Leber- und Lymphmittel, die kurmäßig angewandt werden.

Frühjahrskur

Ein passender Zeitpunkt, um eine Frühjahrskur durchzuführen, ist dann, wenn Sie ein paar Kilo verlieren möchten oder wenn Sie sich müde und abgespannt fühlen. Je nach Zeit und Motivation kann man die Kur 3–6 Wochen lang durchführen. Bewährt hat sich ein kombinierter Einsatz von stoffwechselfördernden Heilpflanzen in Form von Tees, Frischpflanzenpresssäften, Smoothies oder käuflichen Präparaten → Aus der Apotheke, Seite 312.

Wichtig: Vergessen Sie nicht, täglich insgesamt 2,5 l Flüssigkeit zu trinken, zum Beispiel natriumarmes Wasser, dünne Saftschorle oder milde Kräutertees. Ihr Körper kann die Schadstoffe sonst nicht ausscheiden, und der Kurerfolg wäre beeinträchtigt.

TEEKUR

Eine Teekur eignet sich besonders gut für die Frühjahrskur, zum einen durch die darin enthaltenen Wirkstoffe und zum anderen durch das Plus an Flüssigkeit. Sie können all die in der Tabelle → Seite 305 aufgeführten Pflanzen alleine oder kombiniert zubereiten. Trinken Sie davon täglich 3 Tassen, am besten immer frisch aufgegossen.

Für die Durchführung der Kur gibt es die folgenden Möglichkeiten.

Variante 1:

- **1. Woche:** eine (oder mehrere zusammenkombinierte) Nierenpflanzen
- **2. Woche:** eine (oder mehrere zusammenkombinierte) Leberpflanzen
- **3. Woche:** eine (oder mehrere zusammenkombinierte) Hautpflanzen

Und falls Sie mögen, führen Sie diese Variante ein zweites Mal durch, sodass die Teekur insgesamt 6 Wochen dauert.

Die Wahl der einzelnen Pflanzen kann nach Ihren individuellen Vorlieben erfolgen oder einfach nach ganz praktischen Erwägungen: Welche Pflanzen befinden sich in Ihrem Garten?

Variante 2:

Sie stellen sich die Tees zusammen wie in der Tinkturentabelle und den Rezepten → Seite 311–312 angegeben und halten sich wie bei der Einnahme der Tinkturen an das vorgegebene Schema.

Variante 3:

Sie stellen sich selbst eine Teemischung zusammen, welche die verschiedenen Entgiftungsorgane anregt, zum Beispiel einen Detox-Tee → folgende Rezepte.

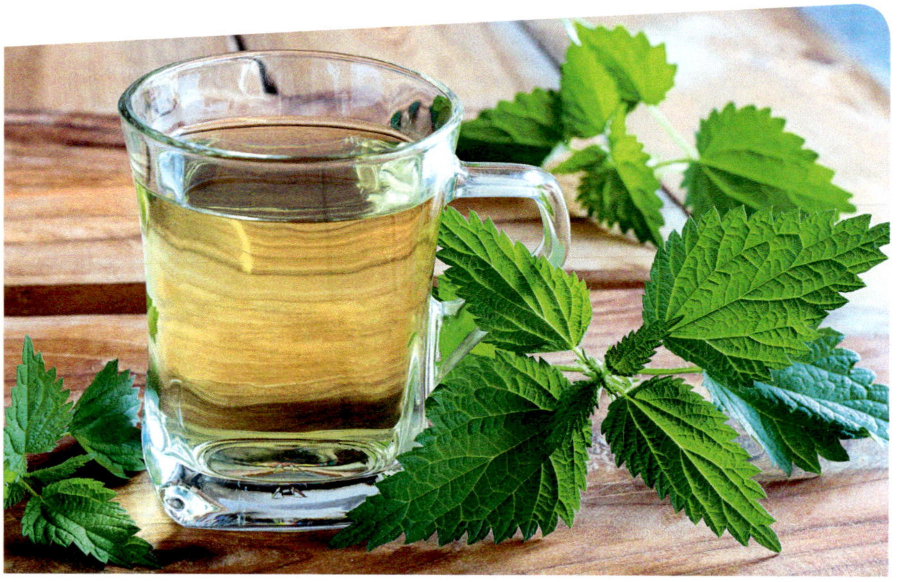

Für eine Teekur im Frühjahr bieten sich neben getrockneten Teekräutern die jetzt in voller Kraft sprießenden frischen Frühlingskräuter an.

Detox-Tee für die Frau

Für eine 100-g-Teemischung:

- 20 g Schafgarbenblüten
- 20 g Frauenmantelkraut
- 20 g Brennnesselblätter (oder Birkenblätter)
- 10 g Taubnesselkraut
- 10 g Storchschnabelkraut
- 10 g Lindenblüten (oder Stiefmütterchenkraut)
- 10 g Fenchelfrüchte

Übergießen Sie 2 TL der Teemischung mit 1 Tasse (150 ml) heißem, jedoch nicht mehr kochendem Wasser. Fenchelfrüchte zuvor anmörsern. Lassen Sie den Tee 7–10 Minuten bedeckt ziehen, bevor Sie ihn abgießen. Trinken Sie davon 3 Tassen über den Tag verteilt, für 4–8 Wochen.

Detox-Tee, allgemein

Für eine 100-g-Teemischung:

- 25 g Löwenzahnwurzel
- 25 g Artischockenblätter
- 20 g Goldrutenkraut
- 15 g Holunderblüten
- 15 g Ringelblumenblüten

Übergießen Sie 2 TL der Teemischung mit 1 Tasse (150 ml) heißem Wasser. Lassen Sie den Tee 7–10 Minuten bedeckt ziehen, bevor Sie ihn abgießen. Trinken Sie täglich 3 Tassen davon.

Probleme mit dem Darm?

Leiden Sie unter akuter Verstopfung, dann sollten Sie auch dieses Ausscheidungsorgan „öffnen“. Trinken Sie maximal 1 Woche lang einen Tee aus Faulbaumrinde oder Sennesblättern. Bei chronischer Verstopfung eignen sich Leinsamen und Flohsamen → Seite 281.

Ballaststoffreiche Ernährung, genügend zu trinken und Bewegung sind die wichtigsten Therapiepfeiler (mehr dazu → Thema Schwangerschaft, ab Seite 274).

Sennesblättertee

Übergießen Sie 2 TL Droge mit 1 Tasse heißem Wasser. Lassen Sie den Tee 5–7 Minuten bedeckt ziehen, bevor Sie ihn abgießen. Trinken Sie am Abend 1–2 Tassen davon.

Faulbaumrindentee

Übergießen Sie 1 TL Droge mit 1 Tasse (150 ml) kochendem Wasser. Lassen Sie den Tee 10 Minuten ziehen. Trinken Sie am Abend 1 Tasse davon.

Leinsamen

Nehmen Sie 2- bis 3-mal täglich zwischen den Mahlzeiten 15 g (1 EL) ganzen Leinsamen zusammen mit 1 Tasse Wasser (150 ml) ein.

KUR MIT FRISCHPFLANZEN-PRESSSAFT

Eine äußerst beliebte Darreichungsform für Ausleitungs- und Frühjahrskuren sind Frischpflanzenpresssäfte. Dies hat folgende gute Gründe:
Frischpflanzenpresssäfte ...

- enthalten im Gegensatz zu Tees außer den wasserlöslichen Inhaltsstoffen noch bis zu 30 % wasserunlösliche beziehungsweise lipophile Inhaltsstoffe. Das heißt zum Beispiel mehr ätherische Öle.
- enthalten im Gegensatz zu Tinkturen keinen Alkohol und können somit auch von Personengruppen eingenommen werden, die aus ethischen oder gesundheitlichen Aspekten diesen nicht einnehmen möchten beziehungsweise können.
- enthalten im Gegensatz zu Tees höhere Mengen an Mineralstoffen und Spurenelementen.
- sind einfach in der Verabreichung, das heißt kein „aufwendiges" Teekochen.
- sind mithilfe eines kleinen Messbechers gut zu dosieren.
- können durch die Zugabe von Fruchtsäften oder Buttermilch geschmacklich verbessert werden.
- kann man einfach kaufen. Die im Handel angebotenen Säfte werden in der Regel aus Pflanzen hergestellt, die aus kontrolliert biologischem Anbau stammen.
- enthalten reichlich Chlorophyll, einen grünen Pflanzenfarbstoff, wie er auch in großen Mengen in den grünen Smoothies → rechte Spalte vorkommt. Chlorophyll hat viele positive Auswirkungen auf unsere Gesundheit, unter anderem wirkt es antioxidativ, verbessert die Zellatmung und regt die Blutbildung an.

Nicht lange aufbewahren

Gekaufte Frischpflanzensäfte sind immer pasteurisiert und können deshalb nach dem Öffnen noch 2 Wochen im Kühlschrank aufbewahrt werden. Selbst gepresste Säfte sollten Sie hingegen immer frisch zubereiten und bei kühler Lagerung innerhalb von 2 Tagen verbrauchen.

Frühjahrsputz mit Frischpflanzensäften

Die Frischpflanzenpresssäfte können Sie in Naturkostladen, Reformhaus und Apotheke → Seite 311 kaufen – oder ganz einfach selbst zubereiten. Hierbei wirkt sich auch der positive Aspekt des Selbstsammelns aus: Bewegung an der frischen Luft!

- frische Birken-, Brennnessel- und/oder Löwenzahnblätter
- Brettchen, Messer
- Saftpresse

Waschen Sie die Pflanzen und zerkleinern Sie sie mit dem Messer. Danach entsaften Sie jeweils so viele Brennnesselblätter, Birkenblätter und/oder Löwenzahnblätter, bis Sie die Tagesdosis von 45 ml (etwa 3 EL) Saft erreicht haben.

Dosierung und Anwendung für eine 6-wöchige Kur:
Zunächst 2 Wochen 3-mal täglich 1 EL Brennnesselsaft, anschließend 2 Wochen 3-mal täglich 1 EL Löwenzahnsaft und zum Abschluss 2 Wochen 3-mal täglich 1 EL Birkensaft jeweils in etwas Apfelsaft, Buttermilch oder Wasser einrühren und trinken.

Sie können jedoch auch alle 3 Pflanzen zusammenmixen und insgesamt 3-mal täglich 1 EL verdünnt einnehmen, und zwar über die ganzen 6 Wochen hinweg.

Smoothies

Grüne Smoothies gelten als wahre Lebenselixiere. Sie bestehen aus frischem Blattgrün und Obst, das Ganze ergänzt mit Wasser bis zur gewünschten Konsistenz. Gern können Sie ganz nach Ihren Vorlieben Getreideflocken oder Trockenfrüchte beifügen.

Das grüne Powerpaket enthält all die positiven Eigenschaften der Frischpflanzenpresssäfte sowie das Plus an Inhaltsstoffen, welche bei deren Herstellung im Pressrückstand verbleiben. Experimentieren Sie mit den Zutaten. Für Einsteiger eignen sich süße Früchte (etwa Bananen), und je nach persönlicher Vorliebe können Sie noch etwas Kakao, Zimt, Vanille oder Ingwer hinzugeben. Grüne Smoothies sind mehr als nur ein Wellness-Drink, denn sie leisten mit ihren wertvollen Inhaltsstoffen einen wichtigen Beitrag zur Gesundheitsprophylaxe.

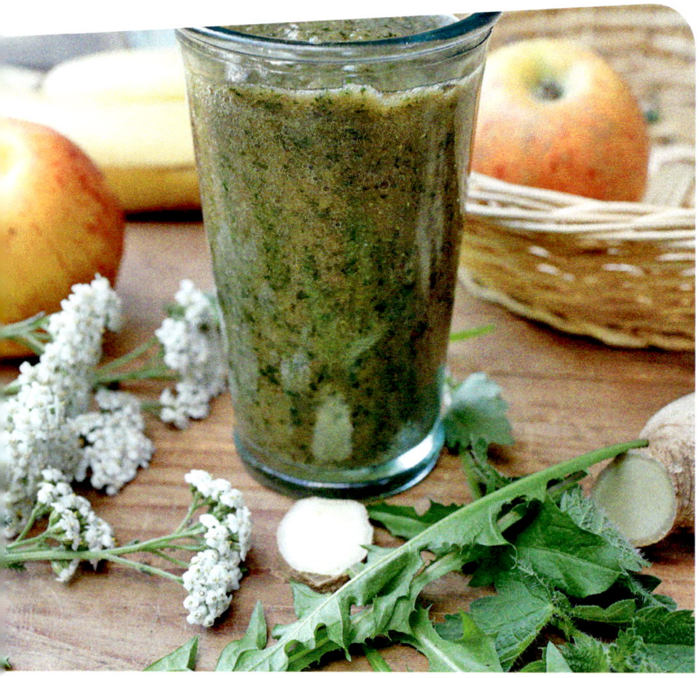

Der grüne Smoothie ist eine leckere Form, Wildkräuter zu genießen.

Grüner Smoothie

Grüne Smoothies enthalten ein Füllhorn an Inhaltsstoffen. Ein gelegentliches Detox kann wahre Wunder bewirken. Verwendet werden frische Kräuter und Obst der Saison.

- 2 Handvoll Wildkräuter (zum Beispiel Brennnessel, Löwenzahn, Schafgarbe)
- 1 kleines Stückchen Ingwer (wer mag)
- 1 Banane
- 1 Apfel
- Wasser nach Bedarf

Pürieren Sie alle Zutaten im Mixer und füllen Sie sie, je nach gewünschter Konsistenz, so weit mit Wasser auf, bis Sie 0,5–1 l Smoothie erhalten. Dabei handelt es sich um den gesamten Tagesbedarf. Füllen Sie ihn in eine verschließbare Glasflasche und trinken Sie ihn über den Tag verteilt.

Aufbewahrung: Wenn Sie sich morgens Ihren Tagesbedarf gemixt haben, können Sie ihn bei Raumtemperatur bis zum Abend stehen lassen. Möchten Sie einen Teil noch am nächsten Tag trinken, sollten Sie ihn in den Kühlschrank stellen.

TINKTURENKUR

Wie auch beim Tee und den Frischpflanzenpresssäften haben Sie auch bei Tinkturen die Möglichkeit, einzelne Pflanzen oder verschiedene Pflanzen in Kombination einzunehmen.

Je nach Zeit und Lust können Sie die Tinkturen selbst herstellen oder auf in der Apotheke → Seite 311 erhältliche Produkte zurückgreifen.

Tinkturen-Set zur Ausleitung

Tinkturen besitzen im Gegensatz zum Tee meist mehr Inhaltsstoffe und sind lange haltbar. Sie können sich selbst ein Set zur Ausleitung erstellen. Was Sie dazu wissen müssen:

- Dosierung: je Tinktur 3-mal täglich 15 Tropfen
- Einnahme: Tinkturen für Leber, Niere und Haut im 3-tägigen Wechsel. Die Lymph-Tinktur wird täglich eingenommen. Zur besseren Übersicht eignet sich der Einnahmeplan → Seite 312.
- Dauer: Die Ausleitung erfolgt über 6 Wochen (42 Tage). Die Ausleitungstherapie kann bis zu zweimal im Jahr durchgeführt werden – am besten im Frühjahr und/oder im Herbst.
- Gegenanzeigen: Nicht anwenden bei eingeschränkter Herz- und Nierentätigkeit sowie bei Gallensteinen und Magen- oder Zwölffingerdarmgeschwüren. Am besten, Sie besprechen die Anwendung mit Ihrem Therapeuten.
- Um die Ausleitung zu unterstützen, sollten Sie unbedingt auf eine ausreichende Flüssigkeitszufuhr achten, also insgesamt mindestens 2,5 l Flüssigkeit über den Tag verteilt trinken.

Tipp: Geben Sie die gesamte Tagesdosis der Tinkturen morgens in eine Flasche mit Wasser und trinken Sie dies gleichmäßig über den Tag verteilt.

Leber-Tinktur

- Auszugsglas
- 10 g Artischockenblätter
- 10 g Löwenzahnwurzel
- 10 g Mariendistelfrüchte
- 150 ml etwa 40%iger Alkohol
- Kaffee- oder Teefilter
- kleine Tropffläschchen

Zerkleinern Sie die harten Mariendistelfrüchte in einem Mixer. Dann werden sie mit den anderen Pflanzen zusammen mit dem Alkohol in einem Mörser (mit aufgerauter Innenfläche) zerrieben. Befüllen Sie damit das Auszugsglas und lassen Sie dieses 2 Wochen an einem warmen Ort stehen. Regelmäßig umrühren. Danach durch einen Kaffeefilter oder Teefilter abgießen und in kleine Tropffläschchen füllen. Nehmen Sie von der Tinktur 3-mal täglich 15 Tropfen ein.

Nieren-Tinktur

- Auszugsglas
- 10 g Brennnesselblätter
- 10 g Birkenblätter
- 10 g Goldrutenkraut
- 150 ml etwa 40%iger Alkohol
- Kaffee- oder Teefilter
- kleine Tropffläschchen

Zubereitung und Dosierung siehe Leber-Tinktur.

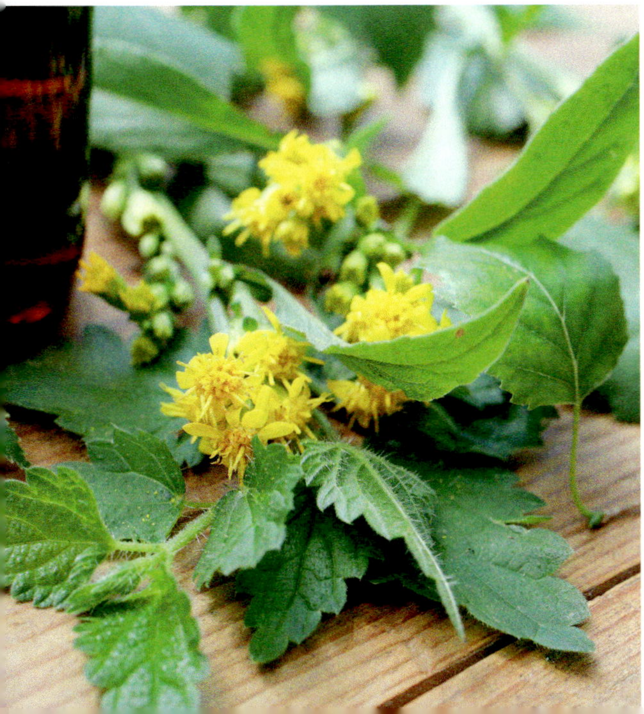

Haut-Tinktur

- Auszugsglas
- 15 g Holunderblüten
- 15 g Lindenblüten
- 150 ml etwa 40%iger Alkohol
- Kaffee- oder Teefilter
- kleine Tropffläschchen

Zubereitung und Dosierung siehe Leber-Tinktur.

Lymph-Tinktur

- Auszugsglas
- 10 g Steinkleekraut
- 10 g Ringelblumenblüten
- 10 g Storchschnabelkraut
- 150 ml etwa 40%iger Alkohol
- Kaffee- oder Teefilter
- kleine Tropffläschchen

Zubereitung und Dosierung siehe Leber-Tinktur.

Aus der Apotheke

- **Tee:** Herbaria Entschlackungstee, Salus Detox Tee
- **Frischpflanzenpresssäfte:** naturreine Heilpflanzensäfte Schoenenberger oder Frischpflanzenpresssäfte Herbaria (zum Beispiel Saft aus Artischocke, Birke, Brennnessel und Löwenzahn).
- **Tinkturen:** Ceres Urtinkturen oder DHU Urtinkturen, etwa Betula Ø (Birke), Calendula Ø (Ringelblume), Cynara scolymus Ø (Artischocke), Geranium robertianum Ø (Storchschnabel), Taraxacum Ø (Löwenzahn), Urtica dioica Ø (Brennnessel). Für eine Kur nehmen Sie je eine Tinktur für die Leber (etwa Artischocke), die Niere (etwa Birke) und die Lymphe (etwa Storchschnabel) ein. Dosierung: Ceres Urtinkturen (3-mal täglich 3 Tropfen pro Pflanze), DHU Urtinkturen (3-mal täglich 10 Tropfen pro Pflanze)
- **Elixier:** Salus Detox Bio Kräuter-Elixier

Goldrute, Brennnessel und Birke – das ist eine ideale Kombination für die Niere.

Einnahmeplan Tinkturen Ausleitungstherapie

TAG	DATUM	PRÄPARAT		TAG	DATUM	PRÄPARAT	
1		Leber	Lymphe	22		Niere	Lymphe
2				23			
3				24			
4		Niere		25		Haut	
5				26			
6				27			
7		Haut		28		Leber	
8				29			
9				30			
10		Leber		31		Niere	
11				32			
12				33			
13		Niere		34		Haut	
14				35			
15				36			
16		Haut		37		Leber	
17				38			
18				39			
19		Leber		40		Niere	
20				41			
21				42			

Stärkung der Leber

Die Leber ist die Entgiftungs- und Stoffwechselzentrale unseres Körpers → Seite 303. Immer wieder finden Sie deshalb als Therapieempfehlung in diesem Buch Hinweise auf die Behandlung und Unterstützung der Leber. Kommt es zu Funktionsstörungen der Leber, werden giftige Stoffwechselprodukte nicht ausreichend ausgeschieden und beeinträchtigen unter anderem den Hirnstoffwechsel und die dort vorhandenen Signalstoffe. Bemerkbar macht sich dies zum Beispiel als Antriebsschwäche, Müdigkeit, Reizbarkeit, Gedächtnis- und Konzentrationsschwäche.

Mögliche Anwendungsgebiete sind deshalb die langjährige Einnahme von Hormonen, Schmerzmitteln sowie von Antibiotika, aber auch Beschwerden und Krankheiten wie etwa eine Östrogendominanz, Myome oder Endometriose. Wenn Sie immer wieder zwischen 1.00 Uhr und 3.00 Uhr nachts aufwachen, können Sie ebenfalls an die Leber denken, denn laut der Organuhr aus der Traditionellen Chinesischen Medizin (TCM) handelt es sich dann möglicherweise um eine leichte Fehlfunktion der Leber.

Auch wenn Sie mit einer Behandlung hormoneller Dysbalancen beginnen, sollten Sie im Vorfeld an die Unterstützung der Stoffwechselorgane denken. Dazu gehört eben die Leber, denn sie ist auch am Auf- und Abbau von Hormonen (zum Beispiel Östrogen) beteiligt.

Um Ihrer Leber etwas Gutes zu tun, haben Sie die Möglichkeit, eine Frühjahrskur → Seite 307 durchzuführen, bei der in der Regel immer auch die Leber mitbehandelt wird, oder Sie bauen ganz spezifisch eines der folgenden Rezepte beziehungsweise Präparate in Ihr Therapiekonzept mit ein.

THERAPIE

Allgemeine Leber-Detox-Tipps:

- Den besten Leberschutz erreichen Sie mit ganz einfachen Mitteln wie vollwertiges Essen, regelmäßige Bewegung und Entspannung. Alkoholkonsum bitte nur in Maßen.
- Bauen Sie außerdem vermehrt Bitterstoffe in Ihre Ernährung ein, etwa einen Salat aus Löwenzahn, Endivie, Chicorée, Radicchio und Rucola.
- Eine weitere Möglichkeit ist das Heilfasten. Es bietet der Leber eine erholsame Pause, in der sie sich effektiv revitalisieren kann.

Heilpflanzen

Zur Anwendung kommen die sogenannten Hepatoprotektiva, also leberzellschützende Pflanzen. Dazu zählen Mariendistel (Frucht), Artischocke (Blatt), Gelbwurz (Wurzelstock) sowie der Granatapfel (Frucht). Da der Granatapfel auch bei weiteren Frauenbeschwerden Anwendung findet, hat er ein eigenes Heilpflanzenporträt erhalten → Seite 370. Die Schafgarbe (Kraut, Blüte) wird traditionell als Leber-Wickel angewandt und auch dem Löwenzahn → Seite 321 wird in der Volksmedizin eine leberstärkende Eigenschaft zugesprochen.

Mariendisteltinktur

Zur Unterstützung der Leber können Sie eine Tinktur herstellen. Vielleicht haben Sie die (hübsch blühende!) Mariendistel sogar im Garten? Dann verwenden Sie die frischen Früchte für die Tinktur.

- Auszugsglas
- 20 g Mariendistelfrüchte
- 100 ml etwa 40%iger Alkohol
- Kaffee- oder Teefilter
- kleine Tropffläschchen

Zerkleinern Sie die Mariendistelfrüchte zusammen mit dem Alkohol in einem Mixbecher oder mit einem Mixstab, bis ein dünnflüssiger Pflanzenbrei entstanden ist. Füllen Sie diesen dann in das Auszugsglas und lassen Sie es 2 Wochen an einem warmen Ort stehen. Regelmäßig umrühren. Danach durch einen Kaffeefilter oder Teefilter abgießen und in kleine Tropffläschchen füllen. Nehmen Sie von der Tinktur 3-mal täglich 10–20 Tropfen ein.

Unbedingt beachten: Tinkturen sind alkoholhaltig. Bei einer bereits geschädigten Leber sollten Sie deshalb immer Fertigpräparate (Kapseln oder Tabletten) einnehmen.

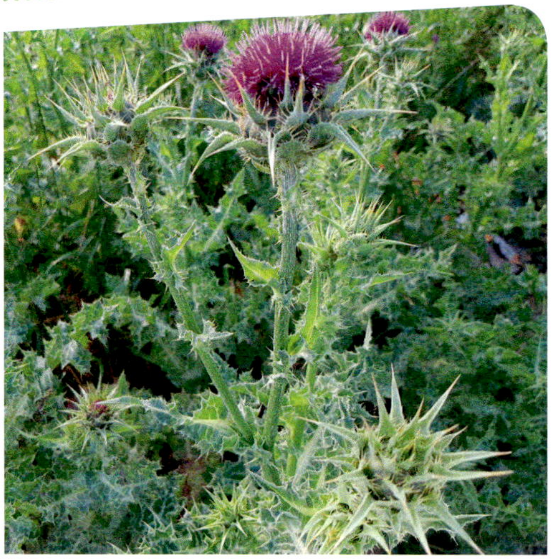

MARIENDISTEL: DER STAR UNTER DEN LEBERPFLANZEN

Die Mariendistel (*Silybum marianum*) ist die wichtigste Leberpflanze und gehört zur Familie der Korbblütler (Asteraceae). Ein charakteristisches Erkennungsmerkmal sind ihre marmorierten Blätter, welche dornig gezähnt sind. Der Sage nach stammen die weißen Flecken von der Muttermilch Marias, die beim Stillen des Jesuskindes herabtropfte.

Medizinisch verwendet werden die Früchte der Mariendistel. Diese enthalten Silymarin (ein Flavonoidkomplex aus Silybin A und B, Silychristin und Silydianin), fettes Öl, Eiweiß und Schleimstoffe. Sie wirken leberzellschützend (hepatoprotektiv), antioxidativ, leberzellregenerierend, antifibrotisch (wirken also der bindegewebigen Umwandlung von Leberzellen entgegen) und entzündungshemmend. Die Darreichungsformen sind abhängig vom Schweregrad der Erkrankung. So können Sie bei Verdauungsstörungen, zur Erhaltung einer gesunden Leberfunktion und zur Frühjahrskur einen Tee oder, noch besser, eine Tinktur einnehmen. Bei Beschwerden und Erkrankungen der Leber, etwa chronisch-entzündliche Lebererkrankungen oder Fettleber, müssen Sie hingegen auf Fertigarzneimittel zurückgreifen, die garantierte und standardisierte Wirkstoffmengen enthalten. Wichtig bei manifesten Erkrankungen ist eine lange Einnahmezeit von mindestens 3–6 Monaten.

Die Kraft der Mariendistel ist unglaublich. In der Klinik wird ein isolierter Inhaltsstoff sogar bei Knollenblätterpilzvergiftungen als Infusion verabreicht. Geschieht dies innerhalb der ersten 24 Stunden, ist es ein sicheres Gegenmittel und lebensrettend!

Mariendisteltee

Im Fachhandel erhalten Sie Mariendistelsamen. Botanisch korrekt handelt es sich dabei eigentlich um Früchte. Wichtig ist, dass die Früchte sehr gut gemörsert werden, damit sich die Inhaltsstoffe herauslösen können.

- Mariendistelfrüchte

Übergießen Sie 1 gehäuften TL sehr gut angemörserte Früchte mit 1 Tasse (150 ml) kochendem Wasser. Lassen Sie den Tee 15–20 Minuten ziehen, bevor Sie ihn abgießen. Trinken Sie täglich 3 Tassen.

Essen statt trinken

Falls Sie mögen, können Sie zwischendurch auch Mariendistelfrüchte kauen oder sie, gut angemörsert, ins Müsli oder über den Salat geben.

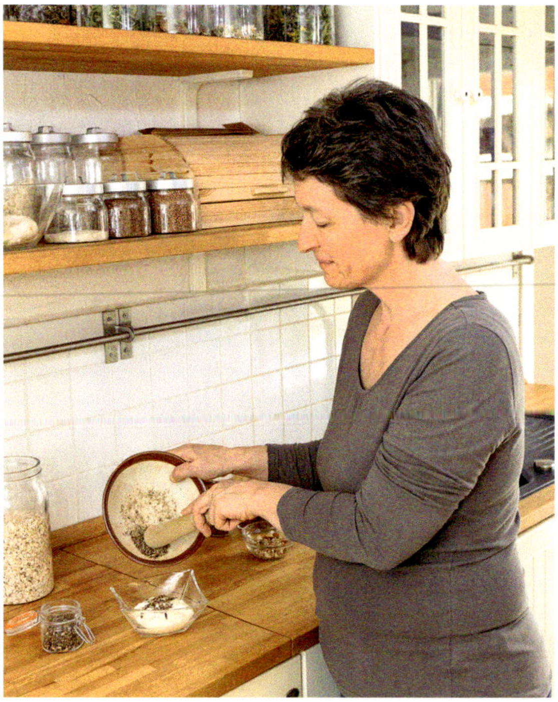

Die harten Mariendistelsamen müssen vor der Verwendung gut gemörsert werden.

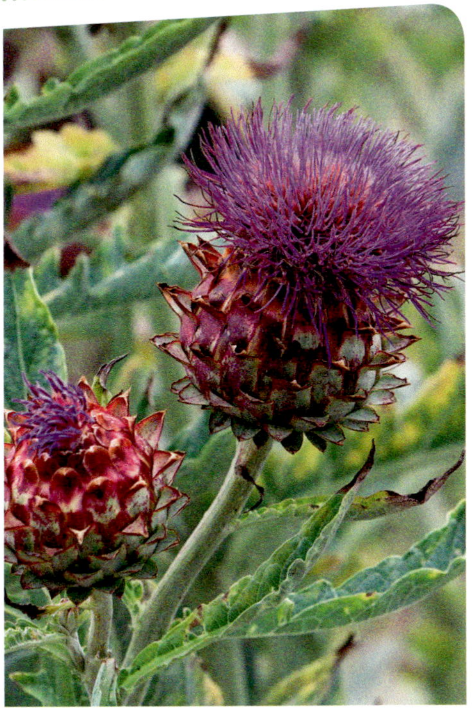

ARTISCHOCKE: MEHR ALS NUR GEMÜSE

Bei der Artischocke (*Cynara cardunculus*), einer großen, distelartigen Kulturpflanze aus der Familie der Korbblütler (Asteraceae), denken die meisten an das Gemüse. Medizinisch verwendet werden in der Regel allerdings die Blätter. Sie enthalten Bitterstoffe (Bitterwert 10 000 → Seite 21) und Flavonoide. Ebenso wie die Mariendistel wirkt sie leberzellschützend (hepatoprotektiv), leberregenerierend, antioxidativ und entzündungshemmend. Darüber hinaus wirkt sie durch ihren hohen Gehalt an Bitterstoffen appetit- und verdauungsanregend sowie gallenflussfördernd. Das Besondere an ihr aber ist die lipid- und triglyzeridsenkende Wirkung – wann immer Sie also Unterstützung brauchen, um einen erhöhten Cholesterinspiegel zu senken, denken sie an die Artischocke. Dieser Effekt konnte in Studien sowohl mit Blätterextrakten sowie mit Frischpflanzenpresssaft aus den Artischockenblütenknospen bestätigt werden. Zur Unterstützung von Leber und Gallenproduktion können Sie den Tee anwenden. Sie werden die Bitterstoffe schmecken und die tonisierende Wirkung sogleich spüren.

Leber-Galle-Tee

Bestens bewährt hat sich bei dieser Teemischung die Kombination von leberzellschützenden Pflanzen (Hepatoprotektiva) wie Artischocke und Gelbwurz mit gallenflussfördernden Pflanzen (Cholagoga) wie Artischocke und Löwenzahn. Süßholz und Fenchel runden den Tee geschmacklich ab. Das ist aber nicht alles. Süßholz wird laut Weltgesundheitsorganisation WHO zur Vorbeugung gegen Leberschäden eingesetzt, und Fenchel wirkt den bei einer Leber- und Gallenschwäche oft vorhandenen Blähungen entgegen.

Für eine 100-g-Teemischung:

- 30 g Artischockenblätter
- 30 g Gelbwurzwurzel
- 10 g Löwenzahnwurzel
- 10 g Süßholzwurzel
- 20 g Fenchelfrüchte

Übergießen Sie 2 TL der Teemischung mit 1 Tasse (150 ml) heißem Wasser. Fenchelfrüchte zuvor anmörsern. Lassen Sie den Tee 7–10 Minuten bedeckt ziehen, bevor Sie ihn abgießen. Trinken Sie täglich 3 Tassen ungesüßt nach den Mahlzeiten.

Granatapfel

Der Granatapfel → Seite 370 besitzt eine unglaublich starke antioxidative, aber auch hepatoprotektive (die Leber schützende) und sogar antiarteriosklerotische (die Gefäßverkalkung mindernde) Heilkraft. Genießen Sie also die paradiesische Frucht als Saft oder streuen Sie die noch mit Fruchtfleisch umhüllten Kerne über den Salat, auf das Müsli oder ein Dessert. So lecker kann „Medizin" schmecken!

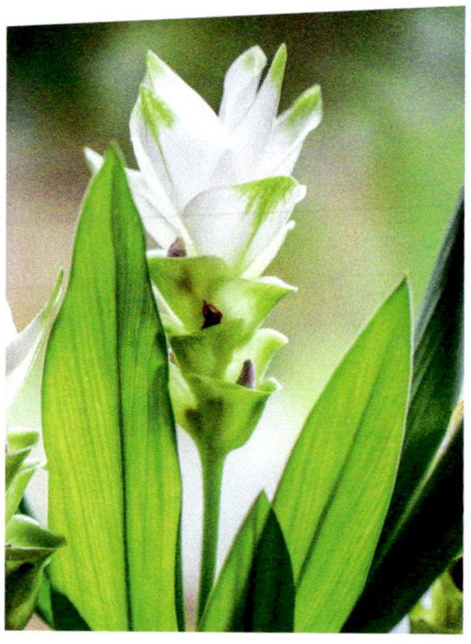

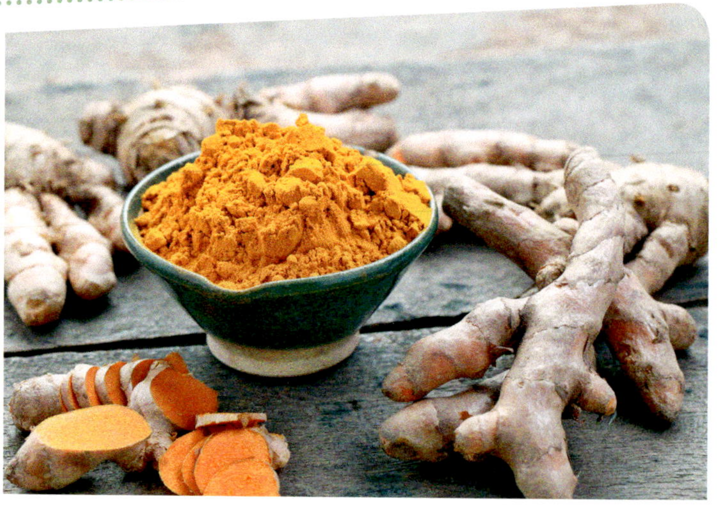

GELBWURZ, KURKUMA: DIE ORANGEGELBE POWERWURZEL

Die Javanische Gelbwurz (*Curcuma xanthorrhiza*) sowie die Indische Gelbwurz (*Curcuma longa*) gehören zur Familie der Ingwergewächse (Zingiberaceae) und werden als Kurkuma bezeichnet. Verwendet wird der Wurzelstock. Die Javanische Gelbwurz wird aus Indonesien importiert und die Indische Gelbwurz aus China, Indien und Indonesien. Sie besitzen vor allem die scharfen Curcuminoide, Curcumine und ätherisches Öl. Die Curcumine verleihen der Wurzel die wunderbare leuchtend orangegelbe Farbe. Die Gelbwurz wirkt leberschützend, gallefördernd, antioxidativ, entzündungshemmend, verdauungsfördernd, krampflösend, antibakteriell, antiviral, lipidregulierend, vermutlich tumorhemmend und hemmt den Knochenabbau (in den Wechseljahren). Aufgrund der leberschützenden und gallenflussfördernden Eigenschaften kommt Kurkuma bei allen Leberleiden zum Einsatz. Aber auch bei Verdauungsstörungen und beim Reizdarm. Nicht anwenden sollten Sie Kurkuma bei Gallensteinen und bei Verschluss der Gallenwege. In den letzten Jahren wurde viel zur Gelbwurz geforscht. In Indonesien wird traditionell Gelbwurztee getrunken, obwohl Kurkuma schwer wasserlöslich ist. Eine bessere Bioverfügbarkeit bringt die Kombination mit Schwarzem Pfeffer (Piperin) und Fett. Mittlerweile bekommt man die Wurzel auch frisch bei uns auf den Märkten. Man kann daraus einen leckeren Tee zubereiten oder sie in der Küche zum Würzen verwenden. Bestimmt kennen Sie Kurkuma bereits in getrockneter Form im Curry. Seit einiger Zeit gibt es das Trend-Getränk „Golden Milk“ → rechte Seite. Es handelt sich um ein ayurvedisches Rezept. Im Handel befinden sich zahlreiche Gewürzmischungen zum Kaufen, Sie können es aber auch ganz einfach selbst herstellen. Eine weitere Möglichkeit, Ihrer Leber was Gutes zu tun, ist der Kurkuma-Drink → unten.

Kurkuma-Drink

Der lecker schmeckende Drink eignet sich durch die Kombination aus Kurkuma und Leinöl als Leberschutz sowie bei chronischen Entzündungen (etwa Rheuma, Darm, Hashimoto), bei erhöhtem Cholesterin, als Zellschutz, zur Immunstärkung und bei Verdauungsstörungen. Außerdem fördert Leinöl die Aufnahme von Kurkuma.

- 100 ml frisch gepresster Saft (z.B. Orangen, Äpfel)
- 1 EL Leinöl (entzündungshemmend)
- 0,5 TL Kurkuma (leberunterstützend)
- 1 TL Honig

Verrühren Sie alle Zutaten zusammen in einem Glas. Trinken Sie so ein Glas Kurkuma-Drink täglich, und zwar über einen Zeitraum von 4–12 Wochen hinweg.

Leber-Wickel mit Schafgarbe

Die innerliche Einnahme von leberstärkenden Mitteln können Sie mit der äußerlichen Anwendung in Form eines heißen Leber-Wickels noch unterstützen. Das hilft der Leber, welche im rechten Oberbauch liegt, gleich unterhalb des Zwerchfells, bei der Regeneration.

- 1 l Wasser
- 6 EL Schafgarbenblüten
- Wickelset aus 3 Tüchern: Innen-, Zwischen- und Außentuch
- Wärmflasche

Übergießen Sie die Schafgarbenblüten mit heißem, aber nicht mehr kochenden Wasser und lassen Sie sie 10 Minuten bedeckt ziehen, bevor Sie den Tee in eine Schüssel abseihen. Falten Sie das Innentuch auf die gewünschte Größe und tränken es in dem Tee. Wringen Sie es gut aus, bevor Sie es auf den rechten Rippenbogen auflegen. Anschließend legen Sie das Zwischentuch darüber und fixieren das Ganze mit dem Außentuch (am besten aus Wolle). Zur Wirkverstärkung können Sie noch die Wärmflasche auf das Außentuch auflegen. Lassen Sie den Wickel 20 Minuten liegen und ruhen Sie dann noch 20 Minuten. Sie können die Anwendung einmal täglich für 1–3 Wochen durchführen, am besten nach dem Mittagessen oder vor dem Schlafengehen.

Tipp: Dieser Leber-Wickel eignet sich wunderbar zur Begleitung beim Heilfasten.

Köstlich und wohltuend ist die Goldene Milch.

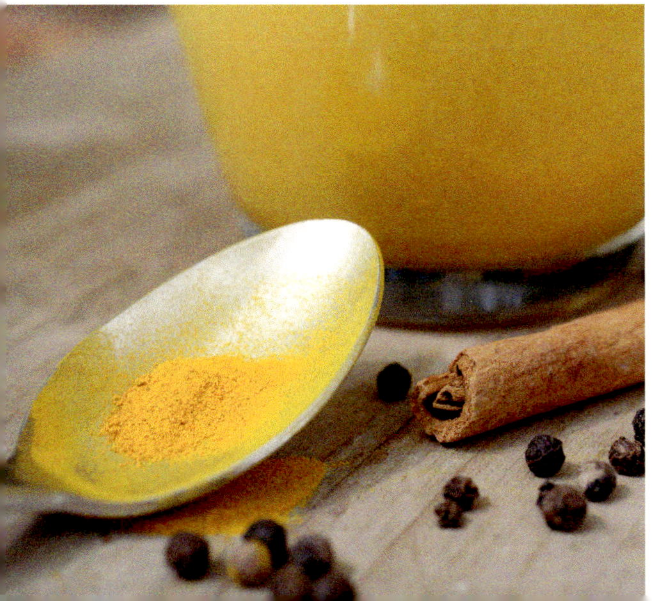

Goldene Milch

Besonders lecker schmeckt Kurkuma in Verbindung mit heißer Milch, weshalb man sie auch als Kurkuma-Latte bezeichnet. Der Pfeffer sorgt für eine bessere Aufnahme von Kurkumin, und Zimt bringt einen Hauch von Orient in das Getränk. Wenn Sie allerdings unter Hitzewallungen leiden, lassen Sie Pfeffer und Zimt weg, da diese Gewürze das „Feuer" in Ihnen erst recht anheizen.

- 1 Tasse (150 ml) Milch (wahlweise auch Kokos-, Mandel-, Reis- oder Sojamilch)
- 0,5–1 TL Kurkuma
- 1 Prise Pfeffer
- 1 Prise Zimt oder Vanille
- eventuell 1 TL Honig (wahlweise auch Agavensirup oder Kokosblütenzucker)

Übergießen Sie Kurkuma, Pfeffer und Zimt mit der heißen Milch. Je nach Geschmack können Sie die Milch etwas süßen. Von diesem Getränk können Sie täglich 1 Tasse trinken. Falls gewünscht kann die Milch auch kalt zubereitet werden.

Aus der Apotheke

- **Artischocke:** Schoenenberger Heilpflanzensaft Artischocke, Natu-hepa 600 Tabletten, Hepar-SL forte 600 mg Tabletten
- **Gelbwurz:** Bilsan duo Tabletten (mit Mariendistel), Curcu-Truw Hartkapseln, curcumin-loges Kapseln
- **Granatapfel:** Granatapfel-Muttersaft Schoenenberger, Granatapfel-Elixier Dr. Jacob's
- **Löwenzahn:** Detox Schoenenberger (Frischpflanzensaft aus Brennnessel und Löwenzahn)
- **Mariendistel:** Alepa Mariendistel Bio-Leber-Tonikum (zur Unterstützung der Lebergesundheit), Ceres Carduus marianus Urtinktur, Alepafort Kapseln, silymarin-Loges Kapseln, Legalon forte Kapseln
- **Anthroposophische Medizin:** Hepatodoron Tabletten Weleda (Erdbeer- und Weinrebenblätter). Anwendungsgebiete: Anregung der Lebertätigkeit, Basistherapie bei Lebererkrankungen auch in Verbindung mit Ekzemen
- **Nahrungsergänzungsmittel:** Basosyx Hepa (u. a. Artischocke, Löwenzahn, Mariendistel, Zink für den Säure-Basen-Haushalt und Cholin)

Unterstützung der Nieren

Die Nieren sind die Waschanlage für das Blut → Seite 303 und somit unser „Blutreiniger“ und zugleich ein Entgiftungsorgan.

Immer wieder finden Sie deshalb als Therapieempfehlung in diesem Buch Hinweise auf die Behandlung und Unterstützung der Nieren. Wann brauchen die Nieren Hilfe bei ihrer täglichen Arbeit? Nun, zum Beispiel bei einer langjährigen Einnahme von Medikamenten (etwa Schmerzmittel oder Cortison), bei Problemen mit der Haut oder den Gelenken oder zur Verhinderung von Wassereinlagerungen beim PMS. Denken Sie aber vor allem an die Anregung der Stoffwechselorgane – also auch der Nieren –, bevor Sie mit einer hormonellen Unterstützung durch Heilpflanzen beginnen.

Sie haben die Möglichkeit, eine Frühjahrskur durchzuführen → Seite 307, bei der in der Regel immer auch die Nieren mit behandelt werden, oder Sie bauen ganz spezifisch eines der folgenden Pflanzenrezepte beziehungsweise -präparate in Ihr Behandlungskonzept mit ein.

THERAPIE

Allgemeine Nieren-Detox-Tipps:

- Eine Ausleitung über die Nieren erfordert eine Flüssigkeitszufuhr von insgesamt mindestens 2,5 l pro Tag, am besten in Form von Tee, Wasser und verdünnten Obstsäften.
- Unterstützend wirksam können Nahrungsmittel und Gewürze sein, die eine harntreibende Wirkung besitzen, etwa Spargel, Sellerie, Petersilie oder Wacholder. Vielleicht mögen Sie auch die Wildkräuterküche integrieren und Löwenzahn-, Birken- und Brennnesselblätter in Ihren Speiseplan mit aufnehmen.
- Halten Sie den Bereich von Nieren und Blase warm – dazu gehören auch warme Füße. Sind die Füße kalt, eignet sich das ansteigende Fußbad → Blasengesundheit, Seite 176, um dagegen anzugehen.

Heilpflanzen

Zur Anwendung kommen sogenannte Aquaretika, also harntreibende Pflanzen. Dazu gehören Ackerschachtelhalm (Kraut), Birke (Blatt), Brennnessel (Blatt, Kraut), Echte Goldrute (Kraut), Hauhechel (Wurzel), Schwarze Johannisbeere (Blatt), Katzenbart (Blatt), Liebstöckel (Wurzel), Löwenzahn (Blatt), Petersilie (Kraut, Wurzel), Quecke (Wurzelstock) und Wacholder (Beere). Da die Brennnessel auch bei weiteren Frauenbeschwerden zum Einsatz kommt, hat sie ein eigenes Pflanzenporträt erhalten → Seite 356. Weil die Nieren Wärme lieben, werden in der Volksmedizin äußerlich außerdem erwärmende Pflanzen wie Ingwer (Wurzelstock), Senf (Samen) und Wacholder (Beere) angewandt.

Aquaretika

Aquaretika sind Heilpflanzen zur Durchspülung. Sie werden eingesetzt bei Blasenerkrankungen (Blasenentzündung, Reizblase), zur Entgiftungs- und Stoffwechselanregung bei Rheuma und bei Hauterkrankungen sowie zur Frühjahrskur.

- **Gegenanzeigen:** Ödeme infolge eingeschränkter Herz- oder Nierentätigkeit.
- **Wichtig:** Bei einer Durchspülungstherapie ist auf eine ausreichende Flüssigkeitszufuhr von mindestens 2,5 l pro Tag zu achten.
- **Hinweis:** Aquaretika am besten nicht am Abend einnehmen, damit die Nachtruhe gewährleistet ist, Sie also nachts keine Toilette aufsuchen müssen.
- **Verhältnis Tee zu Wasser:** Für die „Durchspülung“ der Nieren eignet sich am besten Wasser. Dem Trinken einer Tasse Tee sollten möglichst 2–3 Tassen Wasser folgen, denn der Tee löst die Schlacken, und das Wasser spült die gelösten Stoffe heraus.

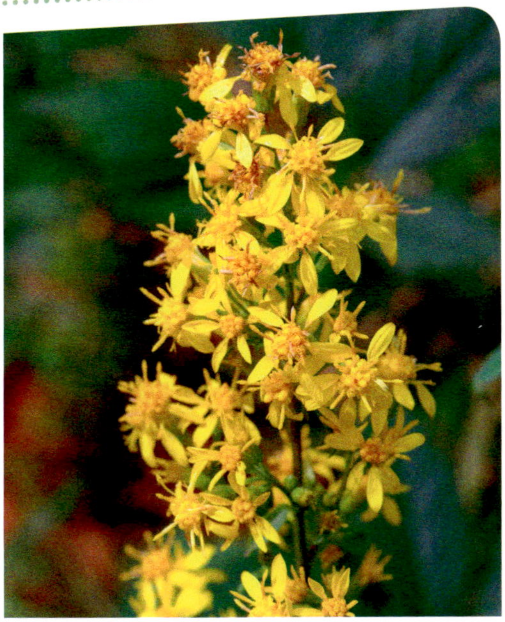

GOLDRUTE: DER STAR UNTER DEN NIERENPFLANZEN

Die Echte Goldrute (*Solidago virgaurea*) gehört zur Familie der Korbblütler (Asteraceae). Mit ihr verwandt sind die Kanadische Goldrute (*Solidago canadensis*) und die Riesengoldrute (*Solidago gigantea*), die mit ihren großen goldgelben Blütenständen auffallen und bei uns als Gartenpflanzen Einzug gehalten haben. Medizinisch verwendet wird das Kraut bei Beginn der Blüte. Dieses enthält Flavonoide, Saponine, Phenylglykoside (Leiocarposid und Virgaureosid), ätherisches Öl und Gerbstoffe. Die Echte Goldrute wirkt aquaretisch, schwach krampflösend, entzündungshemmend, schmerzlindernd und antibakteriell. Zum Einsatz kommt sie zur Durchspülungstherapie bei entzündlichen Erkrankungen der ableitenden Harnwege, vorbeugend bei Harnsteinen und Nierengrieß, Reizblase, unterstützend bei rheumatischen Beschwerden und zur Frühjahrskur. Auch die Kanadische und die Riesengoldrute wirken harntreibend und krampflösend. Bei entzündlichen Erkrankungen wird jedoch die Echte Goldrute empfohlen. Nebenwirkungen sind keine bekannt. Sie sollten die Goldrute allerdings nicht anwenden bei Ödemen infolge eingeschränkter Herz- oder Nierentätigkeit.

Die Goldrute ist aufgrund ihrer Wirkstärke der Star unter den Nierenpflanzen. Sie steigert die Nierenleistung und unterstützt diese Organe somit bei ihrer Aufgabe, den Harn samt Schadstoffen aus dem Körper auszuscheiden. Außerdem wirkt sie sowohl aquaretisch als auch antibakteriell, was sie besonders interessant macht zur Behandlung von Blasenentzündungen.

Sie können die Goldrute als Kur für 2–3 Wochen einnehmen, entweder in Form von Tee oder Tinktur oder als Fertigarzneimittel.

Goldrutentee

- Goldrutenkraut

Übergießen Sie 1 TL Droge mit 1 Tasse (150 ml) kochendem Wasser. Lassen Sie den Tee 20 Minuten bedeckt ziehen, bevor Sie ihn abgießen. Trinken Sie täglich 4 Tassen über den Tag verteilt (nicht zu spät abends, damit die Nachtruhe gewährleistet ist).

Goldrutentinktur

- Auszugsglas
- 15 g Goldrutenkraut
- 75 ml etwa 40%iger Alkohol
- Kaffee- oder Teefilter
- kleine Tropffläschchen

Zerreiben Sie die Goldrute zusammen mit dem Alkohol in einem Mörser (mit aufgerauter Innenfläche), bis ein flüssiger Pflanzenbrei entstanden ist. Füllen Sie diesen in das Auszugsglas und lassen Sie es 2 Wochen an einem warmen Ort stehen. Regelmäßig umrühren. Danach durch einen Kaffeefilter oder Teefilter abgießen und in kleine Tropffläschchen füllen. Nehmen Sie 3-mal täglich 20 Tropfen ein.

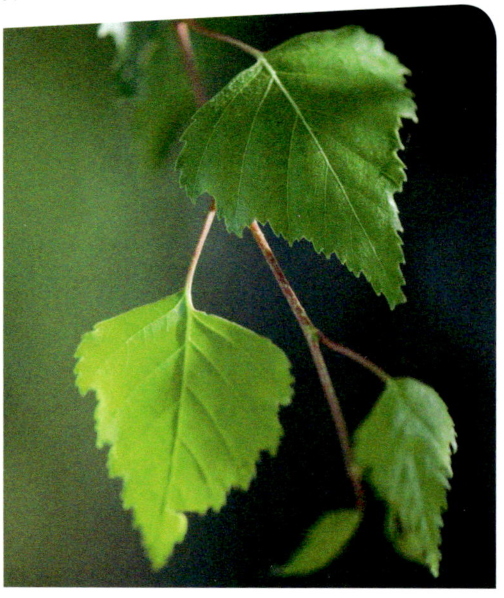

BIRKE: DER NIERENBAUM NR. 1

Alle bei uns heimischen Birken, sowohl die Hängebirke (*Betula pendula*) mit dem typisch schwarz-weißen Stamm und den hängenden Zweigen als auch die Moorbirke (*Betula pubescens*) mit einem eher grau-borkigen Stamm und aufrechten Ästen, sind wertvolle Heilpflanzen. Sie gehören zur großen Familie der Birkengewächse (Betulaceae). Medizinisch verwendet werden hauptsächlich ihre Blätter. Diese enthalten Flavonoide, ätherisches Öl, Gerbstoffe, Harze, Saponine (wenig), Salicylate und Ascorbinsäure.

Die Birkenblätter wirken in erster Linie aquaretisch und werden deshalb klassischerweise eingesetzt zur Durchspülungstherapie bei bakteriellen und entzündlichen Erkrankungen der ableitenden Harnwege sowie bei Nierengrieß. Aber man nutzt sie auch unterstützend bei rheumatischen Beschwerden und bei Hauterkrankungen. Für die Birkenblätter sind keine Nebenwirkungen bekannt. Sie sollten sie allerdings nicht anwenden bei Ödemen infolge eingeschränkter Herz- oder Nierentätigkeit. Zur Anwendung kommen die Blätter als Tee, Tinktur, Frischpflanzenpresssaft und Elixier.

Der Wirkstoff Betulin, welcher in der Birkenrinde enthalten ist, hat einen starken Bezug zur Haut. Im Labor lassen sich daraus Salben herstellen, die hervorragend bei Hautekzemen wirken.

In der Volksheilkunde kennt man auch das süßlich schmeckende Birkenwasser zur Frühjahrskur, das während des Saftstroms im Frühjahr aus dem Stamm oder, noch besser, aus einem abgeschnittenen Ast gezapft wird.

Blasen-Nieren-Tee zur Durchspülung

Für eine 100-g-Teemischung:

- 50 g Birkenblätter
- 25 g Löwenzahnblätter
- 25 g Brennnesselblätter

Übergießen Sie 1 EL der Mischung mit 1 Tasse (150 ml) heißem Wasser. Lassen Sie den Tee 10 Minuten bedeckt ziehen, bevor Sie ihn abgießen.

Trinken Sie davon täglich 3 Tassen (und vergessen Sie nicht die zusätzliche Flüssigkeit, die Sie trinken sollten).

Wärme für die Nieren

Wichtig für eine optimale Nierenfunktion ist es, die Nieren gut warm zu halten. Dafür helfen sowohl warme Fußbäder als auch Wickel oder Einreibungen. Diese Anwendungen regen die Durchblutung an und wirken nierenstärkend.

Senfmehlfußbad

Füllen Sie eine Fußbadewanne knöchelhoch mit 36–38 °C warmem Wasser und rühren Sie 2 EL Senfmehl (erhältlich in der Apotheke) ein. Die Füße werden 10 bis maximal 15 Minuten eingetaucht. Nach dem Bad die Füße gründlich mit lauwarmem Wasser abwaschen, um Hautreizungen zu vermeiden (eine leichte Hautrötung ist normal). Senfmehl wirkt stark durchblutungsfördernd und sorgt nachhaltig für wohlig warme Füße.

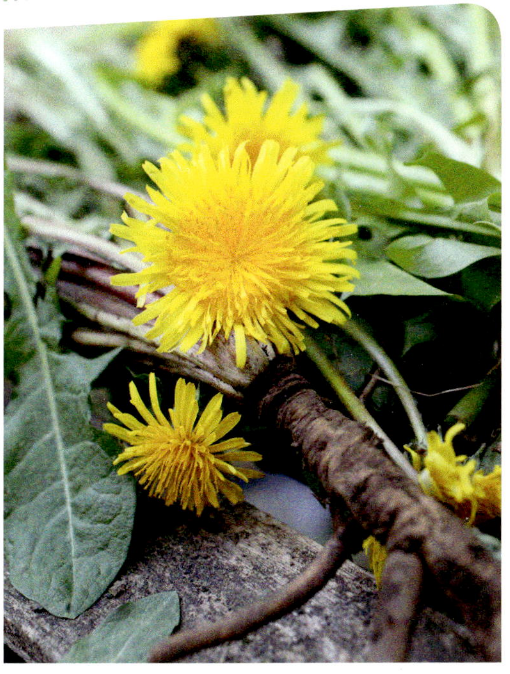

LÖWENZAHN: EIN STÄRKUNGSTONIKUM

Der Löwenzahn (*Taraxacum officinale*) gehört zur Familie der Korbblütler (Asteraceae) und ist auch den Nicht-Heilpflanzenkundigen wohl bekannt. Und trotzdem: er wird viel zu wenig in unsere Ernährung oder gar in ein therapeutisches Konzept integriert – das sollte sich ändern!

Die Teile, die vom Löwenzahn medizinisch verwendet werden, sind nicht die leuchtend gelben Blüten, sondern Wurzeln und Blätter. Im Handel befinden sich auch Wurzeln mit dem Kraut, welche im Frühjahr vor der Blüte geerntet werden. Die verwendeten Pflanzenteile enthalten Bitterstoffe (in der Wurzel im Frühjahr viel, im Herbst wenig), Inulin (im Frühjahr 2 %, im Herbst 40 %), Flavonoide, Triterpene und Kalium (vor allem in den Blättern). Löwenzahn, insbesondere seine Blätter, wirkt aquaretisch, hilft also den Nieren. Löwenzahn, vor allem mit seiner Wurzel, unterstützt gleichsam aber auch die Leber, indem er den Stoffwechsel ankurbelt, die Gallenproduktion steigert und somit beim Fettabbau und der Verdauung hilft. Letztendlich ist er ein Stärkungstonikum für den gesamten Organismus.

Der Japaner George Ohsawa (1893–1966), Begründer der Makrobiotik, soll anlässlich eines Besuches im Schwarzwald beim Anblick der blühenden Löwenzahnwiesen nahezu in Ekstase geraten sein und gerufen haben: „Wo diese herrliche Pflanze wächst, braucht man keinen Ginseng!" Vorsichtshalber sollten Sie ihn aber nicht anwenden bei Nierenerkrankungen und Verschluss der Gallenwege.

Führen Sie am besten im Frühjahr eine Kur durch, Varianten gibt es viele: als Tee (1 EL mit 1 Tasse heißem Wasser übergießen, 10 Minuten ziehen lassen und 3-mal täglich 1 Tasse trinken), als Tinktur (3-mal täglich 10–15 Tropfen einnehmen), als Frischpflanzenpresssaft (3-mal täglich 20 ml trinken), in der Wildkräuterküche (als Salat oder Gemüse) oder als Löwenzahn-Brennnessel-Cocktail ➔ Rezept unten.

Löwenzahn-Brennnessel-Cocktail

Ideal ist die Kombination von Löwenzahn und Brennnessel für einen „Frühjahrsputz". Wie auch der Löwenzahn ist die Brennnessel als Heilpflanze ein Multitalent. Der Cocktail hilft bei der Blutreinigung, Entschlackung und Entwässerung, worüber sich auch Ihre Gelenke freuen. Selbst Ihr Hautbild wird sich bei dieser Kur merklich verbessern.

- 15 ml (ca. 1,5 EL) Löwenzahnpresssaft (selbst gemacht ➔ Seite 309 oder aus Reformhaus/Apotheke)
- 15 ml (ca. 1,5 EL) Brennnesselsaft
- 100 ml Multivitaminsaft (oder Apfelsaft)

Mixen Sie die Zutaten zusammen. Den Cocktail können Sie 2-mal täglich über 3–6 Wochen hinweg trinken.

Tipp: Essen Sie während dieser Zeit viel Rohkost und Gemüse und trinken Sie viel Wasser.

Wildkräutersalat

- 1 Kopfsalat
- 100 g junge Löwenzahnblätter
- 25 g junge Gierschblätter
- je 3 EL gutes Öl und Essig
- 1 EL Mango- oder Multivitaminsaft
- 1 TL Sojasoße
- Kräutersalz und Pfeffer
- Löwenzahnblüten (zur Deko)

Kopfsalatblätter wie üblich putzen und zerteilen. Wildkräuter grob in Streifen schneiden und unter den Kopfsalat mischen. Mit dem Dressing übergießen. Die gelben Blüten vom Kelch befreien und über den Salat streuen.

Wärmendes Wacholder-Chili-Öl

- 2 EL (8 g) Wacholderbeeren
- 5 g getrocknete Chilischoten
- 100 ml kalt gepresstes Olivenöl (oder Johanniskrautöl)
- feines Sieb

Mörsern Sie den Wacholder etwas an. Geben Sie ihn mit Öl und den unzerkleinerten Chilis in ein helles Schraubglas, welches Sie 2 Wochen lang an einem warmen Ort stehen lassen und täglich schütteln. Schließlich wird der Ölansatz durch ein sehr feines Sieb abfiltriert und in Flaschen abgefüllt. Dunkel und kühl aufbewahrt hält das Öl 1 Jahr. Zur Anwendung erwärmen Sie 1–2 EL Öl zwischen den Handflächen und massieren damit behutsam die Nierengegend. Aufgrund der durchblutungsfördernden und erwärmenden Eigenschaften eignet es sich auch als Massageöl bei Muskelverspannungen und bei Arthrose.

Auch für die Küche

Das etwas „exotisch" klingende Wacholder-Chili-Öl (mit Olivenöl angesetzt) eignet sich – sparsam dosiert! – hervorragend zum Würzen.

Ingwer-Nieren-Wickel

Die innerliche Einnahme von Aquaretika können Sie mit einer äußerlichen Anwendung in Form eines heißen Nieren-Wickels unterstützen, um bei bester Gesundheit zu bleiben. Der Wickel verbessert die Durchblutung des Nierenbereichs und sorgt für eine Ausleitung der Schadstoffe mit dem Urin. Außerdem wirkt er stärkend auf die Nebennieren.

- 1 l Wasser
- 4 EL frischer Ingwer
- Wickelset aus 3 Tüchern: Innen-, Zwischen-, Außentuch
- 2 Wärmflaschen

Übergießen Sie den fein geschnittenen oder geriebenen Ingwer mit heißem, aber nicht mehr kochenden Wasser und lassen Sie den Tee 10 Minuten bedeckt ziehen, bevor Sie ihn in eine Schüssel abseihen. Falten Sie das Innentuch auf die gewünschte Größe und tauchen sie es in den Tee. Wringen Sie es gut aus, bevor Sie es auf die Lendengegend auflegen. Anschließend legen Sie das Zwischentuch darüber und fixieren das Ganze mit dem Außentuch (Wolltuch). Wenn Sie mögen, können Sie nun noch die Wärmflaschen an den Lenden anlegen. Lassen Sie den Wickel 20 Minuten liegen und ruhen Sie anschließend 20 Minuten nach. Sie können diese Anwendung 1 Woche lang einmal täglich durchführen.

Hinweis: Es ist sinnvoll, vor der Anwendung die Blase zu entleeren, da die Behandlung harntreibend wirkt. Außerdem sollten die Füße warm sein. Bei Bedarf können Sie zuvor ein wärmendes Fußbad durchführen. Nach der Anwendung viel trinken.

Aus der Apotheke

- **Ackerschachtelhalm:** Schoenenberger Heilpflanzensaft Zinnkraut
- **Birke:** Birken Aktiv-Getränk Weleda, Nierentonikum Wala (Sirup aus Birke und Wacholder), Schoenenberger Heilpflanzensaft Birke, Ceres Betula Urtinktur
- **Brennnessel:** Natu-lind Tabletten, Schoenenberger Heilpflanzensaft Brennnessel
- **Goldrute:** Solidagoren mono Hartkapseln, Cystinol long Kapseln, Solidacur 600 mg Filmtabletten
- **Löwenzahn:** Detox Schoenenberger (Frischpflanzensaft aus Brennnessel und Löwenzahn), Schoenenberger Heilpflanzensaft Löwenzahn

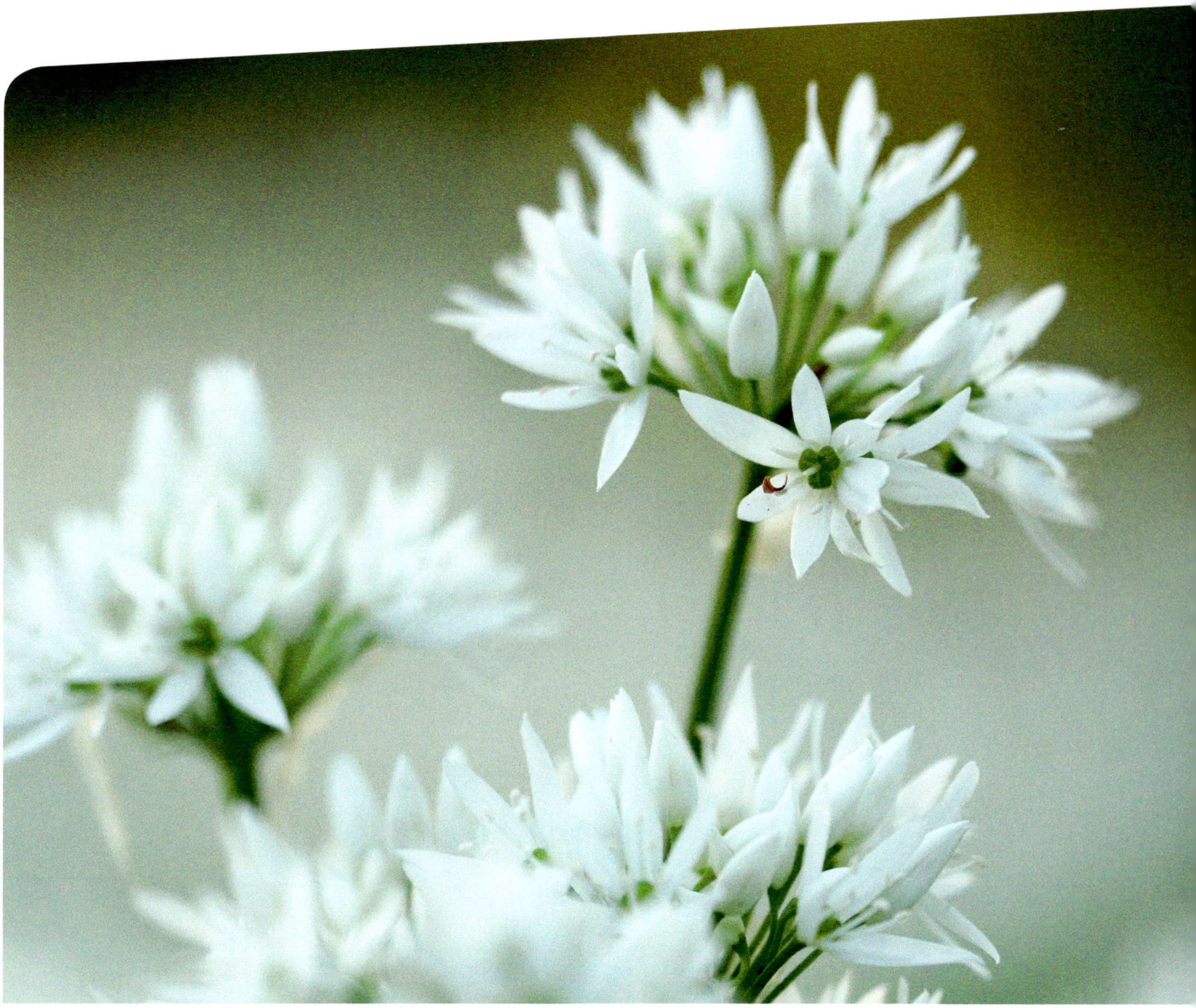

Sanierung des Darms

Dass „Gesundheit im Darm beginnt", wird von verschiedenen Ärzten schon seit Jahrhunderten vertreten. Vergleichen Sie den menschlichen Darm mit den Wurzeln eines Baums: Wenn die Wurzeln des Baums nicht gesund sind, dann können seine oberirdischen Teile nicht richtig versorgt werden, und er wird krank. Dies kann man in gewisser Weise auf den Darm übertragen. Ist er in seiner Funktion beeinträchtigt, wird der Mensch krank. Der Darm spielt also eine zentrale Rolle für unser Wohlbefinden und unsere Gesundheit. Mit seiner enorm großen Oberfläche von 400–500 m² übernimmt er für uns lebensnotwendige Aufgaben. (Zum Vergleich: Die Lunge mit ihren unzähligen feinen Lungenbläschen hat gerade mal runde 100 m² Oberfläche, die Haut bringt es nur auf etwa 2 m².)

Wohl am bekanntesten ist der bis zu 8 m lang werdende Darm in seiner Funktion als **Verdauungsorgan**. Er sorgt für die Nahrungsaufnahme und somit für die Energiebereitstellung.

Nebst Niere, Haut, Leber und Lunge zählt er aber auch zu den großen **Entgiftungsorganen** des Körpers. Weshalb bei jeder Ausleitungstherapie der Darm eine wichtige Rolle spielt.

Heute weiß man auch, dass der Darm auf psychische Prozesse einen viel größeren Einfluss ausübt, als man bislang angenommen hat. Der Darm ist von einem komplexen Nervensystem durchzogen, dem sogenannten enteralen Nervensystem. Die Nervenzellen schicken Signale zwischen Darm und Gehirn hin und her, korrespondieren also miteinander. So entstand der Begriff **„Darm- oder Bauchhirn“**.

In manch einer Redewendungen kommt dies auch klar zum Ausdruck: „Mein Bauch sagt mir…“ oder „aus dem Bauchgefühl heraus“. Von Bedeutung ist in diesem Zusammenhang auch, dass der Darm an der **Produktion von Hormonen** beteiligt ist, unter anderem bildet er immerhin 95 % des Serotonins, welches wir als Glückshormon kennen.

Insbesondere jedoch ist der Darm unser größtes **Immunorgan**. Denn um uns vor schädlichen Einflüssen schützen zu können, befinden sich in unserem Darm 80 % unserer Abwehrzellen. Diese finden wir in den sogenannten Peyerschen Plaques, welche zum lymphatischen System zählen.

Damit unser Darm seine vielfältigen Aufgaben gut erfüllen kann, beherbergt er etwa 500 verschiedene Arten von Mikroorganismen mit insgesamt 100 Billionen lebenden Keimen. Diese vielen verschiedenen Mikroorganismen bilden in ihrer Gesamtheit unsere Darmflora und sind für unsere Gesundheit von größter Bedeutung. Wissenschaftlich korrekt wird die Darmflora beziehungsweise das Mikrobiom als **Darm-Mikrobiota** bezeichnet.

Dysbiose

Auch bei der Darmflora, der Gesamtheit der Darm-Mikroorganismen, geht es wieder um das Zauberwort Gleichgewicht. Befindet sich die Darmflora im Gleichgewicht, ist alles in Ordnung – man spricht dann von einer Eubiose. Liegt aber eine Gleichgewichtsstörung der Darmflora vor, kommt es zu einer Dysbiose. Wir haben es dann mit einer Veränderung in Form von Unter- oder Überbesiedelung durch bestimmte Bakterien zu tun, einer Fehlbesiedlung also.

Maßnahmen, die die Darmflora wieder ins Gleichgewicht bringen, werden als Symbioselenkung beziehungsweise als **Darmsanierung** bezeichnet.

Die Entstehung der Darmflora

Bis vor einigen Jahren dachte man noch, der Darm eines Neugeborenen sei steril. Doch heute weiß man, dass bereits im Mutterleib seine Besiedlung mit Mikroorganismen beginnt.

Weiter geht es dann mit der Geburt: Je nach Art der Geburt entwickelt sich die bakterielle Besiedlung weiter. Während einer vaginalen Geburt kommt das Baby zunächst mit der mütterlichen Vaginal- und Fäkalflora in Kontakt und erst später mit den Hautbakterien der Mutter. Kommt das Baby per Kaiserschnitt zur Welt, dann kommt es vor allem mit den Hautbakterien der Mutter in Kontakt, und die Besiedlung über den vaginalen Weg bleibt aus. Die Darmflora des Babys ist somit eine andere. Auch weiß man, dass sich später in der Zusammensetzung der Darmflora widerspiegelt, ob ein Baby gestillt wurde oder industriell hergestellte Milch bekommen hat.

Mit zunehmendem Alter besiedeln weitere Bakterien den Darm des Kindes. Hierbei spielen unterschiedliche Faktoren eine Rolle, etwa Ernährung, Gesundheitszustand und genetische Veranlagungen.

Aufgaben der Darmflora

Die Mikroorganismen unserer Darmflora leben in Symbiose mit uns, also in einem Zusammenleben zu gegenseitigem Nutzen. Infolgedessen haben sie einen Einfluss auf viele unserer Körperfunktionen und erfüllen vielfältige Aufgaben.

- **Stärkung des Abwehrsystems:** Sie „trainieren“ bestimmte Abwehrzellen und bewirken somit eine Modulation des Immunsystems.
- **Schutzfunktion:** Sie bilden eine natürliche Barriere gegen die Ansiedelung von pathologischen Bakterien.

- **Keimhemmung:** Sie können selbst bakterienhemmende oder -tötende Substanzen bilden und schützen den Körper somit vor schädlichen Keimen.
- **Säureproduktion:** Insbesondere Bifidobakterien und Laktobazillen bilden organische Säuren, welche das Wachstum gesunder Bakterien fördern. Eine besonders wichtige Rolle spielt dabei die Milchsäure.
- **Vitaminproduktion:** Darmbakterien bilden durch ihren eigenen Stoffwechselprozess die Vitamine B_2, B_{12}, K, Folsäure und Biotin.
- **Verdauung:** Sie helfen bei der Nährstoffaufspaltung und -aufnahme und sind somit an der optimalen Nährstoffverwertung beteiligt. Zudem sorgen sie für eine Anregung der Darmperistaltik.
- **Darmschleimhaut:** Sie unterstützen die Darmschleimhaut bei Regenerationsprozessen und halten sie somit intakt.
- **Psyche:** Sie haben einen Einfluss auf die Gehirnfunktion.
- **Scheidenflora:** Durch einen Zusammenhang der rektalen und vaginalen Besiedelung mit Laktobazillen bei der Frau bedeutet eine gesunde Darmflora gleichzeitig eine gesunde Scheidenflora.

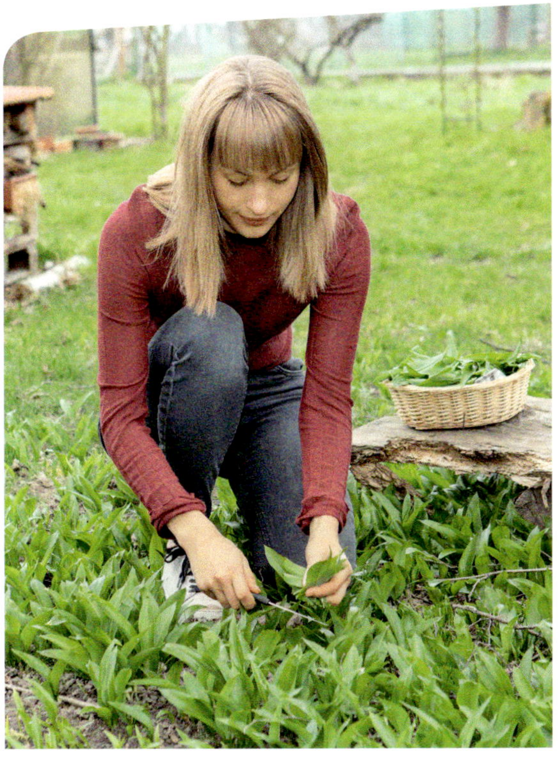

Bärlauch kann sehr hilfreich sein, wenn der Darm aus dem Gleichgewicht gerät.

URSACHEN EINER DYSBIOSE

Es gibt viele Faktoren, welche die Darmflora schädigen können:

- **Ernährung:** Denaturierte Lebensmittel (weißer Zucker, weißes Mehl), ballaststoffarme Ernährung, eiweiß- und fettreiche Ernährung
- **Medikamente:** Hier stehen vor allem Antibiotika im Vordergrund, die nahezu ohne Unterschiede alle Bakterien vernichten – auch die physiologischen, welche dringend benötigt werden. Auch Abführmittel und Glukokortikoide schädigen die Darmflora.
- **Darmerkrankungen:** Morbus Crohn, Colitis ulcerosa, Infektionen durch Pilze, Streptokokken, Staphylokokken, Würmer
- **Leber-, Gallen- oder Bauchspeicheldrüsenerkrankungen**
- **Störungen der frühkindlichen Darmflora:** Störungen der mütterlichen Vaginalflora, Kaiserschnitt, Flaschen- statt Muttermilchernährung, übertriebene Hygiene
- **Umweltbelastungen:** Pestizide (Fungizide, Insektizide, Herbizide)
- **Anspannung und negativer Stress**

SYMPTOME UND FOLGEN

Die ersten Symptome spielen sich meist im Bereich der Verdauung ab: Blähungen, harter oder breiiger Stuhl, Bauchschmerzen und schlechter Atem. Da die Darmflora aber an so vielerlei Aufgaben beteiligt ist, kann eine Dysbiose auch vielfältige andere Auswirkungen haben – und das nicht nur auf unser Verdauungssystem. Denken Sie bei folgenden Problemen immer auch an eine Dysbiose:

- **Abwehrschwäche:** erhöhte Infektanfälligkeit, immer wiederkehrende Atemwegsinfekte, Blasenentzündungen und Scheideninfektionen
- **Allergien:** Nahrungsmittelallergien, Asthma, Heuschnupfen
- **Hauterkrankungen:** Ekzeme, Neurodermitis, Akne
- **Verdauungsstörungen:** Durchfall, Verstopfung, Blähungen, entzündliche Darmerkrankungen, Reizdarm, Leaky Gut Syndrom
- **Psychische Beschwerden:** depressive Verstimmungen, Unwohlsein, Leistungsabfall

- **Migräne, Kopfschmerzen**
- **Medikamentöse Therapie** mit Antibiotika, Glukokortikoiden, Immunsuppressiva, Chemotherapie oder Strahlentherapie
- **Bei Säuglingen und Kleinkindern:** Kaiserschnitt, Frühgeburt, Flaschenmilchernährung, familiäres Allergierisiko, Dreimonatskoliken, Bauchschmerzen, wiederkehrende Mandel- und Mittelohrentzündungen

DIAGNOSE

Die einfachste Möglichkeit, sich ein Bild vom tatsächlichen Zustand der Darmflora zu verschaffen, ist eine Stuhl-Untersuchung → Laboradressen, Seite 439.

Hormonelles Gleichgewicht gestört?

Denken Sie auch bei hormonellen Dysbalancen an den Darm. Durch das gegenseitige Beeinflussen von Darm und Hormonsowie Nervensystem kann auch die Behandlung des Darms ein Puzzleteil des Therapiekonzepts sein.

THERAPIE

Die Therapie einer Dysbiose sollte, falls möglich, in einer Beseitigung ihrer Ursachen liegen. Des Weiteren sollte die Darmflora mit entsprechenden Maßnahmen wiederhergestellt werden. Bewährt hat sich dabei eine Drei-Säulen-Therapie.

Ernährung

Eine Darmsanierung geht immer mit einer Ernährungsumstellung einher, und zwar auf eine überwiegend vegetarische Vollwertkost. Diese erfolgt langfristig, da sie einen wichtigen Baustein bildet für eine Eubiose. Unterstützt werden kann diese Kost durch den Verzehr von Lebensmitteln oder Getränken, die Milchsäurebakterien enthalten, wie Naturjoghurt oder Sauerkraut. Ergänzend empfiehlt es sich, auch noch Lebensmittel zu sich zu nehmen, die milchsäureproduzierende Keime enthalten, etwa Quark, Kefir, Dickmilch oder Sauermilch.

Drei-Säulen-Therapie bei Dysbiose (Überblick)

1. SÄULE	2. SÄULE	3. SÄULE
ERNÄHRUNG (LANGFRISTIG)	SANIERUNG DES DARMMILIEUS (6–9 WOCHEN)	SYMBIOSELENKUNG (3–6 WOCHEN)
DIE THERAPIE DER DREI SÄULEN ERFOLGT PARALLEL.		
überwiegend vegetarische Vollwertkost **Begleitend** • Naturjoghurt • Brottrunk • Sauerkraut(-saft) • Quark • Kefir • Dickmilch • Sauermilch	**Bitterstoffe** Über die Gabe von Bitterstoffen werden die Verdauung optimiert sowie Gär- und Fäulnisprozesse im Darm verhindert. • Enzian (Wurzel) • Ingwer (Wurzelstock) • Pomeranze (Schale) • Wermut (Kraut) **Allicin** • Bärlauch (Blatt) • Knoblauch (Zwiebel)	**Mikrobiologische Therapie** Die Auswahl der eingesetzten Präparate wird individuell anhand des Stuhlbefunds getroffen. Oft bewährt hat sich folgende Reihenfolge: **Phase 1** Lebende Keime von Enterokokken und Milchsäurebakterien (Laktobazillen und Bifidobakterien) **Phase 2** (Lebende) *Escherichia coli*

Hinweis: Stellen Sie sich aus der 1. und 2. Säule Ihr eigenes Programm zusammen – Sie müssen also nicht alle Vorschläge, die unter einer Säule stehen, durchführen. Wählen Sie nach Ihren persönlichen Vorlieben aus. Vielleicht haben Sie ja eine Bitterstoffpflanze in Ihrem Garten, lieben Ingwer, wollten schon immer mal Bärlauch probieren oder vermehrt Quark essen.

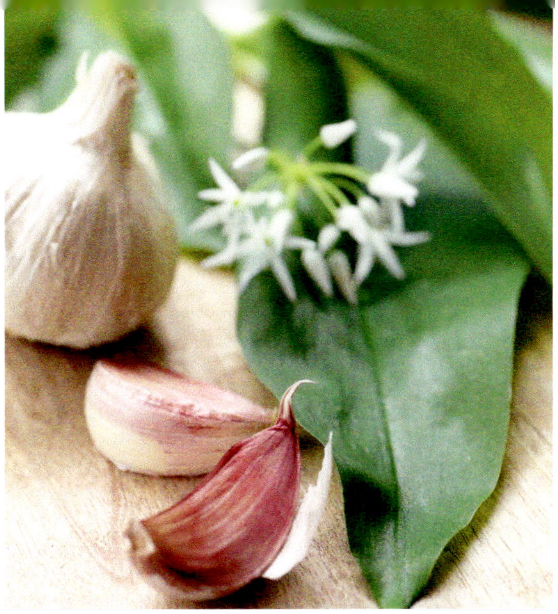

Bärlauch und Knoblauch können bei der Sanierung des Darms hilfreich sein.

Mikrobiologische Therapie

Im Rahmen der mikrobiologischen Therapie werden für 36 Wochen (es können aber auch mal bis zu 5 Monate sein) lebende und/oder abgetötete Mikroben, deren Zellwandbestandteile und/oder deren Stoffwechselprodukte verabreicht, um die Darmflora wieder aufzubauen. Die Auswahl der eingesetzten Präparate wird individuell anhand des Stuhlbefunds getroffen. Führen Sie diese Therapie in Zusammenarbeit mit einem naturheilkundlich arbeitenden Arzt oder Heilpraktiker durch. Häufig bewährt hat sich folgende Reihenfolge:

- **Phase 1:** lebende Keime von Enterokokken und Milchsäurebakterien (Laktobazillen und Bifidobakterien)
- **Phase 2:** (lebende) Kolibakterien

Liegt ein Pilzbefall vor, sollte eine antimykotische Therapie → *Candida albicans*, Seite 330 durchgeführt werden.

Heilpflanzen

Begleitend zur mikrobiologischen Therapie können Sie folgende Pflanzen einsetzen:

- Pflanzen mit **Bitterstoffen** wie etwa Enzian (Wurzel), Ingwer (Wurzelstock), Pomeranze (Schale), Wermut (Kraut). Sie verbessern die Durchblutung der Schleimhäute und über die Regulation der Verdauungssäfte auch das Darmmilieu. Mögliche Darreichungsformen sind Teezubereitungen → Rezept, rechts oder Tinkturen. Auch die „Küchenapotheke" hat etwas zu bieten: Radicchio, Endivie, Rucola und so weiter.
- Pflanzen mit **Alliin** wie etwa Bärlauch (Blatt) und Knoblauch (Zwiebel). Das Alliin wird bei Verletzung durch ein Enzym zu Allicin umgebaut. Dies wirkt stark antibakteriell auf pathogene Keime und stärkt zugleich die physiologischen Kolibakterien. Des Weiteren unterdrückt es Fäulnis und Gärung verursachende Bakterien. Insofern sind solche Pflanzen ideale Helfer bei der Regeneration der Darmflora. Neben Fertigarzneimitteln können Sie auch frischen Bärlauch und Knoblauch reichlich verzehren.

Dysbiose-Tee

In der Volksmedizin Malaysias und Indonesiens verordnet man den Müttern nach der Entbindung 30 Tage lang Ingwersuppe, um „Unreinheiten" auszuschwitzen.

Auch eine aus dem Gleichgewicht geratene Darmflora freut sich über den Ingwer. Mit seinem ätherischen Öl (Zingiberen, Zingiberol) und den bitteren Scharfstoffen (Gingerol, Shogaole) wirkt er regulierend und wird somit gerne bei einer Dysbiose eingesetzt.

- frische Ingwerwurzel
- eventuell Zitrone

Reiben Sie ein etwa daumengroßes Stück Ingwer sehr fein. Übergießen Sie dies mit 1 Tasse (150 ml) heißem, aber nicht mehr kochendem Wasser. Lassen Sie den Tee bedeckt 10 Minuten ziehen. Den Tee brauchen Sie nicht abzugießen! Trinken Sie davon täglich 3 Tassen, falls Sie mögen mit einem Schuss Zitronensaft.

Milder Amaratee

- Pomeranzenschalen

Übergießen Sie 1 TL der Droge mit 1 Tasse (150 ml) heißem, aber nicht mehr kochenden Wasser. Lassen Sie den Tee bedeckt 10 Minuten ziehen, bevor Sie ihn abgießen. Trinken Sie davon täglich 3 Tassen.

Wenn's schnell gehen muss: 20 Tropfen Pomeranzentinktur in ein kleines Glas lauwarmes Wasser geben und verrühren. Täglich 1–3 Tassen trinken.

Knoblauchelixier (oder Bärlauchelixier)

Bärlauch und Knoblauch sind, bedingt durch das enthaltene Alliin beziehungsweise Allicin, stark wirksame Heilpflanzen. Sie werden eingesetzt bei Dysbiose und zur Unterstützung bei Darmpilzen. Damit aber nicht genug. Sie kommen auch zum Einsatz bei Arteriosklerose, zur unterstützenden Behandlung bei erhöhtem Blutdruck und Blutfetten und sogar zur Ausleitung von Schwermetallen.

- 2 kleine Knoblauchzehen, gepresst (oder 10 g frische Bärlauchblätter)
- 20 ml frisch gepresster Zitronensaft
- 1 TL Honig (oder Agavendicksaft)
- 200 ml Wasser

Alle Zutaten gut verrühren oder alternativ in den Mixer geben. Stellen Sie sich die genannte Menge als Tagesportion jeweils frisch her. Trinken Sie das Elixier 2 Wochen lang täglich, entweder aufgeteilt in zwei Portionen oder schluckweise über den Tag verteilt.

Aus der Apotheke

- **Bärlauch:** Ceres Allium ursinum Ø, Bärlau Essenz und Bärlau Kapseln (von Nestmann), Bärlauch Frischblatt Kapseln und Granulat (von Pandalis), Bärlauchsaft Schoenenberger
- **Enzian:** Ceres Gentiana Ø, Enzian Magentonikum Wala (mit Enzian, Ingwer, Kalmus, Pfeffer und Wermut)
- **Ingwer:** Tinktur (Ingwer PURE), Ingwer Pflanzentrunk Schoenenberger
- **Knoblauch:** Kwai forte Tabletten, Knoblauch-Trunk Schoenenberger
- **Wermut:** Ceres Absinthium Ø
- **Bitterstoffmischungen:** Amara Pascoe (Chinarinde, Gelber Enzian, Pomeranze, Zimtrinde), Amara Weleda (Löwenzahn, Meisterwurz, Salbei, Schafgarbe, Tausendgüldenkraut, Wacholder, Wegwarte, Wermut)
- **Mikrobiologische Präparate:** Symbioflor 1 (Enterokokken), ProBioCult laktosefrei (Bifidobakterien und Lakobazillen), Symbioflor 2 (*E. coli*), Mutaflor mite (*E. coli*), Mutaflor (*E. coli*)

Darmmykose

Bei Störungen der Darmflora kann es zu einer Besiedlung mit dem Hefepilz *Candida albicans* kommen. Hefepilze sind weit verbreitet und gelangen beispielsweise durch die Nahrung in den Darm. Normalerweise richten sie dort kein Unheil an, denn ein gutes Abwehrsystem und eine intakte Darmflora können sie nicht überwinden. Die Mikroorganismen des Darms überziehen unsere Darmschleimhaut wie eine Schutzschicht. Sie lassen den Pilzen keine Chance, sich im Darm festzusetzen. Eine gestörte Darmflora bietet den Pilzen jedoch die Chance, im Darm Fuß zu fassen und sich zu vermehren. Konkrete klinische Beschwerden können die Folge sein. Dem Befund von Hefepilzen wie *Candida* werden viele Erkrankungen angelastet, aber eine Darmmykose ist keine eigenständige Erkrankung, sondern ein Symptom.

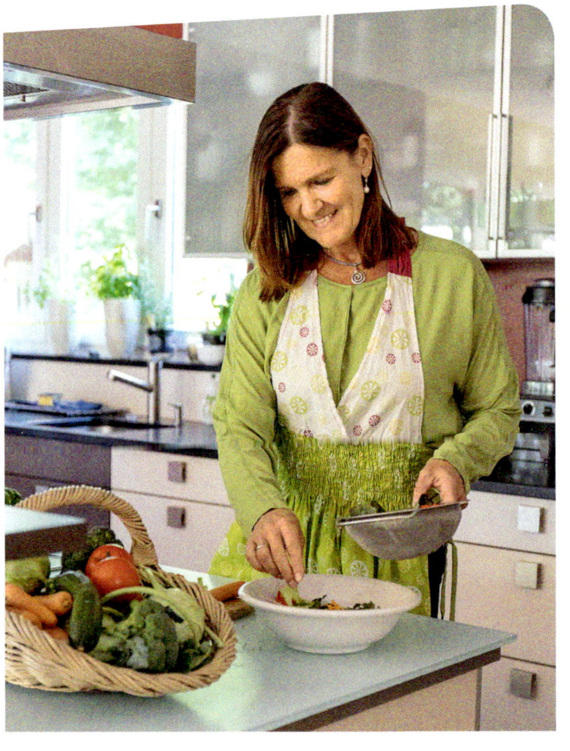

Zu einer Antipilzkost gehört vor allem viel Gemüse. So genussvoll kann Therapie sein.

Eigenschaften von *Candida albicans*

- **Hohe Adhärenzfähigkeit:** Der Begriff leitet sich ab vom Lateinischen *adhaerere*, anhängen. Hier bedeutet es, dass der Candida-Pilz in der Lage ist, sich dauerhaft auf Haut und Schleimhäuten anzusiedeln beziehungsweise dort anzuhaften. Die Hefen lassen sich dann weder durch Abwischen noch durch die Fließbewegungen von Urin, Blut oder Darminhalt von der infizierten Oberfläche wieder entfernen.
- **Invasionsfähigkeit:** *Candida albicans* kann unter Umständen sogar in die Darmschleimhaut eindringen und dann über die Blutbahn in verschiedene Organe gelangen.
- **Vermehrungsfähigkeit:** Durch die Adhärenzfähigkeit vermehrt sich der Hefepilz sehr schnell. Beim Genuss zahlreicher zuckerhaltiger Lebensmittel kann sich die Anzahl der Hefezellen im Darm über Nacht vervielfachen.
- **Hemmung des Abwehrsystems:** Das sogenannte Canditonixin des Pilzes hemmt die körpereigene Immunabwehr. Zudem ist der Pilz für das Immunsystem nicht als „Feind" erkennbar, da er aus speziellen Eiweißverbindungen eine Schutzhülle aufbaut.
- **„Alkoholismus von innen":** Die *Candida*-Hefen können im Darm Zucker, und zwar vor allem Trauben- und Malzzucker, in minderwertigen Alkohol (Fuselalkohole) verwandeln. Dadurch wird die Leber belastet, und es kann zum Entgleisen der Leberwerte kommen wie beim Alkoholismus. In diesem Fall spricht man von einem „Alkoholismus von innen". Somit wird der Gesamtorganismus gestört, was sich sowohl auf den Allgemeinzustand als auch auf die Leistungsfähigkeit auswirken kann.
- **Gasproduktion:** Hefepilze können erhebliche Mengen an Gasen produzieren, was dann oft zu einer mehr oder weniger ausgeprägten Aufblähung der Darmschlingen führt. Es entsteht der typische Blähbauch. Die Gasbildung kann zu einem starken Druckgefühl führen, nicht selten auch zu erheblichen Darmkrämpfen.

URSACHEN

Ein Befall mit *Candida albicans* kann die folgenden Ursachen haben:

- Oft liegt bereits seit längerer Zeit eine Dysbiose → Ursachen, Seite 325 vor
- Immunabwehrschwäche
- Falsche Ernährung – vor allem zu viel Zucker
- Verdauungsschwäche
- Schlechtes Darmmilieu mit verschobenem ph-Wert

SYMPTOME

Es gibt eine Vielzahl von Symptomen, die normalerweise mit der Darmmykose in Verbindung gebracht werden. Es gilt jedoch genau hinzuschauen, denn auch andere Ursachen sind für die Entstehung der genannten Symptome durchaus möglich.

- Wechsel von Verstopfung und Durchfällen
- Weiche, klebrige, ungeformte Stühle
- Juckreiz am After
- Blähungen, Völlegefühl, krampfartige Bauchschmerzen
- Infektanfälligkeit
- Mund- und Windelsoor bei Säuglingen
- Heißhunger auf Süßes
- Abgeschlagenheit, Müdigkeit, Leistungsschwäche, Reizbarkeit
- Hauterscheinungen: Neurodermitis, Ekzeme, Akne
- Nahrungsmittelintoleranzen, Allergien
- Scheidenpilzinfektionen
- Chronische Harnwegsinfekte
- Unverträglichkeit von Alkohol, Leberentgleisungen

DIAGNOSE

Über eine Stuhlprobe → Laboradressen, Seite 439 kann der Nachweis eines Pilzbefalls erfolgen. Meist handelt es sich dabei um einen Befall mit *Candida albicans*. Manchmal kann er in geringen Mengen nachgewiesen werden, ohne dass man gleich auf eine Erkrankung schließen muss. Dies kommt daher, weil der sehr weit verbreitete Pilz durchaus über die Nahrung aufgenommen werden kann. Bei intakter Darmflora ist dies kein Problem, weil er den Darmtrakt ohne Ansiedelung passieren wird.

Umgekehrt kann man jedoch eine Darmmykose nicht sicher ausschließen, wenn in der Stuhlprobe keine Pilze nachgewiesen wurden. Denn Pilze haben die Neigung, sich „nestartig" in kleinen Darmaussackungen anzusiedeln. Deshalb liefert eine einzelne Stuhlprobe noch keinen absolut sicheren Befund.

Und da die Stuhluntersuchung vor allem eine Aussage über die Besiedelung des Dickdarms ermöglicht, kann dadurch ein Pilzbefall des Dünndarms nicht zuverlässig festgestellt werden.

Sind in der Stuhlprobe jedoch größere Mengen an Pilzen nachweisbar, sollten Sie auf jeden Fall eine entsprechende Therapie (in Zusammenarbeit mit Ihrem Arzt oder Heilpraktiker) in Angriff nehmen.

THERAPIE

Eine gesunde Darmflora kann uns davor schützen, dass sich Pilze und schädliche Keime ausbreiten. Zur Behandlung einer Darmmykose benötigen Sie allerdings etwas Disziplin und Durchhaltevermögen. Wie die Therapie der Dysbiose besteht auch die Behandlung der Darmmykose aus drei Säulen:

- Eine **Antipilzkost**
- mit einer parallel durchgeführten **antimykotischen Therapie**. Die Therapie dauert, je nach Befall, 2–3 Wochen.
- Danach erfolgt eine **Symbioselenkung** beziehungsweise eine Mikrobiologische Therapie. Diese dauert, je nach Befund oder zugrundeliegender Ursache, weitere 3–6 Wochen.

Einige Therapeuten setzen der antimykotischen Therapie eine einleitende „Darmreinigung" voraus. Hierbei wird der Darm durch eine kurzzeitige Anwendung von Abführmitteln oder durch eine Colon-Hydro-Therapie gründlich gereinigt.

Drei-Säulen-Therapie bei Darmmykose (Überblick)

1. SÄULE	2. SÄULE	3. SÄULE
ERNÄHRUNG: ANTIPILZKOST (2–3 WOCHEN)	ANTIMYKOTISCHE THERAPIE (2–3 WOCHEN)	SYMBIOSELENKUNG (3–6 WOCHEN)
THERAPIE STARTET PARALLEL MIT 1. SÄULE (ERNÄHRUNG) UND 2. SÄULE (ANTIMYKOTISCHE THERAPIE), ANSCHLIESSEND DANN 3. SÄULE (SYMBIOSELENKUNG)		
Dabei gilt es, den Hefen ihre Nahrungsgrundlage (Kohlenhydrate) zu entziehen. Zucker, Weißmehlprodukte und Alkohol sind strikt zu meiden. Im Vordergrund steht eine vollwertige Ernährung. **Begleitend** • siehe 2. Säule Dysbiose → Seite 326 • Bitterstoffe • Allicin	**Synthetisches Antimykotikum** • Nystatin (Wirkstoff) **Antimykotische Pflanzen** • Kümmel (ätherisches Öl) • Myrrhe (Harz) • Oregano (ätherisches Öl) **Begleitend** • Kapuzinerkresse (Kraut) • Propolis • Grapefruitsamen-Extrakt	**Mikrobiologische Therapie** Die Auswahl der eingesetzten Präparate wird individuell anhand des Stuhlbefunds getroffen. Oft bewährt hat sich folgende Reihenfolge: **Phase 1** Lebende Keime von Enterokokken und Milchsäurebakterien (Laktobazillen und Bifidobakterien) **Phase 2** (Lebende) *Escherichia coli*
Auf gute Mundhygiene achten: Zahnbürste, -schienen oder -prothese über Nacht desinfizieren (mit Myrrhetinktur)		

Ernährung

Hefepilze benötigen zum Gedeihen vor allem Einfachzucker. Je mehr ihnen davon zur Verfügung stehen, desto wohler fühlen sie sich. Stellen Sie Ihre Ernährung deshalb auf eine zucker- und kohlenhydratarme Kost um – eine sogenannte Antipilzkost → Tabelle unten. Vor allem in der ersten Woche sollten Sie diese Kost streng einhalten. In der zweiten und dritten Woche ist eine abgeschwächte Form möglich.

Im Vordergrund steht eine überwiegend vegetarische Vollwertkost, also viel Salat, Gemüse und Vollkornprodukte. Ballaststoffe sind für die Darmbakterien besonders wichtig, denn sie stärken deren lebenswichtige Abwehrfunktion. Außerdem üben die fasrigen Ballaststoffe einen mechanischen Putzeffekt aus, indem sie durch ihre Struktur die Pilznester in den Darmzotten „herausfegen" und gleichzeitig die Darmbewegung anregen.

Übrigens: Über eine solche darmgesunde vollwertige Ernährung freut sich Ihr Darm auch langfristig!

Antimykotische Therapie

Die antimykotische Therapie hat das Abtöten der Pilze zum Ziel. Meist wird schulmedizinisch ein Antimykotikum mit dem Wirkstoff Nystatin eingesetzt. Der Einsatz von Nystatin wird von manchen naturheilkundlich arbeitenden Therapeuten jedoch kontrovers diskutiert.

Gute Erfahrungen gibt es alternativ aber auch mit antimykotisch wirkenden Pflanzen wie dem Myrrhenharz und den ätherischen Ölen von Kümmel und Oregano.

Therapiebegleitend empfehlen sich Kapuzinerkresse, Propolis, Grapefruitsamen-Extrakt oder Essig → Rezept Kapuzinerkresse-Essig, Seite 334.

Antipilzkost

ERLAUBT BZW. ERWÜNSCHT SIND	UNBEDINGT ZU MEIDEN SIND
• Vollkorngetreide (Vollkornreis, -nudeln) • Buchweizen, Hirse	• Nudeln aus Auszugsmehl, geschälter Reis
• Vollkornmehl, z. B. in Brot, Brötchen, Knäckebrot	• Weißmehl, z. B. in Brot, Brötchen, Toast
• saures Obst (Äpfel, Zitronen, Grapefruits)	• süßes Obst (Weintrauben, Birnen, Bananen, Datteln, Pflaumen) in zu großen Mengen
• Fisch und Fleisch	• panierter Fisch und paniertes Fleisch
• Milchprodukte (Quark, Käse, Joghurt), Eier	• Quarkspeisen oder Joghurt mit Zucker
• Gemüse (Auberginen, Blumenkohl, Brokkoli, Fenchel, Karotten, Lauch, Spargel, Zucchini, Zwiebeln usw.) • Kartoffeln • Salate (Endivie, Radicchio usw.) • Hülsenfrüchte (Erbsen, Bohnen, Linsen) • Bärlauch, Knoblauch • Pilze (Pfifferlinge, Champignons)	
• Milchzucker (nicht bei Laktose-Unverträglichkeit)	• Haushaltszucker, Malzzucker, Traubenzucker, Rübenzucker, Puderzucker, Sorbit, Mannit, Xylit, Honig
• Nüsse, Müsli, Haferflocken	• gezuckertes Müsli und Cornflakes
• zuckerfreie Getränke (Mineralwasser, Tee, Kaffee)	• gesüßte Getränke (Limonaden, Cola, Fanta, Nektare usw.)

Mund- und Zahnhygiene

Achten Sie auf eine gute Mundhygiene und führen Sie bei Bedarf eine Zahnsanierung durch.

Da bei einer Darmbesiedelung mit *Candida* auch der Mundraum betroffen sein kann, sollten Sie die Zahnbürste wöchentlich wechseln sowie Zahnschienen und -prothesen stets gründlich reinigen beziehungsweise sogar desinfizieren → Myrrhe, rechts.

Mikrobiologische Therapie

Eine Dysbiose ist oft an der Besiedlung von *Candida albicans* beteiligt, deshalb folgt nach der antimykotischen Therapie ein Aufbau der Darmflora. Somit sorgen Sie für ein gutes Terrain.

Denn bereits der Arzt und Physiologe Claude Bernard (1813–1878) sagte: „Le microbe n'est rien, le terrain c'est tout." – „Die Mikrobe ist nichts, das Terrain ist alles."

Heilpflanzen

Die folgende Kombination eignet sich für eine antimykotische Therapie.

Bei Pilzbefall im Darm:

- Myrrhinil-Intest Tabletten: 3-mal 4 Tabletten täglich vor dem Essen über 3 Wochen

Bei Pilzbefall im Mundraum:

- Myrrhentinktur mit einem Pinsel oder Wattestäbchen 2- bis 3-mal täglich unverdünnt auftragen
- oder 5–10 Tropfen in ein Glas Wasser geben und damit den Mund spülen oder gurgeln
- oder Repha-Os Mundspray: 3-mal täglich 1 Sprühstoß über 3 Wochen

Für Desinfektion von Zahnbürste, -schienen und/oder -prothesen:

- über Nacht in Myrrhetinktur (40 Tropfen auf 1 Glas Wasser) legen
- oder regelmäßig einsprühen mit Repha-Os Mundspray

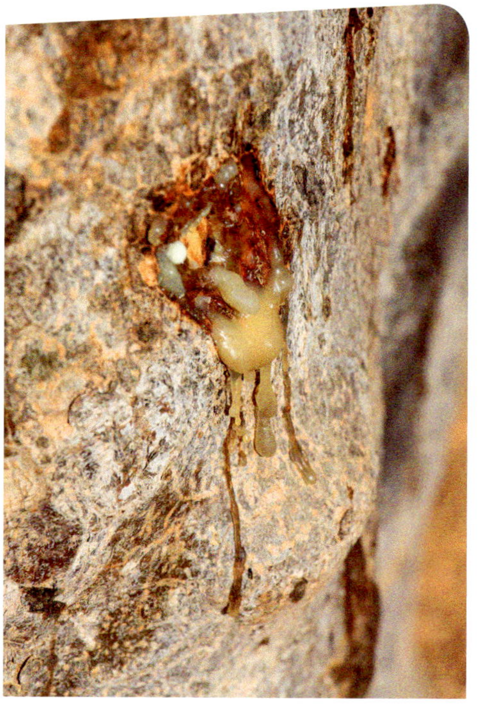

MYRRHE: EIN PFLANZLICHES ANTIMYKOTIKUM

Der Echte Myrrhestrauch (*Commiphora myrrha*) wird gerne auch als „pflanzliches Nystatin" bezeichnet und ist oft Bestandteil des Schwedenbitters. Der afrikanische Dornstrauch aus der Familie der Balsamharzgewächse (Burseraceae) wirft seine kleinen Blätter in der Trockenzeit ab. Doch medizinisch werden ohnehin weder Blätter noch Blüten verwendet, sondern das Harz. Dieses enthält ätherisches Öl, Harzsäuren und Bitterstoffe. Es wirkt antibakteriell, antimykotisch (unter anderem gegen *Candida albicans*), adstringierend, desinfizierend, entzündungshemmend und granulationsfördernd.

Zum Einsatz kommt das Myrrheharz zur lokalen Behandlung leichter Entzündungen der Mund- und Rachenschleimhaut, bei Mandel- und Zahnfleischentzündungen und bei Prothesendruckstellen sowie bei leichten Hautentzündungen, kleinen Wunden und Hautabschürfungen. Aber auch bei Durchfall, chronisch entzündlichen Darmerkrankungen und zur Darmsanierung bei Intestinalmykosen kann Myrrhe erfolgversprechend eingesetzt werden.

Oregano

Das ätherische Öl aus einer südländischen Oregano-Unterart (*Origanum vulgare* ssp. *hirtum*) wirkt stark antibakteriell, antiviral, stark antimykotisch, immunmodulatorisch und entzündungshemmend. Im Gegensatz zu unserem heimischen rosa blühenden Dost (*Origanum vulgare*) blüht die Subspezies *hirtum* weiß und wird gerne als Pizzagewürz verwendet. Verwechselt wird der Dost gerne mit dem Majoran (*Origanum majorana*), der ebenfalls in der Frauenheilkunde zum Einsatz kommt → Porträt, Seite 393.

Bei Pilzbefall im Darm:

- Oreganum IntMed: morgens und abends 1 Kapsel 30 Minuten vor dem Essen für 4–8 Wochen

Grapefruitkernextrakt

Im Jahre 1980 beobachtete der Arzt und Physiker Dr. Jacob Harich, dass die Grapefruitkerne in seinem Kompost nicht verrotteten. Diesem Phänomen ging er nach und machte dabei eine bemerkenswerte Entdeckung. Er entdeckte in den Kernen einen Stoff, der antibakteriell, antiviral und antimykotisch wirkt. Diese Eigenschaften können wir uns als begleitende Maßnahme bei der Behandlung von Darmmykosen zunutze machen.

Bei Pilzbefall im Darm:

- 3-mal täglich 1 Tablette CitroBiotic oder 3-mal 15 Tropfen CitroBiotic vor dem Essen für 3–6 Wochen

Bei Pilzbefall im Mundraum:

- 3-mal täglich gurgeln (10 Tropfen CitroBiotic in 1 Glas Wasser)

Hinweis: Grapefruits können zusammen mit einigen Arzneimitteln Wechselwirkungen auslösen.

Ätherisches Kümmelöl

Vermutlich kennen Sie Kümmel als Gewürz. Das darin enthaltene ätherische Öl hat es in sich, denn es besitzt eine außergewöhnliche antimykotische Wirkung. Es wirkt laut Untersuchungen stärker als das bekannte synthetische Antimykotikum Nystatin.

Dosierung: 3-mal täglich 1–2 Tropfen ätherisches Kümmelöl auf etwas Brot oder in Joghurt einnehmen.

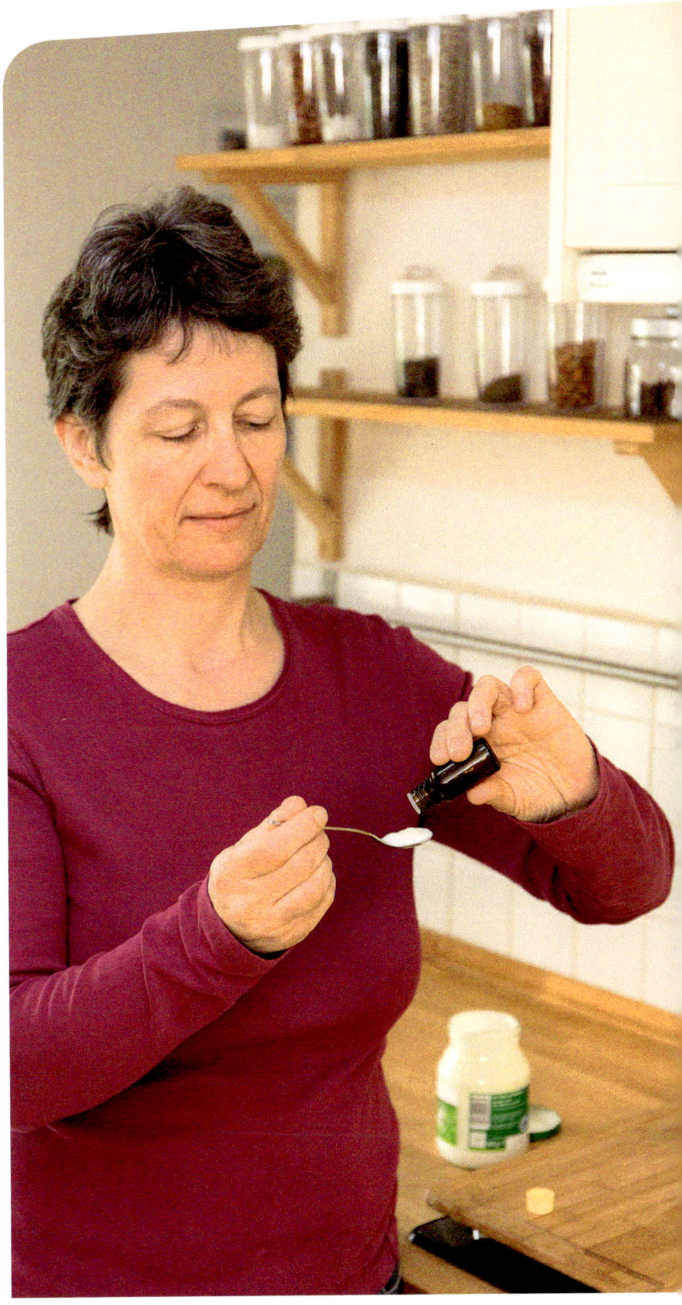

Ätherisches Kümmelöl wirkt stark antimykotisch.

Kapuzinerkresse

Kapuzinerkresse (*Tropaeolum majus*) zeigt sich im Garten als wahres Feuerwerk durch ihre roten, orangefarbenen und gelben Blüten. Ihr wichtigster Inhaltsstoff sind die Senfölglykoside. Durch eine enzymatische Spaltung entsteht daraus das scharf schmeckende Benzylsenföl, welches antibakteriell, antiviral und antimykotisch wirkt. Durch dieses breite Wirkspektrum ist die Kapuzinerkresse zu einem beliebten Phytobiotikum geworden und kommt zum Einsatz bei Atemwegserkrankungen und Blasenentzündungen. Auch zur unterstützenden Behandlung von Darmmykosen gibt es gute Erfahrungen mit Kapuzinerkresse.

Roger Kalbermatten, Chemiker und Gründer der Ceres Heilmittel AG, schreibt: „Die Kapuzinerkresse führt Licht- und Wärmekräfte in das ‚Dunkel des Stoffwechsels' ein und schafft auf diese Weise die Voraussetzungen für eine Änderung des Milieus, ein ‚Austrocknen' der Pilze."

Mögliche Darreichungsformen sind eine Kapuzinerkressetinktur → Aus der Apotheke oder selbst hergestellt, Seite 178 und Kapuzinerkresse-Essig → rechte Spalte.

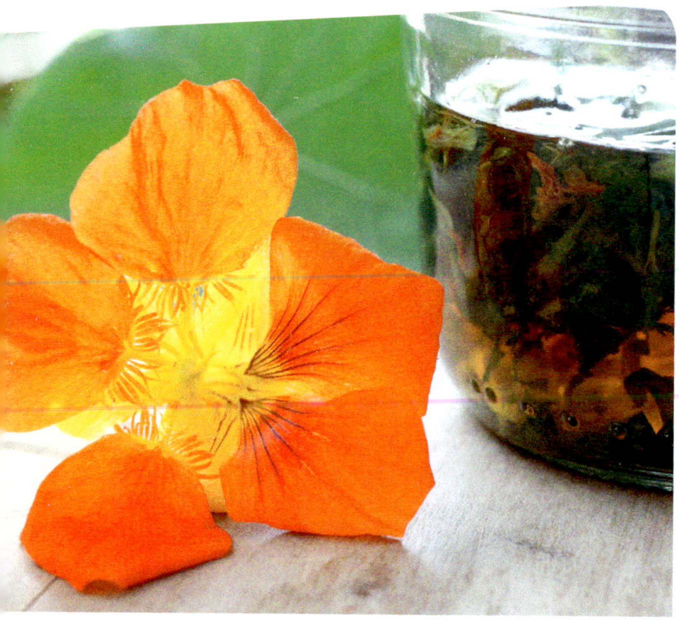

Ganz einfach herzustellen: Kapuzinerkresse-Essig.

Kapuzinerkresse-Essig

Die Kombination aus Kapuzinerkresse und Essig ergibt eine besondere „Medizin".

Bei immer wiederkehrenden Blasenentzündungen sollten Sie ihn zur Stärkung der Blase täglich in der Küche verwenden. Aber auch begleitend zur Darmsanierung können Sie ihn einsetzen, da der Essig das Anhaften der Pilze an der Darmschleimhaut verhindert.

- Auszugsglas
- Apfelessig
- Kapuzinerkresse (Blüten und Blätter)

Sammeln Sie Blätter und Blüten der Kapuzinerkresse während der Blütezeit. Schneiden Sie das Sammelgut klein und befüllen Sie damit das Auszugsglas. Anschließend gießen Sie den Essig darüber, bis das Pflanzengut bedeckt ist. Nun 1 Woche stehen lassen, dabei in regelmäßigen Abständen umrühren. Danach den Essig in eine Flasche abgießen. Dosierung: 3-mal täglich 1 EL mit Wasser gemischt trinken.

Aus der Apotheke

- **Synthetische Antimykotika (mit dem Wirkstoff Nystatin):** Adiclair Suspension, Adiclair Filmtabletten, Adiclair Nystatin Mundgel Gel
- **Myrrhe:** Myrrhinil-Intest (mit Myrrhe, Kaffeekohle, Kamille), Repha-Os Mundspray (mit Tormentillwurzelstock, Ratanhiawurzel, Myrrhe, Anisöl, Eucalyptusöl, Pfefferminzöl, Nelkenöl, Levomenthol), Myrrhetinktur Hofmann's, Myrrhetinktur Hetterich
- **Grapefruitkernextrakt:** CitroBiotic (Flüssigkeit, Tabletten, Kapseln)
- **Kümmel:** Ätherisches Kümmelöl
- **Kapuzinerkresse:** Ceres Tropaeolum majus Ø (3-mal 5–10 Tropfen)
- **Oregano:** Oreganum IntMed (ätherisches Oreganoöl)

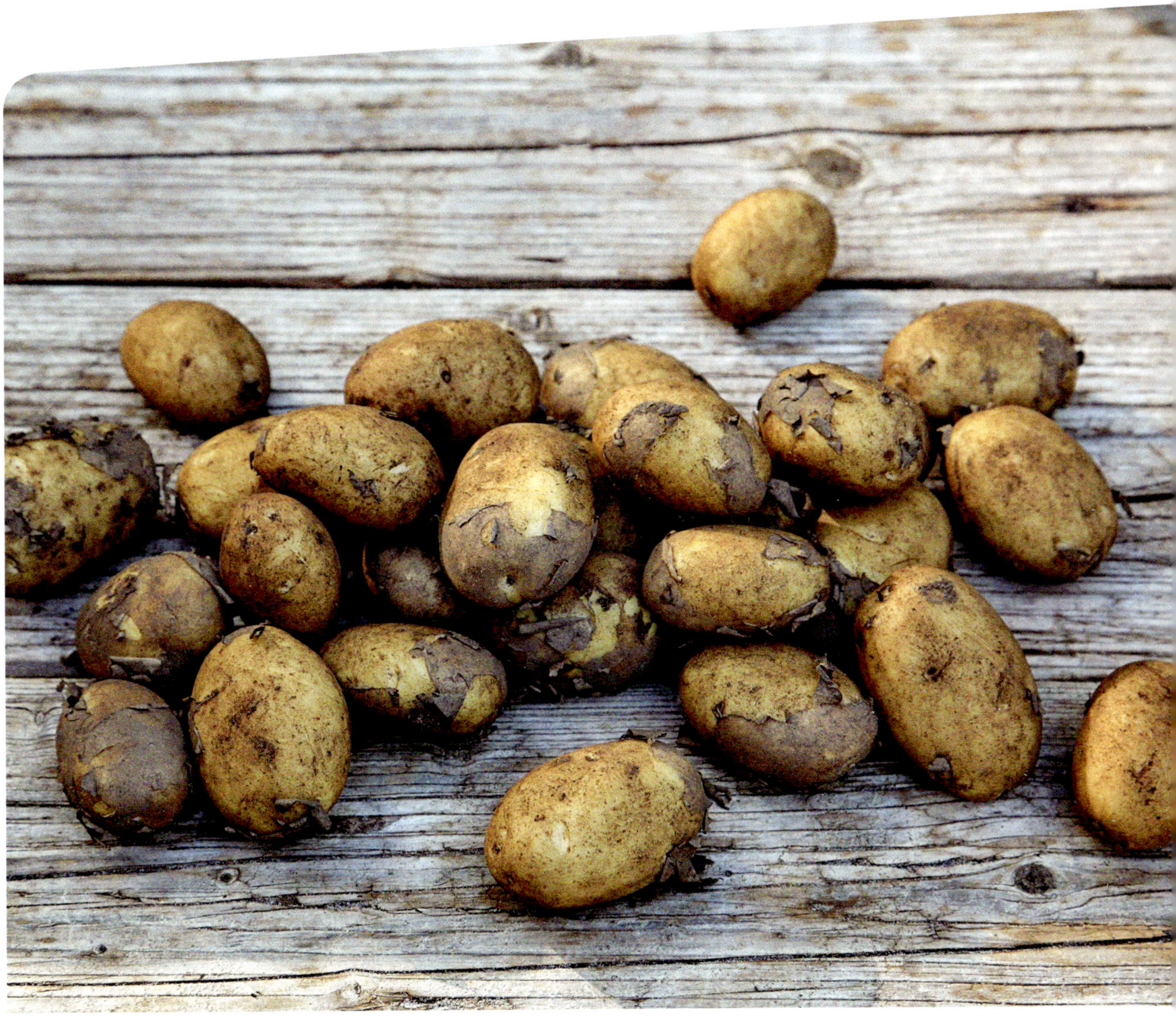

Säure-Basen-Balance

Wie bei vielen Vorgängen in der Natur – man denke nur an das Thema Waldsterben – ist auch das Funktionieren unseres Körpers vom Gleichgewicht verschiedener Stoffe abhängig. Ist dies gewährleistet, so können alle biochemischen Prozesse in optimaler Weise ablaufen. Dies gilt auch für die Säuren und Basen, deren Gleichgewicht für einen gut funktionierenden Stoffwechsel nötig ist. Der Großteil unserer Stoffwechselprozesse findet in einem neutralen bis leicht basischen Milieu statt. Es gibt aber auch Ausnahmen wie den sauren Magensaft oder das saure Milieu unserer Haut und der Scheide.

GEWINNUNG VON ENERGIE

Aus der Nahrung können unsere Zellen Energie gewinnen. Diese benötigen wir zum Laufen, Denken, für die Verdauung und so weiter. Im Prinzip müssen hierbei alle unsere Muskeln und Organe mit Energie versorgt werden, damit sie reibungslos arbeiten können. Die Energie entsteht im zellulären Stoffwechsel durch die von uns aufgenommene Nahrung, aber auch der von uns eingeatmete Sauerstoff ist bei der Energiegewinnung von großer Bedeutung.

ENTSTEHUNG VON SÄUREN

Wir gewinnen jedoch nicht nur Energie, sondern bei jedem Stoffwechselvorgang entstehen auch Stoffwechsel-Endprodukte beziehungsweise Säuren, welche das umgebende Milieu verändern. Das ist völlig normal. So entsteht zum Beispiel beim Eiweißstoffwechsel in der Leber unter anderem Harnsäure, die Gicht verursachen kann, und beim Muskelstoffwechsel entsteht Milchsäure, die unsere Muskeln übersäuern kann. All diese Stoffe werden von unserem Köper nicht mehr benötigt und in der Regel neutralisiert und abgebaut.

REGULATION ÜBER PUFFERSYSTEM

Die beim Stoffwechsel entstehenden Säuren werden im Normalfall also über die Ausscheidungsorgane Darm, Nieren und Haut wieder „entsorgt". Auch unser großes Entgiftungsorgan, die Leber, hilft dabei kräftig mit, obwohl sie eigentlich kein direktes Ausscheidungsorgan ist. Sie nimmt aber Säuren aus dem Blut auf und „verbrennt" diese. Unsere Organe stehen über das Blut miteinander in Verbindung. Dieses hat einen pH-Wert von 7,35 bis 7,45 und ist somit leicht basisch. Dieser pH-Wert muss beständig eingehalten werden. Würde dem nicht so sein, könnte unser Körper nicht einwandfrei funktionieren. Wenn das Blut sauer würde, wäre das für uns sogar lebensbedrohlich. Damit der pH-Wert stabil bleibt, verfügt das Blut über ein ausgeklügeltes Puffersystem. Mithilfe von Puffersubstanzen wie zum Beispiel Bicarbonat können Säuren neutralisiert, also abgepuffert werden – der pH-Wert des Blutes bleibt somit stabil.

Übersäuerung

Über unser Blut gelangen die sauren Stoffwechselabfälle und die durch säurebildende Nahrungsmittel entstehenden Säuren zu den Ausscheidungsorganen. Wenn diese aber überlastet sind, deponiert unser Körper die überschüssigen Säuren im Bindegewebe. Sind sie hier erst einmal zwischengelagert, können sie nicht mehr so leicht „weggeräumt" werden. Sie blockieren wichtige Stoffwechselvorgänge in den Zellen und im Gewebe. Ist das Säure-Basen-Gleichgewicht langfristig gestört, so kommt es zu einer chronischen Übersäuerung des Körpers (latente Azidose).

URSACHEN

- **Vermehrte Säure- und verminderte Basenaufnahme:** Eine wesentliche Rolle spielt die Ernährung. Gemeint ist unsere westliche Ernährungsweise mit einer zu hohen Zufuhr an säurebildenden Nahrungsmitteln wie tierischem Eiweiß, Zucker, Alkohol und Kaffee und gleichzeitig einer ungenügenden Aufnahme von basenbildenden Mineralstoffen wie Kalium, Magnesium oder Kalzium aus Obst und Gemüse. Hinzu kommen schlechte Essgewohnheiten wie zu schnelles und zu spätes Essen.
- **Verminderte Säureausscheidung:** Diese kann durch eine Überlastung und Beeinträchtigung der **Ausleitungs- und Entgiftungsorgane** bedingt sein. Aber auch **mangelnde Bewegung** spielt eine Rolle. Während unsere Vorfahren durch schwere körperliche Arbeit die überschüssigen Säuren abgeatmet und ausgeschwitzt haben, ist dies in unserer modernen Arbeitswelt weniger möglich.
- **Vermehrte Säurebildung:** Ein nicht zu unterschätzender Faktor ist Stress. Hierbei werden aus der Verstoffwechselung der beiden Stresshormone Adrenalin und Noradrenalin Säuren gebildet. Aber auch durch den übermäßigen Konsum von Nikotin und eine Belastung mit Umweltgiften entstehen Säuren.

SYMPTOME

Unser Säure-Basen-Haushalt steht in engem Zusammenhang mit Verdauung, Ausscheidung, Atmung, Immunabwehr sowie der Produktion von Hormonen und vielen weiteren Vorgängen. Kommt es zu Störungen, können deshalb vielfältige Symptome auftreten.

Da es sich bei einer Übersäuerung um einen schleichenden Prozess handelt, verläuft er zunächst ohne Beschwerden und Schmerzen.

Erst im weiteren Verlauf kommt es durch die abgelagerten Säuren und vor allem durch die von ihnen blockierten wichtigen Vorgänge im Bindegewebe zu Beschwerden.

- Zuerst kommt es oft zu einer Verschlechterung des körperlichen und seelischen Wohlbefindens. Dies drückt sich aus in Müdigkeit, Antriebslosigkeit, abnehmender Leistungsfähigkeit und Nervosität.
- Durch die im Nervensystem behinderten wichtigen Vorgänge kann es weiter zu Schlafstörungen, schlechter Laune bis hin zu depressiven Verstimmungen kommen.
- Durch eine Schwächung des Immunsystems ist eine erhöhte Infektanfälligkeit möglich.
- Im weiteren Verlauf kann es durch eine vermehrte Salzsäurebildung im Magen zu Sodbrennen und Entzündungen der Magenschleimhaut kommen.
- Werden die Säuren im Bindegewebe abgelagert, verlieren Sehnen und Knorpel ihre Elastizität und es können Muskel-, Sehnen- und Gelenkschmerzen, jedoch auch Arthrose und Gicht auftreten.
- Möglich sind zudem brüchige Haare und Nägel, Zellulite und Hauterkrankungen.
- Auch der Hormonstoffwechsel kann durch die Säuren blockiert werden. Dies führt möglicherweise zu hormonellen Störungen wie etwa zum prämenstruellen Syndrom, zu Zyklusstörungen oder verstärkten Wechseljahrbeschwerden.
- Selbst Kopfschmerzen und Migräne können mögliche Folgen dieser gestörten Stoffwechselprozesse sein.
- Die chronische Übersäuerung begünstigt zudem die Entstehung von Osteoporose. Unsere Knochen sind aus basischen Stoffen aufgebaut und dienen somit als Speicher von basischen Mineralstoffen. Kommt es zu einer Übersäuerung, werden diese basischen Mineralstoffe herausgelöst, um die Säuren zu neutralisieren.

Saure Miene?

Oft sagen wir: „Ich bin sauer" oder „Ich fühle mich völlig ausgelaugt." Kommt dies immer öfter vor, überprüfen Sie doch mal Ihren Säure-Basen-Haushalt.

PH-MESSUNG

Es gibt verschiedene Möglichkeiten, um herauszufinden, wie es um unseren Säure-Basen-Haushalt bestellt ist. Die einfachste Methode ist die Analyse des Urins mittels pH-Indikator-Streifen. Solche Streifen bekommen Sie in der Apotheke, oft sind sie auch Nahrungsergänzungsmitteln mit basischen Mineralstoffen beigefügt. Und so geht es:

Ob etwas sauer oder basisch ist, wird über die pH-Wert-Skala von 0–14 definiert. Die Skala beginnt bei pH 0 mit sehr sauer, erreicht dann bei pH 7 den neutralen Wert und endet schließlich bei pH 14 im sehr basischen Bereich.

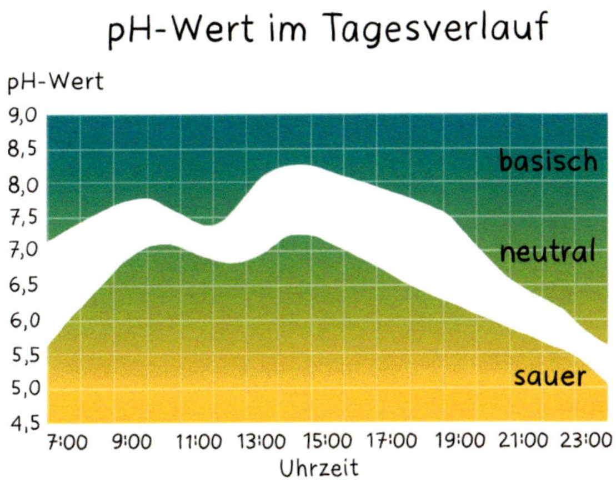

Der ph-Wert im Urin im Tagesverlauf.

Der pH-Wert unterliegt während des Tages natürlichen Schwankungen → Grafik Seite 337. Deshalb sind mehrere Messungen über den Tag verteilt nötig, um ein aussagekräftiges Tagesprofil zu bekommen. Noch besser ist es, wenn Sie den Urin über mehrere Tage messen.

Liegen die gemessenen Werte innerhalb der weißen Kurve, dann ist das Säure-Basen-Verhältnis im Gleichgewicht. Liegen die Werte deutlich unterhalb der Kurve, dann sollten Sie eine Regulierung einleiten.

THERAPIE

Eine Übersäuerung baut sich nicht von heute auf morgen auf – und auch nicht ruck, zuck wieder ab. Geben Sie Ihrem Körper deshalb ausreichend Zeit, um diese wieder auszugleichen.

Ernährung – Säure sucht Base

Eine basenbetonte Ernährung ist der Schlüssel zur Gesundheit. Wie sagte bereits schon Hippokrates? „Eure Nahrungsmittel sollen eure Heilmittel sein, und eure Heilmittel sollen eure Nahrungsmittel sein."

Basenbetonte Ernährung

Das Ziel einer basenüberschüssigen Ernährung ist es, dem Körper mehr Basen und weniger Säuren zuzuführen. Da unser Körper selbst keine zusätzlichen Basen bilden kann, erreicht man eine erhöhte Basenzufuhr einzig und allein über eine Umstellung der Ernährung. Generell gilt die Regel: **(70–)80 % „basische" und (30–)20 % „saure" Kost.** Hierbei gilt es allerdings zu beachten: Nicht der saure Geschmack, wie etwa bei einer Zitrone, macht das Nahrungsmittel „sauer", sondern das, was beim Stoffwechsel zu Säuren abgebaut wird.

Die Nahrungsmitteltabelle → rechte Seite gibt Ihnen einen Überblick über basen- und säurebildende Nahrungsmittel. Im Hinblick auf die in der Tabelle gelisteten Nahrungsmittel ist es wichtig zu wissen, dass säurebildende Nahrungsmittel nicht automatisch ungesund sind. Aus Sicht der Vollwerternährung gibt es gute und schlechte säurebildende Nahrungsmittel. Zu den „schlechten" Säurebildnern gehören allem voran Zucker, Weißmehl, Alkohol, Kaffee sowie Fleisch und Wurst. Zu den „guten" Säurebildnern kann man zum Beispiel Vollkorngetreide, Hülsenfrüchte, Nüsse und Quark rechnen. Der 20–30%ige Anteil der „sauren" Kost sollte auf jeden Fall aus dieser Gruppe der „guten" Säurebildner gewählt werden.

Basenkur

Wollen Sie Ihrem Körper etwas Gutes tun und/oder eine Gesundheitsvorsorge betreiben? Dann gönnen Sie sich eine Basenkur. Möglich ist hierbei die Einführung von **einem Basentag pro Woche**. An diesem essen Sie ausschließlich basenbildende Nahrungsmittel oder trinken Gemüsesäfte. Eine andere Variante ist das **Basenfasten** nach Wacker → Literaturempfehlung, Seite 438. Es ist für viele Menschen wesentlich einfacher als das Heilfasten und kann 1- bis 2-mal im Jahr für 1–2 Wochen durchgeführt werden. Auch hier werden alle säurebildenden Nahrungsmittel vom Speiseplan gestrichen. Erlaubt sind hingegen alle Nahrungsmittel, die vom Körper basisch verstoffwechselt werden.

Wildkräuter und Heilpflanzen

Bereichern Sie Ihre **Küche** mit Wildkräutern und Heilpflanzen – beide wirken basisch. Die Wildkräuterküche erfreut sich zunehmend großer Beliebtheit, und es gibt viele schöne Rezepte. Peppen Sie also Ihren Menüplan mit Brennnessel, Löwenzahn, Giersch, Gänseblümchen oder Bärlauch auf. Vielleicht mögen Sie diese auch in einem **Smoothie** → Seite 309 verarbeiten? Gut so! Und trinken Sie **Tees** aus Kräutern und Heilpflanzen – besonders mineralstoffreich ist die Brennnessel.

Nahrungsergänzungsmittel

Parallel zur Anpassung der Ernährung kann die Gabe von Nahrungsergänzungsmitteln mit basischen Mineralstoffen wie zum Beispiel Kalzium, Magnesium und Kalium sein. Oft enthalten diese zu Unterstützung noch Zink. Zum einen werden dadurch die Basendepots wieder aufgefüllt, zum anderen können durch die Umstellung auf eine basenbetonte Ernährung viele Säuren freigesetzt werden, die unbedingt abgepuffert werden sollten. Prüfen Sie einfach immer mal wieder Ihren Urin → Seite 337.

Nahrungsmitteltabelle

BASENBILDENDE NAHRUNGSMITTEL	SÄUREBILDENDE NAHRUNGSMITTEL
Gemüse: Kartoffeln, Spinat usw. **Salat** **Pilze** **Obst**, auch Trockenfrüchte und Oliven **Sprossen:** Brokkoli und andere **Wildkräuter:** Brennnessel, Gänseblümchen, Giersch, Löwenzahn usw. **Gewürze:** Basilikum, Fenchel, Ingwer, Knoblauch usw. **Getränke:** Smoothies, Kräutertees, stilles Mineralwasser **Sonstiges:** Mandeln, Mandelmus	**Fleisch, Wurst** **Fisch** **Eier** **Milchprodukte:** Käse, Quark usw. **Getreide:** Weizen, Dinkel, Roggen, Gerste, Hafer, Mais und Reis **Getreideprodukte:** Nudeln, Brot **Hülsenfrüchte:** Linsen, Bohnen usw. **Sojaprodukte:** Tofu **Zucker** **Getränke:** Alkohol, Kaffee, kohlensäurehaltige Getränke **Nüsse:** Erdnüsse, Haselnüsse usw.

Zu den neutralen Nahrungsmitteln gehören Pflanzenöle wie z. B. Olivenöl und Leinöl.

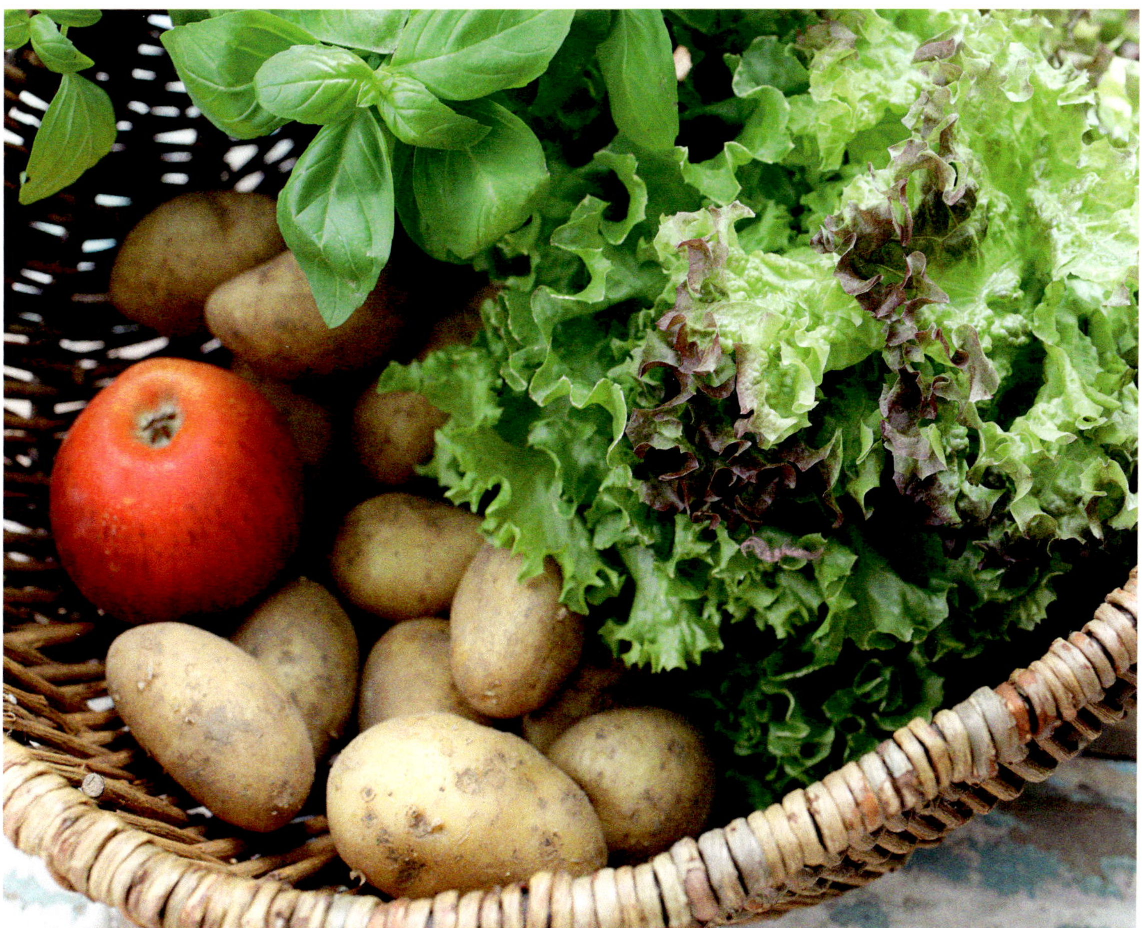

Kartoffeln, Salat, Äpfel und Basilikum sind allesamt basisch wirkende Lebensmittel.

Unterstützung der Ausleitungs- und Entgiftungsorgane

Unterstützen Sie die Stoffwechsel- und Entgiftungsorgane Darm, Niere, Haut und Leber. Im Kapitel Ausleitung → ab Seite 301 finden Sie dafür eine Fülle an möglichen Heilpflanzen sowie allgemeine Maßnahmen. Aus den dort genannten Heilpflanzen können Sie sich Ihren eigenen Basentee herstellen. Sie können sich aber auch sogenannte „Basentees" im Handel besorgen.

Besonders geeignet sind Tees, welche die Ausleitungs- und Entgiftungsorgane gut unterstützen → Detox-Tee, Seite 308.

Im Folgenden finden Sie noch spezifische Anwendungen im Hinblick auf den Säure-Basen-Haushalt:

- **Niere:** Unterstützen Sie die Nieren bei der Ausscheidung von Säuren, indem Sie ausreichend trinken, also 2 l Wasser und 1–3 Tassen Kräutertee täglich → Seite 318. Das Wasser können Sie auch mit einem Schuss basenbildendem Zitronensaft verfeinern.
- **Darm:** Nicht alle Säuren sind schlecht für unseren Organismus! In unserem Körper gibt es auch eine organische Säure, die den Säure-Basen-Haushalt positiv beeinflusst. Es handelt sich um die rechtsdrehende Milchsäure, welche zum Beispiel in Joghurt, Quark, Kefir, Sauermilchprodukten, Kanne Brottrunk oder Sauerkraut enthalten ist. Auch Nahrungsergänzungsmittel mit Milchsäure → Aus der Apotheke, rechte Seite sind erhältlich. Durch die Einnahme von rechtsdrehender Milchsäure kommt es zu einer leichten Ansäuerung des Darms. Dies ist gut und gewollt, denn durch das nur ganz leicht saure Milieu wird das Wachstum der gesunden Darmbakterien begünstigt. Die rechtsdrehende Milchsäure unterstützt somit eine gesunde Darmflora → Seite 324. Dies ist eine wichtige Voraussetzung für eine gute Verdauung und somit für die Ausscheidung von „schlechten" Säuren.
- **Haut:** Bereits im Altertum war in vielen Kulturen die heilsame Wirkung von Bädern bekannt. Man aalte sich nicht nur zum Vergnügen im Meer und in warmen Quellen, sondern nutzte diese auch gezielt zu therapeutischen Zwecken. Heute weiß man, dass neben der wärmenden, entspannenden und entkrampfenden Wirkung des Wassers auch der hohe Mineralstoffgehalt eine wichtige Rolle spielt. Nicht zu unterschätzen ist die psychische Komponente, wenn sich Körper und Seele in einem wohltuenden Bad entspannen. Gehen Sie also regelmäßig in Thermalbäder. Für die Anwendung zu Hause gibt es basische Badezusätze → Aus der Apotheke. Mit diesen können Sie Vollbäder, Teilbäder (Arm-, Fuß- oder Handbad) sowie Wickel durchführen. Die Wirkung des Bades können Sie noch mit einer sanften Massage mithilfe eines Massagehandschuhs verstärken. Sie fördert die Durchblutung des Bindegewebes und die Erneuerung der oberen Hautschichten. Kein Wunder, dass man sich nach einem solchen Bad wie frisch geboren fühlt.

Bewegung, Sport und Entspannung

Einen positiven Einfluss auf den Säure-Basen-Haushalt haben Bewegung und Sport. Durch die sportliche Betätigung atmen Sie vermehrt saures Kohlendioxid über die Lunge ab – somit atmen Sie Ihre Säuren quasi weg. Aber nicht nur das. Durch das Schwitzen werden Säuren auch über die Haut ausgeschieden. Außerdem kommt der Darm in Bewegung, wodurch wiederum die Säureausscheidung angeregt wird. Allerdings ist Hochleistungssport eher kontraproduktiv. Gemeint ist eine moderate Bewegung wie zum Beispiel Nordic Walking, Wandern, Schwimmen, Fahrradfahren, Tanzen oder auch Ballsport. Optimal ist, wenn Sie dies dreimal pro Woche für 30–60 Minuten durchführen. Suchen Sie sich deshalb aus, was Ihnen Spaß macht. Ein weiteres Plus: Die Bewegung sorgt für Stressabbau.

Aber wichtig: Achten Sie beim Sport auf einen ausreichenden Flüssigkeitsausgleich.

Nicht nur Bewegung, sondern auch Entspannung kann einen positiven Einfluss auf die Säure-Basen-Balance ausüben. Nehmen Sie sich also Auszeiten und sorgen Sie für ausreichend Schlaf.

Aus der Apotheke

- **Nahrungsergänzungsmittel mit basischen Mineralstoffen:** Basentabs Tabletten Pascoe, Basosyx Hepa Tabletten Syxyl (unter anderem Löwenzahn, Artischocke und Mariendistel), Basosyx Kautabletten Syxyl (unter anderem Spargel- und Spirulina-Algenpulver), Dr. Jacob's Basentabletten und Basenpulver
- **Badezusatz:** Basosyx, Basenbad Syxyl (unter anderem Ackerschachtelhalm, Algen, Rügener Kreide), Basenbad Vital Pascoe, P. Jentschura MeineBase
- **Rechtsdrehende Milchsäure:** Remisyx Tropfen, Lactacholin Dr. Jacobs, Basenkraft Original Gutsmiedl Hildegard
- **Tee:** Salus Basen-Aktiv Tee N 1 (Brennnessel, Linde, Lemongras, Melisse, Grünes Haferkraut, Goldrute, Holunderbeeren, Linde, Schafgarbe, Ringelblume), Salus Basen-Aktiv Tee N 2 (Schafgarbe, Apfelfrüchte, Fenchel, Brombeerblätter, Anis, Zitronenmyrte, Eukalyptus, Rosmarin, Holunderblüten, Thymian, Korianderfrüchte, Salbei, Ysop)

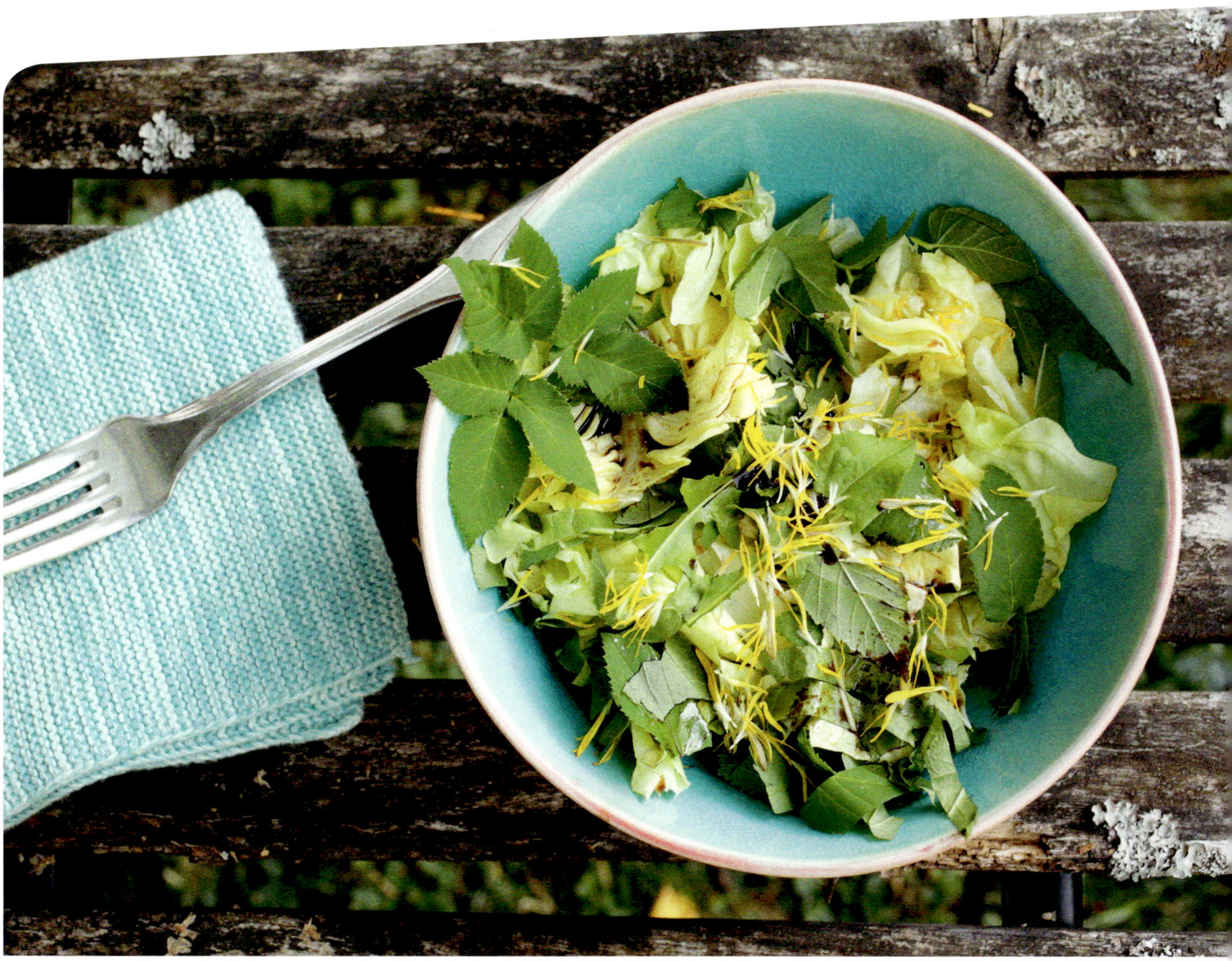

Ein Wildkräutersalat eignet sich hervorragend für die basische Ernährung.

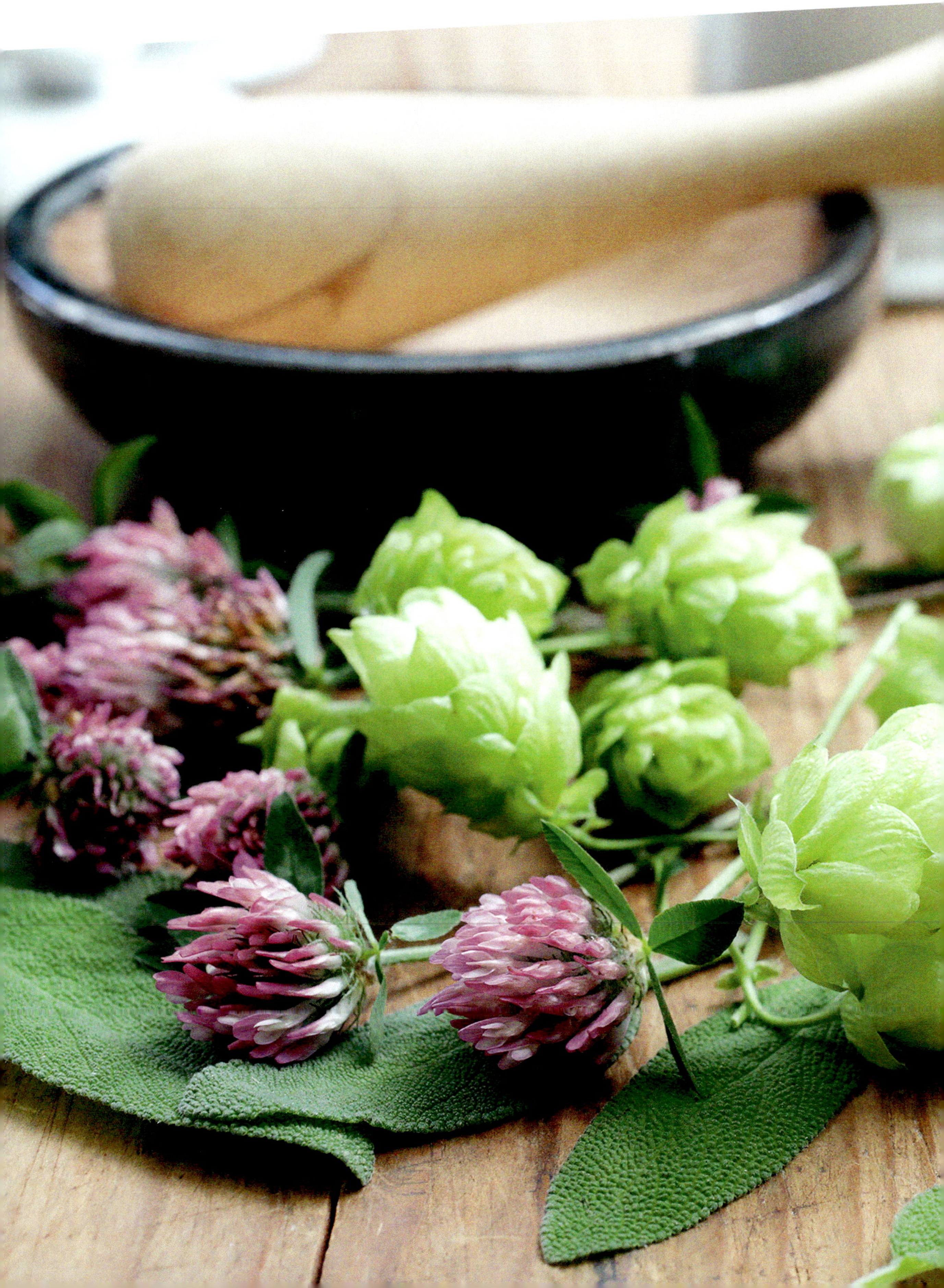

HEIL-PFLANZEN IM PORTRÄT

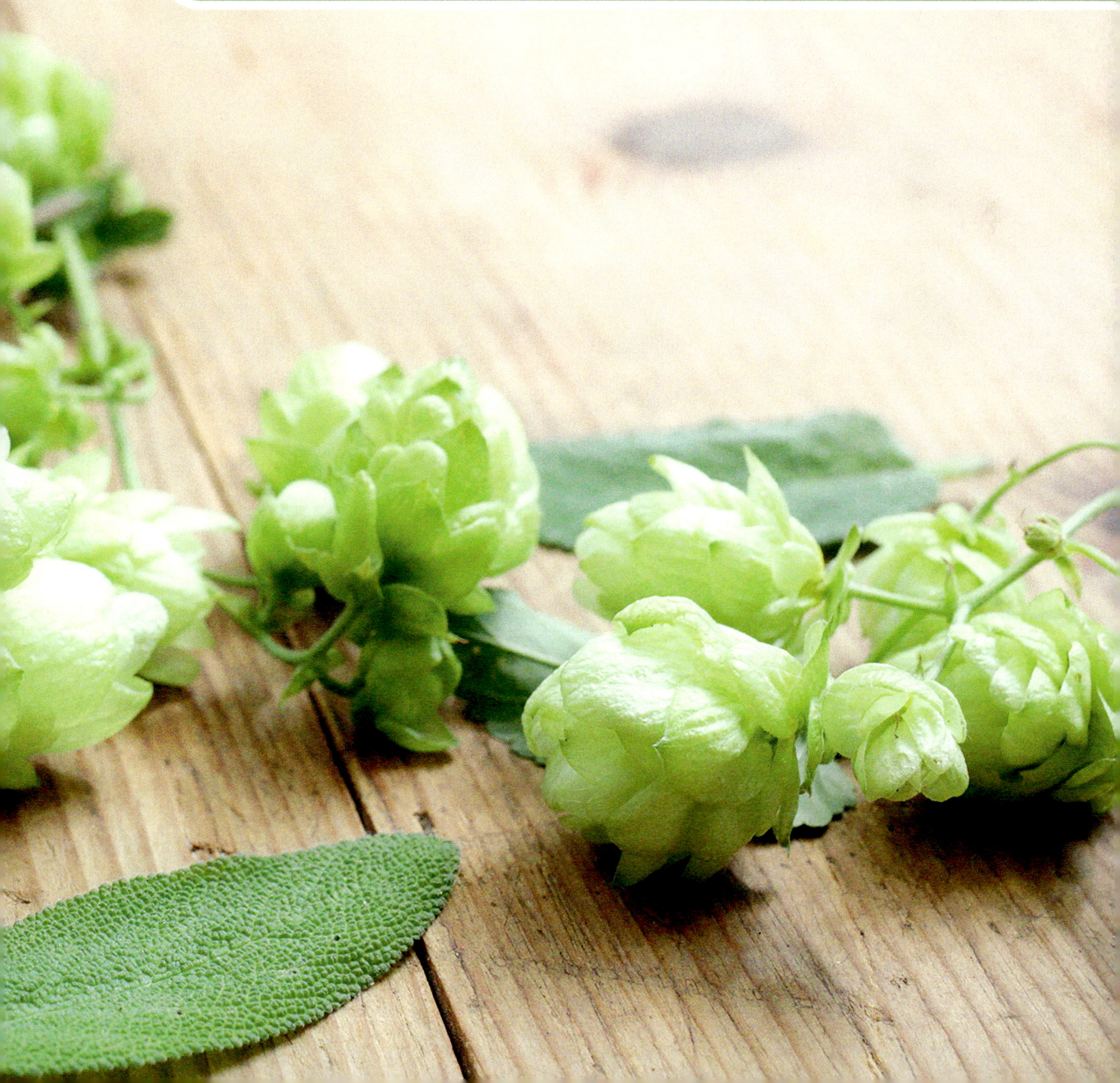

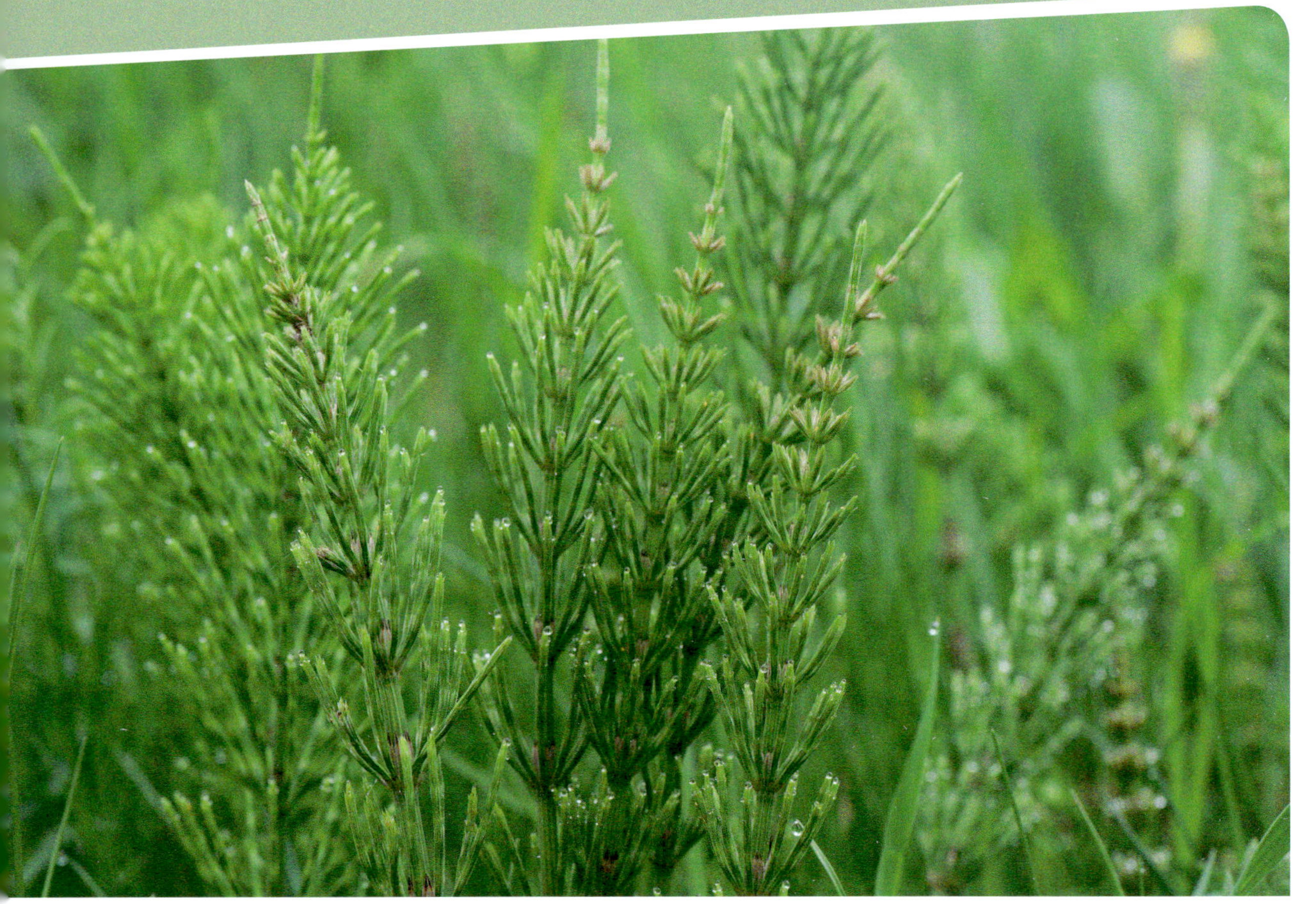

Ackerschachtelhalm

EQUISETUM ARVENSE

Volksnamen: Schachtelhalm, Zinnkraut, Scheuerkraut, Pisskrut, Harnkrampfkraut, Tannenkraut

Familie: Schachtelhalmgewächse (Equisetaceae)

Medizinisch verwendeter Teil: Kraut

Der Ackerschachtelhalm gehört zu den ältesten Pflanzen der Welt. Er stammt noch aus einer Zeit, als sich Pflanzen nicht durch Samen, sondern wie die Pilze und die Moose durch Sporen vermehrten.

Im Frühjahr entwickeln sich bräunliche Stängel, an deren Spitzen Sporenbehälter sitzen. Wenn diese abgestorben sind, erscheint im Sommer ein aufrechter hohler Halm, der grün und stark verzweigt ist und an ein kleines Tannenbäumchen erinnert. Die einzelnen Glieder dieser Verzweigung sind locker ineinander„geschachtelt", daher der Name Schachtelhalm. Der Name Acker bezieht sich auf den Standort, an dem man ihn am häufigsten findet. *Equisetum* leitet sich von Lateinisch *equus*, das Pferd, und *seta*, die Borste, ab, da die Halme hart wie Pferdeborsten sind und auch so aussehen. Durch den hohen Kieselsäuregehalt lässt sich mit der Pflanze wunderbar putzen, sie ist sozusagen ein „pflanzliches Schmirgelpapier". Dies machten sich die Frauen früher zunutze, indem sie ihr Zinngeschirr damit blank polierten. Daher auch die Namen Zinnkraut und Scheuerkraut.

Das steckt drin → Schachtelhalm enthält bis zu 10 % Kieselsäure, welche teilweise in wasserlöslicher Form vorliegt. Dies macht ihn zu einer der wichtigsten Kieselsäurepflanzen. Außerdem enthält er Flavonoide, Kalium und Kaffeesäurederivate.

So wirkt er → Das Besondere ist die bindegewebsfestigende und hautstoffwechselanregende Wirkung, was vor allem auf die Kieselsäure zurückzuführen ist. Des Weiteren wirkt er noch harntreibend, wofür vor allem Flavonoide, Kalium und Kaffeesäurederivate verantwortlich sind.

So findet er Anwendung → Das Kraut wird sowohl für medizinische Zwecke als auch für die Schönheit eingesetzt. Lassen Sie sich überraschen.

Bindegewebsstärkung, Osteoporose: Der Ackerschachtelhalm stärkt und kräftigt mit seiner Kieselsäure das Binde- und Stützgewebe und verbessert somit indirekt auch die Haar-, Haut- und Nagelbeschaffenheit sowie Knochen, Knorpel und sogar die Zähne. Somit ist er ein guter Begleiter beim Älterwerden und hilft zum Beispiel bei allgemeiner Bindegewebsschwäche → Seite 260, der Zellulite, empfindlich werdender Vaginalschleimhaut und sogar bei Venenschwäche, die sich als Krampfadern oder Hämorrhoiden bemerkbar macht. Selbst bei rheumatischen Erkrankungen kann er unterstützend herangezogen werden, wenn es um die Stärkung von Bindegewebe und Knochen geht. Des Weiteren hilft er bei Bänder- und Sehnenproblemen, fördert den Heilungsprozess nach Knochenbrüchen und unterstützt die Behandlung von Wirbelsäulenerkankungen. Aber vor allem hat er sich einen Platz bei der Vorbeugung der Osteoporose → Tee zur Kräftigung von Knochen und Gelenken, Seite 117 erobert.

Haut, Haar, Nägel: Welche Frau wünscht sich nicht eine zellulitefreie, straffe Haut, schöne Haare und starke Nägel? Ein Mangel an Kieselsäure kann zu Haarproblemen und brüchigen Nägeln führen. Kosmetikhersteller (unter anderem Dr. Hauschka) nutzen deshalb den Schachtelhalm wegen seines hohen Kieselsäuregehalts zur Remineralisierung. Eine weitere Möglichkeit ist die Stärkung von innen mit einer Ackerschachtelhalm-Teekur → Tee für ein gutes Bindegewebe, Seite 140.

Wunden: Der Ackerschachtelhalm war eine der Lieblingspflanzen des Pfarrers Sebastian Kneipp. Er empfahl ihn unter anderem auch zur Wundheilung. Dies hat sich bis in die heutige Zeit gehalten, selbst zur unterstützenden Behandlung von schlecht heilenden Wunden. Dafür werden getränkte Umschläge auf den Wundbereich gelegt. Die Zubereitung erfolgt als Mazerationdekokt → Seite 346. Vermutlich beruht die wundheilende und auch blutstillende Wirkung auf den im Kraut enthaltenen Kieselsäuren und den Flavonoiden. Dieser Meinung war bereits der Arzt Dioskurides (40–80 n. Chr.) und empfahl den Schachtelhalm bei „Blutfluss“ aus der Gebärmutter. Plinius (23–79 n. Chr.) schrieb über die Pflanze, dass sie „solch eine Kraft besitzt, dass durch ihre bloße Berührung Blutflüsse gestillt werden“.

Blasenentzündung, Reizblase, Blasenschwäche: Bekannt ist der Einsatz bei Blasenentzündung und Reizblase. Durch die harntreibende Wirkung kommt es zur Durchspülung der Blase, Keime können sich somit nicht festsetzen und werden ausgespült → Blasen-Nieren-Tee zur Durchspülung, Seite 178. Klassischerweise wird solch eine Durchspülung bei einer Blasenentzündung mit einem Harndesinfizienz wie etwa Bärentraubenblätter oder Kapuzinerkressekraut → Seite 178, 334 kombiniert. Selbst zur Vorbeugung von Nierengrieß und zur Ausschwemmung verletzungsbedingter Ödeme kommt das „Pisskrut“ oder „Harnkrampfkraut“ zum Einsatz. Denkbar sind hier Fertigarzneimittel (Schoenenberger Heilpflanzensaft Zinnkraut, Solidagoren Liquid mit Ackerschachtelhalm, Goldrute und Gänsefingerkraut) und Tee (wobei hier aufgrund der wirksamkeitsbestimmenden Inhaltsstoffe auch ein Infus möglich ist: 1 EL Droge mit 1 Tasse kochendem Wasser aufgießen, 20 Minuten ziehen lassen, abseihen. 3 Tassen täglich trinken).

Bei einer Blasenschwäche aufgrund von schwachem Bindegewebe → Stressinkontinenz, Seite 184 kommt die gewebsstärkende Kieselsäure zum Tragen. Am besten, Sie führen eine Teekur durch und bereiten den Tee als Dekokt (1 EL Droge in 250 ml kaltes Wasser geben, 20–30 Minuten köcheln und danach abgießen) oder noch besser als einen Mazerationsdekokt → Seite 26, 346 zu.

Signatur

In der Signaturenlehre wurde der Schachtelhalm aufgrund der klar durchstrukturierten Stängel der Wirbelsäule zugeordnet. Wie wir heute wissen, wirkt sich die Kieselsäure tatsächlich positiv auf diese aus. Vielleicht lohnt sich deshalb mal ein Versuch, den Ackerschachtelhalm bei weiteren Beschwerden einzusetzen, bei denen Struktur erwünscht ist. Zum Beispiel im Bereich der Psyche, wenn Unordnung und Chaos herrschen und es Halt, Festigkeit und Struktur braucht. In der anthroposophischen Medizin setzt man Kieselsäurepräparate (z. B. Quarz) unterstützend zur Stabilisierung der Formkräfte ein, beispielsweise bei der Endometriose und bei Krebserkrankungen.

Was beachten? → Bei einer Durchspülungstherapie muss auf eine ausreichende Flüssigkeitszufuhr geachtet werden. Ist aufgrund einer eingeschränkten Herz- oder Nierentätigkeit die Flüssigkeitszufuhr beschränkt, dürfen Sie keine Durchspülungstherapie durchführen. Es gibt keine Untersuchungen zur Unbedenklichkeit während der Schwangerschaft, obgleich es Hebammen gibt, die mit Schachtelhalm gute Erfahrungen bei Wassereinlagerungen gemacht haben.

Hinweis: Wollen Sie ein Optimum an Kieselsäure herauslösen, dann wird der Ackerschachtelhalm als **Mazerationsdekokt** zubereitet → Kieselsäure, Seite 26. Dazu übergießen Sie 1 EL der Droge mit 1 großen Tasse (250 ml) kaltem Wasser. Lassen Sie den Ansatz über 12 Stunden (am besten über Nacht) stehen. Danach 20–30 Minuten leise köcheln und anschließend abgießen. Da dies einen größeren Aufwand bedeutet und oft kurmäßig 3 Tassen getrunken werden, bereiten Sie sich am besten die Tagesmenge zu (also 3 EL auf 750 ml Wasser).

Selber sammeln oder kaufen? → Wenn Sie Ackerschachtelhalm sammeln möchten, sollten Sie ihn genau bestimmen können. Für medizinische Zwecke wird der grüne Sommertrieb gesammelt. An feuchten Standorten besteht allerdings Verwechslungsgefahr mit dem Sumpf-Schachtelhalm (*Equisetum palustre*), der noch immer als leicht giftig eingestuft wird (vor allem für Pferde). An der Stängelscheide können Sie die Arten jedoch gut unterscheiden:

- **Ackerschachtelhalm:** Die Stängelscheide ist kürzer (bzw. genauso kurz) als das erste Glied der zugehörigen Seitentriebe.
- **Sumpfschachtelhalm:** Die Stängelscheide ist länger als das erste Glied der zugehörigen Seitentriebe.

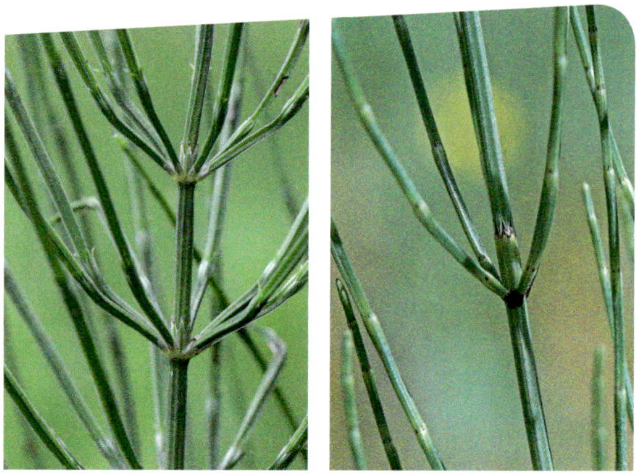

Links Acker-, rechts Sumpfschachtelhalm.

Sind Ihre botanischen Kenntnisse jedoch nicht ausreichend, sollten Sie die Pflanze in der Apotheke oder im Naturkostladen kaufen.

Noch mehr Wissenswertes → Im Brauchtum spielte der Ackerschachtelhalm keine bedeutsame Rolle. Überliefert ist jedoch der Glaube, dass ganz unten an den tiefen Wurzeln manchmal ein Goldklümpchen hänge. Allerdings könne man an dieses aufgrund des verzweigten Wurzelsystems nur schwer herankommen. Möglicherweise bezweckte man mit der Legende, dass die Landarbeiter sich mächtig ins Zeug legten, um das ungeliebte Ackerunkraut mit allen Wurzeln auszurotten.

Bastelstunde mit dem Schachtelhalm

Vielleicht haben Sie mal Lust, mit (Ihren) Kindern zu basteln? Man kann die einzelnen Glieder aus dem Frühjahrstrieb auseinanderzupfen und erneut zusammenstecken, ähnlich wie bei Legosteinen. Besonders nett ist das Kreieren von (Glieder-)Tieren – Ihrer Phantasie sind keine Grenzen gesetzt. Diese Bastelei funktioniert auch mit dem Sommertrieb – allerdings ist das eher etwas für Fortgeschrittene, da dann die Glieder deutlich filigraner sind.

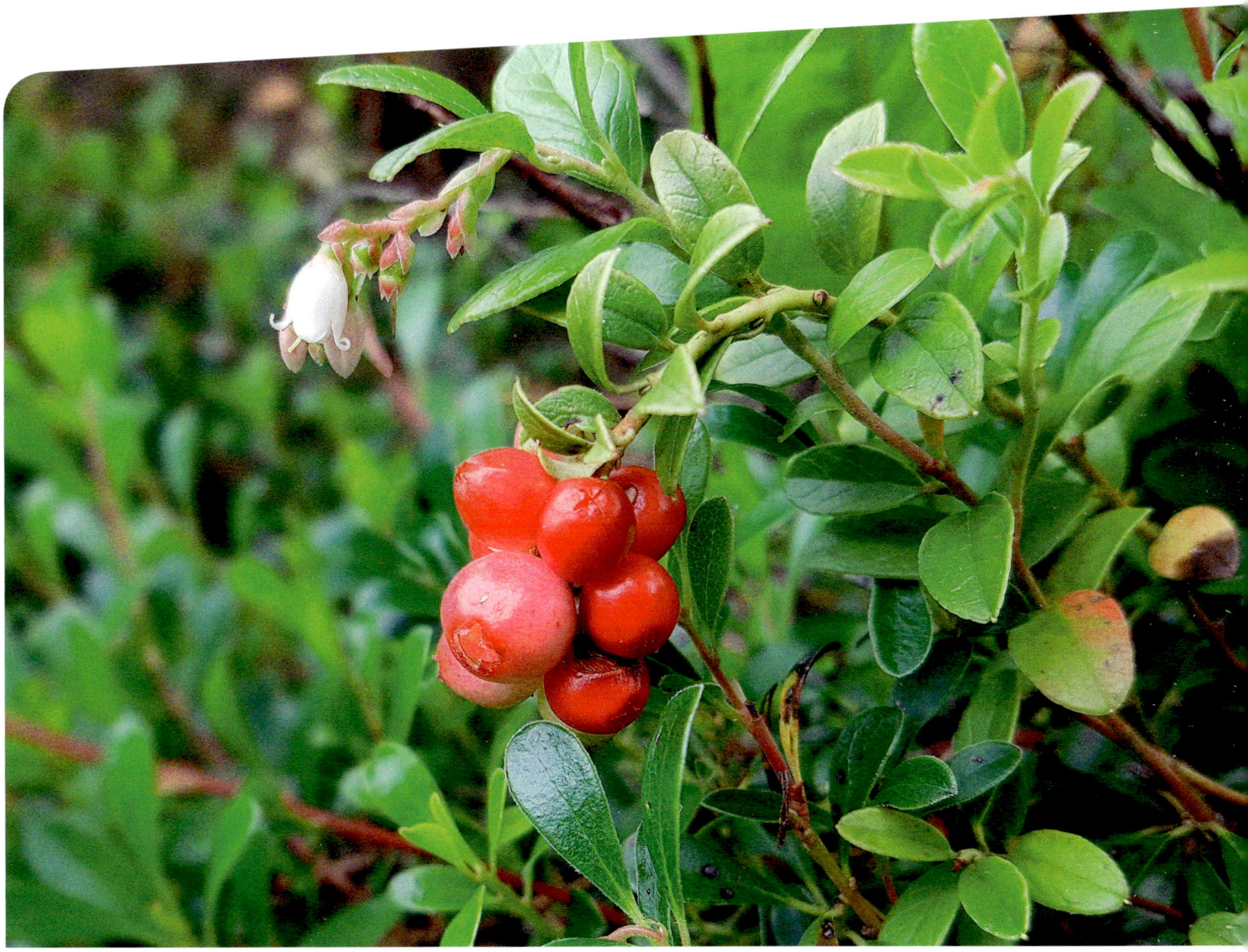

Bärentraube

ARCTOSTAPHYLOS UVA-URSI

Volksnamen: Sandbeere, Moosbeere, Blasenkraut, Harnkraut, Mehlbeere

Familie: Heidekrautgewächse (Ericaceae)

Medizinisch verwendeter Teil: Blatt

Die Bärentraube ist vorwiegend eine nordische Pflanze. Sie wächst vor allem in Nordeuropa und Nordamerika, aber auch in den Alpen. Sie bevorzugt saure Böden, Moore, lichte Nadelwälder und Heiden.

Der Name soll auf die Verbreitung der Pflanze in der Region unter dem Sternbild des großen Bären hinweisen. Eine plausiblere Erklärung scheint der Bezug zu dem Tier Bär zu sein. Wilde Bären lebten früher in großer Zahl in den nördlichen Ländern und sie haben die bitteren, säuerlichen Früchte zum Fressen gern. Ein Festmahl also für die Bären! Auch im botanischen Namen finden wir diesen Hinweis: *Arctostaphylos* setzt sich aus den griechischen Worten *arctos*, der Bär, und *staphyle*, die Traube, zusammen, uva-ursi aus den lateinischen Worten *uva*, die Traube, und *ursus*, der Bär. In den volkstümlichen Namen Sandbeere und Moosbeere finden wir Hinweise auf ihre Standorte.

Das steckt drin → Der Hauptwirkstoff der Bärentraubenblätter ist das Arbutin (4–12 %), welches im Körper zum antibiotisch wirkenden Hydrochinon umgewandelt wird. Außerdem enthalten sie 20 % Gerbstoffe und Flavonoide.

So wirkt sie → Die Bärentraube ist ein Phytobiotikum (pflanzliches Antibiotikum) und wirkt somit antibakteriell und harndesinfizierend. Das Maximum der antibakteriellen Wirkung erhalten Sie 3–4 Stunden nach der Einnahme.

Hinweis: Zur Behandlung von Blasenentzündungen → Seite 174 braucht es Pflanzen zur Desinfektion und gleichzeitig Pflanzen zur Durchspülung der Harnwege. Die Bärentraube eignet sich hervorragend als Harnwegsdesinfiziens. Zur Durchspülung kommen sogenannte Aquaretika zum Einsatz wie Ackerschachtelhalm (Kraut), Birke (Blatt), Brennnessel (Kraut, Blatt), Goldrute (Kraut), Hauhechel (Wurzel), Katzenbart (Blatt), Liebstöckel (Wurzel), Löwenzahn (Blatt), Petersilie (Kraut, Wurzel), Quecke (Wurzelstock) oder Wacholder (Beere).

Wichtig: Bei der Einnahme von Aquaretika sollten Sie unbedingt zusätzlich viel trinken (ungefähr 2 l pro Tag).

So findet sie Anwendung → Vor allem Frauen leiden häufig an einer Blasenentzündung, da durch ihre kurze Harnröhre Bakterien relativ leicht in die Blase aufsteigen können. Eine einfache (unkomplizierte) Blasenentzündung muss nicht unbedingt mit synthetischen Antibiotika bekämpft werden. Wenn Sie rechtzeitig mit der Behandlung beginnen, können Sie diese mithilfe von Heilpflanzen kurieren.

Blasenentzündungen: Die Bärentraube ist eine Spezialistin für die harnableitenden Wege. Es geht um das Desinfizieren dieser Ausleitungsorgane, von den Nieren über die Harnwege bis zu Blase und Harnleiter. In der Volksmedizin hat sie vermutlich deshalb Namen wie Blasenkraut und Harnkraut erhalten. Heute wird sie mit Erfolg eingesetzt bei (unkomplizierten) entzündlichen Erkrankungen der ableitenden Harnwege. Basierend auf langjährigen Erfahrungen können Bärentraubenblätter zur Behandlung wiederkehrender Blasenentzündungen, wie sie bei Frauen oft vorkommen, eingenommen werden. Typische Symptome sind dabei Brennen beim Wasserlassen und/oder häufiges Wasserlassen. Wichtig ist, dass ernsthaftere Ursachen dabei immer erst ausgeschlossen werden. Treten während der Behandlung Symptome wie Fieber, Harnverhalten, Krämpfe oder Blut im Urin auf, sollten Sie unbedingt medizinische Hilfe in Anspruch nehmen. Ebenso, wenn die Symptome länger als 3 Tage andauern.

Sollten Sie aus guten Gründen ein synthetisches Antibiotikum einnehmen, lohnt es sich auch hier, unterstützend mit den Bärentraubenblättern zu arbeiten. Denn laut Studien kann die Wirkung von Antibiotika dadurch deutlich verstärkt werden. Teerezeptur und Fertigarzneimittel finden Sie im Kapitel Blasenentzündungen → Seite 177 und hier auf der rechten Seite.

Was beachten? → Die Einnahme von Bärentraubenblättern ist begrenzt auf 1 Woche und höchstens 5-mal im Jahr. Das hat folgende Gründe: Zum einen kann es nach längerer Anwendung wegen des Arbutins eventuell zu Leberschäden kommen, zum anderen sind aufgrund des hohen Gerbstoffgehalts der Bärentraube Schleimhautreizungen möglich.

Da es bei magenempfindlichen Menschen bei der Einnahme wegen der darin enthaltenen Gerbstoffe zu Magenbeschwerden kommen kann, wird der reine Bärentraubenblättertee als **Mazerat** → Seite 40 zubereitet:
1 TL Bärentraubenblätter mit 1 Tasse kaltem Wasser ansetzen und 6–12 Stunden ziehen lassen. Am besten, Sie setzen sich die gesamte Tagesdosis von 4 Tassen am Abend zuvor an.

Liegt der Bärentraubenblätteranteil in einer Teemischung jedoch unter 30 %, können Sie den Tee auch als **Infus** zubereiten → Teemischung rechts.

Während der Schwangerschaft, in der Stillzeit, bei Kindern unter 12 Jahren und bei Nierenproblemen sollten Sie Bärentraubenblätter nicht anwenden.

Der Harn kann sich während der Einnahme grünlich braun färben.

Hinweis: Im Gegensatz zu früheren Meinungen weiß man heute, dass die Bärentraube im basischen (alkalischen) wie im sauren Milieu gleichermaßen wirksam ist. Der pH-Wert des Urins muss folglich vor einer Behandlung mit Bärentraubentee nicht (mehr) gemessen werden.

Selber sammeln oder kaufen? → Die Bärentraube ist bei uns streng geschützt und darf deshalb nicht gesammelt werden. Anders sieht es jedoch aus, wenn Sie die Pflanze im eigenen Garten haben – dann ernten Sie die kleinen Blätter am besten im Spätsommer. Trocknen Sie diese bei mäßiger Wärme im Schatten oder in dafür geeigneten Trockenvorrichtungen. Sind die Blätter trocken, werden sie in Schraubgläser gefüllt und an einem dunklen und kühlen Ort aufbewahrt.

Sie können die Blätter auch in der Apotheke oder im Naturkostladen kaufen.

Preiselbeere

Die **Blätter der Preiselbeere** (*Vaccinium vitis-idaea*) enthalten wie die Bärentraubenblätter den Wirkstoff Arbutin. Sie können deshalb die Preiselbeere ebenfalls bei entzündlichen Erkrankungen der ableitenden Harnwege einsetzen. Ihre Wirkung ist mit einem Arbutingehalt von 2–5 % zwar etwas schwächer, dafür ist der Geschmack besser. Im Vergleich zu den Bärentraubenblättern ist auch der Gerbstoffgehalt von 5–8 % geringer, wodurch die Preiselbeeren magenverträglicher sind und weshalb man die Preiselbeerblätter als Infus (statt als Dekokt) zubereiten kann.

Seit einigen Jahren erfreut sich der aus den Früchten hergestellte **Preiselbeersaft** immer größerer Beliebtheit. Er enthält ebenso wie die Cranberry (*Vaccinium macrocarpon*) → Seite 179, welche auch Amerikanische Preiselbeere genannt wird, sogenannte Proanthocyanidine. Diese Substanzen verhindern die Anhaftung von Bakterien an der Blasenwand und werden deshalb gerne zur Therapie und Prophylaxe bei Blasenentzündungen eingesetzt.

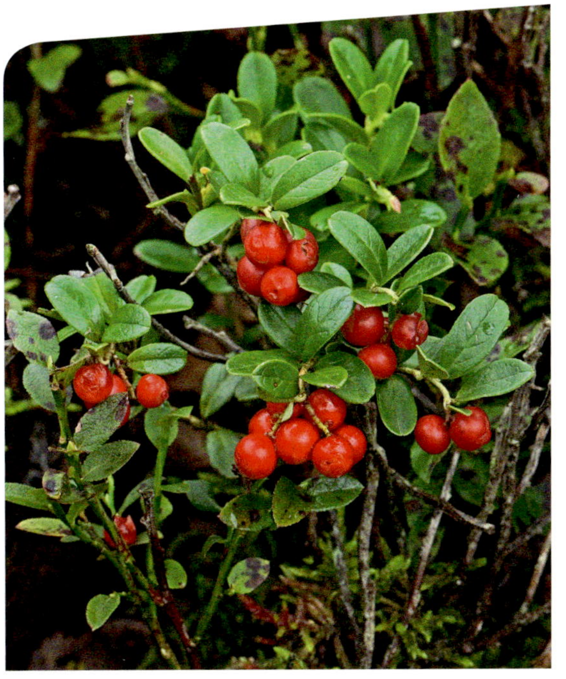

Von der Preiselbeere werden sowohl die Blätter als auch der Saft bei Blasenentzündungen eingesetzt.

Noch mehr Wissenswertes → In skandinavischen Ländern bäckt man die mehligen Früchte (daher der Name Mehlbeere) gerne ins Brot ein, stellt Kompott und Sirup daraus her. In Island trug man in früherer Zeit als Mittel gegen Gespenster die Bärentraube direkt auf der Haut. Wegen des hohen Gerbstoffgehalts wurden die Blätter früher auch zum Gerben von Leder (speziell Saffianleder) genutzt. Die Pflanze als Ganzes verarbeitete man zu einem Extrakt und färbte damit die Wolle dunkel. Von den Indianern in Nordamerika wird berichtet, dass sie gerne eine Mischung aus Bärentraubenblättern und Tabak geraucht haben sollen.

Tee gegen Blasenentzündung

Für eine 100-g-Teemischung:

- 25 g Bärentraubenblätter
- 30 g Goldrutenkraut
- 25 g Birkenblätter
- 20 g Brennnesselblätter

Übergießen Sie 2 TL dieser Mischung mit 1 Tasse (150 ml) heißem Wasser. Lassen Sie den Tee 10 Minuten bedeckt ziehen, bevor Sie ihn abgießen. Trinken Sie davon täglich 4 Tassen – und viel zusätzliche Flüssigkeit.

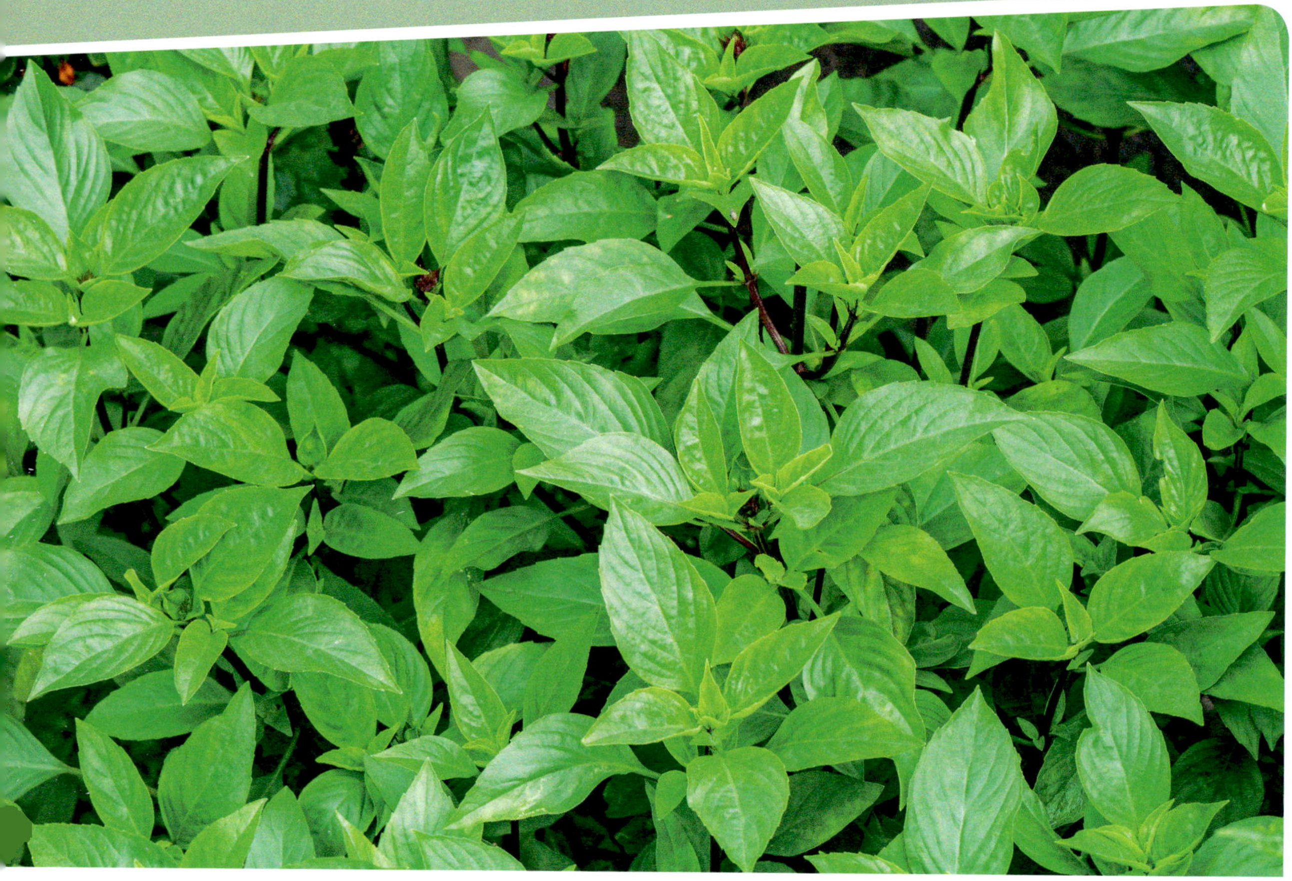

Basilikum

OCIMUM BASILICUM

Volksnamen: Balsamkraut, Hirnkraut, Königsbalsam, Königskraut, Krampfkräutel, Pfefferkraut, Suppenbasil

Familie: Lippenblütler (Lamiaceae)

Medizinisch verwendeter Teil: Kraut

Basilikum zählt heute zu den beliebtesten Küchenkräutern, doch nur wenige kennen seine medizinische Wirkung. Der botanische Name weist auf die kulinarische Nutzung hin. Denn übersetzt aus dem Griechischen heißt *basileus* der König, und *ocimum* ist eine Latinisierung des griechischen *ozein* und heißt so viel wie duftend. „Königlich duftend" ist das Kraut also, der Name Königskraut sagt es uns.

Weltweit gibt es rund 60–65 Basilikumarten und heute dazu noch unzählige Sorten und Züchtungen. Allesamt sind sie in der Küche einsetzbar mit ihren unterschiedlichen Duftnuancen von Anis, Kampfer, Nelke, Pfeffer (Pfefferkraut!) und Zimt bis hin zu Zitrone.

Bestimmt kennen Sie aus der italienischen Küche den Caprese, einen Tomatensalat mit Mozzarella und Basilikum, oder Spaghetti mit Pesto Genovese. Und vielleicht denken Sie deshalb wie so viele auch, dass Basilikum aus Italien stamme? Doch weit gefehlt, er kommt aus den Tropen Afrikas und Indiens.

Das steckt drin → Das duftende Basilikum enthält ätherisches Öl (unter anderem mit Linalool, Estragol, Eugenol und Cineol), wobei die Zusammensetzung dieses Öls je nach Sorte und Herkunft stark variiert. Des Weiteren sind Gerbstoffe, Flavonoide und Kaffeesäure in dem Pflänzchen enthalten.

So wirkt es → Die bekanntesten Heilwirkungen sind: appetitanregend, verdauungsanregend, entblähend und krampflösend (deshalb auch Krampfkräutel). Außerdem wirkt das „Hirnkraut“ konzentrationsfördernd, aber auch erwärmend im Bauch- und Beckenraum und milchbildungsfördernd.

Neuere Untersuchungen bestätigen dem Heiligen Basilikum → Seite 352 eine adaptogene (stressmindernde) und immunstimulierende Wirkung.

So findet es Anwendung → Basilikum wirkt „königlich“ und findet als Gewürz- und Heilkraut Anwendung.

Menstruationsbeschwerden: Basilikum fördert die Menstruationsblutung. Er hilft somit bei einer zu schwachen Blutung oder auch, wenn die Blutung nach einer langen Pilleneinnahme auf sich warten lässt. Gerne wird es in diesem Falle als Tee oder Wein verordnet in Kombination mit Beifuß, Engelwurz oder Rosmarin → Seite 89.

Kinderwunsch: In vielen alten Kräuterbüchern wird Frauen empfohlen, Basilikum und Lauch in die Suppe zu schneiden, damit sie fruchtbar werden. Und tatsächlich wirkt Basilikum erwärmend auf die Bauchorgane und unterstützt somit die Eireifung und den Eisprung → Seite 64. Wichtig: Die Einnahme sollte unbedingt in der ersten Zyklushälfte erfolgen. Eine wunderbare Fügung des Basilikums ist dabei auch seine luststeigernde Wirkung.

Sexuelle Unlust: Bereits im 16. Jahrhundert schrieb der Arzt Tabernaemontanus: „Das Kraut bewegt zu ehelichen Werken und erwecket im Menschen Freude und Mut.“ Warum also nicht Basilikum in die Küche mit aufnehmen → Seite 352? Die Liebe geht ja bekanntlich durch den Magen. Sie können aber auch einen Wein → Seite 222 oder Tee daraus herstellen.

Erschöpfung: Heute weiß man, dass Basilikum, vor allem das Tulsi → Seite 352, eine adaptogene Wirkung besitzt. Sogenannte Adaptogene werden zur Prophylaxe wie auch zur Therapie von Adaptionsstörungen eingesetzt. Sie helfen, indem sie auf immunologische und hormonelle Prozesse einwirken. Somit wird unser Körper widerstandsfähiger gegenüber psychischem, biologischem, chemischem und physikalischem Stress. Die Anpassungsfähigkeit gegenüber verschiedensten Stressfaktoren wird also erhöht. Als Wirkmechanismen gelten modulierende beziehungsweise stimulierende Effekte auf die Hypothalamus-Hypophysen-Nebennieren-Achse. Sie können sich aus der Pflanze ganz einfach eine Tinktur herstellen → Erschöpfung, Seite 213.

Konzentrationsschwäche: Man kann sich gut vorstellen, dass eine Pflanze, welche solch stärkende Eigenschaften besitzt, sich auch positiv auf unsere Konzentration auswirkt. So mag es nicht verwundern, dass schon der Arzt Adam Lonitzer (Lonicerus) im 16. Jahrhundert Basilikum als gehirnstärkendes Mittel einsetzte. Eine beliebte Zubereitungsart ist der Tee → Seite 352.

Appetitlosigkeit, Verdauungsbeschwerden, Völlegefühl, Blähungen: Wie viele mediterrane Gewürze wirkt sich auch Basilikum positiv auf unsere Verdauung aus und erfreut sich zunehmend großer Beliebtheit. Ob im Tomaten-Mozarella-Salat, im Pesto, auf Pizza, in Pasta, Gemüse, Reis- und Pilzgerichten, Suppen (deshalb auch der Name Suppenbasil), Salaten, Kräuterbutter, Frischkäse, zu Fisch und Huhn – Basilikum passt zu vielerlei Speisen. Sie können mit ihm aber auch Wein, Likör sowie Essig und Öl aromatisieren.

Was beachten? → Basilikum enthält im ätherischen Öl den Stoff Estragol, welcher im Verdacht steht, in hohen Dosen und bei langer Einnahme erbgutschädigend und krebserregend zu wirken. Wie so oft macht aber auch hier die Dosis das Gift, und als Gewürz oder Tee gibt das Basilikum keinen Anlass zu Bedenken. In der Schwangerschaft allerdings ist von der Einnahme, vor allem des ätherischen Öls, abzuraten.

Selber sammeln oder kaufen? → Falls Sie Basilikum im Garten anbauen oder als Topfpflanze auf dem Balkon haben, dann können Sie ihn zur Blütezeit ernten. Sammeln Sie mittags das Kraut (vorzugsweise die Blätter und Blüten) und trocknen Sie dieses bei mäßiger Wärme in geeigneten Trockenvorrichtungen. Basilikum trocknet sehr langsam, deshalb ist hier die üblicherweise empfohlene Trocknung im Schatten kaum möglich. Ist das Kraut schließlich trocken, wird es in saubere Schraubgläser gefüllt und an einem dunklen und kühlen Ort aufbewahrt. Sie können Basilikumkraut als Tee auch bei gut sortierten Kräuterhändlern kaufen.

Noch mehr Wissenswertes → Das **Heilige Basilikum** (*Ocimum tenuiflorum*), auch bekannt als **Tulsi**, ist in Indien heimisch. Dort wächst es wild, ist mehrjährig und erreicht Wuchshöhen von bis zu einem Meter. Es hat dunkelviolette Blüten und rot überlaufene Blätter, welche nach Zimt und Gewürznelken duften. Im Glauben vieler Hindus gilt die Pflanze als überaus heiliges Kraut und spielt deshalb bei religiösen Zeremonien eine wichtige Rolle. Sie ist in allen Tempeln präsent und fehlt bei keinem Hausaltar. In der Tulsi-Pflanze wird der Gott Vishnu und seine Inkarnation Krishna verehrt. Vor allem bei Frauen ist die tägliche Verehrung dieser beiden Götter sowie der Glücks- und Liebesgöttin Lakshmi in der Tulsi-Pflanze verbreitet: Sie setzen sich dazu im Schneidersitz vor die Pflanze wie vor einen Altar und sprechen Gebete. Die Hindus essen täglich mindestens ein Blatt dieser heiligen Pflanze, um den Göttern Ehre zu erweisen und um ihre eigene Gesundheit zu erhalten.

Tee bei Konzentrationsschwäche

Für eine 100-g-Teemischung:

- 75 g Basilikumkraut
- 25 g Rosmarinblätter

Zur Teezubereitung übergießen Sie 1 TL dieser Mischung mit 1 Tasse (150 ml) heißem, aber nicht mehr kochendem Wasser. Lassen Sie den Tee dann bedeckt 7–10 Minuten ziehen, bevor Sie ihn abgießen. Trinken Sie davon täglich 1–3 Tassen.

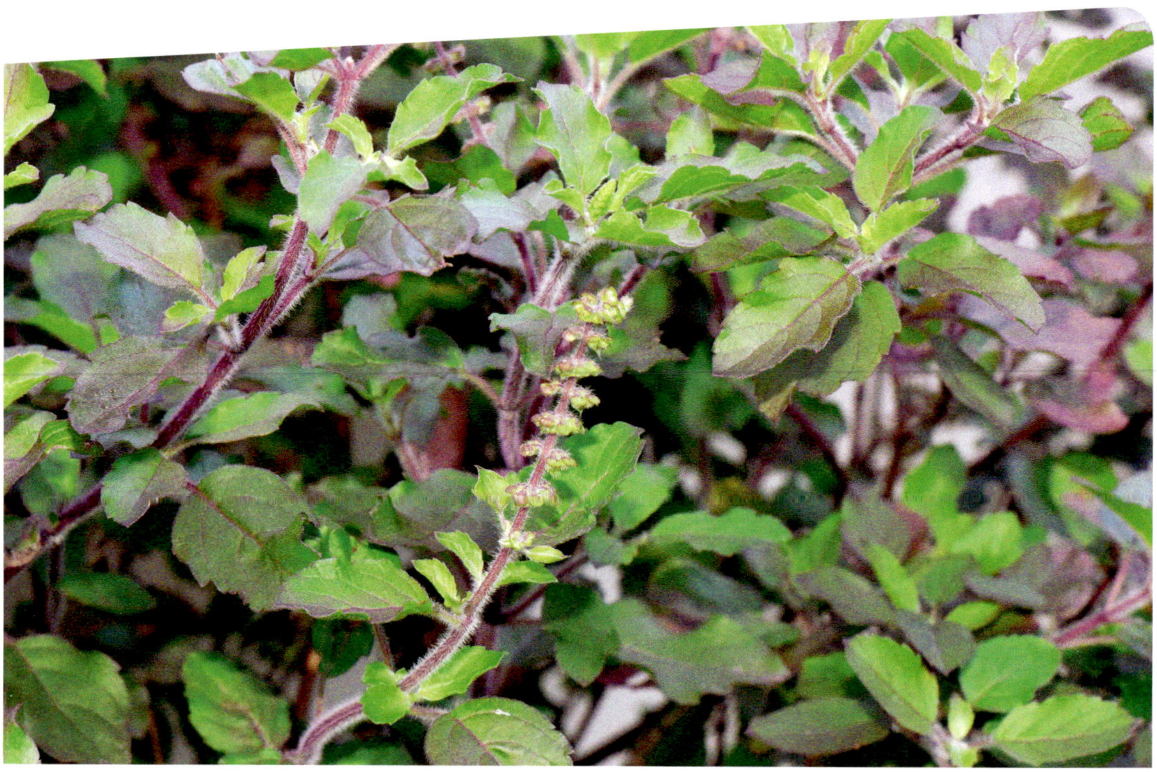

Das Heilige Basilikum wird in Indien von den Hindus verehrt.

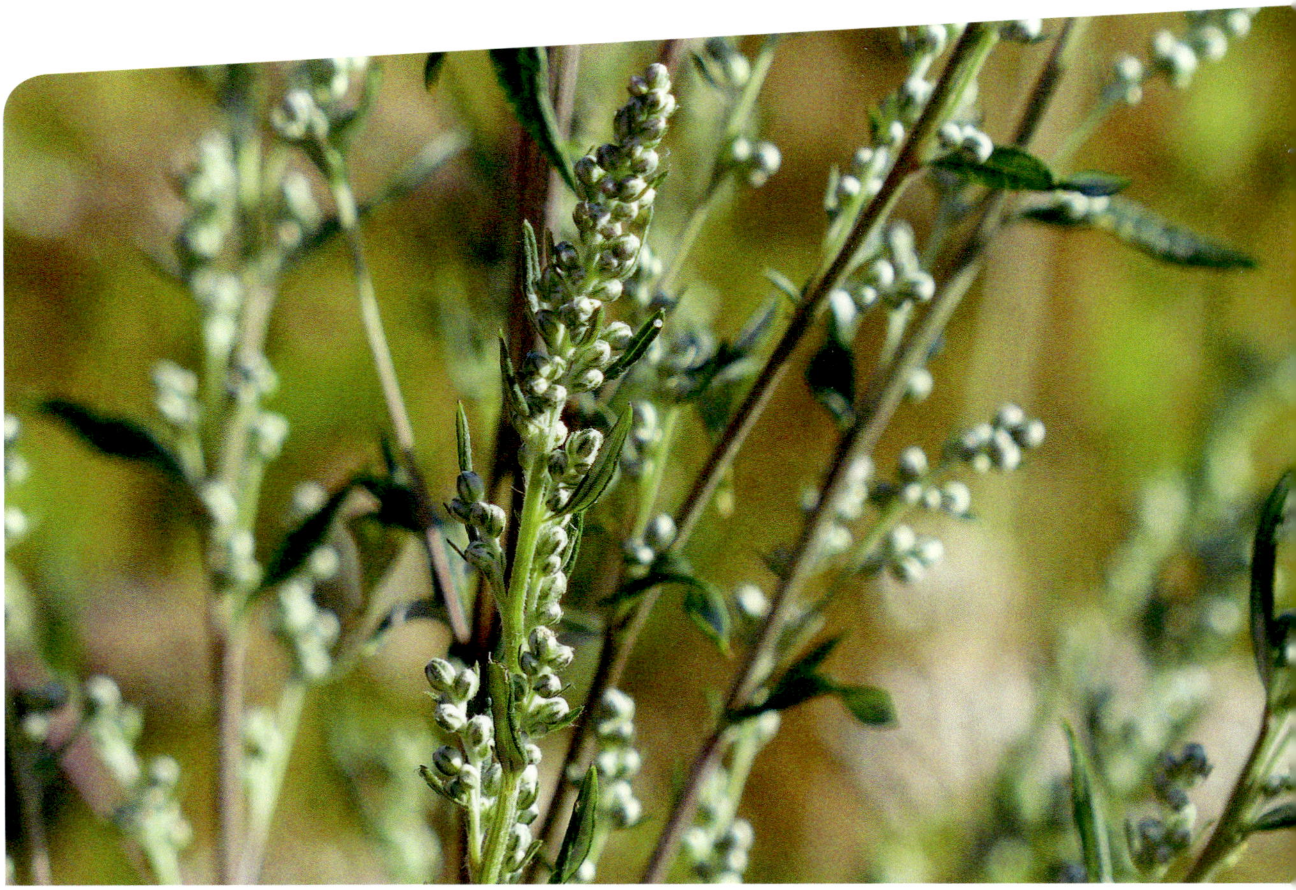

Beifuß

ARTEMISIA VULGARIS

Volksnamen: Fliegenkraut, Gänsekraut, Jungfernkraut, Sonnenwendgürtel, Weiberkraut, Wilder Wermut, Schoßkraut

Familie: Korbblütler (Asteraceae)

Medizinisch verwendeter Teil: Kraut

Der Beifuß wächst gerne an Wegrändern und Geröllplätzen und ist deshalb relativ häufig anzutreffen. Leider wird er heute trotz seiner bis zu zwei Meter hohen Wuchsform in der naturwissenschaftlich orientierten Phytotherapie nicht als Heilpflanze wahrgenommen. Vielleicht deshalb, weil sein bitterer Bruder, der Wermut (*Artemisia absinthum*), eine stärkere Wirkung auf die Verdauungsorgane besitzt.

In früheren Jahrhunderten war der Beifuß allerdings ein hochgeschätztes Heilkraut – vor allem in Bezug auf Frauenleiden. Das bezeugt bereits der botanische Name *Artemisia*. Er nimmt Bezug auf die griechische Göttin Artemis, die als Göttin der Jagd, der Fruchtbarkeit und des Mondes galt. Weiterhin war sie die Beschützerin der Frauen und außerdem die Schutzherrin der Geburt. Im deutschen Namen „Beifuß“ erkennen wir die wohltuende Wirkung auf Beine und Füße. Probieren Sie es aus und binden sich bei der nächsten Wanderung Beifuß um die Beine oder legen Sie ihn in die Schuhe.

Das steckt drin → Beifuß zählt zu den sogenannten Amara aromatica. Das heißt, er enthält Bitterstoffe und ätherisches Öl. In seinem Fall sind das unter anderem Thujon, Campher und 1,8-Cineol. Des Weiteren sind noch Flavonoide und Cumarine als Wirkstoffe zu nennen.

So wirkt er → Der Beifuß wirkt verdauungsanregend (wenn auch milder als der Wermut), appetitanregend und gallenflussfördernd. Außerdem erwärmend (vor allem im Bauchraum), durchblutungsfördernd, krampflösend, menstruationsauslösend, geburtseinleitend und sogar abortiv (durch das enthaltene Thujon).

So findet er Anwendung → Im 11. Jahrhundert wurde der Beifuß in einem Lehrgedicht als „Mutter aller Kräuter" bezeichnet, und lange galt er als Hauptmittel zur Behandlung von Frauenbeschwerden. An zweiter Stelle wurde und wird er bei Verdauungsstörungen eingesetzt.

Menstruationsbeschwerden, Kinderwunsch, Geburtshilfe: Das „Weiberkraut" ist ein wahres Universalheilmittel in der Frauenheilkunde.

Beifuß fördert die Menstruationsblutung, sei es bei Schmierblutungen, zu schwacher oder gar ausbleibender Blutung. Es versteht sich von selbst, dass Sie vor Beginn einer Behandlung die Ursachen (von denen es zahlreiche gibt) abklären lassen und eine bestehende Schwangerschaft ausschließen. Manchmal neigen Mädchen schon in der Pubertät zu einer schwachen Blutung, dies kann durch die Einnahme der „Pille" noch verstärkt werden. Zuweilen kann die Blutung nach dem Absetzen der „Pille" sogar ganz ausbleiben, es handelt sich hierbei um die sogenannte Post-Pill-Amenorrhö. Ein weiterer Grund für das Ausbleiben der Regelblutung (eine sogenannte sekundäre Amenorrhö) können Essstörungen und das oft damit verbundene Ablehnen des „Frauwerdens" oder „Frauseins" sein. Beifuß kann bei solchen Beschwerden helfen. Trinken Sie ihn als Tee → Seite 88, nehmen eine Tinktur ein oder stellen sich gar einen Wein daraus her → Seite 88. Übrigens, Sie sind dabei in bester Gesellschaft, denn Beifußwein empfahl bereits Tabernaemontanus (1522–1590):

> „Wenn eine Weibsperson ihre Zeit oder Monatsblume nicht recht hat / die nehme eine Handvoll Beyfuß / lass den in einer halben Elsasser Maß Wein den dritten Teil einsieden / und trinke davon abends und morgens / jedes Mal ein guten Becher voll warm."

Es wird vermutet, dass Beifuß über eine Anregung der Hypophyse wirkt und dadurch nicht nur die Menstruation, sondern auch die Eierstöcke und den Eisprung anregt. Mischen Sie ihn also in einen Tee zur Förderung des Eisprungs → Seite 272.

Wenn eine Pflanze menstruationsauslösend und abortiv wirken kann, liegt es nahe, dass sie auch geburtseinleitend wirkt. Diese Kräfte machten sich Hebammen zunutze. Sie nannten den Beifuß Schoßkraut, da er den weiblichen Schoß während der Geburt öffnet. Und sie hatten damit recht, denn der Beifuß hilft während der Geburt den Muttermund zu öffnen und die Wehen anzuregen – das ist durchaus einen Versuch wert bei einer „echten" Übertragung, das heißt, wenn der Geburtstermin tatsächlich überschritten ist → Seite 291. Gute Erfahrungen gibt es auch bei der sogenannten Beckenendlage. Hierbei macht das Kind keine Anstalten, sich kopfüber in die optimale Geburtsposition zu begeben. Es liegt vielmehr genau anders herum, mit dem Kopf nach oben und dem Po nach unten. Hier kann die **Moxatherapie** helfen. Eine speziell angefertigte „Zigarre" aus einer chinesischen Beifußart (*Artemisia argyi*) wird angezündet und nahe an den äußeren Rand der kleinen Zehe gehalten (rechts und links im Wechsel), und zwar jeweils so lange, bis die werdende Mutter die Hitze spürt. Die Hitze aktiviert den Akupunkturpunkt eines bestimmten Meridians und veranlasst das Kind, sich zu drehen.

Appetitlosigkeit, Verdauungsbeschwerden, Völlegefühl, Blähungen: Durch die Bitterstoffe lässt Beifuß die Verdauungssäfte fließen. Das verdauungsfördernde Gewürz findet daher bereits seit Jahrhunderten Verwendung für fette Speisen wie zum Beispiel den Gänsebraten – daher auch der Name Gänsekraut. Bitterstoffe stärken darüber hinaus die Leber und unterstützen damit indirekt einen hormonellen Ausgleich.

Traditionelles: Im Mittelalter wurden Beifußwurzeln zur Behandlung der **Epilepsie** eingesetzt. Ferner galt Beifuß durch seine Bitterstoffe als Kräftigungsmittel (**Tonikum**).

Einen Strauß aus Beifuß („Fliegenkraut") nutzte man als **Repellent**, um Mücken und Fliegen zu verscheuchen.

Beifuß ist überdies eine der bekanntesten **Räucherpflanzen** und wurde weltweit und zu allen Zeiten verwendet → Rezept rechts. In der indianischen Räucherkultur wird dazu allerdings der Steppenbeifuß (*Artemisia ludoviciana*) genommen.

Was beachten? → Aufgrund der menstruationsauslösenden, geburtseinleitenden und abortiven Wirkung sollten Sie Beifuß nicht während der Schwangerschaft oder bei einer ohnehin verstärkten Menstruation einnehmen.

Beifuß-Pollen sind ein häufiger und bekannter Auslöser allergischer Reaktionen – als Tee oder Gewürz wird das Kraut in der Regel aber gut vertragen.

Selber sammeln oder kaufen? → Der optimale Erntezeitpunkt des Beifuß ist zu seiner Blütezeit von Juli bis August. Sammeln Sie das Kraut beziehungsweise die blühenden jungen Triebe und trocknen Sie diese bei mäßiger Wärme im Schatten oder in dafür geeigneten Trockenvorrichtungen. Ist das Kraut vollständig trocken, wird es in saubere Schraubgläser gefüllt und an einem dunklen und kühlen Ort aufbewahrt.

Sie können Beifußkraut als Tee auch bei gut sortierten Kräuterhändlern kaufen.

Noch mehr Wissenswertes → Zur Sommersonnenwende am 21. Juni war es Brauch, einen Beifußgürtel zu tragen und damit übers Feuer zu springen. Dieser Gürtel sollte das ganze Jahr über Kraft spenden und reinigende Effekte haben. Selbst vor Frauenkrankheiten sollte er schützen oder sogar die ersehnte Schwangerschaft herbeiführen. Die volkstümlichen Namen wie Sonnenwendgürtel und Jungfernkraut weisen auf diese alten Bräuche hin. Zuweilen wurde der Gürtel am Schluss des Festes dem Feuer übergeben (dadurch sollte alles Schlechte verbrannt werden) oder er wurde über Stall- oder Haustür gehängt, um vor Blitzschlag und bösem Zauber zu schützen.

Räuchermischung: Schutz und Stärke

So eine Räucherung wirkt schützend, stärkend und reinigend. Früher wurden Wohnräume und Ställe in den Raunächten (24. Dezember bis 6. Januar) damit gereinigt. In Phasen der Umorientierung unterstützt sie das Loslassen und sorgt damit für einen guten Neubeginn.

Für 5 Räucherungen benötigen Sie eine Mischung aus:

- 2 TL Beifußkraut
- 1 TL Salbeiblätter
- 1 TL Wacholderbeeren
- 1 TL Fichtenharz

Die Zutaten sollten allesamt getrocknet sein. Geben Sie diese Mischung portionsweise auf eigens dafür vorgeglühte Räucherkohle und fächern Sie den Rauch mit einer Feder in den Raum.

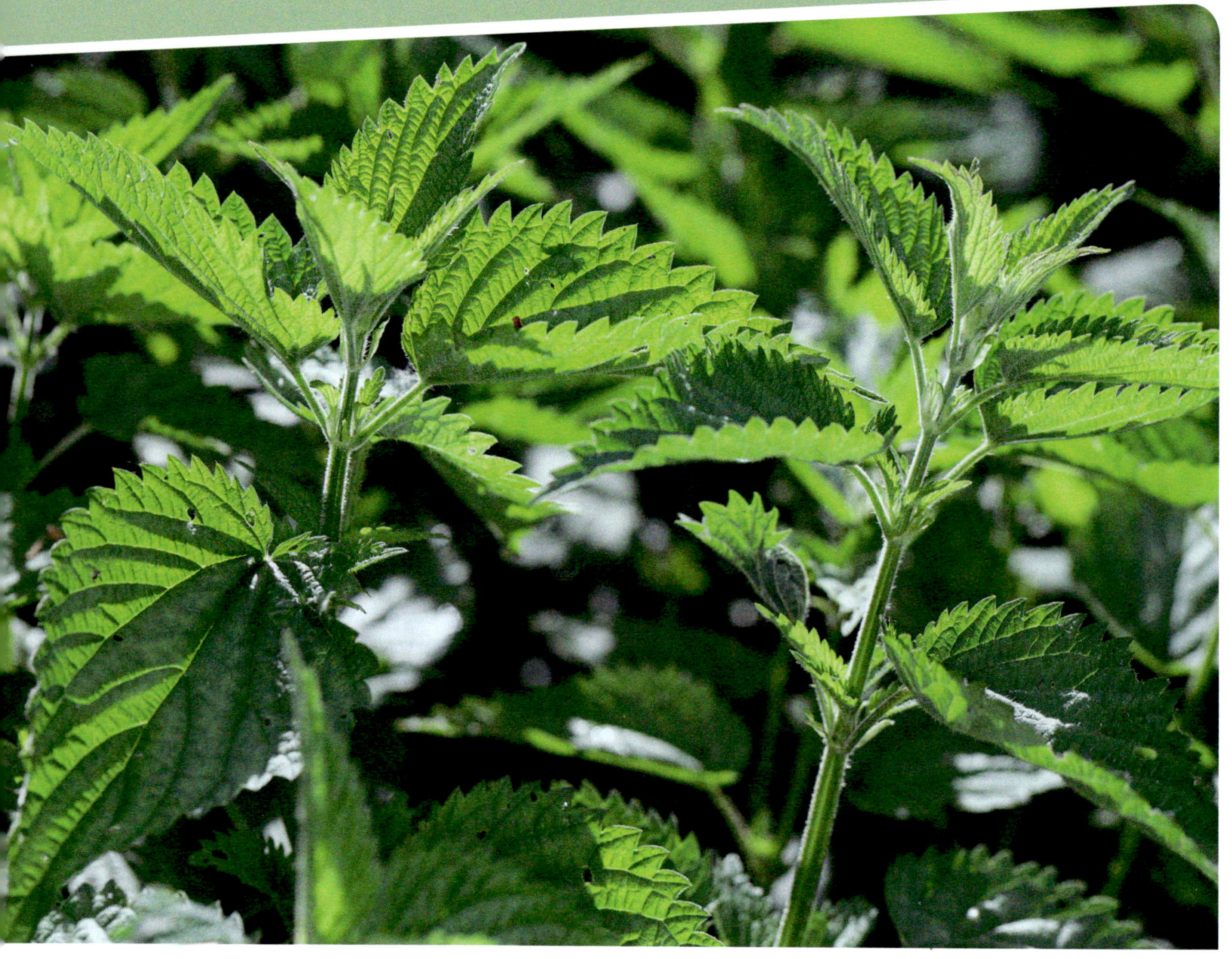

Große Brennnessel

Brennnessel

GROSSE UND KLEINE BRENNNESSEL (*URTICA DIOICA* UND *URTICA URENS*)

Volksnamen: Donnernessel, Feuerkraut, Gichtrute, Hanfnessel, Nessel, Teufelskraut

Familie: Brennnesselgewächse (Urticaceae)

Medizinisch verwendete Teile: Kraut, Blatt und Wurzel

Brennnesseln sind fast weltweit verbreitet und durch ihre Fähigkeit zu brennen auch praktisch jedem bekannt. Verantwortlich für das unangenehme Brennen sind spezielle, innen hohle Brennhaare.

Aufgrund der in die Haarwände eingelagerten Kieselsäure sind die Brennhaare hart und spröde wie Glas. Bereits beim leichten Berühren bricht das Haar an der Spitze mit einer scharfen Kante ab und schiebt sich wie eine Injektionsnadel in die Haut. Unter Druck wird dann das „Nesselgift" in die Haut gespritzt und hinterlässt die berühmten Quaddeln (Schwellungen) mit Juckreiz und Brennen. Diese Eigenschaft zu brennen verlieh der Pflanze nicht nur ihren deutschen, sondern auch ihren botanischen Namen. *Urtica* leitet sich vom lateinischen *urere* ab und bedeutet brennen.

Die **Große Brennnessel** (*U. dioica*) besitzt am Stängel und an den Blättern Brenn- und Borstenhaare. Sie ist mehrjährig und zweihäusig (in der botanischen Fachsprache diözisch, daher der Artname *dioica*). Das heißt, es gibt männliche und weibliche Individuen, was an den Blüten erkennbar ist. Die männlichen tragen Pollenkapseln, welche sich explosionsartig entleeren. Die Pollen werden mit dem Wind durch die Luft getragen, bis sie auf weibliche Blüten treffen und diese bestäuben. Die „Weibchen" entwickeln dann den Samen, der in der Wildkräuterküche und in der Volksmedizin verwendet wird.

Die **Kleine Brennnessel** (*U. urens*) wächst kleiner, besitzt nur Brennhaare und ist einjährig sowie einhäusig. Hier befinden sich also männliche und weibliche Blüten auf einer Pflanze vereint. Die Kleine Brennnessel zu sammeln ist unüblich, da sie stärker brennt als ihre große Schwester und zudem viel kleinere Blütenstände hat.

Das steckt drin → In den Blättern (und im Kraut) befinden sich Flavonoide (Rutin), viel Chlorophyll, Pflanzensäuren (u. a. Kaffeoyläpfelsäure), ungesättigte Fettsäuren, ein hoher Gehalt an Mineralstoffen (Kieselsäure bis 4 %, Kalium, Kalzium und Eisen), sehr viele Proteine und Vitamin C.

Die Brennhaare enthalten einen Cocktail aus Ameisensäure, Acetylcholin, Histamin und Serotonin.

So wirkt sie → Die bekanntesten Heilwirkungen sind: harntreibend (durch den hohen Kaliumgehalt, vor allem im Blatt), antiarthrotisch (sie reduziert also Gelenkschmerzen und verbessert die Beweglichkeit), entzündungshemmend, blutbildend (durch gut verwertbares Eisen) und immunmodulierend.

So findet sie Anwendung → Die Brennnessel ist Gold wert, und bereits der Schweizer „Kräuterpfarrer" Johann Künzle (1857–1945) sagte:

„Hätte sie keine Stacheln, wäre sie schon ausgerottet, so gut ist sie!"

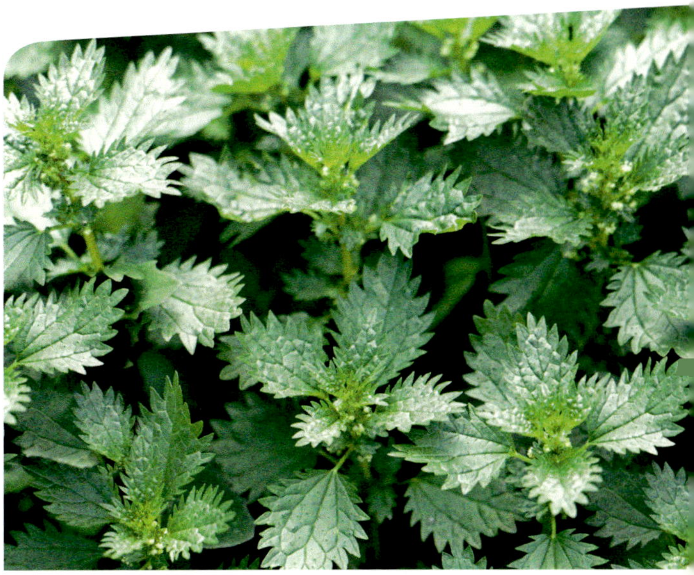

Kleine Brennnessel

Blasenentzündung: Leiden Sie an einer Blasenentzündung, dann gehören zum Therapiekonzept sogenannte Harnwegsdesinfizienzien (Pflanzen zur Keimabwehr) und gleichzeitig auch Aquaretika → Seite 177. Die Brennnessel zählt zu den Aquaretika, also zu den harntreibenden und somit durchspülenden Pflanzen – die Wirkung beruht auf dem hohen Mineralstoffgehalt. Sie kann in Form von Tee, Tinktur oder Frischpflanzenpresssaft eingesetzt werden. Sie können die Brennnessel auch noch mit weiteren harntreibenden Pflanzen wie Ackerschachtelhalm, Birke, Goldrute oder Löwenzahn kombinieren. Wichtig ist dabei, dass Sie bei einer sogenannten Durchspülungstherapie unbedingt zusätzlich rund 2 l pro Tag trinken.

Gelenkschmerzen und Osteoporose: Schmerzen Ihre Gelenke nach der Menopause, dann eignet sich die Brennnessel besonders gut. Denn zu einem umfassenden Therapiekonzept gehören neben der Einnahme von Heilpflanzen mit östrogenähnlicher Wirkung (bei einem Östrogenmangel) die Ausleitung (beziehungsweise Stoffwechselanregung und Entgiftung) sowie die innerliche und äußerliche Einnahme von sogenannten pflanzlichen Antirheumatika. Dies alles kann die Brennnessel leisten. Die Ausleitung erklärt sich über die durchspülende Wirkung der Pflanze. Weniger bekannt ist die antiarthrotische und entzündungshemmende Wirkung der Brennnessel bei der innerlichen Einnahme in

Form von Tee, Tinktur, Frischpflanzenpresssaft, Smoothie oder Brennnesselmus → Seite 123. Die gute Wirkung basiert auf der Hemmung der Leukotrien- und Prostaglandinsynthese. Zudem wird auch die Freisetzung von entzündungsfördernden Zytokinen gehemmt. Für diese Wirkung sind unter anderem die Kaffeoyläpfelsäure sowie die ungestättigten Fettsäuren verantwortlich. Eine alte Tradition ist die sogenannte Urtikation, also das Auspeitschen mit frischen Brennnesseln auf der Haut → Seite 125.

Bei der Osteoporose können Sie die Brennnessel aufgrund ihres hohen Mineralstoffgehaltes (unter anderem Kieselsäure) zur Prophylaxe oder zur Unterstützung einsetzen → Seite 114.

Haut und Haare: Bei stoffwechselbedingten Hautausschlägen, Ekzemen und bei Akne kann ein Tee mit entgiftenden und stoffwechselfördernden Pflanzen wie Brennnessel, Stiefmütterchen und Gänseblümchen helfen → Akne-Tee, Seite 135. Gute Erfahrungen gibt es bei trockener Haut (Sebostase) mit Frischpflanzenpresssaft.

Übrigens: Die Brennnessel stand Pate bei der Namensgebung einer allergischen Hauterkrankung – der Urtikaria oder Nesselsucht.

In der Volksheilkunde wird die Brennnessel oft zusammen mit Rosmarin als Haarwasser eingesetzt, um die Durchblutung der Kopfhaut anzuregen und somit eine gute Versorgung der Haarwurzel zu gewährleisten → Seite 113.

Anämie: In der Frauenheilkunde spielt die Brennnessel eine wichtige Rolle bei der Behandlung der Eisenmangelanämie. Die Ursachen → Seite 127 sind vielfältig und sollten selbstverständlich grundlegend behandelt werden. Als einheimische Eisenpflanze und Blutbildnerin kann die Brennnessel neben Franzosenkraut, Vogelmiere und Sauerampfer gute Dienste leisten. Sie lässt sich in mannigfaltiger Weise verarbeiten, sei es als Tee oder noch besser als Frischpflanzenpresssaft, Smoothie sowie als Honig-Brennnessel-Mix → Seite 131. Besonders gut wird das Eisen aufgenommen in Verbindung mit Vitamin C (wovon die Brennnessel sehr viel enthält) und Bitterstoffen.

Laut der anthroposophischen Ärztin Alla Selawry (1913–1992) eignet sich die Brennnessel auch bei „seelischer Blutarmut". Diese geht mit der Eisenmangelanämie einher und zeigt sich durch Kraftlosigkeit, Mangel an Durchsetzungskraft und Antriebslosigkeit. Der unbändige Wille zum Leben wird durch die Brennnessel somit wieder gestärkt und macht Sie wehrhaft und kraftvoll.

Frühjahrskur: Für die Menschheit ist die Brennnessel ein Segen. Sie hilft uns im Frühjahr als Gesundheitstonikum, um uns von „Schlacken" und Müdigkeit zu befreien → Seite 307. Wie heißt es doch so schön:

> „Die Brennnessel wächst auf jedem Mist und holt auch jeden Mist raus".

Küche: Über die Brennnessel in Ihrem Garten sollten Sie sich nicht ärgern, sondern diese fleißig ernten – und das nicht nur der Gesundheit wegen. Sie schmeckt äußerst lecker als Gemüse und lässt sich wie Spinat zubereiten, fein geschnitten auch im Quark und Salat oder in Eintöpfen. Wollen Sie eine kultische Speise probieren, dann kochen Sie sich eine Neun-Kräuter-Suppe → Rezept rechts, auch oft Gründonnerstagssuppe genannt. Laut Brauchtum soll sie, wenn sie am Gründonnerstag gegessen wird, das ganze Jahr Gesundheit schenken. Vielleicht wollen Sie einer alten Tradition folgen und die Suppe zur Frühjahrs-Tagundnachtgleiche oder an Ostern genießen? Unsere Vorfahren feierten damit das jährliche Wunder der Naturerneuerung.

Brennnesselblätter „entschärfen"

Sowohl durch Trocknen als auch durch Blanchieren oder Abrollen mit dem Wellholz verlieren die Brennhaare der Pflanze ihre schmerzhafte Wirkung auf Haut und Schleimhaut.

Was beachten? → Brennnesseln dürfen Sie nicht anwenden bei Ödemen infolge eingeschränkter Herz- oder Nierentätigkeit.

Ansonsten gibt es keine Nebenwirkungen – bis auf die bekannten Brennnesselquaddeln beim Berühren der Pflanze. Aber die vergehen rasch wieder.

Selber sammeln oder kaufen? → Der optimale Erntezeitpunkt von Brennnesseln für die Wildkräuterküche ist im Frühjahr, für medizinische Zwecke zur Blütezeit von Mai bis Juli. Sammeln Sie die Blätter und blühenden Triebe und trocknen Sie diese bei mäßiger Wärme im Schatten oder in dafür geeigneten Trockenvorrichtungen. Sind sie vollständig trocken, werden sie in saubere Schraubgläser gefüllt und an einem dunklen und kühlen Ort aufbewahrt. Sie können das Kraut auch in der Apotheke oder im Naturkostladen kaufen.

Brennnesseln ernten

Brennnesseln lassen sich im Gelände gefahrlos ernten, wenn Sie diese beim Pflücken von unten nach oben streichen, da die Brennhaare nach oben gerichtet sind. Ist Ihnen das doch zu abenteuerlich, ziehen Sie einfach Arbeits- oder Küchenhandschuhe an, wenn Sie mit der Schere losziehen.

Noch mehr Wissenswertes → Von der Brennnessel können Sie nicht nur Blatt und Kraut verwenden, sondern auch …

- **Samen:** Sie enthalten fettes Öl (bis 30 %) mit Linolsäure (bis zu 83 %), Schleimstoffe, Carotinoide und Vitamin A, C und E. Es handelt sich um wahre Kraftpakete, welche zur allgemeinen Stärkung, als Aphrodisiakum und zur Samenproduktion beim Mann eingesetzt werden. Essen Sie täglich 1–2 EL im Müsli, über das Gemüse gestreut oder in Suppe, Salat oder in Pralinen verarbeitet → Rezept Seite 222.
- **Wurzeln:** Sie enthalten Phytosterole, Lignane, Lektine und Polysaccharide und kommen zum Einsatz bei der gutartigen Prostatavergrößerung.
- **Stängel:** Die faserreichen Brennnesselstängel können zu Garn und Stoffen (Nesselstoffe) verarbeitet werden.
- **die gesamte oberirdische Pflanze:** Gärtnerinnen können zur Verbesserung der Bodenfruchtbarkeit und zur Steigerung des Ernte-Ertrags eine Brennnesseljauche herstellen.

Neun-Kräuter-Suppe

Für die vielerorts als **„Gründonnerstagssuppe“** bekannte Kräutersuppe nehme man:

- 1 Zwiebel
- 3 EL Olivenöl
- 40 g Dinkelvollkornmehl
- 250 g frische Frühlingskräuter
- 1 l Gemüsebrühe
- ½ Becher Sahne
- etwas Pfeffer

Und so wird's gemacht: Sammeln Sie im Frühjahr magische „drei mal drei Kräuter“. Zur Auswahl stehen zum Beispiel Bärlauch, Brennnessel, Gänseblümchen, Giersch, Gundermann, Knoblauchsrauke, Labkraut, Löwenzahn, Sauerampfer, Schafgarbe, Scharbockskraut, Spitzwegerich, Vogelmiere und Taubnessel. Aus geschmacklichen Gründen empfiehlt es sich, eine größere Menge an Brennnesseln, Giersch und / oder Spitzwegerich zu verwenden.

Dünsten Sie die kleingehackte Zwiebel im Öl glasig an, dann Mehl darüberstäuben und verrühren (Mehlschwitze). Nach und nach mit Brühe aufgießen und glattrühren.

Die Wildkräuter mit dem Wiegemesser sehr klein schneiden, in die Brühe geben und 10 Minuten ziehen lassen. Mit Sahne und Pfeffer abrunden. Falls gewünscht, können Sie die Suppe auch pürieren. Zur Dekoration eignen sich Gänseblümchen oder Bärlauchblüten.

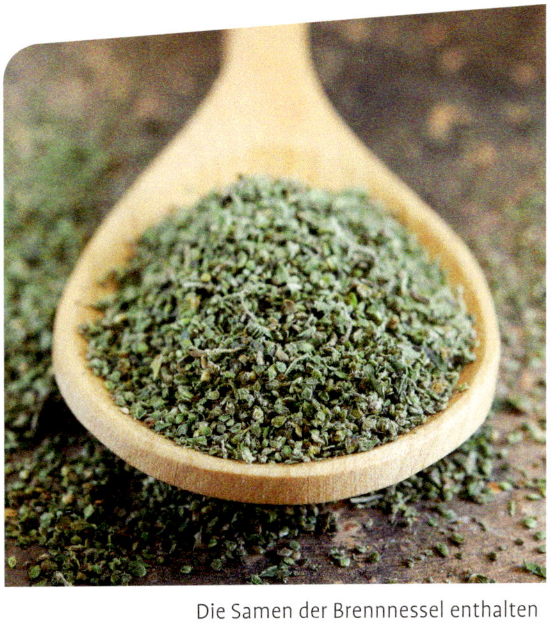

Die Samen der Brennnessel enthalten wertvolle Fettsäuren und Vitamine.

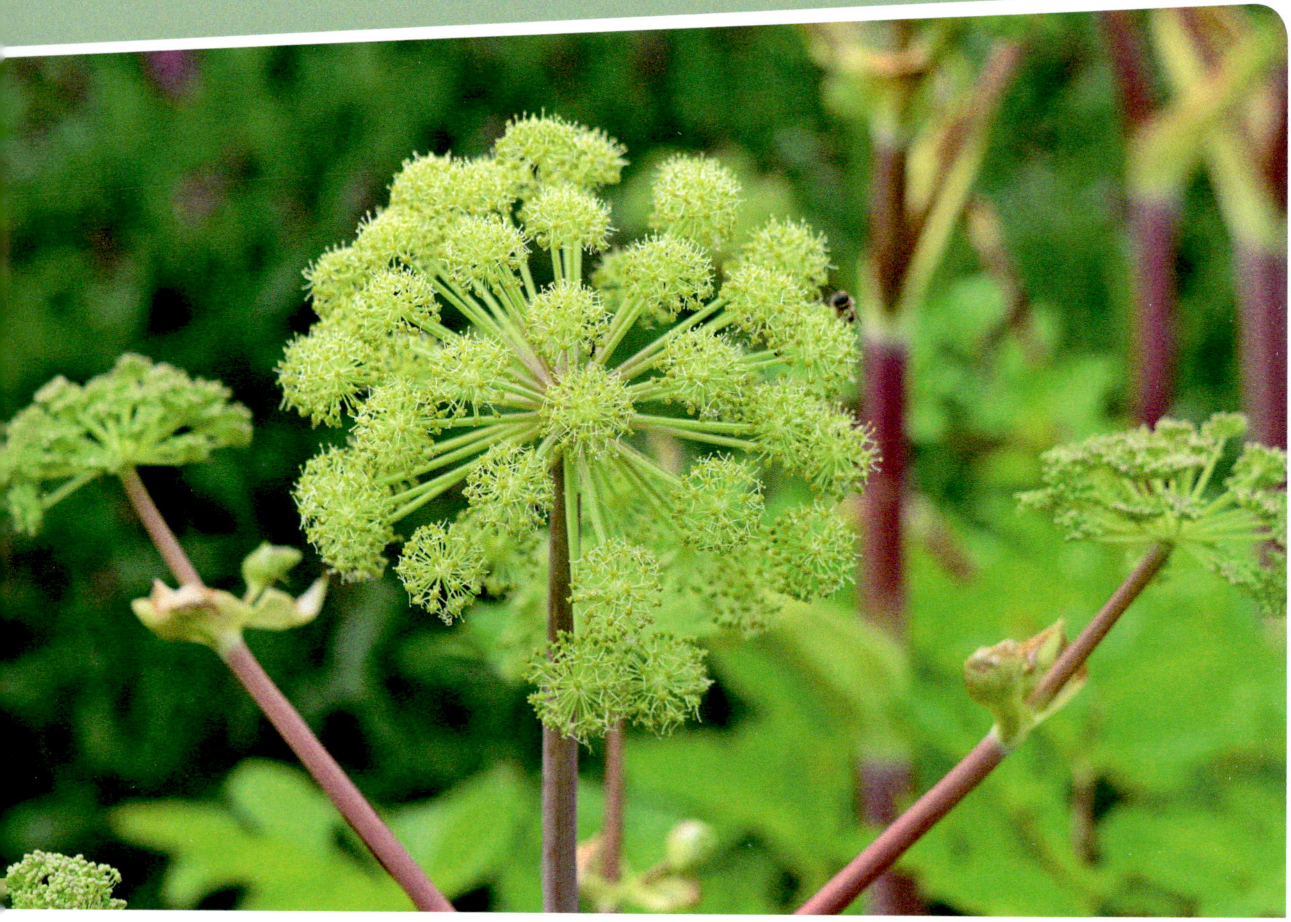

Engelwurz

ANGELICA ARCHANGELICA, SYNONYM *ANGELICA OFFICINALIS*, ECHTE ENGELWURZ

Volksnamen: Erzengelwurz, Angstwurz, Brustwurz, Theriakwurzel, Arznei-Engelwurz

Familie: Doldenblütler (Apiaceae)

Medizinisch verwendeter Teil: Wurzel

Die Engelwurz ist ein Kind des Nordens und kam vermutlich mit den Wikingern nach Mitteleuropa. Die stattliche Staude wächst vor allem an feuchten Standorten und ist eine zweijährige Pflanze. Doch wie kommt eine Pflanze zu solch einem ehrenhaften Namen?

Der Sage nach hat ein Engel die Menschen auf die heilkräftige Pflanze aufmerksam gemacht. Dies zeigt sich im lateinischen Namen, denn *angelicus* bedeutet Engel, *archangelicus* heißt Erzengel. Es soll nämlich der Erzengel Raphael selbst gewesen sein, der einem Einsiedlermönch zu Pestzeiten die heilkräftige Pflanze gebracht hat. Mancherorts glaubt man allerdings, der Name komme von den dünnen Wurzelhärchen – diese erinnern nach dem Trocknen an die Haare von Engeln. Mit hoher Wahrscheinlichkeit wurde schon immer die Wurzel als heilkräftiger Pflanzenbestandteil verwendet, weswegen sie im Deutschen den Namen Engelwurz erhielt.

Das steckt drin → Die Engelwurz enthält ätherisches Öl, welches beim Ernten einen vielschichtigen Duft nach Sellerie und Moschus verströmt. Des Weiteren enthält sie Bitterstoffe und Furanocumarine.

So wirkt sie → Engelwurz-Wurzel wirkt verdauungsanregend, appetitanregend, gallenflussfördernd, leicht entblähend und keimhemmend. Zudem krampflösend und erwärmend im Bauchraum, selbst eine leichte antidepressive Wirkung wird ihr zugesprochen.

So findet sie Anwendung → Schon früh wurde die Pflanze mit den „überirdischen" Kräften als Universalheilmittel gegen vielerlei Beschwerden eingesetzt.

Menstruationsbeschwerden, Kinderwunsch: Die Frauenheilkunde ist zwar nicht das Haupteinsatzgebiet der Engelwurz, dennoch wird sie traditionell bei Menstruationsbeschwerden und zur Förderung des Eisprungs eingesetzt. Anders sieht es in der TCM (Traditionellen Chinesischen Medizin) aus – hier wird allerdings die Art *Angelica sinensis* verwendet. Ihre Einsatzgebiete sind Menstruationsstörungen wie zum Beispiel stockende, verfrühte, schmerzhafte oder ausbleibende Menstruation. Viele Frauen haben mit der Echten Engelwurz durch ihre krampflösenden und erwärmenden Eigenschaften im Bauchraum ähnlich gute Erfahrungen machen können. Teerezepte gegen schmerzhafte Menstruation und zur Förderung des Eisprungs finden Sie im entsprechenden Kapitel → Menstruationsbeschwerden, Seite 67.

Appetitlosigkeit, Verdauungsbeschwerden, Völlegefühl, Blähungen: Vermutlich kennen Sie die Engelwurz als Bestandteil vieler verdauungsfördernder Tinkturen, Bitterelixiere, Kräuterschnäpse, Schwedenbitter oder aus dem Klosterfrau Melissengeist. Das hat seinen guten Grund, denn als Aromatikum bringt sie die gesamte Verdauung in Schwung und hilft somit bei Appetitlosigkeit, Verdauungsbeschwerden, Völlegefühl und Blähungen. Die krampflösenden und keimhemmenden Eigenschaften unterstützen die Wirkung in optimaler Weise. Lassen Sie die Tropfen zunächst einige Minuten im Mund, denn hier beginnt bereits die Wirkung. Bei Appetitlosigkeit nehmen Sie die Tropfen 15–30 Minuten vor dem Essen ein und bei Verdauungsbeschwerden 30 Minuten nach dem Essen.

Rekonvaleszenz, Kräftigung, Niedergeschlagenheit, Anämie: Fühlen Sie sich schwach, energielos oder gar etwas niedergedrückt, dann vermag auch hier die Engelwurz Linderung zu verschaffen. Sie stärkt Ihre Lebensgeister und hebt durch die leicht antidepressive Wirkung Ihre Stimmung → Teerezept, Seite 151. Vielleicht hat sie daher ihren Volksnamen Angstwurz. Durch die Bitterstoffe weckt sie sozusagen den Appetit aufs Leben und fördert die Resorption von Eisen und Spurenelementen. Bauen Sie also reichlich Bitterstoffe bei der Behandlung einer Anämie ein → Seite 127.

Atemwegserkrankungen: Der Name Brustwurz weist auf die traditionelle Heilanwendung bei Husten hin. Dies lässt sich erklären durch die keimhemmenden und krampflösenden Inhaltsstoffe. In der Kinderheilkunde stellt man daraus gerne eine Salbe her und verwendet diese bevorzugt beim Säuglingsschnupfen. Aus der anthroposophischen Medizin kennen wir Salben zur Behandlung von Lymphknotenschwellungen (Archangelica 10 % Weleda oder Archangelica comp. Salbe).

Was beachten? → Die in der Engelwurz enthaltenen Furanocumarine machen die Haut lichtempfindlicher und können durch UV-Bestrahlung (Sonne, Solarium) zu Hautentzündungen führen. Es handelt sich dabei um sogenannte phototoxische Reaktionen. Bei Hautkontakt mit der frischen Pflanze, etwa beim Ernten an einem sonnigen Tag, kann es deshalb zu Hautreizungen kommen. Tragen Sie daher vorsichtshalber Handschuhe und langärmelige Bekleidung, wenn Sie im schönsten Sonnenschein ernten.

Während der Schwangerschaft und Stillzeit sollten Sie auf Anwendungen mit der Engelwurz verzichten, da noch keine Untersuchungen zur Unbedenklichkeit vorliegen.

Selber sammeln oder kaufen? → Möchten Sie die bis 2,50 m große Arznei-Engelwurz selbst ernten, dann sollten Sie diese in Ihrem Garten kultivieren, denn sie kommt in freier „Wildbahn" nicht vor. Dort finden Sie lediglich die Wald-Engelwurz (*Angelica silvestris*). Diese ist kleiner, und auch ihre Heilwirkung ist geringer. Die zweijährige Arznei-Engelwurz wird während der Blüte geerntet. Graben Sie die Wurzel nicht später aus, denn gleich nach der Blüte stirbt die Pflanze ab und die Wurzel beginnt zu faulen. Nach dem Ernten wird die Wurzel gewaschen, in dünne Scheiben geschnitten und an einem warmen Ort (30–40 °C) getrocknet. Die bruchtrockenen Wurzelstückchen werden in dicht schließende Gläser abgefüllt.

Sie können die Wurzeln auch in der Apotheke oder im Naturkostladen kaufen.

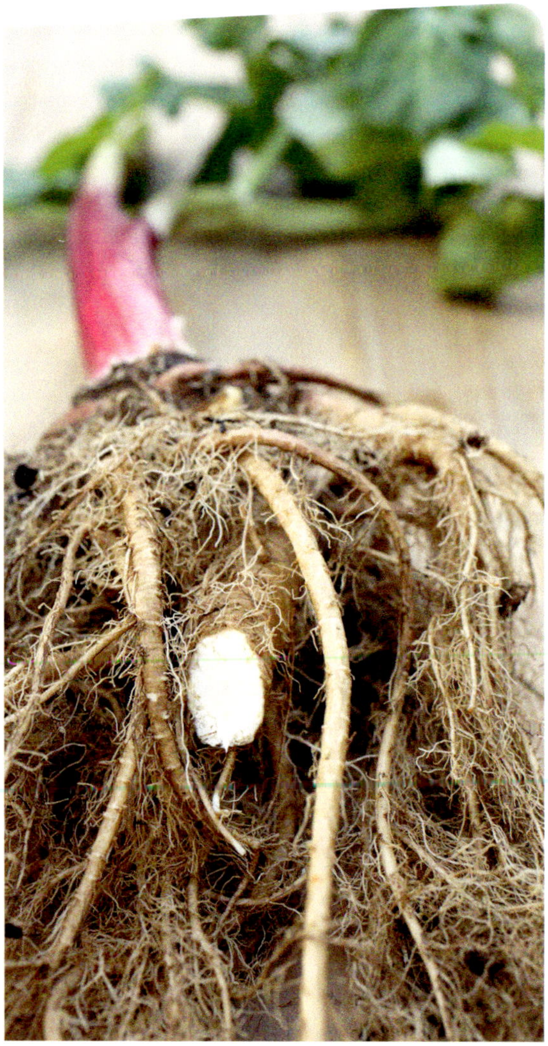

Die Wurzel wird nach der Ernte gründlich gewaschen, in Stücke geschnitten und in einem Dörrgerät getrocknet.

Noch mehr Wissenswertes → Die Engelwurz wurde im Mittelalter auch Theriakwurz genannt, da sie in jedem Theriak zu finden war. Der Theriak ist eine uralte Rezeptur, die ihren Ursprung in der Antike hat. Er wurde ursprünglich entwickelt, damit sich der grausame Kaiser Nero (37–68 n. Chr.) vor Vergiftungen durch seine Feinde schützen konnte. Für das Rezept verwendete man alles, was im Ruf stand, gegen Gifte wirksam zu sein – sogar Opium und Giftschlangen! Aus dem Theriak entwickelte sich später der berühmte Schwedenbitter.

Wie wäre es, sich einmal selbst einen Theriak herzustellen? Versuchen Sie es → Rezept unten.

Theriak – Kräftigungstropfen

„Zur Abwehr von Bösem" oder, in die heutige Sprache übersetzt, eine zuverlässige Medizin zu Abwehrsteigerung und Kräftigung.

Besorgen Sie sich folgende getrocknete Zutaten:

- 30 g Engelwurz (Wurzel)
- 10 g Baldrian (Wurzel)
- 10 g Thymian (Kraut)
- 10 g Fenchel (Frucht)
- 10 g Enzian (Wurzel)
- 10 g Zimt (Rinde)

Zerreiben Sie die Pflanzen zusammen mit 400 ml Alkohol (40%ig) in einem Mörser (mit aufgerauter Innenfläche), bis ein flüssiger Pflanzenbrei entstanden ist. Füllen Sie diesen in ein Auszugsglas und lassen Sie es 2–3 Wochen an einem warmen Ort stehen. In dieser Zeit regelmäßig umrühren. Danach durch einen Kaffee- oder Teefilter abgießen und in kleine Tropffläschchen füllen. Zur Stärkung und Kräftigung nehmen Sie die Tropfen kurmäßig über 4–6 Wochen ein, und zwar 3-mal 20 Tropfen am Tag.

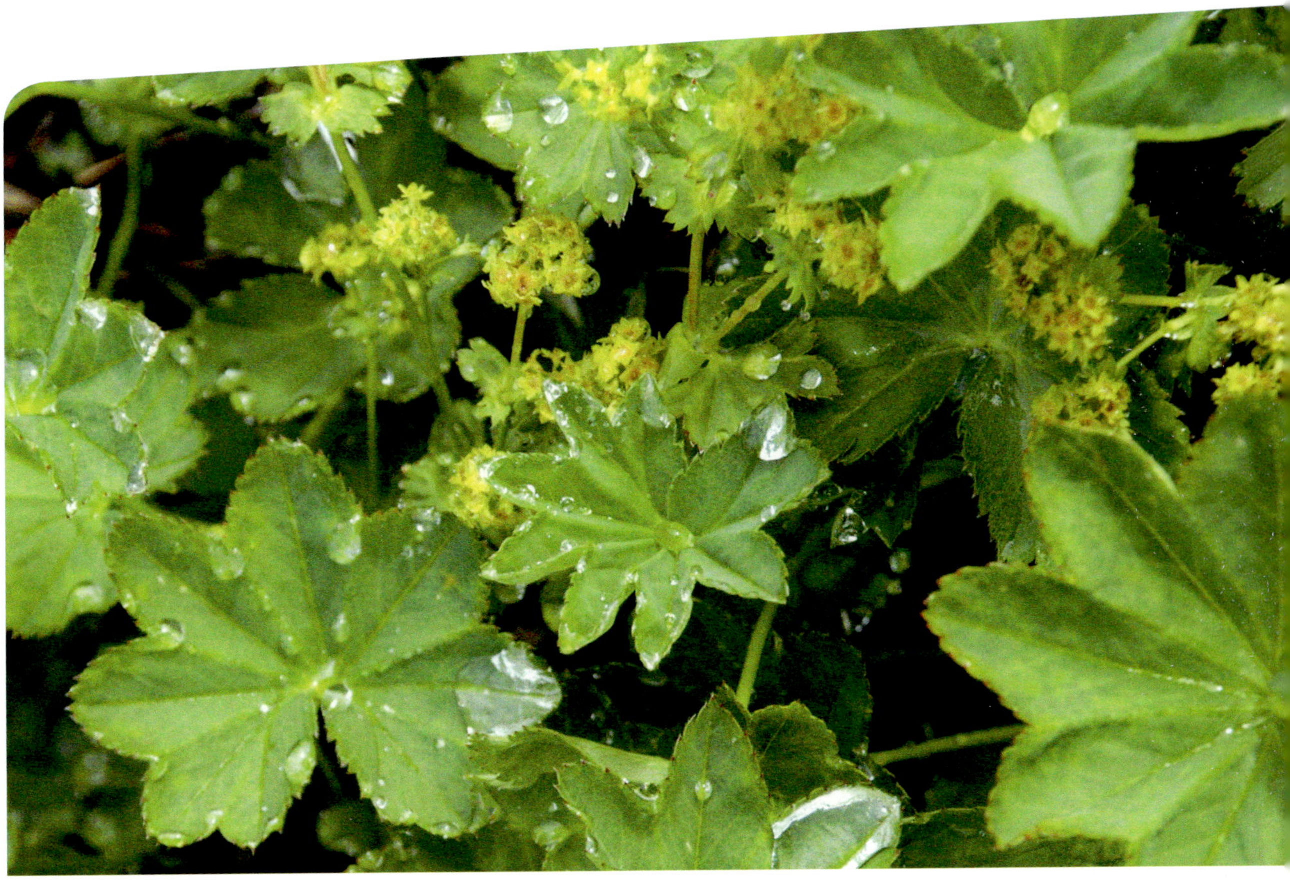

Frauenmantel

ALCHEMILLA VULGARIS, SYNONYM *ALCHEMILLA XANTHOCHLORA*

Volksnamen: Allerfrauenheil, Frauenhilf, Frauentrost, Marienmantel, Milchkraut, Taurose, Tauschüsselchen, Alchemistenkraut, Venusmantel

Familie: Rosengewächse (Rosaceae)

Medizinisch verwendeter Teil: Kraut

Es gibt Arzneipflanzenarten, die sich selbst von Botanikern nur sehr schwer unterscheiden lassen. Hierzu gehört zweifelsfrei der Frauenmantel, denn die Gattung *Alchemilla* enthält rund 300 Arten und Hunderte von Unterarten.

Die Blätter des Frauenmantels erinnern an einen Umhang, wie Maria ihn trug und wie er immer noch auf den Heiligenbildern zu sehen ist – daher auch der Name Marienmantel. Und da die Pflanze schon immer bei Frauenleiden verwendet wurde, trägt sie den Namen Frauenmantel. Den Namen *Alchemilla* hat die Pflanze den Alchemisten zu verdanken, die aus den perlenden Tropfen am Blattrand versuchten, ein Lebenselixier herzustellen. Überflüssig zu sagen, dass es nicht gelang. Aber wie werden diese sogenannten Guttationstropfen gebildet? Es ist keineswegs Regen oder Tau, der dort hängengeblieben ist, wie viele glauben. Vielmehr werden von der Pflanze aus winzigen Wasserspalten am Blattrand in feuchten Nächten Wassertropfen aktiv ausgeschieden. Diese Tropfen fließen dann im trichterförmigen Blattgrund zu einer großen „Perle“ zusammen.

Das steckt drin → Frauenmantelkraut enthält eigentlich unspektakuläre Inhaltsstoffe wie Gerbstoffe, Flavonoide, wenig ätherisches Öl, etwas Kieselsäure und außerdem noch Phytosterine, die vermutlich progesteronähnlich wirken. Das breite Wirkspektrum der Pflanze lässt sich jedoch nicht auf die bisher bekannten einzelnen Inhaltsstoffe zurückführen. Deswegen ist der Frauenmantel ein gutes Beispiel dafür, dass es auf den Gesamtkomplex einer Pflanze ankommt und nicht auf einzelne Inhaltsstoffe.

So wirkt er → Das Wirkspektrum des Frauenmantels ist eindrucksvoll breit. Hier ist es aufgelistet von A–Z: antibakteriell, antiviral, ausschwemmend, bindegewebsstärkend, blutreinigend, entzündungshemmend, hormonregulierend, krampflösend, progesteronähnlich, schmerzlindernd bei Menstruationsbeschwerden, wundheilend und zusammenziehend.

So findet er Anwendung → Die Wissenschaft bestätigt dem Frauenmantel lediglich den Einsatz bei leichten unspezifischen Durchfallerkrankungen sowie die Behandlung von Magen-Darm-Beschwerden und Menstruationsschmerzen. Die Erfahrungsheilkunde weiß das Kraut aber hoch zu schätzen. Hier begleitet es die Frauen von der Pubertät bis hin zu den Wechseljahren. Das zeigt beispielhaft eine Auswahl von A–Z: Akne, Bindegewebsschwäche, Gebärmutterbeschwerden (Myome, Endometriose), Gelbkörperschwäche, Kinderwunsch, Menstruationsbeschwerden (schmerzhafte Blutung), Prämenstruelles Syndrom, Scheidenentzündungen, Schwangerschaft und Geburt, Wechseljahrbeschwerden sowie Zyklusunregelmäßigkeiten.

Der Frauenmantel ist somit eine der wichtigsten Frauenheilpflanzen und ist deshalb als Basismittel in vielen Rezepturen zu finden.

Der bekannte Kräuterpfarrer Johann Künzle (1857–1945) geht sogar so weit, dass er sagt:

„Viele Frauenoperationen könnten bei frühzeitiger und kurmäßiger Anwendung dieses Heilkrauts vermieden werden.“

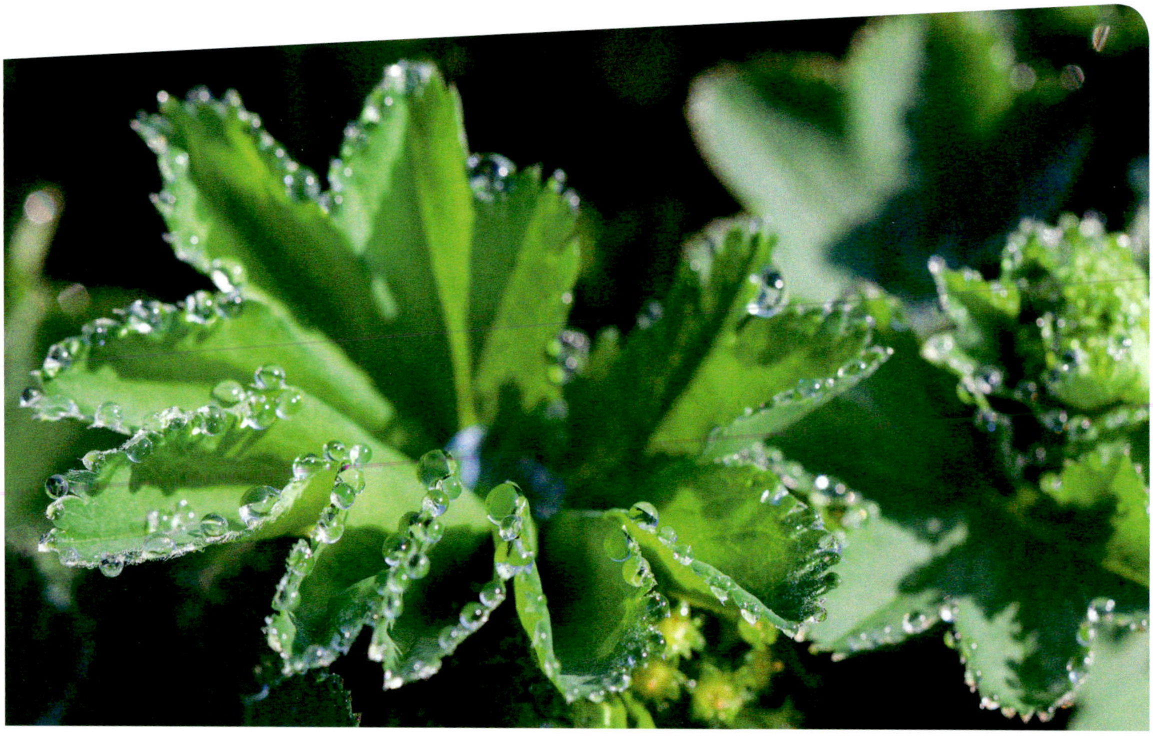

Die Guttationstropfen bilden sich am Morgen.

Menstruationsbeschwerden: Egal bei welcher Art von Menstruationsbeschwerden, der Frauenmantel darf dann auf keinen Fall fehlen. Er bildet oft das Basismittel bei schmerzhafter, zu starker oder selbst bei zu schwacher Blutung. Durch seine milde progesteronähnliche Wirkung gleicht er sanft eine Östrogendominanz aus und hilft beim prämenstruellen Syndrom. Sie können ihn entweder bei akuten Beschwerden einnehmen bis zur Besserung oder bei länger anhaltenden Beschwerden kurmäßig in der zweiten Zyklushälfte → Seite 73–75.

Myome und Zysten: Aufgrund der hormonregulierenden Eigenschaft wird er gerne bei Eierstockzysten und Myomen eingesetzt → Seite 187. Bei Myomen hilft er gleich „doppelt"! Denn kurmäßig eingenommen reguliert er die oft damit einhergehenden starken und schmerzhaften Menstruationsblutungen → Seite 85, 187.

Wechseljahrbeschwerden: Der „Frauentrost" ist eine sanfte, hormonregulierende Pflanze. Er hilft nicht nur jungen Frauen, sondern kann selbst im Klimakterium Trost spenden. Denken Sie also an ihn, wenn es um Stimmungsschwankungen geht. Vielleicht mögen Sie auch einen Selbstversuch → Seite 366 starten bezüglich Ihrer weiblichen Ausstrahlungs- oder gar Anziehungskraft? Spätestens aber, wenn Sie Ihren Knochen etwas Gutes tun wollen, kommt der Frauenmantel zusammen mit anderen Kieselsäure-Pflanzen in eine knochenstärkende Teemischung → Osteoporose, Seite 114.

Scheidenentzündungen: Auch hier vermag der Frauenmantel Abhilfe zu leisten, indem Sie ihn in Form von Sitzbädern, Spülungen oder Zäpfchen einsetzen → Seite 166.

Kinderwunsch, Schwangerschaft und Geburt: Selbst bei Kinderwunsch kann Frauenmantel hilfreich sein. Daran scheint sogar die Signatur zu erinnern: Der Guttationstropfen im Blattschoß gibt Hinweise auf die Leibesfrucht im Mutterschoß.

Eine gängige Praxis ist der Einsatz von Frauenmantel in sogenannten Kinderwunsch-Tees oder als Tinktur zur Steigerung der Fruchtbarkeit. Hier wird er durchgängig eingenommen.

Da die Ursache eines unerfüllten Kinderwunsches oft in einem Gelbkörpermangel begründet ist, können Sie die Anwendung auch etwas spezifizieren. Gute Erfahrungen gibt es hier, wenn Sie in der ersten Zyklusphase einen Eisprung-Tee → Seite 272 trinken und in der zweiten Zyklushälfte einen Frauenmanteltee oder eine Frauenmanteltinktur einnehmen. In diesem Falle begünstigt der Frauenmantel die Einnistung der Eizelle und trägt zum Erhalt der Schwangerschaft bei. Trinken Sie deshalb auch Frauenmanteltee bei Neigung zu Fehlgeburten.

Rund um die Geburt hilft die Frauenpflanze zur Stärkung des Bindegewebes, fördert die Rückbildung der Gebärmutter und beugt einem Wochenflussstau vor. Außerdem sorgt sie für eine rasche Wundheilung und wirkt sich positiv auf die Milchbildung aus. Hebammen berichten sogar von leichteren Geburtsverläufen.

Übrigens: Johann Künzle hat auch hier den Frauenmantel empfohlen:

> „Allen gesegneten Müttern ist täglicher Genuss von Frauenmanteltee sehr zu empfehlen, da er selbst unter schwierigen Umständen eine leichte Geburt und ein gesundes Kind bringt."

Was beachten? → Eigentlich gibt es keine Gegenanzeigen. Neigen Sie jedoch zu Verstopfung, kann diese aufgrund der im Frauenmantel enthaltenen Gerbstoffe verstärkt werden. Sie können sich jedoch behelfen, indem Sie den Tee etwas kürzer ziehen lassen (nur 5–7 Minuten). Denn je länger der Tee zieht, desto gerbstoffreicher wird er.

Selber sammeln oder kaufen? → Am besten, Sie sammeln die auf unseren Wiesen heimische Art *Alchemilla vulgaris*, aber auch der als Zierpflanze angebaute Weiche Frauenmantel (*Alchemilla mollis*) ist neueren Studien zufolge wirksam. Es handelt sich dabei um eine Wildpflanze aus Rumänien und der Türkei, die im Gegensatz zum heimischen Frauenmantel eine dicht behaarte Blattoberfläche besitzt. Der optimale Erntezeitpunkt des Krauts ist während der Blüte, und zwar in den Mittagsstunden. Schneiden Sie das Kraut, bestehend aus Blüte, Blatt und Stängel, und trocknen Sie es bei mäßiger Wärme im Schatten oder in dafür geeigneten Trockenvorrichtungen. Anschließend füllen Sie es in saubere Schraubgläser und bewahren es an einem dunklen und kühlen Ort auf. Sie können das getrocknete Kraut aber auch in der Apotheke oder im Naturkostladen kaufen.

Bergmedizin

Alchemilla alpina, den Alpenfrauenmantel, auch Silbermantel genannt, findet man im Gebirge. Er ist an seinen handförmig gefiederten Blättern mit weiß behaarter Blattunterseite erkennbar. In der Volksmedizin der Alpenländer wird behauptet, dass er noch viel wirksamer sei als der Gewöhnliche Frauenmantel. Ob das stimmt? Zumindest besitzt er wesentlich mehr Gerbstoffe und Flavonoide.

Noch mehr Wissenswertes → Einer Sage nach fanden drei Engel unter dem Frauenmantel Schutz: Die Engel ließen sich vom Teufel verführen. Da sie noch so jung und daher unerfahren waren, wurden sie nicht endgültig verflucht, sondern durften nachts weiterhin zwischen Himmel und Erde schweben. Sobald aber die Sonne aufging, verbargen sie sich unter dem schützenden Marienmantel. Die Tränen, die sie aus Heimweh nach ihrer himmlischen Heimat noch bis heute vergießen, sind jene Tropfen, die morgens auf den Blättern der Pflanze zu sehen sind. Weiter wird erzählt, dass Elfen und Feen das Tau-Schüsselchen für ihre morgendliche Toilette nutzen.

In der germanischen Mythologie werden die Tropfen auf den Blättern als die Tränen der Göttin Freya (Göttin der Geburt und der Fruchtbarkeit) gedeutet, die ihrem Gemahl Odun nachgeweint haben soll, als er zu einem fremden Volk zog.

Selbstversuch mit Frauenmantel

Viele Frauen haben berichtet, dass sie sich in ihrem Frausein wohler fühlten und selbst von außen positive Rückmeldung bezüglich ihrer Ausstrahlungskraft erhielten. Vielleicht bestärkt der Venusmantel auch Sie in Ihrer Weiblichkeit, oder Sie verspüren gar den schützenden, umhüllenden „Mantel“. Haben Sie Lust auf einen Selbstversuch?

Dann trinken Sie täglich 1–3 Tassen Frauenmanteltee (1 EL Droge mit 1 Tasse heißem Wasser aufgießen, 5–10 Minuten ziehen lassen und anschließend abgießen) oder nehmen 1- bis 3-mal täglich 10–20 Tropfen Frauenmanteltinktur ein. Das Experiment geht über einen Zeitraum von 4–6 Wochen. Beobachten Sie sich gut und achten Sie auf Ihre Träume.

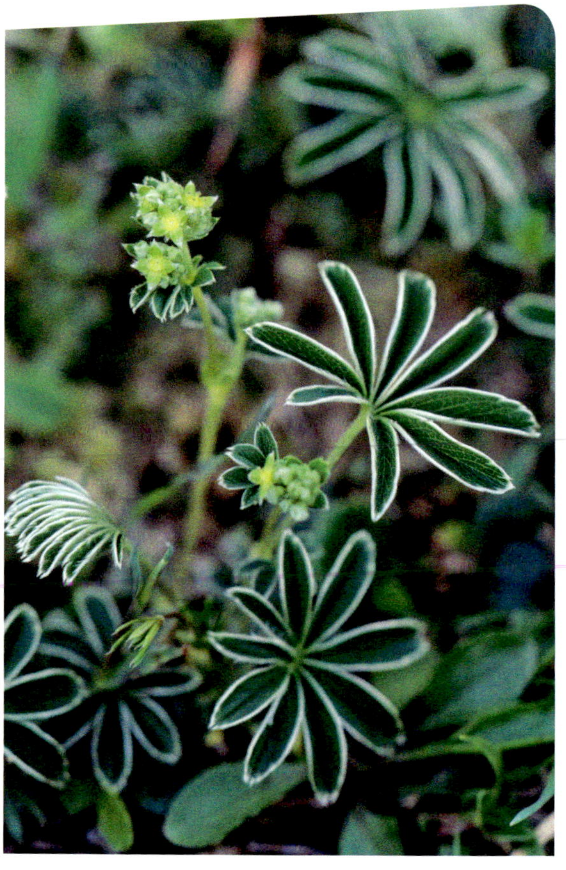

Der kleine Alpen- oder Silberfrauenmantel ist vor allem in der Volksmedizin der Schweiz sehr beliebt.

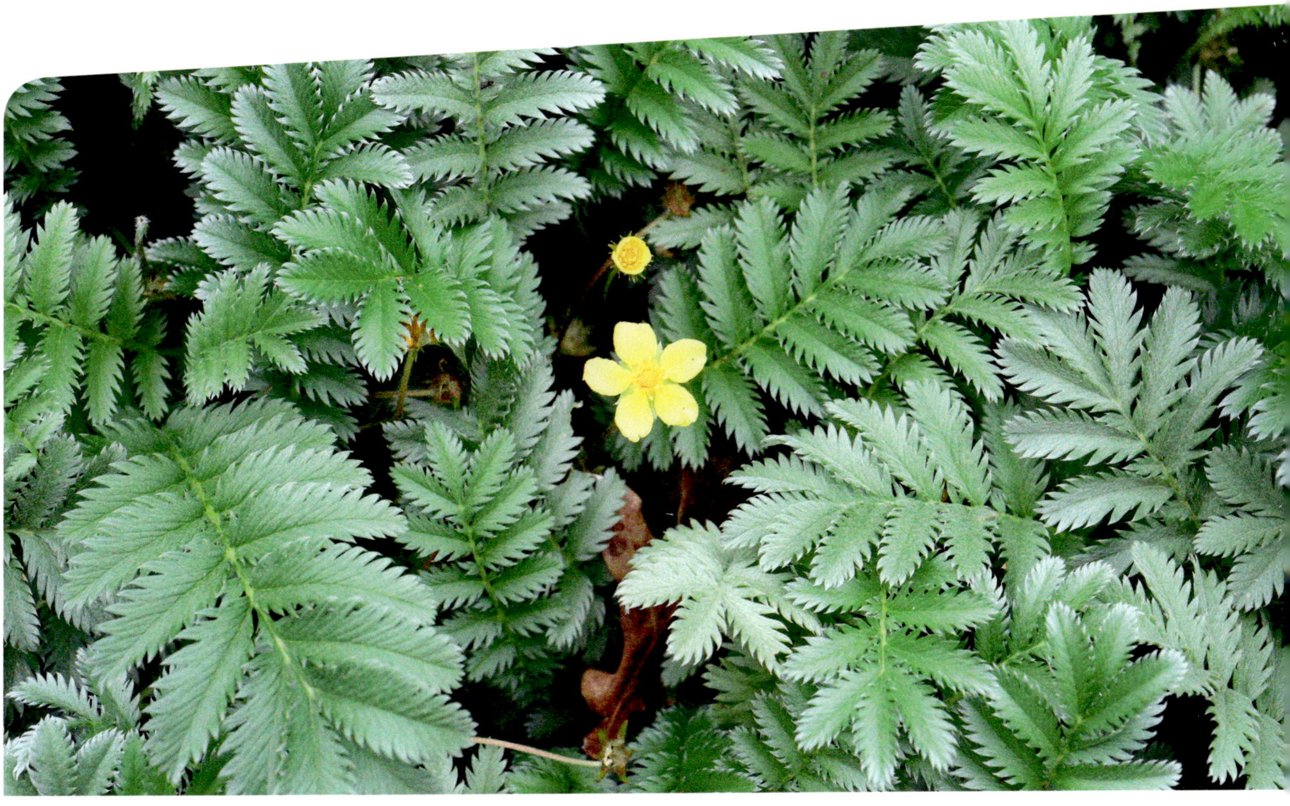

Gänsefingerkraut

ARGENTINA ANSERINA, SYNONYM *POTENTILLA ANSERINA*

Volksnamen: Krampfkraut, Gänserich, Fingerkraut, Silberkraut

Familie: Rosengewächse (Rosaceae)

Medizinisch verwendeter Teil: Kraut

Das Gänsefingerkraut findet man bei uns wild wachsend an Wegrändern, auf Wiesen und Weiden. Es wird nur 10–20 cm hoch und blüht gelb. Seine kleinen Blättchen sind auf der Oberseite saftig grün, auf der Blattunterseite jedoch deutlich weißfilzig behaart, fast schon silbrig glänzend. Deshalb heißt es im Englischen *Silverweed*, silbriges Kraut.

Der Name *Potentilla* leitet sich vom lateinischen *potentia*, die Macht, und der Verkleinerungsform *-illa* ab. Was uns darauf hinweist, dass es sich um eine „kleine mächtige, heilkräftige Pflanze" handelt. Der Artname *anserina* kommt vom lateinischen *anser*, die Gans. Dies gibt uns Hinweise auf den Standort des Pflänzchens. Das Gänsefingerkraut liebt nämlich verdichtete Böden und wächst deshalb gerne auf Gänseweiden – außerdem ist es eine deren Lieblingsspeisen.

Das steckt drin → Das Gänsefingerkraut enthält einen relativ hohen Anteil an Gerbstoffen (bis zu 10 %) sowie das Triterpen Tormentosid, außerdem Flavonoide und Cumarine. Welcher Inhaltsstoff für die stark entkrampfende Wirkung verantwortlich ist, ist bis heute (noch) nicht eindeutig geklärt.

So wirkt es → Zusammenziehend (im medizinischen Wortgebrauch: adstringierend), stopfend (medizinisch: antidiarrhoisch), entzündungshemmend, krampflösend und somit schmerzlindernd.

So findet es Anwendung → Das „Krampfkraut“ wurde bereits in den Kräuterbüchern des Mittelalters beschrieben. Pfarrer Sebastian Kneipp (1821–1897) lobte das Gänsefingerkraut als vortreffliches Mittel bei Krampfanfällen in Magen und Unterleib. Vermutlich war der Gänserich, wie er früher genannt wurde, schon Bestandteil der germanischen Heilkunde. Darauf deutet die traditionelle Anwendung in Milch hin, die bei den Germanen überaus beliebt war.

Dysmenorrhö: Das wohl größte und bekannteste Einsatzgebiet vom „Krampfkraut“ ist die Dysmenorrhö, die schmerzhafte Menstruation → Seite 76. Vielen Mädchen und Frauen konnte es bereits große Linderung bringen. Denken Sie an das Kraut auch bei Erkrankungen wie Myome und Endometriose → Endometriose-Tee, Seite 199, die oft mit Schmerzen während der Blutung einhergehen. Obwohl das Gänsefingerkraut zuverlässig wirkt und selbst die Wissenschaft die Wirkung bestätigen konnte, ist es kaum zu verstehen, dass in den Apotheken nur wenige Arzneimittel mit ihm zu finden sind. Aber selbst ist die Frau! Werden Sie aktiv und machen Sie sich an die Produktion von Tee → Menstruations-Tee, Seite 79, Frischpflanzenpresssaft, Tinkturen → Gänsefingerkrauttinktur, Seite 81 und rechts und/oder Salbe → Menstruations-Salbe, Seite 82. Möglich ist auch das Anlegen eines Wickels → Seite 81.

Egal für welche Anwendung Sie sich entscheiden: Am effektivsten ist es, wenn Sie mit der innerlichen Einnahme schon 3–5 Tage vor der Menstruation beginnen. Denn eine bereits verkrampfte Gebärmutter lässt sich nicht so gut entspannen wie diese im Vorfeld so zu unterstützen, dass es gar nicht erst zur Verkrampfung kommt. Aber keine Bange, auch in der akuten Phase ist Linderung möglich. Und besonders bewährt hat es sich, wenn Sie bei sehr starken Beschwerden eine innerliche Anwendung mit einer äußerlichen Anwendung kombinieren.

Auch Frauen, deren Menstruationsschmerzen in den Rücken ausstrahlen, können vom Gänsefingerkraut profitieren, ebenso Wöchnerinnen, die unter starken Nachwehen leiden. Letztere Anwendung kombinieren Sie am besten zusammen mit Frauenmantel und Kamille.

Magen-, Galle- oder Darmkrämpfe: Das Gänsefingerkraut hilft aber nicht nur bei Krämpfen der Gebärmutter. Es entkrampft auch die glatte Muskulatur, welche außer Gebärmutter und Eileiter auch in den Wänden von Hohlorganen wie zum Beispiel Magen, Darm, Gallenblase, Harnblase und Blutgefäßen zu finden ist. Deshalb kommt das Gänsefingerkraut auch bei akuten Magenbeschwerden in Teemischungen zusammen mit Kamille, Melisse und Pfefferminze zum Einsatz. Aber auch bei Verdauungsbeschwerden, den sogenannten dyspeptischen Beschwerden, hilft das Kraut. Diese Beschwerden können durchaus mit Gallenblasenbeschwerden und Darmkrämpfen einhergehen und hin und wieder auch im Rahmen des prämenstruellen Syndroms auftreten. Hier nutzen Sie am besten die Kombination mit Bitterstoffpflanzen wie Schafgarbe, Ingwer, Engelwurz und Wermut (etwa Gastriol Tropfen oder Tinktur → rechts). Denkbar ist auch die Zubereitung eines Weins. Interessanterweise konnte man beim Gänsefingerkraut antimikrobielle beziehungsweise wachstumshemmende Eigenschaften beobachten mit besonders ausgeprägter Aktivität gegenüber *Helicobacter pyori*. Dabei handelt es sich um ein Bakterium, das eine Rolle bei Magenschleimhautentzündungen sowie Magen- und Darmgeschwüren spielt.

Blasenbeschwerden: Darüber hinaus wirkt Gänsefingerkraut spasmolytisch auf die glatte Muskulatur des Harnleiters und der Blase. Es hat sich somit unterstützend bewährt bei Reizblase und Blasenentzündungen (Solidagoren Liquid mit Goldrute, Ackerschachtelhalm und Gänsefingerkraut).

Migräne: Nicht unerwähnt lassen möchte ich, dass immer wieder über gute Erfahrungen bei der Behandlung von Migräne berichtet wird. Dazu braucht es jedoch mehrmals täglich eine hohe Dosierung, die Sie am besten mit einer Tinktur erzielen.

Durchfall & Co: Durch seine Gerbstoffe kommt das Gänsefingerkraut bei Durchfallerkrankungen alleine zum Einsatz oder in Kombination mit weiteren gerbstoffhaltigen Pflanzen wie zum Beispiel Blutwurz, Brombeere, Frauenmantel, Rose oder Stinkender Storchschnabel. Hier hat es sich aufgrund seiner speziellen Wirkung insbesondere bei krampfartigen Durchfällen bewährt. Bereits im Ersten Weltkrieg wusste man um diese Wirkung und setzte es bei Soldaten ein, die an Ruhr erkrankt waren. Tritt Durchfall im Rahmen des prämenstruellen Syndroms auf, ist eine Kombination mit dem Frauenmantel empfehlenswert.

Heute verwendet man das Gänsefingerkraut zudem bei Mund- und Rachenschleimhautentzündungen, denn auch hier kommt seine adstringierende Kraft zum Tragen.

Wildkräuterküche: Das kleine, unscheinbare Kraut hat es auch in Bezug auf Vitamin C in sich. So enthält es doch tatsächlich bis zu 400 mg Vitamin C pro 100 g Kraut und ist damit eines der Spitzenreiter unter den Wildkräutern. Im Vergleich zur Zitrone enthält es etwa 8-mal so viel Vitamin C. Vieles spricht also dafür, das Kraut auch mal in einem Smoothie zu verarbeiten.

Was beachten? → Aufgrund der Gerbstoffe kann bei zu hoher Dosierung oder langfristiger Einnahme ein Reizmagen und die Neigung zu Verstopfung noch verstärkt werden.

Selber sammeln oder kaufen? → Das Gänsefingerkraut können Sie gut selber sammeln. Dies ist sogar sinnvoll, da es wenig Arzneimittel davon auf dem Markt gibt und Sie somit selbst aktiv werden können.

Der optimale Erntezeitpunkt ist zur Blütezeit. Sammeln Sie das Kraut und trocknen Sie dieses bei mäßiger Wärme im Schatten oder in dafür geeigneten Trockenvorrichtungen. Ist das Kraut vollständig trocken, wird es in saubere Schraubgläser gefüllt und an einem dunklen und kühlen Ort aufbewahrt.

Sie können getrocknetes Gänsefingerkraut auch in der Apotheke oder bei gut sortierten Kräuterhändlern kaufen.

Noch mehr Wissenswertes → Die knolligen Wurzeln des Gänsefingerkrauts wurden von unseren Vorfahren in Notzeiten gegessen, denn sie schmecken gedünstet überraschenderweise etwas möhrenartig. Aber auch für Zauberzwecke wurde die Wurzel ausgegraben: Wer sie an Johanni (24. Juni) vor Sonnenaufgang ausgrub und dann als Amulett trug, könne damit die Liebe aller Menschen gewinnen, sagte man. Außerdem sollte das Amulett die „Beredsamkeit und den Verstand" fördern. Auch das Kraut galt als zauberkräftig. Frauen legten es während der Hochzeit in ihre Brautschuhe, damit sie später in der Ehe die Oberhand bekämen. Ein verständlicher Wunsch, hatten doch im Mittelalter die Frauen nur wenig Rechte und waren den Männern nahezu ausgeliefert.

Tinktur für Verdauung und bei Menstruationskrämpfen

Diese Tinktur bringt die Verdauung so richtig in Schwung und hilft bei Bauchkrämpfen aller Art.

- 10 g Gänsefingerkraut (Kraut)
- 5 g Kamille (Blüte)
- 5 g Schafgarbe (Blüte)
- 5 g Fenchel (Frucht)
- 5 g Thymian (Kraut)
- 5 g Ingwer (frische Wurzel)

Zerreiben Sie die Pflanzen zusammen mit 175 ml Alkohol (ca. 40%ig) in einem Mörser (mit aufgerauter Innenfläche) so lange, bis ein flüssiger Pflanzenbrei entstanden ist. Befüllen Sie damit ein Auszugsglas und lassen Sie dieses 2 Wochen an einem warmen Ort stehen. Dabei regelmäßig umrühren. Danach alles durch einen Kaffee- oder Teefilter abgießen und die Tinktur in kleine Tropffläschchen füllen.

Bei Verdauungsbeschwerden nehmen Sie davon 3-mal täglich 20 Tropfen nach dem Essen ein. Bei Menstruationsschmerzen beginnen Sie mit der Einnahme am besten schon 3–5 Tage vor der zu erwartenden Regelblutung und nehmen davon 3-mal täglich 10–20 Tropfen, entweder pur oder verdünnt mit Wasser oder Frauenmanteltee. Bei starken Beschwerden können Sie auch mehrmals täglich 10–20 Tropfen einnehmen.

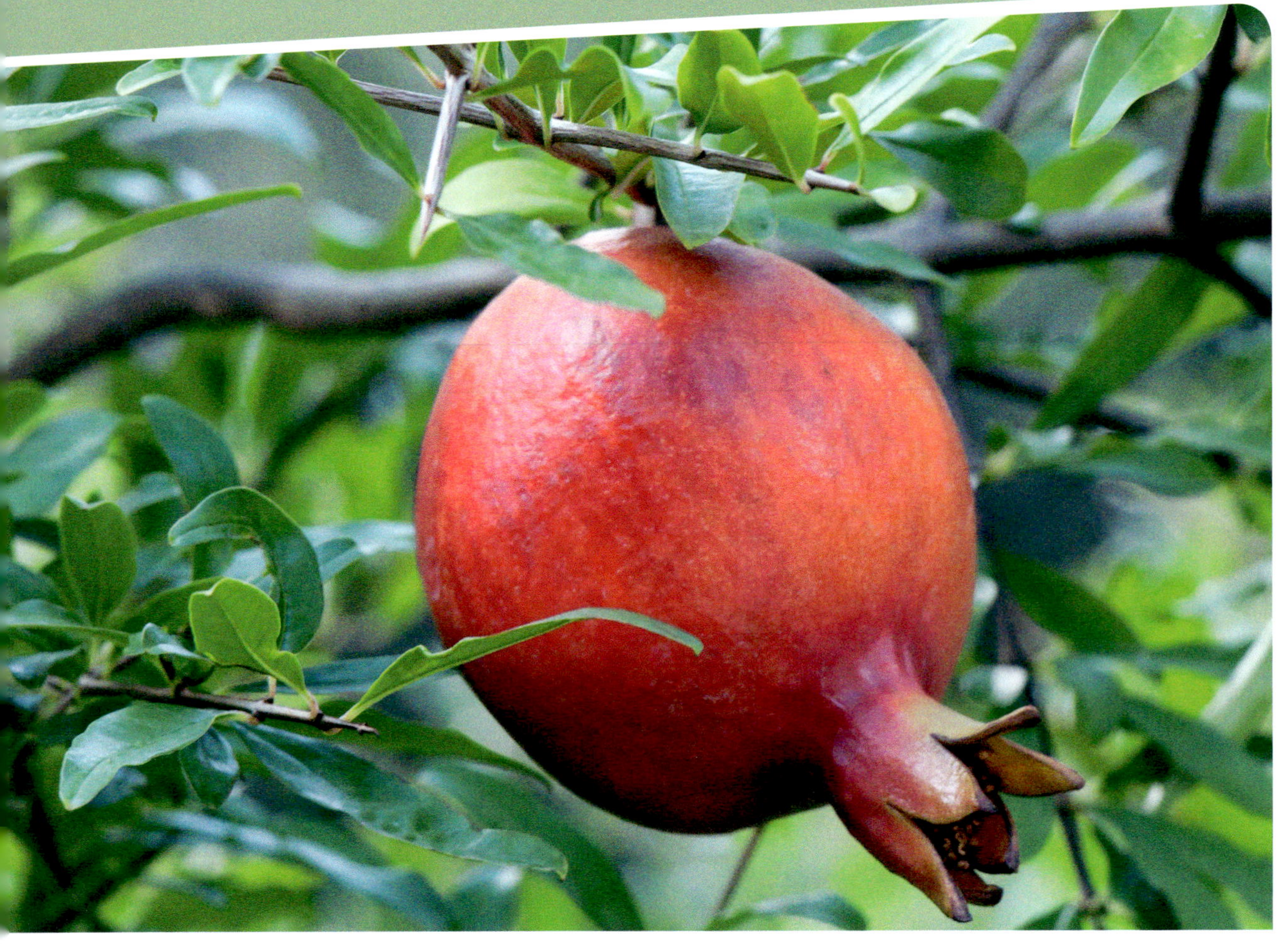

Granatapfel

PUNICA GRANATUM

Volksnamen: Grenadine, Paradiesapfel, Parisapfel, Liebesapfel

Familie: Weiderichgewächse (Lythraceae)

Medizinisch verwendete Teile: Fruchtfleischsaft, Samen (Samenöl, im Handel oft als Kernöl bezeichnet), Schale und Rinde

Der Granatapfelbaum stammt ursprünglich aus West- und Mittelasien. Heute wird er rund um das Mittelmeer und im Nahen Osten kultiviert. Der kleine Baum oder Strauch wird bis zu 5 m hoch und kann einige Hundert Jahre alt werden.

Der Name *granatum* kommt von dem lateinischen Wort *granum* und bedeutet Samen, Kern oder Korn. Dies ist nicht verwunderlich, da die Frucht doch bis zu 800 Samenkörner enthält. Der Paradiesapfel spielte bereits bei Adam und Eva eine Rolle sowie in der griechischen Mythologie → Seite 372.

Darüber hinaus hat die paradiesische Frucht einiges an kulinarischen sowie an gesundheitlichen Aspekten zu bieten. Das Interessante dabei ist, dass verschiedene Pflanzenteile verwendet werden können, die unterschiedliche Wirkungen haben.

Das steckt drin → Bei dieser Antwort müssen wir nach Pflanzenteilen unterscheiden.

Fruchtfleischsaft: reichlich gesundheitsfördernde Polyphenole (unter anderem Punicalagin), Vitamin C, Gerbstoffe und Mineralstoffe

Samen (Kernöl): bis zu 70 % Omega-5-Fettsäure (Punicinsäure) und Phytoöstrogene

Fruchtschale und Rinde: Gerbstoffe

So wirkt er → Mit dem Granatapfelsaft wurden in den letzten Jahren viele ernährungswissenschaftliche Studien durchgeführt. Unter anderem wirkt der Saft antioxidativ, zellschützend, hepatoprotektiv, vitalitätssteigernd, entzündungshemmend, antiarteriosklerotisch sowie krebshemmend. Des Weiteren sind antiöstrogene Effekte bekannt.

Das Kernöl wirkt östrogenähnlich und hautregenerierend. Zuweilen werden den Samen auch leicht aphrodisierende Eigenschaften zugesprochen. Die Fruchtschale und die Rinde wirken adstringierend.

So findet er Anwendung → Der Granatapfel besitzt äußerst vielfältige Heileigenschaften und hat sich auch in der Frauenheilkunde durch die hormonausgleichende Wirkung einen festen Platz erobert. Im Orient gilt er heute noch als Symbol der Unsterblichkeit und der Fruchtbarkeit. Kein Wunder also, dass er wahrhaft paradiesische Kräfte gegen Beschwerden von A (wie Arteriosklerose) bis Z (wie Zahnfleischentzündungen) besitzt.

Arteriosklerose, Herz-Kreislauf-Erkrankungen: Das Besondere am Granatapfelsaft ist der hohe Gehalt an Polyphenolen. Er ist sogar weitaus höher als der des gesundheitsfördernden Grünen Tees. Die Granatapfel-Polyphenole besitzen eine unglaublich hohe antioxidative Eigenschaft. Viele Erkrankungen sind Folge von oxidativem Stress. Denn nicht nur Eisen kann oxidieren und rosten, sondern auch Substanzen in unseren Zellen. Die Polyphenole des Granatapfels konnten sich in vielen klinischen Studien als kräftiger „Rostschutz" für die Zellen erweisen und somit oxidativen Zellschäden entgegenwirken. So konnte in einer beeindruckenden Studie gezeigt werden, dass nach einem Jahr die Ablagerungen an der Halsschlagader (Karotisstenose) um 35 % vermindert wurden. Außerdem kam es zur Blutdrucksenkung sowie zur Abnahme des LDL-Cholesterinwertes. In einer weiteren Studie bei Patienten mit koronaren Herzerkrankungen verbesserte sich die Durchblutung des Herzmuskels, und die Häufigkeit von Angina-Pectoris-Anfällen konnte halbiert werden.

Leberschutz: Die Leber → Seite 303 ist das zentrale Stoffwechselorgan unseres Körpers. Schützen und unterstützen Sie deren Funktion durch die regelmäßige Einnahme von Granatapfelsaft oder Granatapfelextrakt (Kapseln). Der positive Effekt geht zurück auf die antioxidativen und gefäßschützenden Inhaltsstoffe. Einige dieser Substanzen haben sogar eine hepatoprotektive Wirkung – sie schirmen also die Leberzellen vor freien Radikalen und Schadstoffen ab.

Chronische Entzündungen, Atemwegsinfekte, Krebs: Doch damit nicht genug. Auch bei entzündlichen Prozessen wie der rheumatoiden Arthritis kann die Zerstörung im Gelenkknorpel gebremst werden.

Bei einer lokalen Anwendung im Mund- und Rachenraum können sogar Influenza-A-Grippeviren abgetötet sowie in der Vermehrung gehemmt werden. Außerdem verfügen die Polyphenole über eine breite Wirkung gegen weitere Viren und Bakterien.

Man diskutiert momentan sogar positive Effekte auf das Gehirn: Die antientzündlichen und antioxidativen Eigenschaften wirken möglicherweise auch bei Multipler Sklerose, Morbus Parkinson und Demenz. Darüber hinaus hemmen die Polyphenole des Granatapfelsafts hormonabhängige Krebsarten wie Brust- oder Prostatakrebs.

Zahnfleischentzündungen und Durchfall: Die rationale Phytotherapie bestätigt für Granatapfelschale und -rinde eine Wirksamkeit bei Durchfallerkrankungen und Zahnfleischentzündungen. Dies lässt sich durch die zusammenziehenden und stopfenden Gerbstoffe sehr gut nachvollziehen.

Frauenheilkunde: Doch auch im Hinblick auf die Frauenheilkunde hat der Granatapfel einiges zu bieten. Schon die Signatur der Pflanze gibt uns einen Hinweis, sieht doch die aufgeschnittene Frucht aus wie ein Eierstock mit reifenden Eizellen. Verwendet wird das wertvolle aus den Samen ausgepresste Öl – und zwar innerlich und äußerlich. Es ist aufgrund seiner östrogenartigen Eigenschaften in den Wechseljahren (vor allem in der Postmenopause) ein guter Begleiter bei **Hitzewallungen**, **Schlafstörungen**, **sexueller Lustlosigkeit** und **seelischen Verstimmungen**. Zur therapeutischen Anwendung gibt es Kapseln oder die Möglichkeit, sich selbst eine Tinktur herzustellen → Seite 112. Zur Prophylaxe können Sie täglich die roten Fruchtperlen essen, zum Beispiel sie über das Budwig-Müsli → Seite 98 streuen. Dabei ist es wichtig, gut zu kauen, damit die Kerne aufgebrochen werden.

Ganz besonders bewährt hat sich das Öl bei **trockenen Schleimhäuten der Scheide**. Oft geht diese Trockenheit einher mit Juckreiz, Reizungen und wiederkehrenden Scheideninfektionen. Hier helfen lokale Anwendungen, etwa Vaginalkugeln, Zäpfchen und Öle → Seite 111–112. Das Granatapfelkernöl können Sie 10%ig einem Basisöl (wie Mandelöl oder Jojobaöl) beigeben, da es auch in dieser Konzentration noch sehr gut wirksam ist.

Jedoch nicht nur auf der Schleimhaut, sondern auch **bei trockener Haut** ist Granatapfelkernöl das Hautöl par ecellence. Es hat eine unglaublich starke hautregenerierende Wirkung, ähnlich dem Nachtkerzenöl und dem Sanddornfruchtfleischöl. Außerdem reduziert es eine vorzeitige Hautalterung, weshalb es in vielen **Kosmetika** (zum Beispiel der Granatapfel-Pflegeserie von Weleda) zu finden ist. Hier sorgt es für eine gute Elastizität der Haut und somit für ein frisches Aussehen. Möglicherweise ist dies der Grund für die Annahme, dass der Granatapfel die Liebeslust fördert: Frau fühlt sich wohl in ihrer Haut und wird zudem unterstützt durch die hormonausgleichende Wirkung. Kein Wunder, ist der Granatapfel doch ein Attribut der Liebesgöttin Aphrodite → rechts. Zumindest können die roten Fruchtperlen ein Mosaikstein auf dem Weg zum Liebesglück sein. Besonders schön ist hier die Anwendung als Likör → Liebeslikör, Seite 221. Oder Sie essen ganz einfach täglich die gesunde, frische Liebesfrucht mitsamt den wunderbaren, gut gekauten Samen, in denen sich das wertvolle Öl befindet.

Was beachten? → Bei der Einnahme von Granatapfelsaft und -extrakten gibt es keinerlei Gegenanzeigen und auch keine Nebenwirkungen. Einzig sollten Sie darauf achten, dass Sie die Produkte 30–60 Minuten getrennt von eiweißhaltigen Mahlzeiten (zum Beispiel Milchprodukten) zu sich nehmen, da ansonsten die wertvollen Inhaltsstoffe (unter anderem Polyphenole) gebunden werden und dem Körper nicht mehr zur Verfügung stehen. Die empfohlene therapeutische Tagesdosis beträgt in der Regel 600 mg Granatapfel-Polyphenole.

Bei der Anwendung von Granatapfelkernöl können Sie nach 12 Wochen eine Pause einlegen und die weitere Dosierung auf Ihr Wohlbefinden abstimmen.

Selber sammeln oder kaufen? → Granatäpfel sind bei uns von Juli bis Januar im Handel erhältlich. Zur Anwendung in der Küche und als Prophylaxe können Sie diese in gut sortieren Lebensmittelgeschäften kaufen. Zur Therapie aber greifen Sie am besten auf standardisierte Produkte mit einem hohen Polyphenolgehalt zurück. Diese sind das ganze Jahr über in Apotheken und im Fachhandel als Granatapfelsaft (zum Beispiel Granatapfel Elixier Dr. Jacobs, Schoenenberger Granatapfel-Muttersaft) und Granatapfelextrakt (zum Beispiel GranaProstan Kapseln, GranaCor Kapseln, Granaimun Tropfen) erhältlich. Auch das Granatapfelkernöl können Sie dort erwerben, entweder abgefüllt in Flaschen, als Kapseln (Delima Kapseln, Apeiron Bio-Granatapfelkernöl Kapseln) oder verarbeitet in Zäpfchen (Delima feminin Vaginalovula).

Noch mehr Wissenswertes → Ein Granatapfel war Auslöser des Trojanischen Krieges – zumindest einer griechischen Sage nach. Zu einer Hochzeitsfeier war Eris, die griechische Göttin der Zwietracht, nicht eingeladen worden. Eris war darüber sehr wütend und warf einen Granatapfel zwischen die Gäste. Der fiel just zwischen die Göttinnen Hera, Athene und Aphrodite. Auf diesem „Zankapfel" stand „Für die Schönste" geschrieben.

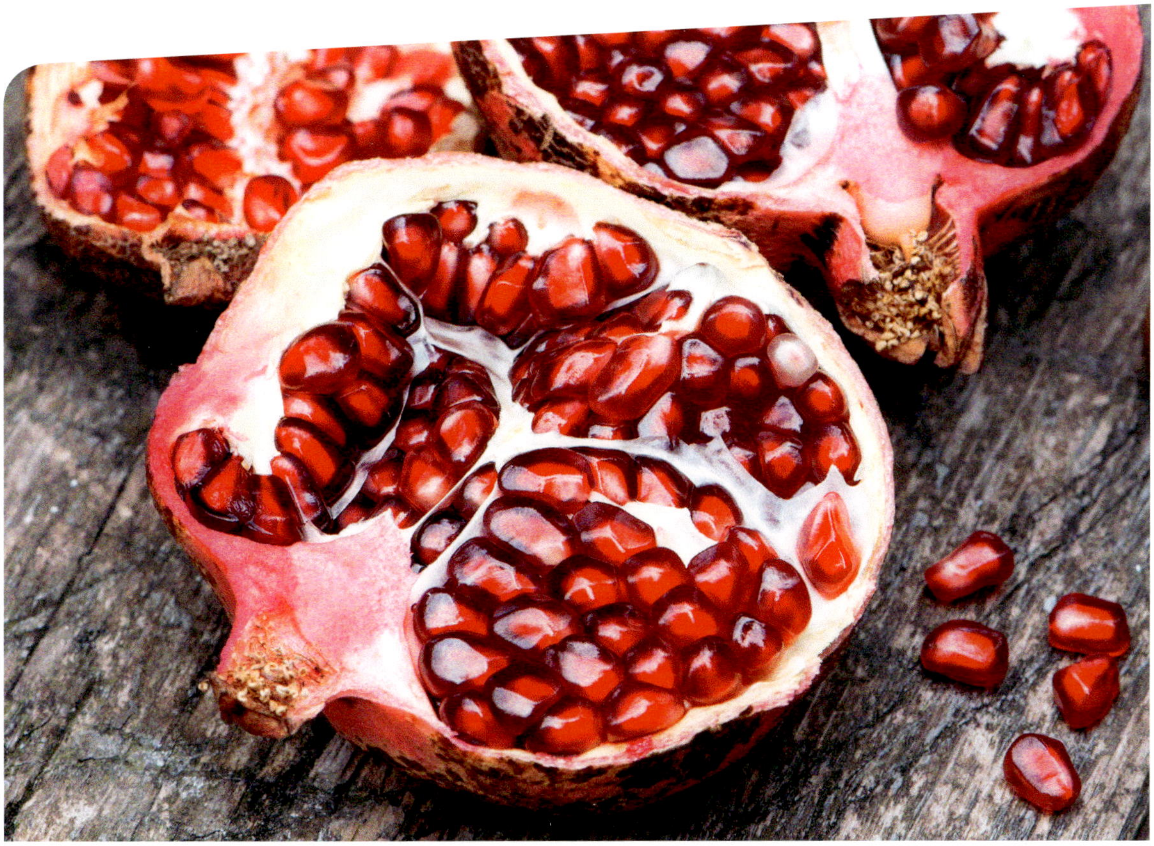

Die in rotem, saftigem Fruchtfleisch eingebetten Samen enthalten ein wertvolles Kernöl.

Das sorgte bei den Götterdamen für Unstimmigkeiten. Göttervater Zeus sollte entscheiden, wem der Granatapfel gebühre. Doch er wollte sich nicht unbeliebt machen und bestimmte den sterblichen Paris, den Sohn des Königs von Troja, zum Schiedsrichter. Die Göttinnen umwarben ihn. (Im Klartext, sie betrieben Wahlwerbung.) Athene versprach ihm Weisheit, Hera die Weltherrschaft und Aphrodite die schönste Frau unter den Sterblichen. Paris entschied sich für die Liebe, und somit bekam Aphrodite den Granatapfel. Aber die Schönste aller Sterblichen war Helena, welche bereits mit dem König von Sparta verheiratet war. Kurzerhand entführte Paris Helena, was die Griechen so erzürnte, dass sie gegen die Trojaner in den Krieg zogen.

Granatapfel-Smoothie

Einen wohlschmeckenden Antioxidantien-Powerdrink, der für Ihre Gesundheit sorgt, zuzubereiten, ist nicht schwer.

- 1 Banane
- 150 ml Kokos-Reis-Milch
- 1 Prise Zimtpulver
- 1 Prise Vanille
- 1 TL Honig
- 15 ml (1 EL) Granatapfelsaft Schoenenberger

Mixen Sie alle Zutaten zusammen. Diesen Drink einmal täglich genossen und Sie werden „fit wie ein Turnschuh“.

Übrigens: Handelsübliche Granatapfelsäfte enthalten in der Regel deutlich weniger Polyphenole. Falls Sie solch einen verwenden, sollten Sie deshalb den Saftgehalt des Drinks deutlich erhöhen. Bei Wechseljahrbeschwerden können Sie den Drink noch mit 3–5 Tropfen Granatapfelkernöl anreichern.

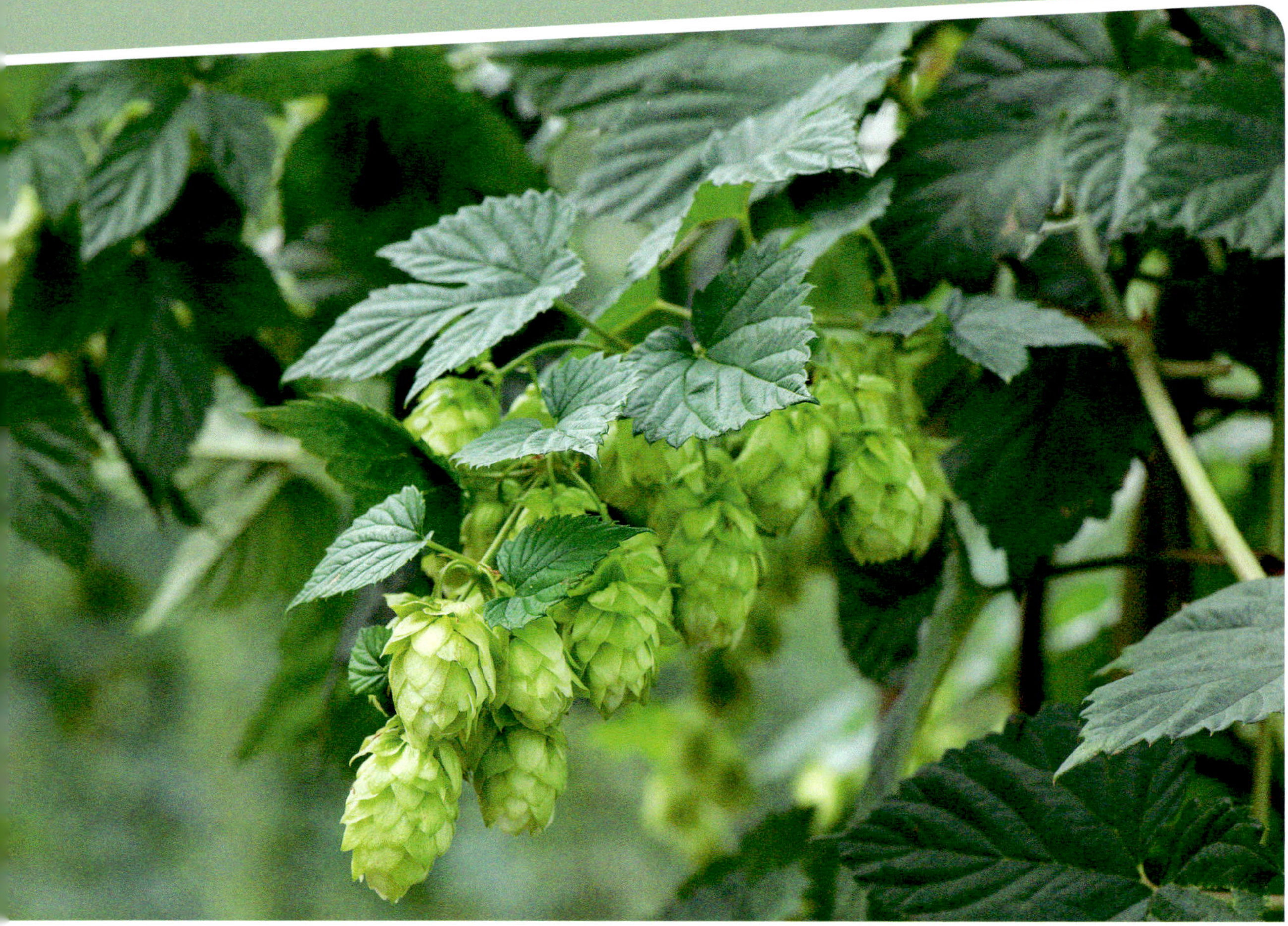

Hopfen

HUMULUS LUPULUS

Volksname: Bierhopfen

Familie: Hanfgewächse (Cannabinaceae)

Medizinisch verwendeter Teil: Zapfen

Schon seit dem 8. Jahrhundert wird der Hopfen in Mitteleuropa zum Bierbrauen angebaut. Seine Bitterstoffe geben dem Bier die Würze. Beim Hopfen handelt es sich um eine rechtsdrehende Schlingpflanze, deren Triebe 6 m, in Kulturen bisweilen sogar bis zu 12 m lang werden können.

Hopfen ist zweihäusig, das heißt, dass es männliche und weibliche Pflanzen gibt. Während die männlichen Blüten unscheinbar, grünlich und klein sind, haben die weiblichen Blüten stark verzweigte und dichte Blütenstände, die sich später zum Hopfenzapfen entwickeln. Für die Bierherstellung werden ausschließlich die weiblichen Zapfen verwendet.

Der botanische Name *Lupulus* kommt von dem lateinischen Wort *lupus*, der Wolf, beziehungsweise *lupulus*, das Wölfchen, und weist auf die „pflanzenwürgende" Eigenschaft des Schlinggewächses hin. Denn so wie der Wolf anderen Tieren gefährlich werden kann, so geht der Hopfen anderen Pflanzen durch sein Umschlingen an den Kragen.

Das steckt drin → Die weiblichen Hopfenzapfen enthalten in ihren Drüsenschuppen Harze mit den Hopfenbitterstoffen Humulon und Lupulon sowie ätherisches Öl. In den Zapfenblättern sind vor allem Gerbstoffe und Flavonoide zu finden. Die Flavonoide sind vermutlich für die östrogenähnliche Wirkung verantwortlich.

So wirkt er → Die bekanntesten Heilwirkungen sind die beruhigenden und die schlaffördernden Eigenschaften. Durch seine Bitterstoffe wirkt der Hopfen appetitanregend und verdauungsfördernd. Zudem wirkt er antibakteriell und östrogenähnlich.

So findet er Anwendung → Der Hopfen wird zwar zu 95 % zum Brauen von Bieren verwendet, aber auch arzneilich hat er einiges zu bieten.

Wechseljahrbeschwerden: Hopfenzapfen sind aufgrund der enthaltenen Phytoöstrogene bestens geeignet zur Behandlung von Wechseljahrbeschwerden. Das klassische Einsatzgebiet sind hier die Schlafstörungen, welche ja bekanntermaßen oft in dieser Zeit auftreten. Durch die beruhigenden Eigenschaften sorgt der Hopfen aber nicht nur für eine erholsame Nacht, sondern er bringt bei Nervosität, innerer Unruhe oder gar Ängsten auch Gelassenheit in Ihren gesamten Alltag. Bei den Darreichungsformen haben Sie eine Fülle an Auswahlmöglichkeiten – sehen Sie selbst:

Tee: Hopfen wird aufgrund seines bitteren Geschmacks gerne mit weiteren Pflanzen kombiniert. Zur Beruhigung, Schlafförderung und bei mentalem Stress eignen sich als Kombipartner Pflanzen wie Lavendel, Melisse, Passionsblume und, wer mag, Baldrian → Schlafstörungen, Seite 146. Zur Behandlung von Wechseljahrbeschwerden eignen sich Mischungen mit Frauenmantel, Rotklee und Salbei → Wechseljahre, Seite 100.

Fertigarzneimittel: Bei Ein- und Durchschlafstörungen konnte man in Studien gute Ergebnisse mit der Kombination von Hopfenzapfen und Baldrianwurzeln nachweisen. Sie ergänzen sich in optimaler Weise, da sie auf verschiedenen Wegen beruhigend auf das Zentralnervensystem wirken (zum Beispiel Allunapret Filmtabletten, Ardeysedon Tabletten, Ardeysedon Nacht Tabletten). Natürlich können Sie den Hopfen auch als Einzelpflanze einnehmen (etwa Ceres Lupulus Urtinktur, Dosierung 3-mal 5 Tropfen, Hopfenextrakt Kapseln allcura).

Bier: Aber nicht nur im Tee und in Fertigarzneimitteln kommt die beruhigende Wirkung zum Tragen, sondern auch im Bier. Viele Frauen schwören auf ein abendliches Glas (alkoholfreies) Bier, das sie schön müde und schläfrig werden lässt. Vielleicht mögen Sie aber lieber einen Hopfenlikör oder -sherry? Auch das gibt es.

Schlafkissen: Eine traditionelle Anwendung sind Schlafkissen, in welche die Hopfenzapfen eingenäht werden. Sie vertreiben die Unruhe und sorgen für einen erholsamen Schlaf → Rezept Seite 376.

Kinderwunsch: Beim Kinderwunsch fördern die östrogenähnlich wirkenden Hopfenzapfen die Eireifung und den Eisprung. Durch seine beruhigenden, entspannenden und vielleicht bei der Frau lustfördernden Eigenschaften bringt er außerdem die nötige Entspannung und Gelassenheit in die oftmals angespannte Situation. Womöglich geben uns ja bereits die eiförmigen Zapfen einen Hinweis darauf, dass sie das Ei springen lassen können.

Lustlosigkeit und sexuelle Übererregbarkeit: Immer wieder wird berichtet, dass der Hopfen bei der Frau lustfördernd und beim Mann eher dämpfend wirken soll. Zumindest gibt es Erfahrungswerte, dass Männer, wenn sie den Hopfen wohldosiert nutzen, einen vorzeitigen Samenerguss verhindern, und Sie somit den Sex länger genießen können.

Spannend zu lesen sind Werbeanzeigen aus längst vergangenen Zeiten. Dort finden wir tatsächlich Empfehlungen, Hopfen zu verordnen für die sogenannten Entwicklungsjahre, und zwar bei Pollutionen, Neigung zu Onanie und nervösen und sexuellen Erregungserscheinungen.

Reizblase: Langjährige Erfahrungen haben gezeigt, dass Hopfen bei der Reizblase helfen kann. Am besten, Sie kombinieren ihn mit Kürbiskernöl → Reizblase, Seite 186 oder greifen auf Fertigarzneimittel zurück (zum Beispiel Granu fink femina).

Appetitlosigkeit, nervöse Magenbeschwerden: Die Hopfenbittersäuren Humulon und Lupulon wirken verdauungsfördernd und hemmen das Wachstum von Bakterien. Nach einem schweren Essen wirkt Hopfen somit auch wohltuend. Denken Sie auch bei Appetitlosigkeit insbesondere in Verbindung mit psychischen Belastungen an Hopfenzubereitungen. Bitterstoffe tonisieren und machen wieder Appetit auf das Leben.

Küche: Die jungen Hopfentriebe sind bekannt als Hopfenspargel. Sie sind eine Delikatesse und werden Mitte März bis Anfang April geerntet. Sie schmecken lecker und werden wie Spargel kurz in Salzwasser oder über Wasserdampf gegart.

Kosmetik: Nicht unerwähnt bleiben soll, dass wir den Hopfen zur Schönheitspflege anwenden können. Beliebt ist Hopfenshampoo, das es mittlerweile von vielen Naturkosmetikanbietern gibt. Es kräftigt das Haar und gibt ihm Fülle und seidigen Glanz.

Was beachten? → Beim Pflücken der frischen Hopfenzapfen kann es vereinzelt zu allergischen Reaktionen, zur sogenannten „Hopfenpflückerkrankheit" kommen – gelegentlich auch zu Kopfschmerzen. Bei Überdosierungen oder während der regelmäßigen Hopfenernte über eine ganze Saison kann es aufgrund der östrogenähnlichen Wirkung zu Brustspannen, Zwischenblutungen, verstärkten Blutungen oder gar zu Zyklusunregelmäßigkeiten kommen.

Selber sammeln oder kaufen? → Möchten Sie die weiblichen Hopfenzapfen selbst ernten? Dann können Sie dies am besten bei im Garten selbst kultiviertem Hopfen machen. Sie finden die Schlingpflanze aber auch in Auwäldern und an Waldrändern. Ernten Sie die Zapfen etwa fünf Wochen nach der Blüte, solange sie noch rundlich sind, denn dann enthalten sie am meisten Inhaltsstoffe. Die optimale Pflückreife ist meist Anfang August. Nach dem Ernten an einem warmen Ort (30–40 °C) trocknen und danach in dicht schließende Gläser abfüllen und etikettieren.

Natürlich können Sie die Zapfen auch in der Apotheke oder im Naturkostladen kaufen. Die Wirkung des Hopfens nimmt während der Lagerung ab. Bewahren Sie ihn also nicht länger als 1 Jahr auf. Achten Sie beim Kauf auch möglichst auf frische Ware und gute Qualität.

Noch mehr Wissenswertes → Die Mönche haben den Hopfen erstmals für die Bierbrauerei genutzt. Es wird gemunkelt, dass sie dadurch ihre Triebe gedämpft haben. Und in der Tat haben die östrogenähnlich wirksamen Inhaltsstoffe eine antagonistische Wirkung auf die männlichen Hormone und wirken somit bei Männern lusthemmend. Anders sieht es bei Frauen aus, hier wirken sie wohl eher umgekehrt, also lustfördernd (aphrodisierend). Bei der gewerblichen Hopfenernte jedenfalls waren die Frauen früher, als die Hopfenzapfen noch von Hand gezupft wurden, am Abend immer lustig und munter, während die Männer schon bald müde wurden.

Es wird viel darüber spekuliert, welches nun der beste Hopfen zur Herstellung des Bieres ist. Bekannte Aromasorten sind ‚Tettnanger' und ‚Hallertauer'. Interessant ist, dass der kultivierte Hopfen an manchen Tagen bis zu 30 cm wachsen kann. Und wussten Sie, dass Deutschland zu den drei führenden Hopfenanbau-Ländern der Welt gehört (nach den USA und noch vor Tschechien)?

Hopfenschlafkissen

Vielleicht möchten Sie wie ein König schlummern? Von König Georg III. von England (1738–1820) ist überliefert, dass er im Jahre 1787 ein Hopfenschlafkissen als Rezept gegen seine Schlafstörungen erhielt. Von da an wollte er keine Nacht mehr ohne sein Hopfenkissen verbringen.

Bekannt ist auch, dass Hopfenkissen traditionell Babys und kleineren Kindern zur Beruhigung ins Bettchen gegeben wurden. Die Erklärung ist einfach und plausibel: Während der Lagerung entsteht aus den Bitterstoffen Humulon und Lupulon der Wirkstoff 2-Methyl-3-buten-ol. Dieser hat eine stark beruhigende Wirkung – und verdunstet leicht.

Und so geht es: Hopfenzapfen zusammen mit Baumwollwatte in eine kleine Kissenhülle (etwa 15 × 15 cm) geben und zunähen. Wenn Sie mögen, können Sie auch weitere beruhigende Pflanzen wie Melisse oder Lavendel dazugeben.

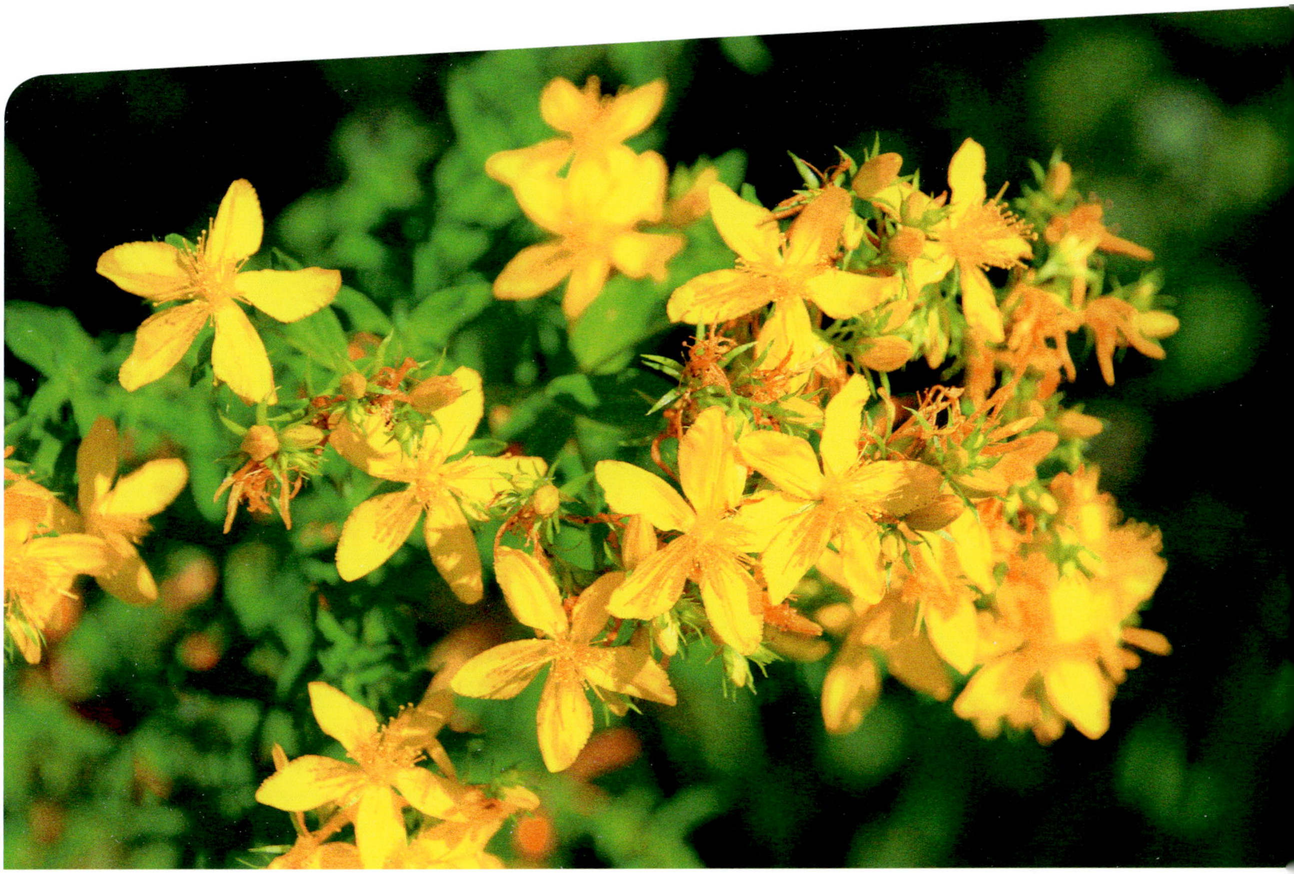

Johanniskraut

HYPERICUM PERFORATUM

Volksnamen: Tausendlöcherkraut, Tüpfeljohanniskraut, Hartheu, Sonnwendkraut

Familie: Johanniskrautgewächse (Hypericaceae)

Medizinisch verwendeter Teil: Kraut

Es gibt weltweit rund 450 Johanniskrautarten, davon sind in Deutschland neun heimisch und nur eines davon wird medizinisch genutzt. Dieses Echte Johanniskraut hat verschiedene Erkennungsmerkmale, die eine Unterscheidung zu anderen Johanniskräutern gut möglich machen.

Sie erkennen es an den wie „perforiert" aussehenden Blättern. Halten Sie ein Blatt gegen das Licht und Sie sehen viele kleine durchscheinende Punkte. Das sind sogenannte „Öldrüsen", kleine Gewebslücken, in denen sich das ätherische Öl sammelt. Die dunklen Punkte in den Blüten und Knospen hingegen enthalten einen der Hauptinhaltsstoffe, das rot färbende Hypericin. Zerreiben Sie zur Probe die Blüten zwischen den Fingern! Charakteristisch für die Arzneipflanze sind außerdem der markig ausgefüllte (nicht hohle) Stängel, die beiden sich gegenüberliegenden Längsleisten des Stängels sowie die etwas asymmetrisch angeordneten Blütenblätter, die einem Windrad ähneln.

Früher nannte man das Johanniskraut auch „Hartheu". Dies weist darauf hin, dass seine harten (verholzten) Stängel kaum verwendbares Heu ergeben.

Das steckt drin → Nicht nur das rot färbende Hypericin, auch Hyperforin, Flavonoide, Gerbstoffe und ätherisches Öl stecken im Johanniskraut.

So wirkt es → Sowohl für innerliche als auch für äußerliche Anwendungen ist das Johanniskraut gut. Für die innerliche Einnahme kommen vor allem Fertigarzneimittel, Tinkturen und Tee zum Einsatz. Äußerlich wird das Johanniskrautöl verwendet.

Innerlich wirkt es vor allem als „Sonne für die Seele", also antidepressiv und angstlösend.

Äußerlich wirkt es als „Balsam für Haut und Wunden": wundheilungsfördernd, entzündungshemmend, durchblutungsfördernd, antiviral, antibakteriell, zusammenziehend und schmerzlindernd.

So findet es Anwendung → Das Johanniskraut ist eine Heilpflanze, welche in der Erfahrungsheilkunde eine große Rolle spielt. Es wundert daher nicht, dass es auch in der Frauenheilkunde eine bedeutsame Stellung innehat.

Stimmungsschwankungen, leichte depressive Verstimmungen: Am bekanntesten ist das Johanniskraut als Antidepressivum bei Stimmungsschwankungen → Seite 151 und leichten bis mittelschweren Depressionen – es ist sozusagen der Sonnenschein unter den Heilpflanzen. Dies konnte bereits in zahlreichen Studien bestätigt werden.

Spannend sind beim Johanniskraut die Inhaltsstoffe und der Wirkmechanismus. Wurden vor Jahren noch einzelne Inhaltsstoffe für die Wirkung verantwortlich gemacht, so weiß man heute, dass es ein Zusammenspiel aus Hypericin, Hyperforin und Flavonoiden ist. Es zählt also der Gesamtextrakt!

Den Wirkmechanismus erklärt man sich wie folgt:

- Die Konzentration des Neurotransmitters Serotonin, aber auch von Noradrenalin, Dopamin, Gamma-Aminobuttersäure (GABA) und L-Glutamat steigt an, indem die Wiederaufnahme im synaptischen Spalt gehemmt und somit die Verweildauer verlängert wird. Dies wiederum bewirkt eine verbesserte Übertragung von Nervenreizen.
- Nachts findet eine vermehrte Freisetzung des aus dem Serotonin gebildeten, schlaffördernden Hormons Melatonin statt.
- Außerdem kann die Haut die aufgenommene Lichtmenge besser ausnutzen (Lichtutilisation), da ihre Lichtempfindlichkeit (Fotosensibilität) zunimmt. Es handelt sich sozusagen um eine „Licht-Therapie von innen".

Im Übrigen kann keines der synthetischen Antidepressiva ein so breites Wirkspektrum aufweisen.

Denken Sie auch bei **mentaler Erschöpfung und Ängsten** an das Johanniskraut.

Je stärker die Beschwerden sind, desto höher wird dosiert. Deshalb kommen hier in der Regel Fertigarzneimittel zum Einsatz. Die Tagesdosis liegt bei leichten depressiven Verstimmungen bei 300–600 mg Extrakt und bei diagnostizierter Depression bei 900 mg Extrakt. Die Empfehlungen bei Tinkturen liegen zwischen 3,0–4,5 ml. Wichtig ist, dass Sie sich nicht alleine „therapieren". Holen Sie sich bei leichten depressiven Verstimmungen Unterstützung von Freundinnen, Familie oder einem Therapeuten. Und natürlich sollten Sie auch die Grundpfeiler der Naturheilkunde einbeziehen, die da sind: Ernährung, Bewegung (vor allem in der Natur) und eine ausgeglichene Work-Life-Balance. Spätestens bei einer manifesten Depression ist jedoch professionelle Hilfe unabdingbar.

Migräne, Neuralgien, Reizblase, Bettnässen: Bei diesen Erkrankungen und Beschwerden findet das Johanniskraut traditionell innerliche Anwendung. Plausibel sind all diese Indikationen aufgrund der nervenstärkenden Wirkung des Krauts. Zur Einnahme empfehlen sich sowohl Fertigarzneimittel wie auch Teezubereitungen. Die Teezubereitung erfolgt als Infus (2 TL Kraut mit 150 ml kochendem Wasser übergießen, 7–10 Minuten ziehen lassen und anschließend abgießen), die Dosierung kann bis zu 3 Tassen am Tag betragen.

Rund um Schwangerschaft und Geburt: Man würde dem Johanniskraut nicht gerecht werden, würde man es nur auf seine Wirkung in Bezug auf die Psyche reduzieren. Die äußerliche Anwendung als Öl erweist sich rund um die Schwangerschaft und Geburt als äußerst hilfreich.

Es kommt zum Einsatz in Form von Einreibungen, Kompressen oder Massagen zur Vorbeugung von Dammschnitten → Seite 287, bei Dammverletzungen → Seite 293 oder wunden Brustwarzen → Seite 297. Vielleicht mögen Sie sich an alten Traditionen orientieren und für die werdende Mutter aus dem Kraut ein Wöchnerinnen-Kissen → Seite 292 herstellen?

Gelenkbeschwerden & Co: Das Johanniskrautöl sollte in Ihrer Hausapotheke auf keinen Fall fehlen. Sie können es kaufen oder auch selbst herstellen → Seite 380. Das aufgrund seiner Farbe Rotöl genannte Öl ist ein wahrer Tausendsassa und als Einreibung äußerst beliebt. Es hilft bei Gelenkschmerzen – entweder pur oder verstärkt mit ätherischen Ölen → Seite 124 –, außerdem bei stumpfen Verletzungen wie Prellungen, Verstauchungen, Verrenkungen und Blutergüssen. Zum Behandlungsrepertoire gehören auch Sonnenbrand, Nervenschmerzen, Hexenschuss, Muskelverspannungen, Vorbeugung gegen Wundliegen (Dekubitus), Narben, Ekzeme und die Pflege trockener und spröder Haut.

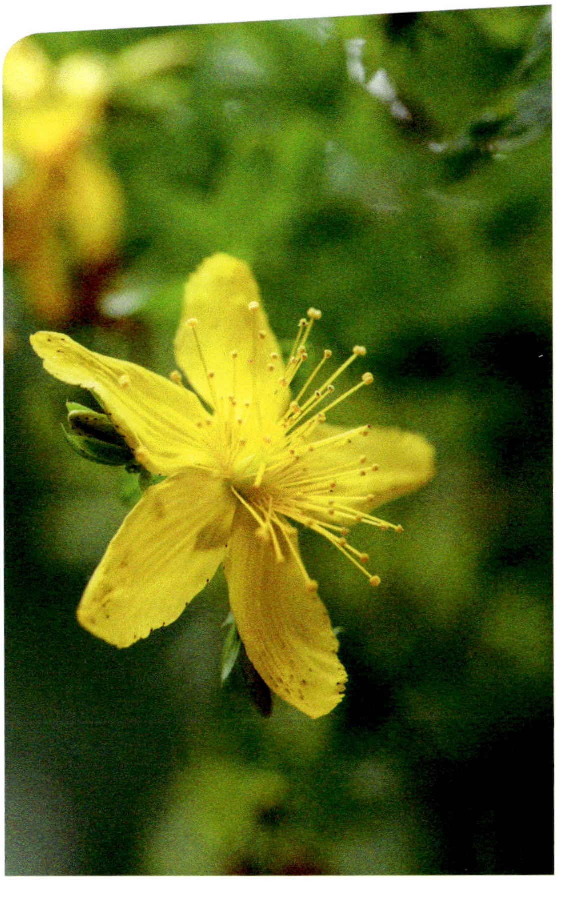

Was beachten? → Das Johanniskraut ist eine starke Heilpflanze, weshalb es einiges zu beachten gilt.

Nebenwirkungen
Durch die fotosensibilisierenden Eigenschaften des Hypericins kann es bei hellhäutigen Personen durch die Einnahme von hochdosierten Präparaten zu einer erhöhten Lichtempfindlichkeit mit entsprechenden Hautreaktionen kommen.

Anwendungsbeschränkungen

- Für Anwendungen während der Schwangerschaft und Stillzeit liegen noch keine Untersuchungen zur Unbedenklichkeit vor.
- Bei der zusätzlichen Einnahme von diversen anderen Arzneimitteln kann es zu Wechselwirkungen → unten kommen.

Wechselwirkungen
Durch die Einnahme von hochdosiertem Johanniskraut kann die Wirkung bestimmter Arzneimittel verstärkt oder herabgesetzt werden:

- Bei Antidepressiva und Sedativa kann es zur Verstärkung der Wirksamkeit kommen, da die gleichen Rezeptoren beeinflusst werden.
- Bei Immunsuppressiva, Virustatika, Zytostatika, Antikoagulanzien und Herzglykosiden kann es zur Wirkungsabschwächung kommen, da durch Johanniskraut das Leberenzym, das das jeweilige Arzneimittel abbaut, verstärkt wird.

Nur Geduld!

Genauso wie bei synthetischen Antidepressiva (zum Beispiel bei Serotonin-Wiederaufnahmehemmern) setzt die stimmungsaufhellende Wirkung des Johanniskrauts in der Regel erst nach 2–3 Wochen ein. Dies liegt daran, dass sich die Konzentration von Serotonin im Gehirn nur langsam verändert, bis dann schließlich der maximale therapeutische Effekt nach 4–6 Wochen einsetzt.

Bei der gleichzeitigen Einnahme von hochdosierten Johanniskrautpräparaten und der „Pille“ kann es zu Zwischenblutungen kommen. Früher wurden auch ungewollte Schwangerschaften als Wechselwirkung diskutiert. Mittlerweile konnte dies durch Studien jedoch entkräftet werden.

Selber sammeln oder kaufen? → Sie können das Johanniskraut für den Teevorrat gut und gerne selbst sammeln. Sie sollten sich jedoch sicher sein, dass es sich um die heilkräftige Johanniskraut-Art handelt → Seite 377. Der optimale Erntezeitpunkt ist bei Vollblüte in den Mittagsstunden an einem sonnigen Tag. Sammeln Sie den oberen Teil der blühenden Triebe. Das heißt, Sie schneiden die oberen 15 cm ab und trocknen diese bei mäßiger Wärme im Schatten oder in dafür geeigneten Trockenvorrichtungen. Sobald die Ware ganz trocken ist, wird sie in saubere Schraubgläser gefüllt und an einem dunklen und kühlen Ort aufbewahrt. Sie können das getrocknete Kraut auch in der Apotheke oder im Naturkostladen kaufen.

Wollen Sie vielleicht Johanniskrautöl selbst herstellen? Es ist nicht schwer, im Rezept rechts steht, wie es geht. Das Hyperforin kommt vor allem in den unreifen Samenkapseln vor und wirkt antibakteriell. Das Hypericin kommt vor allem in den Knospen und Blättern vor. Es gibt dem Rotöl, wie das Johanniskrautöl auch genannt wird, die rote Farbe und wirkt antiviral.

Noch mehr Wissenswertes → Die germanischen Völker verehrten das Sonnwendkraut als Symbol für die Sonnenkraft und als Lichtbringer. Deshalb trugen Mädchen und Frauen zur Sonnenwendfeier am 21. Juni daraus geflochtene Kränze. Nach dem Tanz warfen sie die Kränze ins Feuer, um sich so von Krankheiten und Sorgen zu befreien. Im Zuge der Christianisierung wurde das heidnische Sonnenwendkraut zum „Johanniskraut“, denn man sagte ihm eine Verbindung zum Blut von Johannes dem Täufer nach. Nunmehr nutzte man das Kraut, um Hexen und Dämonen fernzuhalten. Den Teufel soll das so geärgert haben, dass er versuchte, dem Johanniskraut die Kraft zu nehmen. Er stach feine Löcher in dessen Laubblätter – die wir beim „Tausendlöcherkraut“ noch heute sehen können.

Johanniskrautöl

Sammeln Sie an einem sonnigen, warmen Tag Blüten, Knospen, grüne Samenkapseln und blütennahe Blätter. Der optimale Erntezeitraum beginnt, je nach Wetterlage, etwa um die Sommersonnenwende (21. Juni) oder den Johannitag (24. Juni) und reicht bis in den September hinein.

Stoßen Sie die frisch geernteten Pflanzenteile mit dem Mörser an und befüllen Sie ein braunes Glas etwas über die Hälfte damit. Nun mit Olivenöl übergießen, bis alles knapp bedeckt ist. Stellen Sie das Glas mit Gaze bedeckt für 3 Tage an einen warmen Ort, sodass der Wasseranteil aus den Pflanzenteilen entweichen kann. Anschließend verschließen Sie das Glas und lassen es im Haus noch 1–2 Wochen ziehen. Rühren Sie dabei täglich um.

Wichtig: Der Auszug muss im Dunklen erfolgen, da Sonnenlicht das wichtige Hyperforin zerstören würde. Verwenden Sie deshalb unbedingt ein Braunglas. Anschließend filtern Sie den Inhalt ab und bewahren das Öl in einer dunklen Flasche auf. So ist es etwa 9 Monate haltbar. Danach wird das Hyperforin rasch abgebaut.

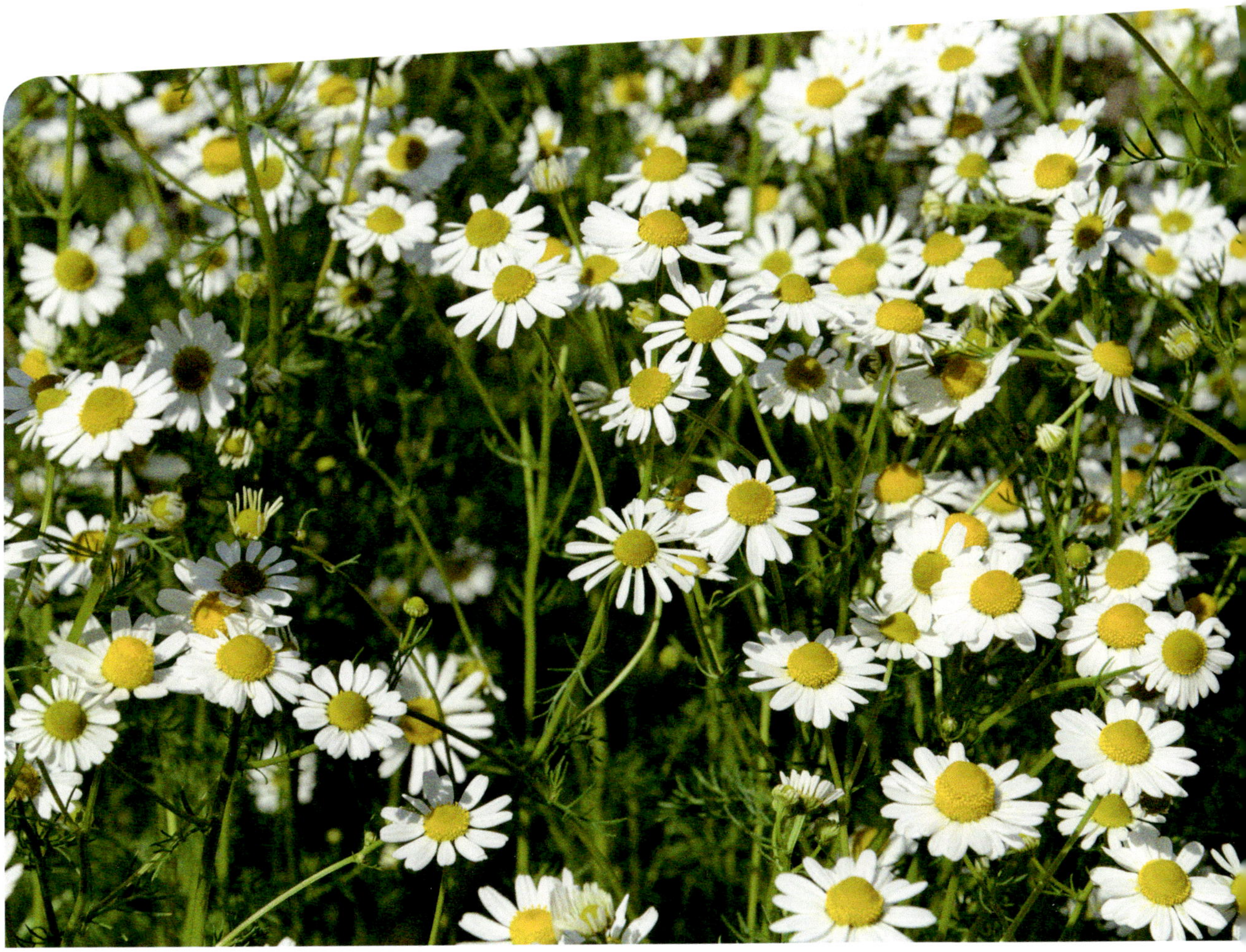

Kamille

ECHTE KAMILLE (*MATRICARIA RECUTITA*, SYNONYME *MATRICARIA CHAMOMILLA*, *CHAMOMILLA RECUTITA*)

Volksnamen: Mutterkraut, Bauchwehkraut, Frauenblümle, Apfelblümli

Familie: Korbblütler (Asteraceae)

Medizinisch verwendeter Teil: Blüte

Die Kamille finden Sie häufig an Acker- und Wegrändern. Sie ist ein Allroundtalent, was ihre Heileigenschaften anbelangt. Kein Wunder also, dass sie zu den bekanntesten und somit zu den meist gekauften Heilpflanzen gehört.

Es gibt viele unterschiedliche Kamillenarten. Für medizinische Zwecke am bedeutsamsten ist die „Echte Kamille". Der Gattungsname *Matricaria* leitet sich vom lateinischen *matrix*, die Gebärmutter, ab und weist darauf hin, dass die Pflanze für Frauenleiden verwendet wurde. Der lateinische Artname *chamomilla* – in der deutschen Sprache zu Kamille verkürzt – stammt von der griechischen Bezeichnung *chamaimelon*. *Chamai* bedeutet niedrig und *melon* heißt Apfel. Probieren Sie es aus und riechen Sie einmal an der Kamille, vielleicht können auch Sie einen apfelartigen Geruch wahrnehmen.

Das steckt drin → Kamillenblüten enthalten ätherisches Öl (unter anderem Matricin und Bisabolol), aber auch Schleimstoffe, Flavonoide und Cumarine.

Bei der Herstellung von ätherischem Kamillenöl durch Destillation entsteht aus dem farblosen Pro-Azulen (Matricin) das intensiv blaue Cham-Azulen, weshalb das ätherische Kamillen**öl** blau ist, während Kamillen**tee** … nun ja … nicht farblos, aber blass grünlichgelb ist.

So wirkt sie → Die herausragende Heilwirkung der Kamille ist ihre entzündungshemmende Eigenschaft. Darüber hinaus wirkt sie aber auch noch krampflösend, die Magenschleimhaut schützend (ulkusprotektiv), entblähend, antibakteriell, antimykotisch, antiviral, wundheilungsfördernd und mild beruhigend.

So findet sie Anwendung → Die meisten von uns kennen diesen Duft bereits aus der Kindheit und verbinden die Tasse Kamillentee mit der liebevoll umsorgenden (Groß-)Mutter an Krankheitstagen. Meist sind diese Erinnerungen mit einem wohligen Gefühl verbunden. Wer jedoch den Geschmack nicht mag, sollte dies auch berücksichtigen und dann gegebenenfalls auf andere Pflanzen zurückgreifen.

Menstruationsbeschwerden: Die „Pflanze der Mütter" wird zur raschen Linderung bei einer schmerzhaften Menstruation eingesetzt. Hier kommt die ausgeprägte krampflindernde Wirkung auf die Gebärmutter zum Tragen. Wichtig ist, dass Sie rechtzeitig mit der Einnahme als Tee oder Tinktur → Seite 76 beginnen. Eine verkrampfte Gebärmutter zu entspannen ist weitaus schwieriger, als im Vorfeld den Impuls zu geben, dass sie sich erst gar nicht verkrampft.

Die Kamille, ein echtes Multitalent!

Sie kommt als Tee, Tinktur, Inhalation, Salbe, Balsam, Wickel, Bad, Kräuterkissen und als Auflage zum Einsatz.

Scheideninfektion: Bei einer Entzündung des äußeren weiblichen Genitalbereichs und des Scheideneingangs (Vulvitis) oder bei Entzündungen der Scheide (Vaginits oder Kolpitis) ist die Anwendung von Kamillenblüten in Form von Spülungen und Bädern → Seite 171 sinnvoll.

Brustentzündung: Bei einer Brustentzündung, die während der Stillzeit immer mal wieder auftreten kann, helfen Auflagen oder abgekühlte Kamillenteebeutel, direkt auf die wunde Brustwarze gelegt.

Hausapotheke von A bis Z: In manchen Gegenden kursiert die Aussage:

„Eine Tasse Kamillentee hilft besser als drei Ärzte."

Natürlich sollten Sie bei einer Erkrankung eine medizinische Abklärung nicht auslassen. Doch es lohnt sich auf jeden Fall, Ihre Hausapotheke mit Kamille zu bestücken, denn sie hilft bei zahlreichen Beschwerden.

- **Atemwegserkrankungen:** Bei entzündlichen Atemwegserkrankungen und Reizzuständen helfen Inhalationen. Bei Hals- und Rachenentzündungen trinken Sie entweder einen Tee, gurgeln damit oder benutzen ein Kamillenspray (zum Beispiel Kamillosan Mund- und Rachenspray).
- **Haut- und Schleimhauterkrankungen:** Wichtige Anwendungsgebiete für Kamillenzubereitungen sind die innere und äußere Behandlung bei akuten Schleimhautentzündungen, etwa Erkrankungen im Mund- und Rachenbereich (zum Beispiel bakterielle Infekte und Mundsoor). Hier kommen die ausgesprochen guten antibakteriellen und pilzfeindlichen Eigenschaften zum Tragen. Zubereitungen aus Kamillenblüten wurden schon immer zur Behandlung bei Hauterkrankungen eingesetzt. Eine große Domäne ist die Wundbehandlung bei oberflächlichen Hautverletzungen. Gute Erfahrungen gibt es auch bei Verbrennungen, Operationswunden, Bestrahlungsschäden, Sonnenbrand, Akne und Ekzemen. Selbst in Naturkosmetikprodukten zur Pflege von Haut und Haaren hat die Kamille einen festen Platz.

- **Magen-Darm-Erkrankungen:** Das wohl bekannteste Einsatzgebiet des Bauchwehkrauts sind Magen- und Darmerkrankungen. Bei krampfartigen Schmerzzuständen und Entzündungen konnte die Kamille bereits Millionen von Menschen Linderung verschaffen, sei es bei einfachen Mageninfekten, Bauchweh und Reizmagen, sei es bei Magenschleimhautentzündungen und Magengeschwüren als Kamillenrollkur → Rezept Seite 384. Aber auch begleitend bei Durchfall, Blähungen und äußerlich als Sitzbad und in Form von Salben bei Hämorrhoiden können Sie sich auf sie verlassen.
- **Schlafstörungen:** In der traditionellen Heilkunde hat man sich bei Schlafstörungen schon lange die mild beruhigenden Eigenschaften der Kamille in Form von Tees und Schlafkissen → Seite 147 zunutze gemacht. Neuere Untersuchungen können dies nun wissenschaftlich belegen. Es wurde nachgewiesen, dass ein Kamilleninhaltsstoff (das Flavonoid Apigenin) genau an den gleichen Rezeptoren andockt wie Benzodiazepine, deren bekanntester Vertreter das Präparat Valium ist. Die Kamille wirkt zwar milder, führt aber dennoch zur Erregungsdämpfung und somit zur seelischen Entspannung.
- **Zahnschmerzen:** Nicht zuletzt ist die Kamille in der Kinderheilkunde unentbehrlich. Insbesondere bei Zahnungsbeschwerden lindert sie die Schmerzen, nimmt den Kindern die innere Unruhe und lässt sie zum Wohle der Mütter wieder besser schlafen. Beliebte Anwendungen sind, dem Kind entweder ein zwischen zwei Wärmflaschen erwärmtes Kamillenkissen auf die Wange zu legen oder einen mit Tee getränkten Waschlappen zum Nuckeln zu reichen. Falls Sie homöopathische Kenntnisse besitzen, können Sie auch von Chamomilla D6 mehrmals täglich 3–5 Globuli verabreichen.

Was beachten? → Zweifelsohne gibt es Allergien gegen Korbblütler, und dies gilt es bei der Kamille zu beachten. Doch das allergene Potenzial der Echten Kamille wird in der Regel zu hoch eingeschätzt. Viel mehr beruhen allergische Reaktionen zumeist auf Verwechslungen mit *Anthemis*-Arten wie zum Beispiel der Stinkenden Hundskamille (*Anthemis cotula*), in der die Substanz Anthecotulid als nachgewiesenes Kontaktallergen enthalten ist.

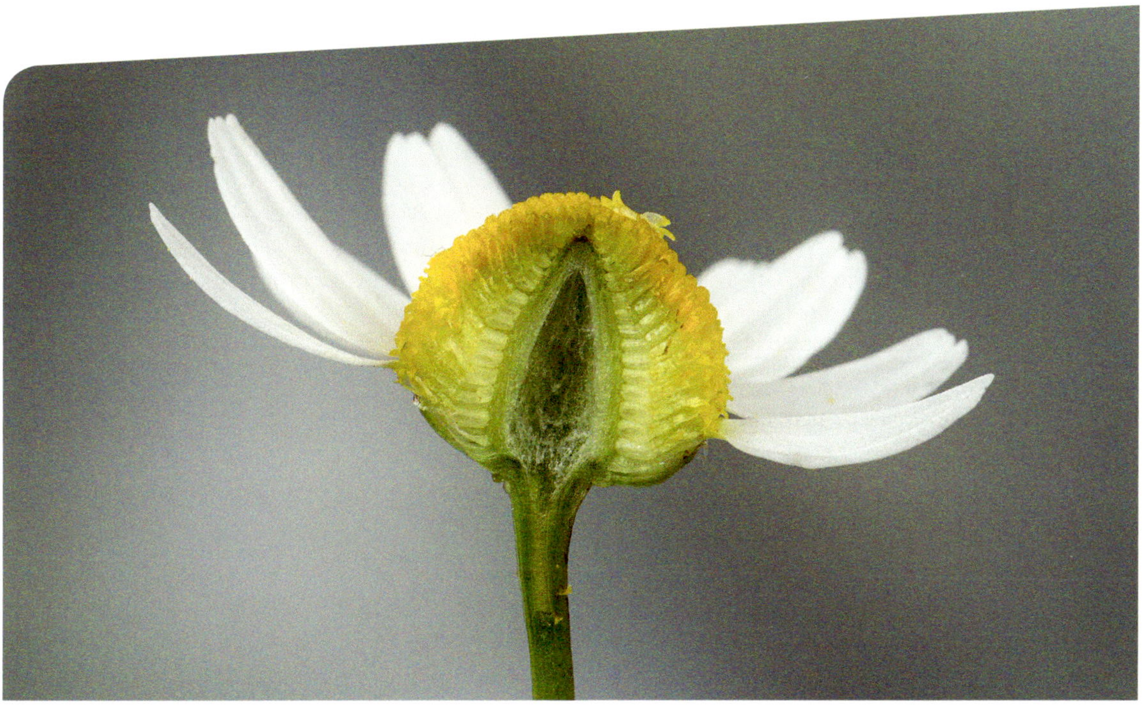

Die Echte Kamille hat einen hohlen Blütenboden.

Selber sammeln oder kaufen? → Sie können die Kamille gut und gerne selbst sammeln. Sie sollten sich jedoch sicher sein, dass es sich tatsächlich um die Echte Kamille handelt. Dies lässt sich leicht durch einen Längsschnitt durch das Blütenköpfchen feststellen: der hochgewölbte Blütenboden der Echten Kamille ist hohl. Der optimale Erntezeitpunkt ist, sobald sich der Blütenboden aufwölbt und die randlichen Zungenblüten nach unten zeigen. Sammeln Sie die Blütenköpfchen in den Mittagsstunden, an heißen Tagen am besten schon am Vormittag, weil in der Mittagshitze die ätherischen Öle stark verdunsten. Trocknen Sie Ihre Ernte bei mäßiger Wärme im Schatten oder in dafür geeigneten Trockenvorrichtungen. Sind die Blüten trocken, werden sie in saubere Schraubgläser gefüllt und an einem dunklen und kühlen Ort aufbewahrt.

Natürlich können Sie die getrockneten Blüten auch in der Apotheke oder im Naturkostladen kaufen.

Nicht zu viele sammeln!

Sammeln Sie von den Kamillenblüten immer nur so viel, wie Sie in einem Jahr benötigen. Wie es bereits eine alte Redewendung rät, sollten Sie darauf achten, dass Sie keine „ollen Kamellen“ verwenden. Olle Kamellen, also alte Kamillen, sind weder heilend noch schmackhaft.

Noch mehr Wissenswertes → Die Signaturenlehre ist zurückzuführen auf Paracelsus (1493–1541) sowie auf den Arzt und Alchemisten Giambattista della Porta (1538–1615). Dabei weisen die Heilpflanzen anhand bestimmter Kennzeichen auf ihre Heileigenschaften hin. Durch Farbe, Form, Charakter, Geruch, Geschmack oder Standort der Pflanze werden Analogien zu deren Heilwirkungen hergestellt. Am Beispiel der Kamille findet sich im Hohlraum des zerteilten Blütenkopfes ein Bezug zum Hohlorgan der Gebärmutter. Der starke aromatische Geruch wurde früher als „dämonenabwehrend“ gedeutet, was sich in der medizinischen Denkweise auf Bakterien, Viren und Pilze übertragen lässt. Die beim Destillieren des ätherischen Öls entstehende blaue Farbe gilt in der Farbtherapie als entzündungshemmend und kühlend.

Kamillenrollkur

Bereiten Sie sich zunächst einen Kamillentee. Übergießen Sie dazu 5 EL (15 g) Kamillenblüten mit 1 l heißem Wasser. Lassen Sie den Tee dann 5–10 Minuten bedeckt ziehen, bevor Sie ihn abgießen. Anschließend verstärken Sie ihn noch mit 10–15 ml Kamillentinktur und füllen ihn in eine Thermoskanne.

Und so geht die Rollkur: Trinken Sie morgens nüchtern im Bett 2 Tassen vom abgefüllten Tee und „rollen“ sich jeweils 5–10 Minuten auf den Rücken, dann auf Ihre linke Seite, auf den Bauch und zum Schluss auf die rechte Seite (dort ist der Magenausgang). Anschließend 30 Minuten nachruhen, am besten mit einem warmen Leibwickel. Am Nachmittag und vor dem Schlafengehen trinken Sie dann den restlichen Tee. Diese Kur (Dauer 8–10 Tage) können Sie bei Reizmagen, Magenschleimhautentzündung und unterstützend bei einem Magengeschwür durchführen. Eine zwar alte, aber unglaublich wirkungsvolle Methode!

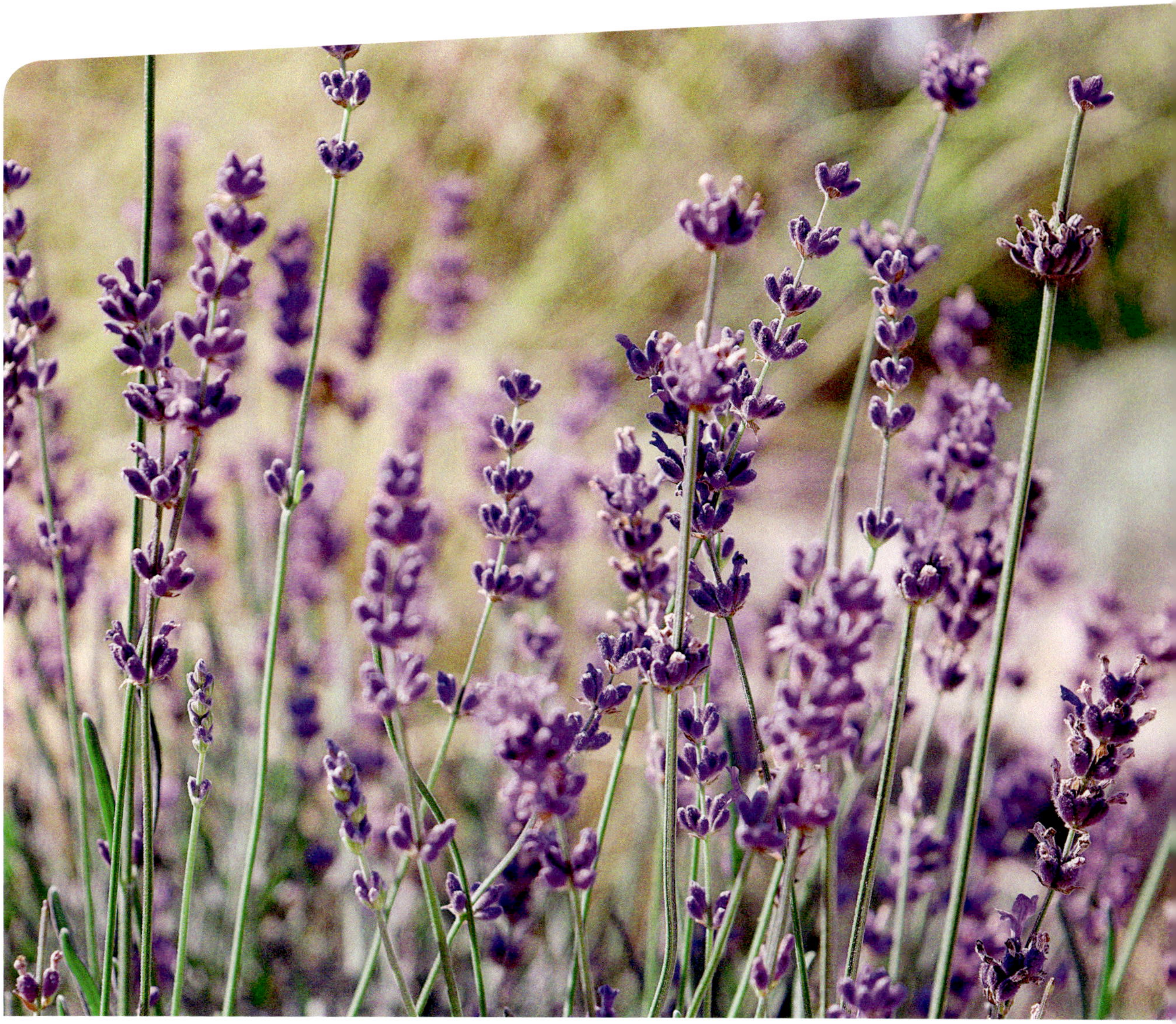

Lavendel

LAVANDULA ANGUSTIFOLIA, SYNONYME *LAVANDULA OFFICINALIS, LAVANDULA VERA*

Familie: Lippenblütler (Lamiaceae)

Medizinisch verwendeter Teil: Blüte

Wer kennt ihn nicht? Den wunderbar blauviolett blühenden Lavendelstrauch? Sein herrlicher Duft erinnert uns sogleich an die Provence, und es scheint, als ob sich ein Stück Himmel mit der Erde verbunden hat.

Sein botanischer Name *Lavandula* leitet sich vom lateinischen *lavare* ab und heißt waschen. Dies bezieht sich auf die häufige Verwendung im antiken Rom als Bade- und Waschmittelzusatz. Auch heute wird der Lavendel oft mit Sauberkeit und Reinheit in Verbindung gebracht. Bereits unsere Großmütter bedufteten die Kleiderschränke damit, um die Motten fernzuhalten.

Das steckt drin → Die Blüten enthalten vor allem ätherisches Öl (mit den Hauptbestandteilen Linalylacetat, Linalool, 1,8-Cineol und ein wenig Campher), Gerbstoffe (vor allem Rosmarinsäure), Cumarine, Flavonoide und Phytosterole.

So wirkt er → Man kennt den Lavendel hauptsächlich als beruhigend, nervenstärkend und einschlaffördernd. Er wirkt aber auch entblähend und gallenflussfördernd.

Das reine ätherische Öl kann noch mehr. Es wirkt antibakteriell, antiviral, antimykotisch, entzündungshemmend, krampflösend, wundheilend, beruhigend, ausgleichend und schlaffördernd. Außerdem ist es stimmungsaufhellend und sogar angstlösend.

So findet er Anwendung → Sie kennen den Lavendel bisher nicht als klassische Frauenpflanze? Das lässt sich ändern. Durch sein reichhaltiges Wirkspektrum sind seine duftenden Blüten nämlich in vielen Bereichen einsetzbar.

Erschöpfung und Stress: Lavendel stärkt die Nerven, stoppt das Gedankenkarussell und ist bei inneren Spannungszuständen, nervöser Erschöpfung und Stress äußerst hilfreich. Vielleicht mögen Sie es dem römischen Kaiser Julius Cäsar gleichtun und nach einem hektischen und anstrengenden Tag ein Entspannungsbad mit Lavendel → Seite 212 nehmen, um den Alltag gleichsam von sich abzuwaschen.

Ängste und Depressionen: Die stimmungsaufhellende und angstlösende Wirkung des Lavendels bringt Erleichterung bei Reizbarkeit, Ängsten und depressiven Verstimmungen – egal ob in Form von Tee, Kompressen, Fertigarzneimitteln oder als ätherisches Öl in einer Duftlampe → Seite 148.

In diesem Fall sorgt Lavendel dafür, dass wichtige Botenstoffe der Reizverarbeitung im Nervensystem wieder ins Gleichgewicht kommen. Die Nervenzellen kommen wieder zur Ruhe und Angstgefühle können sich lösen.

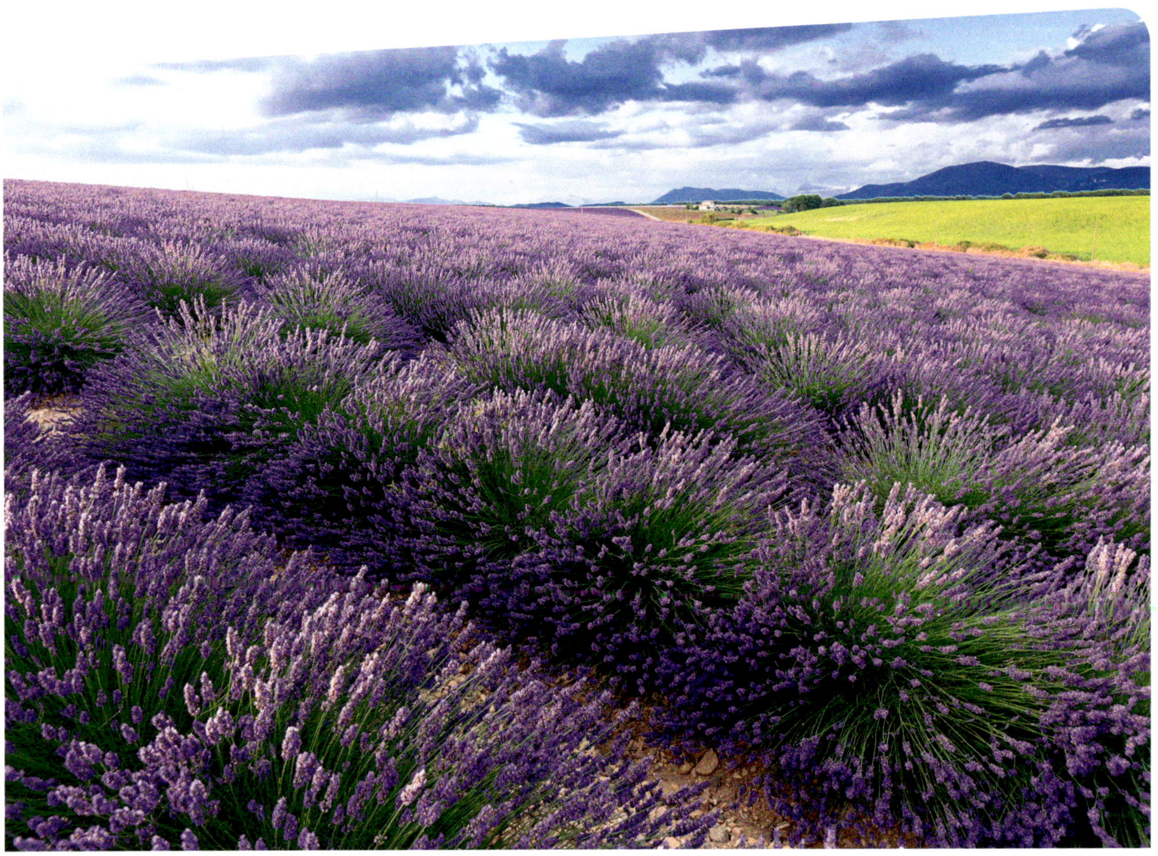

In den Lavendelfeldern wächst überwiegend der Lavandin.

Dass Lavendel das Zentralnervensystem beruhigt und auf überreizte, ängstlich Menschen eine ausgleichende, entspannende und schlaffördernde Wirkung hat, ist nicht nur Erfahrungswissen. In einer Studie mit Lavendelöl-Kapseln konnte gezeigt werden, dass das ätherische Lavendelöl vergleichbare sedierende beziehungsweise angstlösende Wirkungen wie ein niedrig dosiertes Benzodiazepin besitzt. Im Gegensatz zu diesem Psychopharmakon kam es nachfolgend jedoch weder zu Beeinträchtigungen der motorischen Reaktionen noch zu einer Abhängigkeit.

Schlafstörungen: Als Kompresse, Einreibung oder in Kräuterkissen können Sie mit Lavendel für einen ruhigen, wonnigen Schlaf sorgen → Seite 145–147.

Schilddrüsenüberfunktion: Selbst eine „aufgeregte" Schilddrüse vermag der Lavendel in Kombination mit anderen Pflanzen zu beruhigen. Eine Teemischung bei latenter Schilddrüsenüberfunktion finden Sie auf Seite 227.

Kopfschmerzen und Migräne: Leiden Sie unter Kopfschmerzen und verspannten Schultermuskeln, dann hilft eine Lavendel-Nacken-Auflage → Seite 161. Sie wirkt ausgleichend, beeinflusst die Durchblutung und gleicht dadurch Spannungen aus – der Kopf wird „frei" und Sie können loslassen. Vielleicht tauchen bereits während der wohltuenden Entspannung Ideen auf, wie Sie ein Problem grundsätzlich angehen können. Sie können den Lavendel auch in einer beruhigenden Teemischung genießen und sogar mit dem beliebten Pfefferminzroller → Seite 158 kombinieren. Auch bei Migräne durch Überlastung, Stress und Überforderung hilft Lavendel.

Prämenstruelle Beschwerden: Kennen Sie an den Tagen vor den Tagen eine innere Spannung und Gereiztheit? Dann können Sie den Lavendel in Form von Tees, Einreibungen und als Bad genießen, um zu mehr Gelassenheit zu kommen.

Schwangerschaft und Geburt: Auch in der Aromatherapie wird Lavendelöl zur Herbeiführung von Gelassenheit und zur Beruhigung eingesetzt. Sowohl während der Geburtshilfe als auch bei vorzeitiger Wehentätigkeit kann eine sanfte Baucheinreibung → Seite 289 unterstützend eingesetzt werden. Das Schöne dabei ist nicht nur der Duft als solches, sondern dass die ätherischen Öle „lipidgängig" sind und mitsamt ihren Wirkungen über die Haut aufgenommen werden.

Funktionelle Herzbeschwerden: Nervöse oder sogenannte funktionelle Herzbeschwerden können unter anderem während den Wechseljahren auftreten. Wichtig ist selbstverständlich immer zuerst eine Abklärung durch den Arzt. Da Sie den Lavendel sehr unterschiedlich einsetzen können, wählen Sie die für sich passende Darreichungsform aus. Möglich sind auch hier Kompressen, Einreibungen (Lavendelöl 10%ig – mehrmals täglich den linken Brustbereich einreiben) und Salben → Seite 239. Zur Beruhigung eignet sich hervorragend ein Lavendelvollbad → Seite 212.

Haut- und Schleimhautbeschwerden: Bei leichten **Verbrennungen**, wie sie im Alltag häufig beim Bügeln oder am Herd vorkommen, sowie beim **Sonnenbrand** nach der Gartenarbeit oder im Urlaub wirkt das ätherische Lavendelöl ausgesprochen entzündungshemmend und regenerationsfördernd. Es ist ein hochwirksames Erste-Hilfe-Mittel und kann kleinflächig ausnahmsweise pur aufgetragen werden. Es bilden sich in der Regel keine Blasen, die Bildung neuer Hautzellen wird beschleunigt und somit der Heilungsprozess in optimaler Weise gefördert.

Auch wenn es in der Scheide brennt und juckt – also bei **Scheideninfektionen** – ist das antibakterielle, antivirale, antimykotische, wundheilende, entzündungshemmende und schmerzlindernde ätherische Öl stets ein zuverlässiger Helfer. Egal ob als Erste-Hilfe-Maßnahme in Kombination mit Joghurt → Seite 173, als Therapeutikum verarbeitet in Gels und Zäpfchen oder zur Prophylaxe in Form von Aromabinden → Seite 169.

Verdauungsbeschwerden: Zu guter Letzt darf die Wirkung auf den Magen-Darm-Bereich nicht unerwähnt bleiben. Leider nehmen die Nahrungsunverträglichkeiten gerne in den Wechseljahren zu. Mit dem Lavendel können Bauchschmerzen gelindert werden, vor allem wenn sie mit **Blähun-**

gen einhergehen. Sogar beim **Roemheld-Syndrom** (dem sogenannten Herzbauchweh) oder wenn die **Galle** mal zwickt, hilft er mit seiner entblähenden, krampflösenden und galleflussanregenden Wirkung. Auch hier können Sie eine Öl-Einreibung im Uhrzeigersinn vornehmen oder auf Tinkturen und Tee zurückgreifen. Vielleicht mögen Sie „den duftenden Franzosen" auch in der Küche?

Küche: Der Lavendel ist ein außergewöhnliches Gewürz, nicht nur in süßen, sondern auch in pikanten Speisen. Er verleiht allen Gerichten ein besonderes Geschmackserlebnis und macht sie so ganz nebenbei auch noch bekömmlicher. Seinen Ursprung hat er in der Küche Südfrankreichs. In der traditionellen französischen Kräutermischung „Herbes de Provence" sind Lavendelblüten allerdings eher unüblich, sodass man in Frankreich fast ausschließlich Mischungen ohne Lavendel findet. In Deutschland sowie in vielen anderen Ländern außerhalb Frankreichs ist er dagegen in fast jeder Mischung anzutreffen.

Was beachten? → Hält man sich an die Dosierungsangaben, gibt es nichts zu beachten.

Hinweis: Verwenden Sie zur Zubereitung der Rezepte das ätherische Öl des Echten Lavendels, das unter der Bezeichnung „Lavendel fein" im Handel ist. Gelegentlich wird es verwechselt mit dem Lavandin. Beim **Lavandin** handelt es sich um eine Hybride – „Vater" ist der Speiklavendel, „Mutter" der Echte Lavendel. Der Lavandin besitzt längere Ähren als der Echte Lavendel, wird im Flachland kultiviert und kann daher gut maschinell geerntet werden. Er hat eine höhere Ölausbeute und besitzt einen höheren Camphergehalt. Dadurch wirkt er zwar ausgleichend und erfrischend, aber nicht beruhigend wie der Echte Lavendel.

Ein Tipp für Teemischungen: Sind Sie keine ausgesprochene Lavendel-Liebhaberin, sollte der Lavendelanteil wegen des intensiven Geschmacks in Teemischungen nicht über 10 Prozent liegen.

Selber sammeln oder kaufen? → Wer Lavendel im Garten hat, kann sein Blüten gut und gerne selbst sammeln. Der optimale Erntezeitpunkt ist während der Blütezeit in den Mittagsstunden. An sehr heißen Tagen (30–35 °C) weicht man aufgrund der Verdunstung der ätherischen Öle auf den Vormittag aus. Am meisten ätherisches Öl besitzt der Lavendel, wenn alle Blüten eines Blütenstandes geöffnet sind. Im unteren Drittel der Scheinähren sind die Blüten dann teilweise schon verwelkt.

Schneiden Sie die oberen 10 cm ab und trocknen Sie die Stängel rasch bei mäßiger Wärme im Schatten oder in dafür geeigneten Trockenvorrichtungen. Sind die Blüten trocken, werden sie in saubere Schraubgläser gefüllt und an einem dunklen und kühlen Ort aufbewahrt.

Sie können getrocknete Blüten auch in der Apotheke oder im Naturkostladen kaufen.

Noch mehr Wissenswertes → Im 18. Jahrhundert hatten die reichen Damen immer ein **Riechfläschchen** mit Lavendelöl dabei. Sie brauchten es, da sie oft in Ohnmacht fielen. Grund dafür war die damalige Mode, die eine Wespentaille vorschrieb. Die Frauen schnürten sich deshalb in enge Korsetts und bekamen kaum noch Luft. Wurde es aufregend oder anstrengend, fielen sie in Ohnmacht. Der starke Duft des Lavendelöls aus dem Riechfläschchen weckte jedoch ihre Lebensgeister wieder, vor allem, wenn ein junger, attraktiver Mann die Erste Hilfe leistete.

Lavendelbutter

Wie wäre es mit einer ausgesprochen dekorativen Kräuterbutter der lila Art?

- 125 g Butter
- 2 EL frische, fein geschnittene Lavendelblüten
- 1 EL gehackte Petersilie
- 1 EL Kerbel
- 1 Prise Kräutersalz
- 1 EL frisch gepresster Zitronensaft

Die Butter im Wasserbad vorsichtig erhitzen. Die restlichen Zutaten hinzufügen. Anschließend im Kühlschrank einige Stunden fest werden lassen. Die Lavendelbutter schmeckt lecker zu Gemüse oder einfach nur aufs Brot.

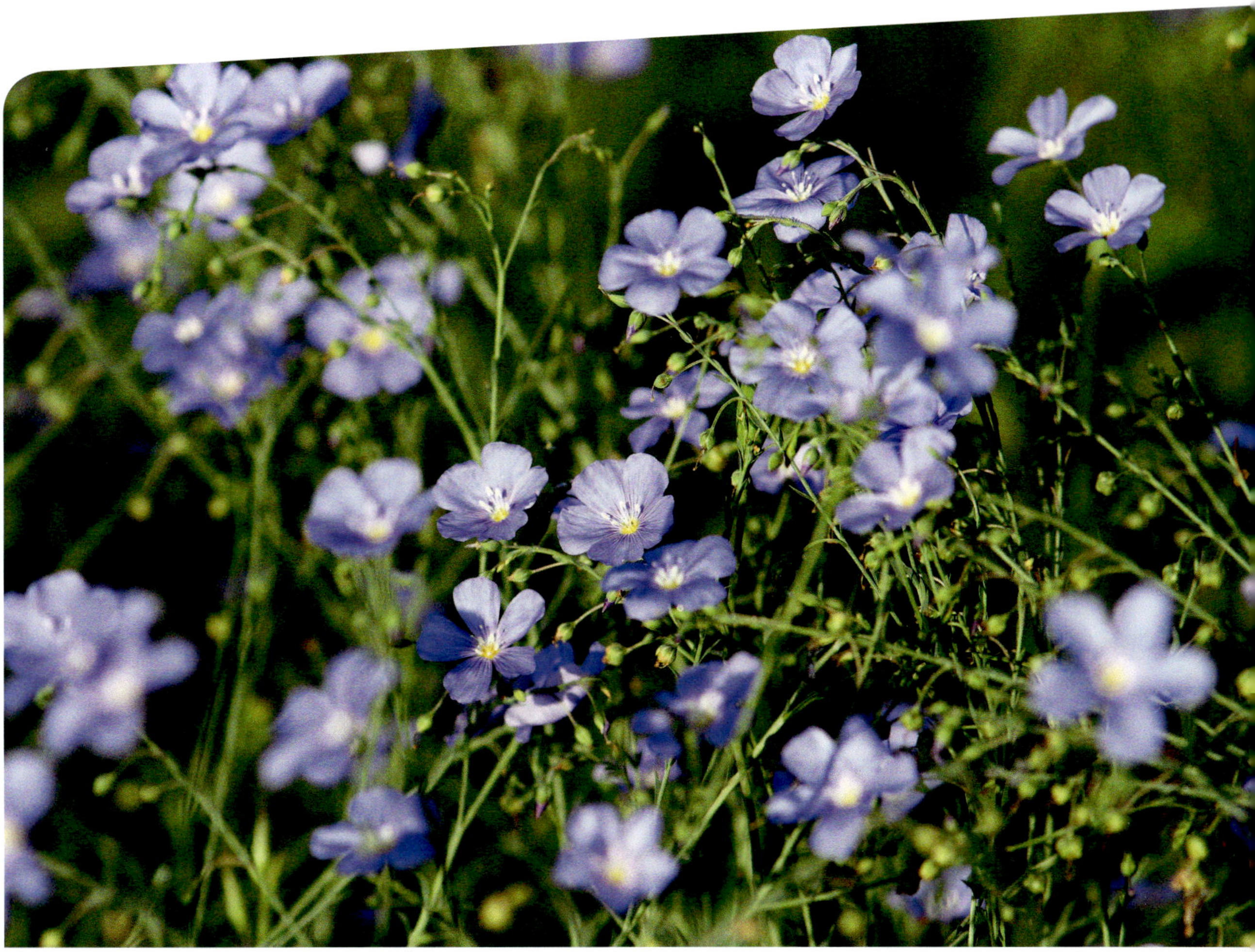

Lein

LINUM USITATISSIMUM

Andere Namen dafür: Flachs, Saat-Lein, Flachslinsen

Familie: Leingewächse (Linaceae)

Medizinisch verwendeter Teil: Samen

Beim Lein handelt es sich um eine alte Kulturpflanze, die zur Faser- und Ölgewinnung angebaut wird. Der Lein war in Europa bereits vor der Olive die erste Quelle für Pflanzenöle. Der Name *Linum usitatissimum* kommt aus dem Lateinischen. *Linum* bedeutet so viel wie Lein beziehungsweise Flachs. Wobei sich Flachs von flechten ableitet und sich auf die Verarbeitung bezieht.

Schon in der griechischen Mythologie fertigten die drei Schicksalsgöttinnen einen leinenen Lebensfaden an, der die Lebensdauer eines jeden Sterblichen darstellte. *Usitatissimum* heißt übersetzt „überaus nützlich" und macht damit den hohen Nutzen der Pflanze deutlich. Lassen Sie sich also überraschen, welch höchst nützliche Eigenschaften Leinsamen aufzuweisen hat.

Das steckt drin → Der Leinsamen enthält 25 % Ballaststoffe, davon 10 % Schleimstoffe. Weiterhin stecken 30–45 % fettes Öl in den kleinen Körnchen, mit den wertvollen mehrfach ungesättigten Omega-3-Fettsäuren (alpha-Linolensäure). Und nicht zuletzt 25 % Eiweiß sowie Lignane.

So wirkt er → Die wohl bekannteste Wirkung von Leinsamen, auch Flachslinsen genannt, ist die Stuhlregulation über einen physikalischen Wirkmechanismus. Des Weiteren wirkt der Lein aber durch seine Schleimstoffe schleimhautschützend, entzündungshemmend, reizmildernd, säurepuffernd und geburtserleichternd. Die Lignane sind östrogenausgleichend, und über die Ballaststoffe und Omega-3-Fettsäuren wirkt der Lein lipidsenkend.

So findet er Anwendung → Der höchst nützliche Lein hat so allerlei zu bieten, auch in der Frauenheilkunde.

Wechseljahre und trockene (Schleim-)Haut: Die Lignane im Leinsamen zählen zu den „Phytoöstrogenen" → Seite 57. Geben Sie dem Lein somit bei einem sinkenden Östrogenspiegel in den Wechseljahren einen festen Platz auf Ihrem Speiseplan.

Ein weiteres großes Plus: Aufgrund seiner wertvollen mehrfach ungesättigten Fettsäuren hilft Leinsamen und vor allem das Leinöl innerlich eingenommen bei entzündeter und trockener Haut und Schleimhaut. Dies ist unter anderem oft ein Problem in den Wechseljahren → Seite 105.

Damit die enthaltenen Lignane freigesetzt werden, sollten Sie den Leinsamen gut kauen oder vor der Einnahme anmörsern. Ansonsten gelangt er mitsamt den wertvollen Lignanen unverdaut wieder ans Tageslicht. Eine äußerst beliebte Zubereitung ist das Budwig-Müsli → Seite 98. Bei trockenen Augen helfen Leinsamenauflagen → Seite 110.

Geburt: Spannend ist in diesem Zusammenhang, dass auch Hebammen mit der innerlichen Einnahme von geschroteten Leinsamen gute Erfahrungen bezüglich der Schleimhäute haben. Sie verabreichen zur Geburtsvorbereitung ab der 34. Woche eine Leinsamenkost → Seite 286 und berichten, dass die Babys dadurch gut „rutschen".

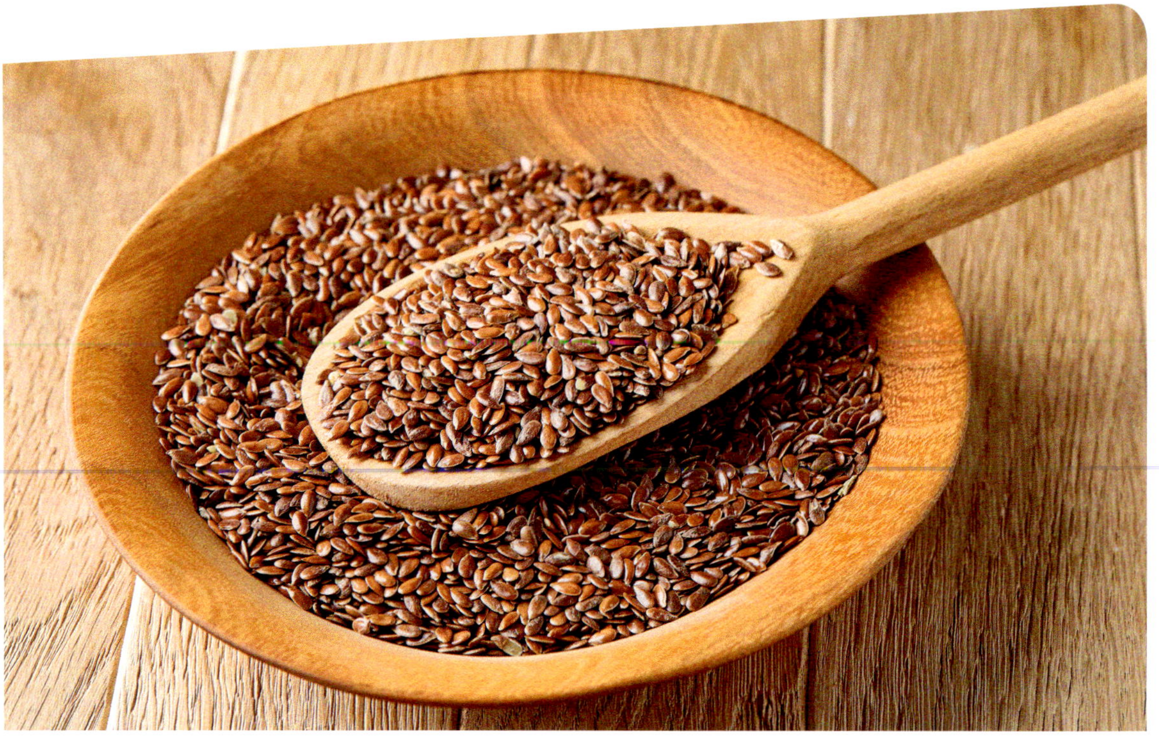

Der ballaststoffreiche Leinsamen wird auch gerne für Müsli und Brot verwendet.

Verstopfung: Am bekanntesten ist die Anwendung des Leins zur Behandlung der anhaltenden Verstopfung. In diesem Falle verwenden Sie ganze (nicht gemörserte) Leinsamen in folgender Dosierung: 2- bis 3-mal täglich 1 EL (15 g) Leinsamen zwischen den Mahlzeiten zusammen mit 1 Tasse Wasser (150 ml) einnehmen. Allerdings brauchen Sie Geduld, denn die Wirkung zeigt sich erst nach ein paar Tagen. Wichtig dabei ist, dass Sie den Leinsamen nicht in der Tasse quellen lassen – er sollte unbedingt im Darm quellen. Denn durch die Quellung nimmt das Volumen zu und regt die Darmtätigkeit an. Aufgrund dieses Wirkmechanismus spricht man im Fachjargon von einer Quellstoffdroge. Damit die Samen eine Chance haben, richtig gut zu quellen, braucht es unbedingt viel Flüssigkeit! Gleichzeitig legen sich die Schleimstoffe über die Darmschleimhaut und erleichtern so den Transport.

Durchfall und Reizdarm: Leinsamen kann aber nicht nur bei Verstopfung, sondern auch bei Durchfall helfen. Das klingt für Sie vielleicht paradox, lässt sich aber ganz einfach erklären: Im Darm bindet Leinsamen die überschüssige Flüssigkeit und verfestigt somit den Darminhalt. Die Schleimstoffe können aber auch die Giftstoffe binden, die von den durchfallerregenden Bakterien stammen. Außerdem kleiden sie die Darmschleimhaut aus und schützen sie so vor Entzündungen. Aufgrund all dieser hervorragenden Eigenschaften ist der Lein nahezu prädestiniert auch zur Behandlung des Reizdarms, eine Erkrankung, die Frauen etwa doppelt so häufig betrifft wie Männer.

Magenbeschwerden: Bei der Magenschleimhautentzündung legen sich die Schleime wie ein Wundpflaster auf die gereizte Schleimhaut. Bereiten Sie sich einen Leinsamenschleim zu, indem Sie 2 EL Leinsamen mit 1 Tasse heißem Wasser übergießen, 10 Minuten unter gelegentlichem Rühren ziehen lassen und danach abgießen. Davon trinken Sie 2–3 Tassen schluckweise über den Tag verteilt. Eine weitere Eigenschaft des Leinsamentees ist die Pufferung von Säuren. Trinken Sie ihn also auch bei **Sodbrennen** (Übersäuerung) oder stellen Sie sich einen Basentrunk → Schwangerschaft, Seite 281 her. Es handelt sich dabei um eine alte Rezeptur, die Sie auch problemlos in der Schwangerschaft einnehmen können.

Omega-3-Fettsäuren

Omega-3-Fettsäuren sind für mich aus einer ganzheitlichen Therapie nicht mehr wegzudenken. Seit langem ist bekannt, dass Omega-3-Fettsäuren Entzündungsprozesse sowie erhöhte Blutfette mild senken. Außerdem haben sie eine positive Wirkung auf das Gehirn. Die Biochemikerin Johanna Budwig (1908–2003) entwickelte sogar eine nach ihr benannte Ernährungsform, die heute noch bei Krebspatienten angewendet wird. Daher kann ich Ihnen nur wärmstens empfehlen, bei sogenannten Zivilisationserkrankungen wie Herz-Kreislauf-Erkrankungen, entzündlich rheumatischen Erkrankungen, entzündlichen Darmerkrankungen, Autoimmunerkrankungen (z. B. Multiple Sklerose oder Morbus Hashimoto) sowie erhöhten Cholesterinwerten **täglich 1–2 EL Leinöl** zu verzehren. Möglichkeiten gibt es dazu viele: Leinöl auf die Pellkartoffeln, in den Smoothie, in die Salatsoße oder ins Müsli – aber niemals damit braten! Beim Erhitzen wandeln sich die wertvollen ungesättigten Fettsäuren nämlich in gesundheitsschädliche Trans-Fettsäuren um.

Wichtig: Achten Sie beim Kauf von Leinöl auf Qualität (Ölmühle, Naturkostladen, Internet: Budwig-Shop) und Haltbarkeit. Verschlossen ist Leinöl, je nach Pressverfahren, 2–5 Monate haltbar, im angebrochenen Zustand nur 3–4 Wochen. Lagern Sie es kühl und lichtgeschützt.

Was beachten? → Man kann es gar nicht oft genug betonen: Beim Verzehr von Leinsamen ist eine ausreichende Flüssigkeitszufuhr wichtig, mindestens im Verhältnis 1:10. Ansonsten können die Leinsamen in der Speiseröhre hängenbleiben. Und dort quellen sie dann auf. Oder noch schlimmer, sie binden die noch vorhandene Flüssigkeit im Darm und es kommt zur Verstopfung.

Nicht anwenden sollten Sie den Leinsamen bei Verengungen (Stenosen) im Bereich der Speiseröhre und des Magen-Darm-Trakts, bei Darmtumoren und beim Darmverschluss. Wie bei allen schleimhaltigen Pflanzen kann es zu einer verminderten Resorption von Medikamenten kommen, da diese im Schleim gebunden werden. Dies können Sie leicht umgehen, indem Sie die Medikamente etwa 60 Minuten später einnehmen. Bei insulinpflichtigen Diabetikern kann es eventuell notwendig werden, die Insulindosis zu reduzieren, denn durch den hohen Ballaststoffgehalt des Leinsamens steigt die Blutzuckerkonzentration langsamer an.

Selber sammeln oder kaufen? → Am besten Sie kaufen den Leinsamen im Naturkostladen. Und zwar als ganzen oder aufgebrochenen (spezielles Herstellungsverfahren, bei dem die Ölzellen intakt bleiben) Leinsamen. Keinesfalls als geschrotete Samen kaufen, da diese je nach Lagerung innerhalb von 1–6 Wochen ranzig werden. Möchten Sie der Verdauung auf die Sprünge helfen, bevorzugen Sie den goldfarbenen Leinsamen, da er über ein stärkeres Quellvolumen verfügt. Für alle weiteren Zwecke nehmen Sie den braunen Leinsamen, der mehr wertvolle Omega-3-Fettsäuren besitzt. Möchten Sie selbst ernten, können Sie Lein auch im Garten oder auf dem Balkon anbauen. Es geht ganz einfach: Leinsamen in feuchter Erde aussäen (März/April), regelmäßig gießen, und nach 8 Wochen haben Sie wunderschöne blau blühende Pflanzen. Nach weiteren 4 Wochen können Sie die Samen ernten.

Noch mehr Wissenswertes → In Mitteleuropa spielte Lein bis ins 18. Jahrhundert eine bedeutende Rolle für die Stoffgewinnung. Es gab damals keine Baumwolle und Seide und nur wenig Hanf und Nessel. Aufgrund dieser Tatsache kann man sich gut vorstellen, weshalb sich der Lein in unserer Sprache fest verankert hat:

„Ins Blaue fahren“

hieß, eine Fahrt aufs Land zum blau blühenden Lein machen.

„Es läuft wie am Schnürchen“

bezieht sich auf das Spinnen ohne Abreißen des Flachsfadens.

„Gut betucht sein“

bedeutet, viel Leinenstoff im Schrank – also eine gute Mitgift – und somit gute Heiratschancen für die Mädels zu haben.

Glutenfreies Knäckebrot

Nahrungsmittelunverträglichkeiten sind auf dem Vormarsch und nehmen oft in den Wechseljahren noch zu. So auch eine Unverträglichkeit des glutenhaltigen Klebereiweißes des Mehls. Womit aber Brot backen? Leinsamen sorgt mit seinen Schleimstoffen dafür, dass das Brot zusammenhält.

- 90 g Leinsamen
- 60 g Mandeln (grob gehackt)
- 60 g Sonnenblumenkerne
- 60 g Kürbiskerne (grob gehackt)
- 4 EL Flohsamen
- 2 EL Chiasamen
- 2 EL Sesam
- 150 g Reisflocken (möglich sind auch Hirse-, Buchweizen- oder, falls verträglich, Haferflocken)
- 1 EL Agavendicksaft
- 1 ½ TL Salz
- 3 EL Kokosöl
- 400 ml Wasser

Vermischen Sie das Ganze und lassen es 1 Stunde aufquellen. Anschließend drücken Sie die Masse wie einen Pizzateig auf dem Backblech aus.

Wichtig: Belegen Sie das Blech zuvor mit Backpapier, denn aufgrund der vielen Schleimstoffe klebt das Brot sonst an. Backen Sie das Brot dann bei 100 °C ungefähr 60 Minuten lang (je nach gewünschtem Knuspereffekt auch länger).

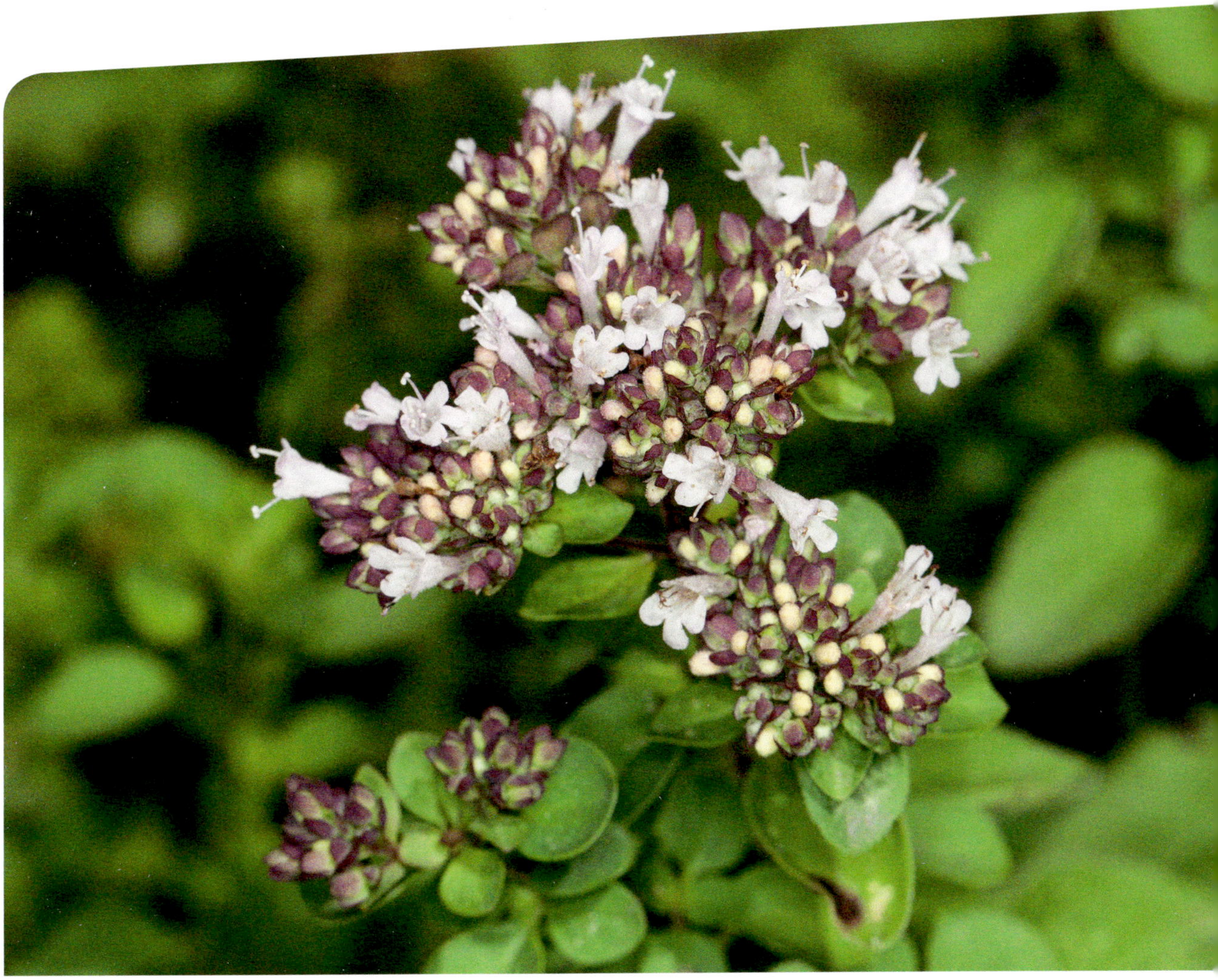

Majoran

ORIGANUM MAJORANA

Volksnamen: Wurstkraut, Suppenkraut, Küchenkraut

Familie: Lippenblütler (Lamiaceae)

Medizinisch verwendeter Teil: Kraut

Viele kennen den würzigen Majoran als verdauungsförderndes Gewürz in unseren Speisen. Er gehört zur Familie der Lippenblütler, der viele weitere bekannte Gewürzpflanzen angehören, so etwa Basilikum, Bohnenkraut, Lavendel, Rosmarin, Salbei und Thymian.

Das Wurstkraut, Küchenkraut oder Suppenkraut, wie es noch genannt wird, ist als delikates Gewürz, frisch oder getrocknet beliebt zum Verfeinern von Tomatengerichten, Kartoffelsuppen, Gemüse, Soßen, Eintöpfen, Hülsenfrüchten und Würsten. Aber nicht nur in der Küche, sondern auch in der Frauenheilkunde hat sich der Majoran einen Namen gemacht.

Das steckt drin → Das blühende Kraut enthält vor allem ätherisches Öl, Gerb- und Bitterstoffe, in geringer Menge auch Arbutin (Hydrochinonglykosid).

So wirkt er → Majoran wirkt antibakteriell, antimykotisch, wärmend und durchblutungsfördernd (was sich positiv auf die Vagina und deren Schleimhaut auswirkt). Des Weiteren ist er nervenstärkend, beruhigend und sogar milchbildungsfördernd. Im Magen-Darm-Bereich wirkt er verdauungsfördernd, entblähend und krampflösend, im Bereich der Atemwege schleimlösend.

So findet er Anwendung → Majoran spielt zwar (leider) keine bedeutende Rolle in der rationalen Phytotherapie, dafür aber in der Erfahrungsheilkunde – und das zu Recht! Vor allem in der Frauenheilkunde hat er sich einen festen Platz erobert. Besonders gute Erfahrungen gibt es auch in der Aromatherapie mit dem ätherischen Öl bei vorzeitigen Wehen → Seite 288.

Scheideninfektion: Jede Frau leidet (statistisch gesehen) zumindest einmal in ihrem Leben unter einer Scheideninfektion → Seite 166. Der Majoran mit seinen antibakteriellen und antimykotischen Kräften kann hier gute Abhilfe leisten. Probieren Sie es mit Zäpfchen, Tamponaden, Salben oder eigens dafür hergestellten Fertigarzneimitteln aus der Apotheke.

Menstruationsbeschwerden: Leiden Sie unter Menstruationskrämpfen → Seite 76, dann mischen Sie den aromatischen Majoran mit Gänsefingerkraut, Kamille, Schafgarbe oder Frauenmantel zu einem Tee oder bereiten sich eine Tinktur zu. Denn schon der Arzt Adam Lonitzer (1528–1586) schrieb in seinem „Kreuterbuch“:

> „Majoranöl vertreibt das Wehe im Leib und erwärmet den Frauen ihre Mutter.“

Nervosität und Unruhe: Majoran gilt aber auch als milder „Entspanner“, hilft also, wenn die Nerven mal blank liegen, klärt die Gedanken nach anstrengender Arbeit oder zähen Verhandlungen und hilft über Unruhe und Nervosität an den „berühmten“ Tagen vor den Tagen hinweg.

Milchbildung: Falls bei den stillenden Mamis die Milch nicht richtig fließen will, lässt Majoran Ruhe einkehren und die Milch wieder fließen. Kombinieren Sie Majoran dafür in einem Tee mit Fenchel und Anis → Seite 296.

Aphrodisiakum: Vielleicht möchten Sie mit dem erwärmenden Kraut der Aphrodite Schwung in Ihr Becken bringen? Dann probieren Sie doch einmal den Liebeswein → rechts.

Verdauungsbeschwerden: Dass ein Gewürzkraut auch bei Verdauungsbeschwerden hilft, lässt sich leicht ableiten. Man verwendet den Tee bei leichten, krampfartigen Magenbeschwerden, Appetitlosigkeit und Blähungen. Präventiv können Sie damit in der Küche großzügig würzen oder Sie verwenden ein Majoran-Würzöl.

Tipp: Sollte Ihr Kind unter Blähungen leiden, können Sie ihm damit das Bäuchlein im Uhrzeigersinn einreiben.

Atemwegserkrankungen (Erkältung, Schnupfen, Husten): Bekannt ist die Majoransalbe nicht nur bei Blähungen, sondern auch bei Schnupfen. Sie können die Salbe hierzu ganz einfach selbst herstellen: Übergießen Sie 1 TL gut zerkleinerten Majoran mit 1 TL Weingeist (96%igen Alkohol) und lassen Sie das Ganze mehrere Stunden ziehen. Dann 1 TL Butter hinzugeben und im Wasserbad erwärmen, bis die Butter geschmolzen ist. Anschließend seihen Sie die noch flüssige Majoransalbe durch ein feines Sieb ab und lassen sie fest werden. Immer wieder frisch zubereiten, da die Majoranbutter nicht lange hält!

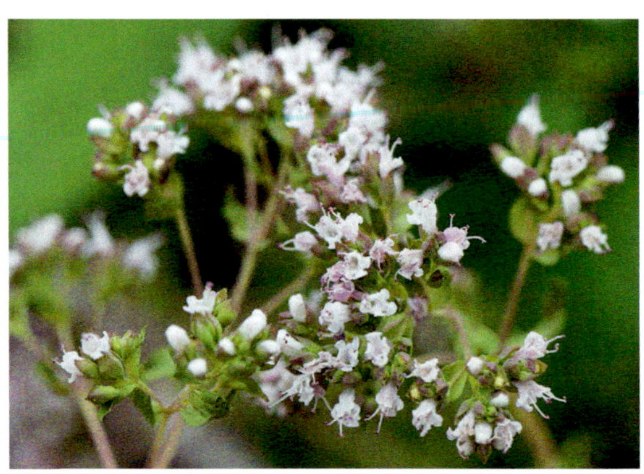

Die Blütenstände von Majoran und Oregano → rechts im Vergleich.

Was beachten? → Hält man sich an die Dosierungsangaben, dann gibt es nichts zu beachten. Bei Überdosierung und zu langem Gebrauch können Kopfschmerzen auftreten. Vorsichtshalber sollten Zubereitungen aus Majoran nicht während der Schwangerschaft eingenommen werden – zumindest nicht im Alleingang. Es gibt Hebammen, die gute Erfahrungen mit Teemischungen zur Wehenhemmung mit pflanzlichen Sedativa in Kombination mit Majorankraut haben.

Alles Majoran, oder was?

Majoran und Oregano werden gerne verwechselt. In der Tat sind sie eng miteinander verwandt. Beide Pflanzen gehören zur Familie der Lippenblütler und zur Gattung *Origanum* (aus dem Griechischen: *oros*, der Berg, und *ganos*, die Zierde). Ein wenig unterscheiden sich die Arten aber doch. Der *Origanum majorana*, der echte **Majoran** also, blüht weißlich, schmeckt lieblich und wird in unseren Gärten angebaut.

Origanum vulgare hingegen ist bekannt als **Oregano**, **Dost** oder **Wilder Majoran**. Er blüht rosarot und wächst als heimische Wildpflanze bevorzugt am Wegesrand.

Der südländische **Oregano** (*Origanum vulgare* ssp. *hirtum*) schmeckt etwas herber und ist bekannt als Pizzagewürz. Er weckt aber immer mehr das Interesse als potentes Heilmittel, vor allem als Phytobiotikum (pflanzliches Antibiotikum) und durch seine starke pilzfeindliche Wirkung zur Darmsanierung.

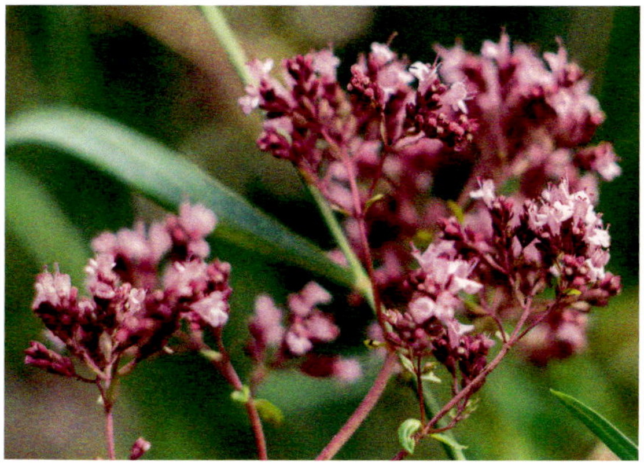

Selber sammeln oder kaufen? → Der wärmeliebende, mehrjährige Majoran kommt aus Kleinasien. Er übersteht unsere frostigen Winter nicht, weshalb er hier nur einjährig gedeiht. Majoran wird etwa 30–50 cm hoch und ist leicht an seiner graufilzigen Blattbehaarung und den weißlich zartlila Blüten zu erkennen. Sobald die Blüten aufgehen, ist der beste Erntezeitpunkt gekommen für das gesamte Kraut (Stängel, Blatt und Blüten). Ernten Sie in der Regel an einem sonnigen Mittag, an sehr heißen Tagen jedoch lieber an einem trockenen Vormittag (Verdunstungsverluste). Ein zweiter Schnitt ist unter guten Bedingungen Anfang September möglich.

Schneiden Sie die oberen 10 cm ab und trocknen Sie diese rasch bei mäßiger Wärme im Schatten. Ist das Kraut trocken, wird es in saubere Schraubgläser gefüllt und an einem dunklen und kühlen Ort aufbewahrt. Sie können das Kraut auch getrocknet in der Apotheke oder im Naturkostladen kaufen.

Noch mehr Wissenswertes → Im antiken Griechenland war der Majoran der Liebesgöttin Aphrodite geweiht. Laut Legende hat sie den heilkräftigen Lippenblütler in einem Zustand des vollkommenen Glücks geschaffen. Ihr zu Ehren wurde deshalb in ihren Tempeln mit Majoran geräuchert. Kein Wunder also, dass man dem wärmenden Majoran zutraute, Liebeskräfte und Liebesverlangen zu steigern. Dazu wurde er gerne in Wein aufgekocht → Rezept unten oder als Parfum verwendet.

Liebeswein RO-MA-ZI

- 30 g frischer (oder 15 g getrockneter) Majoran
- 10 g frischer (oder 5 g getrockneter) Rosmarin
- 1 Stange Zimt
- 0,75 l Rotwein
- 2 EL Honig

Majoran, Rosmarin und Zimt im Rotwein bis zum Sieden erhitzen. Sofort vom Herd nehmen, den Honig einrühren und 10 Minuten ziehen lassen. Danach absieben. Nun den heißen Liebeswein in eine sterile Flasche abfüllen. Der Wein ist etwa 2–3 Wochen haltbar. Am Abend 1–2 Likörgläschen davon genießen – am besten zusammen mit dem geliebten Partner.

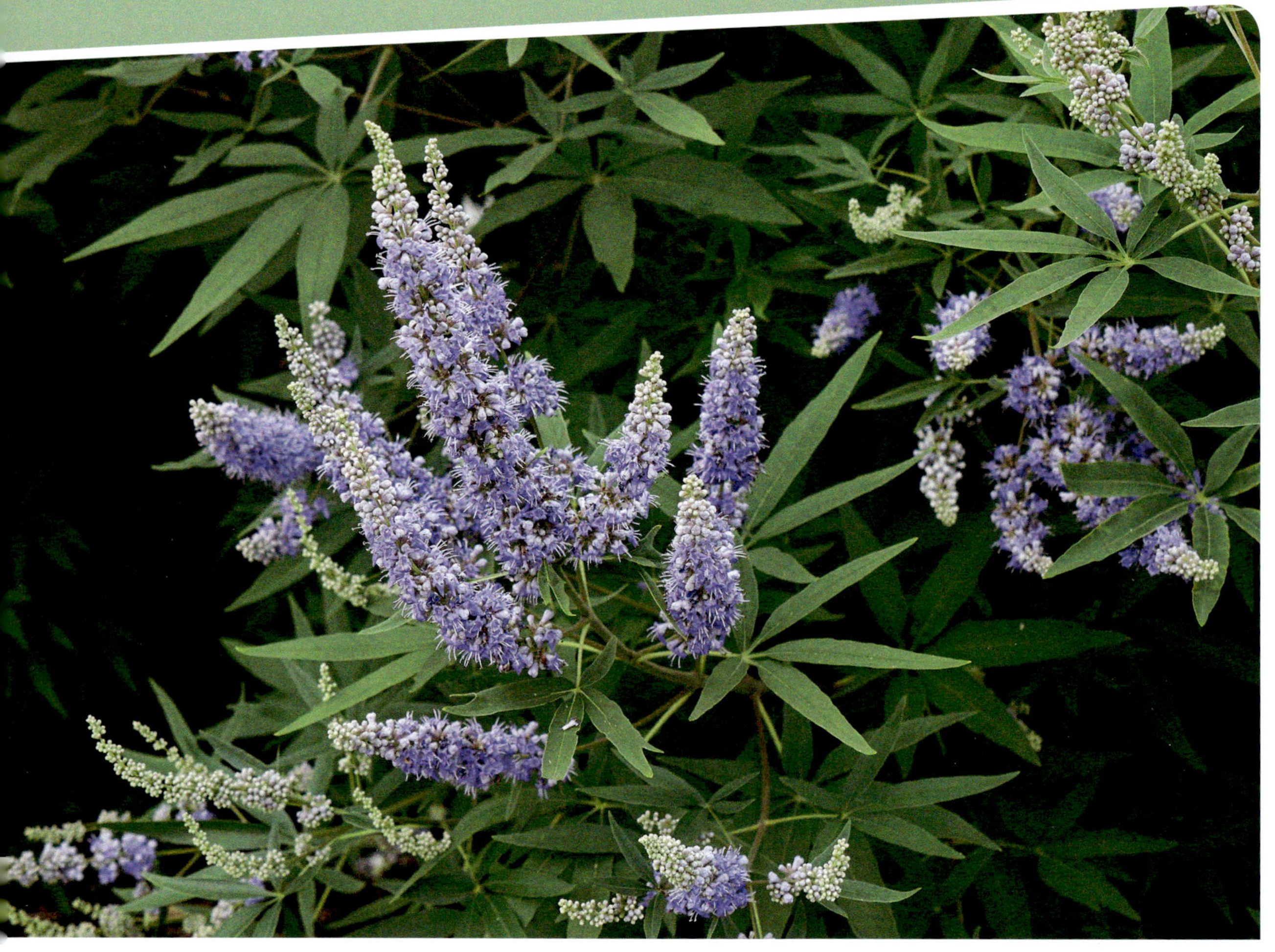

Mönchspfeffer

VITEX AGNUS-CASTUS

Volksnamen: Keuschlamm, Keuschbaum

Familie: Lippenblütler (Lamiaceae)

Medizinisch verwendeter Teil: Früchte

Der Mönchspfeffer ist ein 3–5 m hoher Strauch, der im Weinbauklima auch in unseren Gärten angebaut werden kann. Charakteristisch sind die hanfähnlich aussehenden Blätter und die wunderschönen, meist lila oder blauvioletten, manchmal auch rosa oder weißen Blüten.

Vielleicht kennen Sie Mönchspfeffer aber auch aus Ihrem Urlaub in Mittelmeerländern. Dort ist er häufig in der Nähe von Bächen und Flussläufen zu finden. Selbst in den Bergen ist er anzutreffen, allerdings wesentlich kleiner, sozusagen in Buschform. Der Name *Vitex* leitet sich vermutlich vom griechischen *vitilium*, dem Flechtwerk, ab und verweist auf die Verwendung des Strauches zur Herstellung von Flechtzäunen. Keuschlamm ist die deutsche Übersetzung des lateinischen *agnus-castus* (*agnus*, das Lamm, und *castus*, keusch). Man glaubte, die Früchte machen keusch wie ein Lamm. Deswegen wurden sie im Mittelalter von Mönchen gegessen, um die „fleischliche Lust und Begierde" zu unterdrücken. Da die Früchte wie Pfeffer aussehen und auch noch so scharf schmecken, bekam er zudem den Namen Mönchspfeffer.

Das steckt drin → Die Früchte des Mönchspfeffers besitzen verschiedenste wirksamkeitsbestimmende Inhaltsstoffe, welche als Gesamtextrakt ihre medizinischen Wirkungen entfalten. Dazu gehören Iridoidglykoside (Agnusid, Aucubin), Flavonoide (Casticin), Diterpene, Bitterstoffe, fette Öle und ätherisches Öl. Letzteres verleiht den pfeffrig schmeckenden Früchten den kräftig würzigen Geschmack, der an Zitrone, Salbei und Wacholder erinnert.

So wirkt er → Der Mönchspfeffer wirkt (vermutlich aufgrund der Diterpene) dopaminerg. Dies bedeutet, dass er die Wirkung des Botenstoffs Dopamin im Körper nachahmen kann. Somit nimmt er über die Hypophyse Einfluss und wirkt prolaktinhemmend, nach neueren Erkenntnissen sogar prolaktinregulierend → Probleme beim Stillen, Seite 296. Liegt ein erhöhter Prolaktinspiegel vor, kommt es zu einer verminderten Produktion des Hormons Progesterons, was schlussendlich zu einer Dysbalance zwischen Progesteron und Östrogen führt, deren Folge eine Östrogendominanz ist. Wegen des raffinierten Wirkmechanismus wirkt der Mönchspfeffer somit progesteronähnlich und zyklusregulierend.

So findet er Anwendung → Bereits seit der Antike wird der Mönchspfeffer als Heilpflanze genutzt. Mittlerweile konnten zahlreiche Anwendungen durch wissenschaftliche Studien belegt werden, weshalb er in gynäkologischen Praxen, neben der Traubensilberkerze, zweifelsohne zu den meistverordneten Pflanzen zählt.

Prämenstruelles Syndrom (PMS): Typische prämenstruelle Beschwerden sind Spannungs- und Schwellungsgefühle in den Brüsten (Mastodynie), Wassereinlagerungen, Gereiztheit, Hautunreinheiten, Akne und Migräne bis hin zu depressiven Verstimmungen → Seite 71. Sie treten in der zweiten Zyklushälfte auf, meist in den letzten Tagen vor der Menstruation, und verschwinden glücklicherweise meist schlagartig mit dem Einsetzen der Blutung. Die Ursache des PMS ist nicht vollständig geklärt. Eine Dysregulation verschiedener Hormone (zum Beispiel Prolaktin, Progesteron und Östrogen) und Neurotransmitter (zum Beispiel Serotonin und Dopamin) spielt dabei eine Rolle – allen voran eine Östrogendominanz → Seite 71. Genau in diesen Regelmechanismus greift der Mönchspfeffer ein, indem er über das Hypothalamus-Hypophysen-System die Ausschüttung des Hormons Prolaktin hemmt. Somit wird das Gleichgewicht zwischen Progesteron und Östrogen wieder hergestellt. Dadurch hilft er in optimaler Weise, was mittlerweile durch viele Studien belegt werden konnte. Gerade durch die prolaktinhemmende Wirkung wird Mönchspfeffer gerne bei der prämenstruellen Mastodynie → Seite 201 eingesetzt.

Wechseljahre (in der Prämenopause): Die klassischen Beschwerden zu Beginn der Wechseljahre bis zur Menopause – in dieser Zeit kommt es, wenn manchmal auch unregelmäßig, immer noch zu Regelblutungen – ähneln sehr stark den PMS-Beschwerden. Tatsächlich sinkt in den Wechseljahren zuerst das Progesteron und erst später das Östrogen. Deshalb liegt es nahe, hier mit dem Mönchspfeffer zu arbeiten.

Zyklusstörungen: In einer Studie, an der 43 Schweizer Arztpraxen mit 211 Patientinnen teilnahmen, konnte eindrücklich gezeigt werden, dass sich ein Mönchspfefferpräparat bei Zyklusstörungen bestens bewährt:

- Zu häufige Blutungen (Polymenorrhö) konnten bei 16 % der Frauen erfolgreich behandelt werden und bei 64 % kam es zu einer Verbesserung.
- Zu seltene Blutungen (Oligomenorrhö) wurden bei 38 % der Patientinnen erfolgreich behandelt und hatten sich bei 48 % gebessert.
- Eine ausbleibende Monatsblutung (Amenorrhö) ist bei 60 % der Frauen vollständig abgeklungen und hat sich bei 25 % verbessert.
- Auch bei den Frauen, die bei Studienbeginn Zwischenblutungen, Ovulationsblutungen oder zu starke Blutungen (Hypermenorrhö) hatten, führte die Therapie zu Beschwerdefreiheit oder Verbesserungen.

Kinderwunsch: Bei rund 40 % der Frauen mit einem unerfüllten Kinderwunsch sind hormonelle Fehlregulationen vorhanden. Vor allem ein Zuviel an Prolaktin, was für ausbleibende Blutungen oder fehlende Eisprünge sorgt, sowie eine Gelbkörperschwäche können unter anderem dafür verantwortlich sein. Wie aus der genannten Schweizer Studie zu entnehmen ist, kann auch hier der Mönchspfeffer mit seinen regulierenden Eigenschaften eine hormonelle Dysblance positiv ausgleichen. Tatsächlich wurden während der dreimonatigen Behandlung von 53 Frauen mit unerfülltem Kinderwunsch 12 (= 23 %) schwanger. Ein beeindruckendes Ergebnis. Auch in einer Studie an der Universitätsfrauenklinik Heidelberg konnte ein Ausgleich der hormonellen Fehlregulation durch Mönchspfeffer bestätigt werden → Kinderwunsch, Seite 273.

Milchbildung: Traditionell wurde der Mönchspfeffer zur Milchbildung in der Stillzeit verwendet. Aufgrund von pharmakologischen Untersuchungen kam man dann allerdings zum Ergebnis, dass er prolaktinhemmend wirkt, also die Milchbildung verringert. Schlussendlich vermutet man heute, dass Mönchspfeffer die Milchbildung zu regulieren vermag, also bei einem Zuviel senkend, bei einem Zuwenig anregend wirkt. Doch man muss zugeben, dass in diesem Punkt noch viele Fragen offen sind.

Was beachten? → Gelegentlich kann es zu juckenden Hautausschlägen, Kopfschmerzen und Magen-Darm-Beschwerden kommen. Teilweise berichten Frauen, dass Ihnen die Lust abhandenkommt. Gerade beim Thema Kinderwunsch ein wichtiger Aspekt, den man bei der Therapie im Auge behalten sollte.

Nicht anwenden sollten Sie Mönchspfefferzubereitungen in der Schwangerschaft und (nur mit Absprache der Hebamme) in der Stillzeit. Des Weiteren bei einer Hypophysenstörung in der Krankheitsgeschichte.

Aufgrund der dopaminergen Wirkung kann es bei gleichzeitiger Einnahme von Dopamin-Rezeptor-Antagonisten (zum Beispiel Neuroleptika) zu einer gegenseitigen Wirkungsabschwächung kommen.

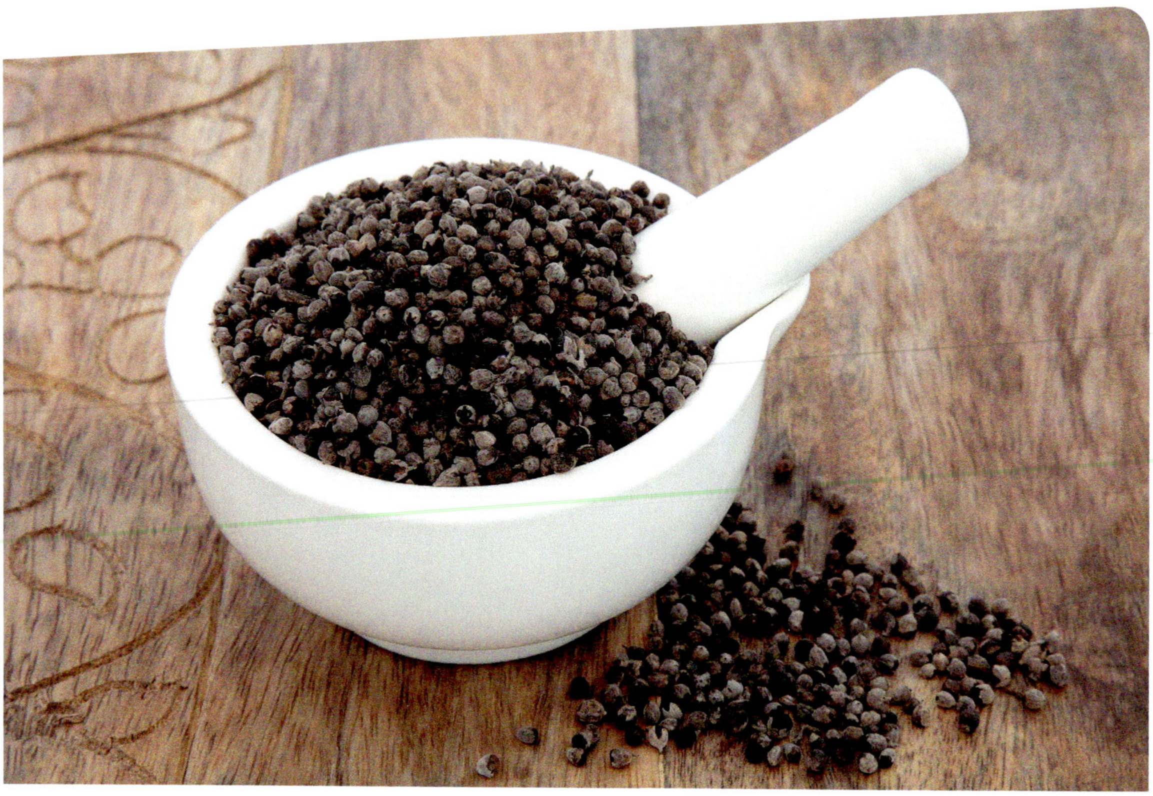

Die Früchte des Mönchspfeffers werden zu Fertigpräparaten verarbeitet.

Hinweis zur Einnahme:
Beim Mönchspfeffer gibt es unterschiedliche Handhabungen bei der Einnahme. In meiner Praxis gehe ich in der Regel wie folgt vor:

- Bei Zyklusstörungen beziehungsweise Regeltempoanomalien gebe ich den Mönchspfeffer über 3 Monate hinweg.
- Beim prämenstruellen Syndrom und in der Prämenopause, bei denen die Beschwerden auf ein Progesteronuntergewicht beziehungsweise auf eine Östrogendominanz zurückzuführen sind, empfehle ich die Einnahme nur in der zweiten Zyklusphase, also in der Zeit nach dem Eisprung bis zum Beginn der Menstruation.

Selber sammeln oder kaufen? → Falls Sie selbst mit den Mönchspfefferfrüchten experimentieren wollen, ernten Sie diese bei Vollreife in den Mittagsstunden und trocknen Sie sie in dafür geeigneten Trockenvorrichtungen. Auch wenn es auf dem Markt viele Teemischungen zu kaufen gibt, wird von offizieller Seite nur die Einnahme von standardisierten Fertigpräparaten empfohlen. Diese können Sie in jeder Apotheke kaufen.

Noch mehr Wissenswertes → Wie schon erwähnt → Was beachten?, linke Seite, wirkt Mönchspfeffer bei Frauen gelegentlich lustdämpfend. Die Antwort, warum dies so ist, finden wir vielleicht in der griechischen Mythologie: Hera, die Gattin und Schwester von Zeus, wurde auf der Insel Samos unter einem Mönchspfefferstrauch geboren. Sie galt als Hüterin der (keuschen) Ehe. Während des achttägigen Fruchtbarkeitsfestes (Thesmophorien) zu Ehren der Göttin Demeter legten die Frauen Athens Zweige des Mönchspfeffers auf ihr Lager, um während der Festtage ihre Keuschheit zu bewahren und gleichzeitig ihre Fruchtbarkeit zu fördern.

Wie war das noch mal mit dem Dopamin und Prolaktin?

Dopamin ist ein Neurotransmitter, der Signale zwischen Neuronen weiterleitet und so für die Steuerung von körperlicher und geistiger Bewegung sorgt. Somit ist Dopamin für eine Vielzahl von Körperreaktionen verantwortlich, zum Beispiel für den psychischen Antrieb, die Lebensfreude und Konzentration, aber auch für die Feinmotorik oder die Körperbewegung. Eine zentrale Rolle spielt Dopamin beim Parkinson-Syndrom, Restless-Legs-Syndrom sowie auch ADHS (Aufmerksamkeitshyperaktivitätssyndrom). Durch eine Beeinflussung der Dopaminrezeptoren wird unter anderem der Prolaktinspiegel im Blut gesenkt beziehungsweise reguliert.

Prolaktin ist ein körpereigenes Hormon und wird in der Hypophyse gebildet. Es fördert während der Stillzeit das Brustwachstum und die Milchproduktion. Eine weitere Wirkung ist die Unterdrückung der Follikelreifung.

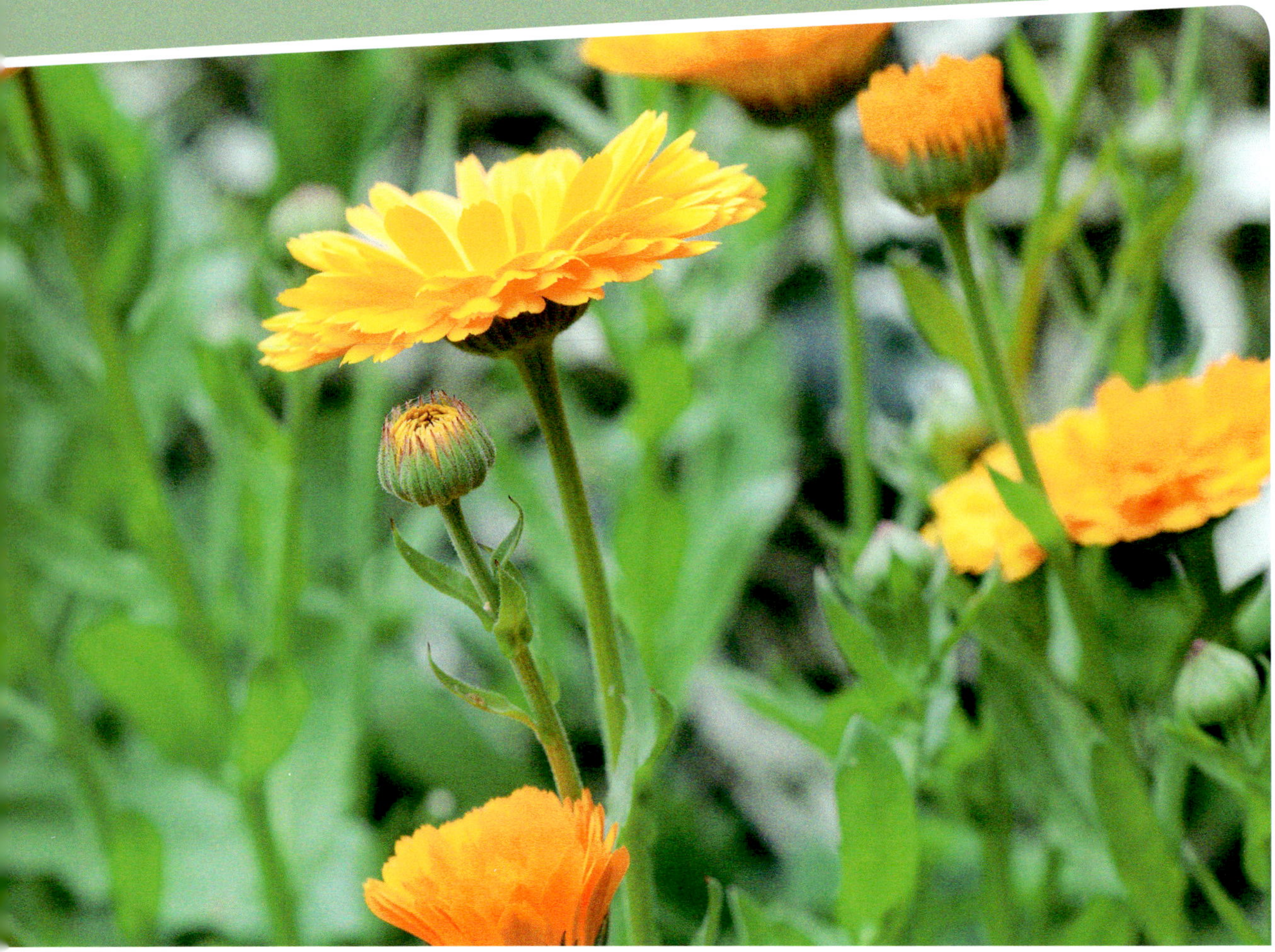

Ringelblume

CALENDULA OFFICINALIS

Volksnamen: Niewelkblume, Regenblume, Safranrose, Sonnenbraut, Wucherblume

Familie: Korbblütler (Asteraceae)

Medizinisch verwendeter Teil: Blüte

Die Ringelblume ist eine Kultur- und Zierpflanze, die bei uns bereits im 12. Jahrhundert in Bauerngärten und auf Friedhöfen angepflanzt wurde. Wir finden Sie in verschiedenen Farben, von Hellgelb bis leuchtend Orange, und in verschiedenen Formen, einfach und gefüllt.

Der Name *Calendula* leitet sich vom lateinischen Wort *calendar*, der Kalender, ab, da sie (fast) das ganze Jahr über blüht. *Officinalis* bedeutet „in den Apotheken gebräuchlich", was darauf hinweist, dass es sich um eine alte Arzneipflanze handelt. Der Name Ringelblume bezieht sich auf die ringförmigen Samen. Beim genauen Betrachten sehen wir Kahn-, Haken- und Larvenfrüchte. Die Kahnfrüchte werden vom Wind verbreitet, die Hakenfrüchte verfangen sich im Fell von Tieren und werden somit weitergetragen, und die Larvenfrüchte werden durch Ameisen verschleppt.

Das steckt drin → Ringelblumenblüten enthalten Triterpensaponine, Carotinoide, Flavonoide, Allantoin (wenig), Cumarine, Schleimstoffe, ätherisches Öl und noch weitere 60 Komponenten.

Übrigens: In den Röhrenblüten ist zehnmal mehr ätherisches Öl als in den randständigen Zungenblüten. Dafür sind in den Zungenblüten doppelt so viele Flavonoide wie in den mittigen Röhrenblüten. Und im grünen Kelch ist mehr Allantoin als in den Zungenblüten.

Sammeln Sie deshalb am besten das gesamte Blütenköpfchen → Seite 402.

So wirkt sie → Die Ringelblume ist unsere große Wundheilpflanze, denn sie bewirkt wahre Wunder bei Wunden!

Sie wirkt wundheilend, entzündungshemmend, granulationsfördernd, lymphabflussfördernd, antiödematös (abschwellend, gewebsentwässernd), antibakteriell und antimykotisch.

So findet sie Anwendung → Die Ringelblume kommt zum Einsatz bei allen möglichen Entzündungen von Haut und Schleimhaut – bei Babys, Kindern, Teenagern, Frauen und Männern. Mit anderen Worten: Sie hat für jedes Geschlecht und jedes Alter etwas zu bieten.

Haut- und Schleimhautbeschwerden in der Frauenheilkunde: Denken Sie an die Calendula, wann immer Sie Entzündungen und Reizungen lindern möchten, wie zum Beispiel **Scheiden- und Brustentzündungen, Endometriose** oder sogar zur unterstützenden Behandlung bei **Zellveränderungen am Gebärmutterhals**. Einige dieser Erkrankungen werden klassischerweise mit lokalen Anwendungen in Form von Salben, Ölen oder Vaginalspülungen behandelt. Weniger bekannt ist jedoch, dass es gute Erfahrungen auch bei der innerlichen Anwendung gibt. Entsprechende Teerezepte finden Sie im jeweiligen Kapitel.

Die Ringelblume wirkt sich sogar positiv auf eine tiefe Geweberegeneration aus. Bei der sogenannten **Kraurose** konnten sich dies schon viele Frauen zunutze machen (in Form von Salben, Gelen oder Ölen). Hierbei handelt es sich um eine chronische Hauterkrankung der Vulva, der äußeren Geschlechtsorgane der Frau, bei der es zu Hautveränderungen mit heftigem Juckreiz, Wundsein und schmerzhaften Einrissen kommt.

Zu guter Letzt können Sie die Ringelblume auch zur Pflege nehmen bei **trockener Haut und Schleimhaut**, wie sie oft in den Wechseljahren vorkommt – auch hier ist sie ein wahrer Balsam.

Wunden: Selbstverständlich kommt die Ringelblume aber auch bei Wunden zum Einsatz. Hebammen vertrauen darauf bei Dammschnitten → Seite 293 und bei wunden Brustwarzen → Seite 297 von stillenden Müttern.

Hausapotheke von A–Z (Akne – Zahnfleischentzündungen) für Klein und Groß: Ringelblume ist die große Heilpflanze, wenn es um Wunden, Haut- und Schleimhautentzündungen geht. Mit ihren antibakteriellen, entzündungshemmenden und wundheilenden Eigenschaften gehört sie unbedingt in jede Hausapotheke. Überzeugen Sie sich selbst – hier eine Aufzählung möglicher Einsatzgebiete:
Akne → Auflagen, Gesichtswasser, Seite 136, Aphthen, Bienen- und Wespenstiche (frisch zerriebene Blütenköpfchen direkt auftragen), Blutergüsse (Salben, Umschläge), Dekubitus, Ekzeme, Hämorrhoiden (Sitzbad), Karbunkel und Abszesse (heiße Kompressen), Lymphknotenschwellungen (äußerlich: Auflagen oder Salbe; innerlich: Tee), Magenschleimhautentzündung (Tee), Mandelentzündung (Spülungen und Gurgeln mit Tee), Mund- und Rachenschleimhautentzündungen (Spülung), Nagelbettentzündung (Umschläge), Pflege von zarter, trockener, gereizter und sensibler Haut (bei Baby, Kind und Eltern) und Lippen, Sonnenbrand (Salben, Gel), spröde, rissige Hände und Füße (über Nacht dick mit Salbe einreiben und dünne Baumwollhandschuhe oder -socken darüber anziehen), Ulcus cruris (zur Reinigung und zu Beginn feuchte Auflagen mit verdünnter Tinktur, nach Verschluss dann Salbe), Venenentzündungen → Umschläge und Auflagen, Seite 260, Verbrennungen bis 2. Grades (Kompressen mit Tee oder verdünnter Tinktur) und Erfrierungen, Windeldermatitis und wunder Kin-

derpopo, Wunden wie Quetsch-, Schlag-, Schnitt-, Schürf-, Biss- und Risswunden, Wunden selbst mit schlechter Heilungstendenz (sterile Kompressen, bei geschlossenen Wunden: Salben), Wundheilung nach Operationen (Salben zur Narbenpflege), Wundreinigung (verdünnte Tinktur, Spray), Zahnextraktion und Zahnfleischentzündungen.

Wundversorgung

Ringelblume kommt bei jeder Art von Wunden zum Einsatz, selbst bei schlecht heilenden. Und zwar zur Wundreinigung, Behandlung und Nachsorge.

So geht es:

- **Wundreinigung:** Verdünnen Sie eine Ringelblumentinktur 1:5 mit abgekochtem Wasser, beträufeln Sie damit eine Kompresse und tupfen Sie die Wunde vorsichtig damit ab.

  Tipp: Sie können diese verdünnte Tinktur auch als Desinfektionsspray nutzen.
- **Behandlung:** Verdünnen Sie eine Tinktur 1:5 (bei größeren Wunden 1:10) mit abgekochtem Wasser. Tränken Sie damit eine sterile Kompresse und legen Sie diese (abgekühlt) 1- bis 2-mal täglich für etwa 15 Minuten auf das betroffene Hautareal.

  Tipp: Sie haben keine Tinktur zur Hand? Kein Problem, Sie können auch lauwarmen Ringelblumentee verwenden (1–2 TL Ringelblumenblüten mit 150 ml kochendem Wasser übergießen, 7 Minuten ziehen lassen und abgießen.)
- **Nachsorge:** Ist die Wunde zwar verschlossen, aber noch nicht ganz verheilt, tragen Sie vorsichtig Ringelblumensalbe auf die Wundränder auf.

Sie können sich Salben und Tinkturen selbst herstellen → rechts oder aus der Apotheke besorgen:

- Gel: Calendula 10 % Gel Weleda
- Öl: Calendula, Flos 10 % Öl Weleda
- Salbe und Creme: Calendula Wundsalbe Weleda, Calcea Wund- und Heilcreme Wala, Calendumed Salbe / Creme
- Tinktur: Calendula Ø Weleda, Calendula-Essenz Wala, Calendula-Essenz Weleda, Wala Brandessenz (unter anderem Calendula), Ceres Calendula Urtinktur

Zudem gibt es folgende Pflegeprodukte im Handel:

- Weleda: Calendula Pflegeöl, Babycreme, Bad, Pflegemilch, Gesichtscreme, Zahngel

Was beachten? → Nebenwirkungen sind kaum bekannt, da die allergisierenden Korbblütler-Bitterstoffe (Sesquiterpenlaktone) bei der Ringelblume fehlen. Zuweilen wird darauf hingewiesen, dass es bei Zubereitungen aus ganzen Blütenköpfchen, also mit Kelch, allergische Reaktionen geben kann. Meiner Erfahrung nach sind diese äußerst selten. Wenn Sie aber absolut sichergehen wollen, sammeln Sie nur die Zungenblüten, die sich leicht auszupfen lassen. Die ganzen Blüten sind deshalb interessant, da sie (mehr) Allantoin und ätherische Öle enthalten → Das steckt drin, Seite 401.

Selber sammeln oder kaufen? → Sammeln Sie die Blütenköpfchen in den Mittagsstunden. Wenn Sie eine große Auswahl an Ringelblumen haben, bevorzugen Sie die orangefarbenen, da diese meist mehr Carotinoide und Flavonoide enthalten. Trocknen Sie die ganzen Ringelblumen-Blütenköpfchen locker und in dünner Schicht ausgebreitet bei mäßiger Wärme in dafür geeigneten Trockenvorrichtungen. In diesem Fall ist die Trocknung mit künstlicher Wärmezufuhr vorzuziehen, da die Blütenköpfchen viele Schleimstoffe enthalten und deshalb nur langsam trocknen (Gefahr der Schimmelbildung). Sind die Blüten trocken, werden sie in saubere Schraubgläser gefüllt und an einem dunklen und kühlen Ort aufbewahrt.

Sie können die Blüten aber auch getrocknet in der Apotheke kaufen, allerdings erhalten Sie dann oft nur die Zungenblüten. Ansonsten erhalten Sie die ganzen Blüten in gut sortieren Kräutergeschäften.

Noch mehr Wissenswertes → Die Ringelblume gehört einfach in jeden Garten. Zum einen ist sie herrlich anzusehen, zum anderen ein „Muss“ für jede Hausapotheke und außerdem geeignet für so manches verrückte Liebesorakel aus dem Mittelalter: Es war eine Pflanze, die man für die Frage „Er liebt mich, er liebt mich nicht“ verwendete. Allerdings war das nicht ganz ungefährlich, denn das Auszupfen der Blüten konnte laut unseren Vorfahren ein Gewitter heraufbeschwören.

Wollen Sie einmal einen alten Liebeserzwingungszauber selbst ausprobieren? Dann graben Sie die Erde aus, in welcher sich die Fußspur Ihres Auserwählten abgedrückt hat, und geben Sie diese in einen Blumentopf. Pflanzen Sie nun die Ringelblume hinein. Sobald die ersten Blüten erscheinen, ist der Zauber besiegelt, und die Liebe des Auserwählten wird entflammen. Und so wie die Niewelkblume wächst und gedeiht, so wird Ihre gemeinsame Liebe wachsen und blühen bis in alle Ewigkeit.

Ringelblumentinktur

- 20 g frische Ringelblumenblüten
- 50 ml Alkohol (etwa 70%ig)

Sammeln Sie frische Ringelblumenblüten. Zerreiben Sie diese zusammen mit dem Alkohol in einem Mörser (mit aufgerauter Innenfläche), bis ein flüssiger Pflanzenbrei entsteht. Füllen Sie alles in ein Auszugsglas und lassen Sie es 2 Wochen an einem warmen Ort stehen. Regelmäßig umrühren. Danach durch ein feines Teesieb filtern und in eine braune Tropfflasche abfüllen.

Ringelblumen-Kokos-Salbe

Ringelblume und Kokosfett sind eine wunderbare Kombination. Die Ringelblume ist die Wundheilpflanze schlechthin und besitzt pflegende Eigenschaften. Kokosfett ist ein hervorragendes Hautpflegemittel mit einem herrlichen Kokosduft.

- 20 g frische Ringelblumenblüten
- 100 g Kokosfett

Pflücken Sie frische Ringelblumenblüten. Anschließend schmelzen Sie das Kokosfett und geben Sie die kleingezupften Blüten hinzu. Lassen Sie das Ganze 2 Stunden bei 40–50 °C unter gelegentlichem Rühren ausziehen. Danach durch ein feines Sieb in ein Salbendöschen abfüllen, erkalten lassen und mit dem Deckel verschließen. Im Kühlschrank ist die Salbe 1 Jahr lang haltbar.

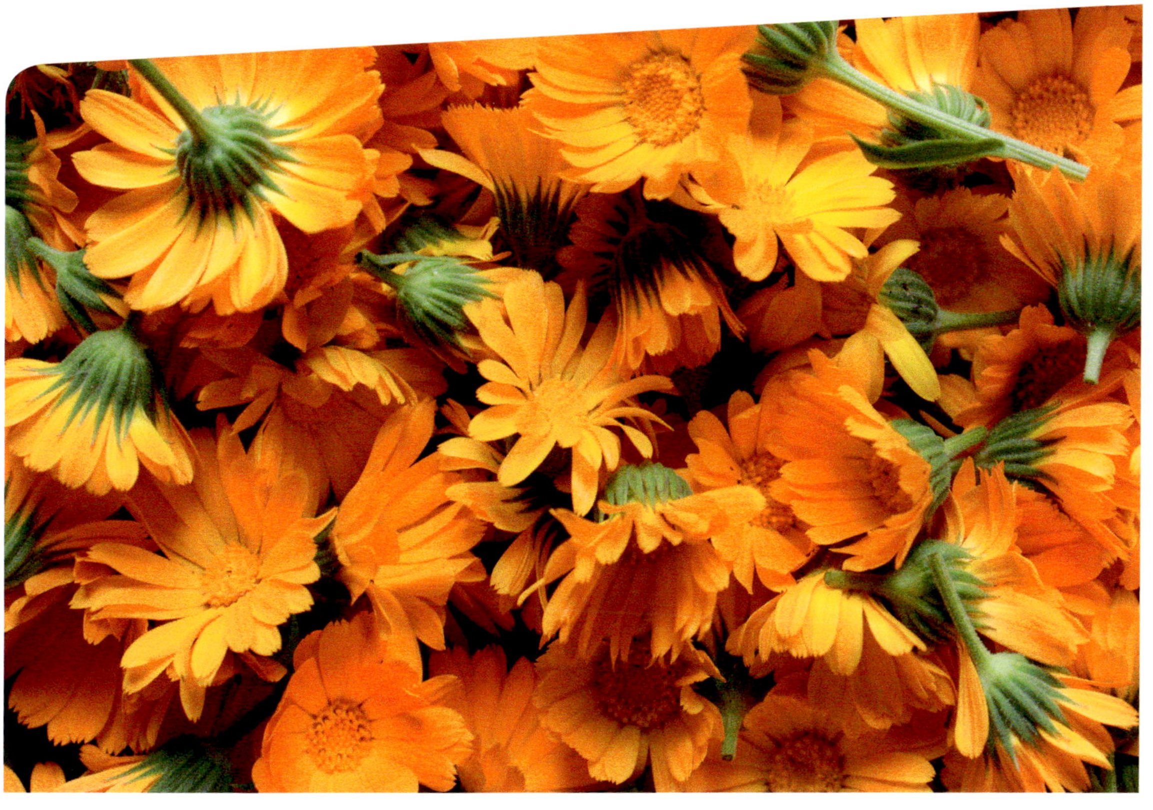

Die frisch geernteten Blüten können zu Salbe oder Tinktur verarbeitet werden.

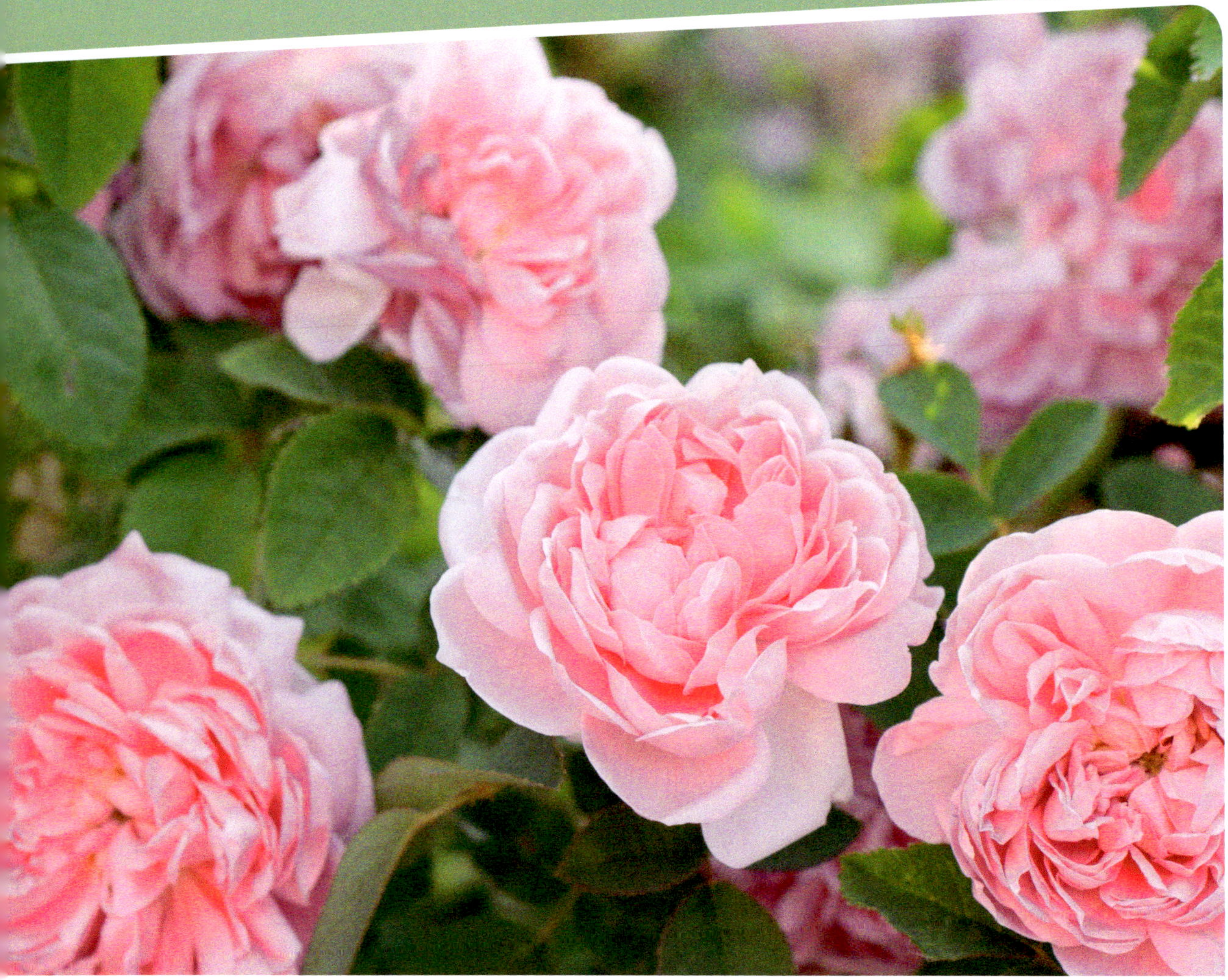

Hundertblättrige Rose

Rose

HUNDERTBLÄTTRIGE ROSE (*ROSA × CENTIFOLIA*)

ESSIGROSE, APOTHEKERROSE (*ROSA GALLICA*)

Familie: Rosengewächse (Rosaceae)

Medizinisch verwendete Teile: Blüten (eigentlich die Blütenblätter)

Die Rosen sind die Namensgeber der Familie der Rosengewächse. Ihre Gattung *Rosa* umfasst, je nach Betrachtungsweise, zwischen 150 und 250 Arten.

Noch umfangreicher ist die Liste der daraus gezüchteten Sorten. Mittlerweile sind über 30 000 Sorten bekannt. Diese vielen Arten und Sorten haben eines gemeinsam: sie besitzen unglaublich schöne Blüten, sie haben Stacheln, und die Wildformen bilden im Herbst Hagebutten aus. Übrigens, die Rosen besitzen Stacheln, nur im Volksmund werden diese oft als Dornen bezeichnet. Bereits seit der griechischen Antike gilt die Rose als die „Königin der Blumen" und wird auch als Zierpflanze gezüchtet. Vielleicht haben Sie einmal die Gelegenheit, einen Rosengarten zu besuchen – es lohnt sich!

Das steckt drin → Rosenblüten enthalten ätherisches Öl (unter anderem mit Geraniol, Nerol, Linalool und Citronellol), Gerbstoffe und Flavonoide.

Welche Rosen werden medizinisch verwendet?

In der Phytotherapie werden laut Arzneibüchern die folgenden vier Arten verwendet:

- Für die Gewinnung von **Rosenblüten** die Essigrose (*Rosa gallica*) und die Hundertblättrige Rose (*Rosa × centifolia*).
- Zur Gewinnung von **Hagebutten** die Hundsrose, Synonym Heckenrose (*Rosa canina*), und die Alpen-Heckenrose (*Rosa pendulina*). Die Hagebutte wird durch ihren Vitamin-C-Gehalt gerne zur unterstützenden Behandlung bei Erkältungen genutzt. Durch ihre Galaktolipide, Triterpensäuren und Antioxidantien wird sie zunehmend zur Behandlung von Gelenkarthrose und -schmerzen → Seite 122 eingesetzt. Die Hagebuttenkerne wirken harntreibend.
- In der Volksheilkunde werden jedoch beim Sammeln von Rosenblüten und Hagebutten auch andere Rosenarten genutzt.
- Aus der Aromatherapie kennen wir das kostbare **ätherische Rosenöl**. Dies wird gewonnen aus der Damaszener-Rose (*Rosa × damascena*) und aus der Essigrose (*Rosa gallica*).

  Übrigens: Um 1 ml ätherisches Rosenöl zu gewinnen, braucht man 4 kg Rosenblütenblätter. Damit wird auch der hohe Preis dieses wertvollen Öls verständlich.
- In der Bachblütentherapie ist *Rosa canina* eines der 38 **Bachblütenkonzentrate** und wird „Wild Rose" genannt. Es wird bei Apathie, Resignation, Teilnahmslosigkeit und innerer Kapitulation angewendet.
- In der Kosmetik findet zunehmend auch die *Rosa mosqueta* Interesse durch ihr **Kernöl**. *Rosa mosqueta* gilt als Sammelbegriff verschiedener in Chile vorkommender Wildrosenarten.
- In der Gemmotherapie werden die Heckenrosen-Blattknospen verwendet bei immer wieder aufflackernden grippalen Infekten, vor allem bei Kindern.

So wirkt sie → **Rosenblüten:** entzündungshemmend, zusammenziehend, durchfallhemmend, wundheilend, hautklärend, blutreinigend, keimwidrig, beruhigend und aphrodisierend.

Ätherisches Rosenöl: antibakteriell, antiviral, antimykotisch, entzündungshemmend, wundheilend, hautregenerierend, nerven- und herzstärkend, hormonmodulierend, beruhigend, stimmungsaufhellend, stressreduzierend und aphrodisierend.

So findet sie Anwendung → Wissenschaftlich anerkannt ist lediglich eine Behandlung bei leichten Hautentzündungen und leichten Entzündungen im Bereich der Mund- und Rachenschleimhaut. Dies lässt sich gut über die Gerbstoffe erklären. Dabei kann die Rose doch so vieles mehr! Die Königin der Blumen ist aus der Frauenheilkunde nicht mehr wegzudenken – vor allem über die Aromatherapie hat sie sich als „die Königin der Düfte" einen festen Platz erobert.

Durchfall: Doch kommen wir zuerst noch einmal auf die Gerbstoffe zurück. Eine beliebte Anwendung in der Erfahrungsheilkunde ist die Behandlung von Durchfall. Hier werden die Rosenblüten gerne kombiniert in Teemischungen mit weiteren gerbstoffhaltigen Pflanzen aus der Familie der Rosengewächse, zum Beispiel Blutwurz (Wurzelstock), Brombeere (Blatt), Gänsefingerkraut (Kraut) und Frauenmantel (Kraut).

Stimmungsschwankungen und Schlafstörungen: Die Rose ist eine wichtige Pflanze bei der Behandlung der Seele. Ihr Duft berührt uns tief, die Blume hebt durch ihren wohlriechenden, blumigen, erhellenden Duft die Stimmung und/oder verhilft uns zu einem wohligen Schlaf. Sowohl Stimmungsschwankungen als auch Schlafstörungen sind oft Begleitsymptome in den Wechseljahren → Seite 142–153. Vielleicht hilft es Ihnen bereits, sich im Sommer am Duft Ihrer Rosen im Garten zu erfreuen? Sie können aber auch 1–2 Tropfen ätherisches Öl in eine Duftlampe geben, einen Tee trinken → Seite 151, sich eine Kompresse → Seite 152 auflegen, ein Schlafkissen zubereiten oder ein Öl herstellen. Ihrer Kreativität sind hierbei keine Grenzen gesetzt.

Lustlosigkeit, Erschöpfung: Seit jeher wird die Rose mit der Liebesgöttin Aphrodite in Verbindung gebracht. Es heißt, der sinnliche Duft verleiht eine königlich anmutende weibliche Ausstrahlung und wirkt aphrodisierend. Auch hier gibt es jede Menge Möglichkeiten, die Rose zum Einsatz zu bringen → Seite 215, zum Beispiel als Tee, im Massageöl, als Räucherung oder gar in einem Likör. Durch die beruhigenden Eigenschaften kann ein Rosenbad auch bei Erschöpfung helfen, den Alltag vorübergehend abzustreifen, entweder in Form von selbst gemachten Badepralinen, als fertiger Badezusatz (Wildrosen Creme Weleda, Rosa e floribus 10 %, Oleum Wala) oder als selbst gemachter, indem Sie ätherisches Öl in Sahne oder Kokosmilch emulgieren → Seite 220.

Nervös bedingte Herzbeschwerden: Wie heißt es doch so schön:

„Der Duft der Rosen öffnet das Herz."

Durch die nerven- und herzstärkende Wirkung eignet sich die Rose auch bei nervösen Herzbeschwerden, Herzklopfen und Herzangst. Diese treten oft im Rahmen einer Schilddrüsenproblematik oder im Klimakterium auf. Möglich ist eine innere Anwendung als Tee → Seite 237 oder äußerlich in Form einer Einreibung → Aurum/Lavandula comp. Creme Weleda oder Rosen-Lavendel-Herzsalbe, Seite 239.

Scheidentrockenheit, Scheidenentzündungen: Nicht wegzudenken sind Anwendungen in Form von Vaginalzäpfchen oder -kugeln → Seite 173. Hier wird die Rose gerne mit anderen Pflanzen kombiniert und eignet sich als Pflege und Behandlung bei Scheidentrockenheit und -entzündungen oder gar zur Nachbehandlung und zur Vorbeugung von Pilzerkrankungen.

Hautprobleme: Rosenblüten werden gerne bei Hautproblemen eingesetzt. Sie sind deshalb in zahlreichen Kosmetikartikeln zu finden – nicht nur wegen des angenehmen Duftes.

Aufgrund der hautklärenden Eigenschaft eignen sich die Blüten innerlich als Tee bei Akne → Seite 135 und äußerlich als Rosenhydrolat, Rosenessig, Gesichtswasser und Gesichtsdampfbad → Seite 136–137.

Bei Hautproblemen wie Dermatitis, Neurodermitis, Juckreiz, wunden Brustwarzen in der Stillzeit und bei Neigung zu Pilzkrankheiten gibt es gute Erfahrungen mit der äußerlichen Behandlung durch Rosensalben (Rosatum Heilsalbe Wala) oder bei nässenden Ekzemen mit Umschlägen (feuchte Teeumschläge 3-mal täglich).

Im Mittelalter war das „Aqua Reginae Hungariae" sehr berühmt. Es handelte sich dabei um ein Gesichtswasser, das unter anderem Rosenwasser enthielt. Der Legende nach soll dieses Wasser die 72-jährige Königin von Ungarn so verjüngt und begehrenswert gemacht haben, dass der junge König von Polen um ihre Hand anhielt → Seite 410. Vielleicht mögen Sie dieses „Anti-Aging-Gesichtswasser" auch herstellen → Porträt Rosmarin, Seite 408.

Schwangerschaft: Selbst in der Schwangerschaft, bei der mit vielen Pflanzen ein vorsichtiger Umgang erforderlich ist, kommt die Rose zum Einsatz als Hautpflege, um Dehnungsstreifen vorzubeugen → Seite 275, oder im Dammmassageöl zur Geburtsvorbereitung → Seite 287. Aufgrund ihrer beruhigenden und harmonisierenden Wirkung ist die Rose auch gerne Bestandteil in Tee- und Ölmischungen zur Wehenhemmung.

Küche: Bei so viel Heilsamem haben Sie vielleicht auch Lust, die Rose von ihrer kulinarischen Seite kennenzulernen. Sie können sich einen Rosensirup herstellen → Rezept rechts, Rosendesserts kreieren oder einen Rosenessig ansetzen (so kam die Essigrose übrigens zu ihrem Namen).

Was beachten? → Kaum zu glauben, aber wahr: Bei der Anwendung der Rose ist nichts zu beachten!

Selber sammeln oder kaufen? → Eine wunderschöne Angelegenheit ist es, die Rosenblüten zu sammeln. Geerntet werden sie am ersten Tag des Aufblühens – also bitte nicht schon die Knospen ernten! Der optimale Erntezeitpunkt sind die Mittagsstunden. Nur an sehr heißen Tagen (30–35 °C) weicht man aufgrund der Verdunstung der ätherischen Öle besser auf den Vormittag aus.

Trocknen Sie die Rosenblütenblätter locker und in dünner Schicht ausgebreitet bei mäßiger Wärme im Schatten oder in dafür geeigneten Trockenvorrichtungen. Sind die Blütenblätter trocken, werden sie in saubere Schraubgläser gefüllt und an einem dunklen und kühlen Ort aufbewahrt. Sie können getrocknete Rosenblüten auch in der Apotheke oder im Naturkostladen kaufen.

Die richtige Rose

Sie wissen nicht, ob Sie die medizinisch anerkannte Hundertblättrige Rose oder die Essigrose vor sich haben? Macht nichts! Für Ihre Hausapotheke können Sie auch gerne die Damaszener-Rose oder andere wohlduftende Rosen verwenden – verlassen Sie sich auf Ihre Nase.

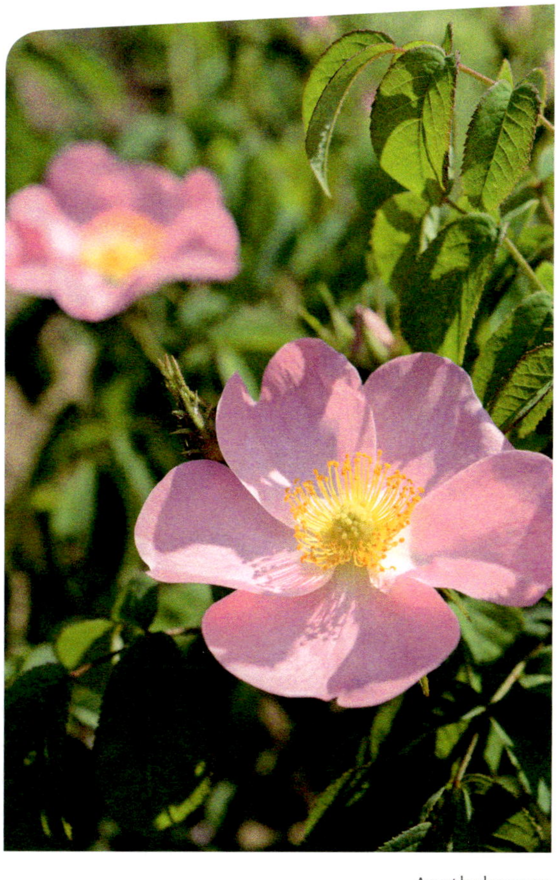

Apothekerrose

Noch mehr Wissenswertes → Die Rose berührt den Menschen tief in seiner Seele. Sie ist seit Urzeiten mit dem Thema „Weiblichkeit" verbunden, weshalb sie mit den fruchtbarkeitsspendenden Göttinnen Ischtar, Isis, Kybele, Aphrodite, Venus oder Freya verknüpft war. In einer der zahlreichen Entstehungsgeschichten der Rose in der griechischen Mythologie ist die Königin der Blumen das Resultat zweier Göttinnen: Kybele, die Große Muttergöttin, war eifersüchtig auf die Liebesgöttin Aphrodite, bei deren Geburt aus dem Meeresschaum die weißen Rosen entstanden. Aus Neid erschuf sie die rosa blühende Buschrose, die noch schöner war. Es existiert aber auch die Legende, dass die rote Rose aus dem Lächeln des Gottes Eros entstanden sei, der ja bekanntlich die leidenschaftliche Liebe bringt. Die Rose war aber nicht ausschließlich ein Symbol der Erotik und Liebe. Vor allem die weiße Rose galt unter Geheimbünden als Zeichen der Verschwiegenheit. Deshalb nannte sich die mutige Widerstandsgruppe um die Geschwister Scholl „Weiße Rose".

Rosensirup

Dieser verführerisch duftende Sirup schmeckt mit Mineralwasser verdünnt, in Sekt oder Weißwein, als Parfait oder auch zu Desserts.

- 1 l Wasser
- 1 kg Zucker (oder Kokosblütenzucker)
- 150 g frische Duftrosen-Blüten
- 1 Vanilleschote
- 10–15 Walderdbeeren (oder Gartenerdbeeren)
- Saft von 1 Zitrone

Kochen Sie Wasser und Zucker 5–10 Minuten zu einem Sirup auf und geben Sie anschließend den Zitronensaft dazu. Mit dieser Mischung übergießen Sie die Rosenblüten, die klein geschnittenen Erdbeeren und die aufgeschnittene Vanilleschote. Lassen Sie alles 30 Minuten zugedeckt ziehen und gießen Sie es dann durch ein feines Sieb ab. Zuletzt kochen Sie den Sirup noch einmal auf und füllen ihn noch heiß in saubere Flaschen.

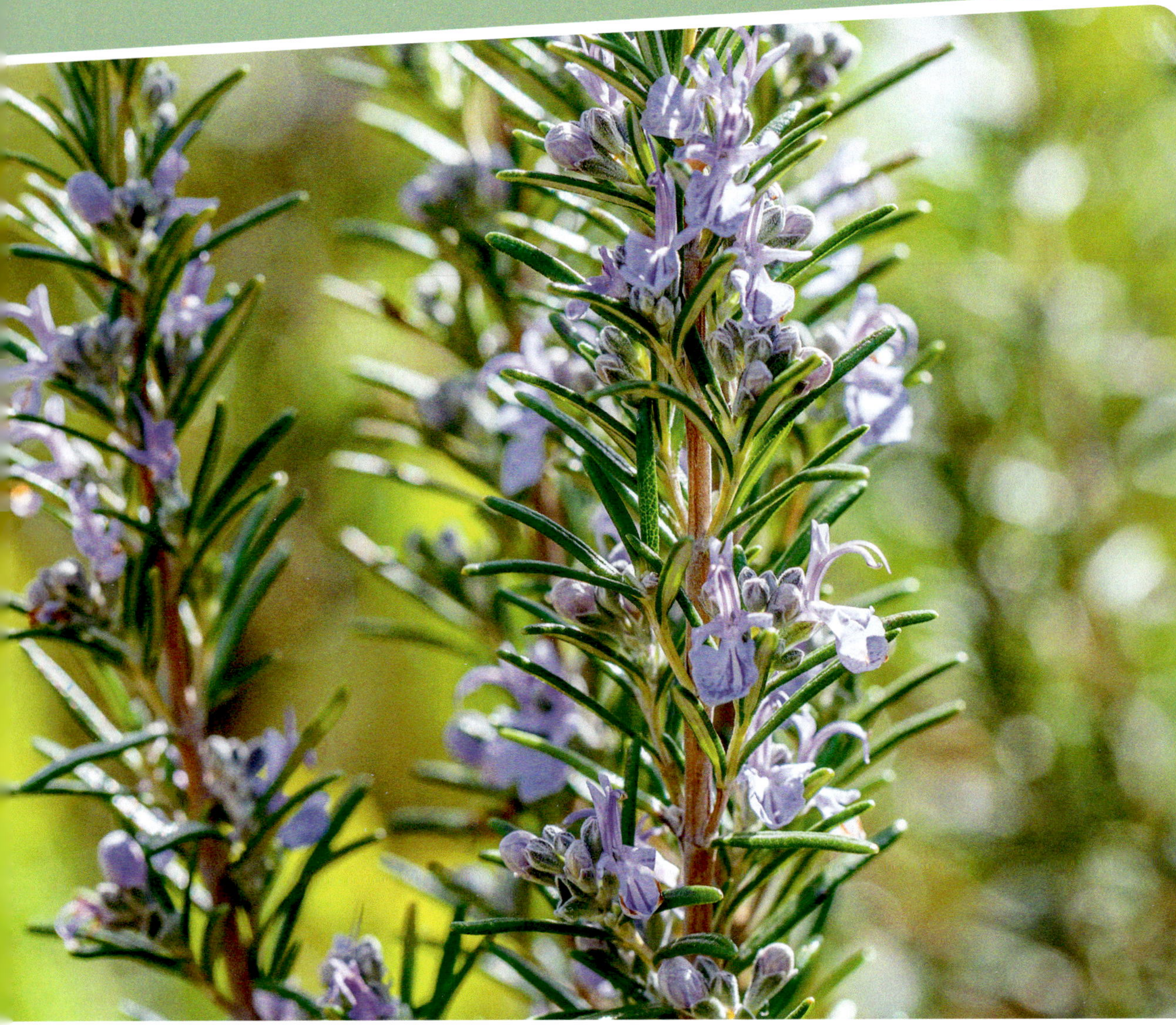

Rosmarin

ROSMARINUS OFFICINALIS

Volksnamen: Tau des Meeres, Brautkraut, Hochzeitsblum

Familie: Lippenblütler (Lamiaceae)

Medizinisch verwendeter Teil: Blatt

Der Name Rosmarin leitet sich vom lateinischen *ros marinus* ab und bedeutet „Tau des Meeres“. Vermutlich weil die Sträucher an den Küsten des Mittelmeeres wachsen und sie nachts mit Tau benetzt werden.

Eine weitere Deutung des Namens kommt aus dem Griechischen: *rhops myrinos* heißt so viel wie „Balsamischer Strauch“. Aus dem Namensbestandteil *officinalis* lässt sich schließen, dass es sich um eine alte Arzneipflanze handelt. „Offizin“ ist der Verkaufsraum einer Apotheke.

Der immergrüne, buschig duftende Strauch ist im gesamten Mittelmeergebiet bis Portugal heimisch und wird 0,5–2 m hoch. Charakteristisch sind die harten, schmal linealischen Blätter, die wie Nadeln aussehen und unterseits weiß- bis graufilzig behaart sind. In den Blattachseln stehen die hellblauvioletten, selten weißen oder rosafarbenen Blüten.

Das steckt drin → Der wunderbar aromatisch duftende Rosmarin enthält, wie sollte es anders sein, reichlich ätherisches Öl (unter anderem 1,8-Cineol, Campher, Pinen). Des Weiteren Gerbstoffe, vor allem Rosmarinsäure, sowie Bitterstoffe und Flavonoide.

So wirkt er → Die bekanntesten Heilwirkungen sind: verdauungsanregend (entblähend, gallenflussfördernd), blutdrucksteigernd, Verbesserung der Koronardurchblutung, herzkraftsteigernd sowie konzentrationsfördernd. Zudem durchblutungsfördernd und erwärmend im Becken- und Bauchraum, menstruationsfördernd und, richtig angewandt, auch fruchtbarkeitssteigernd, er regt nämlich den Eisprung an. Äußerlich wirkt Rosmarin durchblutungs- und somit auch haarwuchsfördernd.

So findet er Anwendung → In der antiken Kultur war der Rosmarin der Liebesgöttin Aphrodite geweiht. Außerdem, so wird berichtet, soll der Rosmarin die Lieblingspflanze von Pfarrer Sebastian Kneipp (1821–1897) gewesen sein. Die Nähe zu diesen beiden grundverschiedenen „Persönlichkeiten" ergibt eine interessante Mischung, die sich auch in der Heilwirkung widerspiegelt.

Verdauungsbeschwerden: Pfarrer Kneipp lobte den Rosmarin als vorzügliches Magenmittel. Durch seine Bitterstoffe und ätherischen Öle wirkt er wohltuend auf die Verdauung. So hilft er bei Appetitlosigkeit, sogenannten dyspeptischen Beschwerden und bei Blähungen – nicht ohne Grund zählt er zu den beliebtesten Küchenkräutern.

Würze vom Grill

Verholzte, entblätterte Rosmarinzweige können ideal als würzende Grillspieße verwendet werden.

Herz und Kreislauf: Gerne verordnete der Kräuterpfarrer Kneipp den herzstärkenden Rosmarinwein:

> „Rosmarinwein, in kleinen Portionen getrunken, hat sich als vortreffliches Mittel gegen Herzgebrechen bewährt …"

So einen Wein können Sie ganz einfach selbst herstellen, indem Sie 50 g frischen (oder 25 g getrockneten) Rosmarin in 0,75 l trockenem Weiß- oder Rotwein 3 Tage ausziehen lassen. Danach abgießen und täglich 1 Likörgläschen davon trinken.

Heute kommt der kräftig riechende Strauch bei Kreislaufbeschwerden, insbesondere aber bei der **Hypotonie** (zu niedrigem Blutdruck) zum Einsatz. Auch Frauen mit ständig kalten Händen und Füßen profitieren vom erwärmenden Rosmarin. Möglichkeiten zur Anwendung gibt es viele: Äußerlich als Bad, Waschung, Einreibung, Massage und Inhalation, innerlich als Tee, Tinktur oder Frischpflanzenpresssaft → Seite 242–244.

Allgemeine Stärkung: Der anregende Rosmarinduft weckt die Lebensgeister! Denken Sie deshalb an ihn in der **Rekonvaleszenz** und bei **Konzentrationsstörungen**. Der berühmte Professor und Arzt Leonhart Fuchs (1501–1566) schrieb:

> „Das Haus zur Zeit der Pestilenz mit Rosmarin geräuchert | vertreibt darin die bösen Lüfte. Der Rosmarin stärkt das Hirn | und allerlei Sinn | besonders das Gedächtnis. Er ist auch gut zu den zitternden und lahmen Gliedern."

Die vor Ansteckung schützende und kräftigende Wirkung machten sich einst auch vier Diebe zu Nutze → Seite 411.

Menstruationsbeschwerden: Der anregende Rosmarin bringt die Blutung ins Fließen. Leiden Sie also an einer zu schwachen oder gar ausbleibenden Blutung, trinken Sie in der zweiten Zyklushälfte einen Tee zur Menstruationsförderung → Seite 89. Klären Sie aber bei ausbleibender Blutung bitte immer zunächst die Ursachen ab, um insbesondere eine Schwangerschaft auszuschließen!

Kinderwunsch: Alte Volksnamen wie Brautkraut oder Hochzeitsblum erinnern daran, dass der Rosmarin in zahlreichen Hochzeitsbräuchen vertreten war. So trug der Bräutigam an der Brust einen Zweig und die Braut einen Kranz im Haar. Rosmarin galt dabei als Symbol der Treue. Das Brautpaar musste nach der Hochzeit einen Rosmarinzweig in den Garten stecken. Wuchs der Steckling an, so war es ein Zeichen für eine glückliche Ehe. Es liegt also nahe, dass solch eine Pflanze fruchtbarkeitsfördernde Eigenschaften besitzen könnte.

In der Tat fördert Rosmarin, zusammen in einer Teemischung mit Beifuß und Engelwurz in der ersten Zyklushälfte eingenommen, den Eisprung → Seite 272.

Schläge für Kindersegen

Als fruchtbarkeitsbringende Lebensrute diente der immergrüne Rosmarin im Mittelalter zum „Auspeitschen“ junger Frauen. Das Auspeitschen mit einer Rute war keine Boshaftigkeit, sondern ein Fruchtbarkeitszauber. Mit der Lebensrute (Symbol für den Penis) „gepfefferte“ Frauen sollten fruchtbar werden und viele Kinder bekommen. Man nannte das Schlagen auch vielsagend „kindeln“!

Aphrodisiakum: Außerdem steigert der beckenerwärmende Rosmarin so ganz nebenbei auch die Liebeslust, sodass er sich als mildes Aphrodisiakum eignet. Beliebt ist er für diesen Zweck als Wein oder zusammen mit weiteren erwärmenden Pflanzen wie Damiana, Zimt oder Vanille als Likör → Seite 221.

Geburtshilfe: Da Rosmarin die Menstruation ins Fließen bringt, darüber hinaus aber auch abortiv wirken kann, wird er wohldosiert (!) von Hebammen zur Wehenanregung genutzt. Eine beliebte Anwendung sind dabei durchblutungsfördernde Bäder sowie ein Geburts-Tee → Seite 291.

Auch bei einer „echten“ Übertragung können Sie, ähnlich wie beim Beifuß, auf den Rosmarin vertrauen (zum Beispiel Ceres Rosmarinus Urtinktur, 3-mal 3 Tropfen).

Gelenkbeschwerden und Rheuma: Aufgrund seiner durchblutungsfördernden Wirkung wird der Rosmarin äußerlich unterstützend eingesetzt bei rheumatischen Erkrankungen, Muskel- und Gelenkbeschwerden → poly-elan Salbe, sowie Einreibung und Bad, Seite 123–124. Bekannt geworden ist in diesem Zusammenhang das Aqua Reginae Hungariae → Rezept rechts. Folgende Geschichte wird dazu erzählt: Es war einmal vor langer Zeit, da erhielt die gichtgeplagte und sehr gebrechliche 72-jährige Königin Elisabeth von Ungarn (1305–1380) von einem Eremiten eine wahre Wundermedizin. Diese sollte sie teelöffelweise einnehmen und sich auch täglich damit waschen. Binnen eines Jahres wurde sie durch die Medizin aus Rosmarin so verjüngt, dass der junge König von Polen sich unsterblich in sie verliebte und um ihre Hand anhielt.

Haare: In der Naturkosmetik wird Rosmarin gerne bei der Herstellung von Haarwasser verwendet, da er die Durchblutung der Kopfhaut anregt und dadurch den Haarwuchs fördert.

Was beachten? → Aufgrund der menstruationsauslösenden, geburtseinleitenden und abortiven Wirkung sollten Sie Rosmarin nicht während der Schwangerschaft oder bei einer verstärkten Menstruation einnehmen. Wegen seiner kreislaufanregenden Wirkung ist er bei Bluthochdruck nicht angebracht.

Für alle Rosmarinanwendungen gilt: Denken Sie daran, Rosmarin regt an und macht wach. Wenn Sie also schlafen wollen, dann sollten Sie nicht gerade am Abend ein Rosmarinbad nehmen oder Rosmarintee trinken.

Selber sammeln oder kaufen? → Der optimale Erntezeitpunkt von Rosmarin ist während oder kurz nach der Blüte von April bis August in den Mittagsstunden. An heißen Tagen weicht man aufgrund der Verdunstung der ätherischen Öle besser auf den Vormittag aus. Ernten Sie die nicht verholzten Triebspitzen (5–10 cm lang) und trocknen Sie diese als Ganzes bei mäßiger Wärme im Schatten oder in dafür geeigneten Trockenvorrichtungen. Sobald sie ganz trocken sind, werden sie unzerkleinert (nicht klein bröseln!) in saubere Schraubgläser gefüllt und an einem dunklen, kühlen Ort aufbewahrt.

Sie können die getrockneten Blätter aber auch in der Apotheke oder im Naturkostladen kaufen.

Noch mehr Wissenswertes → Während einer Pestepidemie in Toulouse im Jahre 1630 plünderten vier Diebe ohne Furcht vor Ansteckung die Leichen aus. Sie wurden gefasst und man versprach ihnen Begnadigung, wenn sie das Geheimnis verrieten, wie sie der Ansteckung entgingen. Sie gaben daraufhin das Rezept eines Essigs preis, in den sie Salbei, Thymian, Lavendel und Rosmarin eingelegt hatten. Zum Schutz hatten sie dieses Gemisch über einen Schwamm eingeatmet und den ganzen Körper damit eingerieben. So bekam der Essig den Namen „Essig der vier Diebe“!

Aqua Reginae Hungariae

Das „Wasser der Ungarischen Königin“ ist ein herrlich belebendes Gesichtswasser, das sich zur Pflege ermüdeter, schlecht durchbluteter und großporiger Haut eignet. Auch als Einreibung bei Muskel- und Gelenkschmerzen zeigt es Wirkung. Und nicht zu vergessen: der unglaubliche Anti-Aging-Effekt!

- 10 g frische Rosmarinnadeln
- 5 g frische Lavendelblüten
- 5 g frische Dostblüten
- 5 g frische Minze
- 125 ml Alkohol (etwa 70%ig)
- 3–4 Tropfen ätherisches Rosmarinöl
- 150 ml Rosenwasser zum Aufgießen

Rosmarin, Lavendel und Minze klein geschnitten in ein verschließbares Glas geben und mit dem Alkohol übergießen. Die Kräuter müssen ganz mit Alkohol bedeckt sein. Falls keine frischen Kräuter verfügbar sind, können auch getrocknete verwendet werden. Gut verschlossen bleibt die Mischung 1 Woche lang an einem warmen Platz stehen, wobei sie öfters durchgeschüttelt wird. Dann wird die Tinktur abgeseiht und durch Kaffeefilterpapier klargefiltert. Jetzt das ätherische Rosmarinöl in der Tinktur auflösen und zum Schluss mit dem Rosenwasser aufgießen.

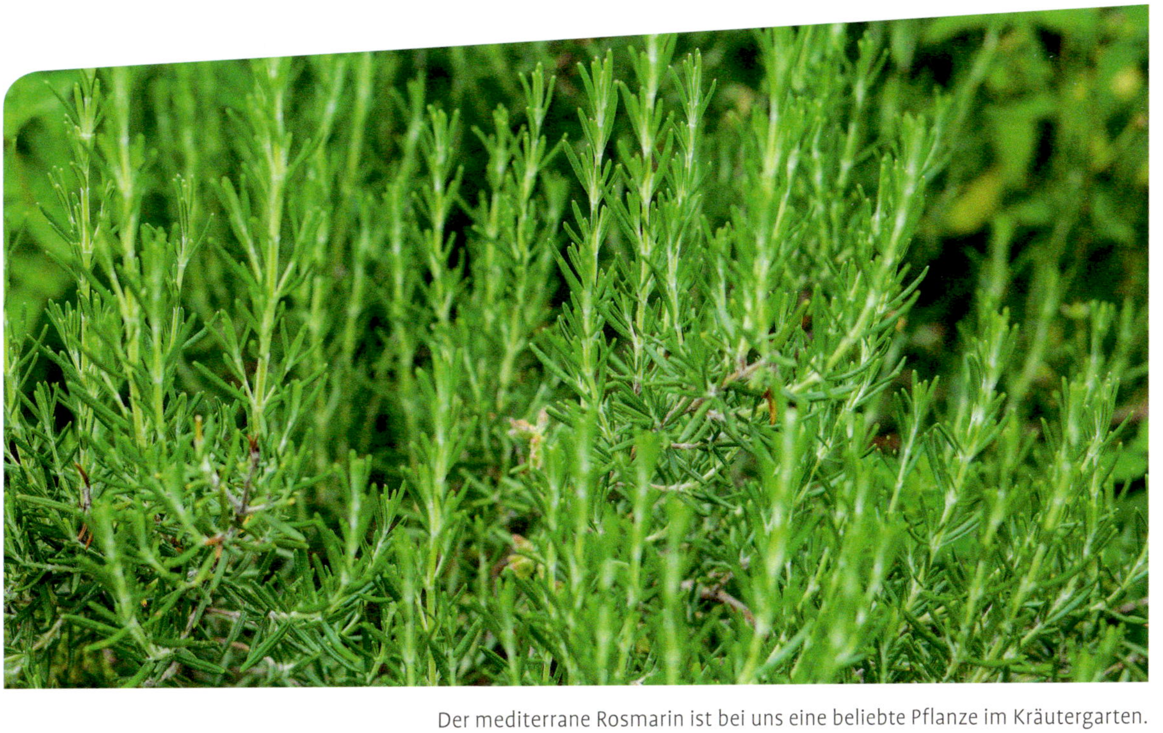

Der mediterrane Rosmarin ist bei uns eine beliebte Pflanze im Kräutergarten.

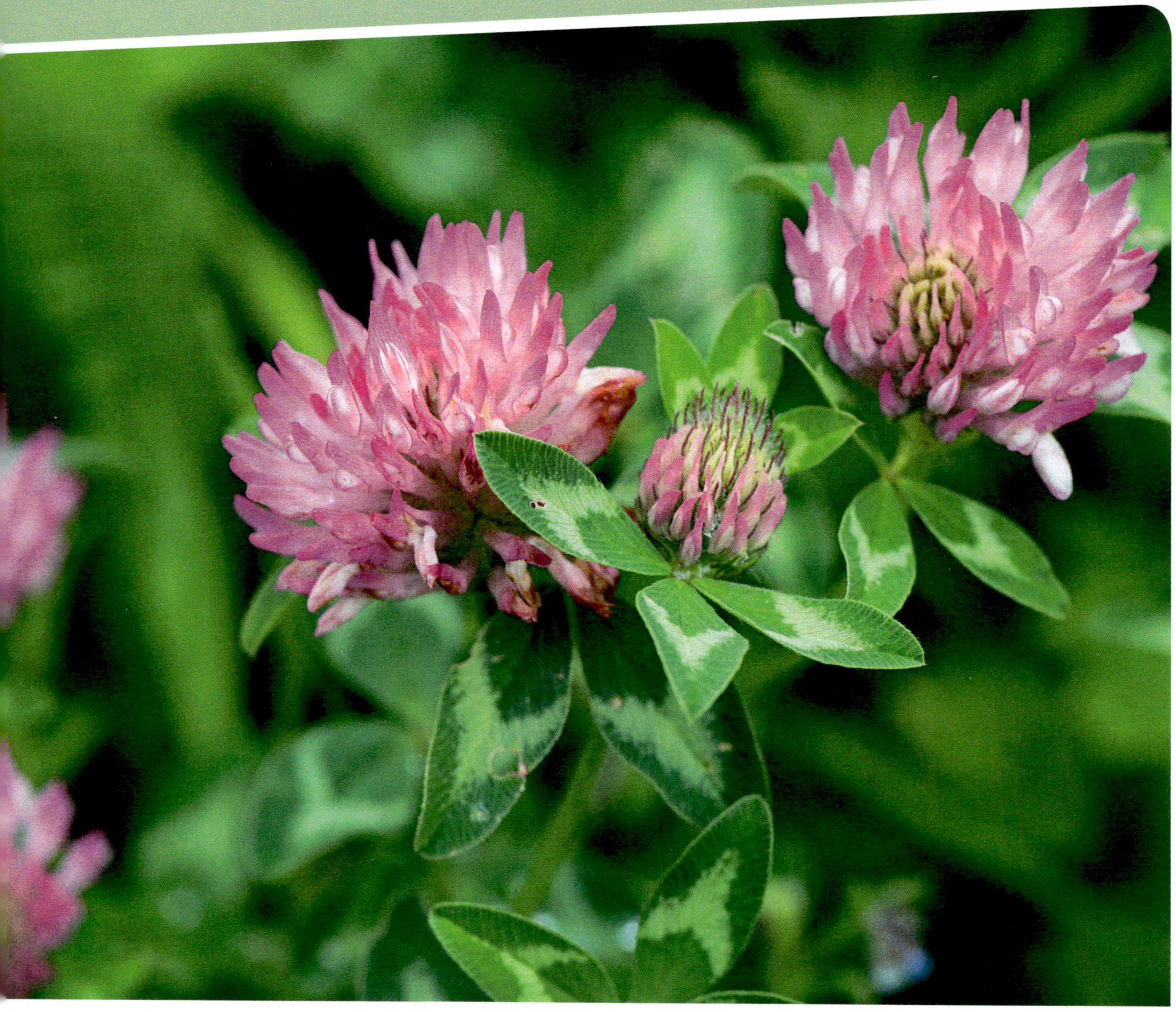

Rotklee

TRIFOLIUM PRATENSE

Volksnamen: Futterklee, Honigklee, Hummelklee, Wiesenklee

Familie: Hülsenfrüchtler (Fabaceae)

Medizinisch verwendeter Teil: Blüte

Rotklee hat wunderschöne rotkugelige Blütenstände und wird 20–40 cm hoch. Auf der Blattoberseite der drei Teilblättchen finden wir eine charakteristische, pfeilförmige weißliche Zeichnung.

Der Name *Trifolium* leitet sich vom lateinischen *tres* oder *tria*, drei, und *folium*, das Blatt, ab und weist auf das dreigeteilte Kleeblatt hin. Der Name *pratense* vom lateinischen Wort *pratum*, die Wiese, gibt Hinweise auf den Standort. Der Rotklee enthält viel Nektar, ist bei den Hummeln sehr beliebt

→ Seite 414 und wird deshalb auch als Honigklee bezeichnet. Außerdem ist er aufgrund seines hohen Eiweißgehaltes eine geschätzte Futterpflanze für Kühe, Schafe und Ziegen. Der Mensch erfreut sich über das in Ausnahmefällen vorkommende vierblättrige Kleeblatt. Es soll Glück bringen, weshalb es dazu viele mystische Bräuche gibt. Als Arzneipflanze wird nur der Rotklee mit seinen rot blühenden Köpfchen verwendet – und nicht seine nahen Verwandten, welche gelb oder weiß blühen.

Das steckt drin → Rotkleeblüten enthalten Isoflavone (unter anderem Daidzein und Genistein), welche zu den „Phytoöstrogenen" → Seite 57 zählen und auch in Soja zu finden sind. Des Weiteren enthalten die Blüten Gerbstoffe, Flavonoide, Saponine und Cumarine sowie in Spuren ätherisches Öl.

So wirkt er → Die Isoflavone in Rotklee haben eine östrogenähnliche Wirkung. Zudem wirkt Rotklee antioxidativ, entzündungshemmend, leicht cholesterinsenkend, antiarteriosklerotisch, osteoprotektiv, schleimlösend und hautregenerierend. Vermutlich schützt er sogar vor Krebs.

So findet er Anwendung → Der Rotklee ist ein wahres Multitalent und findet glücklicherweise seit einigen Jahren auch neben den großen Frauenheilpflanzen, wie beispielsweise Traubensilberkerze oder Mönchspfeffer, immer mehr Beachtung.

Hitzewallungen: Rotklee besitzt Phytoöstrogene (Isoflavone) und wird deshalb gerne bei den typischen Wechseljahrbeschwerden → Postmenopause, Seite 96 eingesetzt. Gerade im Hinblick auf Hitzewallungen und Schweißausbrüche gibt es einige Studien mit isoflavonhaltigen Extrakten, die eine positive Wirkung bestätigen können. Aber auch der Schlaf, die Stimmung und sogar die Konzentration verbesserten sich unter der Einnahme.

Sie können den Rotklee als Tee verwenden, sei es als Einzelpflanze, sei es in Kombination mit weiteren östrogenähnlich wirkenden Pflanzen wie Hopfen oder Salbei → Wechseljahre, Seite 100. Weitere Darreichungsformen sind Tinkturen oder Nahrungsergänzungsmittel (wie etwa Menoflavon Kapseln).

Osteoporose: Doch im Hinblick auf die Wechseljahre hat der Rotklee noch mehr zu bieten. Da er mit seinen Isoflavonen zu den sogenannten Phyto-SERMs → Seite 57–58 gehört, wirkt er auf die Beta-Östrogenrezeptoren, welche sich unter anderem am Knochen befinden. Deshalb unterstützt der Rotklee erfolgreich den Erhalt der Knochendichte, indem er den Knochenabbau hemmt und infolgedessen vor Osteoporose schützt.

Rotklee gegen Gefäßverkalkung

Aufgrund seiner speziellen modulierenden östrogenartigen Eigenschaften wirkt sich Rotklee auch positiv auf Arteriosklerose sowie auf die Blutfettwerte aus.

Trockene (Schleim-)Haut und Scheideninfektionen: Besonders hilfreich ist Rotklee (wie auch das Öl vom Granatapfel → Seite 110), wenn es um die in den Wechseljahren dünner und trockener werdende Haut und Schleimhaut geht. Durch den sinkenden Östrogenspiegel wird der Alterungsprozess der Haut beschleunigt und die Haut verliert an Geschmeidigkeit und Spannkraft. Hier kommt der östrogenähnlich wirkende Rotklee sowohl innerlich als auch äußerlich zum Einsatz.

Bei **Scheidentrockenheit** können Sie Sitzbäder mit Rotklee durchführen. Besonders zu empfehlen sind zudem Zäpfchen oder ein Rotkleegel. Diese werden von speziellen Apotheken angeboten (zum Beispiel Rotkleegel und Rosenzäpfchen mit Rotklee von der Limes Apotheke → Service, Seite 439). Ein Rotkleegel können Sie sich aber auch ganz einfach selber herstellen → Seite 415.

Selbst bei der **Kraurose**, einer chronischen Hauterkrankung der Vulva (Craurosis vulvae), die sich durch Hautveränderungen mit schmerzhaften Einrissen und Juckreiz äußert, kann eine äußerliche Anwendung von Rotklee Linderung verschaffen.

Für die **trockene Haut** und die ersten Fältchen gibt es in der Kosmetik eine ganze Reihe von Pflegeserien mit Rotkleeextrakten (zum Beispiel

Regenerationspflege: Augencreme, Tag- und Nachtserum, Tagescreme, Hals- und Dekolletécreme, Körperbalsam von Dr. Hauschka). Hier erhöhen die Phytoöstrogene die Fähigkeit der Haut, Wasser zu speichern. Somit wird die Haut gestrafft und geglättet. Außerdem kommt die antioxidative Eigenschaft des Rotklees zum Tragen, wodurch die Haut vor zellschädigenden freien Radikalen geschützt wird.

Bei Scheidenentzündungen → Seite 171 eignet sich neben Frauenmantel, Kamille, Majoran, Ringelblume, Schafgarbe, Taubnessel und Thymian auch der Rotklee in Form von Sitzbädern und Vaginalspülungen.

Kinderwunsch: Im Mittelalter nutzte man den Rotklee oft für Liebeszauber und Fruchtbarkeitsrituale. Das ist kein Zufall, denn durch seine östrogenähnliche Wirkung fördert er die Eireifung und den Eisprung. Sollte eine Regulation des Zyklus erforderlich sein, dann nehmen Sie in der ersten Zyklushälfte Rotklee ein. Dies führt zur Stabilisierung des Östrogenspiegels. Besonders eignet sich ein Tee in Kombination mit durchblutungsfördernden Pflanzen wie zum Beispiel Beifuß, Engelwurz und Rosmarin → Tee für die 1. Zyklushälfte, Seite 272, wenn Sie einen Kinderwunsch in Erfüllung gehen lassen wollen.

Volksheilkunde: In der Volksmedizin wurde der Rotklee aufgrund seiner Gerbstoffe eingesetzt bei **Durchfallerkrankungen** sowie aufgrund seiner Saponine bei **Husten**. Möchten Sie sich dieser Tradition anschließen, dann kombinieren Sie den Rotklee am besten zusammen mit anderen Pflanzen zu einer Teemischung. Zur Behandlung von Durchfall eignen sich weitere gerbstoffhaltige Pflanzen wie zum Beispiel Blutwurz, Brombeere, Frauenmantel, Gänsefingerkraut, Rose oder Storchschnabel. Für eine auswurffördernde Teemischung bei Husten können Sie den Rotklee zum Beispiel mit Fenchel, Gänseblümchen, Königskerze, Quendel, Schlüsselblume, Süßholz oder Thymian kombinieren.

Was beachten? → Bei Zubereitungen aus Rotklee gibt es außer einer selten auftretenden Übelkeit so gut wie keine Nebenwirkungen. Was es jedoch gibt, sind Anwendungsbeschränkungen:

- Zum einen sollten keine hochdosierten Rotkleeextrakte (über 40–50 mg Isoflavone pro Tagesdosis) eingenommen werden.
- Zum anderen sollte vorsichtshalber keine Einnahme (über einen längeren Zeitraum) von Rotkleeextrakten erfolgen bei östrogenabhängigen Krebserkrankungen, zum Beispiel bei Brustkrebs. Dies gilt bezüglich früherer als auch aktueller Erkrankungen sowie bei einer entsprechenden Veranlagung.

Hinweis: Diese Vorsichtsmaßnahme wird jedoch immer wieder kontrovers diskutiert. Teilweise gibt es sogar Studien, die den Isoflavonen einen schützenden Effekt in Bezug auf Brustkrebs bestätigen.

Selber sammeln oder kaufen? → Sie können Rotkleeblüten gut und gerne selbst sammeln. Der optimale Erntezeitpunkt ist bei der Vollblüte. Sammeln Sie die voll erblühten Köpfchen an warmen, trockenen Tagen am späten Vormittag und wundern Sie sich nicht, wenn Ihnen keine Honigbiene begegnet → Zum Schmunzeln, unten. Trocknen Sie die Blüten bei mäßiger Wärme im Schatten oder in dafür geeigneten Trockenvorrichtungen. Sind die Blüten trocken, werden sie in saubere Schraubgläser gefüllt und an einem dunklen, kühlen Ort aufbewahrt. Sie können die Blüten aber auch in der Apotheke oder im Naturkostladen kaufen.

Zum Schmunzeln

Die Tatsache, dass die Bienen den Rotklee kaum besuchen, hat unsere Vorfahren zu einer Legende inspiriert: Als Gott die Bienen erschuf, zeigte er ihnen den Rotklee und sagte: „Sechs Tage dürft ihr sammeln, aber am 7. Tag sollt ihr ruhen." Die Bienen flogen emsig von Blüte zu Blüte und sammelten Nektar. Als der Tag des Herrn kam, ruhten sie aber nicht, weil der Nektar so köstlich war. Das erzürnte Gott, und er zog die Blüten des Rotklees in die Länge, damit die Bienen mit ihrem kurzen Rüssel nicht mehr an den Nektar gelangten.

Tatsächlich sind die Rotkleeblüten so gebaut, dass nur die langrüsseligen Hummeln ihr süßes Ziel erreichen.

Noch mehr Wissenswertes → **Hormone aus der Bohne:** Die aus Asien stammende Soja (*Glycine max*) und der bei uns heimische Rotklee haben gewisse Gemeinsamkeiten. Beide gehören zur Familie der Hülsenfrüchtler (Fabaceae), besitzen Isoflavone (unter anderem Daidzein und Genistein) und zählen somit zu den sogenannten Phytoöstrogenen. Medizinisch verwendet wird die Sojabohne. Die asiatische Küche ist ohne Soja kaum vorstellbar, egal ob als Milch, Sprossen, Öl, Sauce oder Tofu.

Auch bei uns ist die Bohne seit langem beliebt, und das nicht nur in der Küche, sondern auch in der Frauenheilkunde. So wirkt Soja östrogenähnlich und wird deshalb gerne bei Beschwerden in den Wechseljahren (vor allem in der Postmenopause) eingesetzt. Somit ist es nicht verwunderlich, dass Frauen im asiatischen Raum aufgrund ihrer traditionellen Ernährung kaum unter Wechseljahrbeschwerden leiden. Wie beim Rotklee, so wird auch bei Soja ein vorsichtiger Umgang mit hochdosierten Präparaten empfohlen. Gegen eine Ernährung mit sojareicher Kost ist jedoch nichts einzuwenden, solange keine Östrogendominanz vorliegt. In Studien wurde sogar aufgezeigt, dass eine langjährige Ernährung mit Sojakost, welche bereits als Kind beginnen kann, eine präventive antitumoröse Wirkung besitzt. Im Übrigen sind Isoflavone auch in anderen Hülsenfrüchten wie Kichererbsen, Bohnen oder Linsen zu finden, wenn auch in geringen Mengen.

Rotkleegel

- 1 TL Rotkleetinktur
- 5 Tropfen ätherisches Lavendelöl
- 0,5 TL Xanthan
- 40 ml Rosenblütentee (oder Rosenhydrolat)

Die Rotkleetinktur zusammen mit dem ätherischen Lavendelöl in ein Glas geben. Anschließend Xanthan dazugeben, umrühren und kurz quellen lassen. Nun Rosenblütentee (oder Rosenhydrolat) unterrühren und in eine Tube oder ein Salbentöpfchen füllen. Im Kühlschrank ist das Rotkleegel 1–2 Monate haltbar. Als Vaginalgel bei Scheideninfektionen, -trockenheit und -reizungen oder zur Pflege der Vaginalschleimhaut anwenden.

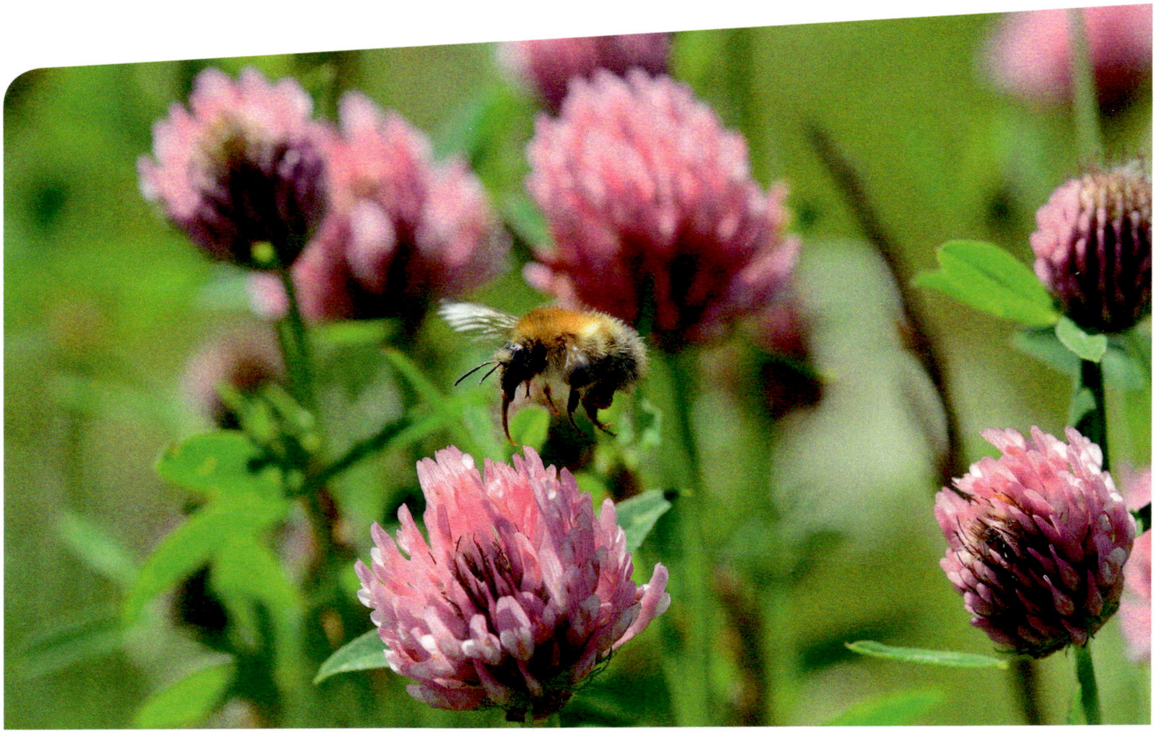

Nur Hummeln können mit ihrem langen Rüssel den Nektar erreichen.

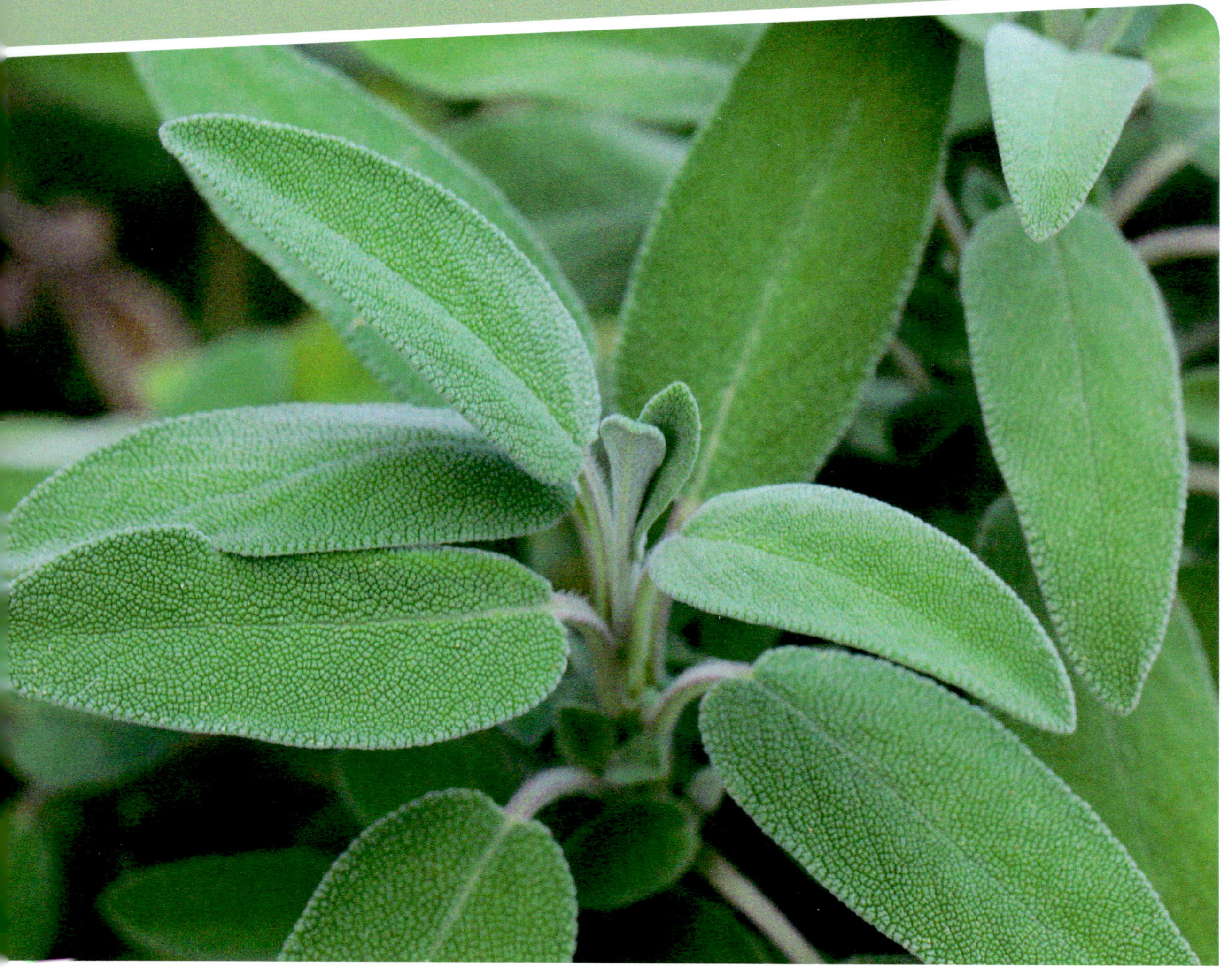

Salbei

ECHTER SALBEI ODER DALMATINISCHER SALBEI (*SALVIA OFFICINALIS*)

Volksnamen: Gartensalbei, Küchensalbei

DREILAPPIGER ODER GRIECHISCHER SALBEI
(*SALVIA FRUTICOSA*, SYNONYM *SALVIA TRILOBA*)

Familie: Lippenblütler (Lamiaceae)

Medizinisch verwendeter Teil: Blatt

Welch schöner Name für eine Pflanze, „die Heilende" – denn so heißt der Salbei aus dem Lateinischen übersetzt: *salvus* heißt gesund, heil, wohlbehalten.

Officinalis bedeutet „in den Apotheken gebraucht", denn „Offizin" nannte man früher den Verkaufsraum einer Apotheke. Daraus lässt sich erkennen, dass es sich beim Salbei um eine alte Arzneipflanze handelt. Dalmatinischer Salbei nimmt Bezug auf seine ursprüngliche Heimat in Dalmatien (Kroatien). Verwendung in der Heilkunde findet auch *Salvia fruticosa*, früher *Salvia triloba* genannt, der

Dreilappige oder Griechische Salbei. Der Name *triloba* kommt wiederum aus dem Lateinischen und bedeutet dreilappig. Damit werden die für seine Blätter sehr typischen „Öhrchen“ am Blattgrund angesprochen, die das Blatt dreilappig aussehen lassen.

Das steckt drin → Die Blätter enthalten vor allem ätherisches Öl (unter anderem Thujon, 1,8-Cineol und Campher). Das Thujon kennen Sie eventuell als Bestandteil des Wermuts. Das 1,8-Cineol kommt im Eukalyptus vor, weswegen der Salbeigeruch Sie vielleicht an diesen erinnert. Außerdem sind Gerbstoffe (zum Beispiel Rosmarinsäure), Bitterstoffe (Bitterwert 1000) → Seite 21, Flavonoide und Triterpene enthalten.

So wirkt er → Die bekanntesten Heilwirkungen des Salbeis im Bereich der Frauenheilkunde sind schweißhemmend, milchbildungshemmend und östrogenähnlich. Des Weiteren wirkt er verdauungsfördernd, appetitanregend, antibakteriell, antiviral, antimykotisch, adstringierend (zusammenziehend), entzündungshemmend und antioxidativ.

So findet er Anwendung → Beim Salbei denken Sie bestimmt gleich an eine Halsentzündung – er kann aber noch weitaus mehr und spielt selbst in der Frauenheilkunde eine wichtige Rolle.

Bereits im Mittelalter wunderte sich ein kräuterkundiger Mönch:

> „Dass man denn sterben muss, wenn man doch Salbei im Garten besitzt!“

Und in der Antike galt Salbei als Sinnbild für ein langes Leben.

Hitzewallungen und vermehrte Schweißbildung: Salbei wirkt östrogenähnlich und wirkt sich in den Wechseljahren positiv auf die lästigen Hitzewallungen aus. Schon vielen Frauen konnte er Linderung verschaffen und dadurch indirekt den erholsamen Schlaf zurückbringen. Vielleicht haben Sie auch schon mal ein vermehrtes Schwitzen bei Ihrer pubertierenden Tochter bemerkt. Ja, tatsächlich, auch in der Pubertät kann dies auftreten, bedingt durch die auch dann stattfindende Hormonumstellung. Die gute Nachricht: Auch hier vermag der Salbei das vermehrte unangenehme Schwitzen zu mildern. Und selbst bei Fußschweiß und beständig feuchten Händen ist er einen Versuch wert. Am besten, Sie kombinieren die innerliche mit einer äußerlichen Anwendung. Möglichkeiten gibt es viele, zum Beispiel als Tee, Spray, Tinktur, Deodorant oder Fertigarzneimittel → Seite 103–104. Wichtig ist jedoch, dass der Tee kalt oder lauwarm getrunken wird – keinesfalls heiß, denn das würde die Hitze noch zusätzlich fördern!

Hautunreinheiten, vermehrte Talgbildung und Akne: Salbei hemmt nicht nur die Schweißproduktion, er wirkt auch regulierend auf die Talgproduktion, was sich günstig auf Akne, fette und unreine Haut auswirkt. Außerdem kommen dabei die zusammenziehenden und antiseptischen Wirkungen der Heilpflanze zum Tragen. Vielleicht mögen Sie sich aus Salbeiblättern selbst ein Gesichtswasser herstellen → Seite 136?

Vermehrter Milchfluss und Abstillen: Haben Sie ein Zuviel an Milch oder wollen Sie abstillen? Auch hierbei hilft Salbei. Trinken Sie Salbeitee oder legen Sie sich immer wieder mit Salbeitee getränkte Kompressen auf die Brust. Sobald Sie das Kind nicht mehr anlegen, können Sie die Wirkung mit der Zugabe von Salbeitinktur verstärken. Dass Salbei beim Abstillen hilft, hat unlängst eine Studie der Hochtaunus-Kliniken, Bad Homburg, bewiesen: Wenn Frauen in den ersten sechs Wochen nach der Entbindung abstillen müssen, bekommen sie derzeit meist Cabergolin verordnet. Dabei handelt es sich um einen von Mutterkornalkaloiden abgeleiteten Arzneistoff. Bei längerer Einnahme kann dieser schwere Nebenwirkungen hervorrufen. Aber selbst bei einer kurzen Anwendung, wie es beim Abstillen üblich ist, können unerwünschte Nebenwirkungen wie Übelkeit, Schwindel, Kopfschmerzen oder sogar Nervenstörungen auftreten. Dies war der Anlass dafür, nach Alternativen zu suchen und eine Studie mit Zubereitungen aus Salbeiblättern durchzuführen. Und in der Tat, die milchbildungshemmende Wirkung konnte nachgewiesen werden.

Appetitlosigkeit, Verdauungsbeschwerden und Durchfall: Der Salbei gehört auch zu den Küchengewürzen. Sein ausgeprägter Geschmack ist aromatisch, würzig-bitter und kräftig. Er verleiht Ihren Speisen somit ein unvergleichliches Aroma. Aber Vorsicht, die Dosierung macht es aus – manchmal ist weniger mehr (also vorsichtig dosieren!). Durch seine Bitterstoffe regt Salbei den Appetit an und hilft bei Verdauungsstörungen, indem er die Verdauungssäfte ankurbelt. Seine Gerbstoffe wiederum sind durch die austrocknende Wirkung hilfreich bei der Behandlung von Durchfall.

Entzündungen der Mund und Rachenschleimhaut: Bei schmerzhaften Entzündungen im Mund (zum Beispiel Zahnfleischentzündungen, Aphthen, Druckstellen durch Zahnspangen oder Prothesen) ist Salbei das Mittel der Wahl. Sein ätherisches Öl wirkt gegen Bakterien, Pilze und Viren. Die Gerbstoffe dichten die obersten Zellschichten der Schleimhaut ab und wirken leicht schleimhautzusammenziehend. Dadurch klingen die Entzündungen spürbar ab. Auch hier haben Sie die Wahl: Gurgeln Sie mit dem Tee oder der Tinktur (zum Beispiel Salviathymol N Tropfen) oder verwenden Sie ein Gel (etwa Aperisan Gel) oder einen Balsam (zum Beispiel Weleda Salbei Zahnfleischbalsam). Sie können es aber auch wie Ihre Vorfahren machen und den Salbei als Zahnbürste nutzen: Wickeln Sie dazu ein Salbeiblatt so um den Finger, dass die filzige Blattoberseite nach außen zeigt. Nun können Sie das Zahnfleisch massieren und die Zähne wie üblich von Rot nach Weiß putzen. So ganz nebenbei erhalten Sie auch noch einen frischen Atem.

Angina, Halsentzündung: Gleich vorneweg: Salbei ist ein hervorragendes Mittel, wenn es um die Behandlung einer entzündeten, eitrigen Angina geht, nicht aber bei einem trockenen Hals oder Reizhusten – seine Gerbstoffe würden den Hals noch stärker austrocknen! Auch bei Halsentzündung können Sie mit dem Tee gurgeln, auf Tinkturen zurückgreifen oder traditionell Salbeibonbons lutschen.

Herpes: Vielleicht leiden Sie hin und wieder unter Lippenherpes? Selbst hier kann Salbei mit seiner ausgezeichneten antiviralen Wirkung die Vermehrung der Viren hemmen und entzündungshemmend und wundheilend helfen. Betupfen Sie Ihre Lippen mit frischem Salbeisaft (einfach ein Blatt zwischen den Fingern zerreiben) oder nehmen Sie eine salbeihaltige Creme (Phytovir mit Salbei, Rhabarber und Quitte).

Muskatellersalbei und Aromatherapie

In der Aromatherapie wird der zweijährige Muskatellersalbei (*Salvia sclarea*) wegen seinen antibakteriellen, antimykotischen und hormonmodulierenden Eigenschaften gerne in Vaginalzäpfchen zur Behandlung von Scheideninfektionen angewandt.

Übrigens: Früher haben die Weinbauern den Muskatellersalbei zum Aromatisieren und Veredeln ihrer Weine genutzt. Diese Nutzung prägte den Begriff „Muskatellerwein".

Was beachten? → Hält man sich an die Dosierungsangaben beim Salbeitee, gibt es weder bei dessen äußerlicher noch innerlicher Anwendung etwas zu beachten.

Bei längerer Einnahme von alkoholischen Extrakten (Tinktur) oder des reinen ätherischen Öls sieht es allerdings anders aus. Hier kann es zu epilepsieähnlichen Krämpfen kommen – verantwortlich dafür ist das Thujon. Diese Zubereitungen dürfen deswegen innerlich nicht in höherer Dosierung (maximal 3-mal täglich 40 Tropfen) und nicht länger als 4 Wochen eingenommen werden. Während der Schwangerschaft sollten alkoholische Extrakte und das reine ätherische Öl allerdings überhaupt nicht verwendet werden – Salbeitee hingegen ist erlaubt.

Selber sammeln oder kaufen? → Wer Salbei im Garten hat, kann gut und gerne selbst sammeln – für Heilzwecke und für die Küche. Der optimale Erntezeitpunkt ist zu Blühbeginn in den Mittagsstunden. An heißen Tagen weicht man aufgrund der stärkeren Verdunstung der ätherischen Öle auf den Vormittag aus.

Streifen Sie die Blätter vom Stiel ab und trocknen Sie diese als ganzes Blatt bei mäßiger Wärme im Schatten oder in dafür geeigneten Trockenvorrichtungen. Sind die Blätter vollständig trocken, werden sie als Ganze (nicht klein bröseln!) in saubere Schraubgläser gefüllt und an einem dunklen und kühlen Ort aufbewahrt.

Sie können die getrockneten Blätter aber auch in der Apotheke oder im Naturkostladen kaufen.

Noch mehr Wissenswertes → Im Mittelalter gab es einen magischen Liebeszauber, mit dem die Liebe des gewünschten Partners erobert werden konnte. Dazu musste man mit einer ungebrauchten Nadel drei Löcher in ein Salbeiblatt stechen und ein Haar des Auserwählten zusammen mit einem eigenen Haar durch die Löcher fädeln. Das Blatt wurde nun zusammengerollt und in ungebrauchtes Wachs getaucht. Anschließend musste das Salbeiblatt unter der Türschwelle des oder der Angebeteten vergraben werden. Sobald die Schwelle von dem oder der „Auserwählten" überschritten war, begann der Liebeszauber zu wirken. Na ja, wenn's hilft.

Salbeiblütenwein

Traditionell werden Salbeiblüten bei körperlicher und nervöser Erschöpfung eingesetzt, um die Lebensfreude wieder zu erwecken. Ein Salbeiwein ist eine besonders angenehme Art der Anwendung.

- 50 g frische Salbeiblüten
- 0,75 l Weißwein

Lassen Sie die Salbeiblüten im Weißwein 2–3 Tage lang ausziehen und gießen Sie den Wein danach ab. Trinken Sie davon mittags und abends ein Likörgläschen voll. Kühl gelagert ist der Wein 2 Wochen haltbar.

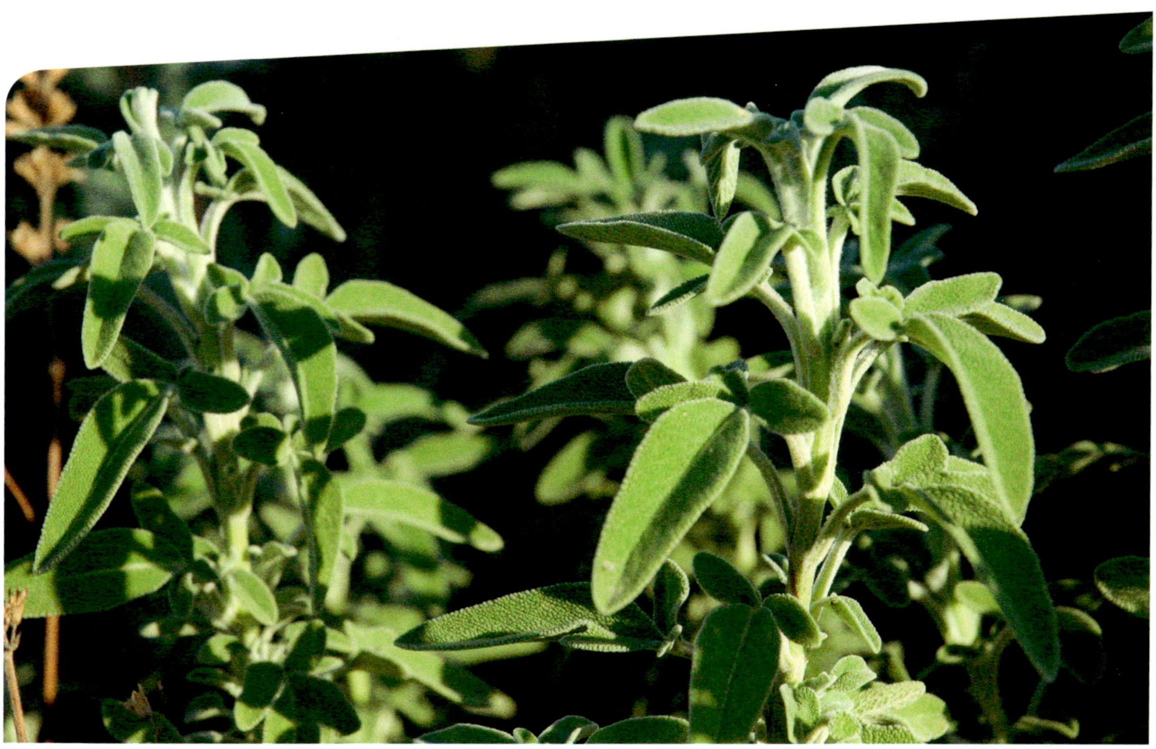

Dreilappiger oder Griechischer Salbei

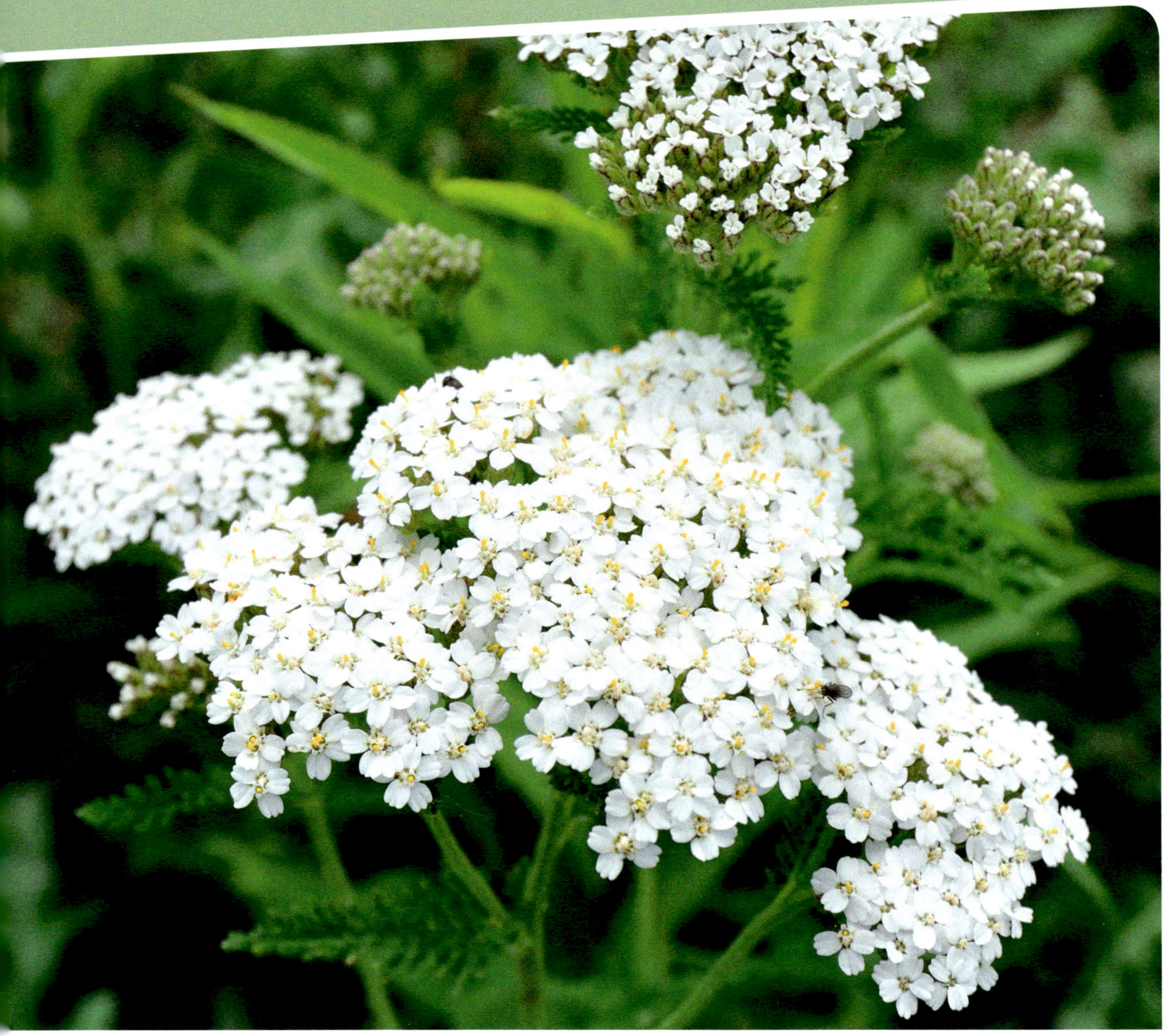

Schafgarbe

ACHILLEA MILLEFOLIUM

Volksnamen: Achilleskraut, Augenbraue der Venus und viele andere

Familie: Korbblütler (Asteraceae)

Medizinisch verwendete Teile: Blüte und Kraut

Die Schafgarbe ist eine ausgleichende Pflanze. Sie vereint sowohl männliche als auch weibliche Anteile, was sich auch in ihren vielen Volksnamen widerspiegelt.

So wird die Schafgarbe zum einen Zimmermannskraut, Josefskraut, Beilhiebkraut, Stichkraut und Soldatenkraut genannt. Das lässt darauf schließen, dass die Männer sie früher bei Wunden durch Werkzeuge und Waffen benutzt haben. Selbst der Namensgeber Achilles (*Achillea!*) hat seine Krieger damit geheilt.

Die „weiblichen“ Namen lauten Bauchwehkraut, Frauendank, Frauenkraut, Jungfernaugenbrauen und Augenbraue der Venus. Die überaus fein zerteilten Fiederblättchen (*mille*, tausend, und *folium*, das Blatt) gleichen einer Augenbraue.

Das steckt drin → Die Blüten enthalten, mehr noch als das blühende Kraut, **ätherisches Öl** (unter anderem Cineol, Thujon und Pro-Azulen). Bei der Destillation entsteht aus dem farblosen Pro-Azulen das intensiv blaue Cham-Azulen, wie wir es auch von der Kamille kennen → Seite 382.

Darüber hinaus enthält das blühende Kraut Sesquiterpen-**Bitterstoffe** (mit einem Bitterwert von 3000–5000 → Seite 21), **Gerbstoffe**, **Flavonoide** und ein wenig Cumarine.

So wirkt sie → Die Schafgarbe wirkt appetit- und verdauungsanregend, gallenflussfördernd, entblähend, krampflösend, antibakteriell, entzündungshemmend, wundheilend und tonisierend. Außerdem hat sie blutstillende sowie menstruationsblutungsregulierende Eigenschaften.

So findet sie Anwendung → Wenn eine Pflanze als Augenbraue der Venus (die Göttin der Liebe, Lust und Schönheit) bezeichnet wird, kann frau sich gut vorstellen, dass sie in der Frauenheilkunde eine bedeutsame Rolle spielt.

Menstruationsbeschwerden, Scheidenentzündungen, Bauchkrämpfe:

> „Schafgarb im Leib
> tut wohl jedem Weib.“

Dies reimten bereits unsere Vorfahren. Und in der Tat, vermag das Bauchwehkraut, innerlich eingenommen, krampfartige Menstruationsbeschwerden → Seite 79 zu lindern. Aber auch äußerlich als Sitzbad hilft es bei Scheidenentzündungen → Seite 171, schmerzhaften Krämpfen im kleinen Becken und somit bei einer schmerzhaften Menstruation → Seite 83. Durch ihre ausgleichende Wirkung kann sie sowohl bei einer zu starken als auch bei einer zu schwachen Menstruationsblutung → Seite 85, 88 verabreicht werden – zuweilen berichten Frauen auch über gute Erfahrungen bei Schmierblutungen. Die Schafgarbe kann selbst auf der psychischen Ebene ausgleichend wirken. Vielleicht möchten Sie es einmal mit einem Schafgarbentee oder einer -tinktur probieren, wenn Sie sich hin- und hergerissen fühlen? Das bringt Sie wieder zur Mitte und verleiht Ihnen festen Boden unter den Füßen.

Aufgrund der antibakteriellen und entzündungshemmenden Wirkung hat sich die Schafgarbe auch bei der Behandlung von Haut- und Schleimhautentzündungen bewährt.

Verdauungsbeschwerden und Frühjahrskur: Die Schafe haben sich bei Verdauungsbeschwerden schon immer auf die gute Wirkung der Schafgarbe verlassen und sie deshalb auf ihren Speiseplan gesetzt. Daher kommt der Name: mittelhochdeutsch *garwe* heißt „Gesundmacher“ – ein Gesundmacher der Schafe also! Auch uns hilft sie zuverlässig bei sogenannten dyspeptischen Beschwerden, das heißt, wenn Appetitlosigkeit, Völlegefühl oder gar leichte krampfartige Schmerzen im Magen-Darm-Bereich auftreten. Selbst die **Leber** freut sich über eine Unterstützung in Form eines Wickels → Seite 317.

Um den gesamten Stoffwechsel anzukurbeln, können Sie eine Frühjahrskur mit dem Frischpflanzenpresssaft durchführen, die frischen Blättchen in Smoothies oder in eine Neun-Kräuter-Suppe → Rezept Seite 359 einarbeiten.

Wundbehandlung: Hildegard von Bingen schrieb über die Schafgarbe:

> „Wer aber im Körperinneren eine Wunde erhielt, sei es, dass er durch Spieße verwundet oder dass er innerlich zusammengeschnürt wurde, der pulverisiere diese Schafgarbe und er trinke jenes Pulver in warmem Wasser.“

Probieren Sie also die Schafgarbe auch bei Operationswunden, Blutungen, Quetschungen, Knochenbrüchen und Zahnextraktionen. Die Anleitung für den „Schafgarbenschutz“: Trinken Sie bereits 3 Tage vor einer Operation und bis 7 Tage danach täglich eine Tasse Schafgarbentee mit 3 Messerspitzen (etwa ½ TL) Schafgarbenpulver. In der Regel führt dies zu einer komplikationslosen, glatten Wundheilung ohne Infektion. Bei kleinen, oberflächlichen Wunden helfen Kompressen aus Tee oder Tinktur.

Sollten Sie unterwegs sein und sich verletzen, eignet sich die Schafgarbe als „Wiesenwundpflaster“ → Seite 423. Die blutstillende Wirkung der Schafgarbe kann auch in Form eines Tees oder einer verdünnten Tinktur zur Anwendung kommen. Sie können damit Kompressen tränken und auf kleine, oberflächliche Wunden auflegen.

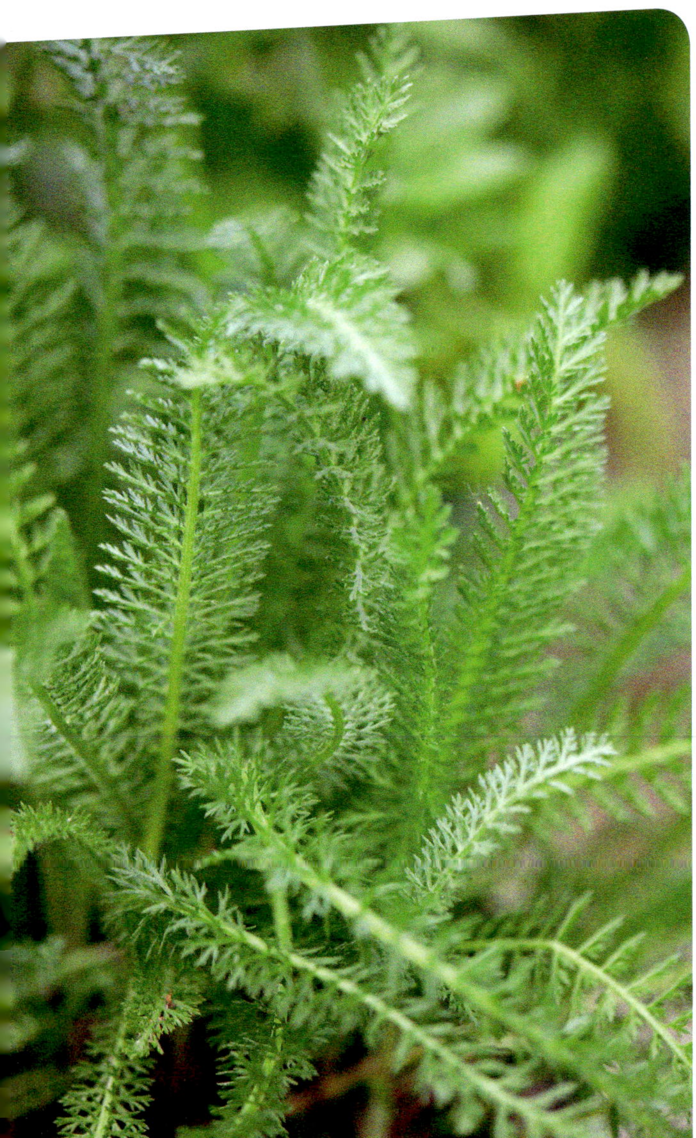

Die filigranen Blätter der Schafgarbe wurden früher wegen der feinen Fiederung „Augenbraue der Venus“ genannt.

Multiple Sklerose: Laut einer neueren Studie gibt es positive Hinweise auf die Behandlung bei MS (Multiple Sklerose) hinsichtlich eines Schafgarbenextrakts. Dieser wurde begleitend zur Standardtherapie eingesetzt und konnte sowohl die Häufigkeit der Rückfälle als auch das Auftreten von Gehirnschädigungen reduzieren. Vermutlich spielen hier die Flavonoide Apigenin und Luteolin eine entscheidende Rolle.

Was beachten? → Besteht eine **Allergie** gegen Korbblütler, sollten Sie die Schafgarbe meiden, da es bei Kontakt mit der Pflanze (selten) zu einer Schafgarben-Dermatitis (Hautentzündung mit Bläschenbildung) kommen kann.

Für die Anwendung von Schafgarbe während der **Schwangerschaft** liegen noch keine Untersuchungen zur Unbedenklichkeit vor. Da sie in geringen Mengen das ätherische Öl Thujon enthält, welches abortiv wirken kann, sollten Sie während der Schwangerschaft auf alkoholische Zubereitungen (Tinkturen) verzichten – Teezubereitungen hingegen sind unbedenklich.

Selber sammeln oder kaufen? → Die Schafgarbe finden Sie auf Wiesen und an Wegrändern. Sie ist sehr widerstandsfähig und meidet feuchte Böden. Je nach Standort kann sie bis zu 80 cm hoch werden und einen sehr harten, aufrechten Stängel haben. Der optimale Erntezeitpunkt ist, wenn sie in voller Blüte steht, denn dann enthält sie am meisten ätherisches Öl. Ernten Sie die Blüten beziehungsweise die oberen 20 cm der Triebe an einem trockenen Tag während der Mittagsstunden. Kleiner Tipp: Da die Stängel recht „zäh“ sind, lassen sie sich kaum mit der bloßen Hand pflücken. Verwenden Sie deshalb am besten eine Schere oder ein Messer. Trocknen Sie die Pflanzen rasch bei mäßiger Wärme im Schatten oder in dafür geeigneten Trockenvorrichtungen. Sind die Blüten beziehungsweise das Kraut trocken, werden sie in saubere Schraubgläser gefüllt und an einem dunklen und kühlen Ort aufbewahrt.

Sie können getrocknete Schafgarbe aber auch in der Apotheke oder im Naturkostladen kaufen.

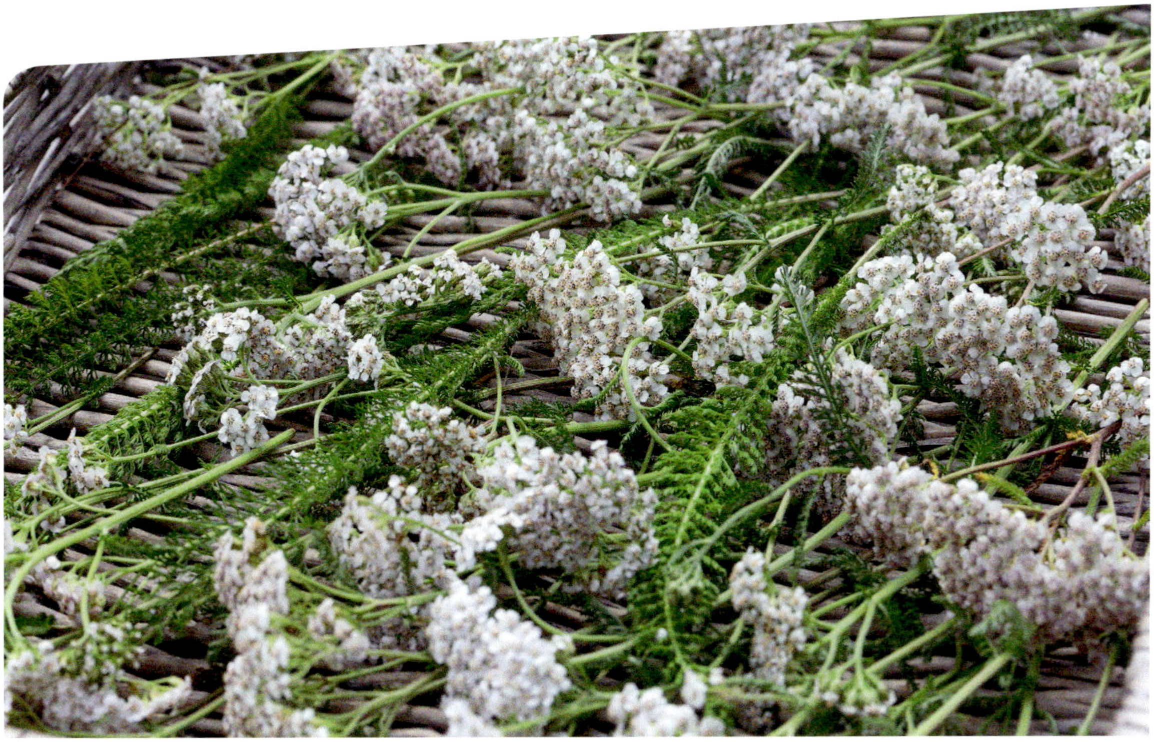

Das blühende Schafgarbenkraut wird an einem warmen Ort im Schatten getrocknet.

Noch mehr Wissenswertes → Es gibt einige Orakel, die vielleicht für die eine oder andere Gelegenheit ganz interessant sein könnten. Möchten Sie wissen, wer Ihr zukünftiger Liebster ist, dann probieren Sie es wie unsere Vorfahren mit folgendem Orakel:

„Die erste Schafgarbe find ich hier,
im Namen Christi pflück' ich sie mir,
und wie Jesus Maria mit Liebe bedacht,
mög' im Traum mir erscheinen
mein Liebster heut Nacht!"

Wiesenwundpflaster

Was tun, wenn Sie sich in der freien Natur verletzt haben? Suchen Sie nach Schafgarben. Die zwischen den Händen zerriebenen und gequetschten Schafgarbenblüten und -blätter eignen sich hervorragend als „Wiesenwundpflaster" bei kleinen Wunden und Kratzern. Bringen Sie es direkt auf die Wunde auf – auch bei Nasenblutungen hilft es schnell und zuverlässig.

Weitere Wiesenwundpflaster sind die zerriebenen und gequetschten Blätter von Gänseblümchen und Spitzwegerich, welche gerne von Kindern bei Insektenstichen und nach dem Kontakt mit Brennnesseln verwendet werden.

Die Schafgarbe hat eine lange Tradition bei der Wundversorgung. Selbst im 1. und 2. Weltkrieg wurde das desinfizierende und entzündungshemmende Kraut in großen Mengen in den Lazaretten verwendet. Im 2. Weltkrieg setzte man vor allem Schulkinder dafür ein, Schafgarbe zu sammeln und zu trocknen. So kamen zum Beispiel bei der Sammelaktion 1943 auf diese Weise 6,5 Millionen Kilogramm Heilpflanzen zusammen!

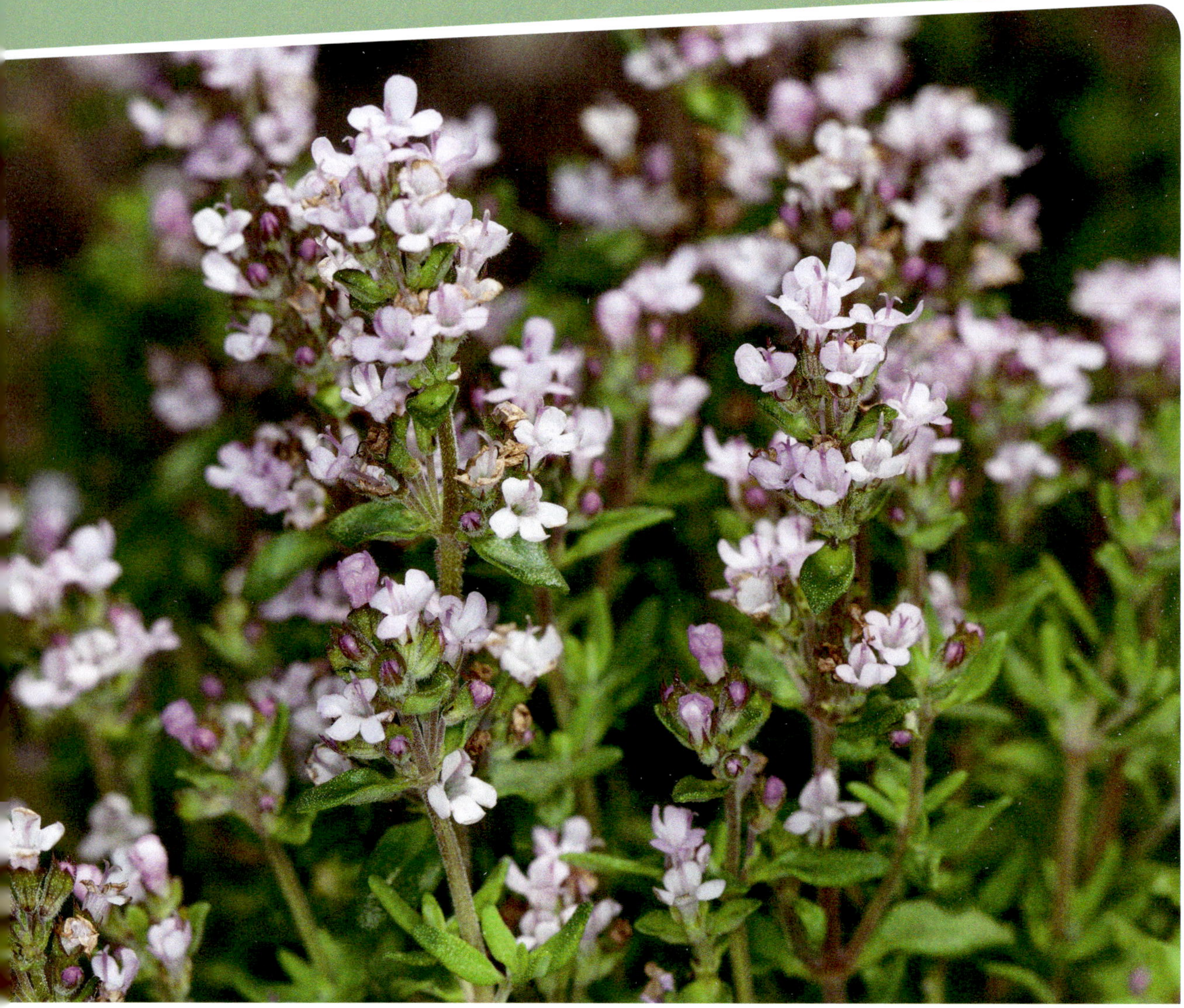

Thymian

ECHTER THYMIAN (*THYMUS VULGARIS*)

Volksnamen: Gartenthymian, Römischer Quendel

Familie: Lippenblütler (Lamiaceae)

Medizinisch verwendeter Teil: Kraut

Klein, aber würzig – so könnte man den Echten Thymian in aller Kürze beschreiben! Denn es handelt sich um einen aromatisch duftenden Zwergstrauch mit sehr kleinen, schmalen Blättchen.

Von der Gattung *Thymus* gibt es nicht weniger als 214 Arten. Genauso wie bei Minzen, Salbei oder Basilikum finden sich darunter große Aromaunterschiede, die sich auch namentlich bemerkbar machen. Da gibt es etwa Bergamotte-, Ingwer-, Kümmel-, Lavendel-, Orangen-, Rosen- und Zitronenthymian.

Für die medizinische Verwendung von Thymian darf laut Arzneibuch neben dem weiß-rosa blühenden *Thymus vulgaris* auch der auf der iberischen Halbinsel heimische, weiß blühende Jochthymian (*Thymus zygis*) verwendet werden.

Zur Herkunft des Gattungsnamens *Thymus* gibt es zwei plausible Erklärungen: *Thymus* lässt sich auf das griechische Wort *thymos*, der Mut, die Kraft, zurückführen, ebenso aber auch auf das griechische Wort *thymiama*, das Räucherwerk. Das Kraut soll also Mut und Kraft verleihen und war zugleich eine wichtige Räucherpflanze.

Das steckt drin → Das Kraut enthält vor allem ätherisches Öl (unter anderem Thymol und Linalool), welches ihm seinen unvergleichlich würzigen Duft verleiht, des Weiteren Gerbstoffe (darunter auch Rosmarinsäure) und Flavonoide.

Thymianöl

Je nach Klima und Bodenbeschaffenheit bildet Thymian unterschiedliche Inhaltsstoffe und damit Duft- und Wirkungsprofile aus. Diese Varietäten nennt man Chemotypen. In der Aromatherapie kommen folgende Chemotypen gerne zur Anwendung:

- **Thymian Thymol:** Hierbei handelt es sich um einen starken Thymiantyp mit einem hervorragenden antiseptischen Wirkprofil.
- **Thymian Linalool:** Dies ist ein milderer Thymiantyp, der vor allem in der Kinderheilkunde verwendet wird. Aber auch in der Frauenheilkunde in Form von Vaginalzäpfchen → Seite 172, da er schleimhautschonender ist als Thymian Thymol.

So wirkt er → Die bekanntesten Heilwirkungen finden wir im Bereich der Atemwege. Thymian wirkt auswurffördernd, sekretolytisch, bronchospasmolytisch und regt das Flimmerepithel an. Doch nicht nur das. Er wirkt auch antibakteriell, antiviral, antimykotisch, schmerzlindernd und anregend auf die Speichel- und Magensaftsekretion.

So findet er Anwendung → Thymian gehört durch seine große Heilkraft in jede Hausapotheke und als Gewürz in jede Küche.

Atemwegserkrankungen: Thymian ist der Klassiker bei Atemwegserkrankungen! Egal ob bei produktivem (also verschleimtem) oder krampfartigem **Husten**, bei **Bronchitis** oder begleitend bei **Asthma** und **Keuchhusten**, er wirkt einfach unglaublich zuverlässig. Beliebte Zubereitungen sind Inhalationen, Tinkturen, Säfte und Tees. Den Thymiantee können Sie entweder „pur" zubereiten oder mit anderen Hustenpflanzen wie Fenchel, Gänseblümchen, Königskerze, Schlüsselblume oder Süßholz kombinieren. Vielleicht mögen Sie sich auch einen Thymianhonig → Rezept, Seite 427 herstellen. Selbst bei **Schnupfen** hilft Thymian durch seine sekretlösende Wirkung. Das absolut Besondere aber ist, dass er zu den **Phytobiotika** gehört. Es handelt sich hierbei um Pflanzen, die antibiotische, antivirale, oft antimykotische und sogar abwehrstärkende Kräfte besitzen. Trinken Sie den Tee also zur Vorbeugung und zur Stärkung bei jeglichen Atemwegserkrankungen. Wie heißt es doch so schön:

> „Die nächste Grippe kommt bestimmt, doch nicht zu dem, der Thymian nimmt."

Akne: Thymiantinktur soll sogar effektiver wirken als herkömmliche synthetische Aknecremes. Zumindest kamen Forscher der Metropolitan Universität (England) zu diesem Ergebnis. Sie testeten die Tinktur gegen die Propionibakterien, die zur natürlichen mikrobiellen Flora der Haut gehören, aber auch an der Entstehung von Akne maßgeblich beteiligt sind. Interessanterweise konnte sogar ein stärkerer antibakterieller Effekt nachgewiesen werden, als es für Standardkonzentrationen von Benzoylperoxiden der Fall ist. Dieser Wirkstoff ist zumeist in Aknecremes und -waschgels enthalten. Leider führen diese Mittel oft zu einem brennenden Hautgefühl und Hautirritationen. Thymian löst dank seiner entzündungshemmenden Wirkung wesentlich weniger starke Reaktionen auf der Haut aus. Haben Sie womöglich Lust, sich selbst eine Thymianzubereitung, ein Gesichtswasser oder Waschgel → Seite 136 herzustellen?

Menstruationsbeschwerden: Thymian hilft bei krampfhaften Menstruationsbeschwerden → Dysmenorrhö, Seite 76, was mittlerweile sogar durch einige Studien belegt werden konnte. Trinken Sie also einen Tee oder stellen Sie sich eine Tinktur oder ein Mens-Öl → Seite 81 daraus her.

Scheidenentzündungen: Aufgrund seiner keimwidrigen und kräftigenden Eigenschaften passt er gut in einen Tee oder eine Tinktur bei immer wiederkehrenden Scheidenentzündungen → Seite 170.

Besonders erwähnenswert ist das keimwidrige ätherische Öl des Thymians. Es eignet sich hervorragend zum Einarbeiten in Vaginalzäpfchen bei Scheidenentzündungen. Großer Beliebtheit erfreuen sich diese Zäpfchen vor allem zur Unterstützung bei Pilzinfektionen → Seite 172. Oft wird das Thymianöl dabei kombiniert mit Lavendel-, Manuka- und Teebaumöl, aber auch mit Tinkturen aus Frauenmantel und Kapuzinerkresse. Selbst ein Thymiansitzbad hat sich bei Scheidenentzündungen bewährt. Diese Anwendung ist vor allem beliebt bei der Behandlung von kleinen Mädchen, denn eine Entzündung der Schleimhaut im Intimbereich (durch Bakterien oder Pilze) ist gar nicht mal so selten. Eine weitere Möglichkeit zur Behandlung sind Vaginalgels (zum Beispiel Majorana Vaginalgel Wala, unter anderem mit Thymianöl).

Mutlosigkeit: In Zeiten von hormonellen Umbrüchen kann es schon mal vorkommen, dass der Mut abhandenkommt. Denken Sie auch in so einem Fall an Thymian, da er das Wort Mut, Kraft, Tapferkeit und Stärke ja bereits in seinem Namen trägt → Seite 425, und genießen Sie ihn als Tee, eventuell auch zusammen mit weiteren angstlösenden und stimmungsaufhellenden Pflanzen → Seite 151. Aus der anthroposophischen Medizin gibt es positive Erfahrungen bei der unterstützenden Behandlung mit Thymianöl (Thymus, Oleum 5 %) als Öldispersionsbad bei der Behandlung von psychischen Erkrankungen. Auch hier hilft es den Betroffenen, neuen Mut zu entwickeln.

Verdauungsbeschwerden: Thymian gehört zur „Pizzafraktion" unter den Küchengewürzen und ist ein Muss für die italienische, aber auch für die französische Küche. Bestimmt kennen Sie die Kräutermischung Herb de Provence. Eine tolle Kombination aus Thymian, Bohnenkraut, Lavendel, Majoran, Oregano und Rosmarin. Durch seine anregende Wirkung auf die Verdauungssäfte hilft der Thymian bei dyspeptischen Beschwerden wie **Blähungen** und **Völlegefühl** und regt darüber hinaus den **Appetit** an.

Entzündungen im Mundbereich: Außerdem wird Thymian bei Entzündungen im Mundbereich in Form von Spülungen eingesetzt. Verwenden Sie hierfür einen Tee, eine verdünnte Tinktur oder ein Fertigarzneimittel (Salviathymol).

Rheumatische Beschwerden: Bei rheumatischen Erkrankungen und Gelenkbeschwerden werden Thymianzubereitungen unterstützend als Bad → Gelenkbeschwerden, Seite 124 oder in Form von Einreibungen verwendet. Hierzu wird meist das entzündungshemmende und schmerzlindernde Thymol (ein Bestandteil des ätherischen Öls) in Salben oder Flüssigkeiten (Retterspitz Äußerlich) eingearbeitet.

Gebären, auf Kräuter gebettet

Der Wilde Thymian oder Quendel (*Thymus pulegioides*) wurde einer uralten Tradition zufolge von Hebammen mit weiteren antiseptisch wirkenden Pflanzen bei Geburt und Wochenbett eingesetzt.

Sie bereiteten den Gebärenden daraus ein Lager, welches Mutter und Kind vor Krankheit und Dämonen schützen sollte. Im Zuge der Christianisierung wurden die Gebärkräuter Maria unterstellt, weshalb die Bezeichnungen Marienbettstroh oder Liebfrauenbettstroh entstanden.

Vielleicht haben Sie Freude daran, an diese Tradition anzuknüpfen und ein Kräuterkissen herzustellen? → Seite 292

Was beachten? → Hält man sich an die Dosierungsangaben beim Thymiantee (1 TL auf eine Tasse heißes Wasser; 3-mal täglich) und bei der Thymiantinktur, gibt es nichts zu beachten.

Anders sieht dies beim reinen ätherischen Thymian-Thymol-Öl aus. Da es sehr stark wirkt, braucht es unbedingt gute Fachkenntnisse und selbst bei Erwachsenen einen behutsamen Umgang. Nicht anwenden dürfen Sie das reine ätherische Thymian-Thymol-Öl deshalb bei Kleinkindern unter 4 Jahren, bei Menschen mit sensibler Haut sowie während der Schwangerschaft und Stillzeit. Auch darf es nicht direkt auf Schleimhäute und verletzte Haut aufgetragen werden, da es stark haut- und schleimhautreizend ist.

Vorsichtig mit Thymianzubereitungen sollten Sie auch bei Schilddrüsenerkrankungen, insbesondere bei einer Überfunktion, sein. Gelegentlich berichten Frauen über eine anregende Wirkung.

Selber sammeln oder kaufen? → Haben Sie *Thymus vulgaris* oder *Thymus zygis* im Garten oder als Topfpflanze auf dem Balkon? Wunderbar, dann können Sie den Thymian direkt vor der Tür sammeln, sowohl für Heilzwecke, als auch für die Küche. Der optimale Erntezeitpunkt ist zu Beginn der Blüte und zwar in den Mittagsstunden. Nur an heißen Tagen weicht man aufgrund der verstärkten Verdunstung der ätherischen Öle auf den Vormittag aus. Ernten Sie die kleinen Zweige und trocknen Sie diese als Ganzes bei mäßiger Wärme im Schatten oder in dafür geeigneten Trockenvorrichtungen. Sobald sie trocken sind, werden sie unzerkleinert (nicht klein bröseln!) in saubere Schraubgläser gefüllt und an einem dunklen, kühlen Ort aufbewahrt.

Sie können die getrockneten Blätter auch in der Apotheke oder im Naturkostladen kaufen.

In freier Natur finden Sie den bei uns einheimischen Sandthymian (*Thymus serpyllum*) sowie Quendel (*Thymus pulegioides*), der auch Wilder Thymian oder Feldthymian genannt wird. Auch diese beiden Arten können Sie ernten. Quendel wird als der kleine Bruder des Echten Thymians bezeichnet – er wirkt also milder, jedoch genauso zuverlässig bei Atemwegserkrankungen.

Noch mehr Wissenswertes → Wollen Sie das zukünftige Eheglück selbst in die Hand nehmen? Dann können Sie es mit folgendem Ritual aus dem Mittelalter probieren. Legen Sie während der Trauung einen Thymianzweig in Ihren Schuh und murmeln Sie dabei:

„Ick tret, ick tret up Thymian,
kieck du mir keene andere an!"

Thymianhonig

Geht ganz einfach: Geben Sie frisches Thymiankraut in ein Schraubglas. Dann gießen Sie so viel Akazienhonig darüber, bis der Thymian gut damit bedeckt ist. 3 Wochen dunkel an einem warmen Ort stehen lassen. Achten Sie darauf, dass der Thymian vom Honig bedeckt bleibt. Anschließend filtern Sie den Honig ab und bewahren ihn dann im Dunkeln auf.

Von diesem Honig können Sie bei Husten mehrmals täglich 1 TL einnehmen. Eine weitere Verwendungsmöglichkeit ist das Süßen Ihres Erkältungs-, Husten- oder Menstruations-Tees.

Aber auch in der Küche ist er ein Genuss, ob über Desserts, eingearbeitet in Energiekugeln oder ganz raffiniert über Schaf- oder Ziegenkäse geträufelt.

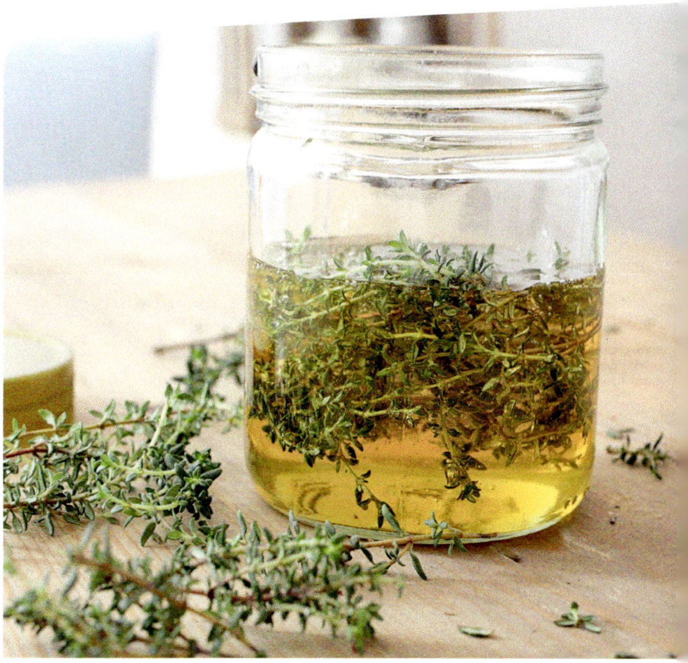

Im Thymianhonig kommt die antibakterielle und auswurffördernde Wirkung der mediterranen Heilpflanze gut zur Geltung.

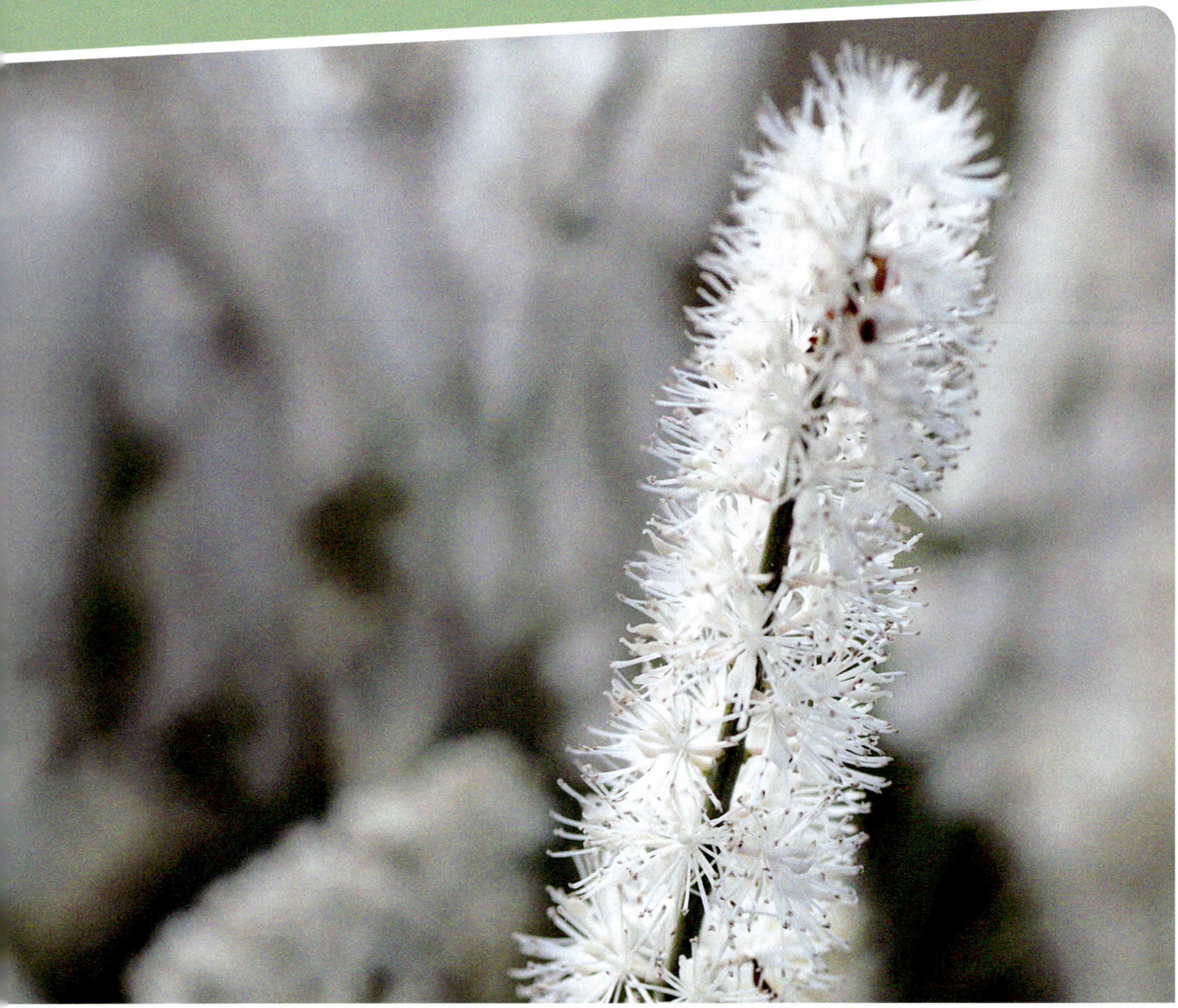

Traubensilberkerze

ACTAEA RACEMOSA, SYNONYM *CIMICIFUGA RACEMOSA*

Volksnamen: Frauenwurzel, Wanzenkraut

Familie: Hahnenfußgewächse (Ranunculaceae)

Medizinisch verwendeter Teil: Wurzelstock

Die bis zu 2 m hohe Traubensilberkerze ist in Nordamerika und Kanada beheimatet und dort auf Lichtungen, an Waldrändern, Böschungen und in schattigen Laubwäldern anzutreffen.

Es ist eine wunderschöne Staude mit Blüten, die wie silberne Kerzen aussehen, weshalb sie mittlerweile bei uns in Parks und Gärten zur Zierde angebaut wird. Der Name *Cimicifuga* leitet sich ab vom lateinischen *cimex*, die Wanze, und *fugare*, in die Flucht schlagen. Dies weist darauf hin, dass die Pflanze durch ihren intensiven Geruch sogar Wanzen vertreiben soll – weshalb sie auch Wanzenkraut genannt wird. Der Name *racemosa* („reich an Weintrauben") nimmt Bezug auf die großen traubigen Blütenstände. Die Indianer verwendeten die Wurzel bei Gelenkschmerzen und bei Frauenleiden. Deshalb bekam sie in Amerika den Namen „squawroot", also Frauenwurzel.

Das steckt drin → Der Wurzelstock und die Wurzeln enthalten Triterpenglykoside (Actein, Cimicifugosid, 23-Epi-26-Deoxyactein), Phenolcarbonsäuren (Hydroxyzimtsäurederivate wie Ferula- und Isoferulasäure, Cimicifugasäuren, Cimiracemate A und B), N-Methylserotonin, Gerbstoffe und Harze.

So wirkt sie → Traubensilberkerze gleicht durch Östrogenmangel bedingte Beschwerden aus. Bis vor einigen Jahren zählte man sie zu den selektiven Östrogen-Rezeptor-Modulatoren → „Phyto-SERMs", Seite 57–58. Heute geht man jedoch von zentralnervösen Wirkungen aus. Außerdem wirkt die Traubensilberkerze noch osteoprotektiv und antirheumatisch.

So findet sie Anwendung → Es gibt unglaublich viele Studien zur Traubensilberkerze. Ihr klassisches großes Einsatzgebiet sind die **Wechseljahre**.

Etwa ein Drittel der Frauen bleibt in den Wechseljahren beschwerdefrei. Zwei Drittel der Frauen leiden unter mehr oder weniger starken Beschwerden. Zu den häufigsten zählen Hitzewallungen und Schweißausbrüche sowie Schlafstörungen. Gefolgt von weiteren Symptomen wie psychischen Verstimmungen, Angstzuständen, Herzbeschwerden und Schwindel. Die gute Nachricht: Arzneimittel aus der Cimicifuga können klimakterische Beschwerden meist genauso effizient lindern wie Hormone. Dabei sind sie frei von Hormonen und „Phytohormonen". Somit entfällt bei der Einnahme von Extrakten mit Cimicifuga das Risiko der bei einer Hormonersatztherapie beobachteten Nebenwirkungen wie Brust- oder Gebärmutterkrebs. Die Wirkung lässt sich durch zentralnervöse Wirkmechanismen erklären. Cimicifuga setzt nämlich direkt dort an, wo die neurovegetativen und psychischen Wechseljahrbeschwerden entstehen, nämlich im Hypothalamus, wo sich die Regulationszentren für Körpertemperatur, Schlaf und Stimmungslage befinden. Diese sind durch den vorhandenen Östrogenmangel und die daraus resultierende Störung der Botenstoffe aus dem Gleichgewicht geraten. Die Traubensilberkerze verbessert die bei Östrogenmangel verminderte Anpassungsfähigkeit der Nervenzellen auf Temperaturschwankungen. Neben serotoninartigen Wirkungen kommen auch dopaminartige Effekte zum Tragen. Damit lässt sich die gute Wirkung nicht nur bezüglich der Hitzewallungen, sondern auch auf die Verbesserung der Stimmungslage plausibel erklären. Generell zeigen sich erste Effekte nach 2–4 Wochen. Mit zunehmender Anwendungsdauer steigt die Wirksamkeit nochmals.

Hitzewallungen: Beeindruckend sind zahlreiche Studien im Zusammenhang mit Hitzewallung und Schweißausbrüchen. So konnte gezeigt werden, dass sich Hitzewallungen mit Cimicifuga-Behandlung bis zu 50 % – teilweise sogar bis zu 80 % – verminderten. Auch die Stärke der klimakterischen Beschwerden halbierte sich.

Psychische Beschwerden: In den Wechseljahren treten depressive Verstimmungen und Ängste genauso auf wie Reizbarkeit, Nervosität und innere Unruhe. Psychische Beschwerden können gut mit der Traubensilberkerze behandelt werden, besonders wirksam ist hierbei die Kombination aus Traubensilberkerze und Johanniskraut.

Osteoporose: Im Hinblick auf die Knochengesundheit gibt es ebenfalls erfreuliche Untersuchungen. So konnte experimentell gezeigt werden, dass Cimicifuga-Zubereitungen vor Osteoporose schützen, indem sie den Knochenabbau hemmen. Klinisch finden sich auch erste Hinweise auf eine Verbesserung des Knochenstoffwechsels und der Knochendichte.

Kinderwunsch beim PCO: Noch eine spannende Sache. Beim Polyzystischen Ovarsyndrom (PCO-Syndrom) handelt es sich um die häufigste hormonelle Störung bei Frauen im gebärfähigen Alter – und außerdem ist es die häufigste Ursache für das Ausbleiben einer Schwangerschaft. Durch den erhöhten Spiegel von Androgenen (männlichen Hormonen) entwickeln sich Zysten an den

Eierstöcken. Aufgrund von fehlenden Eisprüngen kommt es zu Zyklusunregelmäßigkeiten und zur sinkenden Fruchtbarkeit. Außerdem wird männlicher Haarwuchs und Akne begünstigt.

Nun gibt es eine Studie, bei der man bei Kinderwunsch die Traubensilberkerze zusammen mit Clomifen (Wirkstoff zur Auslösung des Eisprungs) gegeben hat. Das Ergebnis kann sich sehen lassen: Gab man die beiden Arzneimittel zusammen, kam es etwa doppelt so häufig zu einer Schwangerschaft, als wenn man Clomifen nur alleine verabreichte.

Prämenstruelles Syndrom und schmerzhafte Menstruation: Von wissenschaftlicher Seite wird der Traubensilberkerze auch die Anwendung beim prämenstruellen Syndrom (PMS) sowie bei der schmerzhaften Menstruation (Dysmenorrhö) bestätigt. Meine Favoriten sind hier allerdings Mönchspfeffer, Frauenmantel, Gänsefingerkraut & Co → PMS, Seite 71, und Dysmenorrhö, Seite 76. Sollten diese Pflanzen nicht greifen, lohnt sich aber allemal auch ein Versuch mit der Traubensilberkerze.

Rheuma und Haarausfall: In der Volksheilkunde wurde Cimicifuga auch bei Rheuma und Gelenkbeschwerden → Seite 120 eingesetzt. Schaut man sich die Inhaltsstoffe beziehungsweise die Wirkungen genauer an, dann ist auch dies durchaus plausibel. Zum einen können Gelenkbeschwerden im Zusammenhang mit dem sinkenden Östrogenspiegel auftreten. Zum anderen enthält die Traubensilberkerze Phenolcarbonsäuren, die entzündungshemmend und somit schmerzlindernd wirken können.

Doch davon abgesehen gibt es auch positive Hinweise bei hormonell bedingtem Haarausfall. Von diesem sogenannten androgenen Haarausfall können Männer, aber auch Frauen in und nach den Wechseljahren betroffen sein. Eine Studie an der Hautklinik der Ruhr-Universität Bochum mit einem Cimicifuga-Extrakt (CiMi Haartonikum) konnte positive Ergebnisse bezüglich der Haardichte und -dicke nach einer sechsmonatigen Therapiedauer bestätigen.

Was beachten? → Nur sehr selten kann es zu Magenbeschwerden, Durchfall und Hautreaktionen kommen. In Einzelfällen wurde von lebertoxischen Reaktionen (Hepatitis, Gelbsucht) berichtet, jedoch ist in keinem dieser Fälle ein Zusammenhang mit der Einnahme der Heilpflanze bewiesen. Klinische Untersuchungen ergaben keinerlei Hinweise auf Lebertoxizität. Sollten Sie an einer Leberschädigung leiden, sollte die Einnahme von Arzneimitteln mit Cimicifuga nur mit Vorsicht erfolgen. Weiter sollten Sie die Pflanze nicht anwenden in der Schwangerschaft und Stillzeit.

Patientinnen mit östrogenabhängigen Tumoren (zum Beispiel Brustkrebs) sollten Traubensilberkerze nur mit ärztlichem Rat einnehmen.

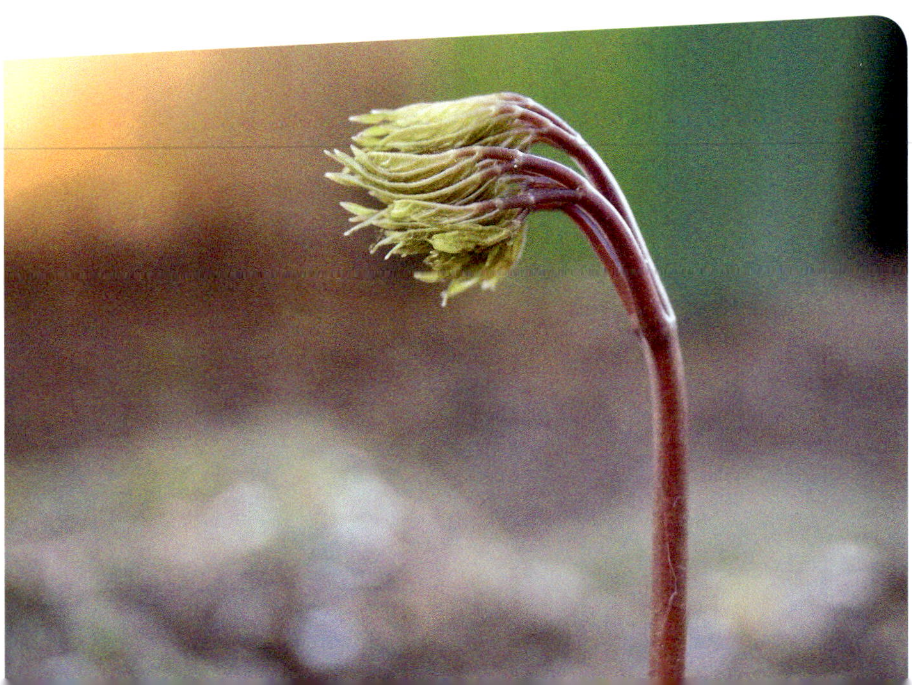

Austreibende Traubensilberkerze

Die Traubensilberkerze ist gut verträglich und prinzipiell für eine Langzeitbehandlung geeignet, allerdings sollte der Arzt spätestens nach 6 Monaten über die Therapie informiert sein.

Selber sammeln oder kaufen? → Die Traubensilberkerze können Sie sich in Ihrem Garten anpflanzen, denn sie ist in unserem Klima winterhart. Sie braucht einen halbschattigen Platz. Generell werden die Wurzeln im Herbst geerntet, in Scheiben geschnitten und getrocknet. Eine interessante Beobachtung können Sie machen, wenn die Pflanze im Frühjahr austreibt: Die Triebe erinnern sehr an das Aussehens eines Eierstocks. Möchte sie uns vielleicht im Sinne der Signaturenlehre Hinweise auf ihre Verwendung geben? Zu medizinischen Zwecken sollten Sie allerdings auf standardisierte Fertigarzneimittel (Tabletten, Kapseln, Tinktur) zurückgreifen, bei denen die Wirksamkeit (im Gegensatz zum Tee) am besten dokumentiert ist. Diese können Sie in jeder Apotheke kaufen.

Noch mehr Wissenswertes → Auch eine weitere Pflanze kann sich neben der Traubensilberkerze sehen lassen. Die Rede ist vom **Rhapontik-Rhabarber** (*Rheum rhaponticum*). Er gehört zur Familie der Knöterichgewächse (Polygonaceae) und kommt aus Sibirien, weshalb er auch Sibirischer Rhabarber genannt wird. Medizinisch verwendet wird auch in diesem Fall die Wurzel, die Phytoöstrogene enthält und somit zu den Phyto-SERMs → Seite 57–58 gezählt wird. Die Anwendungsgebiete liegen somit auf der Hand: Die Pflanze eignet sich zum sanften Östrogenausgleich im Klimakterium. Verwendung findet sie als standardisiertes Fertigarzneimittel. Patientinnen mit hormonabhängigen Tumoren, wie etwa Brust- oder Gebärmutterkrebs, oder mit ungeklärten vaginalen Blutungen sollten Rhapontik-Rhabarber nicht anwenden.

Hinweis: Es gibt zwei weitere Rhabarber-Arten, die gerne Verwendung finden, allerdings zu anderen Zwecken. Gemeint ist der Medizinal-Rhabarber (*Rheum officinale*), der bei Verstopfung eingesetzt wird, und der Gewöhnliche Rhabarber (*Rheum rhabarbarum*), den Sie aus der Küche kennen.

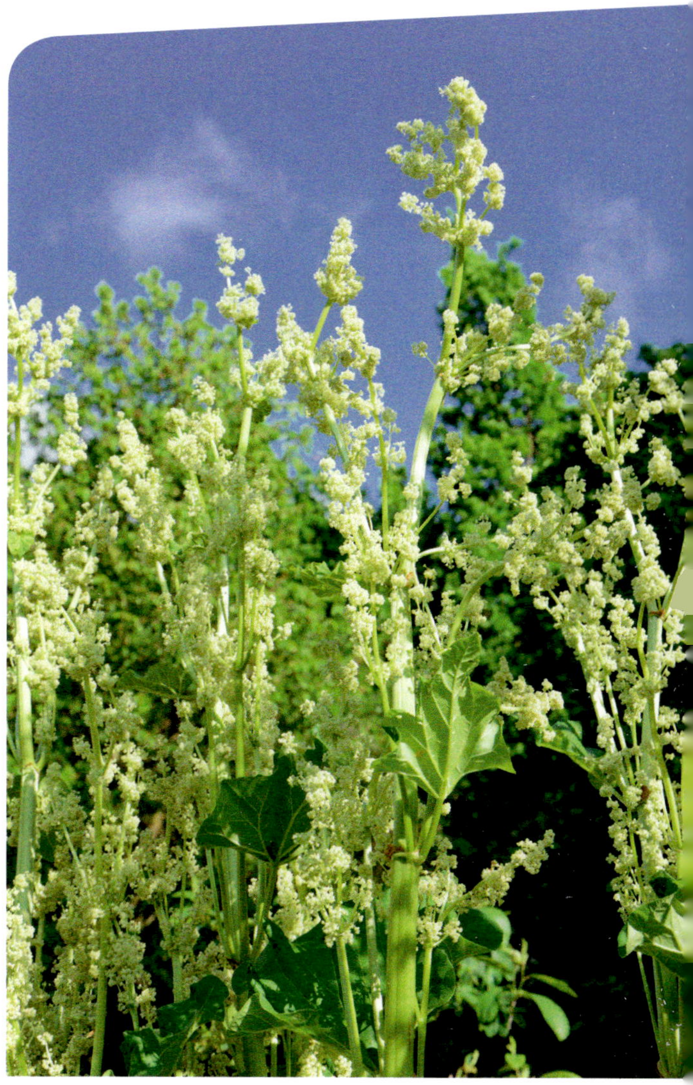

Rhapontik-Rhabarber

Cimicifuga in der Homöopathie

Auch in der Homöopathie wird Cimicifuga angewandt und ist somit im Homöopathischen Arzneibuch (HAB) aufgeführt. Durch die Prüfung des homöopathischen Arzneimittelbildes wurde es zu einem bedeutenden Mittel bei Frauenkrankheiten wie bei Menstruationsbeschwerden (zum Beispiel Amenorrhö, Dysmenorrhö und Menorrhagie), Scheidenausfluss, Wechseljahrbeschwerden sowie Krampf- und Nachwehen. Aber auch bei Beschwerden des Nervensystems (zum Beispiel Angstzustände, Depressionen, Herzneurose, Kopfschmerzen, Migräne, Ruhelosigkeit, Schlaflosigkeit oder Zittern) und des Bewegungsapparates (Gelenk- oder Muskelschmerzen) findet es Anwendung.

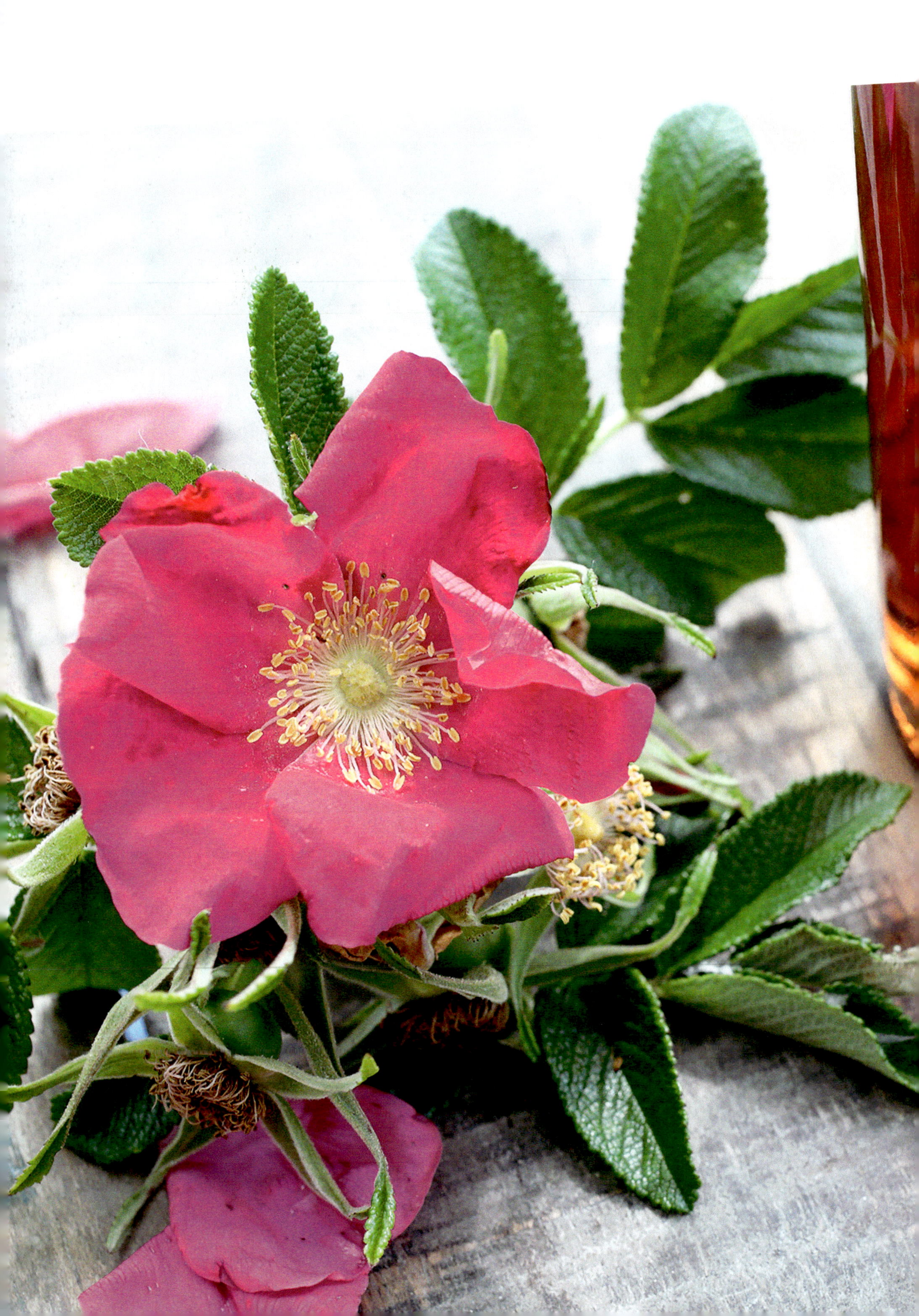

SERVICE

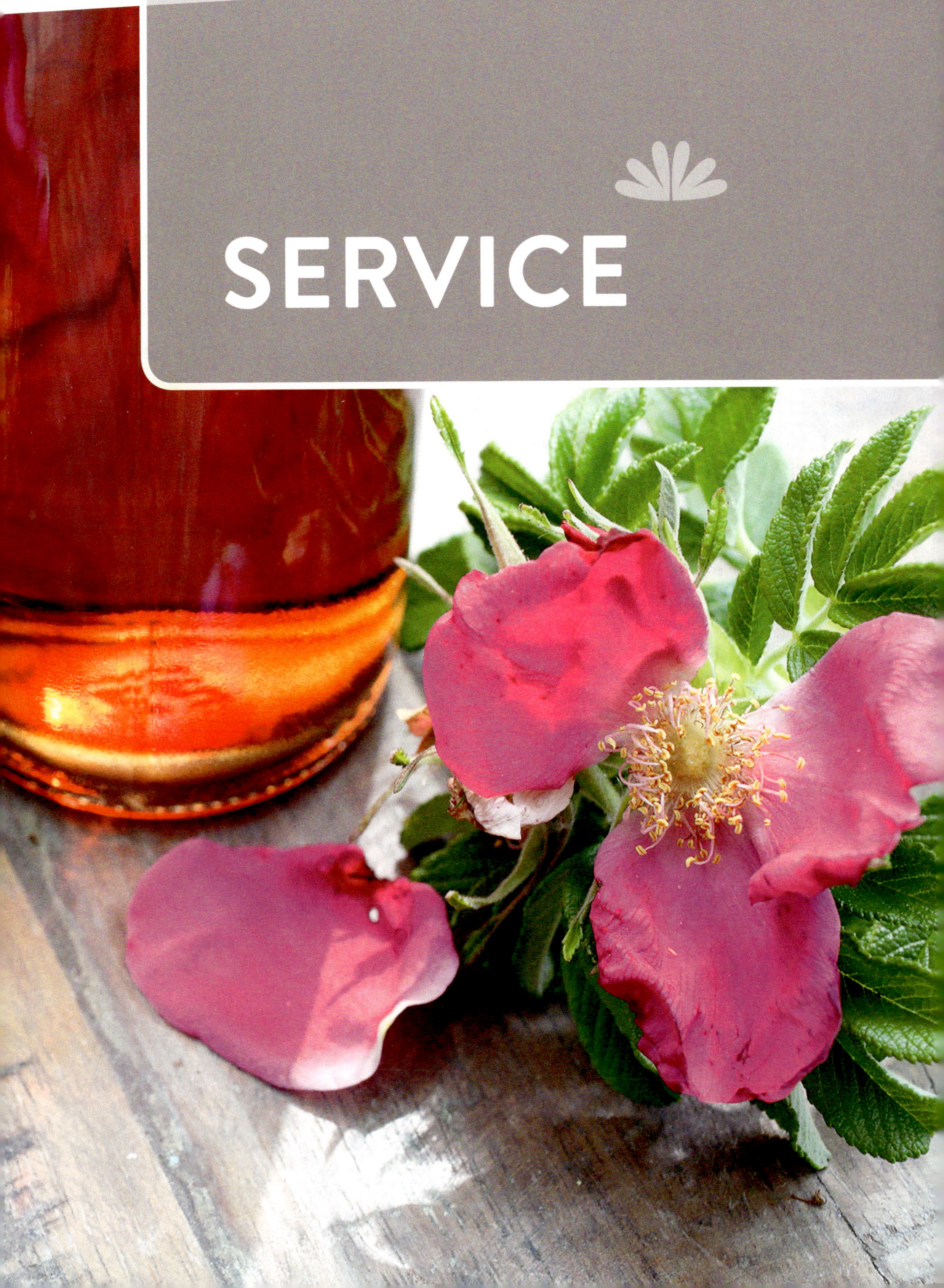

Fachbegriffe kurz erklärt

abortiv ▶ eine Fehlgeburt herbeiführend

Adaptogene ▶ bewirken eine verbesserte Anpassung des Organismus an Stresssituationen

Adsorbens, Mz.: Adsorbentien ▶ aufnehmendes bzw. aufsaugendes Mittel

adstringierend / Adstringens ▶ zusammenziehend / zusammenziehendes Mittel

akut ▶ schnell oder plötzlich auftretend; Gegenteil: → chronisch

Alkaloide ▶ natürlich vorkommende chemische Verbindungen, die Stickstoffatome enthalten; meist giftig

Allergie ▶ Überempfindlichkeit des Körpers auf bestimmte Stoffe (Allergene)

Amine (biogene) ▶ werden aus Aminosäuren gebildet

Analgetikum ▶ schmerzstillendes Mittel

Anamnese ▶ Befunderhebung durch Gespräch mit dem Arzt oder Therapeuten

Androgene ▶ Das wichtigste und bekannteste Androgen ist Testosteron. Androgene sind Vorläufer aller → Östrogene

Anthocyane ▶ Pflanzenfarbstoffe, welche Früchte und Blüten blau, violett oder rot färben

antiarthrotisch ▶ wirkt gegen Arthrose

antibakteriell ▶ wirksam gegen Bakterien

Antibiotikum ▶ Arzneistoff zur Behandlung bakterieller Erkrankungen; hemmt das Wachstum von Bakterien oder tötet diese ab; jedoch keine Wirkung gegenüber Viren – im Gegensatz zum pflanzlichen → Phytobiotikum

antibiotisch ▶ wirksam gegen Mikroorganismen aller Art

Antidepressivum ▶ Mittel mit stimmungsaufhellenden Eigenschaften zur Behandlung von Depressionen

antiexsudativ ▶ dem Austritt von Flüssigkeiten aus Gefäßen entgegenwirkend

antikanzerogen ▶ Krebs entgegenwirkend

Antikoagulantium ▶ Mittel zur Hemmung der Blutgerinnung (Gerinnungshemmer)

Antikörper ▶ körpereigener Abwehrstoff

antimikrobiell ▶ wirksam gegen Mikroorganismen

antimykotisch ▶ wirksam gegen Pilze

antioxidativ ▶ schützt die Zellen vor oxidativem Stress durch die Bindung von → freien Radikalen

antiseptisch ▶ keimtötend

antiviral ▶ wirksam gegen Viren; Antoxidantien, Radikalfänger Stoffe (z. B. Flavonoide, Vitamin A, C und E), die → freie Radikale abfangen können

Aphthen ▶ schmerzhafte, oberflächliche Schädigungen der Schleimhaut, die meist im Mund vorkommen

aquaretisch ▶ harntreibend

Arachidonsäure ▶ vierfach ungesättigte Fettsäure aus der Gruppe der Omega-6-Fettsäuren. Eine hohe Zufuhr von A. steht im Verdacht, entzündliche Erkrankungen zu fördern

Arthritis → Gelenkentzündung

Arthrose → degenerative Gelenkerkrankung

ätherisches Öl → öliger, leicht verdampfender Pflanzeninhaltsstoff, welcher der Pflanze ihren charakteristischen Geruch verleiht

Auszug ▶ Verfahren, um Wirkstoffe aus Pflanzen herauszuziehen

bakteriostatisch ▶ bakterienhemmend

bakterizid ▶ bakterientötend

bioidentische Hormone (syn: naturidentische oder körperidentische Hormone) ▶ werden synthetisch hergestellt und entsprechen in ihrer chemischen Struktur zu 100 % den körpereigenen Hormonen; der Organismus erkennt sie deswegen als körpereigen an und kann sie optimal verwerten

Carotinoide ▶ umfangreiche Gruppe der sekundären Pflanzenstoffen mit gelber, oranger bis rötlicher Färbung (z. B. in Ringelblumenblüten)

Cervix ▶ Der Gebärmutterhals heißt Cervix uteri und wird oft auch nur als Cervix oder Zervix bezeichnet

Chemotyp ▶ Bei Pflanzen einer Art kann die chemische Zusammensetzung des ätherischen Öls variieren (je nach Klima oder Bodenbeschaffenheit)

chronisch ▶ langsam verlaufend oder lange andauernd; Gegenteil: → akut

Cumarine ▶ sekundäre Pflanzenstoffe mit angenehm würzigem Geruch (z. B. in Waldmeister)

Dermatitis ▶ Hautentzündung

Destillation ▶ thermisches Trennen von Stoffen (durch Verdampfung)

Diuretikum / diuretisch ▶ harntreibendes Mittel, das auch Mineralien ausschwemmt / harntreibend

Droge ▶ getrocknetes Pflanzenmaterial

Dysbiose ▶ Gleichgewichtsstörung der Darmflora

Dyspepsie ▶ Symptomkomplex unterschiedlicher Ursache (häufig ein Mangel an Verdauungssäften), der u. a. Appetitlosigkeit, Blähungen, Erbrechen, Magenkrämpfe, Oberbauchschmerzen, Übelkeit, Verstopfung und Völlegefühl umfasst; oft kurz als Verdauungsbeschwerden oder -schwäche bezeichnet

Emmenagoga ▶ menstruationsfördernde Pflanzen; Achtung: können bei höherer Dosierung und bestehender Schwangerschaft abortiv wirken!

Emulsion ▶ Gemisch von Wasser und Öl oder wasserlöslichen und fettlöslichen Verbindungen

endokrine Drüsen ▶ Drüsen, die ihre Stoffe, im Gegensatz zu den exokrinen Drüsen, ohne Ausführungsgang direkt ins Blut abgeben. Zu ihnen gehören z. B. Schilddrüse, Eierstock oder Nebennieren. Sie werden auch als Hormondrüsen bezeichnet

Enzym ▶ Substanz, die Stoffwechselvorgänge im Organismus auslösen kann (Reaktionsbeschleuniger), ohne sich dabei selbst zu verändern

fettes Öl ▶ pflanzliches Öl; gewonnen durch Pressung aus Früchten, Nüssen oder Samen

Flavonoide ▶ sehr umfangreiche Gruppe sekundärer Pflanzenstoffe, zu denen viele Pflanzenfarbstoffe gehören

Follikel bzw. **Ovarialfollikel** ▶ Die Eizelle zusammen mit den sie umgebenden Follikelzellen wird als Eierstockfollikel oder kurz als Follikel oder Eibläschen bezeichnet

Fotosensibilisierung ▶ die Lichtempfindlichkeit der Haut wird erhöht

freie Radikale ▶ Atome, die ein ungepaartes Elektron besitzen. Diese Verbindungen streben danach, anderen Molekülen ihre Elektronen zu entreißen und sie damit zu oxidieren. Ist der Anteil freier Radikale zu groß, führt dies zu Zellschäden

Furanocumarine ▶ spezielle Cumarinverbindungen mit → fotosensibilisierenden Eigenschaften (sehr häufig bei Doldenblütlern)

Gerbstoffe ▶ sekundäre Pflanzenstoffe mit gerbender (zusammenziehender) Wirkung

glykämischer Index ▶ misst die Wirkung eines kohlenhydrathaltigen Lebensmittels auf den Blutzuckerspiegel; je höher der Wert, desto mehr Zucker ist im Blut

Glykoside ▶ chemische Verbindungen, bei denen ein Alkoholmolekül an einen Zuckerteil gebunden ist (z. B. Senfölglykoside)

Goitrogene ▶ Substanzen, die zu einer Vergrößerung der Schilddrüse, also zu einem „Kropf" führen

Granulation ▶ feines, rötliches junges Bindegewebe auf der heilenden Wunde

granulationsfördernd ▶ wundheilungsfördernd

Hämostyptikum (syn: Hämostatikum) ▶ Heilmittel, das zur Blutstillung angewandt wird

Harz ▶ zähflüssige Ausscheidung von Pflanzen, meist Bäumen, welche nach Verletzung der Pflanze austritt (Wundverschluss)

Heilerde ▶ Ton oder Lehm mit adsorbierender Wirkung

hepatoprotektiv ▶ leberschützend

hepatotoxisch ▶ giftig für die Leber

Hormonsynthese ▶ körpereigener Herstellungsprozess von Hormonen; im Rahmen der Hormonsynthese werden verschiedenste Hormone gebildet

Hydrolat ▶ Pflanzenwasser, entsteht als Nebenprodukt bei der Wasserdampfdestillation und enthält wasserlösliche Inhaltsstoffe

Hypophyse ▶ Hirnanhangdrüse; ist für die Ausschüttung von vielen Hormonen verantwortlich

Hypothalamus ▶ Teil des Zwischenhirns und Zentrum des Zusammenwirkens von Nerven- und Hormonsystem

Immunsuppressivum, Mz.: -va ▶ das Immunsystem unterdrückendes Mittel

Indikation ▶ Anwendungsgebiet

Iridoide ▶ sekundäre Pflanzenstoffe mit vielfältiger pharmakologischer Wirkung, gehören zu den Isoprenoiden (Terpenoide)

Isoflavone ▶ sekundäre Pflanzenwirkstoffe, die zur großen Gruppe der Flavonoide gehören, haben östrogenähnliche Wirkung

Kaltauszug ▶ Mazeration

Kapillare ▶ feinste Blutgefäße

karminativ ▶ entblähend

Karminativum ▶ entblähendes Mittel

Karzinom ▶ Krebs(erkrankung)

karzinogen ▶ krebsauslösend

keimwidrig ▶ gegen Keime wirksam

Kompresse ▶ Umschlag, Auflage

Kontraindikation ▶ Gegenanzeige

Libido ▶ Lust auf Sex, Begehren, Begierde

Linolsäure ▶ wichtige Omega-6-Fettsäure

Linolensäure ▶ Alpha-Linolensäure (dreifach ungesättigte Omega-3-Fettsäure), Gamma-Linolensäure (dreifach ungesättigte Omega-6-Fettsäure). Omega-3-Fettsäuren und Omega-6-Fettsäuren sind u. a. für die Hormonbildung, die Entzündungshemmung und den Zellstoffwechsel erforderlich

Lipide ▶ Fette

lipidlöslich / Lipidlöslichkeit ▶ fettlöslich / Fettlöslichkeit

manifest ▶ erkennbar geworden

Manifestation ▶ Äußerung, Erscheinung, Erkennbarwerden

Mazeration ▶ Einweichen einer Pflanze in Flüssigkeit mit dem Ziel, Wirkstoffe herauszuziehen, z. B. in Wasser (Kaltauszug) oder in Öl (z. B. Johanniskrautöl)

Medikation ▶ Arzneimittelgabe

mikrobiologische Präparate ▶ Arzneimittel, hergestellt aus lebenden und / oder abgetöteten Mikroben, ihren Zellwandbestandteilen und / oder ihren Stoffwechselprodukten

Mikroorganismen ▶ Gesamtheit aller nicht mit bloßem Auge erkennbaren Organismen (z. B. Bakterien, Viren und Pilze)

Mineralstoffe ▶ lebensnotwendige Stoffe (z. B. Kalzium, Kalium, Magnesium und Natrium), die der Organismus nicht selbst herstellen kann und die mit der Nahrung zugeführt werden müssen

Mörser ▶ Reibschale, die mithilfe eines Stößels zum Zerkleinern von Pflanzenteilen dient

Mucilaginosa ▶ Schleimstoffdrogen

mutagen ▶ kann beim Embryo Genmutationen hervorrufen, also das Erbgut verändern

Myom ▶ gutartiger Tumor aus Muskelgewebe

nerval ▶ die Nerven betreffend

neurogen ▶ durch das Nervensystem bedingt

Ödem ▶ Flüssigkeitsansammlung im Gewebe

ödemprotektiv ▶ vor Ödemen schützend

orthomolekulare Therapie ▶ Orthomolekulare Medizin beschäftigt sich mit dem Einsatz von Mikronährstoffen

Osmose ▶ Konzentrationsangleichung von Inhaltsstoffen durch eine teilweise durchlässige Schranke, z. B. die Zellwand

osmotisch ▶ wasserentziehende Wirkung einer Substanz

osteoprotektiv ▶ vor Osteoporose schützend

Östrogene ▶ Steroidhormone, weibliche Sexualhormone

Ovar ▶ Eierstock

Ovulation ▶ Eisprung

Oxidation ▶ chemische Reaktion, bei der ein Elektron abgegeben wird

Pektine ▶ Polysaccharide (Mehrfachzucker), die in den Zellwänden von Pflanzen und Früchten vorkommen

Pflanzenschleimstoffe ▶ bestehen vorwiegend aus Polysacchariden und wirken schleimhautschützend

pH-Wert ▶ Maßzahl für die Konzentration von Wasserstoffionen in wässrigen Lösungen. Ein pH-Wert unter 7 wird als sauer, einer über 7 als basisch bezeichnet

Phyto- (Vorsilbe) ▶ Pflanze, pflanzlich

Phytobiotikum ▶ pflanzliche Wirksubstanz, die antibakterielle, antivirale und teils auch immunmodulierende Eigenschaften besitzt

Phytosterole / Phytosterine ▶ sekundäre Pflanzenstoffe aus der Klasse der Sterine; kommen hauptsächlich in fettreichen Pflanzenteilen vor und haben eine cholesterinsenkende Wirkung

Polypen ▶ (meist gestielte) Ausstülpungen (bzw. gutartige Tumore) der Schleimhaut

präventiv / Prävention ▶ vorbeugend / vorbeugende Maßnahme

Procyanidine ▶ sekundäre Pflanzenwirkstoffe, die zur großen Gruppe der Flavonoide gehören

Prophylaxe ▶ vorbeugende Maßnahme, Vorsorge

Protein ▶ Eiweißstoff

protektiv ▶ schützend

Resorption ▶ Aufnahme von körpereigenen oder fremden Stoffen (z. B. Nahrung, Medikamente) in das Blut, über die Haut oder Schleimhäute

Rhizom ▶ Wurzelstock, eine unterirdisch waagrecht wachsende Sprossachse, die oft verdickt ist und der Pflanze zur Speicherung von Reservestoffen dient

Saponine ▶ sekundäre Pflanzeninhaltsstoffe, die mit Wasser gelöst wie Seifen einen Schaum ergeben

Schleimstoffe ▶ Pflanzenschleimstoffe

Seborrhö ▶ Überproduktion von Hautfetten aufgrund vermehrter Ausscheidung von Talg aus den Talgdrüsen

sedativ / Sedativum ▶ beruhigend / Beruhigungsmittel

sedierend ▶ beruhigend, dämpfend

sekundäre Pflanzenstoffe ▶ Stoffe in den Pflanzen, die einen hohen Stellenwert für die menschliche Gesundheit haben. Den Pflanzen dienen diese Stoffe z. B. zur Abwehr von Fressfeinden, Pilzen, Bakterien, Viren, ebenso zum Schutz vor UV-Licht. Dazu gehören u. a. ätherische Öle, Bitterstoffe, Cumarine, Flavonoide, Gerbstoffe und Saponine

Senföle, Senfölglykoside ▶ sekundäre Pflanzenstoffe, die im Senf, aber auch in Kohlarten sowie Meerrettich und Kapuzinerkresse vorkommen und stark antibakteriell wirken

Sensibilitätsstörungen ▶ zeigen sich in unangenehmen Missempfindungen oder in einer veränderten Reizwahrnehmung. Reize werden entweder gesteigert, abgeschwächt oder gar nicht mehr wahrgenommen. Typische Sensibilitätsstörungen sind Kribbeln, Brennen und Jucken

Spasmolytika ▶ entkrampfende Mittel

spasmolytisch ▶ krampflösend

spastisch ▶ krampfend, krampfartig

Spermiogramm ▶ Ergebnis einer Spermienanalyse, dient zur Beurteilung der Zeugungsfähigkeit des Mannes

Spurenelemente ▶ Elemente, die der Organismus nur in Spuren benötigt (z. B. Selen oder Zink)

steril ▶ keimfrei

Steroidhormone ▶ leiten sich vom Cholesterin ab; zu ihnen gehören z. B. Östrogen, Progesteron, Testosteron oder Cortisol

Substitution ▶ Ersetzen von fehlenden Stoffen

Symptome ▶ Zeichen, die im Zusammenhang mit einer Erkrankung auftreten

Synapse ▶ Umschaltstelle für die Erregungsübertragung von einer Nervenzelle auf eine andere Nervenzelle oder von einer Nervenzelle auf eine andere Zielzelle (Muskelzelle, Drüsenzelle, Sinneszelle)

synaptischer Spalt ▶ Eine Synapse besteht aus der Präsynapse (der Teil, von dem das Signal ausgeht), der Postsynapse (der Teil, der das Signal empfängt) und dem synaptischen Spalt (der schmale Raum, welcher zwischen Prä- und Postsynapse liegt)

TCM ▶ Traditionelle Chinesische Medizin

teratogen ▶ kann Fehlbildungen beim Embryo hervorrufen

tonisierend ▶ allgemein stärkend und kräftigend

Toxine ▶ von Mikroorganismen, Tieren oder Pflanzen gebildete giftige Substanzen

toxisch ▶ giftig

Triterpene ▶ sekundäre Pflanzenstoffe, die zur Gruppe der Isoprenoide (Terpenoide) gehören (wie sie unter anderem in der Traubensilberkerze vorkommen)

Uterus ▶ Gebärmutter

vaskulär ▶ die Gefäße betreffend

virustatisch / Virustatika ▶ Viren an der Vermehrung hindernd / Substanzen, die Viren an der Vermehrung hindern können

Wasserdampfdestillation ▶ wichtigste Gewinnungsart ätherischer Öle, bei der durch Wasserdampf die Duftstoffe herausgelöst werden

Wurzelstock → Rhizom

Xanthan ▶ natürlicher Gel-Bildner

Zervix → Cervix

Zyste ▶ Hohlraum im Gewebe des Körpers mit einem dünn- oder dickflüssigen Inhalt

Zytostatika ▶ Substanzen zur Krebsbehandlung, die das Zellwachstum hemmen

Zum Weiterlesen

Naturheilkunde für Frauen

Ab 40 – gesund und munter durch hormonelle Turbulenzen: Naturheilkunde, medizinisches Wissen und Selbsthilfe für Frauen, die mitten im Leben stehen. Von Fischer, H. (2016), Verlag Nymphenburger, München

Das alternative Kinderwunschbuch. Die besten Naturheilkonzepte für die Fruchtbarkeit. Von Madejsky, M. (2015), Arkana Verlag, München

Das Frauen-Gesundheitsbuch. Wo Naturheilverfahren wirken, wann Schulmedizin nötig ist.
Von Gerhard, I. (2014),
Trias Verlag, Stuttgart

Die Hebammensprechstunde.
Von Stadelmann, I. (2005),
Verlag Stadelmann, Wiggensbach

Die neue Pflanzenheilkunde für Frauen.
Von Gerhard, I. und von Ganski, N. (2012), ZS Verlag, München

Frauenheilbuch. Naturheilkunde, medizinisches Wissen und Selbsthilfetipps für eine ganzheitliche Frauengesundheit.
Von Fischer, H. (2004),
Verlag Nymphenburger, München

Frauenheilpflanzen. Wirkungen, Hausmittel, praktische Selbsthilfetipps. Von Fischer, H. (2006), Verlag Nymphenburger, München

Heilpflanzen für Frauen: Bewährte Hausmittel und sanfte Naturmedizin. Von Laue, B. (2011), Verlag Anaconda, Köln

Lexikon der Frauenkräuter. Inhaltsstoffe, Wirkungen, Signaturen und Anwendungen.
Von Madejsky, M. (2008),
AT Verlag, Baden und München

Wechseljahre – natürlich begleitet. Sorgenfrei trotz Wallungen und Co.
Von Jahn, R. und Widmer, R. (2011),
Verlag Beobachter-Edition, Zürich

Wenn Körper und Gefühle Achterbahn spielen ...: Hormone natürlich ins Gleichgewicht bringen.
Von Buchner, E. (2007),
Verlag Buchner, Kleinsendelbach

Das Stillbuch: Vollständig überarbeitete Neuausgabe.
Von Lothrop, H. (2016),
Kösel-Verlag, München

Pflanzenbestimmungsbücher

Der Kosmos Heilpflanzenführer.
Von Schönfelder, I. und P. (2015),
Kosmos, Stuttgart

Essbare Wildkräuter und Wildbeeren für unterwegs. Von Beiser, R. (2012), Kosmos, Stuttgart

Heilpflanzen finden!
Von Beiser, R. (2012),
Verlag Eugen Ulmer, Stuttgart

Tee aus Kräutern und Früchten: Sammeln, zubereiten, genießen.
Von Beiser, R. (2015),
Kosmos, Stuttgart

Was blüht denn da?
Von Golte-Bechtle M., Spohn, R. und M. (2015), Kosmos, Stuttgart

Wild- und Heilkräuter, Beeren und Pilze finden.
Von Schneider, C, Beiser, R., Gliem, M. (2016), Verlag Eugen Ulmer, Stuttgart

Heilpflanzen anwenden

Die Heilkraft der Pflanzenknospen. Gemmotherapie entdecken und anwenden. Von Stern, C. (2015), Trias Verlag, Stuttgart

Heilpflanzen für Kinder. Gesundheit aus der Natur.
Von Bühring, U., Ell-Beiser, H., Girsch, M. (2015), Verlag Eugen Ulmer, Stuttgart

Heilpflanzentinkturen. Wirksame Pflanzenauszüge selbst gemacht.
Von Beiser, R. und Ell-Beiser H. (2017), Verlag Eugen Ulmer, Stuttgart

Kräuterglück. Genussvoll gärtnern mit Küchen- und Wildkräutern.
Von Beiser, R. (2015), Verlag Eugen Ulmer, Stuttgart

Leitfaden Phytotherapie.
Von Schilcher H., Kammerer S., Wegener T. (2016), Urban und Fischer, München

Lexikon der Liebesmittel. Pflanzliche, mineralische, tierische und synthetische Aphrodisiaka.
Von Rätsch, C. und Müller-Ebeling C. (2003), Wissenschaftliche Verlagsgesellschaft, Stuttgart

Mein Heilpflanzengarten: Gesunde Kräuter pflanzen, ernten und anwenden.
Von Beiser, R. (2012), Verlag Eugen Ulmer, Stuttgart

Naturkosmetik. Natürliche Pflege für den ganzen Körper. Zum Selbermachen.
Von Hess, P. (2011), Eigenverlag

Pflanzliche Urtinkturen. Wesen und Anwendung.
Von Kalbermatten, R. und H. (2011), AT Verlag, Aarau

Teedrogen und Phytopharmaka – Ein Handbuch für die Praxis auf wissenschaftlicher Grundlage.
Von Wichtl, M. (Hrsg.) (2008), Wissenschaftliche Verlagsgesellschaft, Stuttgart

Vergessene Heilpflanzen. Botanik, Volksheilkunde und Anwendungen.
Von Beiser, R. (2016), AT Verlag, Aarau

Ernährung und Fasten

Basenfasten – für Frauen: Schluss mit PMS – Straffes Bindegewebe – Gesund durch die Wechseljahre.
Von Wacker, S und Wacker, A. (2010), Goldmann Verlag, München

Basenfasten: Essen und trotzdem entlasten.
Von Wacker, S. (2014), Gräfe und Unzer Verlag, München

Buchinger Heilfasten. Mein 7-Tage-Programm für zu Hause.
Von Buchinger, A. (2013), Trias Verlag, Stuttgart

Wie neugeboren durch Fasten.
Von Lützner, H. (2013), Gräfe und Unzer Verlag, München

Sexualität

Der erotische Raum: Fragen der weiblichen Sexualität in der Therapie (Systemische Therapie).
Von Eck, A. (Hrsg., 2016), Carl-Auer Verlag, Heidelberg

Guter Sex trotz Liebe. Wege aus der verkehrsberuhigten Zone.
Von Clement, U. (2015), Ullstein Verlag, München

Worte der Liebe. Erotische Zwiegespräche. Ein Elixier für Paare.
Von Moeller, M.L. (1998), Rowohlt, Berlin und Reinbek

Aufklärung

Was ist los in meinem Körper: Alles über Zyklus, Tage, Fruchtbarkeit.
Von Raith-Paula, E. (2008), Verlag Pattloch, München

Was Mädchen wissen wollen: Das Mädchenfragebuch. Von Meredith, S. und Leschnikoff, N. (2008), Ravensburger Buchverlag, Ravensburg

Medizin

Lehrbuch für Heilpraktiker. Medizinische und juristische Grundlagen.
Von Richter, I. (2015), Urban und Fischer Verlag / Elsevier, München

Geschichte

Heilende Frauen: Ärztinnen, Apothekerinnen, Krankenschwestern, Hebammen und Pionierinnen der Naturheilkunde.
Von Kerckhoff, A., Dr. Koch, M. (2014), Insel Verlag, Berlin

Bezugsquellen

Heilpflanzen

Artemisia Allgäuer Kräutergarten
Heilkräuter und Teemischungen, Bücher, Seminare
Telefon: 08386 – 96 05 10
www.artemisia.de

Alfred Galke
Kontrolliert biologischer Anbau und konventionelle Ware
Telefon: 05327 – 868 10
www.galke.com

Kräuter Schulte
Kontrolliert biologischer Anbau und konventionelle Ware
Telefon: 07224 – 38 76
www.kraeuterschulte.de

Die Kräutermanufaktur
Kontrolliert biologischer Anbau – Ganzblattware
www.kraeuterland-bw.de

Ätherische Öle, fette Öle und Zubehör

Primavera life
Naturparadies 1
87466 Oy-Mittelberg
Telefon: 08366 – 898 80
www.primaveralife.com

Neumond – Düfte der Natur
Gewerbegebiet 2 · 82399 Raisting
www.neumond.de

Farfalla Essentials Schweiz
Florastraße 18 b · CH-8610 Uster
www.farfalla.ch
Farfalla Essentials Österreich
Leusbündtweg 49 a
AT-6805 Feldkirch
www.farfalla.eu

Maienfelser Naturkosmetik Manufaktur
Brettacher Straße 5
71543 Maienfels
Telefon: 07945 – 25 82
www.maienfelser-naturkosmetik.de

Manske GmbH
Geschwister-Scholl-Straße 7
71543 Schwäbisch Hall
Telefon: 0791 – 978 08 00
www.manske-shop.com

Stübener Kräutergarten
Michael Hinterauer
Stüben 6 · 6850 Dornbirn
www.hinterauer.info/shop

Apotheken

Bahnhof-Apotheke
Bahnhofstraße 12 · 87435 Kempten
Telefon: 0831 – 522 66 11
www.bahnhof-apotheke.de

Limes-Apotheke
Annette Heerz
Uhlandstraße 18 · 35415 Pohlheim
Telefon: 06403 – 615 95
www.limes-apotheke.net

Markt-Apotheke Greiff
Marktplatz 36
94094 Rotthalmünster
Telefon: 08533 – 91 93 10
www.marktapotheke-greiff.de

Labor für Stuhl- und Speicheluntersuchungen

www.hauss.de
www.enterosan.de
www.mikrooek.de
www.censa.de

Menstruationstassen

www.ladycup.de
www.ladyplanet.ch
www.rubycup.org

Wickelutensilien

Avalon Naturtextil
Wollplüsch, Woll-Strickstoff
Raiffeisenstraße 44 · 58093 Hagen
Telefon: 02331 – 35 02 50
www.avalon-naturtextil.de

Buchmayr, Bärbl
Wickelsets, Dinkelkissen etc.
Unterhaunsberg 10 a
A-5142 Eggelsberg
Telefon: +43 – 7748 – 323 76
www.baerbl-buchmayr.com

Brumm, Vreni
Wickeltücher, Wickelsets
Dorfstraße 7 · CH-8703 Erlenbach
Telefon: +41 – 44 – 910 07 88
www.vreni.brumm.ch

Apothekerflaschen, Pumpflaschen, Pipettenflaschen, Tropfflaschen und Laborbedarf

www.flaschenland.de
www.glaeserundflaschen.de
www.glas-artikel.de
www.glas-shop.com
www.laborbedarfsshop.de
www.laborhandel24.de
www.paracelsus-versand.de
www.rosa-heinz.de

Beratung

www.frauengesundheitszentren.de
www.mfm-programm.de

Register

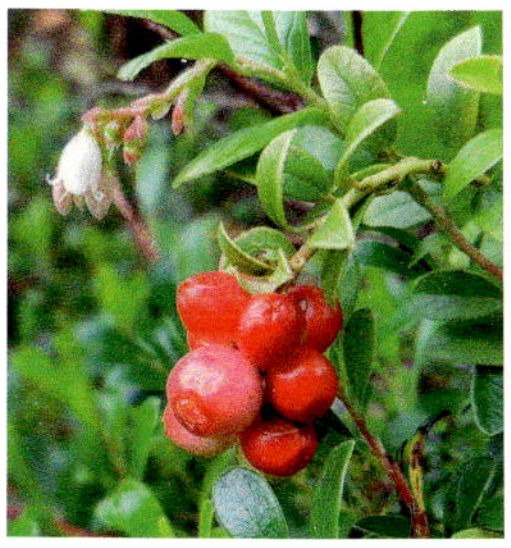

G

H

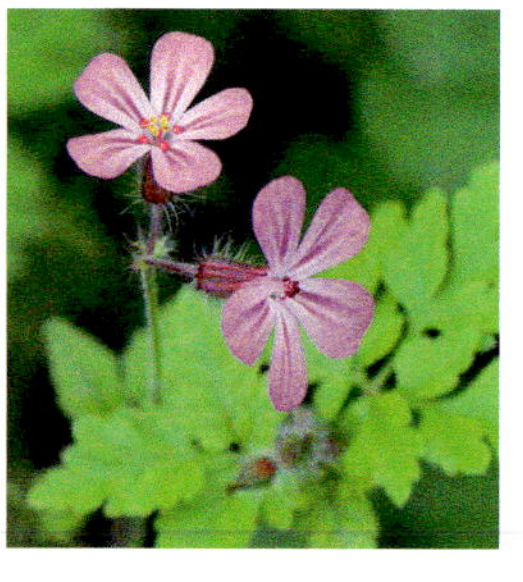

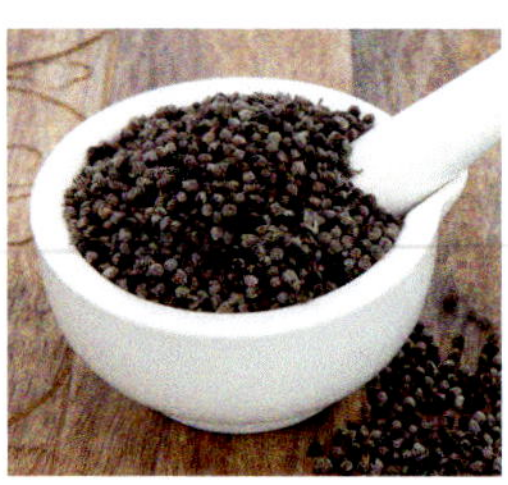

T

U

V

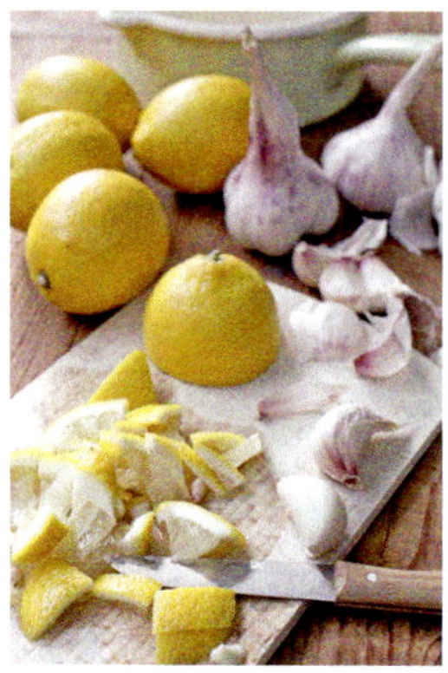

W

Y

Z

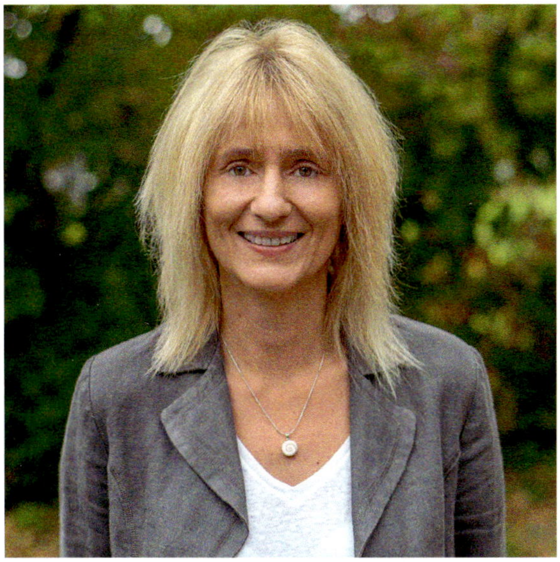

Die Autorin

Helga Ell-Beiser ist Heilpraktikerin, Dozentin, Autorin für Fachbücher und Zeitschriften sowie Mutter von zwei Töchtern. Seit 1997 hat sie eine eigene Praxis mit den Schwerpunkten Phytotherapie, Frauen- und Kinderheilkunde, Psychosomatik, ganzheitliche Regulationsverfahren und manuelle Therapien. Auch nach jahrzehntelanger Erfahrung ist sie immer wieder von neuem begeistert von der hohen Wirksamkeit und außergewöhnlich guten Verträglichkeit der Heilpflanzen. Ihre umfangreichen Erfahrungen aus Praxisalltag und Lehrtätigkeit spiegeln sich in den Therapiekonzepten.

www.naturheilpraxis-ell-beiser.de

Dank

An allererster Stelle möchte ich meinem Mann Rudi Beiser danken. Er hat dieses Projekt mitgetragen und in vieler Hinsicht tatkräftig unterstützt, etwa durch unermüdliches Korrekturlesen und das Ausprobieren von Rezepten. Er ist mir zur Seite gestanden bei fachlichen Fragen rund um das Thema Heilpflanzen und hat mir im Alltag den Rücken frei gehalten.

Danken möchte ich auch unseren Töchtern Lena und Samira. Durch sie durfte ich zwei wundervolle Schwangerschaften erleben und vor allem zwei wunderschöne, unvergessliche Geburten. Sie haben mein Leben bereichert und ich konnte dabei viel zum Thema Frausein erfahren. Schön war und ist es auch, an Ihnen zu sehen, wie aus kleinen Mädchen erwachsene Frauen wurden. Danke auch für das Korrekturlesen einiger Kapitel und das kritische Ausprobieren von Rezepten.

Ein großer Dank auch an alle, die an der direkten Entstehung des Buches beteiligt waren, wodurch es erst realisierbar wurde:

Ganz großer Dank gilt der Projektleiterin, Ina Vetter, und der Lektorin, Dr. Helga Hofmann. Beide haben das Projekt mit sehr großem Engagement einfühlsam unterstützt. Ich habe die notwendige Zeit und den Raum zum Schreiben erhalten, die ich gebraucht habe und auch immer wieder pfiffige Anregungen erhalten.

Danke auch an alle, die an der grafischen Gestaltung des Buches beteiligt waren. Der Fotograf Ulrich Loeper, welcher zu einem Shooting sogar zu uns nach Hause kam und bei einem kleinen Familien- und Freundinnentreffen einige der im Buch abgebildeten Fotos aufnahm. Deshalb auch ein herzliches Dankeschön an Alexandra, Annette, Carina, Christiane, Cosima, Katja, Leandra, Olivia und Samira, die sich bei diesem Treffen als Fotomodelle zur Verfügung gestellt haben. Auch danke ich Heike Schmidt-Röger, die die Stillleben-Fotos mit Frauenmantel & Co. sehr schön gestaltete.

Ich möchte mich auch bei den vielen Patientinnen aus der Praxis bedanken, mit denen ich meinen Erfahrungsschatz sammeln durfte. Ebenso bei den vielen Kursteilnehmerinnen, deren Beiträge und Anregungen immer wieder sehr wertvoll waren und die mich immer wieder ermutigt haben, ein Buch über Frauenheilkunde zu schreiben. Für den fachlichen Austausch danke ich Cornelia Stern.

Dank auch meinen Freundinnen, die sich immer wieder nach dem Stand des Buches erkundigt haben und verständnisvoll waren, wenn ich, bedingt durch das Schreiben, weniger Zeit für Gemeinsames hatte.

Bleibt noch der Dank an Mutter Natur, die so viele heilsame Pflanzen hervorbringt.

Dank

Der Verlag Eugen Ulmer dankt den Fotomodellen Alexandra, Andrea, Anne, Anne-Marieke, Annette, Carina, Charlotte, Christiane, Cosima, Jonas, Julia, Katja, Leandra, Marianne, Melanie, Nils, Olivia, Samira, Steffi, Susanne und Ulrike für ihr großes Engagement.

Bildquellen

Stillleben Innenteil: Heike Schmidt-Röger, Seiten 2/3, 8/9, 10/11, 18, 22, 32, 38, 42, 48/49, 58, 60/61, 74, 79, 82, 85, 89, 97, 104, 118, 123, 127, 129, 139, 141, 151, 159, 162/163, 169, 180, 187, 191, 204, 214, 221, 231, 243, 256, 262/263, 271 unten, 279, 285, 295, 298/299, 302, 306, 310, 312, 317, 321, 327, 334, 339, 341, 342/343, 362, 379, 427, 432/433

Personenfotos: Ulrich Loeper, Seiten 14, 50, 52, 68, 72, 75, 76, 80, 86, 88, 94, 95, 99, 103, 105, 110, 113, 114, 121, 125, 130, 132, 142, 144, 148, 153, 157, 161, 167, 171, 175, 178, 189, 207, 217, 219, 225, 229, 235, 240, 245, 250, 266, 268, 272, 278, 282, 288, 304, 314 unten, 325, 328, 333

akg-images / Michael Teller: 16

Beiser, Rudi: 35, 220, 430, 447

Bellmann, Heiko / Hecker, Frank: 238, 291, 349, 366

Botanikfoto / Steffen Hauser: 137, 381, 404, 407

gettyimages / Lobsang Studio: Titelfoto

Hecker, Frank: 24, 25, 27, 34, 37, 41, 67, 81, 147, 160, 253, 271 oben, 274, 292, 346 rechts, 346 links, 356, 383, 393, 423, 424

mauritius images: 17, 26, 28, 46, 90, 98, 102, 109, 126, 135, 156, 185, 193, 198, 200, 205, 215, 218, 227 rechts, 234, 242, 249, 286, 319, 320, 323, 335, 353, 360, 363, 364, 370, 400, 415, 419, 428, 431

Shutterstock.com: Africa Studio: 195; aga7ta: 344; AjayTvm: 352; Alexey Fedorenko: 55; andersphoto: 422; ArtFamily: 43; Beautiful landscape: 255; Bildagentur Zoonar GmbH: 290; Bucha Natallia: 386; ChWeiss: 395; dadalia: 20; Dudakova Elena: 227 links; Ekaterina SU: 131; Eldost Gadirov: 314 oben; Elena Schweitzer: 202; Eskymaks: 176; Fascinadora: 232; Federherz: 294, 377; fizkes: 154; Galina Gutarin: 315; goodluz: 107; Heike Rau: 280; HildaWeges Photography: 316 links; Igor Marusichenko: 1; Iryna Inshyna: 297; Iva Villi: 170; Jiri Hera: 179; KonstantinChristian: 264; Kylbabka: 394; Layue: 411; Madeleine Steinbach: 308; Manfred Ruckszio: 212, 347, 367; marilyn barbone: 398; Mark Heighes: 412; Mark Herreid: 420; michaeljung: 62; mirabile: 416; Mr. Meijer: 265; N_Melanchenko: 403; naito29: 100; Nedim Bajramovic: 359; Nikolay Kurzenko: 165; nnattalli: 408; ntdanai: 350; Ole Schoener: 197; Oleksiy Rezin: 390; Olha Sem: 31; Petar Paunchev: 209; Pharaoh Osiris: 289; Photographee.eu: 210; Pressmaster: 275; Ron Rowan Photography: 223; simona pavan: 396; Skumer: 258; Steve Bramall: 301; stockfour: 12; tarapong srichaiyos: 316 rechts; Vaclav Mach: 374; VicW: 385; Vladimir Melnik: 332; webwaffe: 373; ZoranKrstic: 389; zoryanchik: 93

StockFood / Achilleos, Antonis: 257

StockFood / Mèche, Hilde: 116

Zoonar / Manfred Ruckszio: 357

Zeichnungen:
Susanne Dinkel: 52, 53, 54, 64, 66, 91 und 337

Impressum

Die in diesem Buch enthaltenen Empfehlungen und Angaben sind von der Autorin mit größter Sorgfalt zusammengestellt und geprüft worden. Eine Garantie für die Richtigkeit der Angaben kann aber nicht gegeben werden. Autorin und Verlag übernehmen keine Haftung für Schäden und Unfälle. Bitte setzen Sie bei der Anwendung der in diesem Buch enthaltenen Empfehlungen Ihr persönliches Urteilsvermögen ein. Der Verlag Eugen Ulmer ist nicht verantwortlich für die Inhalte der im Buch genannten Websites.

Bibliografische Information der Deutschen Nationalbibliothek
Die Deutsche Nationalbibliothek verzeichnet diese Publikation in der Deutschen Nationalbibliografie; detaillierte bibliografische Daten sind im Internet über http://dnb.d-nb.de abrufbar.

Wollgrasweg 41, 70599 Stuttgart (Hohenheim)
E-Mail: info@ulmer.de
Internet: www.ulmer.de
Lektorat: Ina Vetter, Dr. Helga Hofmann
Herstellung: Judith Schumann
Umschlagentwurf: Atelier Reichert, Stuttgart
Layout und Satz: Antje Warnecke, nordendesign.de
Reproduktion: timeRay visualisierungen, Jettingen
Druck und Bindung: Firmengruppe APPL, aprinta Druck, Wemding
Printed in Germany

ISBN 978-3-8001-0859-6